U0294572

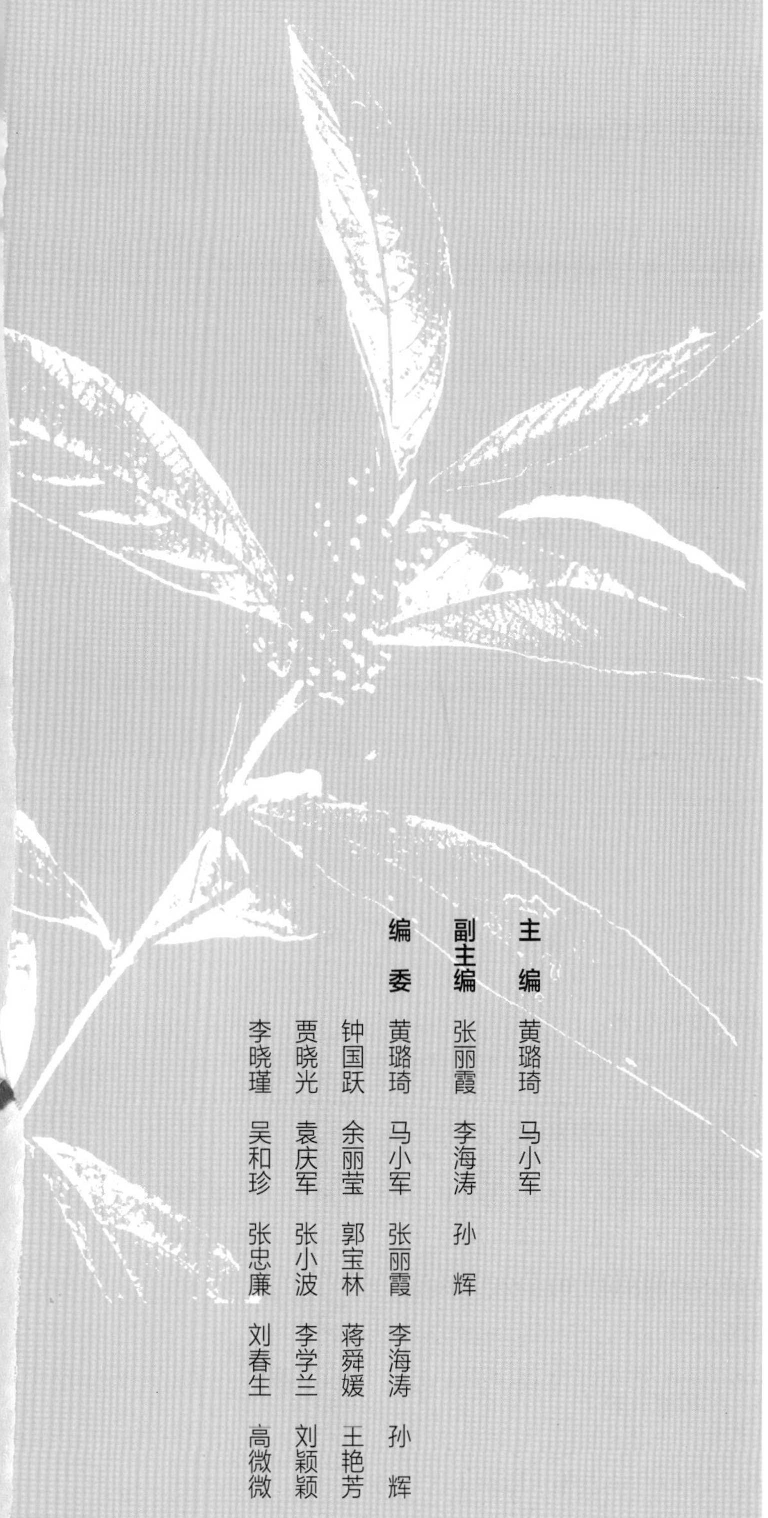

“十三五”国家重点图书出版规划

中国药用植物特有种

Endemic Species of Chinese Medicinal Plants

主　编　黄璐琦　马小军

副主编　张丽霞　李海涛　孙　辉

编　委　黄璐琦　马小军　张丽霞　李海涛　孙　辉
钟国跃　余丽莹　郭宝林　蒋舜媛　王艳芳
贾晓光　袁庆军　张小波　李学兰　刘颖颖
李晓瑾　吴和珍　张忠廉　刘春生　高微微

人民卫生出版社

图书在版编目（CIP）数据

中国药用植物特有种 / 黄璐琦，马小军主编. — 北京：人民卫生出版社，2017

ISBN 978-7-117-24411-4

Ⅰ. ①中… Ⅱ. ①黄… ②马… Ⅲ. ①药用植物－介绍－中国 Ⅳ. ①R282.71

中国版本图书馆 CIP 数据核字（2017）第 090679 号

人卫智网	**www.ipmph.com**	**医学教育、学术、考试、健康，购书智慧智能综合服务平台**
人卫官网	**www.pmph.com**	**人卫官方资讯发布平台**

中国药用植物特有种

主　　编：黄璐琦　马小军
出版发行：人民卫生出版社（中继线 010-59780011）
地　　址：北京市朝阳区潘家园南里 19 号
邮　　编：100021
E - mail：pmph @ pmph.com
购书热线：010-59787592　010-59787584　010-65264830
印　　刷：北京画中画印刷有限公司
经　　销：新华书店
开　　本：787 × 1092　1/16　　**印张**：39
字　　数：827 千字
版　　次：2019 年 6 月第 1 版　2019 年 6 月第 1 版第 1 次印刷
标准书号：ISBN 978-7-117-24411-4
定　　价：228.00 元

编者名单

主要编写单位及编著者（编著者以姓氏笔画为序）

中国医学科学院药用植物研究所云南分所

马小军　王艳芳　牛迎凤　吕亚娜　刘颖颖　李　戈　李　光　李学兰
李宜航　李荣英　李晓花　李海涛　杨春勇　里　二　宋美芳　张丽霞
张忠廉　陈　曦　赵俊凌　唐　玲　唐德英　管燕红

中国中医科学院中药资源中心

杨　光　张小波　袁庆军　黄璐琦

中国医学科学院药用植物研究所

马艺沔　齐耀东　祁建军　罗祖良　高微微　郭宝林

广西药用植物园

韦树根　吕惠珍　农东新　余丽莹　姚绍嫦　莫长明　黄宝优　黄雪彦
彭玉德　曾　成　谢月英

江西中医药大学

杜小浪　何军伟　钟国跃　曹　岚　蒋　伟　慕泽泾

四川大学

孙　辉

新疆维吾尔自治区中药民族药研究所

王果平　李晓瑾　赵亚琴　贾晓光　徐晓琴　樊丛照　潘　兰

四川省中医药科学院

李兴平　周　毅　蒋舜媛

湖北中医药大学

刘　迪　吴和珍　余　坤　胡志刚　徐　雷

甘肃中医药大学

马晓辉　晋　玲

北京中医药大学

刘春生

中国中医科学院中药研究所

冯学锋

重庆市中药研究院

周华蓉

成都中医药大学

古　锐

西南民族大学

曾　锐

中国科学院新疆理化技术研究所

康喜亮

序言

在我国丰富的自然资源中有一大类珍贵的植物资源应当被系统整理、集中规划、重点开发和适当保护，这就是我国特有的药用植物资源。《中国药用植物特有种》正是针对这些具有医药应用价值的特有种进行集中论述的专著。

在本书编纂之前，很少有人关注过这样一个问题："在我国生长分布的药用植物中，到底有多少是我国特有的？"这一问题不仅涉及知识层面，还关系到产业层面乃至政策层面的思考。对于回答我国药用植物特有种的形成与分布、濒危物种、出口情况、如何制定相关保护政策，如何将我国特有种的资源优势转化为经济优势等问题均有所裨益。

在全国第四次中药资源普查的基础上，我们对"中国植物特有种名录"与"中国药用植物名录"进行匹配分析，确定了"中国药用植物特有种名录"，继而又甄别出"中国药用植物特有属"和"中国药用植物特有科"，并在中国地图上直观地标出了特有种在各省（区）的分布密度及分布情况。与此同时，将特有种按应用途径细分为国家药典品种、民族药品种、中药组方品种以及中成药品种，并分别进行了统计分析。最后遴选出 74 个重点特有种详述了其资源状况、分布情况、蕴藏量、采收量、人工栽培产量及开发状况。历时 3 年，最终形成了这本专著的主要内容。

通过本书的编纂，加深了我们对中国药用植物特有种这一大类植物资源的认识，它们既是中国传统医药学知识的载体，又是中医开方用药的物质基础，其数量占中国传统医学所用药材总量的 36%，如果没有这些特有种药材，中医药将会陷入乏药可开的尴尬局面。实际上，它们还关系到数百家制药企业、数千个中成药品种、数百亿经济产值以及无数消费者的切身利益。如果能够合理开发利用这些特有种资源，就会打造出同地黄、川贝母、黄连、阳春砂、大黄等药用植物一样的新产业，从而造福于社会。

当然，我国药用植物资源还面临着许多潜在的危机，虽然蕴藏量巨大，但是一些特有种如翅子罗汉果、野生罗汉果、野生三七、野生人参等已难寻踪迹，正如人们所常说：“中国是世界上的资源大国，但不是资源强国”，如何才能改变这种局面？在这里我们要真诚地告诉亲爱的读者，做好我国特有资源的开发及可持续利用工作，正是扭转这一局面的重要突破口。

本书的出版发行，凝聚了所有编者的汗水与努力，在此谨表衷心的感谢！愿本书能为我国药用植物特有种的保护及开发提供有益的帮助！

黄璐琦　马小军

2018 年 7 月

前言

中药材是中医药事业传承与发展的物质基础，是关系国计民生的战略资源。其中，植物来源的中药材占 87%，在这部分药用植物中，有很大比例仅分布在中国地理区域内，即中国药用植物特有种。作为我国的独有资源，药用植物特有种的区系特征、分布格局、起源与道地性、地理历史演替、应用价值的研究及资源可持续利用，是关乎中医药事业可持续发展大计的问题。中国药用植物特有种资源丰富，但许多物种分布区域狭窄，生境独特，相对其他物种更容易面临资源紧缺和物种消失的风险。本书首次阐明了药用植物特有种在中医药和民族民间医药中的重要地位，对于药用植物资源开发、利用与保护等方面具有重要的指导意义，可为生物多样性的保护以及我国相关法律法规和政策的制定提供依据。

本书包括总论、各论和附录三部分。总论部分论述了植物特有现象及特有种，中国药用植物特有种，其中阐述了中国药用植物特有种的种类、分布格局、起源中心与道地性、引种与分布区扩展，中国药用植物特有种的应用，以及中国药用植物特有种的保护与可持续利用等内容。各论部分从《中华人民共和国药典》（2015 年版一部）、各省地方标准、各民族民间药中筛选出具有重要经济或科学研究价值的 74 个特有种，阐述了这些特有药材的传统用药经验和药用历史、资源分布与栽培情况，同时结合文化传承、资源状况、开发利用前景、保护和利用等方面进行了评述，提出了资源保护和可持续发展策略。各论排序以特有种植物名称的笔画为序。附录部分首次公布了中国药用植物特有种名录，包括 3151 种维管植物，分属于 154 科、786 属。该名录是对中国种子植物特有种名录（黄继红，2013）中 15 103 个物种与中国药用植物名录中 13 000 多个物种交叉匹配核实后，再与 Species2000 和 *Flora of China* 核实其分布区，通过大量繁杂的研究与核准，最终实现了名录中所有物种学名与 *Flora of China* 的统一。本节中蕨类植物采用秦仁昌分类系统、裸子植物采用郑万钧系统、被子植物采用恩格勒系统。科的顺序按科号排列，科内按学名字母顺序排列。

《中国药用植物特有种》是我国第四次中药资源普查试点工作的重要成果专著之一。2013 年 11 月 24 日，国家中医药管理局中药资源普查试点工作专家指导组〔2013〕15 号文件正式批复由中国医学科学院药用植物研究所云南分所负责《中国药用植物特有种》一书的编研工作。2014 年 3 月 6 日，《中国药用植物特有种》第一次编研论证会在北京召开，会议初步确定了论著的编写思路和提纲，同年 9 月签署任务书。随后中国医学科学院药用植物研究所云南分所积极组织业内专家组成编委会，参加单位包括中国中医科学院中药资源中心、中国医学科学院药用植物研究所、四川大学、四川省中医药科学院（四川省中药研究所）、江西中医药大学、广西药用植物园、新疆维吾尔自治区中药民族药研究所等。2014 年 11 月 15 日，第二次编写工作会议在西双版纳召开，会议确定了编写提纲、编写体例，明确了编写分工、经费分配和时间进度安排等事宜。之后经过多次召开编委会，组织专家集中审稿和返修，完成了该论著所有编写工作。

本书在编写过程中得到了各参编单位的热情帮助和支持，还得到国家中医药管理局原副局长李大宁的热情支持与鼓励，在此一并表示衷心的感谢！本书部分图片来源于中国植物图像库和中药资源普查部分省所拍摄的图片（作者授权使用），特此致谢！

编者

2018 年 7 月

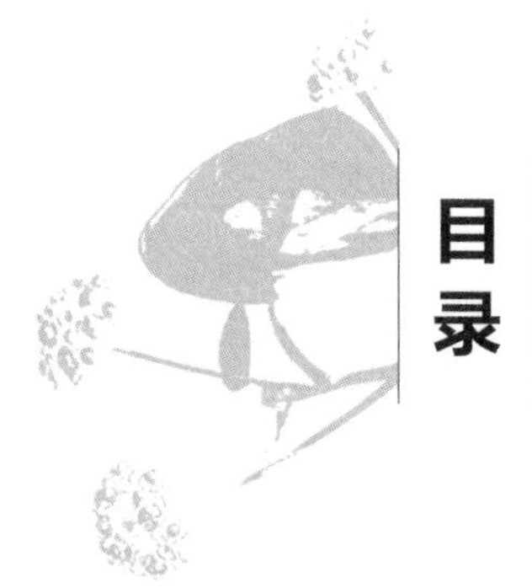

目录

上篇 总论

上篇

总论

第一章 植物区系中的特有分布

特有现象（endemism）是指生物物种或分类单元，局限分布于某一特定区域或者生境的现象。关于特有现象的最早期研究是基于对生物地理特有分布现象及过程的研究，进而成为生物地理相关领域关注的重要内容之一。由于特有物种的空间地理分布是长期地质历史演化与物种生物学特征共同作用的产物，因此特有种的研究逐渐转移至植物区系形成与演化过程的揭示与重建，在生物区系与演化的相关研究中受到特别的关注。

近几十年来，随着全球的生物多样性研究及保护运动的兴起，特有种成为生物多样性研究与保护重点关注的对象，特别是在全球生物多样性热点地区，特有类群成为这些“热点地区”的“热点类群”（Cañadas et al, 2014），相关研究如这些类群栖息地、丰度、动态及其驱动力等在保护生物学方面日益受到重视。特有类群在一些情况下，也成为衡量一个国家或地区生物多样性格局及其保护成效的特征指标。近年来，由于特有种在资源方面独占性或独有性的特殊地位，逐渐成为战略新兴产业开发和利用的重要组成部分，也成为许多国家和地区生物资源保护与开发的重点。

第一节 植物特有现象及特有种

一、植物特有现象与特有种的概念

特有（endemic）一词起源于希腊语 endemos，意为本土的（native），即属于特定地域、区域或人群的疾病、动植物、微生物等，与 epidemic（流行性的）相对。名词 endemism（特有现象）引入植物学领域，是指植物特定分类学单位局域分布于特定地区或生境的现象。植物特有现象是指特定植物分类单元（如科、属、种）局限分布于特定区域的现象，这些只在特定区域分布的特定分类单元分别称为该区域的特有科、特有属和特有种。所谓的特定区域，可以是不同尺度的自然地理区域，而不一定是特定的行政区域。特别地，仅在中国领土范围内分布的植物分类单位（科、属、种），分别称为中国植物特有科、特有属和特有种。应该注意到，特有现象中所谓的特定区域，是一个不同尺度的空间概念，在大尺度上特有，在较小空间尺度上则可能并非特有，因此特有现象的讨论均须明确界定在特定的区域范围或尺度。

植物特有种（endemic plant species），是指由于地质历史或者特定环境因素的制约，分布面积局限于特定地理区域的植物物种（王献溥等，1992）。对于特有种，比特有科和特有属分布范围更加局限，分布范围更小，环境适应能力更低，很可能与其他生物（如传粉昆虫）具有协同进化现象。因此，与种分布区类型（地理成分）不能直接套用属的分布区类型作为该属为种的分布区类型一样（朱华等，2007），特有种的分布格局也不能直接作为该属或者科的分布区类型（单种属、特有科除外）。

此外，植物特有种与罕见种的概念是不同的，罕见种只是在特定区域内分布频度低，可能分布范围很广，因此罕见种不一定就是特有种；特有种在其分布区内可能分布频度很高，这使得特有种并不是该区域内的罕见种。因为人为原因（如资源过度利用、生境破坏、共生种过度利用、全球环境变化等），导致某些植物种群在某一区域陷于濒危状态，从而成为区域性的罕见种。当然，也有特有种就是罕见种的情况，这种情形下，特有种的濒危状况更加严重。

二、植物特有现象的研究意义

植物特定分类单元在起源、分化、演化、迁移、灭绝等进化过程中，由于区域环境压力和驱动力异质性，导致不同区域中植物区系呈现分异，特有现象亦源于此过程。环境分异导致的植物区系分异，形成世界不同地区植物区系的多样性和差异性（杨亲二和左家哺，1998）。由于植物种系发生历史与相关分布区地质史密切相关，特有现象的研究也成为解决植物系统发育问题的线索之一（Richardson, 1978; 潘泽惠等，1995; 左家哺和傅德志，2003）。

植物特有现象是一个国家和地区最重要的植物区系特征和内容，是植物分类学和植物地理学的研究热点之一（郝日明，1997），对认识和分析植物区系的性质、演化具有非常重要的作用（郝日明，1997; Wood, 2006; Burke, 2007），植物特有现象及其分布格局是植物区划和植被区划的重要依据（吴征镒，1980; 王荷生，1992; 应俊生，1996）。

随着近几十年来全球和区域生物多样性研究的不断深入，特有现象和分布格局也受到生态学和保护生物学领域的重视（钱迎倩和马克平，1994; Myers et al, 2000; Brooks et al, 2006）。一般认为特有现象显著的区域也是生物多样性丰富的区域（Huston, 1994），特有种分布多的地区往往是物种的聚集中心（Beard et al, 2008）。特有种分布区狭窄，环境压力缓冲区域小，受到威胁和潜在威胁比普通物种大（Myers et al, 2000），因此特有现象的量化评

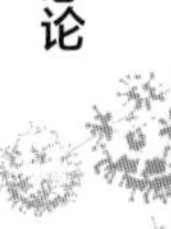

估也是物种受威胁风险评估的指标之一（Williams and Araéjo, 2000）。但是，也有一些研究发现，全球物种丰富度高的热点区域与特有现象和受威胁物种数量状况并不一致，这暗示区域生物多样性起源与维持机理不同，因此在不同类型的生物多样性热点区域，生物多样性保护手段也应有差异（Orme et al, 2005）。

据统计，我国植物特有科为 8 科，即银杏科（Ginkgoaceae）、马尾树科（Rhoipteleaceae）、大血藤科（Sargentodoxaceae）、伯乐树科（Bretschneideraceae）、杜仲科（Eucommiaceae）、瘿椒树科（Tapisciaceae）、独叶草科（Kingdoniaceae）和珙桐科（Davidiaceae）（王荷生和张镱锂, 1994）。李锡文（1996）统计结果只有 6 个科，即珙桐科、银杏科、杜仲科、独叶草科、大血藤科和瘿椒树科（Tapisciaceae, 为 2 种）。随着芒苞草科（Acanthochlamydaceae）分类学地位的确立（高宝莼, 1998），该科也应成为我国单种属的特有科（吴征镒等, 2005），此前很多关于我国植物特有科统计的文献未将该科计入。但是，根据物种 2000 清单（http://www.sp2000.org/），银杏科和杜仲科非中国特有科。随着蓝果树科（Nyssaceae）的范围扩大，珙桐科降级为珙桐属（*Davidia*），中国特有科也不应将其包括在内。因此，中国特有科应该为银杏科、杜仲科、独叶草科、大血藤科、瘿椒树科和芒苞草科 6 个科。因为特有科的数量不多，分布型相对简单，比较容易阐释清楚，特有科的植物区系研究的文献并不多。

属是植物分类的重要单元，我国特有属分类复杂，空间分布多样，古特有和今特有现象纷呈，对于属水平上的特有现象研究文献比较多，包括属的特有性起源与演化（吴征镒等, 2005）、分布型（应俊生等, 1984; 应俊生, 1996; 王荷生和张镱锂 b, 1994; 郝日明, 1997）、多样性（王荷生和张镱锂 a, 1994）、科属分布区系特征和地理分布格局（陈圣宾等, 2011）等，成为我国植物区系地理研究的重点内容。

我国特有属统计差异较大，从 239 属（吴征镒等, 2005）到 321 属（王荷生等, 1989）不等，即使同一研究者也有差异，如王荷生文献有 321 属（王荷生等, 1989）、269 属（王荷生和张镱锂 a, 1994）和 268 属（王荷生和张镱锂 b, 1994），吴征镒的文献有 257 属（1991）和 239 属（吴征镒等, 2005; 2011）。这种差异主要是源于特有的界定方法、分类系统和资料分析的差异，如一些文献将那些自然分布区稍微超出中国以外的属也划为中国特有属（王荷生, 1989; 吴征镒, 1991），而有的文献将分布区严格界定于中国境内的属定义为中国特有属（吴征镒等, 2005; 2011）。综合来看，中国种子植物特有属有 239 个可能相对较为合理。

我国特有种的研究方面，大多是针对单一特有种生物和生态特性、濒危状况评估、资源保护与利用等方面（冷欣等, 2005; 尹鸿翔等, 2013; 严丽君等, 2014; 彭东辉等, 2014），或者从省市级区域上讨论特有种区系等问题（王建中等, 1993; 曾宪锋, 2000; 张桂宾等, 2006），少有从全国尺度进行集成研究的文献报道（Huang et al, 2011）。一方面是由于我国植物特有种繁多，数据收集和整理十分困难，另一方面是因为特有种各方面属性差异巨大，需要在研究方法和手段上有所创新。

新近有些关于我国植物特有种研究方面的新进展。吴征镒等（2005）从严格意义上界定了特有种，并给出了特有种定量数据及其分布类群；在基础数据整理、空间分布格局方面（Huang et al, 2011; López-Pujol et al, 2011），给出了我国植物特有种的详细清单，结合 GIS 等工具平台较为系统总结我国的特有种空间分布格局（Huang et al, 2011）。近年来，在特有种分布格局的定量测度方法方面也有进展（黄继红等 , 2013），这为今后特有种的研究提供了新的思路。

第二节　植物特有种的科学价值与应用价值

一、植物特有种的科学价值

植物特有种是研究区系演化过程地质历史与环境的特征指标之一，植物种作为基本的分类单位，能反映物种所处区域气候与环境变化、地质变迁与植物类群种系发生之间的直接关系（左家哺和傅德志 , 2003; Tribsch and Schonswetter, 2003; Szumik and Goloboff, 2004; Rosauer et al, 2009; 吴征镒等 , 2010）。植物特有种直接体现了特定区域植物区系区别于其他区域的起源、演化、迁移和灭绝的历史进程（Tribsch and Schonswetter, 2003; 周志炎 , 2003），直接反映特定区域地质历史与环境变迁、特定类群和特定生境耦合的植物区系演化过程或现状的独特性（周浙昆和 Momohara, 2005; 周志炎 , 2003）。植物特有种是植物地理研究的核心问题之一（Laffan and Crisp, 2003; Temu and Andrew, 2008），也是特有属乃至更高的特有分类单元研究的基础。因此，对于植物区系和植物地理研究而言，在中小尺度上，植物特有种分布格局等研究可能比科属分布格局的研究更具有实际意义和指示作用（Laffan and Crisp, 2003; Thorne et al, 2009）。此外，很多特有种还反映物种间协同进化历史。例如一些特有植物与传粉昆虫的协同进化（特化）过程，很多传粉昆虫与特有植物形成比较专一性的共生关系，传粉昆虫受环境变化和人为活动的影响而减少或灭绝，导致相应植物种群也受到威胁（Kearns et al, 1998）。

特有种也在生物多样性保护方面受到重视。很多情况下，特有种因其对小尺度区域环境的适应和种群的局部优势，成为区域特定群落的关键种、特定环境指示物种、环境变化响应物种，或者生境退化敏感物种，更易受到环境变化与栖息地丧失等威胁（Brooks et al, 2002），因此在生物多样性保护和全球环境变化研究中占有重要地位（Vane-Wright et al, 1991; Myers et al, 2000; Huang et al, 2012）。很多研究认为植物特有种是在不同尺度上反映区域生物多样性的重要特征指标，成为确定全球生物多样性热点的重要参考指标（Mittermeier et al, 1998; Brooks et al, 2006）和保护决策（Cañadas et al, 2014）。

在区域水平，特有种数量及分布格局用于确定生物多样性的优先保护区（Laffan and Crisp, 2003），全球变化更容易导致分布范围有限的植物特有种比其他物种承受更大的环境

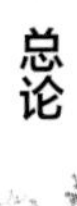

变化的压力，根据不同模型下植被变化及物种迁移速率等模拟显示，未来100年气候变化将导致生物多样性热点区域的植物特有种灭绝率加快，平均为11.6%（1%～43%），在最易受影响的开普敦、加勒比诸岛、中国西南地区、地中海沿岸、澳大利亚南部、安第斯山脉等生物多样性热点地区，特有种灭绝可能在2000种以上（Malcolm et al, 2006）。当然，不同模型结果的差异甚大，很多模拟结果显示物种灭绝形势可能更加严峻。这些生物多样性热点地区，已经被相关国家和国际组织确定为植物多样性分布关键区域，以及生态系统和生物多样性的优先保护区域。

二、植物特有种的应用价值

（一）药用价值

同所有植物资源一样，植物特有种是具有重要价值的种质资源，其存在代表了一种不可再现的地质历史过程，其利用价值可能是已经利用和研究明确的，也可能是潜在的或者未知的。由于植物特有种分布区的局限性，决定了特有种的资源独特性。特有植物最可能的一个应用价值是药用价值，尤其是民族药。因为民族药是一个民族在其历史进程中利用本土资源的文明独特性的集中体现，民族药在历史上关系到一个民族的繁衍昌盛，不同民族对其乡土植物和特有植物药用方面的认识、使用和探索都有独到之处。因此，很多民族药中，特有植物的利用都受到重视，其独特的医药利用价值，甚至成为民族文化不可分割的一部分。

对于中医药而言，据马骥等（2004）初步统计，在中药中特有植物有67个特有属，含78种3变种，有很多有价值的物种，包括杜仲（*Eucommia ulmoides*）、银杏（*Ginkgo biloba*）、知母（*Anemarrhena asphodeloides*）、八角莲（*Dysosma versipellis*）等。这是一个比较早期的数据，近年来随着资料整理和数据库的建设，相关物种基本信息逐渐完善，对于药用植物特有种的信息还需进一步系统整理。同时，我国是一个多民族国家，不同民族对同一植物的用途也可能差异很大，这对于充分发掘特有植物的药用价值具有重要的启迪作用。例如，我国特有药用植物羌活（*Notopterygium incisum*）与宽叶羌活（*N. franchetii*）作为羌活药材的基原，在中药和很多民族药中都使用，但是用途各不一样。在中药中羌活用于散表寒，祛风湿，利关节，止痛；在藏药中用于杀虫，止血，愈疮疡，治麻风（《晶珠本草》）；在羌药中用于治疗头痛脑热、感冒伤风或关节疼痛；在蒙药中治久病体虚，肾寒，腰腿痛，浮肿。

（二）农业价值

特有植物不但是潜在药用资源，也是潜在的农业资源（Maggs et al, 1998）。很多农作物是特有植物，经过驯化之后定向培育以适应多种环境，逐渐扩散到前期其他区域。例如：

玉米原产于美洲，马铃薯原产于南美洲安第斯山区，都不是广布种，经印第安人驯化后成为农作物后分布范围急剧扩大。随着现代技术的发展和人们对特有植物认识的逐步深入，很多原来野生的特有植物被引种驯化后进行农业栽培，发挥出越来越重要的经济效益。例如，川明参（*Chuanmingshen violaceum*）原野生于四川、湖北等省低海拔地带山坡草丛、沟边、林缘和路旁，作为民间用药用于治疗热病伤阴、肺燥咳嗽、脾虚食少、病后体弱，近年来经过引种驯化和选育，作为一种味道营养俱佳的食用植物，已经在四川一些地区作为经济植物大力发展，甚至成为一些市县的农业支柱产业，栽培面积和产量也急剧扩大。与此类似的还有当归（*Angelica sinensis*）、银杏（*Ginkgo biloba*）、草果（*Amomum tsaoko*）、罗汉果（*Siraitia grosvenorii*）等，随着引种驯化技术和农业栽培技术的进步，商品性状等得到有效改善，已经通过农业产业化种植发展成为常见的食用植物。这些特有植物在农业用途方面的开发，不但保护了这些植物的野生种群，也成为农业产业的一部分，经济效益良好的同时，具有明显区域特色的农产品进一步丰富了食物来源。

（三）生态价值

特有植物中有很多是乔木树种，树形美观材质优良，但是因为濒危而难以规模化应用。通过人类引种驯化和繁殖育苗，进行人工栽培，大多扩展了分布范围，这些植物不再是局域分布的濒危特有种，例如银杏，历史上通过引种驯化，已经形成了黄叶银杏、塔状银杏、垂枝银杏、斑叶银杏等很多性状比较稳定的栽培品系，作为速生丰产林、农田防护林、护路林、护岸林、护滩林、护村林、行道树、景观树种等已经长期在我国南北大量栽培，已经扩展到全球很多国家。银杏栽培范围的扩张，不但具有显著的经济价值，而且景观价值和生态价值也极为显著。另外一个例子是特有种水杉（*Metasequoia glyptostroboides*），1941年中国植物学家在万县谋道溪首次发现野生分布，因为水杉材质独特，边材白色，心材褐红色，材质轻软，纹理直，为建筑、板料、家具及室内装饰的优良木材，目前通过人工驯化和繁殖，我国水杉人工林栽培面积已经非常大，发挥了良好的经济和生态效益，也有效保护了破碎化的濒危的野生种群。此外，还有银杉（*Cathaya argyrophylla*）、珙桐（*Davidia involucrata*）、金钱松（*Pseudolarix amabilis*）等，由于用材、景观、绿化等不同目的而大量引种栽培，同时也丰富了生物多样性，产生了显著的生态效益。

第三节　中国种子植物区系的特征

一、世界植物区系及传统药物区划简述

植物区系是所有植物在自然历史进程中，所有植物类群的演化、分布在空间上受地

理、气候、土壤等各种环境因素综合作用的结果。对植物区系进行分区，不但从理论上揭示特定地理区域植物区系形成的地质与自然历史演化脉络、气候环境与生态系统变迁历史，也为植物资源的开发、物种引种驯化、生物多样性保护、外来物种入侵防控提供科学依据。植物区系划分的基本原则是以分类学和地理学的分类单位为基础（Takhtajan, 1986），即各分类单位在特定区域内的特有程度，表现为该区域内区别于其他区域的植物类群分布及总体组合特征。

植物区系分区的主要依据是特定区域的植物区系地理成分，即植物的地理分布。植物分布区是植物特定分类学单元分布的地理范围（所有分布空间的总和），是植物长期在演变过程中适应和改造自然环境的结果。植物的地理分布大体上分为两种类型，即连续分布和间断分布。连续分布在空间上体现为分布在某一地域内的适宜生境中；间断分布则是分布于两个或者两个以上间隔的地域内，这种地理间隔意味着超过了植物繁殖体本身的散布能力的空间距离。

（一）世界植物区系简述

对于全球植物区系，恩格勒 1936 年划分为 5 个带、32 个区、102 个省，即北方非热带植物带（即古北极植物带，含 9 个区 47 个省）、古热带植物带（含 9 个区 33 个省）、中美-南美植物带（含 5 个区 13 个省）、南方植物带（含 6 个区 9 个省）、海洋植物带（含 3 个区），这是第一个相对完整植物区系分区体系和植物区系区划框架。随着植物地理和区系研究工作的进一步深入，1974 年古德补充完善，把全球植物区系分为泛北极、古热带、新热带、南非、澳大利亚、南极 6 界，共 37 个区 127 个省；前苏联塔赫塔间植物区系分区（1978, 英译本 1983）进一步把地球植物区系分为 6 界 147 个省。综合各个区系划分系统来看，在高级分类单元基本一致，即全北区（泛北极区）、新热带区、古热带区、澳大利亚区、好望角区、南极区，只是在各区具体界线、亚区和地区的划分粗细程度等方面进行调整。

高级植物区系单位区或亚区，存在一定数量的特有科，有类似的地质历史和区系形成演化过程；中级的区系单位地区，以有无特有属等为划分依据；亚区一级的区系单位则以是否具有特有种为依据划分（吴征镒等, 2010）。在植物区系研究中，属的分布区类型研究比科一级的分布区更有丰富的内涵，因为同一属所含的物种在理论上应有比较一致的起源，属被认为是一个较为稳定的分类学实体单位，较少因异质性而引起异动，分类学和生物学特征比较接近或者类似，有相对稳定的地理分布范围。属的分布区类型研究，更能够恰当反映特定地区植物区系的起源、演化和形成的过程（王荷生, 1992; 吴征镒等, 2010），因此属的区系分区研究是划分植物区系的依据与标志。

（二）世界传统医药体系

植物药在世界传统医药体系中具有重要地位，是世界传统医药体系中药物的主要来源。植物区系也是传统医学体系构建的物质基础，首先都大量应用区域内的植物药资源，随着社会发展和交流增加，才逐渐扩大到采用区域外的药用资源植物。按照区域和传统医药理论体系起源，世界传统医药可分为如下六大体系。

1. 东亚与东南亚传统医药体系 该区域传统医药主要以中医学或受到中医药影响的传统医学理论为指导，理论系统完整，实践经验丰富。包括中国、日本、朝鲜、韩国、越南、新加坡、菲律宾等。药用植物超过 10 000 种，大部分为温带、亚热带、热带植物，少部分为寒带、高山植物。

2. 南亚传统医药体系 主要以印度传统医学理论为指导，有完整的医学理论系统（以阿育吠陀 Ayurveda 理论为主），实践经验丰富。包括印度、巴基斯坦、尼泊尔等，药用植物种类超过 3000 种，大部分为亚热带和热带植物。

3. 阿拉伯 - 伊斯兰传统医药体系 以阿拉伯传统医学理论影响为主，范围包括北非和中东地区，有比较丰富的医药实践经验。阿拉伯医学体系对于亚、欧、北美医学发展有着重要影响。应用药用植物超过 1000 种，大部分为荒漠草原，主要为沙生和旱生药用植物。

4. 非洲传统医药体系 撒哈拉以南的非洲传统医学及其理论影响地区，有丰富的民间医学实践。地理上包括东非地区、西非地区、南非地区，传统医学影响较大的主要有刚果（金）、刚果（布）、坦桑尼亚、南非等国家。常用药用植物超过 1000 种，多为热带雨林、热带草原和荒漠植物。

5. 拉丁美洲传统医药体系 以印第安和印加文化的传统医药及其影响为主的区域，包括南美洲大多数国家和地区，民间医药有着悠久历史和独特优势。该区域传统医学影响较大的主要包括巴西、墨西哥、秘鲁、智利等。常用药用植物超过 5000 种，多为该区域的热带和亚热带植物。

6. 欧美及澳洲传统医药体系 以欧洲传统医学为主，习惯上以应用现代医学为多，民间传统医学方式很少，其中澳大利亚原住民有较好的民间医学基础，药用植物超过 1500 种，大部分为温带和寒温带植物。

（三）中国种子植物区系简述

根据吴征镒先生 1991 年发布的《中国种子植物属的分布区类型》，我国种子植物属一级的分布区包括 15 个类型和 31 个变型；其后修正为 15 个分布型和 35 个亚型（吴征镒等，2010）（3156 属），或 15 个分布型和 32 个亚型（陈灵芝，2014）（3244 属）。二者划分基本一致，但是吴征镒先生较陈灵芝先生在亚型划分上多了 3 个亚型。关于特有属的数量，为 239 属（吴征镒等，2010）或者 249 属（陈灵芝，2014），二者数量上差异不大。中国种子植物属的分布型和亚型划分的具体情况见表 1-1。

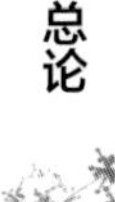

表 1-1 中国种子植物属的分布区类型与亚型

属的分布型	分布亚型	
	吴征镒（2010）	陈灵芝（2014）
1. 世界分布		
2. 泛热带分布	2-1 热带亚洲、大洋洲（至新西兰）和中至南美洲（或墨西哥）间断	同
	2-2 热带亚洲、非洲和中至南美洲间断	同
3. 热带亚洲和热带美洲间断		
4. 旧世界热带分布	4-1 热带亚洲、非洲（或东非、马达加斯加）和大洋洲间断	同
5. 热带亚洲和热带大洋洲分布	5-1 中国（西南）亚热带和新西兰间断	同
	5-2 中国（西南）、塔斯马尼亚、新西兰、智利间断	无
6. 热带亚洲和热带非洲分布	6-1 华南、西南至印度和热带非洲间断	同
	6-2 热带亚洲和东非或马达加斯加间断	同
7. 热带亚洲（印度 - 马来）分布	7-1 爪哇（或苏门答腊）、喜马拉雅至华南、西南间断或星散	同
	7-2 热带印度至华南（特别是滇南）	同
	7-3 缅甸、泰国至华南（或西南）	同
	7-4 越南（或中南半岛）至华南（或西南）	同
	7-5 菲律宾和中国海南 - 台湾间断	无
8. 北温带分布	8-1 环极（环北极）	同
	8-2 北极 - 高山	同
	8-3 北极至阿尔泰和北美洲间断	同
	8-4 北温带和南温带间断（泛温带）	同
	8-5 欧亚和温带南美洲间断	同
	8-6 地中海、东亚、新西兰和墨西哥 - 智利间断	同
9. 东亚和北美间断分布	9-1 东亚和墨西哥美洲间断	同
10. 旧世界温带分布	10-1 地中海、西亚（或中亚）和东亚间断	同
	10-2 地中海和喜马拉雅间断	同
	10-3 欧亚和非洲南部（有时大洋洲）间断	同
11. 温带亚洲分布		

续表

属的分布型	分布亚型	
	吴征镒（2010）	陈灵芝（2014）
12. 地中海、西亚至中亚分布	12-1 地中海至中亚和非洲南部、大洋洲间断	同
	12-2 地中海至中亚和墨西哥至美国南部间断	同
	12-3 地中海至温带 - 热带亚洲，大洋洲和南美洲间断	同
	12-4 地中海至热带非洲和喜马拉雅间断	同
	12-5 地中海至北非、中亚、北美西南部、非洲南部、智利和大洋洲间断	同
	12-6 地中海至中亚、热带非洲、华北和华东，金沙江河谷间断	同
13. 中亚分布	13-1 中亚东部（或中部亚洲）	同
	13-2 中亚至喜马拉雅和华西南	同
	13-3 西亚至西喜马拉雅和西藏	同
	13-4 中亚至喜马拉雅 - 阿尔泰和太平洋北美间断	同
	13-5 中亚和华北至华东间断	同
14. 东亚分布	14-1 中国 - 日本	同
	14-2 中国 - 喜马拉雅 *	同
15. 中国特有分布		

* 注：指喜马拉雅山脉南麓诸国至我国西南诸省区，有的可达华东地区或陕西、甘肃、台湾等地，但不见于日本；向南可延伸至中南半岛。

在上述的植物属分布型和分布亚型的基础上，可以定性和定量分析特定地区植物的区系组成。

从整体上而言，根据种子植物地理和区系成分组成，根据不同区域的植物类群分布的共性和区域特征，我国植物区系被划分为 4 个区、7 个亚区、24 个地区和 49 个亚地区。其中，4 个区分别为泛北极植物区（包括 2 个亚区，欧亚森林亚区和欧亚草原亚区）、古地中海植物区（1 个亚区，中亚荒漠亚区）、东亚植物区（3 个亚区，中国 - 日本森林植物亚区、中国 - 喜马拉雅植物亚区、青藏高原植物亚区）、古热带植物区（1 个亚区，马来西亚亚区）（吴征镒等，2010; 陈灵芝，2014）。

具体的各区分布范围见图 1-1，不同颜色显示不同的植物区以及分类单位面积，由图可见，我国植物区系分区中，面积最大的是东亚植物区，占据了我国 80% 以上的国土面积，从我国东部延绵至中部直到西藏；其次是古地中海植物区（新疆、青海、内蒙古西部、宁夏等）和泛北极植物区（内蒙古中东部、东北西部、新疆中至西部和阿尔泰区域）；而古热带植物区占据的国土面积最小（喜马拉雅南麓西藏南部、云南和广西南部、台湾省、海南及南

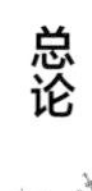

海诸岛）。这也大致体现了我国植物区系分布的总体分布规律、总体特征，也充分体现了地质历史演变对我国植物区系分布的直接影响。

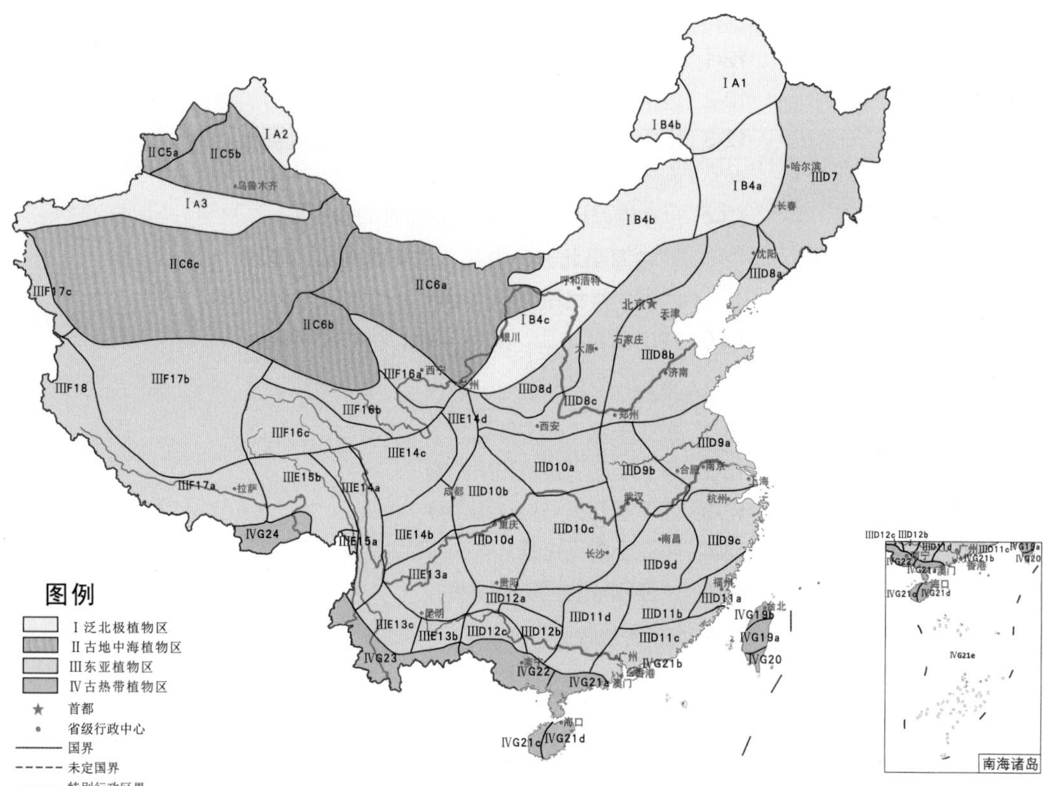

图 1-1 中国植物区系分区示意图

（此图参考吴征镒等（2010）和陈灵芝（2014）重绘）

图版代码说明：

（1）Ⅰ. 泛北极植物区：Ⅰ A 欧亚植物亚区，含Ⅰ A1 ~ Ⅰ A3 三个地区（大兴安岭地区、阿尔泰地区、天山地区）；Ⅰ B 欧亚草原亚区，含Ⅰ B4 蒙古草原地区，下含Ⅰ B4a ~ Ⅰ B4c 三个亚地区（东北平原森林草原、内蒙古东部草原、鄂尔多斯 - 陕甘宁荒漠草原）。

（2）Ⅱ. 古地中海植物区：Ⅱ C 中亚荒漠亚区，含 2 个地区。Ⅱ C5 准噶尔地区，下含两个亚地区（塔城伊犁亚地区、准噶尔亚地区）；Ⅱ C6 喀什噶尔地区，下含三个亚地区（西南内蒙古、柴达木盆地、喀什）。

（3）Ⅲ. 东亚植物区：含三个植物亚区。

Ⅲ D 中国日本森林植物亚区，含 6 个植物地区。Ⅲ D7 东北地区；Ⅲ D8 华北地区，下含四个亚地区（辽宁 - 山东半岛、华北平原、华北山地、黄土高原）；Ⅲ D9 华东地区，下含四个亚地区（黄淮平原、江汉平原、浙南山地、赣南 - 湘东丘陵）；Ⅲ D10 华中地区，下含四个亚地区（秦岭 - 巴山、四川盆地、川鄂湘、贵州高原）；Ⅲ D11 岭南山地地区，下含四个亚地区（闽北山地、粤北、南岭东段、粤桂山地）；Ⅲ D12 滇黔桂地区，下含三个亚地区（黔桂、红水河、滇东南石灰岩）。

Ⅲ E 中国 - 喜马拉雅植物亚区，含 3 个植物地区。Ⅲ E13 云南高原地区，下含三个亚地区（滇中高原、滇东、滇西南）；Ⅲ E14 横断山脉地区，下含四个亚地区（三江峡谷、南横断山脉、北横断山脉、洮河 - 岷山）；Ⅲ E15 东喜马拉雅地区，下含两个亚地区（独龙江 - 缅北、藏东南）。

Ⅲ F 青藏高原亚区，含 3 个地区。Ⅲ F16 唐古特地区，下含三个亚地区（祁连山、阿尼玛卿、唐古拉）；Ⅲ F17 西藏 - 帕米尔 - 昆仑地区，下含三个亚地区（雅鲁藏布江上中游、羌塘高原、帕米尔 - 喀喇昆仑 - 昆仑）；Ⅲ F18 西喜马拉雅地区。

（4）Ⅳ . 古热带植物区：含一个植物亚区。

Ⅳ G 马来西亚亚区，含 6 个地区。Ⅳ G19 台湾地区，下含两个亚地区（台湾高山、台北）；Ⅳ G20 台湾南部地区；Ⅳ G21 南海地区，含 5 个亚地区（粤西 - 琼北、粤东沿海岛屿、琼西南、琼中、南海诸岛）；Ⅳ G22 北部湾地区；Ⅳ G23 滇缅泰地区；Ⅳ 24 东喜马拉雅地区。

二、中国种子植物区系特征

吴征镒先生认为，植物区系是特定地区或国家所有植物种类总和，是植物界在一定自然地理条件下，特别是在自然历史条件作用下发展演化的结果，是某一特定地区分布的全部植物种类，是植物种、属和科的自然综合体，强调植物区系的自然属性。王荷生认为植物区系是某一地区或某一时期，某一分类群、某类植被等所有植物种类的总称。左家哺等认为是植物界在长期的自然地理条件影响下，尤其是植物种群（或居群）遗传与变异对立统一的综合作用下而发生发展、演化繁育、不断扩散的时空产物；它经历了从无到有、从少到多、从简单到复杂、从低级到高级的无数次演变过程，最后形成各植物分类单位水平与垂直分布、区系构成与组合，以及历史发展过程既相互联系又相互区别，既连续又间断的有机整体（或系统），既是一个静态体系，又是一个动态体系。

因此，植物区系的产生是一个具有时间、空间的动态过程，是植物与自然演变的产物，是特定区域的植物与其自然地理环境长期相互作用、相互影响的结果，是不断发展和长期演化的过程，与自然地理条件、古地质、古气候变迁和变化紧密相连，在一定程度上也反映区域自然地理条件的时空演变。特定区域的植物区系，是指一个自然地理区域（或行政地区），某一地质或历史时期所有植物分类单位（如科、属、种等）的总和，研究主要集中在属的水平上的区系组成。

我国现今地貌是在劳亚古陆的基础上经过中生代燕山运动、新生代喜马拉雅造山运动，再经过更新世一系列地质与环境演变而形成的。这是我国植物区系形成与演化的宏观

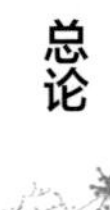

时空背景。气候上，我国南北跨热带、亚热带、暖温带、温带和寒温带，总体可分为东部季风气候区、西北干旱气候区和青藏高原气候区三大区（中国科学院中国自然地理编辑委员会，1985）。地形上，高原、山地、丘陵、平原、盆地等各种地形交错镶嵌，地形复杂多样，环境异质性极高。这种地质历史上的环境巨变，加上气候、地形的多样性和一致性，是我国植物区系演化、变迁和形成的自然背景。

地势上我国整体呈现出三大阶梯，青藏高原平均海拔在4000m以上，连同川西与滇西北，为第一阶梯；昆仑山-祁连山-横断山脉东缘至大兴安岭-太行山-巫山-武陵山-雪峰山一线之间，地势迅速下降到海拔1000～2000m，为第二阶梯；此界限以东到东部及东南沿海，为第三阶梯。这种自西向东逐级下降的地势，不但决定了我国黄河、长江、珠江等主要河流的走向，也间接影响了我国植物的地理分布格局（吴征镒和王荷生，1985）。我国山脉纵横，具有明显的方向性，东西向的山脉如天山、阴山、昆仑山-祁连山-秦岭、南岭等，南北向的山脉如横断山脉、巫山等。这些具有明显方向性的大山脉，不仅是植物扩散的天然通道，也是植物地理隔离的天然屏障，也为一些物种的形成、种质遗传、保存等提供了天然的避难所，成为一些重要植物类群的起源或分化中心。

总体来说，我国复杂多样的地质环境、地形地貌和自然气候特征，对物种的形成与演化具有两个方面的作用。一是古老的地质历史和特殊的避难条件，保障了该区域一些植物类群有着长期、连续的演化过程；二是喜马拉雅造山运动等新形成的地质环境条件，为新的物种形成与分化创造了可能。在这样的自然历史和地理气候等要素的复合作用下，中国植物区系表现出了一系列区别于其他国家和区域植物区系的重要特征。

1. 植物种类丰富、成分复杂 中国植物区系是世界上植物区系最为丰富与复杂的地区之一。我国有种子植物346科、3244属、30 000余种（吴征镒等，2002），拥有亚洲热带的绝大部分植物类群。其数量和复杂程度，超过俄罗斯、北美洲和欧洲，仅次于热带南美洲的哥伦比亚和巴西。

2. 演化系列完整 中国悠久的地质历史和丰富的植物生存繁衍条件，使得中国植物区系中含有大量古老的科属，并保存了许多残遗植物，如水杉（*Metasequoia glyptostroboides*）、银杉（*Cathaya argyrophylla*）、昆栏树（*Trochodendron aralioides*）、杜仲（*Eucommia ulmoides*）等（吴征镒和王荷生，1985）。此外，中国还是众多植物类群的分化或多样化中心。如中国拥有木兰科（Magnoliaceae）较为完整的进化系列，被认为是该科的分化中心（刘玉壶等，1999）；桦木科（Betulaceae）在中国种类最多，且中国拥有该科的全部6个属13组77种，是该科的现代分布中心，而以四川为中心的区域保存了全部属和最丰富的种类，可能是该科早期的分化中心或保存中心（陈之端，1999）。

此外，中国还是许多现代高山和北温带成分的重要分化和形成中心，如杜鹃属（*Rhododendron*）植物，在中国西南部高山地区351种杜鹃中特有种有324个，有该属植物演化的各个阶段，是该属多样化中心（方瑞征和闵天禄，1995）；紫堇属（*Corydalis*）在横

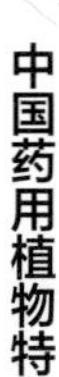

断山区和青藏高原也形成了一个多度中心（吴征镒等, 2006）；高山草甸优势类群嵩草属（*Kobresia*），在喜马拉雅和横断山地区集中分布了该属全部 4 个组的大部分种类，占总种数的 90%，成为该属的现代分布中心；类似的属还有报春花属（*Primula*）、马先蒿属（*Pedicularis*）、绿绒蒿属（*Meconopsis*）等。这些类群中既有古老孤立或孑遗成分，也有系统进化上的中间类群，还有众多的衍生类群如西南高山众多的特有成分等。以上构成了中国植物区系乃至北半球植物区系演化的各个阶段的轮廓。

3. 地理成分复杂 陈灵芝等（2014）对中国 3145 属的地理分布进行比较分析（不含世界广布的 99 属），同时结合历史发生背景，将这些属划分成为了 15 个分布区类型、35 个亚型，并进一步将这 15 个类型和 35 个亚型归为 4 大地理成分，即：① 热带成分；② 温带分布为主或具有温带性质的北方温带成分；③ 有着旱生特点或古地中海发生背景的地中海成分；④ 以古老孑遗和特有为特征的东亚成分。其中东亚（包括中国特有）成分，约占全国植物区系的 1 / 6，包括了绝大多数的单型属和少型属（Wu, 1983; Wu 和 Wu, 1996）。

4. 特有类群繁多 在科的水平上，我国有银杏科（Ginkgoaceae）、杜仲科（Eucommiaceae）等古老的特有科或孑遗科。在属的水平上，共计有 249 个特有属，其中 167 属为单型属，74 属为少型属（应俊生, 1996）。在系统演化上，既有系统位置孤立或古老的类群，如独叶草属（*Kingdonia*）、金钱槭属（*Dipteronia*）、马蹄香属（*Saruma*）等，也有一些新近起源的类群，如黄三七属（*Souliea*）等。在种及种以下水平上，特有性更为显著，Huang 等（2011）研究表明，中国种子植物特有种有 14 939 种，分布于 1584 属和 191 科，占我国种子植物总数的 52.1%。从地区来看，西藏约有 2205 种植物为中国特有种（占西藏植物区系 42.88%），且大多数为年轻种系（吴征镒, 1983—1987）；横断山区 8950 种种子植物中，约有 2783 种为横断山区特有（李锡文和李捷, 1993）。

第四节　中国种子植物特有成分及其分布特征

一、中国种子植物区系特有成分

植物在地质历史发展过程中的迁移、灭绝与进化，导致了世界不同地区在植物区系上的多样性和复杂性，特有现象的程度也因不同地区的地质历史和自然条件等方面的差异而不同。特有现象的研究对于认识一个特定地区植物区系的特点以及发生和演变等方面具有十分重要的意义。Favarger 和 Contandraiopoulos（1961）以细胞学研究资料为基础，提出了特有植物的特征类型，包括古特有植物（paleoendemics）、分裂特有植物（schizoendemics）、祖特有植物（patroendemics）、衍生特有植物（apoendemics）四类，并得到杨亲二和左家哺（1998）对每一类型的补充。

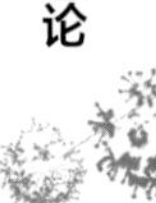

（1）古特有植物：该类型属于系统发育上极为孤立的类群，通常代表单型的组、亚属、属或科。它们起源古老，变异很小，生长环境特殊。化石证据证明，它们在历史上可能占有较为广泛的分布区，现在的分布区不一定是它们的起源地，而只是残遗分布区。中国植物区系中的古特有植物颇为常见，如水杉、银杏和珙桐等。

（2）分裂特有植物：该类型是通过渐进式物种形成方式产生的，与其近缘种具有相同的染色体数目。分裂特有种与其近缘种产生分化越早，其形态上的差别可能就越大，因此更可能是一个分类学上的“好种”。

（3）祖特有植物：该类型是狭域分布的二倍体类群，由它产生出较为广布的多倍体种，因此祖特有植物是残遗的类群，属于古特有现象，其分布区常常十分局限。在分类学上，有时祖特有植物甚至会被处理为它本身的衍生种的变种或亚种。

（4）衍生特有植物：这一类型与祖特有植物的情况相反，衍生植物本身是分布较为狭域的多倍体类群，由分布较广的二倍体或倍性比它低的多倍体产生。

中国种子植物特有成分分散在种子植物进化的各个阶段，新老皆备，尤以古老残遗为突出，其起源与发展具有以下三个特点。

（1）中国拥有大量的、古特有残遗的裸子植物科属：这些残遗分布的特有类群，最早可追溯到古生代，随着第三纪气候变化及第四纪冰期的作用，许多类群在欧洲消失，而一些类群则在北美洲及东亚等地残存保留，尤其在中国的华中、华东一带，是众多世界裸子植物古老类群的避难所和保存地。

（2）中国被子植物特有科属古老和新生并存，地域分异明显：从区划上看中国 - 日本森林植物亚区多以古老残遗的特有属为特征，而中国 - 喜马拉雅森林植物亚区以新特有年轻的属居多（Wu 和 Wu, 1996）。

（3）中国特有成分的起源是多源的：裸子植物特有属发生时间较早，可追溯到白垩纪或更早，而被子植物古特有属主要发生于晚白垩纪和老第三纪，新特有属多发生在新第三纪以后或上新世末到第四纪初（王荷生 , 1989）。

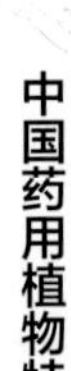

二、中国种子植物特有成分的分布

总体而言，中国种子植物的特有成分，主要分布在横断山脉 - 秦岭 - 中条山 - 大别山 - 长江下游以南的亚热带和热带地区，其分布的显著特点是不平衡性及区域差异大。李锡文（1996）认为从大尺度来讲中国有两个大的特有种分布中心，一是滇黔桂至华中、华东地区以古老孑遗类群为主的特有中心；另一个是以西南地区，特别是横断山区为核心的以新特有和年轻类群为代表的新特有富集中心。王荷生和张镱锂（1994）根据各气候区域的过渡带或地貌构造的接触带出现特有现象比较集中这一现象，将我国特有成分的分布划分为八个多度中心，即三峡中心、滇黔桂中心、横断山南段中心、横断山中段中心、秦岭中心、黄山 - 天目山中心、中条山 - 南太行中心、内蒙古中心。

López-Pujol 等（2011）通过对 555 个中国特有分类群（种）进行定量分析认为，中国特有植物在种的水平可以归结为 20 个分布中心。应俊生和陈梦玲（2011）认为，我国种子植物物种丰富度及其特有性程度，大体上由北往南递增；中国种子植物物种最丰富和特有性程度最高的地区，主要集中于北纬 20° ~ 35° 之间的亚热带常绿阔叶林区域，其中横断山脉地区不论是植物物种丰富度还是特有性程度，都是全国最高的，其次是岭南地区和华中地区。不过需要明确指出的是，植物特有属的分布中心与特有种的分布中心、特有属的分布类型与特有种的分布类型可能是不同的，甚至完全迥异。下面简述中国重要的几个特有种分布中心。

1. 横断山脉地区 该分布中心北起甘肃西南部和青海东南部，经四川西部和西藏东部至东南部，直至云南西北部（李锡文和李捷，1993），总面积约 50 万平方公里，地跨中国一级和二级阶梯，位于青藏高原的东南缘，怒江、澜沧江、金沙江与广袤的崇山峻岭呈南北向相间分布。地质史上冰川进退导致气候带多次垂直上下位移，利于促进植物的分化。气候上，这里具备热带、亚热带至高山寒带各类植被类型，垂直分带明显。种子植物区系基本上是温带性质，但同时又有不少热带、亚热带成分存在。一些北温带分布属 [如杜鹃属（*Rhododendron*）、报春花属（*Primula*）、龙胆属（*Gentiana*）、马先蒿属（*Pedicularis*）等] 在这里得以高度分化与特化，因此横断山脉地区也是世界上高山植物区系最丰富的区域之一（李锡文和李捷，1993; 吴征镒和王荷生，1985）。

2. 华中地区 该分布中心较横断山区偏东，处于中国第二阶梯和第三阶梯的过渡地带，行政区划包括陕（南）、甘（东南）、鄂（西）、湘（西）、川（东）、黔（东北）、滇（东北）、桂（东北）等地，总面积约为 50 万平方公里（祁承经等，1995），境内主要有秦岭东段、大巴山、巫山、大娄山、武陵山等。长江由东到西贯穿其中，河流及其间山脉常向四方作星芒状放射。秦巴山地绵亘在华中之北，成为阻挡北部空气入侵的屏障，加之境内地形复杂，川东、鄂西等地区“避难所”广泛存在，因此这里保存的第三纪植物最为丰富，中国特有种数约占该区总种数的 63.1%。

3. 岭南地区 在行政区划上主要包括广东、广西及云南南部地区，地处欧亚大陆东南部，较前两地区偏东、偏南，已进入中国第三阶梯，北回归线横贯中部，为热带和亚热带的过渡地带。三叠纪末期，印支运动发生，岭南地区升出海面，成为陆地。到了全新世时期，气候更趋湿热，对中生代和新生代的植物进化起着重要的作用。本区尤其西部具有岩溶地貌发育，是中国面积最大、发育最完备、种类繁多的地貌类型，同时也发育着独特的石灰岩植物区系。岭南地区与华中地区一样，也是中国 - 日本植物区系的核心部分，但具有亚热带向热带过渡的特点。该区南部深受印度 - 马来西亚植物区系的影响，大量热带分布的科属占优势，该区还南濒南海，具有一定数量的热带海岸植物，因此，在植物区系物种丰富程度上远较华中地区丰富，中国特有种数约占该区总种数的 59.9%。

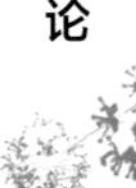

三、中国种子植物特有种的起源

物种形成是适应不断多样化和变化的环境，很多原始种由于不适应变化的环境，或者比更进化种的竞争能力弱而逐渐减少，甚至灭绝。同时一些种不断分化，产生新种和扩大分布区。中国种子植物特有属科的多样性正反映物种形成的这一基本规律。因此，根据植物种间的亲缘关系和地理分布规律，结合地理环境及时间的变化，分析特定类群发生的可能地点和时间。此处仅举例说明一些特有类群的起源。

我国拥有大量的裸子植物特有属，特别是孑遗植物残遗属，在地质史上曾经广布北半球，由于新近纪全球气候变化及第四纪冰期作用，大多数类群在欧洲等分布区消失，一些则在北美和东亚局部生境得以保存，尤其是在华中和华东一带，因此这些区域也称为古特有中心。银杏科（Ginkgoaceae）、芒苞草科（Acanthochlamydaceae）、珙桐科（Davidiaceae）和杜仲科（Eucommiaceae）等特有科，曾经广泛分布于古北大陆，但是由于地质历史和气候环境变迁，在我国特定区域形成的避难所（残留生境）中保存下来，成为孑遗植物，是我国最具古老性和特有性的四大科，随着中国特有的珙桐属（*Davidia*）并入蓝果树科（Nyssaceae），珙桐科也由特有科降为了特有属。很多孑遗植物，如水杉（*Metasequoia glyptostroboides*）、银杉（*Cathaya argyrophylla*）、金钱松（*Pseudolarix amabilis*）等，因为在地质和气候变迁大背景下的局地生境残留和形成环境避难所，孑遗种群残存下来，成为我国的植物特有种。

中国 - 喜马拉雅森林植物亚区则以新特有居多，如苦苣苔科（Gesneriaceae）、菊科（Asteraceae）和唇形科（Lamiaceae）等。我国菊科特有 23 属约 100 种，大多分布于云南、四川、青藏高原和西北高寒或干旱地区。如川木香属（*Dolomiaea*）多种特产滇西北 - 川西南至西藏南部海拔 3000～4000m 以上的高山、亚高山草甸和灌丛草甸，可能是于新第三纪至第四纪初高原形成过程中本地发生和发展的，滇 - 川横断山区是其发源地。紫菊属（*Notoseris*, 12 种）分布于长江流域为中心的区域（5～8 种），本属与欧亚温带分布的莴苣属（*Lactuca*）接近，可能是第三纪在我国西南亚热带山地形成时发展的。单型属栌菊木属（*Nouelia*）、复芒菊属（*Formania*）和蚂蚱腿子属（*Myripnois*）是菊科中较少有的木本原始属，分别产于滇北 - 川西海拔 1000～2800m 干旱谷地和华北暖温带山地，显然是第三纪残遗植物。

唇形科中我国特有 17 属 33 种，具有本科原始和进步的各种类群。吴征镒和李锡文详细研究了本科的进化和分布，认为它不可能起源于第三纪喜马拉雅造山运动以前，并认为我国南部和西南部可能是它的发源地，随着中亚和喜马拉雅抬升，在东亚（尤其是中国）开始分化和发展（吴征镒和李锡文，1982）。紫草科与唇形科接近，我国特有 7 属 41 种，几乎都是年轻的单种和少种属，分布西南、华中地区和秦岭，或至华南、华东地区。只有微孔草属（*Microula*）含 30 种（王文采，1980），主产青藏高原东部及邻近山区海拔 3000～5300m

的高寒草甸或草原，约 25 种，其中四川西部至青海东南部一带有 10 种，代表该属不同进化程度的类群。如最原始种卵叶微孔草（*M. ovalifolia*）四川西部特有，较进化的长叶微孔草（*M. trichocarpa*）和长果微孔草（*M. turbinata*）向东到秦岭太白山，另一进化种西藏微孔草（*M. tibetica*）分布从甘肃、青海向西到帕米尔高原，向南分布达到印度北部。因此，微孔草属是在青藏高原和喜马拉雅山系形成过程中发生的，高原东缘及川西是其发源地和分化中心。

十字花科中我国特有 11 属，较原始的堇叶芥属（*Neomartinella*）星散分布于滇东南、黔东、黔东北、湘西和鄂西，即云贵高原东部边缘的山地丘陵。其他新特有属主要分布西藏高原及邻近高山，如宽果芥属（*Eurycarpus*）和藏西芥属（*Hutchinsiella*）特产青藏高原西部至克什米尔地区海拔 5000m 以上，前者与主产东亚的条果芥属（*Parrya*）有亲缘关系，此外还有新近发现的单型属香格里拉荠属（*Shangrilaia*）。它们可能是在高原形成后，本地特殊环境下形成的，该区域可能是该科分化中心之一（吴征镒等 , 2005）。类似的还有伞形科等，该区域不仅是一些特有类群的保存中心，在地质环境变化下也成为特有类群的起源和分化中心。

（孙　辉　刘颖颖）

参考文献

[1] BEARD JS, CHAPMAN AR, GIOIA P. Species richness and endemism in the western Australian flora. Journal of Biogeography, 2000, 27(6): 1257-1268.

[2] BROOKS TM, MITTERMEIER RA, MITTERMEIER CG, et al. Habitat loss and extinction in the hotspots of biodiversity. Conservation biology, 2002, 16(4): 909-923.

[3] BROOKS TM, MITTERMEIER RA, DA FONSECA GA, et al.Global biodiversity conservation priorities. Science, 2006, 313(5783): 58-61.

[4] BURKE A. Plant endemism in the central Namib Desert. Evolutionary Ecology Research, 2007, 9(2): 283-297.

[5] CAÑADAS EM, FENU G, PEÑAS J, et al. Hotspots within hotspots: Endemic plant richness, environmental drivers, and implications for conservation. Biological Conservation, 2014, 170(170): 282-291.

[6] HUANG JH, CHEN B, LIU C, et al. Identifying hotspots of endemic woody seed plant diversity in China. Diversity and Distributions, 2012, 18(7): 673-688.

[7] HUANG JH, CHEN JH, YING JS, et al. Features and distribution patterns of Chinese endemic seed plant species. Journal of Systematics and Evolution, 2011, 49(2): 81-94.

[8] HUSTON MA.Biological diversity, the coexistence of species on changing landscapes. Cambridge: Cambridge University Press, 1994.

[9] KEARNS CA, INOUYE DW, WASER NM.Endangered mutualisms: the conservation of plant-pollinator interactions. Annual review of ecology and systematics, 1998, 29: 83-112.

[10] LAFFAN SW, CRISP MD. Assessing endemism at multiple spatial scales, with an example from the Australian vascular flora. Journal of Biogeography, 2003, 30(4): 511-520.

[11] LÓPEZ-PUJOL J, ZHANG FM, SUN HQ, et al. Centres of plant endemism in China: places for survival or for speciation? Journal of Biogeography, 2011, 38(7): 1267-1280.

[12] MAGGS GP, KOLBERG HH. Plant species richness, endemism, and genetic resources in Namibia. Biodiversity and Conservation, 1998, 7(4): 435-446.

[13] MALCOLM JR, LIU C, NEILSON RP, et al. Global warming and extinctions of endemic species from biodiversity hotspots. Conservation biology, 2006, 20(2): 538-548.

[14] MANCHESTER SR, TIFFNEY BH.Integration of paleobotanical and neobotanical data in the assessment of phytogeographic history of holarctic angiosperm clades. International Journal of Plant Sciences, 2001, 162 (S6): S19-S27.

[15] MITTERMEIER RA, MYERS N, THOMSEN JB, et al.Biodiversity hotspots and major tropical wilderness areas: approaches to setting conservation priorities. Conservation biology, 1998, 12(3): 516-520.

[16] MYERS N, MITTERMEIER RA, MITTERMEIER CG, et al. Biodiversity hotspots for conservation priorities. Nature, 2000, 403(6772): 853-858.

[17] ORME CDL, DAVIES RG, BURGESS M, et al. Global hotspots of species richness are not congruent with endemism or threat. Nature, 2005, 436(7053): 1016-1019.

[18] PEARMAN PB, GUISAN A, BROENNIMANN O, et al. Niche dynamics in space and time. Trends in Ecology and Evolution, 2008, 23(3): 149-158.

[19] QIAN H. A comparison of generic endemism of vascular plants between East Asia and North America. International Journal of Plant Sciences, 2001, 162(1): 191-199.

[20] QIAN H.Floristic relationship between Eastern Asia and North America: test of Gray's hypothesis. Amer Nat, 2002, 160(3): 317-332.

[21] RICHARDSON IBK.Endemic taxa and the taxonomist. In: Essays in Plant Taxonomy (ed. Steet HE), London and New York: Academic Press, 1978: 245-262.

[22] ROSAUER D, LAFFAN SW, CRISP MD, et al. Phylogenetic endemism: a new approach for identifying geographical concentrations of evolutionary history. Molecular Ecology, 2009, 18(19): 4061-4072.

[23] SZUMIK CA, GOLOBOFF P. Areas of endemism: an improved optimality criterion. Systematic Biology, 2004, 53(6): 968-977.

[24] TAKHTAJAN A. Floristic regions of the world (translated by T.J. Crovello, edited by A.

Cronquist). Berkeley: University of California Press, 1986.

[25] TEMU RPC, ANDREW SM. Endemism of plants in the Uluguru Mountains, Morogoro, Tanzania. Forest Ecology and Management, 2008, 255(7): 2858-2869.

[26] THORNE JH, VIERS JH, PRICE J, et al. Spatial patterns of endemic plants in California. Natural Areas Journal, 2009, 29(4): 344-366.

[27] TRIBSCH A, SCHONSWETTER P. Patterns of endemism and comparative phylogeography confirm palaeoenvironmental evidence for Pleistocene refugia in the eastern Alps. Taxon, 2003, 52(3): 477-497.

[28] VANE-WRIGHT RI, HUMPHRIES CJ, WILLIAMS PH. What to protect?—Systematics and the agony of choice. Biological Conservation, 1991, 55(3): 235-254.

[29] WEN J. Evolution of eastern Asian-Eastern North American biogeographic disjunctions. International Journal of Plant Sciences, 2001, 162(6): S117-S122.

[30] WILLIAMS PH, ARAÉJO MB. Using probability of persistence to identify important areas for biodiversity conservation. Proceedings of the Royal Society of London B: Biological Sciences, 2000, 267(1456): 1959-1966.

[31] WOOD JRI. Inter-Andean dry valleys of Bolivia-Floristic affinities and patterns of endemism: insights from Acanthaceae, Asclepiadaceae and Labiatae. Systematics Association Special Volume, 2006, 69: 235.

[32] WU ZY, WU SG. A proposal for a new floristic kingdom–the E. Asiatic kingdom, its delineation and characteristics. In: Zhang AL, Wu SG (eds.), Floristic characteristics and diversity of east Asian plants, proceeding of the first international symposium on floristic characteristics and diversity of east Asian plants. Beijing: China Higher Education Press, 1996.

[33] WU ZY. On the significance of Pacific intercontinental discontinuity. Ann Miss Bot Gard, 1983, 70(4): 577-590.

[34] 陈灵芝. 中国植物区系与植被地理. 北京：科学出版社，2014.

[35] 陈圣宾，欧阳志云，方瑜，等. 中国种子植物特有属的地理格局. 生物多样性，2011，19(4)：414-423.

[36] 陈之端. 桦木科植物的起源和散布. //路安民. 种子植物科属地理. 北京：科学出版社，1999：86-99.

[37] 傅德志，傅立国，左家哺. 中国被子植物多样性现状及其保护. //宋延龄，杨亲二，黄永青. 物种多样性研究与保护. 杭州：浙江科技出版社，1998.

[38] 高宝莼. 芒苞草科——单子叶植物一个新科的确认兼论其系统位置. 云南植物研究，1998，20(1)：23-31.

[39] 郝日明. 试论中国种子植物特有属的分布区类型. 植物分类学报，1997，35(6)：500-

510.

[40] 黄继红，张金龙，杨永，等．特有植物多样性分布格局测度方法的新进展．生物多样性，2013，21(1)：99-110.

[41] 冷欣，王中生，安树青，等．岛屿特有种全缘冬青遗传多样性的ISSR分析．生物多样性，2005，13(6)：546-554.

[42] 李锡文，李捷．横断山脉地区种子植物区系的初步研究．云南植物研究，1993，15(3)：217-231.

[43] 李锡文．中国种子植物区系统计分析．云南植物研究，1996，18(4)：363-384.

[44] 梁汉兴．论三白菜科的系统演化和地理分布．//路安民．种子植物科属地理，北京：科学出版社，1999：100-115.

[45] 林祁．八角科植物的地理分布．//路安民．种子植物科属地理．北京：科学出版社，1999：75-85.

[46] 刘玉壶，夏念和，杨惠秋．木兰科的起源进化和地理分布．//路安民．种子植物科属地理．北京：科学出版社，1999：65-74.

[47] 钱迎倩，马克平．生物多样性研究的原理与方法．北京：中国科学技术出版社，1994.

[48] 马骥，邓虹珠，晁志，等．中国种子植物特有属药用植物资源．中国中药杂志，2004，29(2)：123-129.

[49] 潘泽惠，佘孟兰，刘心恬，等．中国伞形科特有属的核型演化及地理分布．植物资源与环境，1995，4(3)：1-8.

[50] 彭东辉，兰思仁，吴沙沙．中国特有种枝毛野牡丹传粉生物学及繁育系统研究．林业科学研究，2014，27(1)：11-16.

[51] 祁承经，喻勋林，肖育檀．华中植物区种子植物区系的研究．云南植物研究，1995，增刊Ⅵ：22-92.

[52] 王荷生，张镱锂a．中国种子植物特有属的生物多样性和特征．云南植物研究，1994，16(3)：209-220.

[53] 王荷生，张镱锂b．中国种子植物特有科属的分布型．地理学报，1994，49(5)：403-417.

[54] 王荷生．中国种子植物特有属起源的探讨．云南植物研究，1989，11(1)：1-16.

[55] 王荷生．植物区系地理．北京：科学出版社，1992.

[56] 王建中，黄金祥，孙立元．河北木本植物区系特有种及亚特有种．河北农业大学学报，1993，16(2)：55-59

[57] 王文采．微孔草属的研究．植物分类学报，1980，18(30)：266-282.

[58] 王献溥．特有种的基本概念及其在确定生物多样性中心的作用．自然资源，1992，4(5)：68-72.

[59] 吴征镒，李锡文．论唇形科的进化与分布．云南植物研究，1982，4(2)：97-118.
[60] 吴征镒，孙航，周浙昆，等．中国种子植物区系地理．北京：科学出版社．2011.
[61] 吴征镒，孙航，周浙昆，等．中国植物区系中的特有性及其起源和分化．云南植物研究，2005，27(6)：577-604.
[62] 吴征镒，路安民，汤彦承，等．被子植物的一个“多系-多期-多域”新分类系统总览．植物分类学报，2002，40(4)：289-322.
[63] 吴征镒，孙航，周浙昆，等．中国植物区系中的特有性及其起源和分化．植物分类与资源学报，2005，27(6)：577-604.
[64] 吴征镒，孙航，周浙昆，等．中国种子植物区系地理．北京：科学出版社，2010.
[65] 吴征镒，王荷生．中国自然地理-植物地理．北京：科学出版社，1985.
[66] 吴征镒，周浙昆，孙航，等．种子植物分布区类型及其起源与分化．昆明：云南科技出版社，2006.
[67] 吴征镒．西藏植物志：1-5卷．北京：科学出版社，1983-1987.
[68] 吴征镒．中国植被．北京：科学出版社，1980.
[69] 吴征镒．中国种子植物属的分布区类型．云南植物研究．增刊Ⅳ，1991：1-139.
[70] 严丽君，张志荣，李德铢，等．中国特有种爆杖花的微卫星分子标记开发与评价．植物分类与资源学报，2014，36(1)：41-46.
[71] 杨怀，李意德，许涵，等．海南特有种东方琼楠种群结构特征．生态学杂志，2013，32(6)：1451-1457.
[72] 杨亲二，左家哺．高等植物的特有现象及其研究方法物种多样性研究与保护．//宋延龄，杨亲二，黄永青．物种多样性研究与保护．杭州：浙江科学技术出版社，1998：79-97.
[73] 尹鸿翔，文飞燕，陈铁柱，等．中国重楼属特有种卷瓣重楼的地理分布特征及濒危状况．植物科学学报，2013，31(4)：328-332.
[74] 应俊生，张志松．中国植物区系中的特有现象—特有属的研究．植物分类学报，1984，22(4)：259-268.
[75] 应俊生，陈梦玲．中国植物地理．上海：上海科学技术出版社，2011：1-598.
[76] 应俊生．中国种子植物特有属的分布区学研究．植物分类学报，1996，34(5)：479-485.
[77] 应俊生．中国种子植物物种多样性及其分布格局．生物多样性，2001，9(4)：393-398.
[78] 曾宪锋．秦皇岛市非中国特有种植物的区系分析．植物研究，2000，20(3)：282-285.
[79] 张桂宾．河南省特有种植物区系地理研究．广西植物，2006，26(2)：148-151.
[80] 张伟，赵善伦．山东维管植物特有种的生物多样性及其保护．山东师范大学学报，

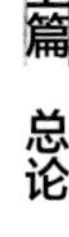

2000，15(4)：409-412.

[81] 张志耘，路安民. 金缕梅科：地理分布，化石历史和起源. //路安民. 种子植物科属地理. 北京：科学出版社，1999：196-217.

[82] 中国科学院《中国自然地理》编辑委员会. 中国自然地理：总论. 北京：科学出版社，1985.

[83] 中国科学院《中国植物志》编辑委员会. 中国植物志：1-80卷. 北京：科学出版社，2004.

[84] 周浙昆，MOMOHARA A. 一些东亚特有种子植物的化石历史及其植物地理学意义. 云南植物研究，2005，27(5)：449-470.

[85] 周志炎. 中生代银杏类植物系统发育、分类与演化趋向. 云南植物研究，2003，25(4)：377-396.

[86] 朱华. 中国植物区系研究文献中存在的几个问题. 云南植物研究，2007，29(5)：489-491.

[87] 左家哺，傅德志. 植物区系学中特有现象的研究进展（Ⅰ）——概念、类型、起源及其研究意义. 湖南环境生物职业技术学院学报，2003，9(1)：11-20.

第二章 中国药用植物特有种

植物特有种是指由于地质历史或者特定环境因素，分布面积局限于特定地理区域的植物物种（王献溥等，1992）。本书采用的中国特有种的概念即是仅在中国领土范围内分布的植物种。据中国科学院植物研究所研究结果显示，中国种子植物特有种共 14 939 种，分属于 1584 属，191 科，特有率（endemic rate, 特有种占本地区所有种的百分比）为 52.1%（黄继红, 2013），其他类群中国特有种的统计数据未见报道。本书所言中国药用植物特有种，特指仅在中国领土范围内有自然分布的药用植物种。

第一节 中国药用植物特有种的种类

药用植物是指医学上用于防病、治病的植物。其植株的全部或一部分供药用或作为制药工业的原料。广义而言，可包括用作营养剂、调味品、色素添加剂，以及农药和兽医用药的植物资源。本书所述“药用植物”仅包括中药和民族民间医药中为人类药用的植物。

一、中国药用植物及特有种数据来源

本书所用“中国药用植物名录”主要来源于中国科学院昆明植物研究所的中国药用植物数据库和北京大学药学院艾铁民教授主编的《中国药用植物志》，共收载药用植物 13 000 余种，既包含了《中华人民共和国药典》《全国中草药汇编》《中华本草》《中国中药资源志要》等经典著作和国家标准，又涵盖了我国各主要民族、民间药及主要药材标准收载的药用植物。

中国物种主题数据库——药用植物数据库：由中国科学院昆明植物研究所整理，包含有中国各类药用植物 1 万余种，依托植物物种信息数据库对植物药用信息进行了整理汇总，参考文献达 58 部，包含了 40 余个民族药物使用体系的信息，收集药物共 11 987 种，22 562 条记录。

《中国药用植物志》：北京大学艾铁民教授主编，由北京大学出版社出版，共收载有文献记载的中国药用植物 12 000 余种。

依据上述文献所得药用植物“同物异名”现象较为突出，同时还存在着各种书写或印刷错误，经过逐条核对和名称溯源，最终将中国药用植物的名称统一以 *Flora of China* 为准。最后给出的具体物种名录，是在中国种子植物特有种名录（黄继红，2013）基础上，与中国药用植物名录交叉匹配核实得到的药用植物特有种清单。最后，与 Species2000 物种名录逐一核实，凡是在中国国境之外有自然分布的物种，均剔除中国药用植物特有种名录，形成最后的严格意义上的中国药用植物特有种名录。其中，药用植物中的蕨类植物，通过逐条核实其分布区，筛选出仅在中国范围内有自然分布的种，作为中国药用植物特有种。由于真菌、地衣、苔藓等低等植物所占比例较小，使用频率也较低，本书暂不收录。当然真菌中也有很多重要的药材，如冬虫夏草、灵芝等，为我国药用植物特有种，值得未来进行专项研究。根据上述过程整理的中国药用植物特有种清单，详见附录。本章仅对药用植物特有种的科、属及特有种在科属的分布状况做比较系统的统计分析。

二、中国药用植物特有科

药用植物特有科（edemic family of medicinal plant），即仅分布在某一特定区域且所包含植物均具有药用价值的科。仅分布于中国行政地理范围内的药用植物特有科称为中国药用植物特有科。

采用吴征镒院士的八纲系统，中国种子植物特有科有 8 个，即银杏科（Ginkgoaceae）、马尾树科（Rhoipteleaceae）、大血藤科（Sargentodoxaceae）、伯乐树科（Bretschneideraceae）、杜仲科（Eucommiaceae）、银鹊树科（Staphyleaceae）、独叶草科（Kingdoniaceae）和珙桐科（Davidiaceae），其中除马尾树和伯乐树外均为我国药用植物特有科。按照恩格勒系统，银鹊树科和独叶草科分别归于省沽油科（Staphyleaceae）和毛茛科（Ranunculaceae），在 *Flora of China* 中，大血藤科和珙桐科归于木通科（Lardizabalaceae）和蓝果树科（Nyssaceae）。故依 *Flora of China*，中国种子植物特有科只有 3 科，即银杏科、马尾树科和杜仲科，其中银杏和杜仲两个种亦被历版《中华人民共和国药典》收载。根据恩格勒分类系统，在科水平上，中国药用植物的特有科仅有银杏科和杜仲科。

三、中国药用植物特有属

药用植物特有属（endemic genus of medicinal plant），指仅分布在某一特定区域且所包含植物均具有药用价值的属。仅分布于中国行政地理范围内的药用植物特有属称为中国药用植物特有属。参照《中国种子植物特有属》一书和 *Flora of China* 各卷册的记载，中国药用植物特有属共有 45 个（见表 1-2），其中 41 个为单型属，即仅有一个种的属。

表 1-2 中国药用植物特有属（按属拉丁名字母顺序排序）

属中文名	属拉丁名	属内种数	属中文名	属拉丁名	属内种数
长蕊斑种草属	*Antiotrema*	1	水杉属	*Metasequoia*	1
天蓬子属	*Atropanthe*	1	太行菊属	*Opisthopappus*	1
棱果花属	*Barthea*	1	独根草属	*Oresitrophe*	1
假贝母属	*Bolbostemma*	2	虎榛子属	*Ostryopsis*	2
明党参属	*Changium*	1	石山苣苔属	*Petrocodon*	1
独花兰属	*Changnienia*	1	羽叶点地梅属	*Pomatosace*	1
川明参属	*Chuanminshen*	1	金铁锁属	*Psammosilene*	1
青钱柳属	*Cyclocarya*	1	金钱松属	*Pseudolarix*	1
环根芹属	*Cyclorhiza*	2	裸芸香属	*Psilopeganum*	1
珙桐属	*Davidia*	1	青檀属	*Pteroceltis*	1
马蹄芹属	*Dickinsia*	1	红药子属（翼蓼属）	*Pteroxygonum*	1
重羽菊属	*Diplazoptilon*	1	苞叶姜属	*Pyrgophyllum*	1
金凤藤属	*Dolichopetalum*	1	马蹄香属	*Saruma*	1
血水草属	*Eomecon*	1	细穗玄参属	*Scrofella*	1
杜仲属	*Eucommia*	1	虾须草属	*Sheareria*	1
牛鼻栓属	*Fortunearia*	1	串果藤属	*Sinofranchetia*	1
异野芝麻属	*Heterolamium*	1	舟瓣芹属	*Sinolimprichtia*	1
全唇花属	*Holocheila*	1	白穗花属	*Speirantha*	1
瘦房兰属	*Ischnogyne*	1	地构叶属	*Speranskia*	2
独叶草属	*Kingdonia*	1	长穗花属	*Styrophyton*	1
匙叶草属	*Latouchea*	1	太行花属	*Taihangia*	1
紫伞芹属	*Melanosciadium*	1	黄缨菊属	*Xanthopappus*	1
陀螺果属	*Melliodendron*	1			

四、中国药用植物特有种

中国药用植物特有种共3151种，分属于786属，154科，具体清单见附录，特有种数的统计数据见表1-3。其中，种子植物药用植物特有种占中国种子植物特有种的20.84%。

表 1-3 中国药用植物特有种数量统计

分类级别		科	属	种
蕨类植物		12	22	38
种子植物	裸子植物	8	15	43
	被子植物	134	749	3070
总计		154	786	3151

（一）中国药用植物特有种的科级分布

统计结果显示，中国药用植物特有种数量最多的科是菊科（Asteraceae, 218 种），其次是毛茛科（Ranunculaceae, 182 种）、唇形科（Lamiaceae, 151 种）、百合科（Liliaceae, 133 种）等，药用植物特有种数超过 50 种的科有 16 科（见表 1-4）。

表 1-4 中国药用植物特有种数超过 50 种的科

科名	药用植物特有种数	中国总种数	中国特有种数	特有率（%）	药用特有种占特有种比（%）
菊科	218	2336	1145	49.02	19.04
毛茛科	182	936	614	65.6	29.64
唇形科	151	807	496	61.46	30.44
百合科	133	726	379	52.2	35.09
豆科	122	1673	690	41.24	17.68
蔷薇科	109	950	546	57.47	19.96
伞形科	102	614	340	55.37	30
小檗科	94	303	272	89.77	34.56
报春花科	91	517	378	73.11	24.07
玄参科	90	681	415	60.94	21.69
萝藦科	72	270	153	56.67	47.06
杜鹃花科	65	826	524	63.44	12.4
虎耳草科	65	545	354	64.95	18.36
罂粟科	65	443	295	66.59	22.03
龙胆科	64	419	251	59.9	25.5
苦苣苔科	50	442	354	80.09	14.12

这 16 科均为世界性的大科，本身特有种较多。其中按该科的中国特有种中的药用植物所占的比例（特有药用率），能较好地体现该科特有种在药用植物特有种的重要性。

所有的特有种都具有药用价值的科有 13 个，而这些均是较小的科，中国分布的总种数均不超过 20 种，特有种数不超过 5 种（表 1-5）。

表 1-5 药用特有植物种占中国特有种比例不低于 50% 的科

科名	科拉丁名	药用特有种数	中国总种数	中国特有种数	种特有率（%）	药用特有种占特有种百分比（%）
乌毛蕨科	Blechnaceae	1	14	1	7. 14	100.00
槲蕨科	Drynariaceae	1	12	1	8. 33	100.00
银杏科	Ginkgoaceae	1	1	1	100.00	100.00
三尖杉科	Cephalotaxaceae	3	6	3	50.00	100.00
红豆杉科	Taxaceae	5	11	5	45.45	100.00
麻黄科	Ephedraceae	2	14	2	14.29	100.00
三白草科	Saururaceae	1	4	1	25.00	100.00
杨梅科	Myricaceae	2	4	2	50.00	100.00
商陆科	Phytolaccaceae	1	5	1	20.00	100.00
杜仲科	Eucommiaceae	1	1	1	100.00	100.00
金莲木科	Ochnaceae	1	4	1	25.00	100.00
使君子科	Combretaceae	1	20	1	5. 00	100.00
露兜树科	Pandanaceae	1	7	1	14.29	100.00
防己科	Menispermaceae	34	77	43	55.84	79.07
旌节花科	Stachyuraceae	3	7	4	57.14	75.00
川续断科	Dipsacaceae	3	17	4	23.53	75.00
马兜铃科	Aristolochiaceae	47	86	69	80.23	68.12
芭蕉科	Musaceae	4	16	6	37.50	66.67
柽柳科	Tamaricaceae	8	32	12	37.50	66.67
罗汉松科	Podocarpaceae	2	12	3	25.00	66.67
蒺藜科	Zygophyllaceae	2	22	3	13.64	66.67
岩梅科	Diapensiaceae	2	6	3	50.00	66.67
桤叶树科	Clethraceae	2	7	3	42.86	66.67

续表

科名	科拉丁名	药用特有种数	中国总种数	中国特有种数	种特有率（%）	药用特有种占特有种百分比（%）
薯蓣科	Dioscoreaceae	13	52	21	40.38	61.90
马钱科	Loganiaceae	6	45	10	22.22	60.00
胡桃科	Juglandaceae	4	20	7	35.00	57.14
桔梗科	Campanulaceae	44	159	77	48.43	57.14
柏科	Cupressaceae	9	46	16	34.78	56.25
金粟兰科	Chloranthaceae	5	15	9	60.00	55.56
牻牛儿苗科	Geraniaceae	10	54	18	33.33	55.56
葫芦科	Cucurbitaceae	38	151	73	48.34	52.05
海桐花科	Pittosporaceae	17	46	33	71.74	51.52
杉科	Taxodiaceae	1	9	2	22.22	50.00
夹竹桃科	Apocynaceae	19	145	38	26.21	50.00
买麻藤科	Gnetaceae	3	9	6	66.67	50.00
远志科	Polygalaceae	12	53	24	45.28	50.00
七叶树科	Hippocastanaceae	1	5	2	40.00	50.00
石蒜科	Amaryllidaceae	7	34	14	41.18	50.00

另外，一些科药用植物特有种众多，例如清风藤科药用植物特有种 8 种，萝藦科达 72 种，均占科特有种比例 47%。这些科的特有种类群也应该引起重视。

（二）中国药用植物特有种的属级分布

中国药用植物特有种分属于 786 属，其中中国种子植物特有属有 239 属（吴征镒等，2005），这些中国特有属中包含药用植物的有 92 属，根据 Species2000 物种名录筛选后，有药用植物分布的严格意义上的中国种子植物特有属为 82 属（见表 1-6），其中裸子植物 2 属，被子植物 80 属。

表 1-6 药用植物中的中国种子植物特有属

属中文名	属拉丁名	属中文名	属拉丁名	属中文名	属拉丁名
悬竹属	*Ampelocalamus*	长蕊斑种草属	*Antiotrema*	棱果花属	*Barthea*
直瓣苣苔属	*Ancylostemon*	天蓬子属	*Atropanthe*	秦岭藤属	*Biondia*

续表

属中文名	属拉丁名	属中文名	属拉丁名	属中文名	属拉丁名
假贝母属	*Bolbostemma*	裸蒴属	*Gymnotheca*	裸芸香属	*Psilopeganum*
毛药花属	*Bostrychanthera*	四轮香属	*Hanceola*	红药子属	*Pteroxygonum*
鸡爪草属	*Calathodes*	单球芹属	*Haplosphaera*	翅茎草属	*Pterygiella*
喜树属	*Camptotheca*	异野芝麻属	*Heterolamium*	苞叶姜属	*Pyrgophyllum*
矮泽芹属	*Chamaesium*	异黄精属	*Heteropolygonatum*	马蹄香属	*Saruma*
明党参属	*Changium*	全唇花属	*Holocheila*	四棱草属	*Schnabelia*
独花兰属	*Changnienia*	瘦房兰属	*Ischnogyne*	细穗玄参属	*Scrofella*
蜡梅属	*Chimonanthus*	金盏苣苔属	*Isometrum*	半枫荷属	*Semiliquidambar*
小花苣苔属	*Chiritopsis*	独叶草属	*Kingdonia*	虾须草属	*Sheareria*
川明参属	*Chuanminshen*	匙叶草属	*Latouchea*	华蟹甲草属	*Sinacalia*
青钱柳属	*Cyclocarya*	斜萼草属	*Loxocalyx*	小芹属	*Sinocarum*
环根芹属	*Cyclorhiza*	紫伞芹属	*Melanosciadium*	串果藤属	*Sinofranchetia*
珙桐属	*Davidia*	陀螺果属	*Melliodendron*	车前紫草属	*Sinojohnstonia*
马蹄芹属	*Dickinsia*	水杉属	*Metasequoia*	舟瓣芹属	*Sinolimprichtia*
双片苣苔属	*Didymostigma*	堇叶芥属	*Neomartinella*	丛菔属	*Solms-Laubachia*
双盾木属	*Dipelta*	羌活属	*Notopterygium*	白穗花属	*Speirantha*
重羽菊属	*Diplazoptilon*	紫菊属	*Notoseris*	地构叶属	*Speranskia*
鹭鸶草属	*Diuranthera*	太行菊属	*Opisthopappus*	长穗花属	*Styrophyton*
金凤藤属	*Dolichopetalum*	独根草属	*Oresitrophe*	合头菊属	*Syncalathium*
绣球茜属	*Dunnia*	虎榛子属	*Ostryopsis*	太行花属	*Taihangia*
鬼臼属	*Dysosma*	石山苣苔属	*Petrocodon*	短檐苣苔属	*Tremacron*
血水草属	*Eomecon*	滇芎属	*Physospermopsis*	呆白菜属	*Triaenophora*
杜仲属	*Eucommia*	羽叶点地梅属	*Pomatosace*	尾囊草属	*Urophysa*
异药花属	*Fordiophyton*	马尿泡属	*Przewalskia*	异叶苣苔属	*Whytockia*
牛鼻栓属	*Fortunearia*	金铁锁属	*Psammosilene*	黄缨菊属	*Xanthopappus*
银杏属	*Ginkgo*	金钱松属	*Pseudolarix*		

（李海涛　孙　辉）

第二节　中国药用植物特有种的分布格局

严格分布于中国国境范围内的药用植物特有种称为中国药用植物特有种，根据中国药用植物特有种分布记录与分布区域的特点，将中国药用植物特有种分类加以讨论。特有种的分布格局可在两个角度进行分析，一是特有种的系统分布格局，即特有种在分类系统中的分布特征，二是特有种在空间上的分布特征。对于空间分布，可以分为四种情况：① 仅分布于特定一个省、直辖市、自治区、特别行政区的中国药用植物特有种，称为省级特有种。② 在两个以上省级行政区的特有种（这些特有种可能是在同一区域内几个省区分布，也可能是在全国其他省级行政区有分布），称为跨省特有种。③ 根据自然地理分区，我国分为东北、西北、华北、华中、华东、华南和西南七大区域，仅分布在该区域内几个省级行政区而不分布到其他区域的中国特有种称为区域内特有种。④ 区域特有种，是指在一个区域内分布的所有特有种，不但包括仅限于区域内的特有种，也包括分布区超出该区域的特有种。跨省特有种与区域内特有种是有区别的，跨省特有种可能是在区域内的各省分布，也可能分布到区域外其他省级行政区，因此有可能形成间断分布；区域特有种仅分布于本区域的几个省区，分布形式更可能是连续分布。

一、药用植物特有种的系统分布格局

据匹配统计结果，严格意义上（在 Species2000 名录中在国外没有分布记录的）中国药用植物特有种共计 154 科，786 属，3151 种（不含种下单元）。其中，含有 200 种以上药用植物特有种的科只有菊科，150 ~ 199 种的有毛茛科和唇形科两个科，100 ~ 149 种的有 4 个科（百合科、豆科、蔷薇科、伞形科），50 ~ 99 种的有 9 个科，10 ~ 49 种的有 52 个科，2 ~ 9 种的有 60 个科，只有 1 种的有 26 个科。药用植物特有种在科中的具体分布见表 1-7。

表 1-7　中国药用植物特有种在科级水平的系统分布格局

特有种数量	科数	科 / 种数
200 种以上	1	菊科（Asteraceae）218
150 ~ 199 种	2	毛茛科（Ranunculaceae）182，唇形科（Lamiaceae）151
100 ~ 149 种	4	百合科（Liliaceae）133，豆科（Fabaceae）122，蔷薇科（Rosaceae）109，伞形科（Umbelliferae）102
50 ~ 99 种	9	小檗科（Berberidaceae）94，报春花科（Primulaceae）91，玄参科（Scrophulariaceae）90，萝藦科（Asclepiadaceae）72，杜鹃花科（Ericaceae）65，虎耳草科（Saxifragaceae）65，罂粟科（Papaveraceae）65，龙胆科（Gentianaceae）64，苦苣苔科（Gesneriaceae）50

续表

特有种数量	科数	科 / 种数
20～49 种	27	兰科（Orchidaceae）49，马兜铃科（Aristolochiaceae）47，樟科（Lauraceae）47，茜草科（Rubiaceae）47，姜科（Zingiberaceae）42，桔梗科（Campanulaceae）44，葫芦科（Cucurbitaceae）38，木兰科（Magnoliaceae）40，山茶科（Theaceae）36，马鞭草科（Verbenaceae）35，五加科（Araliaceae）31，木犀科（Oleaceae）35，忍冬科（Caprifoliaceae）33，卫矛科（Celastraceae）33，防己科（Menispermaceae）28，葡萄科（Vitaceae）25，蓼科（Polygonaceae）25，天南星科（Araceae）25，冬青科（Aquifoliaceae）21，石竹科（Caryophyllaceae）24，鼠李科（Rhamnaceae）21，紫草科（Boraginaceae）24，凤仙花科（Balsaminaceae）23，松科（Pinaceae）19，芸香科（Rutaceae）20，壳斗科（Fagaceae）20，猕猴桃科（Actinidiaceae）20
10～19 种	25	夹竹桃科（Apocynaceae）19，瑞香科（Thymelaeaceae）18，禾本科（Gramineae）17，荨麻科（Urticaceae）17，爵床科（Acanthaceae）17，胡颓子科（Elaeagnaceae）14，杨柳科（Salicaceae）16，大戟科（Euphorbiaceae）17，野牡丹科（Melastomataceae）15，海桐花科（Pittosporaceae）17，金缕梅科（Hamamelidaceae）14，桦木科（Betulaceae）15，秋海棠科（Begoniaceae）15，紫金牛科（Myrsinaceae）10，薯蓣科（Dioscoreaceae）13，十字花科（Cruciferae）15，景天科（Crassulaceae）14，水龙骨科（Polypodiaceae）12，槭树科（Aceraceae）11，胡椒科（Piperaceae）12，远志科（Polygalaceae）12，藤黄科（Guttiferae） 10，茄科（Solanaceae）11，山茱萸科（Cornaceae）11，牻牛儿苗科（Geraniaceae）10
5～9 种	24	堇菜科（Violaceae）9，桑寄生科（Loranthaceae）9，柏科（Cupressaceae）9，锦葵科（Malvaceae）9，安息香科（Styracaceae）9，紫葳科（Bignoniaceae）8，柽柳科（Tamaricaceae）8，清风藤科（Sabiaceae）8，榆科（Ulmaceae）7，黄杨科（Buxaceae）6，鸢尾科（Iridaceae）8，金粟兰科（Chloranthaceae）5，木通科（Lardizabalaceae）7，椴树科（Tiliaceae）6，梧桐科（Sterculiaceae）6，旋花科（Convolvulaceae）7，石蒜科（Amaryllidaceae）7，漆树科（Anacardiaceae）6，马钱科（Loganiaceae）6，莎草科（Cyperaceae）6，桃金娘科（Myrtaceae）5，败酱科（Valerianaceae）5，铁线蕨科（Adiantaceae）5，红豆杉科（Taxaceae）5
3～4 种	16	芭蕉科（Musaceae），石杉科（Huperziaceae），胡桃科（Juglandaceae），白花丹科（Plumbaginaceae），番荔枝科（Annonaceae），观音座莲科（Angiopteridaceae），鳞毛蕨科（Dryopteridaceae） 各 4 种；柿树科（Ebenaceae），旌节花科（Stachyuraceae），列当科（Orobanchaceae），川续断科（Dipsacaceae），蜡梅科（Calycanthaceae），凤尾蕨科（Pteridaceae），中国蕨科（Sinopteridaceae），三尖杉科（Cephalotaxaceae），买麻藤科（Gnetaceae）各 3 种

续表

特有种数量	科数	科 / 种数
2种	20	西番莲科（Passifloraceae），桑科（Moraceae），山龙眼科（Proteaceae），省沽油科（Staphyleaceae），杜英科（Elaeocarpaceae），杨梅科（Myricaceae），檀香科（Santalaceae），藜科（Chenopodiaceae），蒺藜科（Zygophyllaceae），无患子科（Sapindaceae），大风子科（Flacourtiaceae），蓝果树科（Nyssaceae），桤叶树科（Clethraceae），棕榈科（Palmae），灯心草科（Juncaceae），百部科（Stemonaceae），莲叶桐科（Hernandiaceae），山柑科（Capparaceae），罗汉松科（Podocarpaceae），麻黄科（Ephedraceae）
1种	26	卷柏科（Selaginellaceae），苦木科（Simaroubaceae），交让木科（Daphniphyllaceae），茶茱萸科（Icacinaceae），岩梅科（Diapensiaceae），山矾科（Symplocaceae），杉科（Taxodiaceae），三白草科（Saururaceae），商陆科（Phytolaccaceae），睡莲科（Nymphaeaceae），翅子藤科（Hippocrateaceae），七叶树科（Hippocastanaceae），金莲木科（Ochnaceae），红树科（Rhizophoraceae），八角枫科（Alangiaceae），使君子科（Combretaceae），露兜树科（Pandanaceae），水鳖科（Hydrocharitaceae），鸭跖草科（Commelinaceae），杜仲科（Eucommiaceae），蹄盖蕨科（Athyriaceae），肿足蕨科（Hypodematiaceae），铁角蕨科（Aspleniaceae），乌毛蕨科（Blechnaceae），槲蕨科（Drynariaceae），银杏科（Ginkgoaceae）

菊科特有种最多，涉及49属218种。其中，主要的特有种分布属为风毛菊属（*Saussurea*）40种，紫菀属（*Aster*）24种，橐吾属（*Ligularia*）20种，蒿属（*Artemisia*）15种，蟹甲草属（*Parasenecio*）14种，垂头菊属（*Cremanthodium*）和香青属（*Anaphalis*）各10种，其他属特有种不超过10种。菊科在四川分布有149个特有种，云南104种，甘肃71种，西藏60种，青海53种。可以看出，菊科很多类群在青藏高原边缘的四川、青海、甘肃、西藏与云南邻接区域分布，这可能是菊科药用植物特有种的最重要核心分布区，随着环境和适应性差异向不同方向扩展。从菊科各属特有种分布来看，风毛菊属（*Saussurea*）、紫菀属（*Aster*）、橐吾属（*Ligularia*）、香青属（*Anaphalis*）等除少数种外，均主要分布在四川、青海、甘肃、西藏区域。其中，风毛菊属、川木香属、千里光属等有药用价值的特有种较多。

特有种较多的另外一个科是毛茛科，药用植物特有种涉及22属182种，这些特有种的类群相对更加集中。含特有种较多的属为乌头属（*Aconitum*）43种，铁线莲属（*Clematis*）33种，翠雀属（*Delphinium*）35种，唐松草属（*Thalictrum*）24种，芍药属（*Paeonia*）11种，其他属特有种均不超过10种。毛茛科药用植物的主要特有类群也是以四川（四川西部）、云南（西北）、甘肃（南部）邻接地区为分布中心，向西北、东北、华中不同方向扩展（间断），看来毛茛科特有种的空间分布与菊科很类似。

唇形科是药用植物特有种分布的大科，有151种分布于37属中。唇形科中特有种在几个属中分布非常集中，其中鼠尾草属（*Salvia*）有30个特有种，香茶菜属（*Isodon*）特有种

19个，黄芩属（*Scutellaria*）特有种17个，糙苏属（*Phlomis*）特有种12个，其余属不超过10个。同样地，唇形科药用植物特有种四川（川西）分布最多，其次是甘肃、云南和贵州。

涉及药用植物特有种的共有786个属，对于属级水平的分布，药用植物特有种最多的属是小檗属（*Berberis*）有56种，紫堇属（*Corydalis*）有51种，乌头属（*Aconitum*）和杜鹃花属（*Rhododendron*）为43种，马先蒿属（*Pedicularis*）为41种，珍珠菜属（*Lysimachia*）和风毛菊属（*Saussurea*）为40种，这些属对于药用植物特有种的贡献巨大，是药用植物特有种资源重要的宝库。大部分属含有的药用植物特有种很少，其中只有2种药用植物特有种的达133属，只有1种药用植物特有种的为350个属。中国药用植物特有种在属级水平的系统分布格局见表1-8。

表1-8 中国药用植物特有种在属级水平的系统分布格局（10种及10种以上的属）

属名	特有种数	属名	特有种数
Berberis	56	*Actinidia*；*Isodon*；*Saxifraga*；*Stephania*	19
Corydalis	51	*Adenophora*	18
Aconitum；*Rhododendron*	43	*Codonopsis*；*Mahonia*；*Pittosporum*；*Scutellaria*	17
Pedicularis	41	*Arisaema*；*Camellia*；*Cynanchum*；*Euonymus*；*Eurya*	16
Lysimachia；*Saussurea*	40	*Artemisia*；*Begonia*；*Hemsleya*；*Smilax*	15
Primula	38	*Astragalus*；*Epimedium*；*Indigofera*；*Ophiopogon*；*Parasenecio*；*Rosa*	14
Delphinium	35		
Clematis	32	*Alpinia*；*Bupleurum*；*Dioscorea*；*Elaeagnus*；*Eleutherococcus*；*Vaccinium*	13
Salvia	30		
Gentiana	29	*Androsace*；*Aspidistra*；*Fritillaria*；*Heracleum*；*Phlomis*；*Polygala*；*Salix*；*Zanthoxylum*	12
Aristolochia	25		
Aster；*Thalictrum*	24		
Impatiens	23	*Acer*；*Callicarpa*；*Caragana*；*Cinnamomum*；*Illicium*；*Paeonia*；*Polygonatum*；*Rheum*；*Sorbus*	11
Asarum；*Ilex*；*Rubus*	21		
Ligularia；*Swertia*；*Viburnum*	20	*Anaphalis*；*Aralia*；*Cotoneaster*；*Cremanthodium*；*Hoya*；*Meconopsis*	10

二、药用植物特有种的空间分布格局

特有种的空间分布格局，是特有种在空间上（在不同行政区间或者地理单元的水平和垂直维度上）的分布模式，既包括特定物种在所有空间内分布模式，也包括特定类群和所有特有种在特定区域的空间分布规律。空间分布格局的研究，对于揭示特有种的分布中心或者分化中心以及资源保护与利用方向，具有重要意义。对于药用植物，分布中心具有重要意义：其一，分布中心是这些药用植物种质资源保护的目标地域；其二，分布中心为药材道地中心与道地性研究提供了新的途径。

由于物种记录的历史原因和数据量大，很多物种分布只能精确到省级行政单位。省级特有种、跨省特有种与区域特有种的具体统计情况见表 1-9。对于特有种总数而言，数量占全国前四位的是四川（1808）、云南（1533）、贵州（955）和湖北（930）；对于省级特有种而言，药用植物省级区域特有种以云南（215 种）和四川（117 种）最多；对于区域特有种而言，西南地区药用植物特有种最多，达到 948 种，可见西南地区是我国药用植物特有种的集中分布区，达 948 种；其次是华南和华东，分别是 157 种和 124 种。

表 1-9 中国各省级行政区药用植物特有种种数分布情况

区域	省级行政区	特有种总数	跨省特有种数	省级特有种数	区域内特有种
东北	黑龙江	15	15	0	4
	吉林	26	24	2	
	辽宁	43	41	2	
西北	新疆	51	34	17	115
	青海	328	323	5	
	内蒙古	101	97	4	
	宁夏	90	89	1	
	甘肃	669	667	2	
	陕西	627	612	15	
华北	北京	4	3	1	2
	天津	0	0	0	
	河北	185	184	1	
	山西	262	262	0	

续表

区域	省级行政区	特有种总数	跨省特有种数	省级特有种数	区域内特有种
华中	河南	377	376	1	23
	湖北	930	916	14	
	湖南	713	711	2	
华东	山东	76	74	2	124
	安徽	396	394	2	
	江苏	213	211	2	
	上海	1	0	1	
	浙江	461	450	11	
	江西	544	542	2	
	福建	440	437	3	
	台湾	161	103	58	
华南	广东	594	581	13	157
	海南	153	125	28	
	广西	837	772	65	
	香港	3	2	1	
	澳门	0	0	0	
西南	四川	1808	1691	117	948
	云南	1533	1318	215	
	贵州	955	942	13	
	重庆	117	114	3	
	西藏	507	464	43	

特别地，对于省级药用植物特有种，除云南和四川外，比较多的省级行政区还有广西（65）、台湾（58）、西藏（43）、海南（28），黑龙江、天津和澳门没有省级药用植物特有种分布（详见表 1-9 和图 1-2）。我国的省级特有种共 646 种，是各省级（包含省、自治区、直辖市、特别行政区）行政单位内的真正意义上的特有种。由于这部分特有种分布范围更加局限，很多物种需要加强野生种群的保护力度。

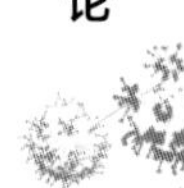

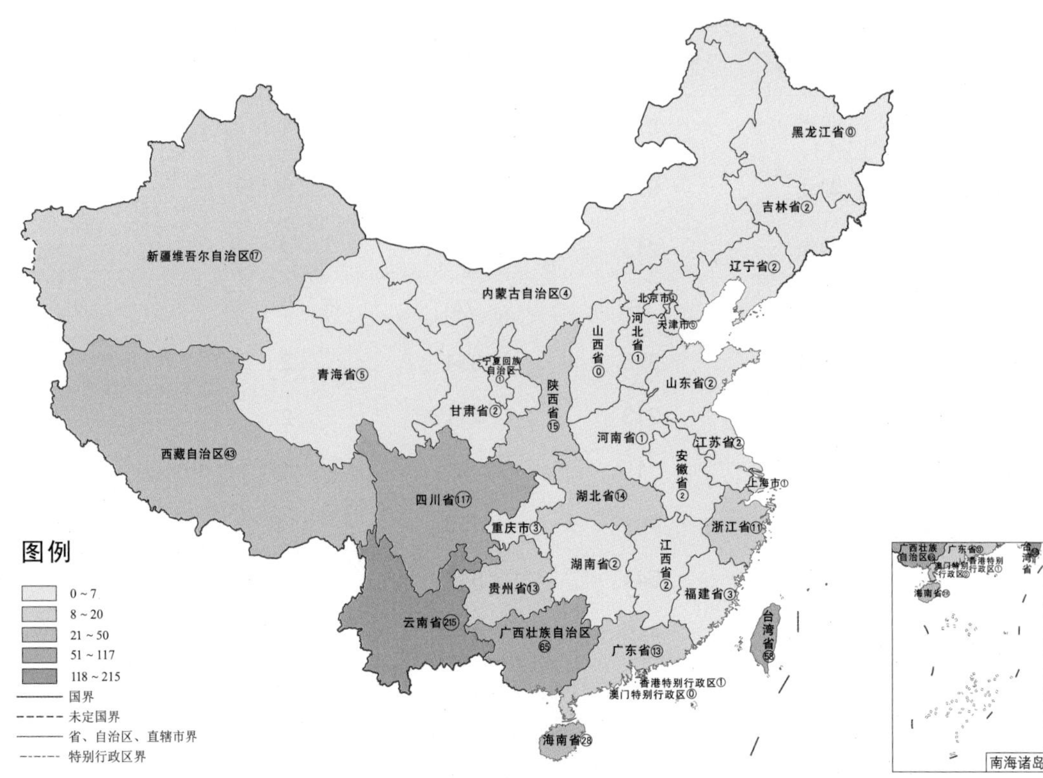

图 1-2 全国各省级行政区省级特有种分布

省级（包含省、自治区、直辖市、特别行政区）行政单位内的特有种，是真正意义上的狭域分布的特有种，是各省级行政区域的药用植物中独特而宝贵的资源。根据记录统计，省级特有种呈现较为集中的空间分布格局，一是西南诸省邻接地区，包括云南东南部、南部和西北部，四川西部（西北部、西南部）至中部，西藏东部和东南部；二是东南和华南，包括台湾、海南、广西南部至西南部；三是华中至秦岭地区，包括湖北西部至陕西南部，另外在新疆西部和西北部有些特有种分布。

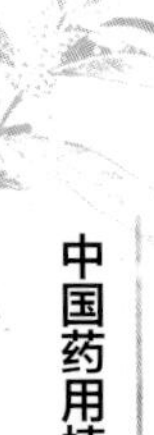

由跨省特有种分布情况可以看出，超过 1000 个特有种分布的有四川（1691）、云南（1318）；超过 500 种的有贵州（942）、湖北（916）、广西（772）、湖南（711）、甘肃（667）、陕西（612）、广东（581）、江西（542）；100 种 ~ 500 种的有 13 个省（自治区、直辖市），重要的包括西藏（464）、浙江（450）、福建（437）、安徽（394）、河南（376）。限于数据地理记录精确性的原因，根据跨省特有种的分布情况，结合药用植物特有种记录清单，大体上可以比较明确地看出中国药用植物的跨省特有种的主要分布中心（图 1-3）：① 以四川西部、云南西部和西北部、西藏东部邻接地区为核心的青藏高原东南及横断山区；② 以四川西北部、西藏东北部、甘肃南部和青海南部邻接地区青藏高原及边缘地带；③ 以甘肃东南、四川北部和陕西南部为核心的秦岭地区；④ 以湖北西部、湖南西部、四川东部和重庆东部为核心的大巴山及神农架地区；⑤ 以四川南部、贵州、云南东北部、广西西部及西北

部邻接区域为核心的云贵高原周缘地区；⑥以福建武夷山为核心的区域；⑦以江西、安徽和河南邻接地带为核心的大别山及周边地区；⑧四川峨眉山及盆地中西部山区；⑨山西、河北、北京邻近的太行 - 燕山地带；⑩台湾中部及中南部；⑪海南中部；⑫新疆东北部、内蒙古西部、宁夏北部和甘肃西北部邻近区域。

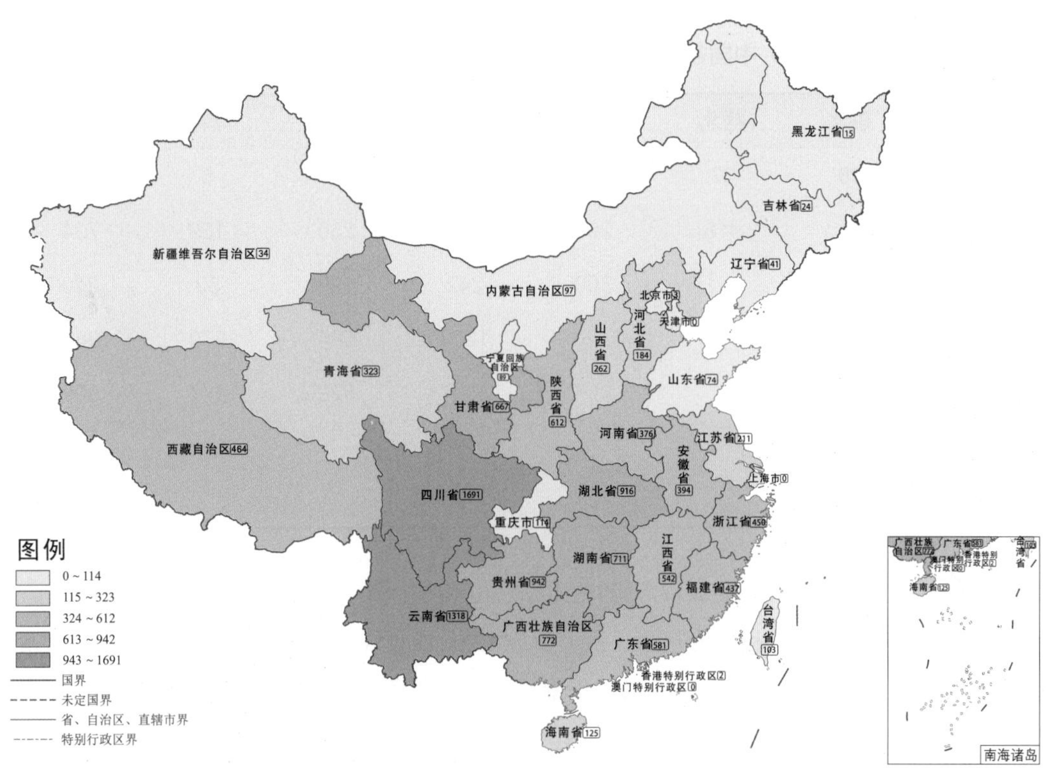

图 1-3 各省级行政单位区跨省特有种分布情况

我国在地理分区上通常分为七个区域，这些区域实际上具有类似的气候与自然地理特征，或者比较明显的地理分界线。各大区域内分布的特有种数量，仅仅局限分布于各大区域内，而不跨区域分布。这类药用植物特有种以西南地区最多，达到 948 种；其次是华南和华东地区，分别为 157 种和 124 种；再次是西北地区，区域内分布的特有种为 115 种；华中、东北和华北区域内的特有种数量较少，分别为 23 种、4 种和 2 种。这也从整体上反映了各大区域内，药用植物特有种资源的丰富程度。

三、药用植物特有种的区域相关性

一般地，特有种是局限区域分布的，但是也有一些特有种是跨区域分布的。对于特有种的跨区域（指七大地理区域）分布，统计数据工作量十分庞大。这里仅对七大地理区域的两两之间的特有种跨区域分布情况进行了统计（见表 1-10），以反映区域间特有种的联系程度。可以看出，西南地区特有种最多达到 2468 种，华中地区为 1228 种，华南地区为 648 种，西北地区为 918 种，华东地区 829 种，华北（300 种）和东北（48 种）为特有种贫乏的地区。其中，华中和西南地区共有分布的特有种为 987 种，显示了华中与西南地区特有种分布方面的联系非常紧密；华中与西北地区均分布的特有种 553 种，很多是因为湖北至陕西至甘肃的连续分布引起的。

表 1-10 中国各地理分区药用植物特有种交叉分布状况分析

	东北	西北	华北	华中	华东	华南	西南
东北	48	37	40	27	25	5	18
西北		918	260	553	250	159	724
华北			300	242	129	52	210
华中				1228	604	570	987
华东					829	477	509
华南						648	473
西南							2468

不同区域之间特有种的关联程度可以用 Jaccard 相似性系数加以描述，该系数值越大，表明两个区域特有种分布相似度越高，最大值为 1.000 时就完全一致，七大区域的相似性系数见表 1-11。从表中可以发现，华东与华南地区相似性系数达到 0.477，华中与华东、华南、西南地区的相似性系数分别达到 0.416、0.436 和 0.364，这表明地理上临近的区域对特有种分布的影响甚大。这里需要指出的是，东北与西北、华中、华东、华南、西南地区，以及华南与华北、西南与华北地区等地理上隔离的区域，相似性系数均低于 0.100，这里明显看出地理隔离对于特有种分布具有至关重要的影响。

表 1-11 中国各地理分区药用植物特有种分布关联性分析

	西北	华北	华中	华东	华南	西南
东北	0.040	0.130	0.022	0.029	0.007	0.007
西北		0.271	0.248	0.167	0.113	0.272
华北			0.188	0.129	0.058	0.082
华中				0.416	0.436	0.364
华东					0.477	0.183
华南						0.179

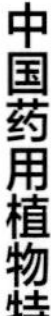

需要指出的是，华中与东北、华东与东北、华南与东北、华东与西北、西南与东北、华南与西北等地理上不连续，没有共同的特有种分布；西北与东北、西北与西南、西南与华中、西南与华南，以及华南与华北的共有分布的物种，绝大部分是连续分布的特有种。真正跨区域间断分布的特有种不是很多，根据记录，例如点叶落地梅（*Lysimachia punctatilimba*），湖北、云南间断分布；箬竹（*Indocalamus tessellatus*），湖南、浙江间断分布；华西蔷薇（*Rosa moyesii*），陕西、云南间断分布。鉴于特有种分布区的局域性特点，这类间断分布的特有种非常少。

四、药用植物特有种空间分布的意义

药用植物特有种空间分布格局的研究，有助于揭示特定物种生境的气候、土壤、水分等各种环境条件，对物种资源保护，不管是就地保护还是迁地保护，均具有十分重要的指导意义。通过对特有种空间分布特点的分析，可以划定特有种的野生资源的重点保护区区域；在迁地保护的情况下，分布区的环境特征分析，可有效指导迁地栽培的生境条件重建，提高迁地保护的成功率。

对于特有种，研究其空间分布特点，对于引种驯化与人工栽培具有重要指导意义。特有种的核心分布区，是物种生长繁殖自然形成的适宜栖息地，物种与分布区的土壤、气候等环境条件相适应。因此，分布区是特有种引种驯化目标区域的首要选择。特别对于药用植物，不但要考虑植物本身的生态适宜性，还要考虑药材的品质适宜性以及产量适宜性（经济可行性），药用植物特有种空间分布格局的研究内涵，变得更加丰富多彩。因此，药用植物特有种在空间上的生态适应特征、品质和产量在空间上分布特征的综合研究，对于明确药用植物特有种的引种栽培的优质高产区域，具有极其重要的意义。

对于狭域分布物种（如所有省级行政区特有种），分布范围极其局限，生长繁殖受到环境因素的制约更显著。一般地，对于这些物种，不提倡跨区域和区域外引种。区域外引种栽培，可能导致两个方面的问题，一是导致物种扩散和生态风险，二是导致引种失败造成经济损失。对于这些物种的跨区域引种栽培，首先需要确定生态风险的控制，然后进行小范围控制田间实验，从生长适宜性（是否可以良好生产）、品质适宜性（是否品质比原有分布区更好）等方面详细评估狭域分布物种的引种栽培问题。

综合而言，特有种因其自然分布范围的局限，是典型的区域性生物资源，特有种药材是基于区域生物资源与区域环境特征二者长期自然耦合形成的药材产品。这些物种的人工驯化与引种栽培，需要遵循特定物种的自然空间分布规律与特点。因此，出于社会、经济等因素，对特有种进行跨区域引种栽培，要在大量前期基础研究工作的基础上，才能实现人工栽培条件下的药材的优质高产。因此，从国家层面来说，建议对于特有种的异地引种栽培制定相应的规范，至少需要从特有种生态适宜性、品质特征和经济产量的空间来分析，进行异地引种时需要全周期田间实验，从药材质量与产量、生态安全、社会经济要素

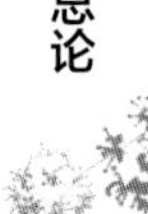

等方面，对于特有种异地引种进行全面的评估，以确定药用植物特有种引种栽培的可行性与必要性。

（孙 辉 李海涛）

第三节 中国药用植物特有种起源中心与道地性

“道地药材”作为专有名词正式见于《本草品汇精要》（1505），每一种药物专列“道地”条目。此后，汤显祖所著《牡丹亭·诇药》（1598）中载有“好道地药材”一词。道地药材是传统中医公认的、长期临床实践中择优的品质好、有效成分含量高、疗效高的一类中药材，传统上“道地药材”与其“道地产区”紧密相关，“道地性”也成为评价优质中药材质量的独特标准。

一、道地药材及其成因

谢宗万在1990年指出，道地药材就是指在一特定自然条件、生态环境的地域内所产的药材，且生产较为集中，栽培技术、采收加工也都有一定的讲究，以致比同种药材在其他地区所产者品质佳、疗效好、为世所公认而久负盛名者（谢宗万，1990），如宁夏的枸杞、河南的地黄、四川的贝母、安徽亳州的菊花等，都是典型的道地药材。近年来许多学者在道地性的科学内涵及表现形式、道地药材的形成机制、道地药材区划、道地药材的质量评价及鉴别等方面的研究取得了卓有成效的研究成果（谢宗万，1990; 黄璐琦等，2004; 黄璐琦等，1997; 胡世林，1989; 韩邦兴等，2011; 肖小河等，2009; 梁飞等 a, 2013; 梁飞等 b, 2013; 孟祥才等，2011; 鄢丹等，2012; 李亚杰等，2010）。

道地药材形成机制存在很多争议，焦点集中在“道地性”是由环境因素还是遗传因素所引起，黄璐琦等从道地药材发展的动力学因素的角度提出了“边缘效应”模式假说，从道地药材的药物属性提出了“独特的化学特征”的模式假说（黄璐琦等，2004），从道地药材的生物学本质提出了“特化基因型”模式假说。他认为，道地药材的生物学本质是同一物种特定居群与其他居群由于地理上的隔离而发生遗传分化的结果。道地药材在生物学本质上是同种异地，即同一个物种在不同的地点上形成大小不等的群体单元，若其中某一个群体的药材质优效佳，则该地的药材称之为道地药材（黄璐琦等，1997），形成的群体单元在生物学上称为居群，道地药材优质性就是道地居群与非道地居群的化学表型分化的结果，而化学表型的分化又受到遗传和环境的影响。

中国幅员辽阔，最北端在黑龙江漠河以北的黑龙江主航道中心线上（北纬53°）；最南端在南沙群岛中的曾母暗沙（北纬4°附近）；南北跨纬度约50°，相距5500km。最东端在黑龙江与乌苏里江的主航道汇合处（东经 135° 附近），最西端在新疆帕米尔高原（东经 73° 附近），东西跨经度约 62°，相距约 5000km。中国拥有复杂多变的地形地貌，从西部的高原和山脉到东部的平原。复杂的地形、地质、海域导致了中国复杂多变的气候、土壤环境，并为植物和动物提供了丰富的栖息地。因此，中国地跨热带、亚热带、温带和寒温带等不同自然气候带，高原、山地、平原、盆地等复杂地形地貌，大陆架、河湖、耕地、荒漠、草原、森林等不同生境类型，为不同道地药材的生长客观上提供了丰富的生长环境条件。

因此，由于道地药材形成机制复杂，其独特的地理环境、生态条件、栽培或采收选择，在长期生产实践中，逐渐定向选择中药材特定种质和生境，从而影响药材的质量。药材的道地性，不但具有遗传、生理生态等生物学基础，而且还与具体的生长环境特征，以及受到历史文化因素的综合作用有关。特定区域的植物居群（种群）的遗传特征，与特定的生长条件，以及产地种植（采收）、加工、储藏、使用方法等人文因素，形成了一个复杂的网络产生综合作用，逐渐形成特定药材的道地性。

二、道地药材与中国药用植物特有种

传统上，道地药材根据地域可分为川药、广药、云贵药、怀药、浙药、关药、北药、西药、南药等几类。“川药”是指产于四川境内的道地药材；“广药”是指产于广东、广西南部及海南岛的道地药材；“云贵药”是指以云南和贵州为主产地的道地药材；“怀药”是泛指河南境内所产的道地药材，“怀”是古代河南怀庆府的简称；“浙药”是以“浙八味”为代表的浙江道地药材的简称，广义的浙药还应包括沿海大陆架的药材；“关药”是指山海关以北地区，120°E ~ 135°E，40°N ~ 55°N 之间的东北三省和内蒙古自治区东部所产出的道地药材；“北药”取意于“北沙参”“北柴胡”“北山楂”等习惯称谓，其地理范围为 110°E ~ 120°E，35°N ~ 42°N 之间，包括河北、山东、山西和内蒙古自治区中部地区；“西药”是指“丝绸之路”之起点西安以西广大地区所产的道地药材；“南药”是取意于南五味、南山楂、南沙参等药的“南”字，地理范围包括湖南、湖北、江苏、安徽、福建、江西、台湾等省。

在 131 种植物来源的传统上被认为是道地药材的基原种中，有 16 种为中国特有种（表 1-12），约占植物来源道地药材的 12%。其中，广药所占比例较大（胡世林等 , 1989; Huang et al., 2011）。

表 1-12 道地药材的中国特有种

道地性	药材名	基原种名	科名	分布
川药	黄柏	*Phellodendron chinense*	云香科 Rutaceae	四川、湖北、贵州等
广药	广防己	*Aristolochia fangchi*	马兜铃科 Aristolochiaceae	广东、广西
	粉防己	*Stephania tetrandra*	防己科 Menispermaceae	浙江、安徽、湖北
	金钱草	*Lysimachia christiniae*	报春花科 Primulaceae	广东、广西、福建
	鸡血藤	*Spatholobus suberectus*	蝶形花科 Fabaceae	广东、广西、云南
贵药	黄精	*Polygonatum cyrtonema*	百合科 Liliaceae	贵州、湖南、广西等
	杜仲	*Eucommia ulmoides*	杜仲科 Eucommiaceae	贵州、四川、陕西
怀药	地黄	*Rehmannia glutinosa*	玄参科 Scrophulariaceae	河南（新乡）
	天南星	*Pinellia pedatisecta*	天南星科 Araceae	河南（禹县、长葛）
浙药	郁金	*Curcuma wenyujin*	姜科 Zingiberaceae	浙江
北药	红芪	*Hedysarum polybotrys*	豆科 Fabaceae	甘肃
	甘遂	*Euphorbia kansui*	大戟科 Euphorbiaceae	陕西、山西、河南
西药	羌活	*Notopterygium incisum*	伞形科 Apiaceae	四川、甘肃、青海
		N. franchetii	伞形科 Apiaceae	四川、甘肃、青海
南药	明党参	*Changium smyrnioides*	伞形科 Apiaceae	江苏
	牡丹皮	*Paeonia suffruticosa*	牡丹科 Paeoniaceae	安徽、湖北、四川等

三、药用植物的起源中心与道地性

很多特有类群源于冰期避难所而保存下来，冰期避难所就是在更新世的四次冰期，特别是最近的一次冰期中，没有被冰原所覆盖，成为动物和植物在冰期逃避劫难的场所，它们是冰期后物种重新分布的起点和种源库（Willis et al., 2000），因而是原始单倍型集中分布和遗传多样性较高的地区，往往表现为物种的起源中心和多样化中心。第四纪冰期北半球有3个主要的大陆冰川中心：欧洲的斯堪的纳维亚大陆冰原、北美的劳伦泰德和格陵兰大陆冰原、亚洲的西伯利亚大陆冰原，我国的西部高山和青藏高原还发生过多次山地冰川（沈浪等，2002）。在我国由于复杂的地形条件，并且存在许多纵横交错的山脉，形成一些有利的小环境减轻了冰期气候对生物生存的胁迫，存在着许多冰期避难所。其中最主要三个避难所分别为横断山脉地区、华中地区、南岭地区。

横断山脉地区（24°40′N ~ 34°00′N, 96°20′E ~ 104°30′E）位于青藏高原东南部外围，北

起甘肃西南部和青海东南部，经四川和西藏至东南部，直到云南西北部。在中国西南部特有现象的比例是最高的，有 8557 种中国特有种，占中国特有种的 57.4%（Huang et al., 2011），这正好是“川广云贵”道地药材的集中分布和可能的起源中心。

华中地区（25°47′N ~ 33°20′N, 103°30′E ~ 111°50′E），包括桂（东北）、滇（东北）、黔（东、北）、川（东）、渝（东）、湘（西）、鄂（西）、甘（东南）、陕（南）等省区，境内主要有武陵山、大娄山、巫山、大巴山等，地貌具有谷深、坡陡、山高等特点，汉水盆地和四川盆地致使境内及周边地形更趋多样复杂。这一地区是道地药材北药的分布区和可能的起源中心。

南岭地区（20°29′N ~ 25°31′N, 104°29′E ~ 117°11′E），为热带和亚热带的过渡地区，主要包括广东和广西，该地区长期保持湿热的气候环境。这是道地药材广药的集中分布区和可能的起源中心。

避难所是进化生物学公认的物种起源中心，在上述三个主要的避难所分布着众多的道地药材特有种，这些道地药材特有种的道地产区是不是就是它的起源中心？这是一个有趣的科学问题，涉及进化生物学和中药学两个学科各自关注的焦点问题，需要两个学科的交叉研究，目前这方面研究还是一个空白，开展这方面的研究能够推进进化生物学基础研究的理论成果在中药学应用研究中的运用，同时又能提升道地性应用研究的理论高度，是今后道地药材研究值得拓展的一个方向。

药用植物的起源中心，即药材的基原种作为物种个体，是在一定区域或者地域内客观存在的最早出现和分布的自然属性，因此药用植物基原种的起源地即为该药用植物的起源中心；药材的道地性，即作为药用植物的产品在医学、文化、历史、地域和经济等几个方面，公认的品质最优的综合社会属性，药材产品质量为公认最好的区域称为药材的道地中心。

药用植物特有种的道地性与起源中心关系的相关研究不多，而且不系统。黄芩在道地性与起源中心之间的关系，国内做了比较系统的研究工作，这为药用植物特有种的相关研究提供了一个思路。因此，本章以黄芩（*Scutellaria baicalensis*）作为一个研究案例，具体阐明药用植物的起源中心与道地性的关系。

黄芩是我国中医临床常用的大宗药材之一，分布于我国秦岭以北的黑龙江、辽宁、内蒙古、河北、河南、甘肃、陕西、山西、山东等地，俄罗斯东西伯利亚地区、蒙古、朝鲜、日本也有分布，属于半中国特有种，道地性明显，尤以河北北部野生者为道地药材，其根条坚实，空心少，色黄，品质佳，素有“热河黄芩”之称。我们以覆盖黄芩自然分布区的 28 个野生居群和 1 个野生甘肃黄芩（*Scutellaria rehderiana* Diels）居群为材料，用三个叶绿体 DNA 片段 *atp*B-*rbc*L、*trn*L-*trn*F 和 *psb*A-*trn*H 进行了谱系地理分析，结果表明黄芩居群间存在明显的谱系地理结构（G_{ST} = 0.701, N_{ST} = 0.742, U = 0.50, P < 0.01）；单倍型网状进化树形成四个明显的亚分支（图 1-4）；每一亚分支分布在一定的地理区域（图 1-4）。黄芩的这一遗传结构具有以下特点，道地居群与非道地居群存在一定的遗传分化，其进化

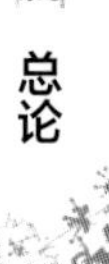

的历史与道地性的形成表现出一定的相关性。

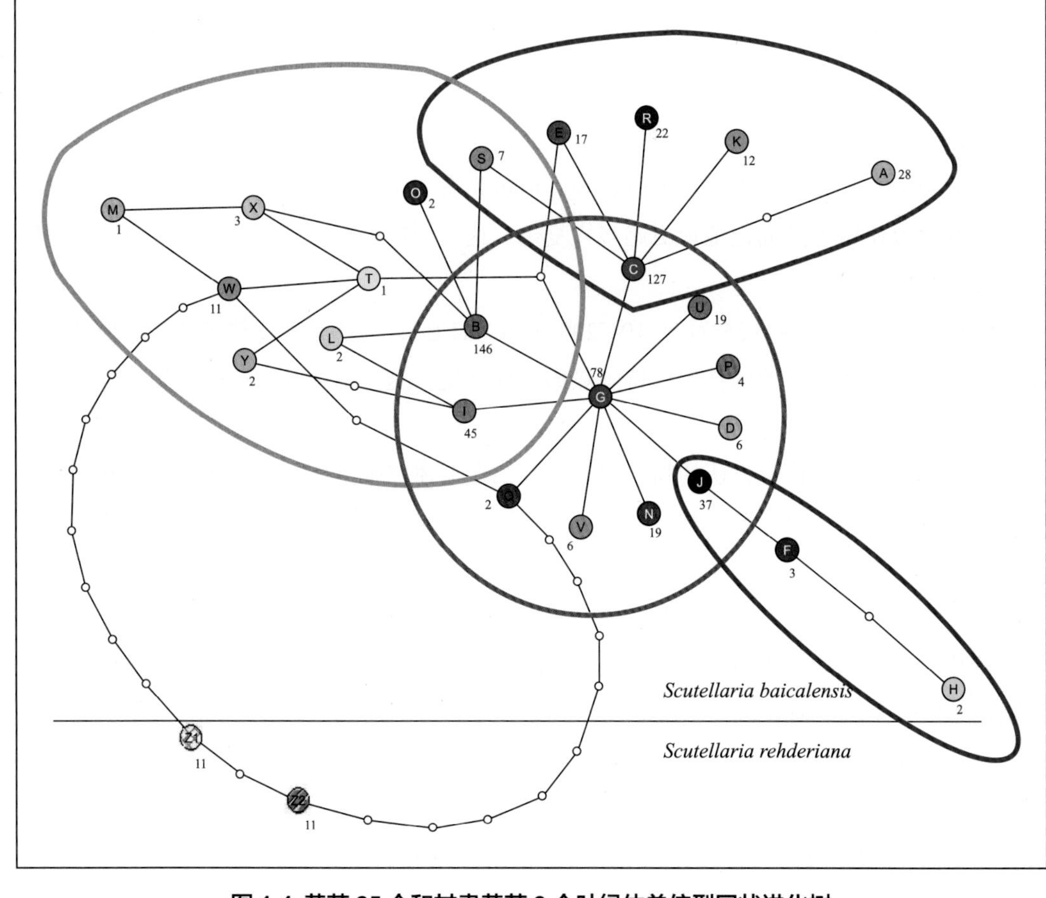

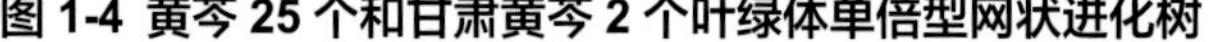

图 1-4 黄芩 25 个和甘肃黄芩 2 个叶绿体单倍型网状进化树

注：圆圈中的字母和数字表示单倍型，旁边的数字表示单倍型的频率，小圆圈表示假定的单倍型，每一节分枝表示一次突变

（一）高的遗传多样性和显著的谱系地理结构

相对于大多数植物来说，野生黄芩（*Scutellaria baicalensis*）有着较高水平的 cpDNA 多样性（h_T=0.888），如 *Cedrela odorata*，h_T=0.700（Cavers et al., 2003）；*Juniperus przewalskii*，h_T=0.700（Zhang et al., 2005）；*Alnus glutinosa*，h_T=0.773（King et al., 1998）；*Quercus* sp.，h_T=0.874（Dumolin et al., 1998）；*Tilia cordata*，h_T=0.881（Fineschi et al., 2003）；*Cyclobalanopsis glauca*，h_T=0.681（Huang et al., 2002）；*Vouacapoua americana*，h_T=0.87（Dutech et al., 2000）；只有 *Cycas taitungensis*，h_T=0.998（Huang et al., 2001）和 *Cunninghamia lanceolata*，h_T=0.952（Lu et al., 2001）高于黄芩。Petit et al.（2005）收集了用不同分子标记测定的 170 种植物的平均 cpDNA 多样性 h_T=0.67，可见黄芩的 cpDNA 多样性

显著高于这些植物的平均水平，黄芩高度的遗传分化是由于黄芩的分布跨越了较宽的地理范围，分布区内多样化的地理气候条件形成了多种植被类型，从东北到西北的植被类型有寒带落叶林、寒带针阔混交林、草原和温带落叶林（图 1-5）（Yu et al, 2001），分布在不同植被类型中的黄芩由于受到不同地理气候条件和生境的影响而发生不同的遗传分化，从而形成黄芩较高的遗传多样性。

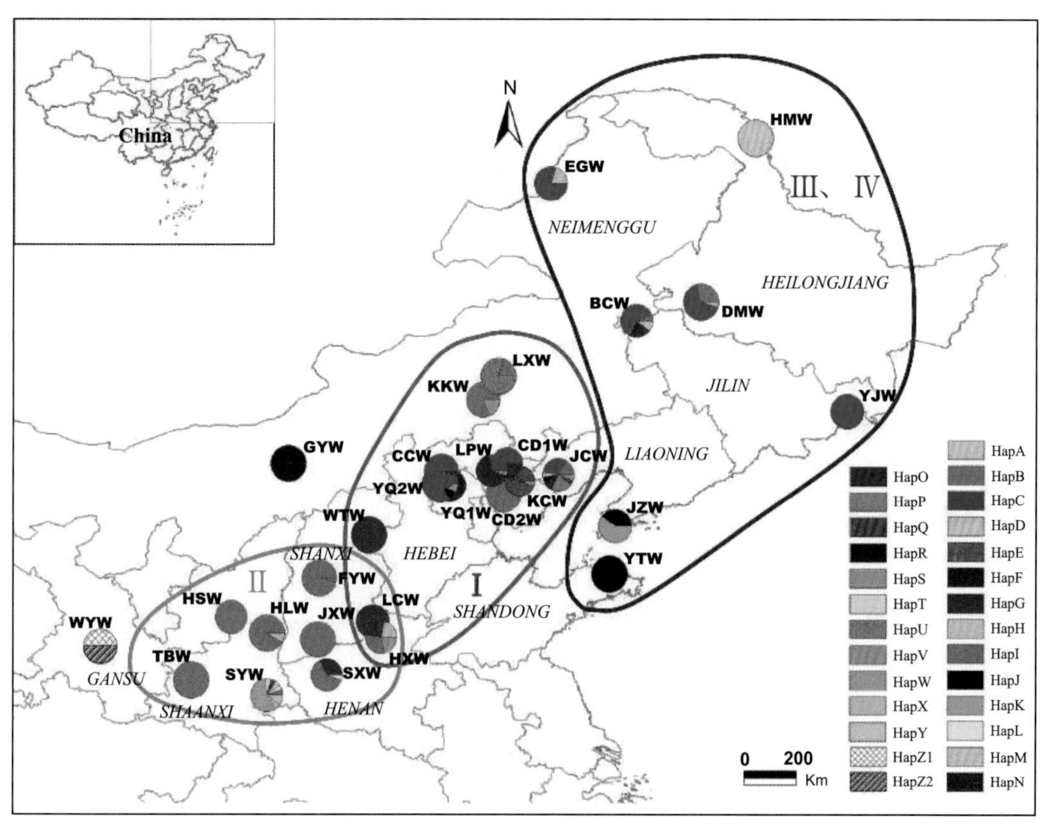

图 1-5 黄芩和甘肃黄芩叶绿体单倍型频率的地理分布

注：图中单倍型的颜色与图 1-4 中一致，居群饼的大小和取样量成比例

与物种水平较高的 cpDNA 多样性相比，黄芩居群内也存在一定程度的遗传多样性（h_S=0.265），这就使居群间的遗传分化程度相对降低（N_{ST}=0.742 和 G_{ST}=0.701），但相对于其他植物居群间的遗传分化，如 *Cedrela odorata*，N_{ST}=0.98，G_{ST}=0.960（Cavers et al., 2003）；*Juniperus przewalskii*，N_{ST}=0.834，G_{ST}=0.772（Zhang et al., 2005）；*Alnus glutinosa*，N_{ST}=0.905，G_{ST}=0.886（King et al., 1998）；*Quercus* sp.，N_{ST}=0.850，G_{ST}=0.830（Dumolin et al., 1998）；*Tilia cordata*，N_{ST}=0.662，G_{ST}=0.552（Fineschi et al., 2003）；*Cyclobalanopsis glauca*，N_{ST}=0.612，G_{ST}=0.702（Huang et al., 2002）；*Vouacapoua americana*，G_{ST}=0.890（Dutech et al., 2000）；*Cycas taitungensis*，F_{ST}=0.0056（Huang et al., 2001）；*Cunninghamia lanceolata*，Φ_{ST}=0.130（Lu et al., 2001）等，黄芩居群间的遗传分化仍处于中等水平（Petit et al., 2005）。单倍型的地理分布和遗传距离与地理距离的相关性分析也表明黄芩 cpDNA 的变异是显著的结构化。网状进化树中的 4 个分支分布于地理气候和植被显著不同的 3 个区域：分支Ⅲ和Ⅳ分布于东北地区和山东半岛，这一地区的特点是高纬度低海拔，采样居群海拔均在 600m 以下，靠近海洋，气候寒冷湿润，植被类型为寒带落叶林、寒带针阔混交林和草甸草原，在此条件下分化出分支Ⅲ和Ⅳ的寒冷湿润型单倍型；分支Ⅱ分布于西北地区，其特点是低纬度高海拔，采样居群海拔在 800 ~ 1600m 之间，远离海洋，气候温暖干旱，植被类型为温带落叶林和山地草原，由此环境分化出分支Ⅱ的温暖干旱型单倍型；分支Ⅰ位于上述两个地区之间，纬度、海拔及离海洋的距离均在两者之间，气候温暖湿润，植被类型为草甸草原和温带落叶林，优越的地理气候条件分化出分支Ⅰ的温暖湿润型单倍型。由此可见，黄芩分布区内地理气候和生态环境有规律的变化，促使黄芩遗传分化显著结构化，最终形成黄芩的谱系地理结构。

（二）黄芩道地产区是黄芩的起源中心和多样化中心

历代医家对“道地”含义有不同的认识，黄璐琦等总结历代医家对“道地”大致有 3 种解释：①“道地”本指各地特产，后来演变成货真价实，质优可靠的代词；②“道地”亦作“地道”，“地”是指地理、地带、地形、地貌，“道”是指按地理区域划分的名词；③“道”是生物学上的“居群”，是一个具有共同基因库的由交配和亲缘关系联系起来的同一物种的个体群，是由基因型与环境改变共同作用的结果。黄璐琦等提出“道地性越明显，其基因特化越明显”的模式假说（黄璐琦等 , 2004）进一步阐述了道地性与遗传分化的关系。一般认为，黄芩以河北承德及周边地区野生者为道地药材，其根条坚实、空心少、色黄、品质佳，称之“热河黄芩”。历史上，热河省包括现在承德市、宽城、滦平、建昌、克什克腾和林西等，它们应该都是黄芩的道地产区，在道地产区中，集中分布了网状进化树中最中心分支Ⅰ的单倍型（图 1-4、图 1-5）。根据溯祖理论，位于网状进化树中心的单倍型和分支是最原始的，是其他单倍型和亚分支的祖先（Posada et al., 2001），其集中分布的地区是该物种的起源中心。由此可以推断黄芩的道地产区集中分布了最原始的单倍型，是黄芩的起源中心。同时，黄芩道地产区的面积在整个分布区中所占比例很小，但却集中分布了 12 种单倍型（HapG、HapB、HapC、HapD、HapE、HapJ、HapO、HapP、HapQ、HapS、HapU、HapV），占到所有单倍型的 48%，因此黄芩的道地产区也是黄芩的多样化中心。黄芩道地产区是它的起源中心和多样化中心，这反映了道地产区和非道地产区黄芩在遗传上具有显著分化，验证了黄璐琦等提出的“道地性越明显，其基因特化越明显”的模式假说。

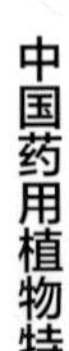

（三）冰期避难所优越的环境条件形成了黄芩的道地性

冰期（尤其是更新世冰期）对当今动物和植物的空间分布格局和遗传结构产生了深远影

响（Avise, 2000; Hewitt, 2000; Taberlet, 1998; Abbott, 2000）。Mengel（1964）认为更新世冰川的反复形成与消融使得物种的不同种群空间分离，即形成异域种群，最终导致新种产生。Klicka and Zink（1997）则认为，冰期引起分布在不同避难所中的同一物种的种群之间的分化被夸大了，冰期避难所只能导致种内亚种分化，还不足以形成新种。不管怎样，冰期避难所加速了物种的不同种群之间的分化，为新种或新亚种的形成提供了条件，同时为药用植物品质的分化——道地性的形成打下基础。

燕山山脉位于河北平原以北，山体呈东西走向，在39°40′N～42°10′N和115°45′E～119°50′E之间，海拔500～1500m，北高南低，向南降到500m以下，成为低山丘陵。山地中多盆地和谷地，如承德、宽城、滦平等谷地。燕山山脉这一东西走向的地形在冰期能有效阻挡由北向南前行的冰川，使位于它南面的承德及周边地区成为北方植物的冰期避难所。当冰期来临时，分布于东北地区的黄芩受到西伯利亚大陆冰源的侵袭，开始向南迁移，当到达承德地区避难所时，受到燕山山脉的保护而得以生存下来；而分布在西北地区的黄芩受到西部高山山地冰川的袭击，开始向东面的低海拔地区迁移，当迁移到承德及周边地区后，其西面的太行山脉呈南北走向，是抵挡西部山地冰川的天然屏障，使承德及周边地区的黄芩受到进一步的保护而得以很好生存。当间冰期温度回升后，承德避难所中的黄芩又开始逐渐向东北和西北方向迁移扩散，分别形成适应东北和西北气候类型的不同进化分支。

由此可见，黄芩的道地产区承德及周边地区正好是黄芩的冰期避难所，避难所优越的环境条件使这一地区的黄芩和其他地区的黄芩发生显著的遗传分化，遗传分化进一步引起表型——药材品质的分化，最终使这一地区的黄芩成为道地药材，形成了黄芩的道地性。

应该注意到，并不是所有的药材都有道地性与道地产区。但是，对于我国的药用植物特有种，因为分布区域狭窄或者生境独特，非常可能存在与分布区相关的药材质量道地性问题。因此，需要对药用植物特有种的道地性与起源中心或分布中心的相互关系，做比较深入系统的研究；亟须弄清楚哪些特有种药材品质可能与分布中心相关，哪些特有种与分布区关系不紧密。这些工作对于药用植物特有种资源保护、引种驯化、产业化生产区划，以及区域特色中药材经济发展等方面，都具有极其重要的实践指导意义。

（袁庆军）

第四节 中国药用植物特有种的引种与分布区扩展

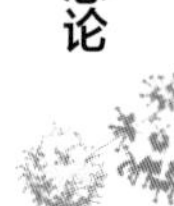

目前，全国栽培药材种类已近300种，其中大部分为野生资源减少或濒危的品种，如黄柏、厚朴、栀子、桔梗、川贝母、山茱萸、金银花、黄连、半夏、秦艽、一枝蒿、蔓荆

子、槟榔、儿茶、苏木、千年健、胡黄连等，都是在1950—1970年代野生资源严重减少的情况下进行的人工栽培，并成为商品的主要来源（中国药材公司，1995）。药材种植面积已由20世纪50年代初的40多万公顷发展到目前的900多万公顷（黄璐琦等，2011），中药材商品化栽培发展迅速。就目前统计的我国药用植物3151个特有种及种下分类单元而言，濒危情况更甚，目前实现人工栽培的迫切性更强。

栽培适宜区的选择是发展中药材生产的重要环节，然而适宜的栽培区域与野生分布区并不一定完全重合（孟祥才等，2011）。在中药资源减少时，在分布区范围内通常进行大范围栽培，特别是对于分布范围相对较广的药材更是如此，结果导致不同产区药材产量或质量的差异，在市场竞争的条件下，低产或劣质难以取得较好的经济效益，导致栽培面积减少或不再生产，甚至对药农造成很大的经济损失。

我国历史上道地药材产区的形成基本上是遵循“优胜劣汰、择优而立、道地自成”的规律而形成（肖小河等，1995）。根据中药材主产区的形成规律，优化栽培生产区域，根据当地自然条件和经济状况确定适宜的栽培品种，可减少中药材生产的盲目性（孟祥才等，2012）。因此，充分认识我国药用植物特有种的引种驯化与人工栽培方面的总体情况的研究，对于科学合理开发特有种药源、通过人工种植保证质量与市场需求，促进产地中药材经济发展，充分保护药用植物特有种的种质资源都具有重要价值。

一、中国药用植物特有种引种栽培的总体现状

目前，我国药用植物特有种有栽培记录和报道的接近100种，涉及44科。引种栽培1种的有22科，引种2种及以上的有21科。引种栽培较多的有百合科（11种）、伞形科（8种）、毛茛科（9种）以及姜科（5种），因为这些科的特有种药用价值与经济价值较高，如贝母、川芎、前胡、黄连、莪术、草果、罗汉果等，具有重要药用价值的特有种引种情况见表1-13。此外，松科、杉科、柏科、樟科等特有种的栽培也比较多，但是主要不是因为这些物种的药用价值而引种的，多是作为绿化树种、造林树种或者园林树种引种栽培。

表1-13 中国药用植物特有种引种栽培现状分析

科名	引种数/特有种数	产业化栽培种或重要药用价值或者广泛引种的特有种
百合科	8/133	多花黄精（*Polygonatum cyrtonema*）、暗紫贝母（*Fritillaria unibracteata*）*、太白贝母（*F. taipaiensis*）
毛茛科（含芍药科）	7/182	三角叶黄连（*Coptis deltoidea*）*†、伏毛铁棒锤（*Aconitum flavum*）；四川牡丹（*Paeonia decomposita*）、紫斑牡丹（*P. rockii*）、牡丹（*P. suffruticosa*）*†

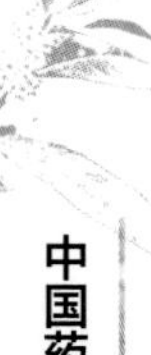

续表

科名	引种数 / 特有种数	产业化栽培种或重要药用价值或者广泛引种的特有种
伞形科	8/102	川芎（*Ligusticum sinense* cv. *Chuanxiong*）*†、重齿当归（*Angelica biserrata*）、明党参（*Changium smyrnioides*）†、川明参（*Chuanminshen violaceum*）†、羌活（*Notopterygium incisum*）、宽叶羌活（*N. franchetii*）、前胡（*Peucedanum praeruptorum*）、藁本（*L. sinense*）
松科	7/19	马尾松（*Pinus massoniana*）†、金钱松（*Pseudolarix amabilis*）†
姜科	5/42	草果（*Amomum tsaoko*）†、广西莪术（*Curcuma kwangsiensis*）†
蔷薇科	3/109	木瓜（*Chaenomeles sinensis*）†
葫芦科	4/38	中华栝楼（*Trichosanthes rosthornii*）†、罗汉果（*Siraitia grosvenorii*）†
小檗科	4/94	八角莲（*Dysosma versipellis*）、柔毛淫羊藿（*Epimedium pubescens*）、巫山淫羊藿（*E. wushanense*）*†、阔叶十大功劳（*Mahonia bealei*）
木兰科	3/40	厚朴（*Houpoea officinalis*）†、望春玉兰（*Yulania biondii*）†、南五味子（*Kadsura longipedunculata*）†
芸香科	2/20	川黄檗（*Phellodendron chinense*）、枳（*Citrus trifoliata*）
报春花科	2/91	过路黄（*Lysimachia christiniae*）、灵香草（*L. foenum-graecum*）
菊科	2/218	川木香（*Dolomiaea souliei*）
玄参科	2/90	地黄（*Rehmannia glutinosa*）*†
蓝果树科	2/2	喜树†（*Camptotheca acuminata*）、珙桐（*Davidia involucrata*）
蓼科	2/25	鸡爪大黄（*Rheum tanguticum*）
萝藦科	2/72	白前（*Cynanchum glaucescens*）、狭叶白前（*C. stenophyllum*）†
天南星科	1/25	独角莲（*Sauromatum giganteum*）
大戟科	1/17	甘遂（*Euphorbia kansui*）
杜仲科	1/1	杜仲（*Eucommia ulmoides*）†
防己科	1/28	粉防己（*Stephania tetrandra*）†
五加科	1/31	红毛五加（*Eleutherococcus giraldii*）†
罂粟科	1/65	延胡索（*Corydalis yanhusuo*）*†

注：本表仅列出已经形成大面积产业化栽培并且栽培药材大量供应的特有种，对于只有引种栽培的研究报道而无商品化栽培药材供应的特有种未列出。①带 * 者已完成 GAP 认证或 GAP 再次认证（郭兰萍等，2014）；②带†者药材主要来源于栽培（么厉等，2006）。

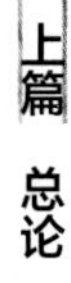

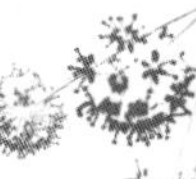

药用植物特有种栽培品种对于我国的中药材原料供应具有举足轻重的作用。这些栽培药材中，通过 GAP 认证公告的药材有 8 种，非常重要的如贝母、黄连、牡丹、当归、川芎、草果、瓜蒌、地黄、延胡索等，在我国中药产业中占有不可替代的地位。除这些 GAP 认证通过的药材之外，还有大量特有种的药材供应也是通过人工栽培，满足市场商品供应的，如罗汉果、瓜蒌、杜仲、银杏叶、盾叶薯蓣、白术、厚朴等大品种药材。

应当看到，药用植物特有种通过栽培实现市场商品药材供应的比例是很低的，超过 3000 种的特有种，只有不到 100 种实现了栽培或者引种驯化，仅占特有种比例约 3%。产业化栽培的品种数量更少，总共不到 30 种可以完全不依赖野生资源实现市场供应。因此，中国药用植物特有种要实现野生资源保护，同时实现保证产量与质量的人工栽培，还有很长的路要走。

二、引种区域与分布区域重叠的中国药用植物特有种

正如前面所述，药用植物一般是从选择生态环境条件类似的区域开展引种驯化，引种驯化成功后，在一些地区形成药材的栽培中心而逐渐形成所谓的道地产区，而在一些同类的地区却并没有进行规模化栽培，这些栽培中心的形成有其微环境、历史、文化、社会经济等各种因素的影响。

药用植物引种后形成的栽培中心，一个很普遍的特点是栽培地分布，与野生分布区重合，或者比野生分布区缩小（见表 1-14）。药用植物特有种中，栽培区域范围位于野生分布区内的现象非常普遍，因为特有种的分布范围一般比较狭窄，引种区域扩大可能导致药用植物特有种本身的生物学适应不良的问题，没有经济产量的药材引种是难以实现大面积人工种植的，在分布区范围内进行引种栽培可以有效克服这个问题。

由于引种历史的时间长短、经济发展水平、栽培配套技术研究等方面因素的影响，不同的品种引种栽培处于不同的水平，产业化技术成熟、引种历史较长的品种，容易形成栽培中心，产品质量得到业界认同，而其他同类地区引种栽培不具有历史优势和规模优势，这样栽培中心就得到加强和维持。很多品种就形成了以药材商业生产为主的栽培中心，例如川芎、三角叶黄连、杜仲、广西莪术、南五味子、白术、巫山淫羊藿、川明参、粉防己、甘遂等，这样历史上形成的栽培中心，多被认为是这些栽培药材的道地产区。

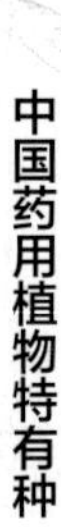

表 1-14 野生分布区与栽培中心重叠的药用植物特有种

植物名	药材名	植物志分布区	栽培地	备注
暗紫贝母	川贝母	甘肃南部、青海东南部、四川西北部	四川（阿坝、甘孜）	栽培中心形成中

续表

植物名	药材名	植物志分布区	栽培地	备注
过路黄	金钱草	安徽、福建、广东、广西、贵州、河南、湖北、湖南、江苏、江西、山西、四川、云南、浙江	四川	栽培中心形成中
铁棒锤	铁棒锤	甘肃南部、河南西部、青海、山西南部、四川西部、西藏、云南西北部	四川（阿坝）、甘肃	栽培中心形成中
广西莪术	莪术	广东、广西、四川、云南	广西	栽培中心形成
药用大黄	大黄	福建、贵州、河南西南部、湖北西部、陕西、四川、云南	甘肃、四川、重庆	栽培中心形成
鸡爪大黄	大黄	甘肃、青海、陕西、西藏	甘肃、青海、四川	栽培中心形成
粗茎秦艽	秦艽	贵州西北部、四川西部、西藏东南部、云南西北部	云南、四川、甘肃、青海	栽培中心形成
连翘	连翘	安徽、河北、河南、湖北、江苏、陕西、山东、山西、四川	山西（晋城、太行山）	栽培中心形成
木瓜	木瓜	安徽、福建、广东、广西、贵州、河北、湖北、江苏、江西、陕西、山东、浙江	湖北、湖南	栽培中心形成
川黄檗	川黄柏	湖北、湖南西北部、四川东部、安徽、福建、甘肃、广东、广西、贵州、河南、江苏、陕西、云南、浙江	四川（都江堰）、贵州（遵义）	栽培中心形成
川芎	川芎	四川（都江堰、彭州、崇州、新都、郫县、温江）	四川（都江堰、彭州、崇州、新都、郫县、温江）	栽培中心形成
川明参	川明参	湖北、四川	四川（金堂、青白江、苍溪县、巴中、阆中）	栽培中心形成
三角叶黄连	黄连	四川西部	四川（雅安、峨眉、洪雅）	栽培中心形成
太白贝母	川贝母	甘肃、湖北、陕西、四川	四川、重庆、陕西、湖北	栽培中心形成
杜仲	杜仲	甘肃、贵州、河南、湖北、湖南、陕西、四川、云南、浙江	四川、云南、陕西、湖北、湖南	栽培中心形成

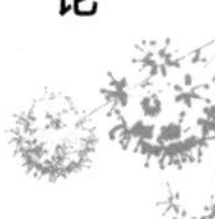

续表

植物名	药材名	植物志分布区	栽培地	备注
多花黄精	黄精	安徽、福建、广东、广西、贵州、河南、湖北、湖南、江苏、江西、陕西南部（秦岭）、四川、浙江	四川、重庆、贵州（绥阳、遵义、贵阳）、安徽、福建（洋溪、陈大、尤溪、宁化、建宁、清流、永安）、浙江（岭洋）、云南（景谷）	栽培中心形成中
宽叶羌活	羌活	甘肃、湖北、内蒙古、青海、陕西、山西、四川、云南	甘肃、青海、四川	栽培中心形成中
羌活	羌活	甘肃、青海、陕西、四川、西藏	四川、青海、甘肃	栽培中心形成中

另外，一些特有种由于其濒危状况日益明显，经济价值近年来急剧攀升，出现了引种驯化加速的现象，但是由于栽培配套技术研究明显没有跟上实际需求，栽培在野生分布区内到处在进行试种实验，或者没有处于量大商品药材上市，如暗紫贝母、短距手参（*Gymnadenia crassinervis*）等。这些品种真正意义上的栽培中心的形成还有待时间和实践来检验，受到栽培技术成熟水平、药材产量与质量、比较经济效益以及栽培习惯等因素制约。

还应该注意到，这类特有种的引种范围一般比分布区范围小（表 1-14），很可能还是微环境对特有种引种栽培的药材质量的影响，这在于特有种引种栽培历史上积累的宝贵经验，今后在同类物种的引种栽培中，微生境与药材质量关系的定量评价应该受到重视。

三、引种区域与分布区域分离或偏离的中国药用植物特有种

与农作物不同，大量药用植物的野生分布中心并不是良好质量药材的分布中心，这就可能导致了引种驯化栽培中心与野生分布区的一定程度偏离、分离或者完全分离（这类特有种见表 1-15）。例如，望春玉兰（辛夷）野生分布于陕西、河南、湖南、湖北、重庆和四川，四川是其分布边缘，但由于药材质量与栽培历史悠久，已经在四川都江堰至北川区域形成栽培中心，成为栽培品的道地产区。这种药用植物特有种栽培中心与分布中心偏离、分离，或栽培中心缩小等品种很多，还有中华栝楼、金铁锁、白前等，栽培中心均位于分布中心的边缘或边缘的一部分（表 1-15）。

表 1-15 野生分布区与栽培中心分离或偏离的几个药用植物特有种

植物名	药材名	植物志分布区	栽培地	备注
望春玉兰	辛夷	陕西、河南、湖南、湖北、重庆、四川	四川（都江堰、什邡、绵阳梓潼、北川等）、湖北	栽培中心形成

续表

植物名	药材名	植物志分布区	栽培地	备注
金铁锁	金铁锁	贵州西部、四川西南部、西藏东南部、云南	云南（大理、武定、丽江）	栽培中心形成
白前	白前	福建、广东、广西、湖南、江苏、江西、四川、浙江	湖北（新洲）	栽培中心形成
柳叶白前	白前	安徽、福建、甘肃、广东、广西、贵州、湖南、江苏、江西、云南、浙江	江西（新余）、湖北（新洲、黄冈）	栽培中心形成
重齿当归	独活	安徽、湖北、江西、四川、浙江	四川、湖北、陕西高山地区有栽培	栽培中心形成中
当归	当归	甘肃、湖北、陕西、四川、云南	甘肃（岷县为主）	栽培中心形成
延胡索	延胡索	安徽、河南、湖北、湖南、江苏、浙江	浙江（磐安、永康）	栽培中心形成
中华栝楼	瓜蒌皮	安徽南部、广东北部、广西、贵州、江西东北部、四川、云南	山东（长清、肥城及宁阳）、河南（新乡、安阳）、河北（安国、邯郸、武安）	栽培中心形成
灵香草	灵香草	广东北部、广西、湖南西南、云南东南	广西	栽培中心形成中
甘遂	甘遂	甘肃、河南、宁夏、陕西、山西	山西（临汾）、陕西	栽培中心形成
粉防己	防己	安徽、福建、广东、广西、海南、湖北、湖南、江西、台湾、浙江	江西（遂川）	栽培中心形成
伏毛铁棒锤	铁棒锤	甘肃、内蒙古、甘肃南部、青海、四川西北部、西藏北部	四川（阿坝）	栽培中心形成中
短葶飞蓬	灯盏细辛	广西、贵州、湖南、四川、西藏东部和南部、云南	云南	栽培中心形成
南五味子	南五味子	安徽、福建、广东、广西、贵州、海南、湖北、湖南、江苏、江西、四川、云南、浙江	陕西（商洛）	栽培中心形成

续表

植物名	药材名	植物志分布区	栽培地	备注
罗汉果	罗汉果	广东、广西、贵州、湖南南部、江西	广西（桂北）	栽培中心形成
草果	草果	云南	云南	栽培中心形成
温郁金	片姜黄	广东、广西、浙江	浙江、福建	栽培中心形成
高良姜	高良姜	广东、广西、云南	广东（徐闻）	栽培中心形成
益智	益智	福建、广东、广西、海南、云南	广东、广西	栽培中心形成
白术	白术	安徽西部、重庆、福建北部、贵州、湖北、湖南、江西西部、浙江	浙江（磐安、新昌、天台）	栽培中心形成
巫山淫羊藿	巫山淫羊藿	重庆、广西、贵州、湖北、四川	贵州	栽培中心形成

中药药效成分或者活性成分通常是植物次生代谢产物，次生代谢产物的产生更多情况下是植物适应逆境的结果（Tang et al., 1995; Gross et al., 2003），即植物体内产生次生代谢是对逆境生态环境的一种防卫性响应（Lovett et al., 1989）。道地药材的产生与特定生境密切相关，该生境通常会表现出某种逆境特征，如干旱、炎热、寒冷、气候变化剧烈等（黄璐琦和张瑞贤，1997），甚至与土壤营养成分匮乏、土壤质量恶劣等条件相关。尽管这些逆境因子可能是该药材成活或良好生长的限制因子，却是药材质量形成的必要条件。例如，萜类是一类研究较多的次生代谢产物，其含量随逆境强度增加而增加（Hall et al., 1982; Kong et al., 1999; Pedrol et al., 2006）。挥发油也多是如此，高温、干旱、土壤盐渍化、病虫害等逆境促进其含量升高以及组分改变（Conner & Beuchat, 1984; Burt, 2004; Razmjoo et al., 2008）。

适合植物积累具有生物活性的次生代谢产物所需的生境条件，与其生长发育的适宜条件可能并不一致，在客观上导致药用植物的栽培中心与分布中心并不完全一致，更可能在其分布区边缘或者分布区中的某些特定胁迫生境中，栽培药材反而可以获得更好质量的药材。从表 1-15 可以看出，这类药材栽培中心基本上都在分布区边缘或者边缘之外，这表明这些引种栽培区域可能是环境条件在药材的产量与质量方面已经取得了一定的平衡，即在此种环境条件下药材经济产量可接受而且药材质量也有保障，从而有利于形成栽培药材的道地中心，这对今后同类药用植物特有种的引种栽培具有重要参考价值。

四、药用植物特有种栽培区域泛化的问题

除了上述引种栽培区域位于分布区之内，或局限于分布区内某一狭小区域，或者即使偏离分布区亦仅限于一个狭小区域引种栽培的特有种，大量药用植物特有种通过引种栽培后，其栽培区域极大扩展，甚至可广布全国和境外（具体见表 1-16）。药用植物特有种的栽培区泛化的原因，可能并不是因为药材用途而扩散区域的，比如水杉、银杏以及其他的一些树种，更多的是由于造林或者景观等需要才引种扩散的。当然，我们应该看到，对于分布区狭小的特有植物而言，木本植物一般又比草本植物的引种驯化和栽培要简单，适应性更强，因此引种相对容易，这也是导致栽培区域泛化的因素之一。

表 1-16 引种栽培区泛化的药用植物特有种

植物名	药材名	植物志分布区	栽培地
柏木	柏木	安徽、福建、甘肃、广东北部、广西北部、贵州东部、河南、湖北西部、湖南、江西、陕西、四川、云南、浙江	南方各地栽培（园林）
柽柳	西河柳	安徽、河北、河南、江苏、辽宁、山东	各地栽培
降香黄檀	降香	福建、海南、浙江	华南和东南
曲莲	雪胆	四川西南部、云南中部和西部	各地栽培
野扇花	清香桂	甘肃、广西、贵州、湖北、湖南、山西、四川、云南	各地栽培
喜树	喜树果	福建、广东、广西、贵州、湖北、湖南、江苏、江西、四川、云南、浙江	长江以南各地
花脸细辛	细辛	贵州、湖北、四川、云南东北部	南方各地
牡丹	牡丹皮	原产安徽中部和河南西部	各地栽培，多国栽培
凹叶厚朴	厚朴	四川、湖南、江西、河南、浙江、江苏、云南、陕西、福建	四川、湖南、江西、河南、浙江、江苏、云南、陕西、福建
七叶树	婆罗子	重庆、甘肃南部、广东北部、贵州、河南西南部、湖北西部、湖南、江西西部、陕西南部、四川和云南东北部	各地栽培
欧李	郁李仁	河北、黑龙江、河南、江苏、吉林、辽宁、内蒙古、山东、山西、四川	各地栽培
樱桃	樱桃	安徽、福建、甘肃、贵州、河北、河南、湖北、湖南、江苏、江西、辽宁、陕西、山东、山西、四川、云南、浙江	各地栽培

续表

植物名	药材名	植物志分布区	栽培地
木香花	木香花	甘肃、贵州、河南、湖北、江苏、四川、云南	各地栽培
白皮松	松塔	福建、浙江	辽宁、北京、曲阜、南京、苏州、杭州、衡阳、庐山等地有栽培
马尾松	松花粉	安徽、福建、广东、广西、贵州、海南、河南西部、湖北、湖南、江苏南部、江西、陕西东南部、四川、台湾、云南东部、浙江	长江流域及以南
黄山松	松叶	安徽、福建、广西中部、贵州、河南南部、湖北、湖南、江苏、江西、台湾、云南东南部、浙江	长江流域及以南，越南北部
云南松	松叶	广西、贵州、四川西南部、西藏东南部、云南	西南造林树种
金钱松	土槿皮	福建北部、湖南、江西北部、浙江北部	南方各地
独角莲	白附子	安徽、甘肃、河北、河南、吉林、辽宁、山东、山西、四川、西藏南部	广东、广西、云南、吉林、辽宁有栽培
复羽叶栾树	灯笼花	广东、广西、贵州、湖北、湖南、四川、云南	南方各地
阔叶十大功劳	功劳木	安徽、福建、广东、广西、河南、湖北、湖南、江苏、江西、陕西、四川、浙江	各地栽培，日本、印度尼西亚和美国等地栽培
地黄	地黄	河北	河南为主，国内各地及国外均有栽培
银杏	银杏叶	浙江北部和西北部	全国各地，全球多个国家
枳	枸橘梨	福建、江苏、河南、河北、山东、安徽、浙江、湖北、江西、广东、广西、四川等地	华北、华中、东南、华南及西南
油樟	樟木	四川	长江流域及以南

野生银杏分布于浙江天目山，目前栽培区域已扩展至全国乃至全球除热带外的地区，日本、朝鲜、韩国、加拿大、新西兰、澳大利亚、美国、法国、俄罗斯等国家和地区均有大量栽培。但是，银杏栽培范围尽管很广，银杏叶的GAP认证地点为江苏邳州和上海崇明。

另外一种特有的孑遗植物水杉也是如此，水杉野生仅见于湖北、重庆、湖南三省交界区域几个县，在中药和民间主要采集叶子和种子药用，但栽培区已经遍及国内外，主要是因为近现代以来作为园林树种和造林树种大面积在北半球引种。

地黄在国内外广为引种栽培，也是一个适应范围广的中药材品种，野生分布区为我国温带及北亚热带，GAP 认证基地位于河南南阳和山东东阿，研究也表明河南、山东以及新疆北部气候类似区域生产的地黄药材的质量最好（张小波等，2010）。由此可见，这类特有种尽管生态适应范围广，但是植株能够生长并不代表药材质量优良可靠，其优质药材的生产区域是有限的。因此，对于这类生态适应范围宽泛的药材特有种，需要在系统研究的基础上，划定优质药材生产区域，才能够有效保证药材质量的稳定性。

事实上，关于中药材适宜生境，历代诸家皆有论述。《本草经集注》言："诸药所生，皆有境界"（陶弘景，1994）。《本草纲目》云："动植形生，因地舛性。春秋节变，感气殊动；离其本土，则质同而效异"。因此在明代官修本草《品汇精要》中明确提出的"道地"概念被后世所认可（刘文泰，2013），成为优质药材的标志。"本土"即是指包括土壤、气候、水、光、红外辐射、气温等环境因子，环境因子综合地或恒定地对生物起作用，构成一种连续变化的环境综合效应。历来的道地产品"以某处为佳"，表面看是简而又简的经验，却包含着令人探索、研究不尽的复杂性。药材的自然生产是生物适应环境和环境的选择作用的结果，如秦归、川芎，经几千年的采集、培育和临床使用，分别筛选出甘肃和四川为其最佳生长环境，这就需要从"生态型"或"生态种"概念的角度，把药材质量的环境影响价值肯定下来。又如生物碱是许多中药材的一大类有效成分，环境差异（局域气候、土壤、养分、水分等环境因子与胁迫条件，及其不同组合方式），可直接或间接地影响生物碱的种类和含量。

药用植物特有种栽培区域泛化的过程是人为介导下分布区的迅速扩张，"南药北移"和"北药南移"曾经是中药材栽培实践中一项政令性措施，带有强烈的"人定胜天"的意识。这些被移植农作物的成活、开花、结实并不是可靠的引种成功的指标，特别是那些高纬度和高海拔的药用植物，向低纬度、低海拔引种时，成活往往不成问题，更易造成引种成功的错觉。因此，道地药材的异地引种切不可缺少药效质量评价标准。尽管药用植物特有种很多不是传统意义上的道地药材，但在其栽培区域泛化过程中同样会引起药材质量的改变，药效质量评价标准的控制尤为重要。

栽培区域的泛化还可能出现生态问题，如美洲从中国引种葛藤和金银花，东南亚从美洲引进飞机草，都因失去环境自控因素而变成杂草。这类例子可以说明，一些物种的适应性很强，异地引种不但能成活，而且可能因对新环境的高度适应性而急剧扩散造成生物入侵，至于药效成分变化则是更深层次的问题。"道地药材"可贵之处就在于对药材质量、环境因素和传统文化因素的统一，严格限制了有限的空间分布。如在广西建立罗汉果生产基地，在四川建立川芎生产基地，都是道地药材生产中带有战略性的措施。表 1-16 中很多药用植物特有种的道地性目前还不明确，在栽培区泛化的过程中，哪些栽培区仍能保持原产地的药效，应该进一步开展定量研究与评价。

五、中国药用植物特有种产业化栽培的发展

药用植物特有种是我国宝贵的药用植物资源，是世界独有的生物战略资源。综合来看，我国在药用植物特有种方面引种驯化和产业化栽培方面有很好的积淀，很多中药材形成了以栽培药材供应市场的格局，例如地黄（*Rehmannia glutinosa*）、罗汉果（*Siraitia grosvenorii*）、杜仲（*Eucommia ulmoides*）、银杏（*Ginkgo biloba*）、厚朴（*Houpoea officinalis*）、防己（*Stephania tetrandra*）、白前（*Cynanchum glaucescens*）、玉兰（*Yulania denudata*）等，很多品种成为大面积栽培品种，一些品种已通过国家GAP基地认证，这些都是在历史积淀的基础上取得的进步。这些特有种的成功引种驯化与人工栽培，不但能够为中医药提供质量得到保证的产品，也很好地保护了野生植物资源，实现了物种资源的可持续利用与相关产业的永续发展。

应该看到，我国药用植物特有种的引种驯化等方面的工作远远不能满足中医药现代化和野生资源保护的现实需求。目前只有约3%的中国药用植物特有种进行了引种驯化的实践，大规模人工栽培完全满足市场需求的只有不到40种，这与我国药用植物特有种资源极其丰富的情形极不相符。大量的药用植物仍然主要依赖野生资源，造成了很多野生资源植物的濒危，这制约了中医药产业的可持续发展。因此，需要综合植物繁殖生理、生理生态、土壤与植物营养、环境生态、植物保护、植物化学、药理学、栽培学乃至遗传育种等多学科技术与理论，形成具有现代学科特色的药用植物栽培体系，大力加强有经济价值、濒危、需求量大的特有种的引种驯化研究，加强优质高产品种的培育，加强栽培配套关键技术的攻关，促进栽培产地中心的形成，为市场提供产量保证和质量可追溯的药源，也促进新时期中药材产业的区域特色经济的快速发展。

（孙　辉　蒋舜媛　袁庆军）

参考文献

[1] ABBOTT RJ, SMITH LC, MILNE RI, et al. Molecular analysis of plant migration and refugia in the Arctic.Science, 2000, 289(5483): 1343-1346.

[2] AVISE JC. Phylogeography: the history and formation of species. Cambridge: Harvard University Press, 2000.

[3] BURT S. Essential oils: their antibacterial properties and potential applications in foods-a review. International Journal of Food Microbiology, 2004, 94(3): 223-253.

[4] CAVERS S, NAVARRO C, LOWE AJ. A combination of molecular markers identifies evolutionarily significant units in *Cedrela odorata* L. (Meliaceae) in Costa Rica. Conservation Genetics, 2003, 4(5): 571-580.

[5] CONNER DE, BEUCHAT LR.Sensitivity of heat-stressed yeasts to essential oils of plants. Applied and environmental microbiology, 1984, 47(2): 229-233.

[6] DUMOLIN-LAPEGUE S, PEMONGE MH, PETIT RJ. Association between chloroplast and mitochondrial lineages in oaks.Molecular Biology and Evolutionb, 1998, 15(10): 1321-1331.

[7] DUTECH C, MAGGIA L, JOLY HI. Chloroplast diversity in *Vouacapoua americana* (Caesalpinaceae), a neotropical forest tree. Molecular Ecology, 2000, 9（9）: 1427-1432.

[8] FINESCHI S, SALVINI D, TAURCHINI D, et al. Chloroplast DNA variation of *Tilia cordata* (Tiliaceae). Canadian Journal of Forest Research, 2003, 33(12): 2503-2508.

[9] GROSS EM.Allelopathy of aquatic autotrophs.Critical Reviews in Plant Sciences, 2003, 22(3-4): 313-339.

[10] HALL AB, BLUM U, FITES RC. Stress modification of allelopathy of *Helianthus annuus* L. debris on seed germination. American Journal of Botany, 1982,69(5): 776-783.

[11] HEWITT GM. The genetic legacy of the quaternary ice ages.Nature, 2000, 405（6789）: 907-913.

[12] HUANG H, HAN X, KANG L, et al. Conserving native plants in China. Science, 2002, 297(5583): 935-936.

[13] HUANG JH,CHEN JH, YING JS, et al. Features and distribution patterns of Chinese endemic seed plant species.Journal of Systematics and Evolution, 2011, 49(2): 81-94.

[14] HUANG S, CHIANG YC, SCHAAL BA, et al. Organelle DNA phylogeography of *Cycas taitungensis*, a relict species in Taiwan. Molecular Ecology, 2001, 10(11): 2669-2681.

[15] KING RA, FERRIS C. Chloroplast DNA phylogeography of *Alnus glutinosa* (L.) Gaertn. Molecular Ecology, 1998, 7（9）: 1151-1161.

[16] KLICKA J, ZINK RM. The impotence of recent ice ages in speciation: a failed paradigm. Science, 1997, 277（5332）: 1666-1669.

[17] KONG C, XU T, HU F, et al. Allelopathy under environmental stress and its induced mechanism. Acta Ecologica Sinica, 2000, 20(5): 849-854.

[18] LOVETT JV, RYUNTYU MY, LIU DL. Allelopathy, chemical communication, and plant defense. Journal of Chemical Ecology, 1989, 15(4): 1193-1202.

[19] LU SY, PENG CI, CHENG YP, et al. Chloroplast DNA phylogeography of *Cunninghamia konishii* (Cupressaceae), an endemic conifer of Taiwan. Genome, 2001, 44（5）: 797-807.

[20] MENGEL RM. The probable history of species formation in some northern wood warbles (Parulidae). Living Bird, 1964, 3: 9-43.

[21] PEDROL N, GONZÁLEZ L, REIGOSA MJ. Allelopathy and abiotic stress: Allelopathy. Berlin: Springer Netherlands, 2006: 171-209.

[22] PETIT RJ, DUMINIL J, FINESCHI S, et al. Comparative organization of chloroplast, mitochondrial and nuclear diversity in plant populations. Molecular Ecology, 2005, 14(3): 689-701.

[23] POSADA D, CRANDALL KA. Intraspecific gene genealogies: trees grafting into networks. Trends in Ecology and Evolution, 2001, 16(1): 37-45.

[24] RAZMJOO K, HEYDARIZADEH P, SABZALIAN MR. Effect of salinity and drought stresses on growth parameters and essential oil content of *Matricaria chamomilal*. International Journal of Agriculture & Biology, 2008, 10(4): 1560-8530.

[25] TABERLET P, FUMAGALLI L, WUST-SAUCY AG, et al. Comparative phylogeography and postglacial colonization routes in Europe. Molecular Ecology, 1998, 7(4): 453-464.

[26] TANG CS, CAI WF, KOHL K, et al. Plant stress and allelopathy. Acs Symposium, 1995, 582: 142-157.

[27] WILLIS KJ, WHITTAKER RJ. The refugial debate. Science, 2000, 287(5457):1406-1407.

[28] YU G, CHEN X, NI J, et al. Palaeovegetation of China: a pollen data-based synthesis for the mid-Holocene and last glacial maximum.Journal of Biogeography,2000,27(3): 635-664.

[29] ZHANG Q, CHIANG TY, GEORGE M, et al. Phylogeography of the Qinghai-Tibetan Plateau endemic *Juniperus przewalskii* (Cupressaceae) inferred from chloroplast DNA sequence variation. Molecular Ecology, 2005, 14(11): 3513-3524.

[30] 郭兰萍 , 张燕 , 朱寿东 , 等 . 中药材规范化生产 (GAP) 10 年 : 成果、问题与建议 . 中国中药杂志 , 2014, 39(7): 1143-1151.

[31] 韩邦兴，彭华胜，黄璐琦. 中国道地药材研究进展 . 自然杂志，2011，33(5)：281-285.

[32] 黄璐琦，陈美兰，肖培根. 中药材道地性研究的现代生物学基础及模式假说. 中国中药杂志，2004，29(6)：494-496，610.

[33] 黄璐琦，张瑞贤. “道地药材”的生物学探讨. 中国药学杂志，1997，32：563-566.

[34] 黄璐琦 , 彭华胜 , 肖培根 . 中药资源发展的趋势探讨 . 中国中药杂志 , 2011, 36(1) : 1-4.

[35] 胡世林. 中国道地药材 . 哈尔滨 : 黑龙江科学技术出版社，1989.

[36] 梁飞，李健，张卫，等 a. 道地药材产地变迁原因的探讨. 中国中药杂志，2013，38(10)：1649-1651.

[37] 梁飞，李健，张卫，等 b. 谈“道地药材”的形成原因. 中国中药杂志，2013，38(3)：466-468.

[38] 李沛琼，倪志诚. 西藏豆科植物区系的形成与分化. 植物分类学报，1982，29(2)：142-156.

[39] 李时珍. 本草纲目. 刘衡如辑校. 北京 : 华夏出版社，2013: 37.

[40] 李亚杰，覃大吉，杨永康，等. 道地药材的品质评价现状. 湖北民族学院学报，

2010，28(4)：410-413.

[41] 刘文泰．本草品汇精要．陆拯等校注．北京：中国中医药出版社，2013: 170，182.

[42] 孟祥才，陈士林，王喜军．论道地药材及栽培产地变迁．中国中药杂志，2011，36(13)：1687-1692.

[43] 孟祥才，黄璐琦，陈士林，等．论中药材栽培主产区的形成因素及栽培区划．中国中药杂志，2012, 37(21): 3334-3339.

[44] 么厉，程惠珍，杨智，等．中药材规范化种植（养殖）技术指南．北京：中国农业出版社，2006.

[45] 沈浪，陈小勇，李媛媛．生物冰期避难所与冰期后的重新扩散．生态学报，2002，22(11):1983-1990.

[46] 石铸．菊科福王草属的分类界限及中国菊科植物一新属——紫菊属．植物分类学报，1987，25(3)：189-203.

[47] 石铸．中国菊科春黄菊族的一个新组合．植物分类学报，1985，23(6)：470-472.

[48] 陶弘景．本草经集注．尚志钧，尚元胜辑校．北京：人民卫生出版社，1994: 32，2.

[49] 王文采．微孔草属的研究．植物分类学报，1980，18(3)：266-282.

[50] 卫兆芬．中国无忧花属，仪花属和紫荆属资料．广西植物，1983，3(1)：11-17.

[51] 吴征镒，李锡文．论唇形科的进化与分布．云南植物研究，1982，4(2)：97-118.

[52] 肖小河，夏文娟，陈善墉．中国道地药材研究概论．中国中药杂志，1995，20(6)：323-326.

[53] 肖小河，陈士林，黄璐琦．中国道地药材研究 20 年概论．中国中药杂志，2009，34(5)：519-523.

[54] 谢宗万．论道地药材．中医杂志，1990，10：43-46.

[55] 鄢丹，王伽伯，李俊贤，等．论道地药材品质辨识及其与生态环境的相关性研究策略．中国中药杂志，2012，37(17)：2672-2675.

[56] 张小波，陈敏，黄璐琦，等．我国地黄人工种植生态适宜性区划研究．中国中医药信息杂志，2010, 18(5): 55-56.

[57] 中国药材公司．中国中药资源．北京：科学出版社．1995: 154.

第三章 中国药用植物特有种的应用

从历史的角度看，人类对自然资源的利用最早总是从直接利用其生产活动范围周边局部区域的资源开始，随着社会的发展和相互的交流，获取资源的地理区域不断扩大，利用的资源种类也不断增加；而随着对资源及其利用价值的认识和知识的不断积累，则形成了人类的资源利用技术与文化传统体系。人类利用自然资源的目的和对象是多种多样的，其中，疾病防治和养生保健无疑是资源利用的重要目的之一，而药用植物资源则利用种类最多。据第三次全国中草药资源普查资料，在我国已知的 12 000 余种中药资源（包括部分民族药、民间药）中，约 87% 为药用植物，而其中又约有 25% 为我国特有种。

“分布区域限定”是植物特有种最显著的生态学特点，我国药用植物中特有种多的现象，无疑与我国药用资源利用文化的发展历史特点和植物特有种的生态学特点具有密切的关系。另一方面，特有药用植物与其分布区域狭窄的特点相对应，多数又表现出资源蕴藏量往往较小、特异的遗传特性和生态适宜性、独特的利用价值等特点，具有多方面的科学研究和开发利用价值。探讨我国药用植物特有种的应用历史、现状及其文化，对于合理保护与利用我国特有药用植物资源、服务人民健康和社会经济建设无疑具有重要的意义，同时对其他特有植物的开发利用也具有重要的指导意义。

第一节 传统医药文化与药用植物特有种

药用植物特有种是我国药用植物资源的重要组成部分，也属自然资源。根据联合国环境规划署（UNEP）对“自然资源（resources）”的定义：“所谓资源，特别是自然资源是指在一定时期、地点条件下能够产生经济价值，以提高人类当前和将来福利的自然因素和条件"，作为药用资源具有三个重要的属性，一是"物质属性"，即"药用资源作为具体物质而存在的物质特性"；二是"生态属性"，即"药用资源物质与特定生长环境相互依存的特性"；三是"文化属性"，即"人类对药用资源所具有的利用价值的认识及其利用知识和技术等"。

所谓"传统医药文化"，可概括地理解为"传统医药对人体生命活动、疾病与健康的认识，以及应用药物的、食物的、心理的、物理的、生态的等方法防治疾病、调理身体、养生保健的有关知识与方法技术的总和"，这其中包含的有关药用资源的物质、利用价值、药材的生产、加工与质量控制、资源利用和保护等的知识、理论和技术体系，即赋予了传统医药文化中药用资源的"文化属性"。特别是对于药用植物资源而言，鉴于物种的有限性，故相对于其"物质（物种）属性"，其"文化属性"无疑具有更为重要的意义。从更深层次理解，药用资源研究在本质上最终是对其"文化属性"的丰富过程。充分发挥我国特有植物资源优势，研究发掘药用植物特有种中蕴含的传统医药文化属性，对于丰富和发展我国药用资源、促进药用资源的保护利用、提升我国传统医药文化的特色和国际影响力均具有重要的意义。

一、传统医药文化与药用植物特有种新资源发现

无论是中药还是民族医药，在其发展历史中，在利用药物方面最初总是从"就地利用天然药用资源"开始的，故而传统药物，尤其是使用范围多限定于本民族人群的民族传统药物，其资源物种与"分布于限定的地区或特定的生境中"的植物特有种有着必然的联系，这是传统药物在资源上的一个显著特点，表现为不同的民族传统医药中使用的药物资源种类往往有较多的不同。对我国中药及各民族药的资源物种进行整理和比较研究，无疑是发现新的药用资源的重要途径。如对藏医学药用伞形科药用植物的整理结果表明，在药用的 75 种中，有 33 种未见《中国中药资源志要》记载。

据对有关文献中记载的民族药、具有法定药品标准的藏族、蒙古族、维吾尔族、苗族、傣族、彝族民族药成药制剂处方中使用的药物的基原物种（特有种）的统计，其中《中国中药资源志要》中未记载的种类共计有 58 种，分属于 24 科、30 属，如囊距紫堇 *Corydalis benecincta*、绵毛丛菔 *Solms-laubachia lanata*、蔽果金腰 *Chrysosplenium absconditicapsulum*、昌都锦鸡儿 *Caragana changduensis*、扣树 *Ilex kaushue*、川滇猫乳 *Rhamnella forrestii*、变色白前 *Cynanchum versicolor* 等，这无疑是极大地丰富了我国药用植物资源。

二、传统医药文化与药用植物特有种资源新利用

中医药学及民族医药学（或民族、民间传承医药知识）多数具有显著的本民族文化特色，在对药物的利用方面，也往往表现出各自在所使用的药物资源种类不同、或药用部位不同、或临床应用不同等方面的特点。

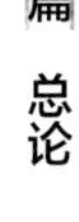

中药大黄来源于药用大黄 *Rheum tanguticum*（中国特有种）和掌叶大黄 *R. palmatum*，而藏医使用的大黄分为上（京扎）、中（曲扎）、下（曲玛孜）3 品，上品的基原与中药相同，中、下品则涉及同属的小大黄 *R. pumilum*（中国特有种，仅分布于青藏高原）、塔黄 *R. nobile* 等同属的多种，以及西伯利亚蓼 *Polygonum sibiricum*，而维医药用的大黄中还见有天山大黄 *R. wittrockii*，无疑为大黄新资源的发现提供了有益的信息。

藏药“度模牛”和蒙药“度格莫农”，为传统使用的止泻药物，来源于夹竹桃科植物止泻木 *Holarrhena antidysenterica* 的种子，由于该种我国仅云南南部有分布，药材仅从印度等国进口，受资源的制约，故藏医以萝藦科植物老瓜头 *Cynanchum komarovii*、大理白前 *C. forrestii*（中国特有种），以及夹竹桃科的络石 *Trachelospermum jasminoides*、柳叶菜科植物沼生柳叶菜 *Epilobium palustre* 等种子作代用品，而蒙医则以萝藦科植物地梢瓜 *Cynanchum thesioides*、木犀科植物连翘 *Forsythia suspense* 的果实或种子作代用品。这些不同科属的基原植物多数具有较长的临床应用历史，临床止泻疗效确切，而在我国民间止泻木的种子则用于补肾，无疑为具有止泻功效的新药用资源，止泻木新功效的发现、开发利用提供了重要的信息。

粗茎秦艽 *Gentiana crassicaulis*，中医药用其根，临床用于风湿痹痛、中风半身不遂、筋脉拘挛、骨节酸痛、湿热黄疸、骨蒸潮热、小儿疳积发热等，而藏医除药用根外，还将粗茎秦艽、黄管秦艽 *G. officinalis*、全萼秦艽 *G. lhassica*、六叶龙胆 *G. hexaphylla*（均为中国特有种）等的花或叶，用于治疗胃肠炎、肝炎、胆囊炎等。这种不同医学间药用文化的差异，无疑为寻找新的药用资源和发现新的医疗用途、提高资源的综合利用水平，提供了重要的信息和临床实践支持。

三、传统医药文化与药用植物特有种的资源保护

植物特有种现象是物种的生态适宜性与生态环境相互作用的结果，两者之间存在着相互依存和制约的关系，而“分布区域限定”和“对生境有特殊要求”也成为植物特有种的两个显著特点。与这种特点密切相关，植物特有种中珍稀濒危物种也较多，如对常用藏药材的基原物种的统计整理，其涉及的 161 种药用植物特有种中，列入《中国物种红色名录》的物种即有 20 种，如刺柏 *Juniperus formosana*（柏科）、滇牡丹 *Paeonia delavayi*（毛茛科）、绵毛丛菔 *Solms-Laubachia lanata*（十字花科）、羌活 *Notopterygium incisum*、舟瓣芹 *Sinolimprichtia alpina*（伞形科）、樱草杜鹃 *Rhododendron primuliflorum*、烈香杜鹃 *R. anthopogonoides*、陇蜀杜鹃 *R. przewalskii*（杜鹃花科）、四川玉凤花 *Habenaria szechuanica*（兰科）等。

另一方面，对于生长于青藏高原、西北荒漠、内蒙古高原等的濒危药用植物特有种，由于其适生生态较为严酷和脆弱，也存在着资源和适生生态易于“解体”的威胁，且一旦解体也难以恢复。受资源利用的影响，越来越多的分布于这些生态脆弱区的有价值的药用植

物特有种，陷于濒危或资源枯竭状态。但是，这些特有种或者濒危种在少数民族药用历史悠久，在民族民间医药中有些已经使用了几千年，而并没有面临濒危或者灭绝的威胁，这表明了这些本地民族在药用植物使用上具有鲜明特征的可持续利用的传统文化，值得大力挖掘整理和发扬，这也是民族植物学等研究的重要领域（孙辉等，2004）。通过传统药物传统文化底蕴发掘，评价其药用植物特有种的药用价值、遗传特性和特殊生态意义，以指导药用植物特有种的种质资源收集保存，通过设立自然保护区、资源的野生抚育区等措施，加强其适生生态环境的保护等，对于维护我国生物多样性和生态多样性、生物遗传资源保护，并实现药用植物特有种资源的可持续利用无疑具有重要的意义。

四、传统医药文化与特有种优质中药材生产

药用植物特有种对特定生态环境的特殊适应性，既表现有植物体形态结构上的特殊适应，更有其内在的生理生化活动上的特殊适应，这种特殊的适应经长期的积累则可能在遗传上固定而形成其特有的种质，并往往表现出其生物活性物质的类型和组成上的特殊性，这无疑对药材的质量具有重要的影响。传统医药对药材的质量及其与产地的关系有着深刻认识，“道地药材”即是中医药学对中药材质量评价与控制的传统理念和标准，其核心可归纳为“同种异地异质”。

“道地药材”在药用植物特有种中也表现得尤为突出，如地黄 *Rehmannia glutinosa* 分布于辽宁、河北、河南、山东、山西、陕西、甘肃、内蒙古、江苏、湖北，以河南怀庆为地道产区，特称“怀地黄”；周春娥等（2012）对河南等 5 个产地的 23 个栽培及野生地黄种质的特征序列扩增多态性（sequence-related amplified polymorphism, SRAP）分析也表明，各品种间存在较高的遗传多样性，可分为 4 个类群，不仅各栽培品种间存在差异，2 个野生样品也分属于不同类群；而其他研究表明，不同产地和品种的怀地黄在梓醇含量、单株块根鲜重、块根中木质部的面积等方面均存在差异。

在藏医药文献中也有关于产地、生境与质量关系的记载，如“忘保拉巴 / 手掌参”（兰科植物角距手参 *Gymnadenia bicornis*），《神奇金穗》云：“旱地或高地生长者为上品，其中根具四、三、二、一手指者品质依此下降；湿地生者为下品，其中根具四指以上者佳，三指以下者次”；“洪连门巴 / 兔耳草”（玄参科植物短筒兔耳草 *Lagotis brevituba*），《度母本草》记载“产自南方者为上品”等。发掘传统医药对药材质量的认识，充分利用药用植物特有种的特殊种质资源，指导药材优良品种选育，对于提升药材质量无疑具有积极的意义。

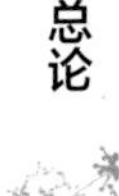

第二节　中国药用植物特有种在中医药中的应用

我国是世界传统医药大国，药用植物资源应用历史悠久，而药用植物特有种作为药用资源的组成部分，其应用历史和种类数量的增加是与我国药用植物的利用历史同步发展的。基于中医药学、各民族医药学或民族民间传承医药（指“尚未形成系统的民族医药理论体系，在民族民间传承的医药知识和用药经验”）在医药理论、使用的药用资源品种来源和产地、使用形式等方面的差异，它们在药用植物特有种的应用方面也各具特点。尽管特有种是近代的科学概念，但是特有种自古以来就客观存在，因此在传统中医药和民族民间药中也具有悠久的利用历史。

“复方”是中医临床用药的主要形式，以临床配方、中成药生产、养生保健（食疗、保健品、保健食品等）的使用量最大。对于临床配方中使用的特有种药材的情况难以统计，但推测其品种数量和涉及的特有植物种种类应多于中成药生产使用的数量。

据对《国家中成药》收载的国家批准上市的6000余个中成药制剂（不含不同剂型）处方中使用的中药材品种及其基原植物的统计，共计使用药材品种1055个，涉及基原植物1830种。其中，药用植物特有种子植物有232种（占12.7%），涉及68科，种类较多的科有小檗科22种、百合科14种、伞形科13种、唇形科13种、葫芦科10种、毛茛科9种、豆科9种、马兜铃科8种、防己科7种、菊科6种、蔷薇科4种、姜科6种、芸香科6种、龙胆科6种。

中成药生产中使用的药用植物特有种约占我国药用植物特有种总数的7.3%。其中，除少数极常用的大宗药材品种，如大黄、当归、白术、贝母、玄参、地黄、延胡索、牡丹皮等为栽培生产外，绝大多数品种均来自于野生采集，且有不少品种为资源紧缺或珍稀濒危物种，如六角莲 *Dysosma pleiantha*、八角莲 *D. versipellis*、全缘金粟兰 *Chloranthus holostegius*、多穗金粟兰 *C. multistachys*、岩黄连 *Corydalis saxicola*、降香黄檀 *Dalbergia odorifera*、白木香 *Aquilaria sinensis*、罗河石斛 *Dendrobium lohohense*、金铁锁 *Psammosilene tunicoides*、太白贝母 *Fritillaria taipaiensis* 等。对于这些特有种应特别关注其资源状况，并积极发展家种生产或野生抚育生产，以保障资源的可持续利用和满足临床用药。

在《中华人民共和国药典》（2015年版一部）中，收录药材品种的基原植物是药用植物特有种的计有53种，分属于34个科（详细见表1-17）。

表1-17 《中国药典》收录基原为特有种的药用植物

科	种数	特有种基原植物
百合科	2	暗紫贝母 *Fritillaria unibracteata*；多花黄精 *Polygonatum cyrtonema*

续表

科	种数	特有种基原植物
柽柳科	1	柽柳 *Tamarix chinensis*
大戟科	1	甘遂 *Euphorbia kansui*
豆科	2	降香黄檀（降香檀）*Dalbergia odorifera*；多序岩黄芪 *Hedysarum polybotrys*
杜鹃花科	1	羊踯躅 *Rhododendron molle*
杜仲科	1	杜仲 *Eucommia ulmoides*
防己科	1	粉防己 *Stephania tetrandra*
红豆杉科	1	榧树（榧）*Torreya grandis*
葫芦科	3	假贝母（土贝母）*Bolbostemma paniculatum*；罗汉果 *Siraitia grosvenorii*；中华栝楼（双边栝楼）*Trichosanthes rosthornii*
姜科	2	草果 *Amomum tsaoko*；广西莪术 *Curcuma kwangsiensis*
菊科	2	川木香 *Dolomiaea souliei*；短葶飞蓬 *Erigeron breviscapus*
兰科	1	独蒜兰 *Pleione bulbocodioides*
蓼科	1	鸡爪大黄 *Rheum tanguticum*
鹿蹄草科	1	鹿蹄草 *Pyrola calliantha*
萝藦科	1	变色白前（蔓生白薇）*Cynanchum versicolor*
马鞭草科	1	广东紫珠 *Callicarpa kwangtungensis*
毛茛科	2	三角叶黄连 *Coptis deltoidea*
木兰科	3	地枫皮 *Illicium difengpi*；玉兰 *Yulania denudata*；厚朴 *Houpoea officinalis*
木犀科	1	宿柱梣 *Fraxinus stylosa*
茜草科	1	华钩藤 *Uncaria sinensis*
蔷薇科	1	蕤核 *Prinsepia uniflora*
茄科	1	漏斗泡囊草 *Physochlaina infundibularis*
瑞香科	1	土沉香（白木香）*Aquilaria sinensis*
伞形科	6	明党参 *Changium smyrnioides*；新疆阿魏 *Ferula sinkiangensis*；藁本 *Ligusticum sinense*；羌活 *Notopterygium incisum*；宽叶羌活 *N. franchetii*；前胡（白花前胡）*Peucedanum praeruptorum*
桑寄生科	1	桑寄生 *Taxillus sutchuenensis*
省沽油科	1	锐尖山香圆（山香圆）*Turpinia arguta*

续表

科	种数	特有种基原植物
石竹科	1	金铁锁 *Psammosilene tunicoides*
薯蓣科	1	福州薯蓣 *Dioscorea futschauensis*
松科	2	马尾松 *Pinus massoniana*；金钱松 *Pseudolarix amabilis*
五味子科	1	华中五味子 *Schisandra sphenanthera*
小檗科	4	匙叶小檗 *Berberis vernae*；假豪猪刺（拟壕猪刺）*Berberis soulieana*；淫羊藿 *Epimedium brevicornum*；十大功劳（细叶十大功劳）*Mahonia fortunei*
玄参科	2	短筒兔耳草 *Lagotis brevituba*；地黄 *Rehmannia glutinosa*
银杏科	1	银杏 *Ginkgo biloba*
罂粟科	1	延胡索 *Corydalis yanhusuo*

第三节　中国药用植物特有种在民族民间药中的应用

一、民族药资源与植物特有种

“民族药”指“以民族医药理论为指导，或基于具有显著民族民俗、文化特色的医药知识和用药经验而用于临床疾病防治、养身保健的药物”。目前，有关民族药资源的资料主要来自于20世纪80年代原卫生部组织实施的民族药调查和全国中草药资源普查，以及各民族地区地方政府组织开展的有关地区性民族药资源调查和一些专题科研资料。虽然已有一些民族药的专著出版，但或由于民族药资源专题调查不足，或由于所记载的药物在其“文化内涵”方面挖掘不足，各民族药资源种类尚难以准确掌握。

《中国民族药志要》（贾敏如等，2005）根据已出版的民族药专著和公开发表的文献统计有药用资源5500余种，涉及我国55个少数民族中的47个民族。一方面，这些民族药用植物在分布上表现出显著的“地域性”特点，即各民族对本民族聚居地区的区域性药用资源利用较多，据初步统计，藏族、蒙古族、维吾尔族民族药常用品种中即分别有75%～80%、30%和55%为其民族特色药材，在这些分布上具有“地域性”特色的民族药用资源无疑与我国特有种具有密切的关联性。另一方面，聚居区地理位置相近或民俗民风文化相近的民族间使用的民族药资源种类也存在一定的交叉，且以民族聚居区地理区位相近的各民族药间交叉使用的品种较多，反映了各民族医药在其发展历史过程中，各民族医药间及与中医药间在医药文化方面的交流、借鉴和吸收（表1-18）。

表 1-18 9 个民族间交叉药物品种（据贾敏如《中国民族药志要》统计）

民族	景颇族	侗族	壮族	傈僳族	瑶族	蒙古族	傣族	彝族	苗族
藏族	133	102	84	166	76	276	185	229	187
苗族	211	315	244	217	293	183	262	315	
彝族	185	193	168	244	158	132	278		
傣族	246	159	242	191	214	126			
蒙古族	110	111	83	98	75				
瑶族	120	241	312	124					
傈僳族	129	133	121						
壮族	133	217							
侗族	112								

二、民族药中的药用植物特有种

我国是多民族国家，几千年来各民族与疾病做斗争的过程中获得了丰富的用药经验，其中藏药、蒙药、维药、傣药民族医药自成体系，具有自己的医药理论体系，称为我国的四大民族医药。据统计，在中国的 5500 种民族药中（贾敏如等，2005），中国药用植物特有种有 754 种，分属于 106 科，313 属（表 1-19），占所有中国药用植物特有种的 23.93%，占有较大的比例，也说明了民族药在中国药用植物特有种中的重要地位。

表 1-19 民族民间药中特有种的分类分布统计

分类级别		科	属	种
裸子植物		6	9	13
被子植物	双子叶植物	98	273	687
	单子叶植物	7	31	54
总计		106	313	754

不同的民族医药或民族民间传承医药由于发展程度、生产生活方式和所利用药物的资源状况等不同，在药材的使用形式上各有特点，藏族、蒙古族、维吾尔族民族医药的医疗体系较为健全，所使用的药物生产季节性较强，同时适应其牧业生产流动性较大的生产生活方式，临床上主要使用成药制剂（维医临床也有部分配方使用）；壮族、瑶族、傣族、回族、朝鲜族、羌族等已设立有医疗机构或民间诊所的民族医药既有临床使用也有民间用药；而其他使用人群较少的民族医药多数为民间用药，云南、贵州、广西等省区的壮、瑶、

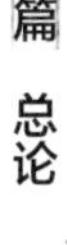

傣、苗、土家等民族医药所使用的药物因采集方便，民间还常使用鲜药材。

29 个民族药中有较多的中国药用植物特有种（见表 1-20）。其中特有种最多的是藏药（320 种），其次是彝药（124 种）、苗药（115 种）、白药（66 种）、瑶药（65 种）等。

表 1-20 民族民间药中的药用植物特有种

民族药	植物种数		民族药	植物种数		民族药	植物种数	
	总数	特有种		总数	特有种		总数	特有种
藏药	1729	320	傣药	977	36	普米药	58	10
彝药	999	124	哈尼药	394	35	朝药	279	7
苗药	1085	115	景颇药	495	29	基诺药	328	6
白药	392	66	佤药	486	26	维药	244	6
瑶药	639	65	纳西药	131	22	毛南药	102	3
傈僳药	620	57	水药	190	22	回药	—	3
蒙药	844	48	德昂药	393	20	羌药	—	3
土家药	461	47	阿昌药	385	19	布依药	45	2
侗药	518	45	拉祜药	254	14	怒药	18	1
壮药	578	41	畲药	274	13	仫佬药	45	1

三、药用植物特有种在一些民族药成药中的应用

在民族药成药生产方面，目前具有法定药品标准收载、批准上市的有藏族、蒙古族、维吾尔族、苗族、傣族、彝族民族药成药制剂共计 700 个（不含不同剂型），民族药产业已有一定规模，其民族药材的使用量较大。

（一）藏医药使用的药用植物特有种

据对西藏、青海、甘肃、四川、云南 5 省区 64 家藏医医疗机构和藏药制药企业生产使用的 1150 个藏药制剂（包括具有法定药品标准收载的成药制剂 299 个）处方中使用的药材的品种和基原的统计，共使用植物类药材品种 286 个，其中约 75% 为藏药特色药材，涉及基原植物 643 种（含种下等级），其中药用植物特有种约 130 种（约占 20%），涉及近 40 科，种类较多的科有菊科、罂粟科、龙胆科、玄参科、毛茛科、豆科、伞形科、唇形科等，这些特有种多数特产或主要分布于青藏高原，且多数为藏医药特色药材，如：宽果丛菔 *Solms-Laubachia eurycarpa*、禾叶风毛菊 *Saussurea graminea*、条叶垂头菊 *Cremanthodium lineare*、密生波罗花 *Incarvillea compacta*、五脉绿绒蒿 *Meconopsis quintuplinervia*、红花绿绒蒿 *M.*

punicea、小大黄 *Rheum pumilum*、岷县龙胆 *Gentiana purdomii*、短穗兔儿草 *Lagotis brachystachya* 等。

（二）蒙医药使用的药用植物特有种

具有法定药品标准收载的 182 个蒙药成药制剂（不含不同剂型）处方中使用的药材品种共计 235 个，约 30% 为蒙药特色药材，涉及基原植物 289 种，其中药用植物特有种 27 种，涉及 19 科。由于内蒙古自治区与蒙古国生态环境相对相似，内蒙古分布的特有种较少，其特有种多数为与中药和藏药交叉使用的品种，如：地构叶 *Speranskia tuberculata*、伏毛铁棒锤 *Aconitum flavum*、细叉梅花草 *Parnassia oreophila*、羊踯躅 *Rhododendron molle* 等。

（三）维医药使用的药用植物特有种

据对具有法定药品标准收载、维医临床使用的 296 个维药成药制剂（不含不同剂型）处方中使用的药材品种及其基原统计，共计使用植物性药材品种 246 个，其中约 56% 为维药特色药材，涉及基原植物 79 科、253 种，其中药用植物特有种较少，仅约 15 种，涉及 13 科。由于维药中进口药材较多，新疆维吾尔自治区与周边国家的生态环境和植物区系较为相似，维药中使用的药用植物特有种主要系与中药交叉的品种，如土沉香 *Aquilaria sinensis*、鸡爪大黄 *Rheum tanguticum*、三角叶黄连 *Coptis deltoidea*、草果 *Amomum tsaoko*、牡丹 *Paeonia suffruticosa* 等；分布于新疆的特有种较少，如：新疆阿魏 *Ferula sinkiangensis*、白刺 *Nitraria tangutorum* 等。

（四）苗医药使用的药用植物特有种

国家批准上市的 132 个苗药成药制剂（不含不同剂型）处方中使用的药材品种共计 317 个，与中药材相比，较有特色的民族民间药材约占 27%，涉及基原植物 325 种，其中药用植物特有种 40 种，涉及 24 科。由于苗族聚居地区与其他少数民族聚居区交叉较多，这些特有种多数与其他民族药共有，约有 60% 分布于云南、贵州、四川、重庆、广西等西南地区，如金铁锁 *Psammosilene tunicoides*、短柄乌头 *Aconitum brachypodum*、白花油麻藤 *Mucuna birdwoodiana*、五岭细辛 *Asarum wulingense*、红花龙胆 *Gentiana rhodantha*、云南肖菝葜 *Heterosmilax yunnanensis*、独蒜兰 *Pleione bulbocodioides*、黄毛楤木 *Aralia chinensis* 等。

（五）彝医药使用的药用植物特有种

国家批准上市的 68 个彝药成药制剂（不含不同剂型）处方中使用的药材品种共计 209 个，其中较为有特色的民族民间药约占 21%，涉及基原植物 279 种，其中药用植物特有种 40 种，涉及 25 科，约 70% 分布于云南、四川等地，如金铁锁 *Psammosilene tunicoides*、西南鬼灯檠 *Rodgersia sambucifolia*、三棱枝杭子梢 *Campylotropis trigonoclada*、白花油麻藤

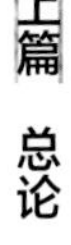

Mucuna birdwoodiana、四数九里香 *Murraya tetramera*、斜茎獐芽菜 *Swertia patens*、来江藤 *Brandisia hancei*、三裂叶蛇葡萄 *Ampelopsis delavayana* 等。

（六）傣医药使用的药用植物特有种

国家批准上市的 29 个傣药成药制剂（不含不同剂型）处方中使用的药材品种共计 110 个，其中较有特色的民族民间药约占 18%，涉及基原植物 148 种、药用植物特有种 21 种，涉及 13 科，约有 30% 在云南有分布，如短葶飞蓬 *Erigeron breviscapus*、毛钩藤 *Uncaria hirsuta*、青麸杨 *Rhus potaninii*、云南肖菝葜 *Heterosmilax yunnanensis*、南五味子 *Kadsura longipedunculata* 等。

第四节　药用植物特有种在应用中存在的共性问题

一、药用植物特有种药材来源问题

就中药材来源现状而言，在中医临床常用的 500 余种中药材品种中，约 80% 的产量来自于栽培，约 80% 的品种来自于野生采集，常用品种中的药用植物特有种种类相对较少但使用量大，少用品种中药用植物特有种的种类较多，但单品种的使用量相对较小，其药材的生产形式与药材的使用量、使用范围和野生资源的分布区域和资源量有关。民族药中药用植物特有种药材主要源于野生资源的采集，来源完全依靠栽培的品种较少，其中多数为和中药通用的品种，特色民族药中的特有种来源于栽培生产的品种极少，仅见有如川西獐牙菜 *Swertia mussotii*、抱茎獐牙菜 *Swertia franchetiana*、短葶飞蓬 *Erigeron breviscapus*、新疆阿魏 *Ferula sinkiangensis* 等少数品种有部分栽培生产。

来源于药用植物特有种的中药材在来源形式上大致可分为四类，一是药材使用量大而野生资源量较少或资源紧缺的品种，多为传统栽培生产的大宗药材品种；二是药材使用量大且也有一定野生资源量的品种，其药材既有栽培生产也有野生采集；三是药材使用量大而野生资源较为丰富的品种，药材主要来自于野生采集；四是药材使用量较小的品种，几乎均来源于野生采集，这类药材多数为局部地方习用、民间使用（包括汉族和少数民族杂居地区的中医和民间医交叉使用）或仅少数中成药生产中使用的品种，该类药材中的药用植物特有种种类最为丰富（表 1-21）。

表 1-21 药用植物特有种药材的生产形式分类

类型	品种（举例）
第一类	银杏叶（银杏 *Ginkgo biloba*）、杜仲（杜仲 *Eucommia ulmoides*）、辛夷（望春玉兰 *Yulania biondii*、玉兰 *Y. denudata*）、黄连（三角叶黄连 *Coptis deltoidea*）、牡丹皮（牡丹 *Paeonia suffruticos*）、延胡索（延胡索 *Corydalis yanhusuo*）、明党参（明党参 *Changium smyrnioides*）、地黄（地黄 *Rehmannia glutinosa*）等
第二类	大黄（鸡爪大黄 *Rheum tanguticum*）、前胡（前胡 *Peucedanum praeruptorum*）、钩藤（毛钩藤 *Uncaria hirsuta*）、贝母（甘肃贝母 *Fritillaria przewalskii*、暗紫贝母 *Fritillaria unibracteata*）、黄精（多花黄精 *Polygonatum cyrtonema*）等
第三类	川木香(川木香 *Dolomiaea souliei*)、红秦艽（甘西鼠尾草 *Salvia przewalskii*）、茜草（大叶茜草 *Rubia schumanniana*）、鹿衔草（鹿蹄草 *Pyrola calliantha*）、淫羊藿（淫羊藿 *Epimedium brevicornu*、柔毛淫羊藿 *E. pubescens*、巫山淫羊藿 *E. wushanense*、三枝九叶草 *Epimedium sagittatum*）、南五味子（华中五味子 *Schisandra sphenanthera*、南五味子 *Kadsura longipedunculata*）、三颗针（假豪猪刺 *Berberis soulieana*、匙叶小檗 *B. vernae*）等
第四类	川东獐牙菜 *Swertia davidii*、西南鬼灯檠 *Rodgersia sambucifolia*、峨眉手参 *Gymnadenia emeiensis*、米贝母 *Fritillaria davidii*、龙眼独活 *Aralia fargesii*、峨眉雪胆 *Hemsleya emeiensis* 等

值得关注的是，一些野生或主要依赖于野生采集的来源于特有种的药材中，因长期的野生采集已导致部分品种野生资源急剧较少，出现了资源紧缺的状况，如羌活 *Notopterygium incisum*、滇黄芩 *Scutellaria amoena*、甘肃贝母 *Fritillaria przewalskii*、暗紫贝母 *F. unibracteata* 等，应积极发展人工种植生产。另外，对于地方习用的药用植物特有种，往往分布区域较为局限，资源量也较小，在开发利用时应首先对其资源利用的可能性进行评价。

就民族药药材来源来看，各自的生产形式不同，目前其来源大致也可以分为三类。一是各民族特有的药材，该类药材绝大多数为特产于或主要分布于民族地区的品种，特有种极为丰富，该类药材由于主要在民族医医疗机构、民族药制药企业中使用，使用量相对较小，在国内的各药材市场也极少见有经营，主要由使用的民族医医疗机构、制药企业自行组织人员或委托当地人员采集野生药材。二是与中医交叉使用的药材，多数为常用中药材品种，特有种相对较少，如大黄（鸡爪大黄 *Rheum tanguticum*）、贝母（甘肃贝母 *Fritillaria przewalskii*、暗紫贝母 *F. unibracteata*）等。该类药材可从中药材市场购买，其生产状况与中药材的生产状况相同。三是进口药材，该类药材系各民族医药在其发展过程中吸收借鉴国外传统医药知识而使用的品种，在维吾尔族、藏族、蒙古族民族药中较多，除少数在国内寻找的替代品（如作为止泻木子替代品的大理白前 *Cynanchum forrestii*、连翘 *Forsythia suspensa*）外，几乎无我国的特有植物，药材全部依赖进口。

二、药用植物特有种中药材的质量标准状况

关于中药材的质量标准，按我国现行药品管理法，药材的质量标准主要收载于《中华人民共和国药典》《卫生部药品标准》和省市自治区的地方药材（药品）标准中，为药材药用的法定标准。来源于药用植物特有种的中药材中，常用大宗品种多数为《中华人民共和国药典》收载，有关其质量评价的基础研究较多，其标准的规定项目也相对较为完善，如表1-21中的第一类、二类、三类中的药材品种（川木香、淫羊藿、南五味子、三颗针、鹿衔草等）；而其他大多数品种多收载于地方标准中，多数仅有“鉴别”项的规定，标准尚不完善，如表1-21中的第三类的部分品种（川木香、红秦艽等）和第四类品种，为保证临床用药的安全有效，应加强对这些品种的质量标准的研究制定。

就民族药药材质量标准而言，目前我国的民族药材及其成药制剂还主要在民族地区医疗机构或民族民间使用，在来源于药用植物特有种的民族药材中，民族地区特产的种类占有较大的比例，其药材的标准也多数收载于《部颁标准·民族药分册》和民族地区的地方标准中（2015年版《中华人民共和国药典》正文中仅收载了17个民族药材品种）。一方面，由于民族药材多数来自于野生采集，不同地区使用的品种和基原常与当地分布的资源物种种类有关，同名异物、同物异名、地方习用品较多，品种较为混乱；另一方面，有关民族药的生药学、化学、药理学等的基础研究较为薄弱，其质量标准极不完善，多数仅有来源、性状鉴别等的规定。从民族药药材的生产现状、品种基原复杂等角度考虑，当前应重点加强特有种的资源状况、使用现状等调查，进行品种整理，在此基础上结合有关药效物质、生物活性评价等基础研究，以完善其质量标准。

（钟国跃　杜小浪　慕泽泾　周华蓉）

第五节　中国药用植物特有种资源开发成功案例分析

据不完全统计，我国常用药用植物有5000多种，现有约3000种植物野生资源种群受到威胁，许多种类处于濒危状态（彭华等，1995）。1995年版《中华人民共和国药典》收录的426种药用植物中，有28种被列入《中国植物红皮书》，占6.57%，如人参、黄连、地枫皮等，因各方面原因，野生居群一再减少，甚至面临着灭绝的危险。

国内外濒危物种保护经验表明，合理利用就是最好的保护。实现濒危植物的人工栽培是资源植物可持续利用的关键，是积极意义上的保护。进入21世纪以来，我国药用植物的研究与开发已逐步形成多层次、多方位和多学科相综合的研究和发展特点。诸如从萝芙木[*Rauvolfia verticillata* (Lour.) Baill.]中分离出降压成分利血平，黄花蒿（*Artemisia annua*）中分离出治疟药青蒿素，野生穿龙薯蓣（*Dioscorea nipponica*）活性成分生产的治疗冠心病的

“地奥心血康”，还有芦荟（*Aloe barbadensis*）、罗布麻（*Apocynum venetum*）、西洋参（*Panax quinquefolius*）、三七（*Panax notoginseng*）等资源的开发利用方面也取得了显著的进展。

现以罗汉果（*Siraitia grosvenorii*）、地黄（*Rehmannia glutinosa*）、灯盏细辛（*Erigeron breviscapus*）、杜仲（*Eucommia ulmoides*）四个中国药用植物特有种为例，分析我国药用植物特有种的产业化过程，为各地合理开发、综合利用我国特有药用植物资源，提供借鉴与思路。

一、罗汉果的开发利用及其产业发展

罗汉果是葫芦科植物罗汉果（*S. grosvenorii*）的果实，素有“东方神果”的美誉，属中国植物特有种，该植物分布狭窄，主要分布于广西北部的永福县、龙胜县等地区。罗汉果药用历史已有数百年，其应用范围及开发前景非常广阔，是我国开发中国特有种资源非常成功的一个范例。

（一）罗汉果的药用价值

罗汉果始载于清代道光十年《修仁县志》，“罗汉果可以入药，清热治嗽，其果每生必十八颗相连，因以为名”；清《临桂县志》载有“罗汉果味甜性凉，治痨嗽”；民国《昭平县志》载有“罗汉果味甜，润肺，火症用煲猪肺食颇有效”。1936 年《岭南采药录》中记载：“果形圆如橙，味甘，理痰火咳嗽，和猪精肉煎汤服之”。综合各本草古籍和 2015 年版《中国药典》，罗汉果味甘，性凉，归肺、大肠经，具有清热润肺、止咳平喘、化痰止咳、利咽开音、润肠通便等功效。

现代药理学研究证实，罗汉果具有凉血舒胃、保肝护肝、降血糖、抗氧化、抗疲劳、抗肿瘤、增强免疫、抗炎和抑菌等多种药理活性。其营养价值也很高，含丰富的罗汉果甜苷、维生素 C、果糖、葡萄糖、蛋白质及脂类等。含罗汉果的中成药多用于咳嗽及呼吸系统炎症的防治，可治急慢性气管炎、咽喉炎、支气管炎、支气管哮喘、百日咳、胃热、便秘、急性扁桃体炎等症以及高血压等疾病，还可起到防治冠心病、血管硬化、肥胖症的作用（刘婷, 2007; Pawar RS et al., 2013; Li C et al., 2014）。含罗汉果的中成药有数十种，复方罗汉果止咳颗粒、罗汉果止咳糖浆、罗汉果玉竹颗粒、罗汉果止咳胶囊、复方罗汉果含片、罗汉果止咳片、桂林西瓜霜、金嗓子喉片等，生产企业上百家，包括桂林三金药业股份有限公司、广西金嗓子控股集团有限公司、广西梧州制药（集团）股份有限公司、广西壮族自治区花红药业股份有限公司、广西灵峰药业有限公司、广西玉林制药集团有限责任公司等企业。

罗汉果为原卫生部公布的首批药食两用名贵中药材，所含罗汉果甜苷是一种功能甜味剂，为饮料、糖果行业原料和蔗糖最佳替代品。我国开发商已研发出琳琅满目的罗汉果保健品供消费者享用。

（二）罗汉果甜味剂市场前景

目前罗汉果甜苷已成为甜味剂市场的新宠。罗汉果甜苷是指从罗汉果提取的具有甜味的罗汉果皂苷，包括罗汉果苷Ⅳ、Ⅴ、Ⅵ和赛门苷Ⅰ等，是一类非糖类纯天然的化合物，甜度约为蔗糖的300倍，且低热、无毒副作用，是糖尿病和肥胖症患者的理想伴侣，同时还对人体的免疫系统、肝脏、血糖方面有改善作用。近年来，包括美国可口可乐公司在内的国内外食品饮料行业中使用罗汉果甜苷的产品逐年增加。据Innova Database最新数据公布，2015年1～5月单在美国市场上以罗汉果甜苷作为甜味剂的产品就达187种，同比增加140%。

桂林莱茵生物科技股份有限公司和桂林吉福斯罗汉果有限公司的罗汉果甜苷产品在2011年均通过了美国FDA的GRAS（Generally Recognized as Safe）认证，成功打入美国市场。我国的罗汉果甜苷由2007年的60吨猛增至2012年的150吨，成为出口增长最快的植物提取物之一。作为一种零热量、口感好、安全无副作用的水果型天然甜味剂产品，罗汉果甜苷的高附加值获得了诸多食品饮料行业的大型企业、优质企业的青睐（寇尚伟，2015）。目前使用罗汉果甜苷的产品已经超过1000种，包括谷物品牌卡士谷物、Nectresse品牌、乔巴尼、博尔豪斯农场、海兰德乳制品公司、雀巢、优鲜沛、Zico品牌、优诺和星巴克等，都将罗汉果甜味剂产品用于其已有产品的改良以及新产品中。此外，罗汉果甜苷还被用于生产罗汉果雪梨膏、润通茶等保健食品。随着罗汉果甜苷产品在美国市场的消费增长，国内食品政策与市场支持，以及提取技术不断改进，罗汉果甜苷将会出现在更多的健康类食品和高端食品应用中（吴湖莲，2015），未来罗汉果甜苷市场发展空间巨大。

（三）罗汉果资源现状

罗汉果药材基原植物在植物学分类上隶属于葫芦科罗汉果属（*Siraitia*）。罗汉果属包括7个种。我国特有种罗汉果在历版《中国药典》中被作为罗汉果药材的基原植物，从而成为主要人工栽培种。罗汉果野生资源集中分布于广西壮族自治区，广东、海南、贵州、江西和湖南省零星分布。在广西壮族自治区，东起东经111.5°的贺州市，西至东经106.5°的百色市，北起北纬25.8°的龙胜县，南至北纬21.8°的防城港市，均有野生资源分布，其中永福县、临桂县和龙胜县为罗汉果的起源中心。罗汉果喜光照和凉爽、湿润气候，常生于海拔400～1400m，以苔藓、蕨类、兰科植物、灌木丛、竹林、油茶林、常绿阔叶杂木林为主的山坡林下及河边、湿地、灌丛，对生境要求较苛刻，栽培分布范围较狭窄。广西中北部是罗汉果的主产区和道地产区，栽培面积和产量占全国90%以上，域内永福、临桂、龙胜和融安县的产量最大，永福县龙江乡被国家农业部授予“中国罗汉果之乡”称号，“永福罗汉果”获国家质量监督检验检疫总局“地理标志产品”保护，品牌价值达5.48亿元。20世纪80年代，桂林开始大面积种植罗汉果，之后湖南、广东、江西、贵州、福建等省相继从广西进行过引种栽培试验，其中湖南有栽培规模逐渐扩大的趋势。

据统计，2015 年广西罗汉果种植面积达 12 万亩，产值超过 10 亿元。长期以来，人们对品种不加选择进行压蔓、扦插和种子繁殖。种苗存在带病毒病与线虫病等严重问题，且存在种性退化、结果株少且结果迟等问题。20 世纪 80 年代，针对种苗存在的这些问题，罗汉果脱毒组培苗繁殖研究兴起。20 世纪末，罗汉果脱毒组培苗进入工厂化生产阶段。进入 21 世纪后，通过单株选择组培脱毒繁殖，培育出青皮果、红毛果、白毛果、长滩果、冬瓜果等类型众多无性株系品种，如伯林 2 号、伯林 3 号、龙青 1 号、大地 3 号、大叶 1 号、农院 B6、桂汉青皮 1 号、红毛 1 号、红毛 2 号、野红 1 号、青冠、威丰等（白隆华等，2007; 马小军等，2008; 莫长明等，2010; 韦荣昌等，2013），成功实现组培苗在生产中推广应用，单株产量提高了数倍，平均达到 90 ~ 120 个 / 株，种植面积一度发展至 8 万 ~ 12 万亩，果实产量达 5 亿 ~ 6 亿个。目前，罗汉果已完全实现组培苗化栽培，主栽品种有伯林系、龙脊 1 号、永青 1 号等，龙青 2 号、农院 B6 和无籽品种等也有一定栽培面积。

当然过热的开发也带来了罗汉果资源的破坏，一些老品种如长滩果已难见踪影，罗汉果的野生种更是几近灭绝，罗汉果的近缘种翅子罗汉果（*S. siamensis*）也不见踪影。种质资源的流失，品种的单一化，应引起我们的警觉和反省。保护罗汉果种质资源的工作应该成为我们的急迫任务。

（四）罗汉果产业发展

罗汉果是广西壮族自治区最著名的道地药材，其发展受到了广西壮族自治区和桂林市各级政府的重视。广西将永福、临桂、龙胜、灵川、兴安、资源、全州、融安、融水、金秀、八步、桂平 12 个县划定为罗汉果优势产区（农业部《特色农产品区域布局表》）（中药材，2010）。桂林市 2012 年组织罗汉果种苗生产、甜味剂加工龙头企业和科研院所，先后成立了广西罗汉果产业技术创新战略联盟、广西罗汉果产业化工程院，并积极推动罗汉果产业转型升级，与南京世界村健康宅连配云商签署重大合作协议，发展富硒罗汉果互联网销售。永福、龙胜等县均出台罗汉果产业发展优惠政策，对连片种植、种苗规模化生产和烘烤技术改进实行补贴和贷款支持，有效壮大了产业规模和提升了优质、节能、环保加工水平，并大力发展罗汉果专业合作社，仅罗汉果销售集散地永福县百寿镇就达 56 家。罗汉果种植规模以每年 15% ~ 20% 的速度增长，尤其是 2015 年，中国罗汉果种植面积达到 12 万亩，较 2014 年的 7.5 万亩有不少增幅，年产鲜果 3 万吨以上，社会总产值达 12 亿元，成为产区农民的主要经济来源，种植积极性空前高涨，带动了大批山区农民脱贫致富。以罗汉果为主要原料的中成药、保健品，如罗汉果颗粒、罗汉果止咳糖浆、罗汉果茶等销量逐渐增长，加上出口，罗汉果年用量达 3 亿 ~ 3.5 亿个。

罗汉果作为广西药用植物特有种资源，近些年来研究力度不断加大，初步形成了产学研相结合的研究体系。罗汉果提取物作为保健食品、饮料、化妆品的新型辅料，产品主要

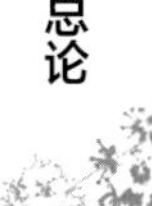

出口美国、日本等国家。当前，使用罗汉果甜味剂的产品全球市场份额约为 3 亿美元，桂林一家罗汉果的深加工产品的公司长期占据其中 80% 以上，是全球最大的罗汉果甜味剂供应商，并且相应建设了 26 000m^3 的冷库、8000m^2 的厂房、年产约 100 吨罗汉果提取物的生产线及年产 400 万株罗汉果组培苗的育苗中心，其产品有罗汉果粉、罗汉果浓缩纯汁、罗汉果浓缩原汁等，主要外销至北美洲和欧洲，成为国际市场同类产品的引领者（何伟平等 , 2011; 杨浩明 , 2013; 丁阳等 , 2015; 米惠等 , 2015）。同时桂林地区也有以罗汉果作为原料的制药公司，所生产的药品有罗汉果止咳糖浆、复方罗汉果止咳颗粒等。

展望罗汉果产业的未来，可以预计新技术的广泛应用将为罗汉果栽培、育种和产品研发注入新的动力，必将引领和推动罗汉果产业发展。例如，目前合成生物学技术已被应用到罗汉果开发之中，将罗汉果甜苷生物合成的关键酶基因如葫芦二烯醇合酶、P450 酶、葡萄糖转移酶的基因转移到酵母中，以期利用酵母生产罗汉果甜苷的科学研究正在不断取得进展。可以乐观地展望，罗汉果及其功能成分的开发将有力地推动我国特有资源开发，为把我国资源优势转化为产业优势贡献更精彩的例证。

（莫长明　罗祖良　马小军）

二、地黄开发与应用

地黄为四大怀药之一，始载于《神农本草经》，列为上品，是我国最早作为药用的植物之一。地黄药用部位为根茎，因加工方法不同，地黄药材分为鲜地黄、生地黄、熟地黄、地黄炭，地黄的叶、花及种子也均可入药。本草记载，地黄具有滋阴养血、补虚损、温中下气、通血脉等功效，不同加工炮制品，其性味归经、功能主治亦有差异。鲜地黄性寒，味甘、苦，能清热生津、凉血、止血，用于热盛伤津、发斑发疹、吐血衄血、咽喉肿痛；生地黄性寒，味甘，能清热凉血、养阴生津，多用于热病烦渴、阴虚内热、吐血衄血、荨麻疹等；熟地黄性微温，味甘，能滋阴补血、益精填髓，主要用于肝肾阴虚、腰膝酸软、盗汗遗精、眩晕耳鸣等；地黄叶有消炎的作用，用于治疗恶疮、手足癣；地黄花适用于治疗消渴、肾虚腰痛，功能与地黄类似。现代药理学研究还发现，地黄具有抗辐射、保肝、降血糖、强心、抗炎、抗真菌等药理活性，因此地黄的应用范围及开发前景广阔。

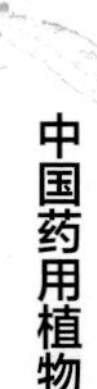

（一）地黄的应用现状

地黄在中药处方中的使用频率排名处于前 10 位。在杨方尧等的研究中显示，地黄是在《太平圣惠方》中使用次数仅次于蜂蜜（第 1 位）的抗衰延寿的中药。仅《中国药典》收载的中药成方制剂中，就有 102 个中成药的组方中含有地黄，占中药成方制剂近 1/5，其中有 51 个成药制剂中使用了生地黄，58 个成药方剂中使用了熟地黄（八宝坤顺丸、安坤赞育丸、更年安片、石斛夜光片、大黄蟅虫丸、百合固金丸、补肾固齿丸等成药制剂中均为生、熟地黄并用）。在国家药品监督管理局网站上，以“地黄”为关键词进行检索，仅药名中含有地黄的中成药，就有 2402 条批准文号，如六味地黄丸、知柏地黄丸、桂附地黄丸、明目地黄丸、归芍地黄丸等，以“六味地黄丸”为关键词进行检索，获批六味地黄丸生产的药企有 375 家，如仲景宛西、广西灵峰、天士力制药、北京同仁堂等。

地黄为药食同源品种，药材用途广泛，除药用外，还可作为保健食品的原料使用，需求量较大。国内生产的原药材不仅供国内使用，还用于出口国外。近年来，地黄已成为我国重要的创汇产品之一，产品远销东南亚及日本等国家及地区，在国际市场上享有盛誉。依据海关资料统计，从 1995—2004 年我国累计出口地黄药材 37 983 吨，累计出口金额为 2706.9 万美元，其中 2000 年出口量最高达 6677 吨，2008 年第一季度出口量达到 2292 吨。

地黄以饮片入药，其年需求量也是不断增加。据新疆部分地区 56 家医院自 2010—2012 年间的 988 种临床常用中药年用量和销售金额统计分析，生地黄为三年总用量排名前十的品种，其总用量达 41.29 吨，占中药材总用量的 9.0%，熟地黄总用量可达 20.14 吨，逐年对比分析发现，生、熟地黄的年用量和总金额均呈逐年上升趋势。因此，地黄的引种栽培具有重要的经济和社会意义。

（二）地黄引种栽培与种质选育

地黄栽培历史悠久，文献记载“明朝（1590 年）已有栽培”，《图经本草》称地黄“种之甚易，根入土即生”，可见地黄的栽培历史至少已有 1000 余年。

近年来，我国有关地黄的规范化栽培已取得较大进展。通过引种栽培，地黄在我国大范围内都有种植分布，如河南、山西、山东（成武县、孙寺、常桥）以及嘉祥一带，辽宁、内蒙古、河北（易县）、北京（通州区宋庄镇北寺村及徐辛庄镇）、陕西（大荔、渭南的部分地区）、江苏、安徽（亳州谯东镇）、浙江、湖南、湖北、江苏（丰县、沛县以及徐州附近的铜山一带）、四川等地，其中以河南温县、武陟县、博爱县、沁阳县、孟县等地的产量最大，质量最佳，被认为地黄道地药材的主产区。这与古籍《救荒本草》中记载及现代地黄药材产地生态适宜性分析的布局描述一致（陈士林，2011）。

地黄主要靠根茎繁殖，喜温和气候和阳光充足的环境条件，耐旱怕涝，种植适宜中性或微碱性疏松肥沃、排水良好的砂质土壤。《本草乘雅半偈》记载地黄：“种植之后，其土便苦，次年止可种牛膝。再二年，可种山药。足十年，土味转甜，始可复种地黄。否则味苦形瘦，不堪入药也”，说明地黄留种栽种中存在“连作障碍”问题，地黄重茬种植严重影响其产量与质量。因此，人工种植地黄，倒茬种植作物的选择、安排至关重要，选地深耕、种苗繁育、中耕施肥、浇水除草、摘蕾、去“串皮根”和打底叶等规范化的田间管理，斑枯病、枯萎病等病虫害防治，倒栽留苗、高畦种植、地膜覆盖、夏栽技术、脱毒技术等人工栽培配套技术的完善和推广应用，使地黄的产业化栽培进入了一个新的历史时期。

原料药材质量影响药效及产业的发展。地黄种植、采收、加工炮制各环节中质量把控至关重要。《中国药典》中将传统经验鉴别与现代方法和手段紧密结合，从地黄药材或饮片

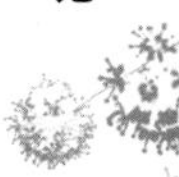

的性状、水分、灰分、浸出物和有效成分含量等加以规范，以确保药材质量的安全有效。也有学者（孙素琴，2010）以红外光谱、二阶导数红外光谱和二维相关红外光谱分析等手段相结合，对地黄的不同炮制品及炮制程度进行无损、快速整体分析，实现了对市场地黄药材及产品质量的定量评价。

地黄栽培历史悠久，在品种选育方面历史上就有很多积累，因为优良品种既能保证药材产量和质量，又能提高种植的经济效益。文献收载的地黄品种多达52个，如“金状元”“白状元”“小黑英”“红薯王”等。1970年初通过人工杂交选育的新品种“北京一号”“北京二号”等在河南、山西等地大面积推广；近期利用杂交育种方法选育的“85-5”及其他品种在河南、山西南部等地也有大面积栽培。地黄品种根据栽培时间又有早地黄与晚地黄之分。目前，地黄通过长期的定向选育，已经形成了适应不同栽培区的生态环境条件的一系列品种。

（三）地黄的药用价值与新产品开发

地黄作为一味重要的中药，在中国应用了上千年之久，但人们对其真正药效成分的研究还不足50年。1971年日本学者Kitagawa等首次从地黄中分离得到了梓醇、蔗糖和甘露糖三种成分，而自那时起，对地黄药效成分的研究一直没有停止。目前，已经从地黄中分离得到近80个化合物，主要包括糖类、环烯醚萜类、紫罗兰酮类、苯乙醇苷类等类型化合物，其中地黄寡糖、梓醇等被认为是地黄的主要活性成分。中医认为，地黄性凉，味甘、苦，具有滋阴补肾、养血补血、凉血的功效。凡阴虚血虚肾虚者食之，颇有益处。现代药理学研究证明，地黄对心脑血管系统的心肌缺血再灌注具有心肌保护作用，地黄中的咖啡酸具有促进血管生成作用。梓醇和地黄寡糖对脑缺血、神经衰老和脑细胞损伤均具有保护作用，在降血糖、降血脂、抗电离辐射、抗骨质疏松等多方面具有显著作用。目前，如妇科养荣丸、十全大补丸、右归丸、麦味地黄丸、桂附地黄丸、明目地黄丸、知柏地黄丸、杞菊地黄丸、六味地黄丸、脑力宝、天王补心丸等均以地黄为主要原料，同仁堂大活络丸、同仁乌鸡白凤丸、壮骨酒、再造丸等，多是根据中医长期积累的临床经验，以地黄为原料开发完善的，或在原有组方的基础上变化而来的；重点名药偏瘫复原丸，重点新品种皮肤病血毒丸、止渴降糖胶囊、六味地黄丸（水蜜丸）等，也均是以地黄为主要原料。

新近在六味地黄丸基础上改进的西洋参地黄丸，由六味地黄丸处方去掉牡丹皮，加西洋参组方而成，方中西洋参、熟地黄、山茱萸、山药主辅四药互配，滋补肝、脾、肾，益气养阴，补其不足以治本。配泽泻、茯苓二药泻湿浊平其偏胜以治标。全方配合，四补二泻，以补为主，肝脾肾三阴并调，气阴双补，尤以补肾为要，相辅相成，构成通补开合之剂，以提高机体免疫力，改善因长期接受辐射造成的对人体的危害。适宜于免疫力低下及接触辐射人群。包括免疫系统尚未完善、系统逐渐降低的人群、自身体质较弱人群，表现在容易感冒、病程缠绵、慢性病患者等；长期大量接触电脑、电视、冰箱、X线透视等辐射源人群；用药不合理，诸如长期大量服用抗生素，对自身免疫系统不断损害等人群。

（四）焦作市地黄产业发展

素有“怀药之乡”的焦作市（古属怀庆府）种植四大怀药有上千年的历史。近年来，焦作市启动了以开发四大怀药资源为重点的焦作市中药现代化科技产业化工程，取得了明显成效。焦作市2003年成立了中药现代化科技产业工程领导小组，规划协调四大怀药的种植、产地加工、宣传推广等事项，各区县市地方政府也成立相应机构，还出台了一系列怀药产业化政策，引导中药产业化重点和目标，政府引导资金的投入逐年增加，在土地使用、贷款协调、技术服务等方面制定了各项优惠政策，促进以地黄等道地怀药为主的种植基地建设和怀药产业龙头企业建设。

焦作市围绕以工业化理念经营农业的思路，积极发展怀药龙头企业。明确了10家企业为怀药产业化重点企业，为企业建立怀药基地、发展订单农业、引进技术人员、项目申报等方面提供全方位服务，确保龙头企业快速健康发展。截至2017年底，全市发展包括地黄在内的四大怀药栽培面积22万亩，形成了具有一定规模的怀药加工企业30家，生产包括“六味地黄颗粒”“精品六味地黄浓缩丸”“太极功夫茶”等50余种不同怀药产品。2003年，实现工业总产值22 352万元，销售收入7941万元，利润2804万元，上缴税金848.7万元，年加工销售怀药3万余吨（主要为鲜货）。

三、灯盏细辛开发与应用

飞蓬属植物有200多种，我国分布的主要有灯盏细辛（短葶飞蓬 *Erigeron breviscapus*）、祁州一枝蒿（小飞蓬 *E. canadensis*）、红蓝地花（长茎飞蓬 *E. elongatus*）等。药用主要是灯盏细辛，又名灯盏花，系灯盏细辛的干燥全草，具有散寒解表、祛风除湿、活络止痛的功效。民间常用于治疗跌打损伤、风湿疼痛、牙痛、胃痛、感冒等，对治疗脑血管病中风及其后遗症偏瘫具有良好疗效。

（一）灯盏细辛应用历史

灯盏细辛始载于明代医学家兰茂所著《滇南本草》，而后在《云南中草药选》《文山中草药》《昆明民间常用中草药》及《云南中药志》等著作中均有收载。最早的药品标准收载于《云南省药品标准》（1974年版），为《中国药典》收载品种。灯盏细辛性味功能记载各有不同，《云南中草药选》云“辛，微温”，功能主治为散寒解表、活血、舒筋止痛、消积，可治感冒头痛鼻塞、风湿痹痛、瘫痪、小儿疳疾、跌打损伤等。20世纪70年代，云南省丘北县苗族医生罗氏用灯盏细辛以治疗中风偏瘫，后因中草药群众运动，罗氏献出了祖传秘方，此后灯盏细辛引起重视。

灯盏细辛最早的系统研究始于云南省药物研究所，至20世纪90年代中期仍主要集中在灯盏花浸膏、灯盏花素、飞蓬苷及其他少数黄酮成分上，制剂水平也较低。灯盏细辛注射液、灯盏花素注射液研究出来后，虽因其独特的疗效被社会认可，被市场接受。因这两种注射液稳定性差，不能持续规模生产。因此在1982—1992年间，灯盏细辛系列药物市场处于由于产品质量不能保障而导致的低潮时期。此后，灯盏花素片成为国内大江南北，边陲山乡各处医生用于治疗中风的特效药物，被医患双方不断认可。随后，上海开发的灯盏细辛胶囊曾获上海市科技进步奖，从1993年开始随着“云南灯盏花注射液”“华佗再造丸”等中药品种走红，中国科学院昆明植物研究所、上海医药工业研究院、清华大学以及国外研究机构加强了对灯盏花的药物化学、药理及药效等方面的系统研究。

灯盏细辛作为治疗和预防心脑血管等疾病的植物药，云南省是该药材的主要产地，产量占全国资源总量的95%以上，在云南省的大理、丽江、迪庆、红河等地都有分布，特别是在红河、文山、玉溪、楚雄、曲靖、大理、丽江等地集中分布。

（二）泸西县灯盏细辛产业发展

灯盏细辛自被研发成为药品后，野生资源就大量地被采摘，原料需求量增加导致价格上涨和野生资源日趋匮乏。为满足市场需求，泸西县在2000—2004年，投资3000多万元，通过与科研院所合作，探索野生灯盏花的引种驯化和大规模人工种植，并提取灯盏花素，对良种繁育、大田种植、病虫害防治、水肥管理、采收和初加工等相关技术进行了较为深入的实验研究，逐步完善了灯盏花规范化种植技术标准和操作规程，总结出以种子直播和设施栽培为主的灯盏细辛人工栽培技术，这为灯盏细辛产业发展的原料产量与质量起到了保障作用。

目前，泸西县、弥勒县灯盏花GAP（Good Agriculture Practice）规模化种植面积近270公顷，泸西县拥有全国最大的灯盏花种植基地，也是灯盏花唯一获得国家GAP认证的基地。2013年泸西县计划发展GAP规范化种植灯盏花930公顷，收购鲜品27 000吨，实现产值8100万元。灯盏花产业化栽培的平均亩产值约为4000元，实现年产值2970万元。龙头企业红河千山生物工程有限公司采收药材干品1300吨，比2012年增长100吨，生产灯盏花素14吨，实现工业产值3590万元，同比增长505万元，实现销售收入3346万元，利润864万元。目前，灯盏花市场前景广阔，产业发展态势良好，云南省将灯盏花产业开发列为发展“云药”产业的重点项目，全县灯盏花产业带动中枢、午街铺、永宁、旧城、白水、向阳等乡镇农户超过65 000户脱贫致富。

（三）灯盏细辛相关基础研究

自1993年以来灯盏细辛中已分离出60多个化学成分，其中小分子吡喃酮醇类化合物5种，黄酮类化合物10多种，单咖啡酰类化合物6种，双咖啡酰类化合物5种，酚苷类化合物2种，香豆素类化合物3种等。

云南药物研究所等单位（官碧琴等，1980; 张人伟等，1981）对灯盏花进行了化学和药理研究，认为灯盏乙素（野黄芩苷）是其中的主要有效成分，并把以灯盏乙素为主，含少量灯盏甲素（芹菜素苷）的混合物称为灯盏花素；随后又有学者指出（孙汉董等，2009）灯盏花素注射剂仅利用灯盏乙素为药效成分不太全面，认为二咖啡酰基奎宁酸酯类化合物（1, 5-, 3, 5- 和 4, 5- 二咖啡酰基奎宁酸和飞蓬酯乙等）同样为其主要活性成分；同时另有学者（李文军等，2007）认为黄酮类和双咖啡酰类化合物作用于血栓形成的不同环节，从机理上有协同增效作用。

近几年，医学界对灯盏细辛特征成分及药效功能进行了大量的研究。有学者认为灯盏花内含灯盏花素具有抗凝血，改善微循环，扩张血管、降低血黏度、降血脂、促纤溶、抗血栓、抗血小板聚集、激活心脑供血，抗白斑癌变，防治艾滋病，降低 2 型糖尿病早期肾脏病变，明目、养颜、祛斑等疗效，这些研究进一步拓宽了灯盏细辛的临床应用范围。

（四）灯盏细辛相关产品开发与产权保护

中药新剂型的深度开发是促进中成药科学化、现代化的重要表现，也是中成药现代化的关键。目前，国内把灯盏花素及灯盏花各种提取物先后开发成不同剂型的多种制剂，如片剂、胶囊剂、颗粒剂、口服液、软胶囊剂、针剂等，主要品种有益脉康片、益脉康胶囊、灯盏细辛片、灯盏花颗粒、灯盏细辛颗粒、灯盏细辛口服液、灯盏细辛注射液等。精制的灯盏花素剂型有纳米灯盏花素制剂、脂质体、固体分散剂、缓控释制剂、口腔崩解片、灯盏花素磷脂复合物，另有用于治疗复发性口疮的灯盏花含片等。近年来，灯盏花制剂成为心脑血管用药中比较安全有效的药物，已成为常用药物，其在临床上取得了良好的临床效果和经济社会效益。专利检索发现，截至 2015 年底，灯盏花申请发明专利超过 800 项，可见灯盏花在知识产权的保护方面引起了整个产业链的足够重视。

四、杜仲开发与应用

杜仲是杜仲科杜仲属的落叶乔木，属国家二类重点保护树种，又名思仲、扯丝皮、思仙、思连木、木棉、玉丝皮和丝绵木，为我国特有科、单属、单种植物，它既是古老而独特的经济树种，又是珍稀名贵的药用植物，还是世界上适应范围最广、发展潜力最大的优质胶源树种。

（一）杜仲分布与资源保护

杜仲是第四纪冰川侵袭后残留下来的孑遗古老树种，喜温暖湿润、阳光充足的环境，野生分布在我国亚热带长江流域和暖温带黄河流域，目前除海南、台湾、黑龙江和西藏外的 27 个省（市、区）均有种植，我国栽培面积约 35 万公顷，占全球栽培面积 99% 以上。

四川省旺苍县是全国闻名的“杜仲之乡”，全县杜仲种植达 3000 余万株。主要分布在英萃、正源、化龙、五权等 28 个乡镇，其中面积 1333.3 公顷以上的有 11 个乡镇，总面积

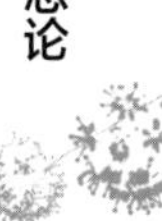

近 2.2 万公顷，示范村 24 个，示范户达 7000 户。全县 15 年以上树龄的有 400 余万株，10 年以上树龄的有 500 余万株。5 年以下幼树约占 35%。6 ~ 10 年生的占 35%，10 年生以上杜仲占 30%。据测算，旺苍全县杜仲皮储量达 36 630 吨、枝皮 24 930 吨，年产叶 86 670 吨，产籽 10 吨，年产值超过 1 亿元。

旺苍县先后建成 6700 公顷杜仲商品基地，实施了 26 700 公顷杜仲商品基地项目建设，5000 多农户以庭院经济形式建设杜仲庭园。旺苍县曾被列为全国第二批高产优质高效农业标准化杜仲示范区和四川省农业产业示范工程，被国家林业局、中国经济林协会授予“中国名特优经济林之乡——杜仲之乡”称号。

（二）杜仲药用价值

杜仲为历版《中国药典》收载的药材品种，在我国使用历史悠久。杜仲具有重要的药用价值，其树皮、叶、芽、花均可入药，中医临床常以杜仲皮入药，其性味辛温无毒，具有补肝肾、强筋骨、安胎等功效。现代药学研究证实，杜仲所含药效成分超过 116 种，主要由木脂素类、环烯醚萜类、有机酸、萜类、多糖、氨基酸和杜仲胶等化合物组成，其中松脂醇二葡萄糖苷和丁香素二糖苷可以抑制胆固醇的上升，有明显的降血压作用；京尼平苷酸也具有抗血压作用；木质部含有桃叶珊瑚苷有较强的抗菌作用，刺激副交感神经中枢，加快马尿酸的排出，有明显的利尿作用，同时还具有抗肿瘤作用，杜仲多糖具有增强免疫的作用，绿原酸抗菌作用较强，并具有肾上腺素的类似作用；杜仲还含有 17 种常见的氨基酸、15 种以上人体必需的锗、锌等微量元素以及维生素 E、维生素 B_2 和 β - 胡萝卜素等。此外，杜仲富含杜仲胶、杜仲油等化学成分；杜仲雄花生物碱具有良好的镇静催眠作用。

（三）杜仲经济价值及开发利用

杜仲是重要的药用树种，皮、叶有很高的药用价值和营养保健功能，但传统上只是利用杜仲皮入药。现代研究结果表明，杜仲皮、叶不仅可以入药，还可以提炼加工成各种保健品，目前利用杜仲叶为原料开发的保健饮品有杜仲茶、杜仲口服液、碳酸饮料、咖啡、杜仲颗粒、杜仲酒等，保健食品有杜仲食用菌、杜仲醋、杜仲酱油、杜仲麻辣酱等，其他保健品有杜仲筷、杜仲牙膏、杜仲保健枕、杜仲保健药垫及腰围等。

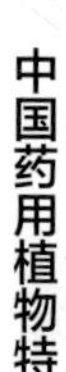

杜仲皮、叶、果实均含有杜仲胶，其中杜仲果实内杜仲胶的含量高达 12%，而杜仲果皮中杜仲胶的含量更高达 17%。杜仲胶是高分子新材料，为塑料与橡胶间的过渡体，具有良好的绝缘性能，耐酸、碱、盐，是制造海底电缆、输油胶管的优质材料，可被广泛应用于国防、军工、海底电缆等特种工业中，杜仲橡胶的硫化制品可制特种轮胎，也可作黏合剂等；杜仲胶医用可做代替石膏的功能材料，用于假肢套、运动安全护具和矫型器等。“2010 中国杜仲产业化论坛”中提出，2009 年我国天然橡胶产量为 64.4 万吨，进口天然橡胶 171 万吨，进口的复合橡胶 102 万吨，我国对国外天然橡胶的依存度高达 80%，而我国杜仲种植按照300万公顷的发展规模，杜仲胶年产量可达120万吨，为我国目前普通天然橡胶产量的2倍，只要解决了杜仲胶成本高问题，加上优良种源筛选，全面推进杜仲胶资源的开发应用，可从根本上解决我国天然橡胶资源匮乏的问题。

杜仲木材材质坚韧、洁白、纹理细致、不翘不裂、不遭虫蛀，是制造舟车、高档家具、农具及工艺装饰品的优质材料；杜仲具有促进动物机体新陈代谢的作用，将杜仲叶粉添加到畜禽及鱼类饲料，不仅可提高畜禽及鱼类的免疫力，减少疾病，还能提高畜禽及鱼类产品品质；杜仲果实含有杜仲油，可作为新的保健型高级食用油资源开发。此外，杜仲树干直，冠形大，整体美观协调，是行道绿化的重要树种，大面积栽植不仅美化环境，而且能产生一定的经济效益。

五、药用植物特有种资源开发的成功经验

药用植物资源作为中医药和民族药产业链的源头，保护和开发在产业化进程中至关重要，特别是对于特有珍稀濒危药用植物更是如此。以上四个特有种通过引种栽培，完成了野生资源保护、产地扩大和资源种群的再生。引种栽培不但是资源保护的一种有效途径，也是保证整个产业后期开发和产业化所需的药材原料的产量和质量的基础。

从特有种资源开发与产业化的经验来看，“野生变家种”是产业化和资源可持续利用的前提与基础，特有种药材的栽培道地产区的形成是一个漫长的过程，都在遵循区域的传统社会经济与文化、中药材生产的客观自然规律的大背景下进行。其次，特有种药用植物产业化，还需要借助于资源生态、品种选育、水肥管理、质量控制等各个学科技术手段进行系统的研究与试验，诸如种源繁育技术、规模化种植技术、田间水肥管理技术、病虫草害综合防治技术、产地加工与饮片加工技术、制剂和剂型技术等，是一个综合配套工程。第三，加强基础研究与建立各个环节的质量控制体系，是药用资源产业化的保障，对于药用植物化学成分、药理作用、性味归经、配伍变化、加工炮制等理论的深入研究，是确保药品有效、安全与可控的关键。此外，还须注重产品后续深度开发，从原植物到粗提物再到精深加工产品的升级，提高产品的附加值和延长产业链，才能将特有种药用植物的资源优势转化为经济优势。

同时，还应该注意到，对于特有种药用植物资源，其产业化发展更要加强各类知识产权保护、种质资源保护，形成特有种药用植物资源的区域和国家尺度的独占优势资源。政府也应该在特有种资源种质保护、产品开发、成果利用和产品市场等方面提供更多的资金和政策支持。

这四种特有药用植物的产业化发展，是在引种驯化和栽培等历史积累基础上，近几十年来坚持市场为导向，开展栽培、加工、产品研发各个环节配套技术体系的科技创新与集成，以发展特定地区产业化栽培基地和扶持产业化龙头企业为重点，以加强科研开发为动力，鼓励和引导药农和企业积极参与，提高中药产业化和现代化水平、经济价值和科技含

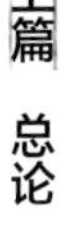

量。对于特有种药用植物，由于其野生分布区域的局限性和栽培适生范围的有限性，是最适合作为特定区域的特色产业经济发展的基础。因此，通过特有种的产业化各个环节技术研发与配套集成，可逐步培养和做大做强区域特色的中药材产业经济集群，不但具有物种野生资源保护的生态效益，还有良好的高附加值和长产业链的经济效益，以及稳定的产量与质量保证的社会效益。

（贾晓光　徐晓琴　魏鸿雁）

参考文献

[1] LI C, LIN LM, SUI F, et al. Chemistry and pharmacology of *Siraitia grosvenorii*: a review. Chinese Journal of Natural Medicines, 2014, 12(2): 89-102.

[2] PAWAR RS, KRYNITSKY AJ, RADER JI. Sweeteners from plants-with emphasis on *Stevia rebaudiana* (Bertoni) and *Siraitia grosvenorii* (Swingle). Analytical annd Bioanalytical Chemistry, 2013, 405(13): 4397-4407.

[3] 白隆华，马小军，莫长明，等. 罗汉果种质资源综合指数定量评价研究. 中国中药杂志，2007，32(23)：2482-2484.

[4] 边宝林. 地黄专论. 北京：中医古籍出版社，2010.

[5] 陈建存. 植物药在美国的发展、问题与市场. 中国药房，2002，13(3)：182-186.

[6] 陈士林. 中国药材产地生态适宜性区划. 北京：科学出版社，2011：148-150.

[7] 邓毓芳，陈海，申超荣. 杜仲叶的开发利用. 中国水土保持，1989，6：39-40.

[8] 丁健，夏燕莉. 中国药用植物资源现状. 资源开发与市场，2005，21(5)：453-455.

[9] 丁阳，苏涛，刘金磊. 桂北罗汉果产业发展现状·问题与对策. 安徽农业科学，2015，43(35)：326-327，335.

[10] 国家中医药管理局《中华本草》编委会. 中华本草·藏药卷. 上海：上海科学技术出版社，2002.

[11] 国家中医药管理局《中华本草》编委会. 中华本草·蒙药卷. 上海：上海科学技术出版社，2004.

[12] 国家中医药管理局《中华本草》编委会. 中华本草·维吾尔药卷. 上海：上海科学技术出版社，2005.

[13] 国家中医药管理局《中华本草》编委会. 中华本草·傣药卷. 上海：上海科学技术出版社，2005.

[14] 国家中医药管理局《中华本草》编委会. 中华本草·苗药卷. 上海：上海科学技术出版社，2005.

[15] 郭巧生. 药用植物栽培学. 北京：高等教育出版社，2009.

[16] 雷福成，刘红敏，陈利军，等. 怀地黄有机生产. 信阳农业高等专科报，2010，

20(3)：124-125.

[17] 李洪军，庞梅．地黄栽培技术要点与效益分析．农村经济与科技，2005，2：32-33.

[18] 李存胜，张月琴．焦作市四大怀药资源及评价．北方园艺，2011，(17)：196-197.

[19] 刘婷，王旭华，李春，等．罗汉果皂苷V的镇咳、祛痰及解痉作用研究．中国药学杂志，2007，42(20)：1534-1536.

[20] 何伟平，朱晓韵，何超文．罗汉果功能特性及产品开发研究现状．中国新技术新产品，2011，20：231-232.

[21] 黄丽莉，段玉芳，杨春霞．杜仲综合开发利用及产业化发展探讨．农学学报，2013，3(6)：57-60.

[22] 贾敏如，李星炜．中国民族药志要．北京：中国医药科技出版社，2005.

[23] 李文军，陶长戈，彭成．灯盏细辛注射液中灯盏花乙素在大鼠体内的药物动力学．华西药学杂志，2007，22(5)：520-522.

[24] 李锋，蒋水元，李典鹏．罗汉果栽培与化学研究．南宁：广西科学技术出版社，2010.

[25] 刘勇民．维吾尔药志．乌鲁木齐：新疆科技卫生出版社，1999.

[26] 罗达尚．新修晶珠本草．成都：四川科学技术出版社，2004.

[27] 寇尚伟．罗汉果：甜味剂里的中国机遇．销售与市场（管理版），2015，7：90-92.

[28] 马小军，莫长明，白隆华，等．罗汉果新品种“永青1号”．园艺学报，2008，35(12)：1855-1873.

[29] 米惠，龙颖，肖喜泉，等．罗汉果产品开发研究概况．右江民族医学院学报，2015，5：745-747.

[30] 莫长明，马小军，白隆华，等．罗汉果丰产稳产新品种普丰青皮的选育．中国果树，2010，(2)：10-11.

[31] 彭华，许再富．濒危野生植物在中草药中的应用．中国环境与发展国际合作委员：保护中国的生物多样性，1996：218-234.

[32] 彭勇，肖培根．中国药用植物资源开发利用研究的回顾与展望．植物资源与环境，1993，2(1)：49-55.

[33] 宋民宪，郭维加．新编国家中成药．2版．北京：人民卫生出版社，2002.

[34] 宋民宪．民族药成方制剂．北京：人民卫生出版社，2014.

[35] 孙汉董，赵勤实．防治心脑血管疾病药物—灯盏细辛酚的研究与开发．化学进展，2009，21(1)：77-83.

[36] 孙敏，师冰，徐榕雪，等．云南特色中药灯盏花专利案例分析．云南中医中药杂志，2010，31(3)：36-37.

[37] 孙辉，蒋舜媛，周毅，等．药用植物羌活现状及其民族植物学调查．世界科技研究与发展，2004，26(6)：42-47.

[38] 孙素琴，周群，陈建波．中药红外光谱分析与鉴定．北京：化学工业出版社，2010.
[39] 韦荣昌，唐其，马小军，等．罗汉果种质资源及培育技术研究进展．广东农业科学，2013，22：38-41，47.
[40] 王北婴．我国中药产业化发展的现状和趋势．中医工作，1998，39(8)：502-504.
[41] 王景祥，张黎明，楚万照．杜仲叶和杜仲皮的成分比较．中草药，1987，18(8)：11-13.
[42] 温学森，杨世林，魏建和，等．地黄栽培历史及其品种考．中草药，2002，33(10)：946-949.
[43] 吴湖莲．罗汉果甜苷市场预计2019年爆发性增长．中国食品报，2015-12-14006.
[44] 徐国钧．生药学．北京：人民卫生出版社，1995.
[45] 谢宗万．常用中药名与别名手册．北京：人民卫生出版社，2001.
[46] 杨丽梅，顾军，林明建，等．灯盏花素的研究进展．天津药学，2010，22(1)：56-60.
[47] 杨浩明．广西罗汉果产业发展研究．企业科技与发展，2013，9：14-16.
[48] 杨永昌．藏药志．西宁：青海人民出版社，1991.
[49] 占布拉·道尔吉．蒙药正典．罗布桑，徐嫦，嘎玛曲培，等译．呼和浩特：内蒙古人民出版社，2006.
[50] 张康健，王蓝，张凤云，等．杜仲叶与皮有救成分含量的比较研究．西北林学院学报．1996，11(2)：42-46.
[51] 张金鼎，曹鸿云．河南四大怀药．中药材，1987，3：55-56.
[52] 张人伟，杨生元，林永月．灯盏花的化学成分研究．药学学报，1981，16(1)：68-69.
[53] 赵润环，张惠源，陶陶，等．中国常用药材的资源蕴藏和产量．中国中药杂志，1995，20(12)：712-715.
[54] 中国医学科学院药用植物资源开发研究所．中国药用植物栽培学．北京：农业出版社，1991.
[55] 周荣汉，李家升．植物资源利用与开发（三）中国药用植物资源的研究与开发．植物学通报，1994，11(3)：50-54.
[56] 钟国跃，周福成，石上梅，等．藏药材常用品种及质量标准现状调查分析研究．中国中药杂志，2012，37(16)：2349-2355.
[57] 钟国跃，王昌华，周华蓉，等．藏药材的生药学特点及品种整理研究策略．世界科学技术-中医药现代化，2008，10(2)：28-32，41.
[58] 中国药材公司．中国中药资源志要．北京：科学出版社，1995.
[59] 周春娥，谷凤平，周延清．基于SRAP分析怀地黄种质的遗传多样性．贵州农业科学，2012，40(2)：4-7.
[60] 周华蓉，幕泽迳，杜小浪，等．藏医学药用植物中我国种子植物特有种整理．中国中药杂志，2015，40(17)：3463-3469.

第四章 中国药用植物特有种的保护与可持续利用

药用植物特有种的保护对中医药事业的可持续发展意义重大。首先，药用植物特有种因其物种的独特性往往具有特殊药效成分和药用价值。如中药材三七分布在我国云南、广西地区，其止血活血的特殊疗效并非其他近缘物种能够替代。其次，药用植物特有种分布地较窄，对栖息地要求较为苛刻，资源量较少，容易受到自然和人为因素的影响，比一般物种更容易濒危。由于中药产业是资源依赖型产业，其生产需要消耗大量的中药资源，药用植物特有种有着分布较窄和资源量小的缺点，很容易在中医药工业生产过程中濒危灭绝。三是药用植物特有种具有独特的经济价值，药用植物特有种仅分布在我国，在中医药长期发展中形成了优秀的文化和丰富的经验，这些构成了天然的产业优势。严格的药用植物特有种保护措施可以使得我国长期保持特有种的“特有优势”，形成天然的垄断产业。药用植物特有种的可持续利用可以为我国带来持续不断的商机。

第一节　国内外药用植物资源的保护现状

一、国际上药用植物资源保护现状

随着人类健康理念的转变，天然药物在全球范围内受到了广泛的重视和应用，世界上约有 40% 的药物成分来源于天然动植物。随着全球中草药产业化的发展，药用植物资源被开发和利用不断加剧，加上环境污染和生态破坏等原因，越来越多的药用植物正面临物种灭绝和大量遗传多样性丢失的危险局面。世界自然保护联盟（International Union for Conservation of Nature, IUCN）的评估报告显示，已被评估的 47 677 种物种中，有 38% 的物种被认为受到灭绝的威胁，其中植物受威胁的比例高达 70%。2014 年发布的第四版《全球生物多样性展望》认为，“按照目前的趋势，至少在 2020 年之前，生物多样性面临的压力将持续增加，生物多样性状况将持续恶化；若要实现 2020 年目标，需加倍努力，把生物多样性价值纳入相关政策，改变现有不利于生物多样性保护的政策措施，完善并严格执行相关法律法规和规划，促进利益相关方广泛参与生物多样性保护”。因此，保护药用植物资源也是全世界的重要课题。《世界自然资源保护战略纲要》指出，资源保护的目标是“管理人类对生物圈的利用，使它给当代人产生最大的持续利益，与此同时仍保持它的潜力，以满足后代人的需要和渴望”。此外，IUCN 还发布了较为系统的物种濒危等级划分标准，以供实践中的资源现状、保护评估和野生种群监测。具体的物种受威胁等级及定义见表 1-22。

表 1-22 IUCN 物种受威胁等级及定义

等级	英文及缩写	定义
绝灭	EX (extinct)	至少在 50 年内没有记载，且经过彻底（反复）调查没有发现任何一个个体
野外绝灭	EW (extinct in the wild)	如果某分类群只有栽培植株或只作为归化种群生活在远离其过去自然分布区时，属野外绝灭
地区性绝灭	RE (regionally extinct)	如果可以肯定本地区内某分类群最后的有潜在繁殖能力的个体已经死亡或消失，即认为该分类群属于地方性绝灭；针对非本地特有种，区域外状况未予考虑
极危	CR (critically endangered)	如果某个分类群符合 IUCN 标准中极危等级五个标准中的任一个时，该类群即属于极危，因为它在野外面临着极高的灭绝危险。另外，对于有许多证据表明可能绝灭，但又不完全确定的类群，划为极危 - 可能绝灭（critically endangered, possibly extinct: CR-PE）；它们不宜放入绝灭级别，除非有足够的证据说明无法找到该类群的个体
濒危	EN (endangered)	如果某个分类群符合 IUCN 标准中濒危等级五个标准中的任一个时，该类群即属于濒危，因为它在野外面临着很高的灭绝危险
易危	VU (vulnerable)	如果某个分类群符合 IUCN 标准中易危等级五个标准中的任一个时，该类群即属于易危，因为它在野外面临着较高的灭绝危险
近危	NT (near threatened)	如果某个分类群接近符合 IUCN 标准中易危等级五个标准中的任一个时，该类群即属于近危，它在不久的将来可能达到濒危的等级
无危	LC (least concern)	泛指分布广泛、数量繁多、且不受威胁的物种（即不符合 CR、EN、VU 和 NT 级别的标准）。另外，狭域分布及数量稀少的种也可划入此级，如极度稀有或稀有；仅在一个采集点上发现、没有面临任何直接或潜在的威胁的类群，即为极度稀有（critically rare）；而有数个至多个分布点、或分布范围狭窄、或种群密度低、或处于特殊生境或个体数量少，且没有面临任何直接或潜在的威胁的类群，属于稀有（rare）

续表

等级	英文及缩写	定义
数据缺乏	DD (data deficient)	如果没有足够的资料来直接或者间接地根据某分类群的分布或种群状况来评估其绝灭危险程度时，即认为该分类单元属于数据缺乏。对于该分类群可能已经做过大量研究，但资料仍然不够而无法评估。DD 级不属于受威胁等级，它只表明还需要更多信息资料来划分到合适等级中，该等级的划分要谨慎。另外，如果一个类群没有足够野外居群信息和分布信息对其灭绝威胁进行评估，但它是界定清晰的类群，则其属于 DD-P (data deficient-insufficient information)；如果一个类群分类学地位存疑或不确定，将无法也不宜进行绝灭风险评估，其属于 DD-T (data deficient -taxonomically problematic)

二、中国药用植物相关保护制度

（一）资源物种的现有保护制度

保护药用植物资源重点是要强调合理利用和科学管理，目的是使其能最大限度地、持续地满足我们的需要。保护药用植物资源，防止物种濒危和灭绝，需要长期的、全民的努力，是一个涉及立法、行政管理、科学研究、经济贸易、宣传、教育等方面的复杂工程。其中立法作为国家强制力保证实施的行为规范，是保护药用植物资源最强硬而有效的方法。目前，有关植物资源物种保护的相关立法情况如下。

1. 宪法和相关法律

（1）《中华人民共和国宪法》（2004 修正）（20040314）第九条第二款规定："国家保障自然资源的合理利用，保护珍贵的动物和植物，禁止任何组织或者个人用任何手段侵占或者破坏自然资源。"

（2）《中华人民共和国环境保护法》（20140424）第二十九条规定："国家在重点生态功能区、生态环境敏感区和脆弱区等区域划定生态保护红线，实行严格保护。各级人民政府对具有代表性的各种类型的自然生态系统区域，珍稀、濒危的野生动植物自然分布区域，重要的水源涵养区域，具有重大科学文化价值的地质构造、著名溶洞和化石分布区、冰川、火山、温泉等自然遗迹，以及人文遗迹、古树名木，应当采取措施予以保护，严禁破坏。"第三十条规定："开发利用自然资源，应当合理开发，保护生物多样性，保障生态安全，依法制定有关生态保护和恢复治理方案并予以实施。"

（3）《中华人民共和国海洋环境保护法》（20131228）第二十条规定："国务院和沿海地方各级人民政府应当采取有效措施，保护红树林、珊瑚礁、滨海湿地、海岛、海湾、入海河口、重要渔业水域等具有典型性、代表性的海洋生态系统，珍稀、濒危海洋生物的天然集中分布区，具有重要经济价值的海洋生物生存区域及有重大科学文化价值的海洋自然历史遗迹和自然景观。对具有重要经济、社会价值的已遭到破坏的海洋生态，应当进行整治和恢复。”

（4）《中华人民共和国森林法》（20090827）第二十四条规定：“国务院林业主管部门和省、自治区、直辖市人民政府，应当在不同自然地带的典型森林生态地区、珍贵动物和植物生长繁殖的林区、天然热带雨林区和具有特殊保护价值的其他天然林区，划定自然保护区，加强保护管理。自然保护区的管理办法，由国务院林业主管部门制定，报国务院批准施行。对自然保护区以外的珍贵树木和林区内具有特殊价值的植物资源，应当认真保护；未经省、自治区、直辖市林业主管部门批准，不得采伐和采集。”

（5）《中华人民共和国农业法》（20121228）第六十四条：“国家建立与农业生产有关的生物物种资源保护制度，保护生物多样性，对稀有、濒危、珍贵生物资源及其原生地实行重点保护。从境外引进生物物种资源应当依法进行登记或者审批，并采取相应安全控制措施。”

（6）《中华人民共和国草原法》（20130629）第四十四条规定：“县级以上人民政府应当依法加强对草原珍稀濒危野生植物和种质资源的保护、管理。”

（7）《中华人民共和国种子法》（20130629）第八条规定：“国家依法保护种质资源，任何单位和个人不得侵占和破坏种质资源。禁止采集或者采伐国家重点保护的天然种质资源。因科研等特殊情况需要采集或者采伐的，应当经国务院或者省、自治区、直辖市人民政府的农业、林业行政主管部门批准。”

（8）《中华人民共和国水土保持法》（20101225）第十八条规定：“水土流失严重、生态脆弱的地区，应当限制或者禁止可能造成水土流失的生产建设活动，严格保护植物、沙壳、结皮、地衣等。”第二十一条规定：“禁止毁林、毁草开垦和采集发菜。禁止在水土流失重点预防区和重点治理区铲草皮、挖树兜或者滥挖虫草、甘草、麻黄等。”第二十二条规定：“林木采伐应当采用合理方式，严格控制皆伐；对水源涵养林、水土保持林、防风固沙林等防护林只能进行抚育和更新性质的采伐；对采伐区和集材道应当采取防止水土流失的措施，并在采伐后及时更新造林。”第二十三条规定：“在五度以上坡地植树造林、抚育幼林、种植中药材等，应当采取水土保持措施。”

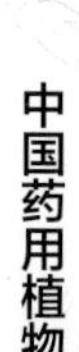

（9）《中华人民共和国进出境动植物检疫法》（20090827），立法目的为防止动物传染病、寄生虫病和植物危险性病、虫、杂草以及其他有害生物（以下简称病虫害）传入、传出国境，保护农、林、牧、渔业生产和人体健康，促进对外经济贸易的发展，制定本法。

2. 相关行政法规

（1）《野生药材资源保护管理条例》，1987 年 10 月由国务院发布，国家医药管理局负责解释，立法目的是保护和合理利用药材资源。该条例首次在国家层面上以行政法规的形式对我国药用资源保护进行了规范和管理。

（2）《中华人民共和国野生植物保护条例》，1996 年 9 月 30 日由国务院发布，并由国家林业、农业和建设行政主管部门分工负责，国家环保部门负责协调和监督，立法目的是为了保护、发展和合理利用野生植物资源，保护生物多样性，维护生态平衡。

（3）《中华人民共和国植物新品种保护条例》，1997 年 3 月 20 日由国务院发布，并于 2013 年 1 月 31 日经国务院修改，立法目的是为了保护植物新品种权，鼓励培育和使用植物新品种（植物新品种，是指经过人工培育的或者对发现的野生植物加以开发，具备新颖性、特异性、一致性和稳定性并有适当命名的植物品种），促进农业、林业的发展。

（4）《中华人民共和国进出口货物原产地条例》，2004 年 9 月 3 日由国务院发布，立法目的是为了正确确定进出口货物的原产地，有效实施各项贸易措施，促进对外贸易发展。涉及在该国（地区）出生并饲养的活的动物、在该国（地区）野外捕捉、捕捞、搜集的动物、从该国（地区）的活的动物获得的未经加工的物品、在该国（地区）收获的植物和植物产品等。

（5）《中华人民共和国自然保护区条例》，1994 年 10 月国务院发布，并于 2011 年 1 月 8 日由国务院修改，由国家林业、农业、地质矿产、水利、海洋等有关行政主管部门分工负责，国家环保部门负责综合管理，立法目的是为了加强自然保护区的建设和管理，保护自然环境和自然资源。

3. 相关部门规章

（1）《农业野生植物保护办法》，2002 年 9 月 6 日由中华人民共和国农业部令第 21 号颁布，2004 年 7 月 1 日农业部令第 38 号、2013 年 12 月 31 日农业部令 2013 年第 5 号修订，是为了保护和合理利用珍稀、濒危野生植物资源，保护生物多样性，加强野生植物管理，根据《中华人民共和国野生植物保护条例》而制定的法规，主要由农业部门实施，与中药资源的管理脱节。

（2）《中华人民共和国海关对旅客携带和个人邮寄中药材、中成药出境的管理规定》，1990 年 6 月 26 日由海关总署令第 12 号颁布，是为了加强中药材和中成药的出境管理而制定的法规，根据《中华人民共和国海关法》而制定的法规，规定中药材和中成药不得大量邮寄，主要目的是防止走私，并非保护中药资源。

（3）《林木种质资源管理办法》，2007 年 9 月 8 日国家林业局令第 22 号公布，自 2007 年 11 月 1 日起施行，是为了加强林木种质资源保护和管理，根据《中华人民共和国种子法》而制定的法规，对中药资源保护和管理的适用性不强。

（4）关于印发《中药注册管理补充规定》的通知，国食药监注〔2008〕3 号文公布，2008 年 1 月 7 日起施行，是为了遵循中医药研究规律，体现中药注册特点，规范中药注册行为，促进中医药和民族医药事业发展，根据《药品注册管理办法》而制定的法规，规定“保障中药材来源的稳定和资源的可持续利用，并应关注对环境保护等因素的影响。涉及濒危野生动植物的应当符合国家有关规定。”对药材资源保护有管理条文，但规定较为笼统，缺乏执行工具。

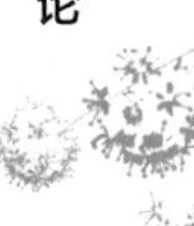

4. 地方性法规 针对物种资源保护，我国各个省、自治区、直辖市也相应地制定了地方性法规，如《湖南省野生动植物资源保护条例》（1988 年实施，1995 年、1997 年、2004 年、2010 年分别修正）、《吉林省野生动植物保护管理暂行条例》（1985 年实施）、《云南省陆生野生动物保护条例》（1997 年实施，2012 年、2014 年分别修改）、《云南省珍稀濒危植物保护管理暂行规定》（1995 年实施）等。针对药用植物资源保护，少数省、自治区、直辖市制定了地方性法规，如《黑龙江省野生药材资源保护条例》（2005 年发布实施、2015 年修正）、《广西壮族自治区药用野生植物资源保护办法》（2015 年实施）。针对重点保护药用植物资源，也有立法保护，如《宁夏回族自治区甘草资源保护管理办法》（1994 年实施、2010 年修改）。

5. 国际条约 根据我国的法律体制，我国缔结或者参见的国际条约，也是我国法律体系的一部分。国际条约的规定在与国内相关立法的规定发生冲突时，优先适用。经统计，1949—2010 年我国签署的各种国际公约有 24 项。与药用植物特有种相关的国际公约主要如下。

（1）《濒危野生动植物种国际贸易公约》（Convention on International Trade in Endangered Species of Wild Fauna and Flora, CITES）：我国于 1980 年加入，是为了保护濒危野生动植物物种，防止濒危野生动植物物种因为国际贸易而遭到过度利用而制定的国际公约，其目的是加强该领域的国际合作。

（2）《生物多样性公约》（the Convention on Biological Diversity, CBD）：我国于 1992 年加入，是为了强化对全球生物多样性的保护和管理，提高人们对生物多样性保护的意识，达到可持续利用生物多样性和公平合理地分享由利用遗传资源产生的惠益而制定的国际公约。中国履约工作协调组包括环境保护部、外交部、国家发展和改革委员会、教育部、科学技术部、公安部、财政部、国土资源部、住房和城乡建设部、水利部、农业部、商务部、卫生部、海关总署、国家广播电影电视总局、国家工商行政管理总局、国家林业局、新华社、中国科学院、国家知识产权局、国家海洋局、国家中医药管理局、人民日报社、光明日报社共 24 个部门，主要履约行动包括完善法律和制度、制定规划和计划、开展调查和研究、加强生物安全管理、促进公众参与、支持和推动国际合作等。2010 年关于大幅度降低生物多样性丧失的速度的目标，在全球层面未能实现。

（3）《国际热带木材协定》（International Tropical Timber Agreement, ITTA）：我国于 1986 年加入，是为了保护热带森林生态系统，实现热带木材可持续利用和养护热带森林及其遗传资源而制定的国际法律文件。新的国际热带木材协定于 1994 年 1 月 26 日签定，取代 1983 年的国际热带木材协定。协定共拥有 51 个成员，其中生产国为 24 个，均为发展中国家；消费国 27 个，除了中国、埃及、尼泊尔、韩国和俄罗斯，其余国家均为发达经济国家。

（4）《联合国海洋法公约》（United Nations Convention on the Law of the Sea）：我国于

1996 年加入。公约指联合国曾召开的三次海洋法会议，以及 1982 年第三次会议所决议的海洋法公约（LOS）。公约对内水、领海、临接海域、大陆架、专属经济区、公海等重要概念做了界定，共分 17 部分，连同 9 个附件共有 446 条，主要内容包括领海、毗邻区、专属经济区、大陆架、用于国际航行的海峡、群岛国、岛屿制度、闭海或半闭海、内陆国出入海洋的权益和过境自由、国际海底以及海洋科学研究、海洋环境保护与安全、海洋技术的发展和转让等，对当前全球各处的领海主权争端、海上天然资源管理、污染处理等具有重要的指导和裁决作用。

（5）《国际植物新品种保护公约（1978 年文本）》（International Union for the Protection of New Varieties of Plants, UPOV），我国于 1998 年加入，是保护国际合作中育种者权利和植物新品种的公约。

（二）特有种保护制度的缺失

针对生物多样性保护，近年来我国制定或修订的法律法规多达 50 余部，基本建立了生物多样性保护和资源可持续利用的管理体系，各种法律、法规以及规章制度的实施，对生物多样性保护起到了积极的作用。药用植物作为植物的一个重要组成部分，也因此受到了积极而有效的保护。但针对药用植物特有物种的保护，仍存在许多制度上的空缺。首先，上述法律法规的重点保护对象通常被描述为珍贵、濒危和稀有，仍没有一部法律法规特别指出对特有植物进行重点保护，特有种因为其中一些物种的野生资源尚丰富而被全部忽略，从而造成了立法的缺失。其次，由于目前国家对于物种资源的管理有交叉，不同区域的野生植物以及栽培植物和药用植物等分别归属不同的部门进行管理，药用植物特有种与野生植物和药用植物均有交叉，管理部门也很难避免因交叉管理而造成执法的缺失。第三，部分法律法规颁布时间已久，如《野生药材资源保护管理条例》，1987 年 10 月由国务院颁布，现已时隔 20 多年，中药资源现状已经发生较大改变，许多条文已不适用，造成了虽然有法可依，但执法效果欠佳。

三、中国药用植物及特有种保护的意义

（一）保护特有种质资源，维护我国生物多样性保护的大国形象

生物多样性是地球生命的宝库——无数植物、动物和微生物，它们所包含的基因，以及由它们构成的复杂生态系统，是人类赖以生存与发展的基本食物、药物和工业原料的主要来源。生物多样性保护具有全球意义上的重要性，同时也对经济发展和文化保护具有重要意义。我国高度重视生物多样性保护和可持续利用，已在国家层面成立了由 26 个部委共建的生物多样性保护国家委员会，其目的就是保护生物资源。由于我国人口众多，在我国传统经济的发展过程中，自然环境和生物资源受到了掠夺式的开发和利用。随着我国经济

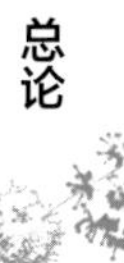

基础条件的改善，传统经济发展模式逐渐向绿色可持续发展转变，生物资源的保护工作得到了广泛的重视。

中国药用植物及特有种是我国宝贵的生物资源，同时也是世界宝贵的生物资源。保护中国药用植物及特有种不仅仅是保护我国生物资源，同时也是保护世界生物多样性的重要组成部分，是我国不可推卸的国际义务。我国在中医药发展过程中形成了丰富的用药经验和独特的医药文化，这是中华文明的重要组成部分，也是我国对人类健康的突出贡献。中国药用植物及特有种承载着我国的药用经验，保护好中国药用植物及特有种有助于维护我国在世界上负责任的大国形象。

（二）促进中药资源可持续利用，支持战略新兴产业的发展

全球生态环境问题已是经济发展中不可回避的问题，生境的日益破碎和地方经济的快速发展给中药资源保护带来较大的压力。据初步统计，我国 400 余种常用中药材每年约有 20% 出现短缺；我国濒危植物近 3000 种，其中药用植物占 60% ~ 70%，列入中国珍稀濒危保护植物名录的药用植物 168 种；国家重点保护野生动物名录的药用动物达 162 种。由于野生资源抚育缓慢，种质资源迅速减少甚至消失，优良种质不断退化，药源问题制约了中药资源的可持续利用。中药资源的战略性基础资源地位越发突显。

2015 年是中医药事业发展的新起点，国务院办公厅分别印发和转发了《中医药健康服务发展规划（2015—2020 年）》和《中药材保护和发展规划（2015—2020 年）》。这两大规划是国务院首次对中医药健康服务业及中药材的保护和发展做出战略布局。中国药用植物及特有种是中药资源的重要组成部分，对中医药健康服务业和中药材的发展起着支撑作用。中国药用植物及特有种也是我国最具特色和优势的生物资源，具有巨大的经济价值和商业开发潜力，是我国生物遗传资源产业化的首选对象。

（三）优化战略资源的组成，促进区域经济协调发展

药用植物特有种的特有属性决定了其稀少、宝贵、独特的性质，作为中药资源的重要组成部分，特有种的保护可以优化中药资源的组成，提高中药资源保护的价值。特有种分布区域大部分为山区，以农业生产为主产业，增值途径不多，增值链较短，如能充分利用特有种的特殊种质，在保护优先、合理开发的原则下进行生产推广，发展资源型现代中药原料科技产业，增加农业增值途径和延长增值链，不仅可以成为山区人民脱贫致富的一个重要途径，还可以在一定程度上优化当地种养业品种结构和产品结构，促进区域经济协调发展，产生常见中药资源或农业品种不可替代的作用。

第二节 中国药用植物特有种资源保护与管理面临的问题

一、相关法律制度建设滞后

中药资源保护法律法规建设严重滞后。在立法方面，缺乏针对药用植物保护的法律。唯一强调药用生物资源的《野生药材资源保护管理条例》（1987 年 10 月，国务院）已有近 30 年未修订。而我国的社会经济、中药资源现状在过去的 30 年已经发生翻天覆地的变化，很多规定，如“二、三级保护野生药材物种属于国家计划管理的品种，由中国药材公司统一经营管理”等，已完全难以适应当前的客观现实。此外，未有针对我国药用植物特有种的特殊性与战略重要性，出台专门的保护与可持续利用的相关法律法规。

其次，药用植物保护政策也严重滞后，缺乏战略布局。与广布种不同，药用植物特有种的保护和开发具有独特的战略意义，目前却未能确立药用植物特有种的保护和发展规划，这应该引起有关部门和地方政府的高度重视。

第三，我国药用植物特有种保护的实施主体不明确。中药资源管理不但涉及中医药主管部门，也涉及林业、环保、农业、水利等管理部门。多部门管理表明了中医药受到有关部门重视，但同时管理权分散，也导致管理责任不明确，缺乏统一协调，不利于特有种的中长期发展、可持续利用与产业化。

随着发展循环经济意识的不断增强、社会文明的不断进步，世界各国对生物多样性保护越来越重视，《濒危野生动植物国际贸易公约》和《生物多样性公约》等国际公约成为各国保护本国生物物种资源和生物多样性、履行相应国际义务的共同准则。为了履约，我国不断完善法律和制度，制定各类相关规划和计划，成立生物物种资源保护部际联席会议制度，统一组织和协调国家生物物种资源的保护和管理工作。各省、自治区、直辖市也加强了生物多样性保护的协调机制，建立生物多样性保护委员会，协调生物多样性保护行动。

在不断完善管理的过程中，发现法治管理对药用植物特有种的保护仍缺乏明确的立法支持。首先，国内法律法规中的重点保护对象多为珍贵、濒危和稀有植物，未能涵盖所有的特有种。特有种强调的是物种分布局限在某一特定的地理区域，但分布区域不一定是指狭小的面积，也不一定具有直接或潜在的威胁，与珍贵、濒危和稀有均不是等同的概念。其次，野生植物和药用植物的管理归口不一样，现行的法律法规多归口于林业、农业和其他管理部门，仅有《野生药材资源保护管理条例》《关于印发中药注册管理补充规定的通知》《黑龙江省野生药材资源保护条例》和《广西壮族自治区药用野生植物资源保护办法》等少量行政法规和部门规章归口于中医药管理部门，因此现行立法对药用植物特有种保护缺乏可操作性。

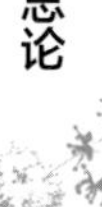

二、体制机制建设亟待加强

野生植物资源管理按照不同分布区域分别分属林业行政主管部门、农业行政主管部门、建设行政部门和其他有关部门管理等，环境保护部门负责全国野生植物环境保护工作的协调和监督。中医药管理部门依照职责分工负责对药用植物资源进行管理，但同时管理药用植物资源的部门还包括林业、农业和建设等。由于药用植物特有种资源可能分布于自然保护区内外、林区内外、城市园林和风景名胜区内外，因此针对药用植物特有种资源管理，各部门均有职责进行保护和管理，职责分工交叉重复，导致职责不清、管理力度不强反弱。

国内与药用植物特有种资源相关的研究机构情况也相似，功能重复或者交叉，力量分散，目标不清，很多研究和保存工作在低水平重复。因此，针对药用植物种质资源保护，特别是珍贵的药用植物特有种的种质资源保护，目前仍缺少全国性的战略布局和总体规划，缺乏有力的协调或者管理机构。

三、保护与可持续利用需要可持续的有效投入

（一）资源现状与动态管理

我国曾经完成三次全国性的中药资源普查，对掌握我国当时的中药资源分布、数量、种类、蕴藏量和产量等资料，包括药用植物特有种资源情况，并指导当时的中药生产工作起到了非常重要的作用。中药资源受自然和人为的因素影响，随着中草药产业的飞速发展，中药资源不断变化，如不加强资源普查和信息管理，资源现状就会不清。第四次全国中药资源普查于2011年正式启动，距离第三次全国中药资源普查已有20多年，期间正是我国中草药产业发展最快的时段，资源情况变化巨大，目前普查工作尚未结束，仍未能掌握我国中药资源的真实情况，特别是野生药用植物特有种资源情况和濒危程度，无法有效指导药用植物特有种资源的保护和可持续利用。

（二）系统开展基础理论与应用关键技术研究

据第三次全国中药资源普查的结果，我国药用植物有11 146种，其中药用植物特有种约为3500种，需要保存的药用植物特有种种质资源数量庞大。物种保护与种质保存是一项利于千秋万代的公益事业，药用植物特有种由于其特殊性，物种保护与种质保存的紧迫性要比其他经济作物的大。由于国家目前在药用植物种质保存经费投入不足，使得药用植物特有种物种保护与种质资源的收集和保存难以开展更多的研究工作，特别是基础性研究工作，难以补充研究队伍，难以增加配套设施，已有的设施难以维持日常运转，一些处于濒危状态的特有物种无法得到有效保护。

另一方面，应该促进人工栽培相关理论与技术的系统研究，这是药用植物特有种资源优势变为经济优势、实现可持续发展的根本途径。对人工栽培产业化相关的植物生理与生态、繁殖与育种、土壤与植物营养、植保与无公害生产、栽培环境条件、质量控制等方面，有步骤有重点开展攻关工作，使特有种的重要品种完全摆脱对野生资源的依赖，才能根本上建设区域特色的中药材经济，有效解决特有种的保护问题。

四、防范药用植物特有种资源的流失

生物遗传资源不同于其他资源，其最为显著的特点是生物遗传资源的可再生性。只要环境满足生物生长的需要，生物遗传资源可以快速繁殖和再生。理论上讲，生物资源只需要数粒种子便可以无限制繁殖下去，从而形成巨大的生物遗传资源产业。合成生物学的兴起进一步提高了生物遗传资源的利用效率，扩大了生物遗传资源的使用范围，将生物遗传资源的利用带到了基因水平。少量种子便可以无限制繁殖下去的特性使得生物遗传资源的管理难度大幅增加。

公平合理地分享因利用遗传资源而产生的惠益是《生物多样性公约》的三个目标之一。2010 年 10 月，《生物多样性公约关于获取遗传资源和公正、公平分享其利用所产生惠益的名古屋议定书》在《公约》缔约方大会第十次会议的最后时刻获得了通过。但由于仍具有诸多有争议的重要问题未解决，如时间范围、可公共获取的传统知识、检查点的设立、衍生物等，而影响了其实施和执行。目前全球遗传资源获取与惠益分享的议定书案文仍在不断地谈判和推进中，而且谈判依然会非常艰巨，这也说明了遗传资源管理的复杂性。

中国药用植物特有种是我国独特的生物遗传资源，同时凝聚了我国丰富的医药传统知识，具有巨大的开发潜力。因此，许多国外的研究院所或跨国公司通过各种途径获取我国的中国药用植物特有种生物遗传资源。一些跨国公司或药品研发机构在我国建立联合实验室共同研究中国药用植物特有种的药用价值。一些国外科研机构与我国中医药科研机构进行人员互换，联合进行中国药用植物特有种开发与合作，深入挖掘中国药用植物特有种的经济价值。

由于科研体制相对落后，生物资源经济价值未能得到充分的重视，相关宣传和教育的缺乏，使得我国很多科研工作者对我国药用植物特有种资源的保护意识不强，在科研合作和国际交流中药用植物特有资源的保护未能得到高度重视。一些中国药用植物特有种的遗传资源被携带出国，流入发达国家的生物资源库。现行的唯 SCI 论是从的科研体制，更是导致中国学者因为评选奖项、晋升职称等均忙着将科研成果公布于外，不少中国药用植物特有种的相关科研信息和科技成果在国外公开发表，其中不少公开成果缺乏相应的专利和知识产权保护措施。

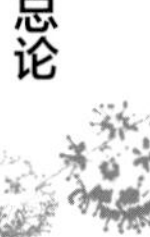

（一）种子交换

全球具有采收和保存种子条件的各植物园及从事物种保存研究的相关研究所，按照《生物多样性公约》的相关规定，进行全球范围的种子交换，旨在促进物种获得多途径的保护。但是，种子交换纯属科研活动，行政管理部门很难进行有效监管，因此在获取他国物种资源的同时，也具有丢失我国药用植物特有种资源的风险。

（二）生物剽窃

生物剽窃一般是指公司、研究机构以及其他有关生物产业的机构凭借其生物技术上的优势，未经资源拥有国及土著和地方社区的许可和同意，利用这些地区的遗传资源和传统知识，在物种、粮食和医药等领域进行研究和用于商业开发，进而利用知识产权法律体系对开发的技术申报专利，不考虑资源提供国或提供者的利益而独自获利的行为。由于具有独特性，我国药用植物特有种的相关研究也成为国外的兴趣点，不少研究者从我国传统用药经验发现药用植物特有种的现代治疗作用，而在这些研究中有相当一部分未披露资源信息和材料的来源，构成了对我国药用植物特有种资源的生物剽窃。

（三）原料出口

我国药用植物资源多以中药材和保健品的形式出口其他国家，其中中药材主要包括原生药材和中药材提取物。原生药材出口后的用途一是用于中药房，二是用于生产植物药产品；中药材提取物是用溶剂将中药中的有效成分提取后制成的浸膏或粉末，出口后主要用于生产植物药产品。提取物与原生药材相比，具有占据空间小、运输费用低、应用方便等优点，因此提取物逐渐成为我国最主要的中药材出口商品类型。1996—2001 年间中药提取物的出口金额基本维持在 1 亿美元上下。2001 年之后，中药提取物出口量开始快速攀升，到 2013 年已上升至 14 亿美元。我国出口的原生药材和提取物都是中药的初级加工品，其利润较低。出口至国外后，经过精制和改造，这些初级加工产品价值可上升数十倍，部分高价再返销我国。我国药用植物特有种资源，也在这样的进出口贸易中以原料的形式、低廉的价格被出售到国外。

（四）网络贸易

由于政策环境利好，且大众对电子商务这种新型的商业运营模式的认知和利用程度不断加深，近年来网络贸易平台得以飞速发展。与开实体店相比较，开网店只需要打开键盘、点击鼠标即可方便快捷地达成愿望，免去了审批、办证、装修、采购等必经的过程。除此以外，网店还具有交易迅速、不易压货、打理方便、形式多样等诸多的优势。庭院绿化、室内绿化、办公室绿化、绿化植物、珍贵苗木、创意盆栽等各式网店应有尽有，销售的植物既有来源于栽培的，也有来源于野生的，既有观赏植物，也有药用植物，只要具有一定的价值，就有可能在网上被兜售至全球各地，因此网络贸易的发展也给我国药用植物特有种资源流失增加了风险。

第三节 中国药用植物特有种保护与可持续利用的对策

一、中国药用植物特有种中的保护植物

《野生药材资源保护管理条例》（1987, 国务院）所规定的《国家重点保护野生药材物种名录》收载了药用植物 58 种，其中中国药用植物特有种 12 种（详见表 1-23），占名录物种总数 20.69%。

表 1-23 《国家重点保护野生药材物种名录》收录的中国药用植物特有种

药材名称	植物名	学名	保护级别	IUCN 级别
黄连	黄连	*Coptis chinensis*	Ⅱ	
黄连	三角叶黄连	*Coptis deltoidea*	Ⅱ	VU
杜仲	杜仲	*Eucommia ulmoides*	Ⅱ	
黄柏	黄皮树	*Phellodendron chinense*	Ⅱ	LC
川贝母	暗紫贝母	*Fritillaria unibracteata*	Ⅲ	
川贝母	甘肃贝母	*Fritillaria przewalskii*	Ⅲ	
秦艽	粗茎秦艽	*Gentiana crassicaulis*	Ⅲ	
五味子	华中五味子	*Schisandra sphenanthera*	Ⅲ	
阿魏	新疆阿魏	*Ferula sinkiangensis*	Ⅲ	CR
阿魏	阜康阿魏	*Ferula fukanensis*	Ⅲ	EN
连翘	连翘	*Forsythia suspensa*	Ⅲ	
羌活	羌活	*Notopterygium incisum*	Ⅲ	

《国家重点保护野生植物名录》（1999, 国家林业局和农业部）收载了一级和二级保护植物 291 种，其中中国药用植物特有种 34 种，占名录物种总数 11.68%。这些物种保护级别与 IUCN 物种受威胁等级具体见表 1-24。

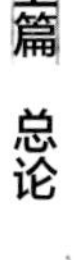

表 1-24 《国家重点保护野生植物名录》收录的中国药用植物特有种

中文种名	拉丁学名	保护级别	IUCN 级别
银杏	*Ginkgo biloba*	一级	CR
金钱松	*Pseudolarix amabilis*	一级	VU
水杉	*Metasequoia glyptostroboides*	一级	CR
台湾穗花杉	*Amentotaxus formosana*	一级	EN
独叶草	*Kingdonia uniflora*	一级	VU
珙桐	*Davidia involucrata*	一级	
土沉香	*Aquilaria sinensis*	二级	VU
扇蕨	*Neocheiropteris palmatopedata*	二级	LC
台湾油杉	*Keteleeria davidiana* var. *formosana*	二级	CR
篦子三尖杉	*Cephalotaxus oliveri*	二级	VU
巴山榧树	*Torreya fargesii*	二级	
榧树	*Torreya grandis*	二级	
长叶榧树	*Torreya jackii*	二级	VU
杜仲	*Eucommia ulmoides*	二级	VU
大叶榉树	*Zelkova schneideriana*	二级	
金铁锁	*Psammosilene tunicoides*	二级	EN
地枫皮	*Illicium difengpi*	二级	
油樟	*Cinnamomum longepaniculatum*	二级	NT
润楠	*Machilus pingii*	二级	EN
闽楠	*Phoebe bournei*	二级	VU
浙江楠	*Phoebe chekiangensis*	二级	VU
楠木	*Phoebe zhennan*	二级	VU
红花绿绒蒿	*Meconopsis punicea*	二级	LC
半枫荷	*Semiliquidambar cathayensis*	二级	VU
降香黄檀	*Dalbergia odorifera*	二级	CR
红豆树	*Ormosia hosiei*	二级	EN
川黄檗	*Phellodendron chinense*	二级	LC
景东翅子树	*Pterospermum kingtungense*	二级	CR

续表

中文种名	拉丁学名	保护级别	IUCN 级别
翅果油树	*Elaeagnus mollis*	二级	EN
喜树	*Camptotheca acuminata*	二级	LC
羽叶点地梅	*Pomatosace filicula*	二级	LC
崖白菜	*Triaenophora rupestris*	二级	EN
绣球茜草	*Dunnia sinensis*	二级	LC
箭叶大油芒	*Spodiopogon sagittifolius*	二级	LC

应当看到，这些物种清单的提出实际是在 20 世纪末。近 20 年来，野生植物资源和开发状况发生了剧烈的变化，目前亟须根据新的实际情况进行评估，更新物种清单，以便进行更加有效的保护。

二、中国药用植物特有种保护的对策建议

药用植物特有种资源是国家珍贵的生物战略资源。鉴于目前药用植物特有种存在的问题，建议国家有关部门从管理、资金和教育三方面，从战略高度重视和解决中国药用植物特有种面临的实际问题。

（一）完善法律法规，健全管理体制与机制

1. 加强法律和制度建设 与时俱进，完善修订和完善相关管理规范与制度，从药用植物特有种的主管与协调机构及机制、特有物种及栖息地保护、引种驯化、区域栽培产业化、市场流通与质量控制、准入许可、种质资源保护、创新性保护与开发等方面，系统解决特有种保护与开发等方面面临的管理法律法规缺位的情况。

2. 健全保护与开发的管理机构 明确各个相关部门在药用植物保护和利用中的责任，建立部门间的沟通协调机构，理清管理工作制度和程序，落实统一组织、协调药用植物特有种资源保护和科学开发的职能部门，全面负责药用植物特有种资源保护战略的制定和实施，负责相关政策制定、宏观指导、组织协调及监督工作。成立专家咨询委员会，为药用植物特有种资源保护和开发提供咨询工作和技术服务。建立联席会议制度，适时召开会议对药用植物特有种资源保护和开发中的问题进行研讨和组织协调。建立起全面有效和有序保护和开发药用植物特有种资源的体制与机制。

（二）加强经费投入，促进保护与开发的理论与技术创新

加强特有种资源的野生种群保护与种质资源保存相关基础理论与技术研究，弥补历史上在药用植物特有种保存与保护基础研究方面的欠账。特别是对于一些有重要理论价值与

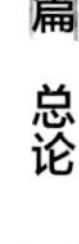

经济价值的特有种的分布核心区，建立栖息地保护的基础设施与人员队伍建设，加强对优良种质性状进行保存与扩繁等方面的技术研究。

同时，加强药用植物特有种引种驯化、产业化开发等相关的关键技术、质量调控技术、优良种质选育技术等生物学前沿技术研究，做到对药用植物特有种中重点物种的有效保护和科学利用。

（三）加强宣传和教育

应重视药用植物特有种资源保护的宣传和教育工作，利用网络、广播、电视、报刊、杂志等宣传媒体，采用印发宣传册等手段，大力宣传药用植物特有种资源保护的重要性，提高全体公众的保护意识；培养科研人员的保密意识，强调专利保护和知识产权相关保护的重要性。

（余丽莹　杨　光）

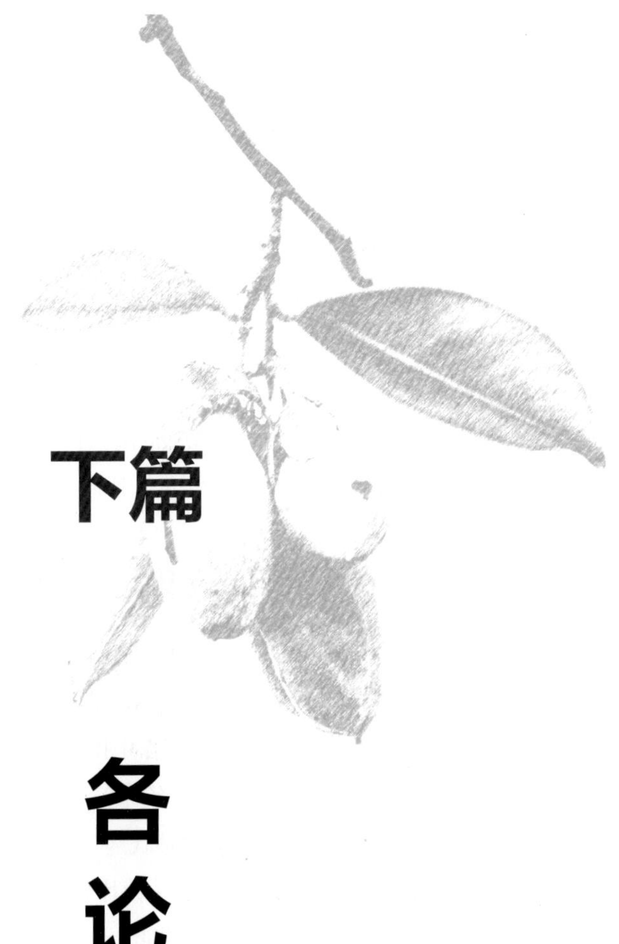

下篇

各论

01 十大功劳

Mahonia fortunei (Lindl.) Fedde

为小檗科十大功劳属灌木，俗称细叶十大功劳、狭叶十大功劳，分布于重庆、广西、贵州、云南、四川、湖北、湖南等省区，生于林下、林缘、灌丛、路旁或溪边。以叶、茎、根入药，其干燥叶为我国传统中药材十大功劳叶；干燥茎为我国常用中药材功劳木。功劳木被《中国药典》（2015 年版）收载，基源植物为十大功劳和阔叶十大功劳 *M. bealei* (Fort.) Carr.，具有清热燥湿、泻火解毒的功效。用于湿热泻痢，黄疸尿赤，目赤肿痛，胃火牙痛，疮疖痈肿等。

一、传统用药经验与药用历史

十大功劳叶为我国南方地区习用药材，临床上作为十大功劳叶入药的商品主要有两种类型：一是冬青科枸骨 *Ilex cornuta* Lindl. et Paxt. 的干燥叶，另一类是小檗科十大功劳、阔叶十大功劳等的干燥叶。小檗科十大功劳叶和冬青科枸骨叶混用现象始于清代，清代张璐的《本经逢原》首次记载“十大功劳”名称，“枸骨一名猫儿刺，俗名十大功劳”，该十大功劳其实为冬青科枸骨叶的俗名。直至清代《植物名实图考》才首次明确十大功劳叶来源为小檗科十大功劳和阔叶十大功劳，此后《饮片新参》《中华药海》《中华本草》等均收载小檗科十大功劳叶正名为功劳叶或十大功劳叶。

关于十大功劳药用功效记载，清《本草从新》中载十大功劳叶“主治肺痨咳血，骨蒸潮热，头晕耳鸣，腰酸腿软，心烦目赤”；《饮片新修》载“清凉性滋养强壮药”；《陆川本草》载“泻火退热，治湿病发热，心烦下利赤眼”，突出其清肺止咳、清热解毒、清热养阴功效。功劳木民间习惯替代黄连用，俗称木黄连、土黄柏、刺黄连、山黄连等，主要用于治疗发热，肿胀，感染，痢疾。《饮片新参》载“清肺，止痨嗽，杀虫，通大便”；《广西中药志》载“清火胃心，解毒。治阳黄，热痢，赤眼；外治枪炮伤，烫火伤”；《中国壮药学》载“十大功劳具有清热燥湿、泻火解毒功效，用于湿热泻痢、黄病、目赤肿痛、胃火牙痛、疮疖、痈肿、黄疸型肝炎。功效同阔叶十大功劳”。《植物名实图考》记载十大功劳根“治牙痛”；《分类草药性》载“治喉痛”；《四川中药志》（1960 年版）载“能清热解毒；治湿热痢疾、目赤肿痛、痈肿疮毒及风湿红肿等”。使用禁忌上，《广西中药志》载体质虚寒者忌用十大功劳茎，《中华本草》记载脾胃虚寒者慎服十大功劳根。

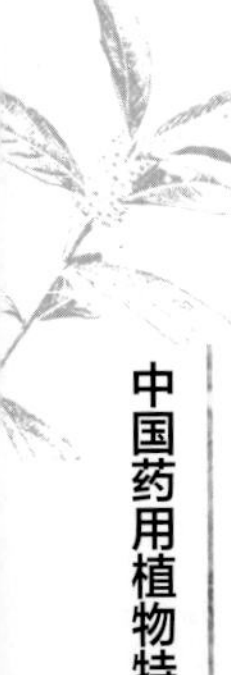

十大功劳叶含小檗碱、药根碱、掌叶防己碱、木兰花碱等，具有清热补虚、化痰止咳等功效，其中小檗碱是广谱抗菌、消炎主要活性成分。现代临床上常用十大功劳叶治疗细菌性痢疾、伤寒、肺结核、流行性脑脊髓膜炎、肺囊肿、高血压、布氏杆菌病、急性扁桃

体炎、上颌窦炎、口腔颌面部炎等。

十大功劳茎含尖刺碱、药根碱、小檗碱、小檗胺、掌叶防己碱、木兰花碱等。现代药理研究表明，十大功劳茎具有抗菌、抗病毒、抗肿瘤、抗炎镇痛、扩张血管、逆转肿瘤多药耐性等作用。十大功劳根具有清热燥湿、消肿解毒功效，主要用于湿热痢疾、腹泻、黄疸、肺痨咳血、咽喉痛、目赤肿痛、疮疡、湿疹。

二、资源分布与栽培

十大功劳多生于 300 ~ 2000m 的林下、林缘、路边、灌丛中。适宜生长在酸性至中性土壤中，耐荫，不耐盐碱，怕涝，具有一定的耐寒性和耐旱性，适应性强，生长较缓慢。目前全国药材以野生资源为主，主产于云南、广西、贵州、四川、湖南。在产区十大功劳常被挖取全株入药，连年采挖造成野生资源的逐渐匮乏，部分省区已开展了十大功劳的栽培技术研究，但尚未形成规模化栽培。十大功劳栽培宜采用播种育苗，采集成熟果实，稍加堆沤后清洗去掉果皮、果肉，阴干后低温贮藏或随采随播，播种约 30 天后出苗，苗高约 20cm 移栽定植，移栽 4 ~ 5 年开花结果即可采收。

三、资源利用与保护

1. 综合开发利用 十大功劳全株含小檗碱，是提取盐酸小檗碱的原料药之一。现代医学研究表明，盐酸小檗碱具有广谱抗菌作用，对痢疾杆菌、伤寒杆菌、大肠埃希菌、白喉杆菌、百日咳杆菌、结核杆菌、葡萄球菌、脑膜炎双球菌、溶血性链球菌、肺炎双球菌等均有较显著的抑制作用，被广泛应用于心律失常、高血脂、冠心病、血栓性疾病、高血压、消化性溃疡、糖尿病、胃癌及癌前病变等疾病辅助治疗。因此，十大功劳药材需求量大，应用前景广阔。此外，十大功劳是叶、花、果俱佳的观赏植物，常用于园林栽培，作为耐荫林下或绿篱、花镜背景树等，我国北方常作为盆栽观赏植物，南方则栽植于庭院，具有较高的经济和观赏价值。

2. 资源保护和可持续发展 随着十大功劳属植物以及小檗碱等生物碱药理药效的深入研究，市场对十大功劳叶、功劳木的需求量不断增加。由于十大功劳药材长期依赖野生资源，加上连年滥采滥伐，其野生资源日趋枯竭，药源供不应求，收购价格稳步上升。加大对十大功劳人工种植方面的研究，既有利于野生资源的保护，又能保证中药产业的发展需求。十大功劳耐荫、耐旱、耐贫瘠，是滇黔桂石灰岩地区植被恢复和药农、林药套种的重要物种，具有较高的生态和经济价值。利用林下套种或野生抚育来扩大十大功劳药源，既有利于山区石漠化治理和提高林地经济效益，又可实现其资源的可持续利用。

【评述】

1. 小檗科十大功劳属全世界约 60 种，我国有 30 余种，其中有 18 种为我国药用植物特

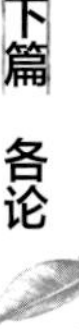

有种（表 2-1）。十大功劳是我国传统药物，自古有多个来源及异物同名的现象，各产区均有同属多种植物等同采收和交易的情况，如在广西民间除十大功劳和阔叶十大功劳外，长柱十大功劳 *M.duclouxiana* Gagnep. 等同属植物也等同入药。十大功劳属植物的生物碱类成分及其含量相似，以主要生物碱即小檗碱、药根碱、巴马汀等作为成分指标进行研究筛选，可望加以替用和提高资源利用。

表 2-1 我国十大功劳属药用植物特有种

种名	拉丁学名	分布	主要化学成分	利用情况
阔叶十大功劳	*M. bealei* (Fort.) Carr.	安徽、福建、广东、广西、河南、湖北、湖南、江苏、江西、陕西、四川、浙江	小檗碱、巴马汀、药根碱、非洲防己碱、小檗胺、尖刺碱、异汉防己甲素	药用、观赏
小果十大功劳	*M.bodinieri* Gagnep.	广东、广西、贵州、湖南、江西、四川、浙江	小檗碱、异汉防己碱甲素、四氢小檗碱、白蓬皱褶碱、药根碱等	药用、观赏
鹤庆十大功劳	*M. bracteolata* Takeda	四川、云南		药用
察隅十大功劳	*M. calamicaulis* Spare et Fisch. subsp. *kingdon-wardiana* (Ahrendt) Ying et Bouff.	西藏东南部	药根碱、巴马汀、小檗碱等	药用
鄂西十大功劳	*M. decipiens* Schneid.	湖北西部	小檗碱等	药用、观赏
宽苞十大功劳	*M. eurybracteata* Fedde	广西、贵州、湖北、湖南、四川	小檗碱、巴马汀、药根碱、非洲防己碱、尖刺碱、异汉防己甲素	药用、观赏
北江十大功劳	*M. fordii* Schneid.	重庆、广东		药用
十大功劳	*M. fortunei* (Lindl.) Fedde	重庆、广西东北部、贵州、湖北、湖南、江西、四川、台湾、浙江	药根碱、小檗碱、巴马汀、四氢药根碱、非洲防己碱、小檗胺、尖刺碱、异汉防己甲素	药用、观赏

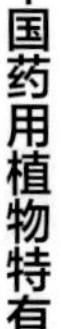

续表

种名	拉丁学名	分布	主要化学成分	利用情况
细柄十大功劳	*M. gracilipes* (Oliv.) Fedde	四川、云南东北部	小檗碱、巴马汀、药根碱、非洲防己碱、尖刺碱、异汉防己甲素	药用
滇南十大功劳	*M. hancockiana* Takeda	云南东南部	药根碱、小檗碱、巴马汀等	药用
长苞十大功劳	*M. longibracteata* Takeda	四川东南部、云南	小檗碱、巴马汀、药根碱、非洲防己碱、小檗胺、尖刺碱、异汉防己甲素	药用
亮叶十大功劳	*M. nitens* Schneid.	贵州、四川	小檗碱、巴马汀、药根碱、非洲防己碱、小檗胺、异汉防己甲素	药用
阿里山十大功劳	*M. oiwakensis* Hayata	云南、贵州、四川、西藏、香港、台湾		药用、观赏
网脉十大功劳	*M. retinervis* Hsiao et Y.S.Wang	广西、云南		药用
沈氏十大功劳	*M. shenii* W. Y. Chun	广东、广西东北部、贵州东南部、湖南南部	小檗碱、巴马汀、药根碱	药用
长阳十大功劳	*M. sheridaniana* Schneid.	湖北中南部、四川		药用
靖西十大功劳	*M. subimbricata* W. Y. Chun et F. Chun	广西、云南	小檗碱等	药用
独龙十大功劳	*M. taronensis* Hand.-Mazz.	西藏东南部、云南		药用

2. 由于十大功劳在产区多全株采挖，目前其药材依赖野生资源，野生资源已日益枯竭，长江以南主要产区如贵州、广西等已开展种子播种育苗及其配套栽培技术研究，其技术相对成熟，可加以推广种植。

（黄雪彦）

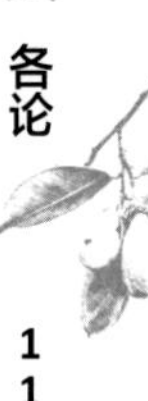

参考文献

[1] 董雷，杨晓虹，刘银燕，等. 十大功劳属植物的药理作用研究进展. 中国现代药物应用，2007，1(6)：72-75.

[2] 顾关云，蒋昱. 十大功劳属植物化学成分和生物活性. 国外医药・植物药分册，2005，20(5)：185-190.

[3] 纪秀红，李奕，刘虎威，等. 十大功劳属部分植物茎中生物碱的高效毛细管电泳法测定. 药学学报，2000，35(3)：220-223.

[4] 李宏建. 十大功劳叶和枸骨叶的植物来源比较. 海峡药学，2007，19(10)：81-82.

[5] 刘静，陈寅生，李静，等. 功劳木有效成分的指纹图谱及含量测定研究. 河南大学学报（医学版），2014，33(3)：170-174.

[6] 陆维承. 枸骨叶和十大功劳叶考辨. 中华中医药学刊，2007，25(1)：168-169.

[7] 王筠默. 中药十大功劳的研究. 中医药研究，2002，18(5)：45.

[8] 朱立，储蓉，孙超. 十大功劳繁殖与生产技术研究. 种子，2009，28(8)：119-120.

[9] 张耀洲，杨海军，杨俊杰，等. 云十大功劳属植物化学成分和生物活性研究进展. 信阳农业高等专科学校学报，2013，23(3)：96-99.

02 八角莲

Dysosma versipellis (Hance) M. Cheng ex T. S. Ying

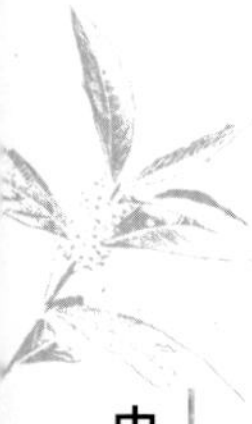

为小檗科鬼臼属多年生草本植物。分布于广西、广东、云南、贵州、四川、湖南、湖北、浙江、江西、安徽、河南、陕西。生于山坡林下、灌丛中、溪旁阴湿处、竹林下或石灰山常绿林下。八角莲为少数民族民间常用药材，以干燥根茎入药，具有清热解毒，化痰散结，祛瘀消肿的功效。用于毒蛇咬伤，痈疖肿痛，跌打损伤，风湿痹痛，半身不遂，咽喉肿痛，流行性乙型脑炎，流行性腮腺炎，抗癌等，也可做杀虫剂。由于野生资源濒危，被列为广西壮族自治区野生植物Ⅱ级保护植物。

一、传统用药经验与药用历史

八角莲以鬼臼之名始载于宋代《神农本草经》，历代本草多有记载，又因近代学者将鬼臼之名用于桃儿七而多有混淆。八角莲在壮族、瑶族、苗族、侗族、毛南族、仫佬族、土家族等少数民族民间均被广泛应用。水煎服治咳嗽（瑶）、胃痛（毛南、瑶、侗、壮），浸酒服或研粉冲酒服治跌打损伤（苗、壮），磨酒涂伤口周围治毒蛇咬伤（壮、瑶），捣烂敷患处或研醋涂患处治痈疮肿毒（毛南、侗）、乳腺炎（仫佬）、带状疱疹（土家）。

八角莲被《中华人民共和国卫生部药品标准》及《广西中药材标准》（1990 年版）、《湖南省中药材标准》（2009 年版）、《云南省中药材标准》（2005 年版）（第一册）、《江西省中药材标准》（1996 年版）、《上海市中药材标准》（1994 年版）、《浙江省中药材标准》（2000 年版）、《湖北省中药材质量标准》（2009 年版）、《贵州省中药材、民族药材质量标准》（2003 年版）等多省中药材标准所收载。作为壮药，亦被《广西壮药质量标准》（第一卷）收载。

八角莲的主要有效成分为鬼臼毒素及其衍生物，现代药理研究表明，八角莲具有抗肿瘤、抗蛇毒、抗免疫、抗病毒和抗菌等作用。值得注意的是，八角莲是有毒植物，过量服用中毒可导致神经系统损伤，主要表现为四肢软瘫，所以应严格控制安全有效剂量。

二、资源分布与栽培

八角莲为我国特有种，野生分布于广西、广东、云南、贵州、四川、湖南、湖北、浙江、江西、安徽、河南、陕西等省区。生长于海拔 300 ~ 2400m 的林下、灌丛和溪旁阴湿处。八角莲商品药材目前全部来源于野生，其植株生长缓慢，种子具有休眠期长、萌发不良等生理特性，自然繁殖能力低，长期采挖根茎已导致其野生资源日趋减少。尚未见有栽培生产的报道。

三、资源利用与保护

1. 综合开发利用 八角莲为少数民族民间常用药，以其为主要原料开发的中成药产品有解毒通淋丸、肿痛搽剂、肿痛凝胶、消乳癖胶囊、红卫蛇药片、神农药酒等。

2. 资源保护和可持续发展 八角莲野生状态仅为零星分布，而商品药材全部来源于野生，加上其药用部位为根茎，采挖对野生资源的破坏性极大，目前野生资源已趋于濒危。积极开展野生抚育和人工栽培是实现资源保护和可持续发展的有效途径。

【评述】

1. 鬼臼属为我国特有属，属内多种植物在民间用药疗效确切，除八角莲外，六角莲 *D. pleiantha* (Hance) Woods.、川八角莲 *D. delavayi* (Franch.) Hu、贵州八角莲 *D. majoensis* (Gagnep.) Ying 和小八角莲 *D. difformis* (Hemsl. et Wils.) T. H. Wang ex Ying 等也被《中华本草》及多省中药材标准收载作为八角莲药材应用。近几十年国内外学者从该属植物中分离出鬼臼毒素（podophyllotoxin）、去氧鬼臼毒素（deoxypodophyllotoxin）等多种有效成分，在抗病毒、抗肿瘤等方面具有显著活性。今后应利用现代先进技术对鬼臼属植物的化学成分、药理、制剂等方面进行更深入的研究，合理开发和利用好八角莲药用资源。

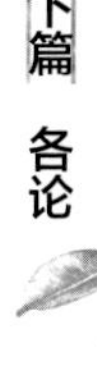

2. 目前，八角莲已有人工栽培技术的文献报道，其组织培养研究已经获得成功，为日后发展八角莲人工种植提供了基础。今后应加快八角莲大田栽种的相关研究和推广，以保护日益减少的野生资源。

（彭玉德）

参考文献

[1] 蒋向辉，余朝文. 侗药八角莲药用民族植物学研究. 中国民族医药杂志，2011，10：44-46.

[2] 廖明冬，王云山. 八角莲的药理作用及临床应用. 医学信息，2012，25(7)：86-87.

[3] 刘燕琴，刘杰，张军. 等. 濒危药用植物八角莲茎节的生长特性初探. 天津农业科学，2013，19(10)：90-92.

[4] 刘燕琴，刘正宇，肖波，等. 濒危药用植物八角莲的野生抚育技术研究. 中国农学通报，2010，26(5)：276-278.

[5] 刘燕琴，刘旭，刘杰，等. 濒危植物八角莲种子休眠特性的初探. 中国农学通报，2014，30(10)：203-206.

[6] 刘燕琴，肖波，胡开治，等. 濒危药用植物八角莲种子育苗技术研究. 中国民族民间医药，2012，7：26-27.

[7] 欧冰凝，王金妮，梁钢. 等. 八角莲含药血清对人肝癌细胞 SMMC-7721 的抑制作用研究. 广西医科大学学报，2012，29(6)：844-845.

[8] 邱荷香，邱英雄. 中国特有濒危植物八角莲的研究进展及其开发前景. 安庆师范学院学报（自然科学版），2002，8(4)：91-93.

[9] 韦蓉静，徐浩峰，田华林，等. 濒危名贵药材——八角莲栽培技术. 中国林副特产，2012，4：68.

[10] 韦莹，周雅琴，余丽莹，等. 八角莲愈伤组织诱导及分化研究. 时珍国医国药，2011，22(9)：2170-2172.

[11] 张艳君，冯川. 八角莲活性成分鉴别及其抗癌活性研究. 吉林医药学院学报，2013，34(4)：241-24.

[12] 张燕，黎斌，李思锋. 八角莲的保护生物学研究进展（综述）. 亚热带植物科学，2011，40(4)：89-92.

03 土沉香

Aquilaria sinensis (Lour.) Spreng

又名白木香，为瑞香科沉香属乔木。产广东、海南、广西、福建。生于低海拔的山地、丘陵以及路边阳处疏林中。其含树脂木材为常用中药材沉香，被《中国药典》（2015 年版）收载，具有行气止痛，温中止呕，纳气平喘等功效。用于胸腹胀闷疼痛，胃寒呕吐呃逆，肾虚气逆喘急。土沉香为国家二级濒危保护植物，已被列入《濒危野生动植物种国际贸易公约》（ITES）附录 II、《中国植物红皮书》《国家重点保护野生植物名录（第一批）》《中国物种红色名录》等。

一、传统用药经验与药用历史

沉香作为药物始载于梁代《名医别录》，被列为上品，载："沉香、薰陆香、鸡舌香、藿香、詹糖香、枫香并微温悉治风水毒肿，去恶气"。此时期对于沉香药用功效了解较少，多作为香料。五代时期对沉香的药用功效有了较为全面的认识，《日华子本草》云："沉香，味辛，热，无毒。调中，补五脏，益精，壮阳，暖腰膝，去邪气，止转筋吐泻冷气，破癥癖，冷风麻痹，骨节不任，湿风皮肤痒，心腹痛气痢"。宋代、明代对沉香临床应用的认识有了较大的发展，《本草纲目》中除了前人所载主治症状外，还载曰："治上热下寒，气逆喘急，大肠虚闭，小便气淋，男子精冷"，并收集了治疗诸虚寒热、胃冷久呃、心神不足、肾虚目黑、胞转不通、大肠虚闭、痘疮黑陷等病症的药方。清代在沉香的功能主治上又有了新的见解，《本草从新》载："能理诸气调中"。《本草求真》云："能补火、暖精、壮阳"。现代应用与历代本草记载相一致。沉香在藏族、蒙古族、傣族、壮族、彝族等少数民族民间也被广泛应用，药用功效与中药相似。

沉香的有效成分主要为挥发油（主要为倍半萜化合物），具有解痉、镇静镇痛、止喘、抗菌、降压等药理作用。

二、资源分布与栽培

1. 野生资源现状 我国土沉香野生资源种群主要分布在北纬 24° 以南的山区和丘陵，其中尤以海南、广东、台湾的天然沉香最负盛名，广西、福建等地亦有分布，但随着药材价格的不断攀升所带来的掠夺式砍伐和移栽，野生土沉香资源已极为罕见，另外，自然繁殖率低、生境受破坏，以及病虫害等因素也是造成野生土沉香资源匮乏的重要原因。

2. 栽培情况 当前，我国沉香药材市场的 70% 仍依赖进口，价格一直都极其昂贵，而人工栽培是解决沉香资源危机的唯一途径。自 20 世纪 90 年代末开始，沉香被列为国家重点扶持的中药材品种，并先后在广东、海南、云南等地开展了土沉香栽培和人工结香试验。目前，海南土沉香种植面积超过 3 万亩，约 300 多万株，遍布全省各市县，较多分布在定安、儋州、澄迈、屯昌等地；广东土沉香种植面积超过 10 万亩，主要分布在中山、电白、东莞、湛江、茂名、陆丰、陆河、鹤山、惠东、汕头、徐闻、肇庆、广宁、深圳等地；云南沉香种植面积超过 10 万亩，主要分布于西双版纳、德宏、怒江等地。

三、资源利用与保护

1. 综合开发利用 目前以沉香为主要原料开发的中成药品种有沉香化滞丸、沉香舒气丸、沉香化气丸、理气舒心丸、十香丸、十香止痛丸、开郁顺气丸、苏子降气丸、消栓再造丸、苁蓉补肾丸、苏合香丸、通窍镇痛散、紫雪（散）、再造丸、温经丸、舒肝保坤丸、妇科通经丸等。沉香除作为名贵药材被广泛应用于医药行业外，亦被用来制作保健品、高级香料和化妆品。沉香叶可制作茶叶，茬可浸膏作香料，种子可榨油，树皮可造纸，木材可作普通木材或粉碎作燃香的原料，沉香碎料可压制成香熏片等。此外，还被开发出沉香酒、沉香蜂蜜、沉香香烟、沉香药枕等。

2. 资源保护和可持续发展 目前我国药用沉香基本上靠进口，价格昂贵，随着国外资源保护的实施，进口沉香出现供不应求的局面，价格不断攀升。由于生态环境破坏和人为掠夺式砍伐，土沉香野生资源已濒危。目前国内多地发展沉香人工种植，在一定程度上缓解了资源压力，尤其是“通体结香技术”的成功推广，推动了沉香种植业的快速发展。今后在发展沉香规模化、规范化种植同时，可从土沉香的基础生物学特性研究出发，缩短药材生产周期，探索更完善的人工结香技术，以促进沉香产业的可持续发展。

【评述】

1. 沉香属植物全球有 15 种，主要分布于缅甸、泰国、越南、老挝、柬埔寨、印度东北部及不丹、马来岛、苏门答腊、加里曼丹等地，我国产 2 种。除土沉香外，还有分布于云南西双版纳及临沧地区的云南沉香（*A. yunnanensis* S. C. Huang），也为我国特有种。该种在分布区内一直被当作中药沉香的基源植物使用，因长期遭受偷盗砍伐，野生资源亦已濒危。作为我国重要的特有种质资源，今后一方面应加强其野生资源的保护，同时可开展人工驯化栽培及药用新资源方面的研究。

2. 沉香作为名贵药材和香料，使用历史悠久。天然沉香因形成年限长久，加之人类的采伐，资源已濒危，人工种植沉香和人工结香技术随之蓬勃发展。虽然研究表明通体造香技术所结沉香在性状、化学成分组成及特征性有效成分等方面均与天然沉香相似，按《中国药典》标准可以入药，但沉香化学成分复杂，药效成分较多，临床用药范围较广，有必要对其药效成分作进一步的分析与鉴定，并在药理药效、临床用药剂量等方面进行研究，保证该方法所结沉香的临床用药安全性。

3. 已有研究表明沉香叶与沉香药材相似，均具有镇痛、抗炎、促进小肠运动、泻下、止血、抗脑缺血缺氧、降血糖、抗肿瘤等药理活性，为推动沉香的综合开发利用，扩大沉香的药用资源及临床应用提供了科学依据。

（赵俊凌）

参考文献

[1] 李红念，梅全喜，吴惠妃，等. 沉香的资源栽培与鉴别研究进展. 亚太传统医药，2011，07(2)：134.

[2] 李红念. 沉香叶与沉香药材药理作用的对比研究. 广州：广州中医药大学，2013.

[3] 刘军民，翟明. 国产沉香资源开发利用及化学成分研究进展. 中国新药杂志，2012，1(1)：48.

[4] 梅全喜，吴惠妃，梁食，等. 中山沉香资源调查与开发利用建议. 今日药学，2011，21(9)：487.

[5] 张丽君，张坤洪，梁远楠. 广东省奇楠沉香引种栽培试验研究. 中南林业调查规划，2011，30(3)：65.

[6] 赵艳艳. 一种新的人工结香沉香质量评价及白木香植物资源多样性研究. 广州：广东药学院，2013.

04 川木香

Dolomiaea souliei (Franch.) Shih

为菊科川木香属多年生草本植物，分布于四川、西藏等省区，生于海拔3700～3800m高山草地及灌丛中，其干燥根为中药材川木香，被《中国药典》（2015年版）收载，同时收载的基源植物还有灰毛川木香 *D. souliei* var. *cinerea* (Y.Ling) Q. Yuan，具有行气止痛的功效。用于胸胁、脘腹胀痛，肠鸣腹泻，里急后重。2000年被瑞士红十字会、西藏红十字会共同研讨制定的《濒危藏药物种名录》收录为三级濒危藏药。

一、传统用药经验与药用历史

川木香因出产于四川而得名，历史上曾一度被作为中药木香的地方习用、代用品使用，直到1963年版《中国药典》开始收载菊科植物川木香作为川木香药材单独使用，到

1977 年版《中国药典》开始增收同属植物灰毛川木香的干燥根作为川木香药材使用。与木香相比，川木香更加长于行气止痛、温中和胃。

川木香同时也是藏族、羌族、蒙古族等少数民族习用药。藏药名为“布嘎木拉”，蒙药名为“斯布斯格尔 - 其奴嘎纳”，羌药名为“曲合思柏”。藏药“布嘎木拉”收载于藏医经典著作《四部医典》《晶珠本草》中，记载其能清培根热。

川木香主要成分为去氢木香内酯和木香烃内酯。现代药理研究表明，川木香的药理作用主要表现在消化系统和呼吸系统方面，镇痛作用和对心血管系统的作用，同时也具有抗菌和抑制血小板聚集作用。

二、资源分布与栽培

川木香资源均为野生，生长于高山草甸、高山山脊、高山阳坡草地。主要分布在阿坝藏族羌族自治州的茂县、黑水、松潘、红原、马尔康、理、金川、小金、汶川等县；甘孜藏族自治州的石渠、甘孜、泸霍、新龙、道孚、丹巴、康定、雅江、理塘、九龙等县；凉山彝族自治州的西昌、冕宁、木里、越西等市县；雅安市的宝兴、芦山等县；西藏东部昌都、芒康、江达等县。目前尚无人工栽培报道。

三、资源利用与保护

1. 综合开发利用 川木香主要作为药企生产投料和临床饮片使用。已开发的准字号中成药或蒙成药有七香止痛丸、三蛇药酒、长春药酒、陈香露白露片、麝香狗皮膏、加味烂积丸、调元大补二十五味汤散等 17 种；饮片应用形式为粉碎，单味用酒冲服治疗胃肠道痉挛疼痛；或者配伍其他药物制成丸散、药酒或煎汤，用于治疗胃溃疡，糜烂性胃炎，呕吐嗳气，饮食积聚，消化不良，胸满痞闷，胃脘刺痛，胆病以及肝胆类疾病。

川木香在 20 世纪 50—70 年代采收数量较大，有文献记载 2002 年全国年均生产约 1800 吨，纯销 1600 吨，出口 300 吨，云南每年纯购 400 吨，四川约 700 吨，陕西约 50 吨，湖北约 80 吨，其他地区约 300 吨。但目前的流通量并不大，从“中药材天地网”最近几年市场信息显示，川木香在成都荷花池市场交易不活跃，在亳州市场也属于冷背药材。

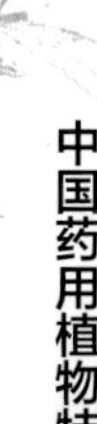

2. 资源保护和可持续发展 2000 年在瑞士红十字会、西藏红十字会共同研讨制定的《濒危藏药物种名录》中，将川木香列为三级濒危藏药。鉴于资源保护的需要，有必要开展川木香人工驯化技术研究，为川木香可持续利用提供技术储备。由于需求量有限、价格上涨缓慢有限且生长周期长，药农对川木香的人工种植缺乏热情；结合其主要生长在高海拔草甸生态脆弱地区，可以预见其实现人工栽培或野生抚育任重道远。由于川木香成分与木香相似，在中藏药中多作为木香的代用品，因此，建议目前对其利用应保持现状，避免过度开发对野生资源和高山草甸环境的破坏。

【评述】

1. 川木香曾用名 *Vladimiria souliei* (Franch.) Ling，于 1965 年被组合到 Iljin（1939）从久苓菊属（苓菊属）*Jurinea* Cass. 分出建立的川木香属 *Vladimiria* Iljin 下后，在中医药文献中被广为使用，且被《中国药典》从 1977 年版收载以来，一直沿用至今。虽然石铸于 1986 年将 *Vladimiria* 合并到 *Dolomiaea* DC.（原“多罗菊属”，合并后更名为“川木香属”）下，并在《中国植物志》（1978 年卷）、*Flora of China* 等分类学专著中采用，但 *Dolomiaea souliei* (Franch.) Shih 作为川木香的学名更多出现在分类学相关文献中。为避免混淆，建议在今后中药学相关论著，以及《中国药典》的修订中，关于川木香属药用植物学名的表述，应参照分类学专著统一采用 *Dolomiaea* 属名，以减少因学名不统一造成的混乱。

2. 川木香属约 13 种，我国有 12 种，主要分布在我国西南地区，除菜木香 *D. edulis* (Franch.) Shih 和怒江川木香 *D. salwinensis* (Hand.-Mazz.) Shih 外的 10 种均为中国特有种。本属多种植物的根可入药，但有明确记载的主要为川木香及其变种灰毛川木香，作为《中国药典》收载的川木香药材的基源植物。川木香属植物的野生资源较为丰富，可开展相关的基础研究，以加强同属其他植物的开发利用。

3. 除川木香外，木香类药材还包括木香（广木香、云木香）、土木香、青木香等。其中，木香来源于菊科植物木香 *Aucklandia costus* Falconer 的干燥根，又称云木香、广木香；土木香来源于菊科植物土木香 *Inula helenium* L. 的干燥根；青木香来源于马兜铃科植物 *Aristolochia debilis* Sieb. et Zucc 的干燥根，在民族民间应用广泛。川木香、木香虽然来源于菊科不同属，但均含有去氢木香内酯和木香内酯，功效用法大致相同，也曾归入同一类药材使用；土木香不含上述两种成分，而含有土木香内酯、异土木香内酯，也用于胃肠类疾病的治疗；青木香因含有马兜铃酸有肾毒性已被禁用，而以土木香替代。在临床及生产中对不同木香类药材应区别应用。

（古　锐　蒋舜媛）

参考文献

[1] 高宇明. 川木香的化学成分及质量标准的初步研究. 重庆：西南民族大学，2010.

[2] 李淑珍. 中药材木香与川木香、土木香的鉴别. 首都医药，2003，22：40-41.

[3] 王战国，赖先荣，肖莹莹，等. 川木香的研究进展. 中国药房，2006，04：303-304.

[4] 张艺，钟国跃. 羌族医药. 北京：中国文史出版社，2005：285.

[5] 王战国. 川木香药用民族植物学及质量标准研究. 成都：成都中医药大学，2006.

[6] 曾俊超，卢先明. 中药商品学. 成都：四川人民出版社，2002：107.

[7] 周林宗，蒋金和，李玉鹏，等. 藏药川木香属植物化学成分及药理作用研究. 云南化工，2010，37(2)：57-62.

05 川西獐牙菜

Swertia mussotii Franch.

为龙胆科獐牙菜属一年生草本植物，分布于我国西藏、云南、四川、青海等省区，生长于青藏高原山地性气候的河谷阶地、河滩灌丛林、湿润草滩、稀疏阴湿林下。其干燥全草为常用藏药材桑蒂，《中华人民共和国卫生部药品标准·藏药》(1995, 第一册)以“川西獐牙菜/桑蒂”之名、《青海省藏药标准》(1992)以“川西獐牙菜/桑斗”之名收载，具有清肝利胆、退诸热的功效，临床主要用于黄疸型肝炎、病毒性肝炎、血病等。

一、传统用药经验与药用历史

川西獐牙菜以“桑蒂”之名始载于《香雄秘诀部释·喜庆庄严》，为藏医临床治疗肝胆疾病常用的药材“蒂达”的品种之一。《四部医典详解》《晶珠本草》等藏医学经典专著中均有收载，其功效为“治胆热、肝热症，‘龙’热引起的胆囊炎、瘟疫、头痛、骨热”等。近代的《藏药志》《中华本草·藏药卷》《新修晶珠本草》《藏药晶镜本草》等有关藏医药专著中均记载川西獐牙菜为“桑蒂”的基源植物之一，其功效与临床应用古今一致，川西獐牙菜未见有其他民族医学使用的文献记载，为藏药特色药材。

“蒂达”为藏医临床治疗肝胆疾病的要药，藏医药古籍中记载的“蒂达”包括“印度蒂达”“尼泊尔蒂达”和“西藏蒂达”三大类，其中“西藏蒂达”又分为“松蒂”“桑蒂”等6个品种，各地藏医对各个品种的临床应用基本一致，但不同地区使用的各品种的基源植物常有差异，也较为复杂。近代文献中记载“桑蒂”的原植物中除包括有獐牙菜属多种植物外，还有龙胆属(*Gentiana*)、肋柱花属(*Lomatogonium*)、虎耳草属(*Saxifraga*)等属植物。据调查，目前西藏藏医药用的獐牙菜属植物主要为从印度、尼泊尔进口的印度獐牙菜 *S. chirayita* (Roxb. ex Flemi) Karsten，青海、甘肃、四川藏医除使用印度獐牙菜外，使用的“桑蒂”药材主要来源于川西獐牙菜和抱茎獐牙菜 *S. franchetiana* H. Smith.，《青海省药品标准》《青海省藏药标准》中作为“桑斗”的基源也收载了该2种。临床主要用于黄疸型肝炎、病毒性肝炎和血病。

二、资源分布与栽培

据《中国植物志》记载，川西獐牙菜分布于西藏、云南、四川、青海四省区的局部地区，在青海(班玛、达日、玛多、称多、玉树、囊谦等地)、四川(康定、道孚县、炉霍县、马尔康县、金川县等地)沿巴颜喀拉山山脉和通天河流域分布较为集中，野生资源量相对较大；西藏主要分布于八宿、芒康、察隅、昌都、丁青等地，多呈零星分布。川西獐牙菜喜生于海拔 1900 ~ 3800m 的宽阔谷地透光度较好的河滩砂地、河边草坪、农田水渠边、山坡草甸及河边的灌木丛中。通常生长于灌丛和稀疏林下的植株较高大（可至 45 ~ 60cm），裸露坡地和草地的植株较矮小（15 ~ 25cm）。

川西獐牙菜为一年生草本，主要靠种子繁殖，但其种子种皮厚，透水性和透气性较弱，为硬实种子，因而，外界氧不易透进种子内，从而抑制了种子的萌发，自然状态下种子萌发率低，资源的自然更新率较低。有文献报道青海省曾开展川西獐牙菜的栽培研究，采用人工后熟、低温、激素和化学试剂处理等方法提高了种子萌发率和整齐度，初步形成了栽培技术，但目前尚未见有规模化种植生产。目前川西獐牙菜药材仍然主要依赖于野生采集，传统产区为玉树藏族自治州通天河两岸、四川道孚、金川等地，约占全国产量的 80% 以上。由于药材多系花期采集全株，直接影响其种子产生和自然繁殖。据资源调查，近 10 余年间川西獐牙菜野生资源已急剧减少，供需矛盾日益突出，迫切需要进一步研究完善川西獐牙菜种植技术，发展人工种植，以保护资源和满足藏医药事业和产业发展需求。

三、资源利用与保护

1. 综合开发利用 川西獐牙菜作为常用特色藏药材，目前主要用于藏医医疗机构临床和藏成药的生产。适应藏民族游牧为主的生产形式和生活习俗，制剂是藏医临床用药的主要形式。川西獐牙菜也主要配伍于藏医医疗机构的医院制剂和制药企业的藏成药处方中使用。据不完全统计，藏医学治疗肝胆性疾病的藏药经典处方中约 50% 均配伍使用有“蒂达”，其中不少使用了川西獐牙菜，如二十五味珊瑚丸、二十五味獐牙菜丸、八味獐牙菜丸、五味獐牙菜汤散等；在国家批准上市的 291 个（含不同剂型）藏成药经典制剂中约有 28 个制剂处方中使用有獐牙菜，如：二十五味肺病散、九味獐牙菜丸、流感丸、秘诀十三味红花散等。近年来，以川西獐牙菜为主要原料、在传统方剂的基础上经现代工艺加工而成的新药制剂有晶珠肝泰舒胶囊、急肝宁片、乙肝宁片、止泻灵、二十六味藏茵陈丸、十三味藏茵陈散、红花七叶方、八味藏茵陈散、藏茵陈胶囊、藏茵陈片等藏药。此外，据市场调查，在藏区的特产店也多经销“藏茵陈”，作保肝“药茶”饮用，主要包括印度獐牙菜和川西獐牙菜。

现代研究表明，川西獐牙菜中含有环烯醚萜、三萜、呫吨酮多种生物活性成分，具有保肝、镇静、抗结核菌、退热、抗惊厥、护胃等多方面的生物活性。如獐牙菜苦苷等环烯醚萜类成分具有抗热、镇静、保肝等作用；齐墩果酸、芒果苷可通过促进肝细胞再生修复肝坏死区域、降低肝组织炎症反应、抑制胶原纤维增生等机制发挥保肝作用；含量较高的 1,8 二羟基 -3,7 二甲氧基酮，具有明显的抑菌作用，尤其对大肠埃希菌作用明显；呫吨酮具有明显的保肝、降血糖、抗氧化等作用；芒果苷（含量约 2.58%）对癌细胞和白血病细胞增殖具有良好的抑制作用等，提示川西獐牙菜尚有多方面的综合开发利用潜力。

2. 资源保护和可持续发展 据对川西獐牙菜的资源和市场调查，一方面，川西獐牙菜药材主产地的青海玉树藏族自治州、四川甘孜州等地的野生资源急剧减少，已难以见到成片分布的状况，且由于生态环境的恶化，植株普遍矮小。据对当地居民了解，与10年前相比现已基本难以采集到较大量的药材。另一方面，市场需求量迅速增加，价格也不断上涨，资源已出现紧缺状况。这显然与近10年间藏药产业的迅速发展、川西獐牙菜药材使用量增加（目前仅作为藏成药生产原料的药材需求即达10吨／年），以及药材采集花期全株对其野生资源繁殖与更新的不利影响有关。虽然21世纪初即有报道青海省川西獐牙菜栽培初步成功，但至今未能形成规模化种植生产，现西宁久康药材市场、兰州黄河药材市场经销的川西獐牙菜药材均为野生采集药材，野生资源处于无保护状态。今后应加强川西獐牙菜野生资源与适生生态保护工作，同时大力发展人工种植生产。

【评述】

1. 川西獐牙菜作为常用藏药"蒂达"的品种之一，称"桑蒂"，具有悠久的药用历史，长期的临床应用表明其在治疗病毒性和黄疸型肝炎、胆囊炎等方面疗效确切，现代研究也为其临床应用提供了支持。据调查，不同藏区使用、有关标准中收载的"桑蒂"的基源尚有抱茎獐牙菜 *S. franchetiana* H. Sm.（中国特有种）、普兰獐牙菜 *S. purpurascens* Wall.、大籽獐牙菜 *S. macrosperma* Clarke 等，习称"藏茵陈"。在中医和其他民族民间药用的同属植物川东獐牙菜 *S. davidi* Franch.（水灵芝，中国特有种）、獐牙菜 *S. bimaculata* (Sieb. et Zucc.) Hook. f. et Thoms. ex C. B. Clarke（中国特有种）、青叶胆 *S. mileensis* T. N. Ho et W. L. Shi 等，以及印度阿育吠陀医学（Ayurveda）使用的印度獐牙菜也有相似的临床应用，反映了藏医学和中医学及其他民族医药学在区域性药用资源的利用和临床应用上的特点和共性。

2. 受川西獐牙菜以种子繁殖的生物学特性和药材使用花期全株的矛盾制约，资源锐减与药材需求增加的问题日益突出。獐牙菜属（*Swertia*）植物我国约有70种，青藏高原分布有39种、8变种，据文献记载和实地调查，各地藏医临床药用的"桑蒂"涉及该属的21种，包括分布于青藏高原的中国特有种有二叶獐牙菜 *S. bifolia* Betal.、抱茎獐牙菜 *S. franchetiana* H. Smith（《青海省藏药标准》中收载）、紫红獐牙菜 *S. punicea* Hemsl.、四数獐牙菜 *S. tetraptera* Maxim.、华北獐牙菜 *S. wolfangiana* Grun，其中四数獐牙菜的资源极为丰富。有关研究也表明，这些种类在成分类型和组成、临床功效上均较为相似，加强这些资源的开发利用对于川西獐牙菜的资源保护和发现新资源无疑具有积极的意义。

3. 研究表明，川西獐牙菜的獐牙菜苦苷等活性成分在叶中的含量远高于茎和根，但由于叶较小而弱，在药材采集后晾晒的干燥过程中易脱落。市场调查也表明，市售川西獐牙菜药材多以茎枝为主，叶的比例较小，导致其有效成分含量显著降低，不同批次药材间也参差不齐。提示在药材采集干燥过程中应注意对脱落叶的收集，以保证药材的质量。

（曹 岚 钟国跃）

参考文献

[1] 井灵，张玉娟，陈志. 川西獐牙菜的化学成分及药理研究进展. 青海农林科技，2014，(4)：55-57.

[2] 孟宪华，陈德道，张樱山，等. 川西獐牙菜的化学成分、药理作用和临床应用研究进展. 现代药物与临床，2012，27(2)：176-179.

[3] 马永贵，赵生云. 川西獐牙菜种子萌发研究. 安徽农业科学，2011，39(2)：797-798，827.

[4] 钟国跃，古锐，周华蓉，等. 藏药“蒂达”的名称与品种考证. 中国中药杂志，2009，34(23)：3139-3144.

[5] 钟国跃，王昌华，刘翔，等. 常用藏药“蒂达”（藏茵陈）的资源与使用现状调查. 世界科学技术 - 中医药现代化，2010，12(1)：122-128.

[6] 钟国跃，阳勇，冯婷婷，等. 常用藏药“蒂达”（藏茵陈）基源物种药用合理性及资源利用价值评价. 中国中药杂志，2012，37(17)：2634-2640.

[7] 赵纪峰，刘翔，王昌华，等. 珍稀濒危药用植物川西獐牙菜的资源调查. 世界科学技术 - 中医药现代化，2014，16(4)：845-850.

[8] 苏旭，吴学明，刘玉萍. 川西獐牙菜种子萌发特性的研究. 中国农学通报，2006，22(2)：216-218.

06 川明参

Chuanminshen violaceum Sheh et Shan

为伞形科川明参属多年生草本植物，分布于四川、湖北。生于山坡草丛、沟边、林缘和路旁，四川盆地中北部丘陵区多栽培。川明参属为我国特有单种属。以去皮干燥主根入药，具有滋阴补肺，健脾的功效。用于肺热咳嗽，热病伤阴。

一、传统用药经验与药用历史

川明参为四川民间习用滋补膳用药材。家种历史悠久，栽培量大，产区习称“沙参”或“明沙参”，新中国成立后始称“川明参”。川明参在历代本草未见记载，最早出现在《四川中药志》（1960 年）收载的“明参”项下，基源植物记载为伞形科植物明党参 *Changium smyrnioides* Wolff，根入药，“性平，味甘、苦，无毒”，“能祛风解热，补肺镇咳；治肺虚咳嗽有痰、头昏目眩、风热目赤及口干等症”，“外感咳嗽无汗者忌用”。《四川省中草药标准》（1977 年）以“川明参”为正名收录，植物学名为 *Peucedanum szechuanense*；《四川省中药材标准》（1987 年版）按 1980 年新修订的植物学名 *Chuanminshen violaceum* 收录，所确定的药用功效在《四川省中药材标准》（2010 年版）沿用。

川明参根部主要化学成分为多糖和香豆素类，另外也含有少量的黄酮、甾体和三萜酸等。现代药理研究表明：川明参具有清除自由基、抗氧化、止咳祛痰、增强免疫活性、抗突变等作用。

二、资源分布与栽培

川明参主要分布在四川中部、东部（青白江、金堂、简阳、巴中、阆中、苍溪）、南部，至湖北西部（宜昌、当阳）一狭长地带。目前以栽培为主，家种始于四川金堂云华寺（云顶山）和巴中县三河场，分别有 500 年和 300 年历史，并分别形成了以四川金堂、青白江和苍溪、阆中、巴中为中心的主产区和商品集散地。

川明参人工栽培历史较长，人工种植技术与加工比较规范。栽培周期从种子到药材采挖需要两年多时间，一般是从第一年 8 月到第三年 4 月。川明参种子一般在 6 月左右成熟，种子经过前处理后，于当年 8 月中下旬在苗圃地起垄播种育苗，对幼苗进行覆盖遮阴、施肥、除草、灌溉、病虫害防治等日常田间管理，种苗次年 7 ~ 8 月移栽定植到大田，在第三年清明前后采挖，进行去皮等产地粗加工，直接出售或制成饮片。川明参种植地宜在土质疏松肥沃、排水良好沙壤土或壤土，起垄栽培，需防旱防涝。川明参人工栽培有连作效应，会引起产量和质量下降。

三、资源利用与保护

1. 综合开发利用 川明参为药食两用药材。除药用外，在四川、广东、广西等一些地方，习惯用川明参炖汤或煲粥食用。川明参被认为可以滋阴补肺、健脾以及缓解病后体虚和食欲不振，常用来煲汤食用，味道鲜美，具有质嫩、粉足、汤鲜等特点。除日常食用外，亦加工成饮料、食品糕点、保健酒、口服液等产品进入市场。

2. 资源保护和可持续发展 邱英雄等对川明参的群体遗传分析表明其遗传多样性较低，认为川明参野生种群可能是人工栽培的逸生种群，这也证实了川明参比较长的人工栽培历史。目前市场上的川明参产品基本上是人工栽培，近两年产量达到 1000 万公斤左右。野生资源因为其药材形态、品质和口感不好，基本上没有受到采挖破坏。但是随着退耕还林和植被恢复过程中地表杂草覆盖度增高，可能导致很多川明参野生区分布消失。

【评述】

川明参在《中药志》(1959)、《四川中药志》(1960)等文献中曾被作为明党参 *Changium smyrnioides* Wolff 同一种植物记载，认为四川（金堂、绵阳）是我国特有药用植物明党参在华东以外的分布区。佘孟兰、单人骅（1980）根据对四川金堂县栽培原植物的比较鉴定，确定其分类地位应置于前胡族 Peucedaneae Drude，不同于明党参所属的美味芹族 Smyrnieae Koch，并建立为独立新属川明参属 *Chuanmingshen* Sheh et Shan。谢宗万（1990）以植物学特征、药材性状、功能等方面的差异为依据，明确指出川明参原植物与华东地区出产的明党参不同；陆胤等采用气相色谱 - 质谱法通过对根部挥发油的化学成分的分析，揭示了明党参、川明参及珊瑚菜（*Glehnia littoralis* Fr. Schmidt ex Miq.）这三种植物所代表的三属间亲缘关系，认为川明参与珊瑚菜的亲缘关系较接近，两者与明党参的亲缘关系较远，也充分支持在分类学上将川明参与明党参区分开。现代各类中医药专著均按不同的植物和药材收载。《新编中药志》认为“川明党（明沙参）疗效与明党参相同”，但明党参为历版《中国药典》收载的常用中药材，而川明参仅为西南地方习用药材。对于此类在我国民间长期使用、营养价值较高、资源丰富的药用植物，应在现代药学研究的基础上加强开发利用，使之更好地服务于人类健康。

（孙　辉　蒋舜媛）

参考文献

[1] 陈丹丹，彭成. 川产道地药材川明参的研究进展. 中国药业，2011，20(3)：1-2.

[2] 李帮经，周燕，王明安，等. 滋补药材川明参的化学成分分析. 分析试验室，2003，22(z1)：59-60.

[3] 陆胤，陈绍瑗，傅承新. 3 种伞形科濒危药用植物挥发油的化学成分分析与分类学意义. 分析试验室，2003，22(z1)：46-47.

[4] 邱英雄，傅承新，吴斐捷. 明党参与川明参群体遗传结构及分子鉴定的 ISSR 分析. 中国中药杂志，2003，28(7)：598-603.

[5] 陶晓瑜，桂先群，傅承新，等. 明党参和川明参种间遗传分化和系统关系的分子标记和 ITS 序列分析. 浙江大学学报：农业与生命科学版，2008，34(5)：473-481.

[6] 张梅，雨田，苏筱琳，等. 川明参多糖的理化性质和免疫活性研究. 华西药学杂志，2007，22(4)：396-398.

07 川桂

Cinnamomum wilsonii Gamble

为樟科樟属高大乔木，分布于陕西、四川、湖北、湖南、广西、广东、江西。生长于山谷或山坡林中。川桂的树皮在四川作柴桂，贵州、广西等地作药材官桂入药，具补元阳，暖脾胃，散风寒，通血脉功效。用于脘腹冷痛，呕吐噎膈，风湿痹痛，跌损瘀滞。

一、传统用药经验与用药历史

川桂树皮为民间习用药材，主要在四川、贵州、广西等产地收购使用，作药材“川桂皮”“柴桂”或“官桂”来源之一。川桂在四川应用历史悠久，最早见于《四川中药志》（1960）作为“柴桂”的别名，又名“臭马桂”（宜宾），记载“性大热，味辛、甘，有小毒”，“能益肝肾，通经脉，散风寒，除湿痹，暖腰膝，止呕吐。治筋骨疼痛，寒泄腹痛，霍乱呕吐，噎膈胸满，膀胱寒疝，腰膝现冷，风湿痹痛及跌损瘀滞等症”，“切外面粗皮，切碎用”，“阴虚有火者忌用”。川桂的（干燥）树皮在贵州、广西均作药材“官桂”使用，并被《贵州省中药材、民族药材质量标准》（2003 年）及《广西中药材标准》（1990 年）收载，但性味和功用略有差异。《贵州省中药材质量标准》从 1988 版开始收录，沿用至今，功效记载为“补元阳，暖脾胃，散风寒，通血脉。用于脘腹冷痛，呕吐噎膈，风湿痹痛，跌损瘀滞”；《广西中药材标准》（1990 年）记载官桂的功用为“祛风止痛。用于胃痛，腹泻，风湿病，跌仆，疮疖”。川桂在内蒙古则被作为“桂皮”的来源之一收入《内蒙古中药材标准》（1988 年），《中药大辞典》《中华本草》《新编中药志》等近现代中草药典籍均根据民间使用习惯将川桂收录为“桂皮”的基源之一，但未被《中国药典》收载。

川桂在民族药中也有应用。藏药名“相察”，树皮入药，用于胃寒症，寒泻，培根病。苗药称官桂、黑桂皮，树皮治腹冷胸满，呕吐噎膈，风湿痹痛，跌损瘀滞，血痢肠风。

川桂皮中含有大量挥发油，其主要成分为桉油素、1(10),4- 杜松二烯、乙酸异龙脑酯、杜松醇、桉叶油醇等萜类或其衍生物；还含有甾体类及苯丙素类化合物，具有免疫调节活性；川桂叶与皮挥发油的主要化学成分存在明显区别，叶的挥发油主要成分为芳樟醇、反式柠檬醛和顺式柠檬醛等，具有明显的抗菌活性，对皮肤真菌和污染霉菌有效。

二、资源分布与栽培

川桂野生分布于四川、陕西、湖北、湖南、广西、广东、江西等省区，海拔 800 ~ 2400m 的温暖湿润山地杂木林中。作为川桂皮、官桂等药材的来源，产四川（泸州叙永、乐山峨眉、宜宾珙县、凉山州西昌）、重庆（城口、奉节）、湖北（来凤、宣恩、鹤峰、恩施、利川、建始、巴东、兴山），湖南（邵阳、祁东、安东、永顺、石门、慈利、江永）广西（环江、融水、罗城、江华），贵州（贵阳、德江、印江、梵净山、赤水、三都、丹寨、雷公山、瓮安、望谟）等地。

川桂为深根性树种，以种子繁殖为主。目前尚无规模化人工种植报道。

三、资源利用与保护

1. 综合开发利用 川桂树皮供药用，不论是作为川桂皮、柴桂还是官桂，均属区域性小范围使用的少常用药材，用量不大，主要为民间习用。川桂的小枝及树皮有香气及辣味，可制香料及兴奋剂；枝叶和果含芳香油，可作食品和皂用香精的调和剂，应加强药用外的综合利用途径研究开发，促进资源的综合利用。

2. 资源保护和可持续发展 川桂分布范围较广，资源较为丰富，其利用目前完全依靠野生资源，由于应用开发程度不深，市场需求量相对较少，从全国总体上看，川桂资源蕴藏量在短期内尚能满足市场。

【评述】

1. 樟属植物约有250种，我国有49种，其中29种为中国药用植物特有种（见表2-2），主产南方各省区，以云南、广西、广东和四川分布较多。该属药用特有种主要为区域性使用的地方习用药材或在一些民族药中使用，为樟属新资源植物开发提供了丰富的潜在资源。

表2-2 我国樟属药用植物特有种

种名	拉丁学名	分布	利用情况	标准收载
毛桂	*C. appelianum* Schewe	广东、广西、湖南、江西、四川、云南	树皮作官桂入药，或代肉桂入药，作收敛剂	官桂：贵州省中药材、民族药材质量标准（2003）
华南桂	*C. austrosinense* H. T. Chang (*C. chingii* Metcalf)	福建、广东、广西、贵州东南部、江西、浙江	干燥树皮作“桂皮”入药	桂皮：北京市中药材标准（1998），内蒙古中药材标准（1988）
滇南桂	*C. austroyunnanense* H. W. Li	云南南部		
猴樟	*C. bodinieri* Lévl.	贵州、湖北、湖南西部、四川东部、云南东北及东南部		

续表

种名	拉丁学名	分布	利用情况	标准收载
短序樟	*C. brachythyrsum* J. Li	云南东南部		
坚叶樟	*C. chartophyllum* H. W. Li	云南南部及东南部		
聚花桂	*C. contractum* H. W. Li	西藏东南部、云南西北部		
野黄桂	*C. jensenianum* Hand.-Mazz.	福建、广东、湖北、湖南西部、江西、四川	湖南黔阳一带用树皮作桂皮入药，亦有将树皮放入酒内作为酒的香料	
兰屿肉桂	*C. kotoense* Kanehira et Sasaki	台湾南部（兰屿）		
红辣槁树	*C. kwangtungense* Merr.	广东中部		
油樟	*C. longepaniculatum* (Gamble) N. Chao ex H. W. Li	四川	树干及枝叶均含芳香油，油的主要成分为桉叶油素、芳樟醇及樟脑等。果核尚可榨油。干燥根曾作"香通"入药	**香通：**四川省中草药标准第四批(1984)
长柄樟	*C. longipetiolatum* H. W. Li	云南南部		
银叶桂	*C. mairei* Lévl.	云南东北部	枝叶、干及根均含芳香油；小枝皮可作调味香料。干燥树皮作"官桂"入药	**官桂：**四川省中药材标准（2010），贵州省中药材质量标准（1988）
米槁	*C. migao* H. W. Li	广西西部、云南东南部	壮药	
毛叶樟	*C. mollifolium* H. W. Li	云南南部	本种枝、叶含芳香油，果仁含脂肪，可作工业用油	
土肉桂	*C. osmophloeum* Kanehira	台湾（高雄、南投、台北、台中）		
屏边桂	*C. pingbienense* H. W. Li	广西西南部、贵州南部、云南东南部		

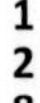

续表

种名	拉丁学名	分布	利用情况	标准收载
刀把木	*C. pittosporoides* Hand.-Mazz.	四川南部（屏山）、云南中部及东南部		
阔叶樟	*C. platyphyllum* (Diels) Allen	重庆（城口、南川）、四川东北部（巴中）	干燥根曾作“香通”入药	**香通：**四川省中草药标准第四批（1984）
网脉桂	*C. reticulatum* Hay.	台湾		
卵叶桂	*C. rigidissimum* H. T. Chang	广东、广西、海南、台湾、云南		
绒毛樟	*C. rufotomentosum* K. M. Lan	贵州西南		
岩樟	*C. saxatile* H. W. Li	广西、贵州、云南东南部		
银木	*C. septentrionale* Hand.-Mazz.	甘肃南部、陕西南部、四川		
细毛樟	*C. tenuipile* Kosterm.	云南南部及西部		
辣汁树	*C. tsangii* Merr.	福建、广东、海南、江西南部		
平托桂	*C. tsoi* Allen	广西（蒙山）、海南		
粗脉桂	*C. validinerve* Hance	广东、广西		
川桂	*C. wilsonii* Gamble	广东、广西、湖北、湖南、江西、陕西、四川、贵州	枝叶和果均含芳香油，油供作食品或皂用香精的调合原料。干燥树皮作“官桂”或“桂皮”入药。也作藏药和苗药使用	**官桂：**贵州省中药材、民族药材质量标准（2003），广西中药材标准（1990）；**桂皮：**内蒙古中药材标准（1988）

2. 川桂在贵州、广西及四川一些地方被作为“官桂”采收使用。而“官桂”在传统临床或近现代一些中草药典籍中记载为肉桂或肉桂的一种加工规格，造成药材使用中的混淆，即官桂当肉桂用，肉桂当官桂用。《中国药典》从 1963 年版开始就明确规定肉桂 *C. cassia* 的干燥树皮为正品肉桂的唯一基源，四川省从一开始制定中药材地方标准 [《四川省中草药标准》（试行稿）第三批（1980）] 则明确规定官桂仅来源于我国另一特有种植物银叶桂 *C.*

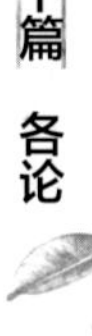

mairei H.Lévl.，其后的两次修订（1987 年、2010 年）均认定银叶桂干燥树皮为正品官桂，并指出与川桂树皮在药材性状及功效等方面的区别。现代药学研究也显示，川桂和银叶桂树皮中的挥发油在肉桂的主要有效成分桂皮醛的含量上差异极大，药理作用也不同，说明川桂、官桂（银叶桂）均不宜作肉桂使用，在药材流通和临床应用中应注意加强区分鉴别。

3. 川桂与银叶桂作为区域分布的非药典收载的中国特有种，在不同地区分别被作为“官桂”的基源植物，药材性状存在差异，民间用法功效也各不相同，但由于目前现代药学相关研究较为薄弱，尚难以解决因基源不统一造成的采收使用中混乱。而对于这些在民间有悠久使用历史，野生资源较为丰富的我国特有植物类群，可深入开展资源、化学、生物活性等的比较研究和资源利用价值评价，将对新资源的挖掘开发和综合利用具有积极意义。

（蒋舜媛　孙　辉）

参考文献

[1] 任三香，王发松，胡海燕，等．川桂皮挥发油的化学组成．分析测试学报，2002，1(3)：83-85.

[2] 陶光复，孙汉董，丁靖垲．湖北川桂叶精油的化学成分．武汉植物学研究，2002，20(2)；162-164.

[3] 王发松，杨得坡，任三香，等．川桂叶挥发油的化学成分与抗菌活性研究．武汉植物学研究，2000，18(4)：321-324.

[4] 魏夏兰，舒朋华，刘婷婷，等．川桂皮中具有免疫调节活性的甾体和苯丙素类化学成分．有机化学，2013，33：1273-1278.

[5] 杨秀珍．中药官桂名称的历史沿革．中国药师，1999，2(3)：162.

08 广东紫珠

Callicarpa kwangtungensis Chun

为马鞭草科紫珠属灌木，分布于浙江、江西、湖南、湖北、贵州、福建、广东、广西、云南等地，生于海拔 300～1600m 的山坡林中或灌丛中。其干燥茎枝和叶为我国中药材广东紫珠，被《中国药典》（2015 年版）收载，具有收敛止血，散瘀，清热解毒的功效。用于衄血，咯血，吐血，便血，崩漏，外伤出血，肺热咳嗽，咽喉肿痛，热毒疮疡，水火烫伤。

一、传统用药经验与药用历史

广东紫珠之名在历代本草中未有记载。1934 年我国著名植物学家陈焕镛院士在资源考察时发现并对其命名。姚振生等考证《植物名实图考》所载的万年青认为是广东紫珠，但也有学者认为根据《植物名实图考》所载万年青的图文和《中国植物志》对紫珠属植物的描述，只能说明《植物名实图考》中的万年青为紫珠属植物，是否为广东紫珠均有待进一步考证。广东紫珠首次正式收载于 1993 年版《湖南省中药材标准》紫珠药材的来源项下，其收录紫珠药材的来源为马鞭草科植物杜虹花 *C. formosana* Rolfe（*C. pedunculata* R. Brown）、紫珠 *C. bodinieri* Lévl.、白毛紫珠 *C. candicans* (Burm. f.) Hochr.、白棠子树 *C. dichotoma* (Lour.) K. Koch、广东紫珠 *C. kwangtungensis* Chun 及同属多种紫珠的地上部分。2009 年版《湖南省中药材标准》把广东紫珠从紫珠中单列出来。《江西省中药材标准》1996 年版单独收载广东紫珠药材，来源为广东紫珠的干燥茎枝和叶。1977 年版《中国药典》收载了紫珠叶，药材来源为杜虹花的干燥叶，中间连续五版药典均未收载紫珠属相关药材；2010 年版《中国药典》新增分别收载了广东紫珠、紫珠叶和大叶紫珠，其中广东紫珠药材来源为广东紫珠的干燥茎枝和叶，紫珠叶为杜虹花的干燥叶，大叶紫珠为大叶紫珠 *C. macrophylla* Vahl 的干燥叶或带叶嫩枝，明确了广东紫珠和其他紫珠属植物不能混用；2015 年版《中国药典》关于广东紫珠、紫珠叶和大叶紫珠的药材来源收载情况与 2010 年版相同。

广东紫珠味苦、涩，性凉，归肝、肺、胃经，能止血，散瘀，清热解毒，在江西萍乡地区民间沿用已久，用以治疗宫颈糜烂出血、阴道炎、宫颈炎等妇科疾病，效果显著。国内最早在江西萍乡市芦溪中药厂（现改名江西心正药业有限公司）生产使用。广东紫珠药材中主要含有黄酮、苯乙醇苷类、三萜类、酚酸等化学成分。现代药理研究表明，广东紫珠药材具有止血凝血、镇痛、抑菌、抗炎、抗氧化等作用。

二、资源分布与栽培

广东紫珠的野生资源主要分布在浙江、江西、福建、湖北、湖南、广东、广西、贵州、云南等地，处于零星分布，野生蕴藏量很少。为了保障资源的可持续利用，江西萍乡市林科所于 1986 年就对野生广东紫珠进行了驯化栽培研究，2000 年以后对广东紫珠丰产栽培模式进行了研究开发，已制定出广东紫珠药材规范化生产技术规程（SOP），建立了广东紫珠种苗培育与规范化种植示范基地。近年来，江西、湖南、贵州等省均陆续开展了广东紫珠栽培研究。目前主要栽培地为湖南会同，江西萍乡、新余、宜春、井冈山等，贵州台江、广西等地。

三、资源利用与保护

1. 综合开发利用 广东紫珠是 20 世纪 60 年代开展中药资源普查发掘出来的中药材植

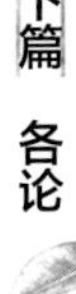

物，具有止血，散瘀，清热解毒功效；用于衄血，咯血，胃肠出血，子宫出血，上呼吸道感染，扁桃体炎，肺炎；外用治外伤出血，跌打肿痛，水火烫伤，尤其治疗妇科疾病效果显著，是妇科常用中成药抗宫炎片（胶囊、颗粒）的主要原料。抗宫炎片是近年来医药市场畅销的妇科良药，其处方由广东紫珠干浸膏、益母草干浸膏和乌药干浸膏组成，广东紫珠为主要成分，占 83%。

2. 资源保护和可持续发展 由于医药生产企业对广东紫珠原材料的需求逐步增大，加之对野生资源的掠夺性采集，导致广东紫珠野生资源接近枯竭状态。人工驯化栽培的产量还远远不能满足需要，因此需通过加强对广东紫珠的丰产栽培技术研究，建立优质高产的规范化种植基地，实现广东紫珠的资源保护和可持续利用。

【评述】

1. 紫珠属 *Callicarpa* L. 植物共有 190 余种，中国有 46 种，可作药用的有 30 种，如广东紫珠、裸花紫珠、枇杷叶紫珠和大叶紫珠等，各种间形态相近。在市场上常有将紫珠属各种植物混用误用的现象，如用裸花紫珠、枇杷叶紫珠作为大叶紫珠的伪品，以及用大叶紫珠替代广东紫珠等。在药材生产、市场交易和临床用药过程中，应对紫珠属的混用误用现象加以规范控制，可采用形态学、薄层色谱法、高效液相色谱法和敞开式质谱法等方法鉴别。

2. 紫珠属有 11 种为我国药用植物特有种（表 2-3）。紫珠属植物具有止血、抗菌抗病毒等生物活性，是常见的民间用药，但其药效的物质基础和药理作用研究还不深入。目前，对药用紫珠属植物的研究仅集中在大叶紫珠、杜虹花、裸花紫珠、广东紫珠、紫珠和华紫珠等少数种类，缺乏对紫珠属其他植物的研究。对紫珠属药用植物，尤其是紫珠属的我国特有植物进行系统的资源整理和评价，深入开展化学成分、药效物质基础和药理作用等研究，对保护和合理开发利用我国紫珠属药物资源具有重要意义。

表 2-3 我国紫珠属药用植物特有种

种名	拉丁学名	分布区	利用情况
华紫珠	*C. cathayana* H. T. Chang	安徽、福建、广东、广西、河南、湖北、江苏、江西、云南、浙江	
老鸦糊	*C. giraldii* Hesse ex Rehd.	安徽、福建、甘肃、广东、广西、贵州、河南、湖北、湖南、江苏、江西、陕西南部、四川、云南、浙江	
全缘叶紫珠	*C. integerrima* Champ.	福建、广东、广西、湖北西部、江西、四川东部、浙江南部	苗药

续表

种名	拉丁学名	分布区	利用情况
广东紫珠	*C. kwangtungensis* Chun	福建、广东、广西、贵州、湖北、湖南、江西、云南、浙江	苗药
光叶紫珠	*C. lingii* Merr.	安徽南部、江西、浙江	
尖萼紫珠	*C. loboapiculata* Metc.	广东、广西、贵州、海南、湖南	
长柄紫珠	*C. longipes* Dunn	安徽、福建、广东、江西	
黄腺紫珠	*C. luteopunctata* H. T. Chang	四川、云南	
窄叶紫珠	*C. membranacea* H. T. Chang	安徽、广东、广西、贵州、河南、湖北、湖南、江苏、江西、陕西、四川东部、浙江	
钩毛紫珠	*C. peichieniana* Chun et S. L. Chen	广东、广西、湖南	
长毛紫珠	*C. pilosissima* Maxim.	台湾	哈尼药

3. 广东紫珠是目前紧缺的医药原料，野生资源减少，不能满足需求，市场上大量使用大叶紫珠替代广东紫珠作为原料药材。针对广东紫珠的市场需求，早在 20 世纪 80 年代江西、湖南等地就开展了人工栽培。目前就广东紫珠的生物学特性、繁殖方法、整体造林、抚育管理、收获与加工等人工栽培技术研究已经展开，广东紫珠人工种植前景广阔。其栽培简单，易繁殖，适合大田、山地和林下栽培。为提高土地资源利用率，积极倡导中药材生态种植的发展，可以大力推广东紫珠的山地丰产栽培技术，以及林药结合的生态种植模式，实现经济效益和生态效益的双赢。

（刘　迪）

参考文献

[1] 刘灿黄，崔蕾，谢丽娟，等. 广东紫珠的研究进展. 第三届中国中药商品学术年会暨首届中药葛根国际产业发展研讨会论文集，2012.

[2] 刘婧靖，谷陟欣，姚守拙，等. 敞开式质谱法快速检测紫珠属植物. 中国化学会第二届全国质谱分析学术报告会会议摘要集，2015.

[3] 聂韡，朱培林，黄丽莉，等. 广东紫珠药材的研究进展. 中国现代中药，2011，13(9)：37-44.

[4] 王红刚，何颖仪. 大叶紫珠及其两种紫珠属中药混淆品的生药学鉴别. 中国药师，2013，16(8)：1256-1258.

[5] 姚振生，龚千峰，刘勇．紫珠属药物的本草考证，中药材．1996，(11)：577-580.

[6] 姚振生，刘能俊，葛菲．《植物名实图考》中紫珠属植物考证．江西中医学院学报，1997，9(2)：14.

[7] 仲浩，薛晓霞，姚庆强．紫珠属植物的化学成分与药理作用，国外医药植物药分册，2007，229(1)：18-21.

09 广西马兜铃

Aristolochia kwangsiensis Chun et F. C. How ex C. F. Liang

为马兜铃科马兜铃属木质藤本植物。分布于广西、云南、四川、贵州、湖南、浙江、广东、福建等省区。广西马兜铃的块根为常用民族药和民间草药管南香，《全国中草药汇编》记载其有小毒，具有清热解毒，理气止痛，凉血止血功效。用于咽喉炎，肺结核，急性肠胃炎，胃、十二指肠溃疡，跌打损伤；外用于外伤出血，痈疮肿毒。并注明含马兜铃酸，对肾脏有毒性，不可超量服用，肾功能不全者禁服。

一、传统用药经验与药用历史

广西马兜铃也称大叶马兜铃、圆叶马兜铃，药材名称除管南香之外，还有大白解薯、大百解薯、总管、大总管、天钻等。广西马兜铃的块根是我国常用民族药。广西少数民族常用于肾炎水肿（仫佬族），感冒发热咳嗽（瑶族），胃痛，腹痛，胃溃疡出血，风湿，外伤出血（壮族）等，也属瑶药"老班药"，收载于《广西壮族自治区瑶药质量标准（第一卷）》，称"天钻"。云南西双版纳、德宏等地区的少数民族则常用于咽喉炎，急性胃肠炎，胃及十二指肠溃疡，跌打损伤，毒蛇咬伤。

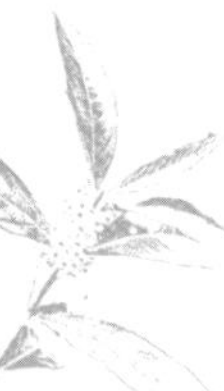

广西马兜铃块根含尿囊素、马兜铃酸、β-谷甾醇、6-甲氧基去硝基马兜铃酸甲酯、6-甲氧基马兜铃酸A甲酯及木兰花碱等。药理研究表明，广西马兜铃总生物碱具有解痉、镇痛作用；马兜铃酸主要有抗肿瘤、致突变、肾脏毒性作用；广西马兜铃提取物对临床各种疾患所致平滑肌痉挛性腹痛的止痛效果较好。广西马兜铃在民间现还可作为抗肿瘤、止痛药物使用，用于治疗喉痛、胃痛、蛇伤等病。

二、资源分布与栽培

广西马兜铃为中国特有植物，产自广西、云南、四川、贵州、湖南、浙江、广东、福建等省区，生长于海拔 600 ~ 1600m 山谷林中。喜温暖气候，常生于湿润、肥沃、腐殖质丰富的沙壤中。目前仅有广西都安、平果少数民间医生栽培自用，其大部分应用采自野生资源。

三、资源利用与保护

1. 综合开发利用 因含马兜铃酸的缘故，目前除了少量的民族民间用药外，尚未开发成其他中成药产品。

2. 资源保护和可持续发展 广西马兜铃一般在植被较好的区域才有零星分布，资源较少，且生长缓慢。目前药用几乎全部来源于野生资源，且药用部位为块根，采挖根部对资源的破坏性较大，过度采挖容易导致其濒临灭绝。今后的开发利用应在做好野生资源保护、种质保存、野生变家种、人工栽培等技术研究的基础上进行。

【评述】

广西马兜铃所含马兜铃酸 A 成分具有肾毒性已较为明确，使用过程中可能会产生毒副作用，应避免大量、超量使用，或是不用。此外，广西马兜铃同属植物较多，植物形态、药材性状比较相似，根部更是相似，用时应注意鉴别。

（黄宝优）

参考文献

[1] 周法兴，梁培瑜，瞿赐荆，等. 广西马兜铃的化学成分. 药学通报，1981，16(4)：56-57.

[2] 周法兴，梁培瑜，瞿赐荆，等. 广西马兜铃的化学成分研究. 药学学报，1981 年 08 期 .

[3] 周法兴，梁培瑜，瞿赐荆，等. 广西马兜铃的化学成分. 中国药学杂志，1981 年 04 期 .

[4] 洪庚辛，韦宝伟，覃文才，等. 园叶马兜铃总生物硷镇痛作用机制的研究. 中药通报，1985 年 01 期 .

[5] 张亚洲，唐其，陈兵，等. 瑶药天钻的水分及马兜铃酸 A 含量测定. 中国药业，2014，23(9)，4-6.

10 广西莪术

Curcuma kwangsiensis S. G. Lee et C. F. Liang

为姜科姜黄属多年生宿根草本植物，分布于广东、广西、四川、云南，生长于山坡草地及灌丛中，我国南方省区有栽培。其干燥根茎和块根分别为我国常用中药材莪术、郁金，为《中国药典》（2015 年版）收载。莪术具有行气破血，消积止痛功效。用于癥瘕痞块，瘀血经闭，胸痹心痛，食积胀痛。郁金具有活血止痛，行气解郁，清心凉血，利胆退黄功效。用于胸胁刺痛，胸痹心痛，经闭痛经，乳房胀痛，热病神昏，癫痫发狂，血热吐衄，黄疸尿赤。《中国药典》（2015 年版）收载莪术的基源植物还有温郁金 *C. wenyujin* Y. H. Chen et C. Ling、蓬莪术 *C. phaeocaulis* Val.；郁金基源植物有姜黄 *C. longa* L.、温郁金及蓬莪术。

一、传统用药经验与药用历史

莪术入药始载于唐代《药性论》，首载“治女子血气心病，破痃癖冷气，以酒醋磨服”。宋代开始盛用蓬莪术，宋代《图经本草》载：“蓬莪术古方不见用者。今医家治积骤诸气味最要之药”。明代《本草纲目》载：“莪术，治血气心腹痛，产后败血冲心欲死，失心癫狂”。历代本草论述，郁金、姜黄、莪术来源同科同属植物，但由于产地及入药部位不同，其来源和使用多有交差和混淆。自宋代盛用莪术后，记载莪术基源至少包括温莪术、蓬莪术及广西莪术等多种姜黄属植物的根茎，清末民初进一步明确郁金为多种姜黄属植物的块根；曹炳立《增订伪药条辨》所载郁金应包括基源为广西莪术在内的多种姜黄属植物的块根。《中国药典》（1977 年版）开始收载广西莪术作为中药莪术、郁金的基源植物之一，目前广西莪术已逐渐成为中药莪术、郁金商品主流品种。

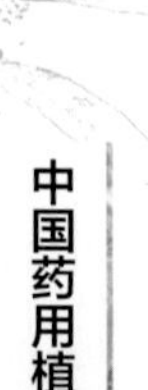

莪术、郁金均有活血破瘀、行气止痛功效，莪术兼有消积之功，常用于癥瘕积聚，如宋代《太平圣惠方》乌药散治脘腹胀痛，明代《寿世保元》莪术散治癥瘕痞块、经闭腹痛，清代《证治准绳》莪术丸治脾虚食积之脘腹胀痛，金代《内伤外辨惑论》三棱消积丸治伤生冷硬物、不能消化、心腹满闷，明代《普济方》三棱莪术汤治小儿疳积。郁金则苦寒泄降，汉代《太平圣惠方》郁金饮子治心悬急痛，《普济方》郁金散治血淋、尿血等，现代的消积化滞片治消化不良、胸闷胀满、肚腹疼痛、恶心倒饱、大便不通。

现代莪术多用于瘀血经闭、卵巢囊肿、早期宫颈癌和食积胀痛等；郁金主要用于经闭痛经、胸腹胀痛、热病神昏、癫痫发狂、黄疸尿赤等，与历代本草记载基本相一致，两者性味相近。使用禁忌方面多有记载，《本草拾遗》载莪术：“孕妇及月经过多者忌用”，《雷公炮制药性解》载：“虚人禁之”，清代《药性通考》载：“耐攻坚之药，可为佐使，而不可久用”，清代《本草害利》载：“凡经事先期，及一切血热为病者忌之”。在明代《神农本草经疏》《本草汇言》、清代《得配本草》中均指出，阴虚失血以及无气滞血瘀者禁用郁金，孕妇慎服。

广西莪术根茎和块根的药材名常称为桂莪术、桂郁金，两者在傣族、壮族民间被广泛应用，其药用功效均与中药相似。桂莪术被收载于《广西壮族自治区壮药质量标准》（第一卷），壮药桂莪术（壮药名为京昆）用于肝脾肿大、咳嗽、闭经、胃痛、癌肿、跌打损伤、肩周炎、颈椎痛和妇女产后头痛；桂郁金（壮药名为京闭）用于胃痛、经闭、产后腹痛、跌打损伤、痈疮。桂莪术（瑶药名为鹅台）在《中国瑶药学》中与黑节风、慢惊风捣烂调酒可用于治疗瘰疬，并被用于穴位止痛敷贴、风湿骨痛泡脚方等多个瑶药方中。

现在研究表明，桂莪术主要含姜黄酮、莪术烯、莪术醇、莪术二酮等挥发油以及姜黄素、脱甲氧基姜黄素等姜黄素类化合物；桂郁金含有吉马酮、汉黄芩素、木樨草素、姜黄素、β-榄香烯、莪术呋喃烯、莰烯等化学成分。现代药理研究明确桂莪术具有抗肿瘤、抗早孕、抗病毒抗菌、升高白细胞、保肝、镇痛等作用；桂郁金具有调节免疫功能、保护心肌损伤、保肝、抗孕、降血脂、抗癌、抗辐射等作用。

二、资源分布与栽培

广西莪术野生分布于广东、广西、四川、云南，呈零散分布或逸为野生。喜温暖湿润、阳光充足的气候环境，多生于山坡草地、灌木丛中、林缘、沟边或路旁半阴湿的肥沃土壤中，尤喜土质疏松、排水良好、土层深厚的冲积土、沙壤土。

桂莪术和桂郁金药材主要来源于栽培资源。广西莪术有悠久的栽培历史，目前广西所产桂莪术和桂郁金药材产量约占全国的80%。据报道，2014年广西栽培面积超过3万亩，主要分布在广西钦州、灵山、贵港、平南、横县、上思、浦北、武鸣、南宁等地，桂莪术年产量约8000吨（干品），桂郁金约4000吨（干品）。

广西莪术以根茎（即种球）繁殖为主，可采用子姜或母姜（可依母姜大小切成具有带1～2个壮芽的姜块）作为种姜，于每年春季起畦穴播，每穴种3～4种姜。通过组培技术调节MS培养基中大量元素和蔗糖的使用量，可在试管内诱导广西莪术形成根茎，从而培育出根系粗壮的组培壮苗。

由广西莪术培育成的药用新品种“广成种”和“广吉种”具有高产、有效成分含量高、抗逆性强、遗传稳定性强的优势，适宜于在广西桂中、桂南地区进行大面积推广种植；而药用观赏新品种“玛瑙桂莪术”与“宫粉郁金”等是具有较高观赏价值的园艺品种。

三、资源利用与保护

1. 综合开发利用 莪术和郁金是我国常用中药材，中医临床常用经验方如三棱莪术汤、疏肝化症汤、黄芪消症丸等，以及现代中成药强力止痛莪术油、莪术油注射液、复方莪术油软胶囊、复方莪术油栓等均是以莪术为原料的中成药，是我国常见的妇科抗炎类药物产品。以郁金为原料药的中成药有治精神分裂症的金蒲丹，有疏通气血、软坚消积功效的郁金银屑等，郁金在抗癫痫、治疗传染性肝炎等方面的确切疗效备受关注。同时，郁金茶、郁芩茶、郁金木香茶、郁金归茶、丹参郁金蜜饮、郁金丹参海藻糖浆等保健茶产品的成功研制，以及广西莪术作为观花类园艺新品种蕴藏的市场发展潜力，使广西莪术的综合利用价值得以进一步提升。

2. 资源保护和可持续发展 商品桂莪术和桂郁金全部来源于栽培品，随需求量的变化种植面积有波动，整体趋于供求平衡。近年来价格呈现稍稳上涨，并保持部分商品出口。为促进桂莪术和桂郁金产业化发展和提高农业产值，近十年来，广西多家科研单位进行了种质收集和良种选育，在地方品种材料中选育了广成种、广吉种等新品种，表现出优质、高产等优良性状。此外，进行坡地或平地果园林下套种或药农套种等方式探讨生态立体种植，是广西莪术规范化、规模化生产的新模式。

【评述】

1. 姜黄属植物主要分布于热带亚热带地区，全世界约 70 种，我国产 12 种，且多产于西南部至东南部。姜黄属植物具有重要的经济价值，除药用外，还用于调料、香料、色素、化妆轻工业等，因此市场发展前景好。姜黄属植物形态变异大，在传统形态鉴别上常以叶脉有无紫带、叶片有无茸毛、根茎断面颜色、体型大小、根茎发达程度等作为植物物种和中药材鉴定的重要依据。

2. 广西莪术是我国传统中药莪术和郁金的主要基源植物，其栽培资源是两大药材的主要来源。广西莪术的主产地为广西，主要集中在桂南、桂中地区。云南、广东、海南有少部分栽培，浙江、福建等地有少量试种栽培。在广西道地产区如上思、贵港、灵山、横县、防城港等地已经形成相对稳定的地方品种，这些地方品种及其优良种质资源是广西莪术种质创新的重要物质基础。连作容易造成广西莪术老产区根结线虫病的加剧，因此产区选择轮作或与禾亚科等作物套种，以及选育高产、抗病新品种和培育脱毒组培苗均是广西莪术发展规范化种植的趋势。

（黄雪彦）

参考文献

[1] 盛爱武，刘念. 广西莪术种球分级依据及其特性研究. 安徽农业科学，2008，36(12)：4943-4944.

[2] 邓家刚. 桂本草（第一卷 下）. 北京：北京科学技术出版社，2014.

[3] 董克威，杨建新. 郁金、姜黄、莪术原植物与药材性状和显微鉴别. 海峡药学，

2006，18(1)：112-113.

[4] 郭海朋，胡润淮，邵清松．温郁金的道地性研究．安徽农业科学，2009，37(17)：7993-7994，8010.

[5] 蒋永和，袁继承，沈志滨．姜黄属植物化学成分的研究进展．亚太传统医药，2009，5(2)：124-127.

[6] 梁广，杨树林，李校堃．姜黄属植物的植物化学研究进展．化学通报，2006，69(6)：1-8.

[7] 王爱勤，欧阳胜祥，邓耀辉，等．广西莪术试管内诱导根茎形成的研究．中草药，2008，39(5)：760-762.

[8] 王建，陆善旦，赵应学．广西莪术两个新品种的特征特性简介．中药材，2009，32(8)：1191-1192.

[9] 谢宗万．论郁金、姜黄、片姜黄及莪术古今药用品种和入药部份的异同与变迁．中医药研究，1988，(5)：24-27.

[10] 周继斌，潘鸿森，赵源榕．闽产莪术的本草考证及生药学研究．福建中医药，1991，6(22)；28-29.

[11] 邹忠梅．郁金饮片炮制历史沿革及现代研究．世界科学技术 - 中医药现代化，2003，5(5)：53-58.

11 马尾松

Pinus massoniana Lamb.

为松科松属乔木，属我国南方特有的乡土树种，广泛分布于秦岭、淮河以南，云贵高原以东的17个省、自治区、直辖市范围内。马尾松的花粉（松花粉）、叶（松叶、松针）、果实（松球）、树皮（松木皮）、幼根或根白皮（松根）、枝干结节（松节）、嫩枝尖端（松笔头）、松树脂（松油）以及蒸馏或提取得到的挥发油（松节油）等均可入药，其中树脂经蒸馏除去挥发油后所留存的固体树脂为中药材松香，《中国药典》（1963年版）曾收载，具有祛风燥湿，生肌止痛的功效；其干燥花粉是中药材松花粉，《中国药典》（2015年版）收载的松花粉基源包括马尾松、油松 *P. tabulaeformis* Carr. 及同属多种植物，具有收敛止血，燥湿敛疮的功效。用于外伤出血，湿疹，黄水疮，皮肤糜烂，脓水淋漓。

一、传统用药经验与药用历史

松花粉作为中国传统药材，其药食兼用的历史已逾数千年，历代医学典籍、文学作品等都对松花粉药食价值和奇特疗效有记载和极高的评价。松花粉始载于《新修本草》，谓：“松花名松黄，拂取似蒲黄正尔，久服令轻身，疗病胜似皮。”明代《本草纲目》载曰“甘、温、无毒。润心肺，益气，除风止血，亦可酿酒”。《新修本草》《本草集要》《本草汇言》等都记载了松花粉在利尿、轻身、润心肺、除风湿等方面的作用。我国古代早有将松花粉用于保健延年、美容养颜的历史和传统，古食谱《山堂肆考饮食卷二》记载武则天为延年益寿，天天用松花粉和米捣碎，蒸糕食用。

松香入药始载于《神农本草经》，松叶、松根、松球、松节入药始载于《名医别录》，之后历代本草均有收载。松香具有祛风燥湿，排脓拔毒，生肌止痛的功效，主治痈疽恶疮，瘰疬，瘘症，疥癣，白秃，疠风，痹症，金疮，扭伤，妇女白带，血栓闭塞性脉管炎。关于其药用记载，《神农本草经》载曰：“味苦，温”，“主痈疽恶疮，头疡白秃，疥瘙风气，安五脏，除热。”《名医别录》曰：“主胃中伏热，咽干消渴，及风痹死肌，炼之令白；其赤者主恶痹。”《本草纲目》曰：“强筋骨，利耳目。治崩带。”《本草备要》曰：“祛风去湿，化毒杀虫。”关于松叶的药用记载，《名医别录》载“松叶，味苦，温。主治风湿痹疮气，生毛发，安五脏，守中，不饥，延年。”《证类本草》载“松叶，暖，无毒。炙治冻疮，风湿疮佳。”此时松叶的应用已十分广泛，有松叶粥、松叶酒的应用记载。《本草纲目》将其列为上品，“松叶，名为松毛，性温苦，无毒”。主治“风湿疮，生毛发，安五脏，守中，不饥延年。”“炙，冻疮风湿疮，佳”，“去风痛脚痹，杀米虫。”《本草纲目》记载松叶可用于预防瘟疫，治疗中风口邪，关节风痛，脚气风疮，风牙肿痛，大风恶疮，阴囊瘙痒。松根具有祛风除湿，活血止痛的功效，主治风湿痹痛，风疹瘙痒，白带，咳嗽，跌打吐血，风虫牙痛。本草中关于其药用记载，《名医别录》曰：“主辟谷不饥。”《日华子本草》曰：“补五劳，益气。”松球具有祛风除痹，化痰止咳平喘，利尿，通便功效，主治风寒湿痹，白癜风，慢性气管炎，淋浊，便秘，痔疮。本草中关于其药用记载，《名医别录》曰：“味苦，温，五毒”，“主风痹寒气，虚羸少气，补不足”。《本草纲目拾遗》曰：“治白点风。”《本草求原》曰：“补齐，散风寒。”松节具有祛风燥湿，止痛的功效，主治风寒湿痹，历节风痛，脚痹痿软，跌打伤痛。本草中关于其药用记载，《名医别录》载曰：“主百节久风，风虚，脚痹疼痛。”松木皮具有祛风除湿，活血止血，敛疮生肌的功效，主治风湿骨痛，跌打扭伤，金刃伤，肠风下血，久痢，湿疹，烧烫伤，痈疽久不收口。《本草纲目》载曰：“主治痈疽疮口不合，生肌止血，治白秃，杖疮，汤火疮。”松笔头具有祛风利湿，活血消肿，清热解毒的功效，主治风湿痹痛，淋证，尿浊，跌打损伤，乳痈，动物咬伤，夜盲症。松笔头以“松树蕊”之名载于《滇南本草》，载曰：“味苦，微涩，性微寒”，“行经络，止茎中痛，止便浊。治膏淋疼痛不可忍者，磨水酒服之，五淋俱可服。”松油具有祛风杀虫功效，主治疥疮、皮癣。《本草纲目拾遗》曰："治疥疮久远不愈。以此油新浴后擦之，或加白矾末少许和擦，更妙。"松节油在《广西本草选编》中的记载为："舒筋活络，消肿止痛。治关节扭伤肿痛。"

马尾松花粉富含蛋白质和 20 余种氨基酸、多糖、不饱和脂肪酸、维生素、微量元素和矿物质等营养物质，还含有黄酮类化合物、膳食纤维、核酸、胆碱、甾醇及磷脂等具生物活性的物质。现代药理研究表明，马尾松花粉具有延缓衰老、增强免疫、抗肿瘤、抗疲劳、降血糖、调节胃肠功能、保肝、保护心脑血管、抑制前列腺增生等作用。马尾松松叶中化学成分主要为挥发油、黄酮类、木脂素类化合物等，现代药理研究表明，松叶具有降血糖、调血脂、抗肿瘤、抗衰老、抗突变、抑菌抗病毒、抗炎症痛、抗血小板凝集等作用。松香主要成分为松香酸酐及游离的松香酸，并含树脂烃、挥发油、槲皮素、山柰酚的苷及苦味物质。现代药理研究表明，松香能抑制胃肠痉挛，还具有镇咳祛痰、防止感染、免疫增强的作用；马尾松树皮的化学成分复杂，主要有糖类、萜类和生物碱等。研究表明，马尾松树皮提取物的主要成分是黄酮类化合物（原花青素），还有多种有机酸，在体外具有抗氧化性和清除自由基的能力，具有抗衰老、抗氧化活性的作用，并能在体外广谱抑制癌细胞生长；松节的主要有效成分是银松素甲基醚，具有镇痛抗炎的作用；松节油的主要化学成分为树脂酸、脂肪酸、单萜、倍半萜类等，具有抗菌作用和溶石作用。

二、资源分布与栽培

马尾松广泛分布于秦岭、淮河以南，云贵高原以东的 17 个省、自治区、直辖市范围内，包括江苏（六合、仪征）、安徽（淮河流域、大别山以南）、河南西部峡口、陕西汉水流域以南、长江中下游各省区，南达福建、广东、台湾北部低山及西海岸，西至四川中部大相岭东坡，西南至贵州贵阳、毕节及云南富宁。在长江下游其垂直分布于海拔 700m 以下，长江中游分布于海拔 1100～1200m 以下，在西部分布于海拔 1500m 以下。其面积居全国针叶林之首，木材蓄积量第 4 位，是我国南方亚热带地区分布最广、资源最多的森林群落。

浙江省是马尾松的主产区，淳安县又是浙江马尾松林面积最大的县，达 135 万亩，其中生态公益林 69 万亩，商品林 66 万亩。位于浙江淳安县千岛湖镇姥山林场的国家马尾松良种基地，2009 年被列为国家重点林木良种基地和国家马尾松种质资源库，收集保存了马尾松种质资源 1119 份，累计提供马尾松良种 1709kg。

三、资源利用与保护

1. 综合开发利用 马尾松可谓全身是宝，尤以松花粉和松叶的用途广泛。松花粉是我国传统药食两用花粉品种，在我国有着悠久的应用历史，它既有丰富的营养价值和生物活性，又无毒副作用，已应用到食品、保健品、药品、化妆品和添加剂等领域。早在宋代林洪的《山家清供》中就提到了松黄饼的制作；《元和纪用经》《本草经解》和《酒小史》中均有关于松花酒的记载。我国民间有许多用松花粉作主要原料的名特产品，如浙江宁波的“松黄金团”，钱塘长安镇的“松花糕”，浙江奉化的“松花米团”。现代松花粉的开发在国内外受到广泛关注，目前市场上除了常见的松花粉粉剂和片剂，还有松花钙镁奶颗粒、松花益生菌颗粒、松花葛根片、松花辅酶 Q10 胶囊、松花粉软胶囊、松花酒、松花爽身粉、松花果蔬粉和松花黄精蛎杞膏等新产品。

由于马尾松松叶具有多种药理作用，在中医上就有利用松叶配合中药煎服来治疗营养不良性水肿和神经衰弱的做法，民间也有通过饮用松叶泡的水或酒来调理血压的做法。目前市场上的中成药松林血脉康胶囊即是以马尾松鲜松叶为主要成分的治疗和预防心脑血管疾病的纯天然中药制剂。除了医药方面的应用，马尾松松叶还被广泛应用于食品、畜牧、精细化工等领域。目前市场上已有松针饮料、松针粉、松针酒、松针茶等产品。松针饮料具有保健预防疾病的作用；松针茶对消除高血压、高血脂、肥胖、便秘、失眠具有辅助作用；松针粉还可用作畜禽饲料添加剂或直接饲喂畜禽，可促进畜禽生长发育、增强免疫力和提高生殖能力。从马尾松松叶中提取出的香料和挥发油可用来制作肥皂、化妆品或分离成精细化工产品等。此外，马尾松松叶还含有氨基酸、纤维素、有机酸等其他成分，可用于制备化工产品，目前已经或正在开发的有松针纤维素板、脱镁叶绿素、松针杀菌防腐保鲜剂、除臭剂等产品。

松香不仅具有重要的药用价值，还是很重要的化工原料，广泛用于各个工业制造领域，如肥皂、油漆涂料、油墨、黏合剂、橡胶、食品加工、电气、建筑材料等。

2. 资源保护和可持续发展 我国马尾松资源丰富，马尾松是我国松树中分布最广、数量最多的主要用材树种。在南方各省森林积蓄量中，马尾松占半数以上。马尾松生长快，造林更新容易，成本低，能适应干燥贫瘠的土壤，是荒山造林的重要先锋树种，而且其寿命长，树势挺拔，苍劲雄伟，也是营造风景、疗养林的好树种。但是，松毛虫是危害马尾松等松树严重和普遍发生的虫害，严重影响马尾松的生长，生产中应积极营造混交林，因地制宜加强防治。同时应提高和加强马尾松资源的高效综合利用，在保障森林生态效益充分发挥的同时，积极研究开发马尾松药用和保健功能用产品。

【评述】

1.《中华本草》记载，除马尾松之外，松叶的来源有松科植物华山松 *P. armandii* Franch.、黄山松 *P. taiwanensis* Hayata、黑松 *P. thunbergii* Parl.、油松、云南松 *P. yunnanensis* Franch.、红松 *P. koraiensis* Sieb. et Zucc. 等的针叶；松木皮的来源还有思茅松 *P. kesiya* Royle ex Gord. var. *langbianensis* (A. Chev.) Gaussen 或同属植物的树皮；松花粉的来源还有油松、赤松 *P. densiflora* Sieb. et Zucc、黑松等的花粉；松根的来源是马尾松或其同属植物的幼根或根皮；油松的来源是马尾松、油松或其同属植物木材中的油树脂；松香的来源是松科松属若干植物中渗出的油树脂，经蒸馏或提取除去挥发油后所余固体树脂；松节油的来源是松科松属若干植物中渗出的油树脂，经蒸馏或提取得到的挥发油；松球的来源还有油松、云南松的球果；松节的来源还有油松、赤松、云南松等枝干的结节；松笔头的来源还包括云南松、思茅松等的嫩枝尖端。因此松属的药用植物资源是极其丰富的，但目前对这些松属植物的研究和资源利用还不够深入。从松属植物的药用价值利用方面，应从化学成分、生物活性、药理作用等诸多方面开展系统的比较评价研究，以明确各种松属植物的药用价值高低，合理配置其药用资源。此外，从非木质资源利用的角度，进行适宜于药用的优良马尾松种质资源的筛选和品种选育，也是充分挖掘资源潜力，合理开发利用资源的有效途径。

2. 工业用的松香主要是用于油漆、造纸、橡胶制造等，本身对人体毒性不大，但因为其常含有铅等重金属和有毒化合物，以及氧化后产生的过氧化物会严重影响人体健康，因此中药材松香一定要经过严格的质量检测，各类有毒物质含量都必须符合一定标准方能入药。

3. 目前对马尾松药用价值的研究，多集中在松叶、松花粉中，而对马尾松松根、松木皮、松节、松笔头、松塔等的药用研究较少，在化工领域，对马尾松松油、松香、松节油的研究开发较多，在今后的开发利用研究中应注重加强对马尾松松根、松木皮、松节、松笔头、松球等的药用研究开发，以扩大这一珍贵药用资源的综合开发。

（刘　迪）

参考文献

[1] 曹侃，童传旺．松针药理研究及应用进展．绵阳师范学院学报，2015，34(2)：57-60.

[2] 陈曦．HPLC 测定松节、松针和松香中银松素甲基醚的含量．天津药学，2014，26(5)：21-23.

[3] 崔映宇，陈小红，伍春莲，等．马尾松树皮提取物体外抑制人大肠癌细胞生长规律初探．中国农业大学学报，2006，11(1)：11-16.

[4] 高爱新，李海龙，王敬文，等．松花粉研究开发进展．第十一届全国花粉资源开发与利用研讨会论文集，2010.

[5] 何永辉，刘佳佳，杨栋梁，等．GC/MS 法测定马尾松树皮中的挥发油成分．广东化工，2007，34(2)：62-67.

[6] 刘东彦，石晓峰．药用松针的研究进展．中药材，2012，35(10)：1701-1705.

[7] 刘杰尔．松花粉成分分析及其轻身减肥功能初探．杭州：浙江大学，2008.

[8] 李丽．马尾松花粉的化学成分及其对胃黏膜的保护作用．沈阳：辽宁中医药大学，2010.

[9] 王秋月，郁建平，蔡立，等．马尾松树皮中原花青素体外抗自由基作用的研究．食品工业科技，2010，31(8)：81-83.

[10] 张志琴，肖培云，刘光明．松针的化学成分和药理活性研究进展．现代药物与临床，2011，26(4)：278-281.

12 开口箭

Campylandra chinensis (Baker) M.N.Tamura, S.Yun Liang et Turiand

为百合科开口箭属多年生草本，又名心不甘、小万年青、牛尾七、竹根七、苞谷七等。分布于湖北、湖南、江西、福建、台湾、浙江、安徽、河南、陕西（秦岭以南）、四川、云南、广西、广东。生长于林下荫湿处、溪边或路旁。开口箭主要以根茎入药，有毒，具有清热解毒，散瘀止痛的功效。常用于治疗白喉、咽喉肿痛、风湿关节痛、胃痛、腰腿疼痛、跌打损伤、毒蛇咬伤、狂犬咬伤等；外用治痈疖肿毒。《全国中草药汇编》（2007 年版）和《湖北省中药材质量标准》（2009 年版）收载。

一、传统用药经验与药用历史

开口箭为少数民族民间常用药，原以万年青之名载于《植物名实图考》，后多见于不同少数民族医药书籍。彝族称“潮稿”“勒补输”，用根及根茎治红白痢疾，腹痛偏热型，热泻，胃病，咽喉肿痛，风湿疼痛，骨折，外伤流血，月经不调，跌打损伤，蛇咬伤，乳疮，水肿，肺咳；瑶族称“白钱草”“喔爹”，用根茎，叶治咽喉炎，喉蛾，疯狗咬伤，牙痛，胃痛，风湿，骨痛，驱蛔虫；壮族称“於捆”，用根茎、叶治咽喉炎，喉蛾，疯狗咬伤，牙痛，胃痛，风湿，骨痛，跌打肿痛；拉祜族称“背那此”，用根及根茎治肾炎水肿，牙痛，肚腹热痛，心力衰竭，咽喉肿痛，白喉，膨胀，咯血，疔疮，丹毒，蛇咬，烫伤，黄疸，天疱疮，流行性腮腺炎等；哈尼族称“捋吗赃曼”，用根茎治流感，胃肠炎，风湿痛，跌打损伤；侗族称“克武纳”，用全草治腰痛水肿，根茎治急性咽喉炎；苗族称“化骨莲”“竹根七”，用全草及根茎治疮疖肿毒，毒蛇咬伤，风湿关节痛，跌打损伤，肝硬化腹水，胃痛，咽喉肿痛，扁桃体炎；傣族称“心不甘”，主治胃痛，胃肠溃疡，跌打损伤；布依族称“竹根七”，用于风湿疼痛，跌打损伤；土家族民间用开口箭漱口治疗咽喉炎和扁桃体炎。《湘蓝考》中记载本品有毒，中毒时可见风头痛，眩晕，恶心，呕吐等症状，应立即停药抢救。

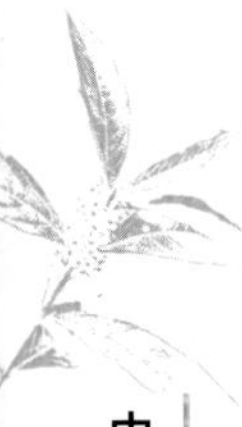

开口箭的主要化学成分为甾体类、黄酮类、多糖。现代药理研究表明，开口箭具有抗炎止痛、抗肿瘤、免疫调节、强心等多种药理作用。

二、资源分布与栽培

开口箭主要分布于我国华东、中南、西南地区及陕西、甘肃。在陕西的主要分布区为秦岭北坡的太白山、周至、户县以及南坡的略阳、洋县、安康等地；在湖北主要分布在大巴山东部的十堰等地。开口箭为多年生草本植物，对生态环境条件的要求较为严格，适宜在少量覆土的条件下萌发生长，土壤环境为碱性环境，需在阳光充足的地方种植。主要是以种子繁殖为主，也可分根繁殖，但生长速度较慢。目前除少数地方如三峡库区及神农架林区进行了试验性栽培外，大多数为野生。

三、资源利用与保护

1. 综合开发利用 开口箭主要作为民间草药使用，在湖北西部民间用于清咽利喉已有几百年历史，其显著特点是见效快，作用时间较长，药效稳定。目前产品仅有开口箭饮片。

2. 资源保护和可持续发展 近年来开口箭野生资源遭受过度采挖，导致自然分布数量不断减少，严重影响了其在原产地的生长和繁衍。保护开口箭资源首要任务就是需要就地保护，对较大居群建立保护小区，在保护小区内采用各种措施用于开口箭物种的恢复；其次可将开口箭的种子或根茎培养成幼苗后再将其带回原产地进行炼苗和生长，通过这种人工培养的方式来恢复开口箭的居群大小和规模。因此，积极发展开口箭的人工栽培，是目前保护开口箭野生资源最行之有效的方法。

【评述】

我国分布的开口箭属植物有12种，除开口箭外，筒花开口箭 *C. delavayi* (Franchet) M. N. Tamura、峨眉开口箭 *C. emeiensis* (Z. Y. Zhu) M. N. Tamura、剑叶开口箭 *C. ensifolia* (F. T. Wang et T.Tang) M. N. Tamura、碟花开口箭 *C. tui* (F. T. Wang et T. Tang) M. N. Tamura 也是我国的药用植物特有种，这些物种在民间也有和开口箭相似的药用应用。对于该属植物的研究，以前多集中在基础研究方面，而对现代药学的研究较少。该属植物大多在民间有较长的药用历史，无疑是具有较好开发利用前景的药用资源，今后应加强该属植物现代药学方面的深入研究。

（管燕红）

参考文献

[1] 陈江华，刘忠华，李凤兰，等. 开口箭属植物研究进展. 中药材，2008，31(5)：791-793.

[2] 方志先，廖朝林. 湖北恩施药用植物志. 武汉：湖北科学技术出版社，2006.

[3] 宁德生，蒋丽华，刘金磊，等. 开口箭根茎中甾体化合物的研究. 天然产物研究与开发，2014，26(6)：879-882，901.

[4] 乔明，梁忠，龚业莉. 百合科开口箭属植物化学成分、活性作用研究进展. 湖北中医药大学学报，2009，11(3)：59-62.

[5] 申玲玲，杜光. 开口箭属植物化学成分与药理作用研究进展. 医药导报，2010，29(7)：869-871.

[6] 石孟琼，白彩虹，孙桂林，等. 开口箭不同提取部位对异丙肾上腺素致小鼠心肌缺血损伤的影响. 中国临床药理学与治疗学，2013，18(12)：1344-1351.

[7] 李玥. 秦巴山区三种开口箭植物的遗传多样性分析. 西安：陕西理工学院，2014：30-34.

13 云南山楂

Crataegus scabrifolia (Franch.) Rehd.

为蔷薇科山楂属落叶乔木，分布于云南、贵州、四川、广西等省区，生长于暖温带与中亚热带松林边、灌木丛中或溪岸杂木林中。云南山楂的果实在云南等地被作为地区习用药“山楂”收购，习称“云楂”，具有消食健胃，行气散瘀的功效。此外，云南山楂还广泛应用于食品和保健领域。

一、传统用药经验与药用历史

经本草考证，山楂之名始载于《本草纲目》，但根据形态特征辨别，历代本草记载的入药山楂基源种应为野山楂 *C. Cuneata* Sieb. et Zucc.。《中国药典》（2015 年版）收载的山楂基源为山楂 *C. pinnatifida* Bge. 和山里红 *C. pinnatifida* Bge. var. *major* N. E. Br.。云南山楂入药始载于《滇南本草》，书中记载云南山楂味甜酸、性寒。适用于消肉积滞，下气，吞酸，积块症状的治疗。书中有方：“山楂核五钱炒黄色，沙苑蒺藜五钱微焙，鸡肫皮五钱火焙黄色，加建曲五钱焙，共细末，每服一钱，滚水送下，忌生冷”，用于治疗“胃脘有坚久积滞或寒胃，或饮食结滞，呕吐酸水，胸膈饱闷，饮食不思，倒饱嘈杂，吞吐酸水，两胁间有积块作痛。”

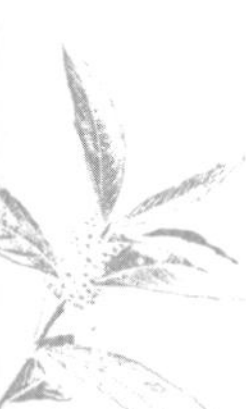

云南山楂在云南多个少数民族如苗族、傣族、彝族等民间被广泛使用，各民族用药情况基本相同。据《滇药录》记载，苗药将云南山楂称为汗子瓜呢，主要用其果实、树皮、叶，治疗食积腹胀，肠炎，腹泻，痢疾，疝气疼痛，产后腰痛，痛经，无名肿毒；《滇省志》中亦记录苗族和傣族称云南山楂分别为汉梓瓜尼和嘛拿（德傣），用其果实治疗饮食结滞，呕吐酸水，胸膈饱闷，不思饮食；《哀牢》中记载彝族使用云南山楂果实治疗痰湿阻滞，脾虚气弱，食积不化，腹满胀痛，泻泄红痢，筋骨疼痛。

二、资源分布与栽培

云南山楂是云南的乡土树种，主要分布在云南省，在贵州的西南部、广西的西部及四川的西南部有少量分布。在山地红壤、山地黄壤、山地紫色土上均可生长，但以酸性红壤（pH 5～6.5）地带为最适宜。分布于海拔 1200～2800m，在海拔 1500～2200m 的地段分布比较集中。昆明、玉溪、大理、文山、曲靖、楚雄、临沧、保山等地州各县，红河州大部分县，普洱、昭通、怒江等地州部分县均有分布，大部分为栽培种。栽培与产量比较集中的有呈贡、晋宁、篙明、宜良、江川、玉溪、通海、新平、建水、蒙自、弥勒、大理、弥渡、祥云、邱北、文山、广南、富宁、泸西、开远等地。根据云南山楂栽培品种的果型和颜色可分为绿果山楂、白果山楂、红果山楂、黄果山楂、土黄山楂 5 大类型，45 个品种。表现优良的品种有大白山楂、大山楂、鸡油山楂、大翅山楂、四方山楂等。

三、资源利用与保护

1. 综合开发利用 云南山楂用途广泛，在云南主要是作为经济林果树栽培，其果实颜色鲜亮、肉质酸甜，富含维生素 C、钙、碳水化合物、山楂酸及人体必需的各种矿质营养元素，具有较高的营养价值，可做鲜果食用，亦可开发成山楂肉干、山楂粥、山楂片、山楂糕、山楂酒、山楂酱、山楂罐头、山楂汁、山楂口香糖等食品。云南山楂叶片、花和果实中富含黄酮、儿茶酚、三萜皂苷、低聚原花青素等物质，对高血压、高血脂、冠状动脉硬化和冠心病等具有替代性治疗作用，具有很好的保健价值，故被誉为“营养保健食品”，可开发成各类用于降压、降脂、减肥的山楂保健食品或用品，目前已开发的产品有山楂核馏油、山楂叶减肥茶、山楂叶红色素及黄酮针剂等。医药方面，除作为中药山楂的地区习用种，其果实在民间被广泛应用外，云南山楂的根、茎、叶、种子、花、核亦可入药。目前含山楂类的中成药有 500 余种，但明确以云山楂为原料的中成药不多，仅见三七脂肝丸中以云山楂为原料。此外，云南山楂还可以做园林观赏植物和绿化树种，美化环境。云南山楂也可以做绿色饲料添加剂，能提高饲料中蛋白质、脂肪的消化率，降低饲料消耗。云南山楂的树皮和根含单宁物质，可用于染料工业，嫩叶可用作茶叶的代用品。

2. 资源保护和可持续发展 云南山楂资源全部来源于栽培品种，经 20 世纪末品种选育，现在有 5 大类型，45 个品种之多，各类型适合于食品、保健品、医药等不同领域的开发应用，现阶段云南山楂资源的保护应以开发利用为出发点，只有深入地开发利用，尤其是云南山楂深加工的发展，使其广泛应用于食品、保健品、医药及园林绿化等领域，建立云南山楂产品的产业链，现有资源才能得到长远保护和可持续的发展。

【评述】

除云南山楂外，同属的桔红山楂 *C. aurantia* Pojark.、湖北山楂 *C. hupehensis* Sarg.、甘肃山楂 *C. kansuensis* Wils.、滇西山楂 *C. oresbia* W. W. Smith、华中山楂 *C. wilsonii* Sarg. 也为我国药用植物特有种。这些特有种在各分布区被当地居民作为“山楂”广泛使用。它们的化学成分种类及含量相似，因此不同来源的“山楂”在临床功效、药效物质基础和作用机理上

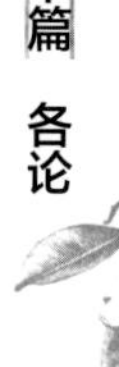

可能具有相似性，今后应以正品“山楂”临床研究与应用为基础，结合山楂属各特有种地域分布特点，加强其在医药开发等方面的应用力度。

（王艳芳）

参考文献

[1] 高光跃，冯毓秀．云南山楂的生药研究及资源利用．中国药学杂志，1994，6(29)：329-331.

[2] 黄汝昌，章光旭，李福绵．云南山楂经济性状与其果实内含物保健性能的评价．西部林业科学，2006，35(1)：94-95.

[3] 黄汝昌．云南山楂的种质资源．云南林业科技，1994，3(68)：57-62.

[4] 蒋福勇．山楂资源的开发与利用简述．南方园艺，2011，22(1)：56-58.

[5] 柳唐镜，张棵，刘国英，等．中国山楂属植物资源研究和利用现状．南方农业学报，2011，42(8)：847-852.

[6] 张宏平，张晋元，刘群龙．我国山楂种质资源及选育品种研究进展．中国种业，2014，2：15-17.

14 云南含笑

Michelia yunnanensis Franch. ex Finet et Gagn.

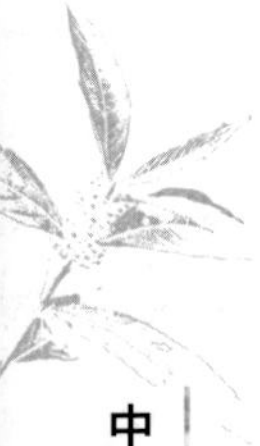

又名皮袋香、十里香、山栀子，为木兰科含笑属常绿灌木。产贵州、四川、西藏东南部、云南中部和南部，生于海拔 1100～2300m 的山地灌丛中。以花蕾入药，称为山辛夷。具有清热消炎的功效，用于喉炎、鼻炎、眼炎等症的治疗。

一、传统用药经验与药用历史

云南含笑（山辛夷）是云南民间的常见中草药，根据《滇药录》记载，山辛夷味微苦、涩，凉，清热解毒，可用于治疗鼻炎，咽喉痛，鼻塞流涕，目赤等。山辛夷在彝族应用广泛，彝药名为得黑嘎力、矮西沙，以花蕾治风热感冒，头目昏花，头痛，喉炎，鼻炎，结膜炎，脑漏等；以幼果挤汁治中耳炎；根治崩漏。

云南含笑（山辛夷）主要药用成分为挥发油，挥发性物质中含乙醇冰片酯、樟脑、氧化石竹烯、冰片、桉叶素、芳樟醇及辛夷脂素、松脂素二甲醚等木脂素，这些挥发油成分集中体现出山辛夷所具有的清凉透发的倾向特征，也与其清热消炎的药用功能相吻合。

二、资源分布与栽培

云南含笑产贵州、四川、西藏东南部、云南中部和南部，野生资源十分有限。常见于杉松或云南松林下，以及酸性红壤地带的灌木丛中。在云南分布于中部和南部的阔叶或针叶疏林中，乃至路旁、溪边，多生于海拔 1100 ~ 2300m 林下及山地灌木丛中。在贵州分布于海拔 1600 ~ 1800m 之间的峡谷地带，土壤为砂页岩风化壳上发育的山地黄棕壤。云南含笑喜光，耐半阴，喜温暖多湿气候，有一定耐寒力，喜微酸性土壤。云南含笑耐移栽及修剪，其适应性较强，在 - 5℃的温度仍然生长良好。目前，云南含笑在云南省仅局限于当地一些植物园、城市公园以及庭院的引种，如在昆明植物园和昆明金殿公园作为行道树种进行栽培种植；在丽江纳西族的庭院中，采用棚架式栽培。

三、资源利用与保护

1. 综合开发利用 云南含笑全身是宝，是食品、化妆、制药工业的重要原料。其花极香可制浸膏供香料使用；叶具香气可磨制香粉制作皮袋香面；花蕾及幼果可入药，具清热消炎等功效；同时云南含笑可观花观蕾观果，具有极高的观赏价值和艺术可塑性，是一种比较珍贵优良的庭园绿化树种及盆景材料；云南含笑与银杏同属第四纪冰川残留的中生代孑遗树种，系云贵两省植物区系重要的链锁分子之一，属典型的中国 - 喜马拉雅分布式样中的云南高原区系成分，因此云南含笑也是研究植物区系的重要材料。

2. 资源保护和可持续发展 尽管云南含笑具有重要的开发利用前景，云南省相关政府机构与企业亦逐步重视对云南含笑的开发，但是对于其资源的应用推广仍然处于“藏在深闺无人识”的状态。限制云南含笑应用与推广的主要因素是其人工繁殖障碍。目前已有的研究表明，云南含笑种子具有中度复杂型形态生理休眠特性，种子成熟时种胚并未发育完全，具有较长的休眠时间，而采用扦插繁殖的成活率仅在 12.6% ~ 34.0% 之间；尽管离体繁殖可使云南含笑的生根率达到 84%，但其成本较高。因此，如何有效解决云南含笑的人工繁殖技术是其能否实现资源应用与推广的关键所在。

【评述】

目前，除云南含笑外，同属的特有种还有阔瓣含笑 *Michelia cavaleriei* var. *platypetala* (Handel-Mazzetti) N. H. Xia 分布于广东东部、广西东北部、贵州东部、湖北西部、湖南西南部，紫花含笑 *Michelia crassipes* Law 分布于广东北部、广西东北部、湖南南部，深山含笑 *Michelia maudiae* Dunn 分布于安徽南部、福建、广东、广西、贵州、江西、湖南、浙江南部。这些特有种在植物景观形态和花期各有不同都可作为园林景观植物使用。近年来在观赏园艺上还出现了球花含笑和云南含笑的杂交品种晚春含笑，花期较云南含笑长。今后可

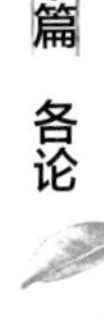

加强此类特有资源的利用研究。

（李　戈）

参考文献

[1] 都婷，商雨，杨辉，等．云南含笑组织培养快繁技术及愈伤组织诱导研究．云南农业大学学报，2013，28(4)：530-535.

[2] 胡光平，方小平，杨占南，等．云南含笑花不同部位挥发性成分研究．安徽农业科学，2010，38(14)：7321-7323.

[3] 刘丽娜，关文灵，申仕康．园林植物——云南含笑．园林，2013，3：76-77.

[4] 李志刚，李雪梅．皮袋香挥发油成分分析．中药材，2000，23(1)：685-687.

[5] 左家哺．云南含笑形态分类学、生态地理分布及其起源的初步研究．贵州林业科技，1992，20(4)：16-22.

15 中华栝楼

Trichosanthes rosthornii Harms

为葫芦科栝楼属多年生宿根草质攀缘藤本植物，又名双边栝楼，分布于甘肃、陕西、湖北、四川、贵州、云南、江西等省。生于山谷密林、山坡灌丛或草丛中。其干燥根、干燥成熟果实、果皮和种子分别为传统中药材天花粉、瓜蒌、瓜蒌皮和瓜蒌子，被《中国药典》（2015 年版）收载，同时收载的基源植物还有栝楼 *T. kirilowii* Maxim.。天花粉具清热泻火，生津止渴，消肿排脓的功效；用于热病烦渴，肺热燥咳，内热消渴，疮疡肿毒。瓜蒌具清热涤痰，宽胸散结，润燥滑肠的功效；用于肺热咳嗽，痰浊黄稠，胸痹心痛，结胸痞满，乳痈，肺痈，肠痈，大便秘结。瓜蒌皮清热化痰，利气宽胸；用于痰热咳嗽，胸闷胁痛。瓜蒌子润肺化痰，滑肠通便；用于燥咳痰黏，肠燥便秘。

一、传统用药经验与药用历史

栝楼入药始载于《神农本草经》，列为中品。《神农本草经》记载栝楼根“味苦，寒，主消渴，身热烦满，大热，补虚安中，续绝伤”。至汉代将功效扩展为降火化痰、通胸痹、托气、治疗耳聋、折伤肿痛等。经方有栝楼牡蛎散方、栝楼薤白半夏汤方、栝楼薤白桂枝汤方、栝楼瞿麦方、栝楼薤白白酒汤等。晋代增加治中热伤暑、通脉、悦泽人面功效。唐代记载有治疗乳痈初发、箭镞不出、痈疽等功效。至宋元明清时，发现其可治胞衣不下、转下恶物、肺痿咳血、咽喉肿痛、风疮疥癞、五劳七伤吐血咳嗽、坚齿乌须、乳汁不下等。古代与现代应用功效相似，增加了天花粉蛋白抗引产、抗肿瘤、抗病毒等应用。

中华栝楼在少数民族地区也广为应用，苗族药名“真花休”，根治烦渴，果壳治咳嗽、胸痛咳嗽；布依族药名“甸怒”，以果实、种子入药治痈；仡佬族药名“库入”，瓜蒌壳（果皮）入药，治浮肿。

中华栝楼植物体内发现近百种化合物，主要包括油脂类、甾醇类、黄酮类、三萜类及氨基酸、蛋白质、挥发油等。中华栝楼根部（天花粉）的药理作用主要有致流产和抗早孕、抗癌、免疫调节、血糖调节、抗艾滋病病毒等；果实（瓜蒌）的药理作用主要有改善心血管系统、抗溃疡、抗菌、抗癌及抗衰老等；种子（瓜蒌子）的药理作用主要有泻下、抑制血小板聚集、抗癌等；果皮（瓜蒌皮）的药理作用主要有改善心血管系统、祛痰、泻下、抗癌等。

二、资源分布与栽培

1. 野生资源现状 中华栝楼野生分布于甘肃东南部、陕西南部、湖北西南部、四川东部、贵州、云南东北部、江西（寻乌）。生于海拔 400 ~ 1850m 的山谷密林中、山坡灌丛中及草丛中。中华栝楼商品药材称川花粉，主产于四川绵阳、德阳、简阳、宜宾、峨眉及乐山等地，云南、贵州、广西也是重要产区。

2. 栽培情况 20 世纪 60—80 年代，在四川简阳有较大规模种植，并辐射到周边多个地区，曾成为较有影响的中华栝楼主产区。近年，随着农村劳动力的外输，经济结构的变化，中华栝楼种植基地已严重萎缩，甚至曾经的主产地也已难觅踪影。目前，在四川东部、北部和南部地区仅见农户自发性的零星栽培，以采集果实药用为主，未见规模化生产基地。

三、资源利用与保护

1. 综合开发利用 中华栝楼的根、果实、果皮、种子均为常用中药材，临床应用非常普遍，经方有栝楼牡蛎散方、栝楼薤白半夏汤方、栝楼薤白桂枝汤方、栝楼瞿麦方、栝楼薤白白酒汤等。天花粉中蛋白称天花粉蛋白，有引产作用，是良好的避孕药。以瓜蒌为原料开发的中成药有橘红丸、咳喘顺丸、风热清口服液、新通注射液、天花粉蛋白注射液等 22 种，主要为治疗心血管系统、呼吸系统、引产等方面的产品。民间以炒瓜蒌子食用。瓜蒌子含大量不饱和脂肪酸，具抗氧化和保护心血管系统作用，同时可开发为保健性食用油；也可以添加入化妆品中延缓皮肤衰老。中华栝楼是综合利用较充分的药源植物，一源多药，产出效率高，药效作用广泛，针对其新的作用方向，建议加强深度开发的力度，拓展应用范围，打造大品种。

2. 资源保护和可持续发展 中华栝楼分布区多为经济欠发达的山区，受土地的过度开发利用影响，生态遭到严重破坏，中华栝楼的野生资源仅零星分布，面临较严重的危机，应加强野生种质资源的保护。中华栝楼种植效益高，可作为边远贫困山区"精准扶贫"的产业发展项目。在发展家种生产基地建设的同时，利用现代生物技术，加强良种选育工作，建立规范的种子种苗标准，为提高相关药材质量提供技术保障。加大中华栝楼的基础研究和应用范围研究，为中华栝楼产业高效发展提供技术支撑。产区应加强政策引导和资金扶持，加大种植区标准化种植基地建设、质量控制规范建设、开展现代农业技术培训，同时政府应积极构建"互联网＋产业链"的协作新模式，为传统药材生产企业的采购、生产和销售环节，插上"互联网＋"的翅膀。

【评述】

1. 栝楼属全世界约100种，我国有33种6变种，其中有13种和3变种为中国药用植物特有种（见表2-4）。其中大方油栝楼、湘桂栝楼、长萼栝楼在产地有作为天花粉和瓜蒌的药用习惯，其科学性有待研究澄清。大方油栝楼在贵州民间具有长期的食用历史，应着力开展野生资源的保护和人工种植技术研究，对食用产品进行深度开发。大多数特有种分布区域较狭窄，一旦开发利用，资源容易枯竭，应加强栝楼属特有种的系统研究和种质资源的收集和保护。

表2-4 我国栝楼属药用植物特有种

种名	拉丁学名	分布	利用情况
海南栝楼	*T. cucumeroides* (Seringe) Maximowicz var. *hainanensis* (Hayata) S.K.Chen	广东、广西、海南	
大方油栝楼	*T. dafangensis* N.G.Ye et S.J.Li	贵州	在贵州民间将其果皮混作瓜蒌皮药用，种仁榨油或作瓜子食用
裂苞栝楼	*T. fissibracteata* C.Y.Wu ex C.Y.Cheng et C.H.Yueh	广西西南部、云南东南部	
湘桂栝楼	*T. hylonoma* Handel-Mazzetti	广西东北部、广州东南部、云南南部	根作天花粉、果实作瓜蒌
长萼栝楼	*T. laceribractea* Hayata	广东、广西、湖北、江西、四川、台湾	广东、广西、湖北将根作天花粉使用

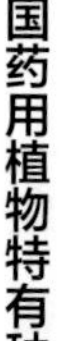

续表

种名	拉丁学名	分布	利用情况
绵阳栝楼	*T. mianyangensis* C.H.Yueh et R.G.Liao	湖北、四川	
两广栝楼	*T. reticulinervis* C.Y.Wu ex S.K.Chen	广东、广西	
中华栝楼	*T. rosthornii* Harms	安徽南部、广东北部、广西、贵州、江西东北部、四川、云南	
黄山栝楼	*T. rosthornii* var. *huangshanensis* S.K.Chen	安徽南部、江西东北部	
多卷须栝楼	*T. rosthornii* var. *multicirrata* (C.Y.Cheng et C.H.Yueh) S.K.Chen	广东北部、广西、四川	
糙籽栝楼	*T. rosthornii* var. *scabrella* (C.H.Yueh et D.F.Gao) S.K.Chen	四川西部	
皱籽栝楼	*T. rugatisemina* C.Y.Cheng et C.H.Yueh	云南东南和西南部	
丝毛栝楼	*T. sericeifolia* C.Y.Cheng et C.H.Yueh	广西西部、贵州西南部、云南东南部	
菝葜叶栝楼	*T. smilacifolia* C.Y.Wu ex C.H.Yueh et C.Y.Cheng	西藏东南部、云南南部和东南部	
方籽栝楼	*T. tetragonosperma* C.Y.Cheng et C.H.Yueh	云南东南部	
杏籽栝楼	*T. trichocarpa* C.Y.Wu ex C.Y.Cheng et C.H.Yue	云南南部和西南部	

2. 20 世纪 80 年代以后，栝楼属药用植物的药材供应主要来源于栝楼的人工种植。其中，山东长清、肥城及宁阳为药材瓜蒌道地产地。山东产瓜蒌栽培历史有 300 多年。2003 年山东省提出打造瓜蒌等道地药材“建设国家中药现代化科技产业（山东）基地为主”的战略目标。至 2014 年山东瓜蒌年产量达 170 万公斤。河南新乡、安阳至河北邯郸、武安一带为天花粉的道地产地，所产花粉质量最佳，称“安阳花粉”，占全国花粉年产量 60%，栽培栝楼占全国 50%。2010 年河南安国市成立栝楼种植合作社，被授予“国家农业标准化示范区”称号，2012 年种植栝楼面积达 12.7 万亩，是全国首批无公害农产品（中药材）生产示范县，每年合作社还要从全国各地采购鲜瓜蒌近万吨，加工瓜蒌产品占全国中药材市场瓜蒌总量 80%。目前，栝楼是瓜蒌、天花粉等药材的主要基源植物，具有良好的中药农业产业化基础。可进一步加强良种选育、新功能产品的研发，促进栝楼属药用植物的种质资源保存应用及产业化开发。

（周　毅　李兴平　蒋舜媛）

参考文献

[1] 刘金娜，温春秀，刘铭，等. 瓜蒌的化学成分和药理活性研究进展. 中药材，2013，36(5)：843-48.
[2] 李雪梅，黄利鸣. 天花粉蛋白的研究进展. 河北医药，2006，28(4)：322-323.
[3] 李真，韩丽丽，管仁伟，等. 瓜蒌的资源，质量与栽培现状分析. 中医研究，2010，23(12)：11-14.
[4] 陶弘景. 名医别录. 尚志钧辑校. 北京：人民卫生出版社，1986.
[5] 周涛，黄璐琦，陈敏，等. 贵州特有植物大方油栝楼种子的营养成分分析. 食品研究与开发，2009，30(9)：137-140.

16 玉兰

Magnolia denudata Desr.

为木兰科木兰属落叶乔木，分布于江西、浙江、湖南、贵州等地，生于海拔500～1000m 的林中。其干燥花蕾为我国常用中药材辛夷，被《中国药典》（2015 年版）收载，同时收载的基源植物还有望春花 *M. biondii* Pamp. 和武当玉兰 *M. sprengeri* Pamp.。具有散风寒，通鼻窍的功效。用于风寒头痛，鼻塞流涕，鼻鼽，鼻渊。

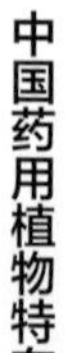

一、传统用药经验与药用历史

辛夷入药始载于《神农本草经》“主五脏，身体寒风，头脑痛，面皯”，此后其药用逐渐得到扩展，明朝时广泛用于治疗鼻渊、鼻鼽、鼻窒、鼻疮。对于辛夷的使用禁忌方面，《本草经集注》记载“恶五石脂。畏菖蒲、蒲黄、黄连、石膏、黄环”，《本草经疏》记载“凡气虚人忌，头脑痛属血虚火炽者忌，齿痛属胃火者忌”，《本草汇言》记载“气虚之人，虽偶感风寒，致诸窍不通者，不宜用”。现代应用与历代本草记载相一致。

玉兰主要含有挥发油、黄酮类、木脂素类、脂肪酸类、甾醇类、香豆素类等多种成分。现代药理研究表明，玉兰具有抗炎、抗过敏、局部收敛、抗变态反应、抗病原微生物、抗氧化以及舒张平滑肌、抗细胞黏附等作用。

二、资源分布与栽培

玉兰产于江西（庐山）、浙江（天目山）、湖南（衡山）、贵州等地，生于海拔500～1000m的林中，全国各大城市园林广泛栽培。以其作为基源植物之一的中药材辛夷主产于河南、福建、山西、陕西、安徽、湖北等省，且以河南量大质优为道地产区。《本草纲目》记载“辛夷生于汉，丹阳之道”，即丹江以北的南召、鲁山、淅川为中心的汉水流域。河南辛夷主要分布于豫西南召、鲁山、卢氏等县，其中南召县辛夷栽培距今已有700多年的历史，产量和栽培面积均居全国首位，年产量4000吨，占全国的70%，被誉为中国辛夷之乡，南召辛夷为地理标志保护产品。

三、资源利用与保护

1. 综合开发利用 辛夷为我国常用中药材，被中医广泛应用于临床，常见的经验方如辛夷散、苍耳散、川芎散等。此外，玉兰材质优良，供家具、图板、细木工等用；玉兰花中含丰富的芳香油，可提取配制香精或制浸膏；玉兰花含有丰富的维生素、氨基酸和多种微量元素，可食用，或用以熏茶和泡茶饮用；种子榨油供工业用；玉兰花白色，大型，是早春重要的观花树木，是园林绿化的常见物种。

2. 资源保护和可持续发展 药材辛夷主要来源于栽培，但田间管理比较粗放，为保证药材质量，今后应加强玉兰规范化栽培技术的研究，提高单位面积产量和品质。除药用部位外，加强非药用部位的产品开发，提高综合利用水平。

【评述】

1.《中国药典》规定玉兰（*M. denudata* Desr.）、望春花（*M. biondii* Pamp.）、武当玉兰（*M. sprengeri* Pamp.）3种为辛夷的正品来源，河南省栽培的辛夷品种主要是望春花，四川省栽培的辛夷品种主要是武当玉兰，玉兰通常作为观赏植物栽培。在民间同属的其他植物常作辛夷药用，各地使用的辛夷种类不同，使其药材在临床应用和流通中混伪品现象不断出现，资源调查显示混伪品种达数十种。因此，市场上辛夷质量参差不齐，影响辛夷临床疗效，今后需加强辛夷鉴别方法与质量标准的研究，与混用品种相区别，以保证药材质量。

2. 当前辛夷药材主要来自人工栽培，近年来栽培规模不断扩大，在高产栽培技术方面研究较多，但作为高大乔木其生长周期长，药材采收困难，同时规范化栽培技术尚缺乏系统研究，不同产区药材品种和质量均有较大差异。今后需加强辛夷优质高产品种的选育和规范栽培技术的研究工作。

（徐　雷）

参考文献

[1] 郭红玲，梁光义．玉兰化学成分的研究进展．贵阳中医学院学报，2011，33(5)：123-125.

[2] 李云贵，徐望龙，刘奕训，等．玉兰的化学成分及药理活性研究进展．广州化工，2013，41(3)：28-29，47.

[3] 王永慧，叶方，张秀华．辛夷药理作用和临床应用研究进展．中国医药导报，2012，9(16)：12-14.

[4] 杨青山，周建理．中药辛夷的生药学研究概况．安徽中医学院学报，2010，29(5)：78-80.

[5] 张行，吴迎春，郭夫江．道地药材南召辛夷现状调研．中药材，2015，38(11)：2285-2287.

17 甘西鼠尾草

Salvia przewalskii Maxim.

又名甘肃丹参（甘肃）、丹参（云南）、高原丹参（青海）、红秦艽（四川），为唇形科鼠尾草属多年生草本植物，分布于我国甘肃、青海、四川、云南、西藏等省区，生长于温带高山林缘、沟边、路旁灌丛下。以干燥根入药，功效同丹参。具有活血祛痰、养血安神、消肿止痛、凉血消痈的功效，临床主要用于月经不调，经闭痛经，癥瘕积聚，腹胸刺痛，热痹疼痛，心烦不眠，痈肿疮毒。

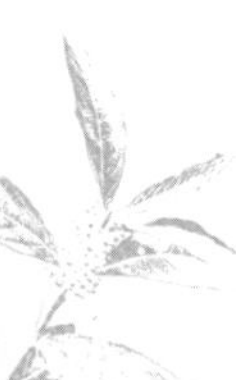

一、传统用药经验与药用历史

甘西鼠尾草作为区域性药材，其药用历史久远。历史上甘肃是我国边疆地区，由于文化、经济、交通等发展落后，与内地交流限制，特别是历史上这一地区未形成地区性本草，因此，当地开发的物产资源（包括中药）记载甚少，但通过对甘肃省地方志的考察，可以发现甘西鼠尾草药用的记载。如清代康熙《岷县志》、乾隆《狄道州志》、光绪《通渭县志》等物产类均收录丹参，从甘肃省鼠尾草属植物资源分布及沿用情况分析，应指现代甘肃丹参，原植物主要为甘西鼠尾草，而正品丹参仅见栽培。据此认为，至少在三百年前，甘肃已发掘出本省的丹参资源，并沿用至今，成为甘肃的一大特产药材。《甘肃省中药材标准》（2009 年版）以“紫丹参”之名收载。现代药理研究表明，甘西鼠尾草有与丹参相似的药理活性，具有抗菌、消炎、扩冠、抗脂质过氧化、抗血小板凝聚等作用。

二、资源分布与栽培

甘西鼠尾草分布于甘肃、青海、宁夏、四川、云南、西藏等省区，在甘肃（永登、皋兰、定西、临洮、岷县、武都、文县、徽县、临潭、迭部、夏河）、青海（民和、互助、循化、黄南、同仁、玛沁、班玛、玉树、囊谦）、四川（峨边、宝兴、理县、茂县、松潘、金川、小金、黑水、马尔康、壤塘、阿坝、红原、甘孜、康定、九龙、道孚、炉霍、德格、稻城、得荣、木里、昭觉、冕宁、雷波）、云南（德钦、维西），西藏（江达、芒康、加查、索县、米林、波密、察隅）集中分布，野生资源量相对较大。甘西鼠尾草生于海拔2100～4050m的高山林缘、沟边、路旁灌丛下，喜气候温和、阳光充足、空气湿润的环境。

近年甘肃省岷县和渭源县，青海省湟中县和贵德县等地开展了甘西鼠尾草引种试种。两年生甘西鼠尾草药材性状与野生品相似，为今后扩大应用提供了后备资源。

三、资源利用与保护

1. 综合开发利用 甘西鼠尾草中主要成分丹参酮临床上用于治疗由金黄色葡萄球菌及其耐药菌株、链球菌等细菌引起的化脓性扁桃体炎、乳腺炎、蜂窝织炎、骨髓炎、外耳道炎症及痈肿，疗效显著。丹参酮$Ⅱ_A$磺酸钠注射液用于治疗冠心病、心肌梗死，丹参滴丸用于治疗心血管疾病效果较好。另外，甘西鼠尾草在动物医学领域也有广泛的应用，有报道用总丹参酮治疗奶牛子宫内膜炎、乳房炎及牛犊的腹泻症取得一定疗效。因此有必要继续研究拓宽甘西鼠尾草及其化学成分在维护人畜健康方面的有效应用。

2. 资源保护和可持续发展 甘肃丹参的主产区大多是国家级贫困地区，产区环境洁净、无工业污染，属“绿色中药材”范畴。有关部门应在产地积极开展野生变家种研究，走资源保护和开发利用相结合之路，建立地道“甘肃丹参”产区，结合目前国际上兴起的“绿色保健”潮流，走“产品西移”之路，既可物尽其用，又能为贫穷的西部增加一项持续的经济收入来源。

【评述】

我国鼠尾草属植物有84种、40变种，其中有33种为我国药用植物特有种（见表2-5），本属中大多数植物如丹参 *S. miltiorrhiza* Bunge、红根草 *S. prionitis* Hance、云南鼠尾草 *S. yunnanensis* C. H. Wright 和甘西鼠尾草 *S.przewalskii* Maxim. 等具有重要的药用价值，但被人们充分研究利用的种类较少，大多数药用植物只是偶尔在民间利用，其药用价值未得到充分的发掘利用，因此鼠尾草属药用植物资源还有非常广阔的开发利用前景。此外，鼠尾草属药用植物资源的更新，扩大及保护方面的研究工作比较薄弱。对其资源的利用应建立在可持续发展的基础上，不但要充分利用和开发资源，而且应做好植物资源的保护工作。

表 2-5 我国鼠尾草属药用植物特有种

中文名	拉丁名	分布区	民族使用
橙色鼠尾草	*S. aerea* Lévl.	贵州、四川、云南	
开萼鼠尾草	*S. bifidocalyx* C. Y. Wu et Y. C. Huang	云南	
南丹参	*S. bowleyana* Dunn	福建、广东、广西、湖南、江西、浙江	
短冠鼠尾草	*S. brachyloma* Stib.	四川、云南	
柔毛栗色鼠尾草	*S. castanea* f. *pubescens* Stib.	云南西部，四川西南部	
绒毛栗色鼠尾草	*S. castanea* f. *tomentosa* Stib.	西藏东南部	
贵州鼠尾草	*S. cavaleriei* Lévl.	广东、广西、贵州、湖北、湖南、江西、陕西、四川、云南	
华鼠尾草	*S. chinensis* Benth.	安徽、福建、广东、广西、湖北、湖南、江苏、江西、山东、四川、台湾、浙江	苗药
毛地黄鼠尾草	*S. digitaloides* Diels	贵州、四川、云南	纳西药
雪山鼠尾草	*S. evansiana* Hand.-Mazz.	四川、云南	
黄花鼠尾草	*S. flava* Forrest ex Diels	四川、云南	藏药
瓦山鼠尾草	*S. himmelbaurii* Stib.	四川	
河南鼠尾草	*S. honania* L. H. Bailey	河南、湖北	
湖北鼠尾草	*S. hupehensis* Stib.	湖北	
关公须	*S. kiangsiensis* C. Y. Wu	福建、湖南、江西	
柔毛荞麦鼠尾草	*S. kiaometiensis* f. *pubescens* Stib.	云南西北部及四川西南部	
荞麦鼠尾草	*S. kiaometiensis* Lévl.	四川、云南	
洱源鼠尾草	*S. lankongensis* C. Y. Wu	云南	白药
舌瓣鼠尾草	*S. liguliloba* Sun	安徽、浙江	
东川鼠尾草	*S. mairei* Lévl.	云南	
鄂西鼠尾草	*S. maximowicziana* Hemsl.	甘肃、湖北、陕西、四川、西藏、云南	
湄公鼠尾草	*S. mekongensis* Stib.	云南	

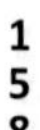

续表

中文名	拉丁名	分布区	民族使用
南川鼠尾草	*S. nanchuanensis* Sun	湖北、四川	
峨眉鼠尾草	*S. omeiana* Stib.	四川	
拟丹参	*S. paramiltiorrhiza* H. W. Li et X. L. Huang	安徽、湖北	
甘西鼠尾草	*S. przewalskii* Maxim.	甘肃、湖北、四川、西藏、云南	彝药，藏药
橙香鼠尾草	*S. smithii* Stib.	四川	
近掌麦鼠尾草	*S. subpalmatinervis* Stib.	云南	
佛光草	*S. substolonifera* Stib.	福建、贵州、湖南、四川、浙江	
三叶鼠尾草	*S. trijuga* Diels	四川、西藏、云南	
荫生鼠尾草	*S. umbratica* Hance	安徽、甘肃、河北、湖北、陕西、山西	
野丹参	*S. vasta* H. W. Li	湖北	
云南鼠尾草	*S. yunnanensis* C. H. Wright	贵州、四川、云南	

（晋　玲　马晓辉）

参考文献

[1] 鲍隆友，兰小中，刘玉军. 甘西鼠尾草生物学特性及人工栽培技术研究. 中国林副特产，2005，3：3-4.

[2] 翁裕馨，李成义，王津慧. 甘西鼠尾草规范化种植技术研究. 亚太传统医药，2010，6(2)：15-17.

[3] 翁裕馨，刘占厚，陈湘宏. 青海省甘西鼠尾草的生药学研究. 药学研究，2015，34(3)：144-158.

[4] 曹丽敏. 鼠尾草属植物研究进展. 湖南农业科学，2009，No. 22203：137-139.

[5] 初敏，冯亮，李跃武. 甘肃丹参——丹参类中一个重要资源. 中草药，2003，34(5)：472-476.

[6] 史彦斌，薛明，崔颖，等. 甘西鼠尾草的生药学研究. 时珍国医国药，2002，13(7)：438-439.

[7] 张凤琴，吕培霖，兰云. 甘西鼠尾的研究进展. 中国现代中药，2008，10(6)：13-14.

[8] 赵建邦. 甘肃丹参（甘西鼠尾草）的研究与应用评价. 中药材，2003，26(7)：529-531.

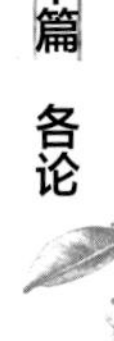

[9] 朱路平，向诚，庄文婷，等. 甘西鼠尾草化学成分研究. 天然产物研究与开发，2013，25：785-788，801.

18 甘青报春

Primula tangutica Duthie

为报春花科报春属多年生草本植物。分布于我国甘肃、青海、四川等省。生长在海拔2400～4500m的草山阳坡及灌丛下。甘青报春的种子和花为藏族民间常用草药“相相直吾”，收载于《中国藏药》第三卷，具有清热解毒，平肝安神的功效，用于治疗痈肿疮疖、烫伤、神经痛、关节痛、肺病、心脏病、高血压等。

一、传统用药经验与药用历史

甘青报春入药始载于《晶珠本草》，称“相相直吾”，因花的颜色不同而分为白、黄、红、紫4种。《如意宝树》中记载，白色（称相直嘎保）花白黄或灰黄色，止空呕，治瘟病时疫、血病；黄色（称相直赛保）花纯黄，清热，治脉病、小儿热痢；红色（相直玛保）花晶红，止赤痢，干黄水，治热病、血病、肺病；紫色（称相直莫保）花红紫色有蓝色光泽，愈疮，治肺脓，为不畏水之药。傈僳族将甘青报春称作“克俄打莫”，花及种子用于治疗肺脓疡、神经痛、关节炎、心脏病等疾病。

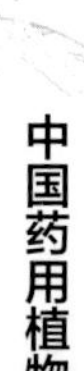

二、资源分布与栽培

甘青报春野生分布于甘肃南部、青海东部、四川西北部和西藏东部等地，生长在海拔2400～4500m的草山阳坡及灌丛草甸、近水沼泽等地带。在四川（茂县、松潘、黑水、马尔康、阿坝、红原、道孚、炉霍、德格、稻城、德昌），甘肃（榆中、张掖、肃南、山丹、渭源、漳县、岷县、临夏、临潭、迭部、夏河），青海（西宁、大通、湟中、民和、乐都、互助、化隆、循化、门源、祁连、海晏、同仁、尖扎、河南、共和、同德、贵德、兴海、玛沁、久治、玉树、天峻）分布较集中，宁夏隆德也有分布记录。甘青报春商品药材目前全部来自野生，无资料显示有栽培品。

三、资源利用与保护

1. 综合开发利用 甘青报春为藏族的常用民间药，作为“相相直吾”的原药材的还有3

种同属不同种不同花色的报春类植物：白色种的黄花粉叶报春 *P. flava* Maxim.、黄色种的钟花报春 *P. sikkimensis* Hook. f.、红花种的偏花报春 *P. secundiflora* Franch.。由于甘青报春长期生存于高海拔、强辐射、大温差、无污染、高寒缺氧的高原地理环境中，导致其抗寒性、抗旱性强，光合作用有效物质积累高，细胞中抵御恶劣气候条件的植物代谢产物含量高，内含药物的活性成分也较高，在治疗高血压、神经痛、关节痛、肺病、心脏病等方面均具有独特的疗效，今后可加大其药效研究及新药开发。

2. 资源保护和可持续发展 目前，甘青报春资源主要是民间自采自用。随着资源用量的加大，无序的乱采滥挖导致甘青报春的种群急剧减少，濒临灭绝。因此，今后在甘青报春资源的开发利用中，一方面应加强对甘青报春野生资源的保护，另一方面应同时对其野生抚育及引种驯化等进行系统研究。

【评述】

我国有丰富的报春花药物资源，据 *Flora of China* 记载，报春花属植物约有 500 种，我国有 300 种 63 变种，其中 40 种为我国药用植物特有种（见表 2-6）。但现今对于报春花属的研究仅限于其中几种，而且其所含化学成分与药理活性之间的关系还有待阐明。今后应充分利用我国丰富的报春花属药物资源，将其开发成有临床应用价值的药物。

表 2-6 我国报春花属药用植物特有种

种名	拉丁学名	分布	利用情况
巴塘报春	*P. bathangensis* Petitm.	四川西部、云南北部	
地黄叶报春	*P. blattariformis* Franch.	四川西南部、云南西部和北部	
木里报春	*P. boreiocalliantha* Balf. f. et Forr.	四川西南部、云南西北部	藏药
小苞报春	*P. bracteata* Franch.	四川西南部、西藏东部、云南西部和北部	
黔西报春	*P. cavaleriei* Petitm.	贵州中部、云南东南部	
垂花穗状报春	*P. cernua* Franch.	四川东南部、云南北部	
紫花雪山报春	*chionantha* Balf. f. et Forrest	四川西南部、西藏东部、云南北部和西北部	
中甸灯台报春	*P. chungensis* Balf. f. et Ward	四川西南部、西藏东南部、云南西北部	
毛茛叶报春	*P. cicutariifolia* Pax	安徽南部、湖北东部、湖南、江西北部、浙江北部	

续表

种名	拉丁学名	分布	利用情况
鹅黄灯台报春	*P. cockburniana* Hemsl.	四川西部	
无粉报春	*P. efarinosa* Pax	湖北西部、四川东部	
二郎山报春	*P. epilosa* Craib	四川西部	
峨眉报春	*P. faberi* Oliv.	四川西南部、云南东北部	
束花粉报春	*P. fasciculata* Balf. f. et Ward	甘肃、青海、四川西部、云南西北部	
黄花粉叶报春	*P. flava* Maxim.	甘肃西部和南部、青海东部、四川北部	
小报春	*P. forbesii* Franch.	四川西南部、云南中部和东北部	
灰岩皱叶报春	*P. forrestii* Balf. f.	云南西部和北部	
苞芽粉报春	*P. gemmifera* Batal.	甘肃南部、四川西部、西藏东北部、云南西北部	
太白山紫穗报春	*P. giraldiana* Pax	陕西	
白背小报春	*P. hypoleuca* Hard.-Mazz.	云南	
贵州报春	*P. kweichouensis* W. W. Smith	贵州	
报春花	*P. malacoides* Franch.	广西西部、贵州、云南	
宝兴报春	*P. moupinensis* Franch.	四川西部	
鄂报春	*P. obconica* Hance	广东、广西、贵州、湖北、湖南、江西、四川、西藏、云南	
齿萼报春	*P. odontocalyx* (Franch.) Pax	甘肃南部、河南西部、湖北西部、陕西南部、四川	
迎阳报春	*P. oreodoxa* Franch.	四川西部	
卵叶报春	*P. ovalifolia* Franch.	贵州、湖北、湖南西部、四川、云南东北部	
羽叶穗花报春	*P. pinnatifida* Franch.	四川西南部、云南北部	
海仙花	*P. poissonii* Franch.	四川西部、云南中部和北部	
滇海水仙花	*P. pseudodenticulata* Pax	四川西南部、云南	
丽花报春	*P. pulchella* Franch.	四川西南部、西藏东部、云南西北部	

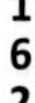

续表

种名	拉丁学名	分布	利用情况
黑萼报春	*P. russeola* Balf. f. et Forr.	四川西南部、西藏东南部、云南西北部	
偏花报春	*P. secundiflora* Franch.	青海东部、四川西部、西藏东部、云南西北部	
藏报春	*P. sinensis* Sabine ex Lindl.	贵州、四川	
铁梗报春	*P. sinolisteri* Balf. f.	云南中部和西部	
四川报春	*P. szechuanica* Pax	四川西部、云南西北部	
甘青报春	*P. tangutica* Duthie	甘肃南部、青海东部、四川、西藏东部	藏药、傈僳药
高穗花报春	*P. vialii* Delavay ex Franch.	甘肃、青海、四川、西藏	
香海仙报春	*P. wilsonii* Dunn	四川西部、云南	
云南报春	*P. yunnanensis* Franch.	四川西南部、云南西北部	

（晋　玲　马晓辉）

参考文献

[1] 巩红冬. 青藏高原东缘报春花科藏药植物资源调查. 江苏农业科学，2011，05：485-486.

[2] 甘青梅，黄三青. 藏药相相直吾的考证与粉末显微鉴定. 中国民族民间医药杂志，2000，04：235-237.

[3] 黄先丽，王晓静，刘露蔓. 报春花科植物化学成分及药理活性的研究. 食品与药品，2008，No. 14307：63-65.

[4] 赵汝能. 甘肃中草药资源志. 兰州：甘肃科学技术出版社，2003.

19 甘肃大戟

Euphorbia kansuensis Prokh.

为大戟科大戟属多年生草本植物，产于我国甘肃（迭部、夏河、兰州）、内蒙古（九峰山）、河北（内丘、藁城）、山西、陕西、宁夏、青海、江苏、河南、湖北（随县）、四川（西北）、安徽等省区。生于山坡、草丛、沟谷灌丛或林缘等处。甘肃大戟的干燥根为中药材狼毒，被《中国药典》(2015年版)收载（即月腺大戟 *E. ebracteolata* Hayata），同时收载的基源植物还有狼毒大戟 *E. fischeriana* Steud.。具有散结、杀虫之功效，可用于淋巴结结核、皮癣、灭蛆。

一、传统用药经验与药用历史

甘肃大戟以“草蔄茹”之名始载于《神农本草经》，列为下品，“味辛性寒，主蚀恶肉败疮死肌，杀疥虫”。《名医别录》曰：“味酸，微寒，有小毒，去热痹，破癥瘕，除息肉”。《吴普本草》《本草纲目》中对其性状作了详尽描述。另外甘肃大戟在藏区民间也被应用，藏药名“川布”，具有退热，排脓，利胆，泻肠胃积滞、实热功效。

甘肃大戟含萜类化合物、鞣质类化合物、黄酮类化合物、苯乙酮类化合物、挥发油成分等物质。现代药理表明其乙醇提取物具有抗菌作用，水煎液具抗肿瘤作用。

二、资源分布与栽培

甘肃大戟分布于我国甘肃、内蒙古、河北、山西、陕西、宁夏、青海、江苏、河南、湖北、四川、安徽等省区。在甘肃（兰州、榆中、武山、平凉、庄浪、临夏、临潭、夏河）、青海（西宁、民和、循化、泽库、河南、兴海、果洛、玛沁、达日、久治、玛多、玉树、杂多、称多、治多、海西、天峻）、四川（理县、金川、黑水、马尔康、壤塘、康定、道孚、新龙、色达）一带分布较为集中，野生资源量相对较大，分布区由西向东逐渐减少。甘肃大戟喜生于海拔1000～3000m的山坡、草丛、沟谷、灌丛或林缘。几全为野生。暂无文献报道有栽培区。

三、资源利用与保护

1. 综合开发利用 甘肃大戟除作中药材狼毒药用外，植物体内含有杀虫、抑菌活性成分，可被用于研制无污染、无残留的植物性农药。甘肃大戟种子中含有的脂肪酸（棕榈酸、十七烷酸、硬脂酸、油酸、亚油酸、α-亚油酸、花生酸等）二十碳以下的超过99%，符合生物柴油的标准，具有开发利用潜力。

2. 资源保护和可持续利用 甘肃大戟分布广泛，野生资源丰富，目前尚未见人工栽培。现代研究表明二萜酯类成分是该属植物主要的活性成分，具有良好的抗肿瘤活性，对该类活性成分进行的深入研究，对于抗肿瘤药物开发具有重要潜在价值。作为待开发的药用植物，由于其独特的药用价值，具有良好的开发前景。而随着甘肃大戟资源开发利用的深入，进行野生资源保护将具有积极的意义。

【评述】

1.《中国药典》（2015 年版一部）狼毒收载的基源植物为月腺大戟或狼毒大戟。但《中国植物志》和 *Flora of China* 中仅记载甘肃大戟，认为《江苏植物志》《安徽植物志》《浙江植物志》和《山东植物志》等地方植物志中均记载的月腺大戟是甘肃大戟的误用名，这些地方植物志里未记载甘肃大戟，但记载的月腺大戟和《中国植物志》载甘肃大戟在形态描述的被毛和根形态等主要特征上没有明显区别，且相互有交叉，故《中国植物志》认为月腺大戟是甘肃大戟的误用名是合理的。因此，甘肃大戟即为中药狼毒的正品基源植物之一。

2. 同属的青藏大戟 *E. altotibetica* O. Pauls. 和甘遂 *E. kansui* T. N. Liou ex S. B. Ho 也为我国药用植物特有种，青藏大戟产于宁夏（盐池）、甘肃（高台、酒泉）、青海和西藏，为藏区常用民间草药；甘遂产于河南、山西、陕西、甘肃和宁夏。生于荒坡、沙地、田边、低山坡、路旁等。其根为著名中药（甘遂、甘遂子），苦寒有毒，具除水、利尿功效；主治各种水肿等；全株有毒，根毒性大，易致癌，宜慎用。作为我国的药用植物特有资源，今后亦应加强此类资源的保护和开发研究。

（晋　玲　马晓辉）

参考文献

[1] 顾子霞，郭建林，周义锋，等. 能源植物潜力种——甘肃大戟（*Euphorbia kansuensis* Prokh.）的形态和分布研究. 安徽农业科学，2012，22：11360-11362.

[2] 顾子霞，吴宝成，吴林园，等. 江苏 3 种大戟属野生植物总脂含量及脂肪酸组分分析. 林产化学与工业，2009，29(4)：63-66.

[3] 仇立波，孙忠人，于佳妮. 狼毒考证集萃. 四川中医，2012，30(9)：52-54.

[4] 王灿坚. 狼毒化学成分及质量标准研究. 广州：广州中医药大学，2011.

[5] 颜秉强，张永清. 月腺大戟研究进展. 山东中医药大学学报，2008，32(5)：432-435.

[6] 杨耀华，赵志礼，嘎务，等. 基于 ITS 序列的藏药“川布”的分子鉴定研究. 中国中药杂志，2013，38(21)：3773-3776.

[7] 卓兆莲，高英，李卫民，等. 中药狼毒考证. 中医药学报，2006，34(3)：50-53.

[8] 赵志礼，赵汝能. 甘肃大戟属药用植物资源. 中草药，2002，33(2)：167-169.

20 甘肃小檗

Berberis kansuensis Schneid.

为小檗科小檗属落叶灌木。产于甘肃、青海、陕西、宁夏、四川和云南等省区。生于温带山坡灌丛中或杂木林中。根及茎皮作为中药材三颗针入药。具有清热燥湿、泻火解毒的功效，用于湿热泻痢、黄疸、湿疹、咽痛目赤、聤耳流脓、痈肿疮毒等症。

一、传统用药经验与药用历史

三颗针又名小檗，始载于《新修本草》，更早陶弘景称其为子檗，载曰："主五脏肠胃中结气热，黄疸，肠痔，止痢疾，女子漏下、赤白，阴阳蚀疮。疗惊气在皮间，肌肤热赤起，目热赤痛，口疮。久服通神。"《中国药典》（2015年版）收载的三颗针基源植物为拟豪猪刺（假豪猪刺）*B. soulieana* Schneid.、小黄连刺（金花小檗）*B. wilsonae* Hemsl.、细叶小檗 *B. poiretii* Schneid. 或匙叶小檗 *B. vernae* Schneid. 等同属数种植物，甘肃小檗的根及茎皮作为中药材三颗针的来源之一在民间广泛使用，并被《甘肃省地方标准》（2009年版）收载。

甘肃小檗也为藏药材"吉嘎尔/杰巴"的代用品之一。《晶珠本草》记载："吉尔哇性凉而糙，能敛毒，清黄水，可除毒病及黄水病，止泻泄，并可除陈旧热病、陈旧黄水病及一切眼病，其膏可治各种寒症；"吉尔哇"分"吉嘎尔"和"吉尔那"两类。《四部医典》记载："杰巴分两类，白色杰巴（吉嘎尔），黑色杰巴（吉尔那）。白的树高，外表皮银白色，花淡黄色，中皮层色黄而厚；黑的树矮，外表皮黑色，叶小，花黄色，但不能入药。"

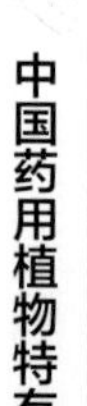

二、资源分布与栽培

甘肃小檗分布于甘肃、青海、陕西、宁夏、四川、新疆、云南等省区。在甘肃（岷县、渭源、漳县、庄浪、康县、文县、卓尼、临潭、迭部、舟曲、临夏、永登、榆中、天水、徽县），青海（西宁、乐都、门源、互助、海西、尖扎、玉树、循化），陕西（户县、凤县），四川（九寨沟、阿坝、若尔盖），宁夏（固源、隆德），新疆（伊犁、新源），云南德钦等地分布较集中。生于海拔1400～2800m林下或灌丛中。资源均为野生，未见栽培。

三、资源利用与保护

1. 综合开发利用 甘肃小檗树皮、根皮含有小檗碱等多种成分，除作为中药三颗针应用，我国民间还广泛利用该属植物代替黄连和黄柏使用，还可以提取黄色染料和盐酸小檗碱，现代利用主要是其药效成分小檗碱等生物碱的开发利用；甘肃小檗果实为浆果，含有大量果酸、维生素 C、维生素 B、维生素 E 和糖分等营养成分，酸甜可食，是一种很有发展前途的野生水果。除鲜食外，可加工各种饮料、果酒、果汁、汽水等，还可制作保健食品；甘肃小檗枝叶茂盛、萌芽能力强、耐旱性强，对土壤要求不严，是一种优良的水土保持植物；甘肃小檗植物花、果和叶均有观赏价值；枝叶茂密，侧根发达，萌芽力强，可用作绿篱；另外，该属植物根皮、茎皮和叶含单宁，可提取栲胶。

2. 资源保护和可持续发展 由于小檗属植物中国产 215 种，主要分布于西南和西北各省区。多树种可以药用，功效近似，主要是其小檗碱抗炎等方面的作用，此种有效成分该属植物多数种均含有，可以替代利用，因此短期不存在资源保护的问题。

【评述】

我国小檗属植物有 215 种，其中有 58 种为我国药用植物特有种（表 2-7），小檗属植物是耐寒和耐旱性能极好的野生植物，其药用部位主要是根、茎，含有小檗碱，同时也多含有药用价值较高的巴马亭碱、药根碱、小檗胺等生物碱，在提取小檗碱的同时，可对其他生物碱进行分离并加以利用。做到既充分利用其价值，又保持资源优势。对该种属资源进行驯化、快速繁殖、抗性和适应性等方面的配套研究，可培育具有较高观赏价值的野生种类。另外，小檗属植物抗逆性强，可用于困难地段的造林和植被绿化，改善生态环境质量。

表 2-7 我国小檗属药用植物特有种

种名	拉丁学名	分布	利用情况
堆花小檗	*B. aggregata* Schneid.	甘肃、湖北、青海、山西、四川	
美丽小檗	*B. amoena* Dunn	四川、云南	
安徽小檗	*B. anhweiensis* Ahrendt	安徽、湖北、浙江	
黑果小檗	*B. atrocarpa* Schneid.	湖南、四川、云南	
汉源小檗	*B. bergmanniae* Schneid.	四川	苗药
短柄小檗	*B. brachypoda* Maxim.	甘肃、河南、湖北、青海、陕西、山西、四川	
单花小檗	*B. candidula* Schneid.	湖北、四川	
贵州小檗	*B. cavaleriei* H. Lévl.	贵州、云南	
华东小檗	*B. chingii* Cheng	福建、广东、湖南、江西	维药
黄球小檗	*B. chrysosphaera* Mulligan	西藏东南部	
秦岭小檗	*B. circumserrata* (Schneid.) Schneid.	甘肃、河南、湖北、青海、陕西	

续表

种名	拉丁学名	分布	利用情况
直穗小檗	*B. dasystachya* Maxim.	甘肃、河北、河南、湖北、宁夏、青海、陕西、山西、四川	藏药
显脉小檗	*B. delavayi* C. K. Schneider	四川、云南	
鲜黄小檗	*B. diaphana* Maxim.	甘肃、青海、陕西	藏药
松潘小檗	*B. dictyoneura* Schneid.	甘肃、青海、山西、四川、西藏	
刺红珠	*B. dictyophylla* Franch.	青海、四川、西藏、云南	藏药
首阳小檗	*B. dielsiana* Fedde	甘肃、河北、河南、湖北、陕西、山东、山西	
置疑小檗	*B. dubia* Schneid.	甘肃、内蒙古、宁夏、青海	
大叶小檗	*B. ferdinandi-coburgii* Schneid.	云南	藏药
大黄檗	*B. francisci-ferdinandi* Schneid.	甘肃、山西、四川、西藏	
湖北小檗	*B. gagnepainii* Schneid.	贵州、湖北、四川、云南	
涝峪小檗	*B. gilgiana* Fedde	湖北、陕西	
波密小檗	*B. gyalaica* Ahrendt	西藏	
拉萨小檗	*B. hemsleyana* Ahrendt	西藏	
川鄂小檗	*B. henryana* Schneid.	甘肃、贵州、河南、湖北、湖南、陕西、四川	
毛梗小檗	*B. hobsonii* Ahrendt	西藏	
叙永小檗	*B. hsuyunensis* P. K. Hsiao & W. C. Sung Acta Phytotax. Sin.	四川	
阴湿小檗	*B. humidoumbrosa* Ahrendt	西藏	
川滇小檗	*B. jamesiana* Forrest et W. W. Smith	四川、西藏、云南	藏药
腰果小檗	*B. johannis* Ahrendt	西藏	
豪猪刺	*B. julianae* Schneid.	广西、贵州、湖北、湖南、四川	苗药、侗药
甘肃小檗	*B. kansuensis* Schneid.	甘肃、宁夏、青海、陕西、四川	仡佬药、藏药
台湾小檗	*B. kawakamii* Hayata	台湾	
天台小檗	*B. lempergiana* Ahrendt	浙江	
玉山小檗	*B. morrisonensis* Hayata	台湾	

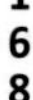

续表

种名	拉丁学名	分布	利用情况
木里小檗	*B. muliensis* Ahrendt	四川、西藏、云南	
无脉小檗	*B. nullinervis* T. S. Ying in C. Y. Wu	西藏	藏药
屏山小檗	*B. pingshanensis* W. C. Sung et P. K. Hsiao	四川	
刺黄花	*B. polyantha* Hemsl.	四川、西藏	
少齿小檗	*B. potaninii* Maxim.	甘肃、陕西、四川	
短锥花小檗	*B. prattii* Schneid.	四川、西藏	
粉叶小檗	*B. pruinosa* Franch.	贵州、四川、西藏、云南	傈僳药、白药、佤药、藏药、阿昌药、德昂药、景颇药
柔毛小檗	*B. pubescens* Pamp.	湖北、陕西	
延安小檗	*B. purdomii* Schneid.	甘肃、青海、陕西、山西	
网脉小檗	*B. reticulata* Byhouw.	陕西	
柳叶小檗	*B. salicaria* Fedde	甘肃、湖北、陕西	
血红小檗	*B. sanguinea* Franch.	湖北、四川	
刺黑珠	*B. sargentiana* Schneid.	湖北、四川	
陕西小檗	*B. shensiana* Ahrendt	陕西	
华西小檗	*B. silva-taroucana* Schneid.	福建、甘肃、四川、西藏、云南	
假豪猪刺	*B. soulieana* Schneid.	甘肃、湖北、陕西、四川	
独龙小檗	*B. taronensis* Ahrendt	西藏、云南	
巴东小檗	*B. veitchii* Schneid.	贵州北部、湖北、四川	苗药
匙叶小檗	*B. vernae* Schneid.	甘肃、青海、四川	藏药、维药
疣枝小檗	*B. verruculosa* Hemsl. et Wils.	甘肃、四川、云南	
庐山小檗	*B. virgetorum* Schneid.	安徽、福建、江西、广东、广西、贵州、湖北、湖南、陕西、浙江	瑶药、壮药、苗药
梵净小檗	*B. xanthoclada* Schneid.	贵州	
黄皮小檗	*B. xanthophlaea* Ahrendt	西藏	

（晋　玲　马晓辉）

参考文献

[1] 马志刚，马秀英. 我国30年来对小檗属药用植物的研究. 甘肃科学学报，1999，11(1)：75-78.

[2] 马志刚，杨永健，赵汝能. 甘肃小檗属药用植物资源的研究. 中草药，1994，25(2)：97-100.

[3] 张甲雄，陈西仓. 甘肃小檗属植物及开发利用. 特种经济动植物，2002，9：22-23.

21 甘遂

Euphorbia kansui T. N. Liou ex T. P. Wang

为大戟科大戟属多年生草本植物，产于河南、山西、陕西、甘肃和宁夏。生于荒坡、沙地、田边、低山坡、路旁等。本种干燥块根为中药材甘遂，被《中国药典》（2015年版）收载，具有泻水逐饮，消肿散结的功效。用于水肿胀满，胸腹积水，痰饮积聚，气逆咳喘，二便不利，风痰癫痫，痈肿疮毒。

一、传统用药经验与药用历史

甘遂始载于《神农本草经》，列为下品。《神农本草经》记载甘遂“味苦寒。主大腹疝瘕，腹满，面目浮肿，留饮宿食，破症坚积聚，利水谷道”。《名医别录》记载甘遂“味甘，大寒，有毒。主下五水，散膀胱留热，皮中痞，热气肿满。”《药性论》认为甘遂“能泻十二种水疾，治心腹坚满，下水，去痰水，主皮肤浮肿。”《本草纲目》进一步明确甘遂“泻肾经及隧道水湿，脚气，阴囊肿坠，痰迷癫痫，噎膈痞塞。”以甘遂为主药的古代医方有，治水肿腹满的二气汤；用于身面浮肿，上气喘息的甘遂丸；治饮停胸胁，咳吐引痛的十枣汤；用于留饮的甘遂半夏汤；用于逐水散结的大陷胸汤；用于水湿停聚，胸腹胀满的舟车丸；用于逐水散瘀补虚的大黄甘遂汤等。甘遂是一味传统的峻下逐水的有毒中药材，气虚阴亏、脾胃衰弱及孕妇忌服。《本草经集注》记载甘遂“瓜蒂为之使，恶远志，反甘草”。甘遂现代应用与历代本草记载基本一致。

二萜类成分与三萜类成分是甘遂的主要药用成分，普遍存在于甘遂根、茎、叶和乳汁中。现代药理研究表明，甘遂具有抗肿瘤、抗生育、免疫抑制、利尿作用，抗病毒作用、诱导NGF形成等作用。

二、资源分布与栽培

甘遂原产于中国，野生分布于河南、山西、陕西、甘肃和宁夏。生长于海拔 800m 以下的荒坡、沙地、田边、低山坡、路旁。甘遂喜凉爽气候，耐寒。对土壤要求不严，以土层深厚、疏松肥沃。排水良好、富含腐殖质的砂质壤土或黏质壤土栽培为宜。甘遂商品药材主要来源于野生，也有人工栽培。主产于陕西、河南、山西等省，宁夏、甘肃也产。1996 年以前甘遂药材主要采集野生，由于多年的采挖，野生甘遂资源减少。1999 年后开始发展甘遂家种。曾在山西绛县大规模种植，随后产地从绛县迁移到侯马市。由于种植甘遂效益不高，近年产地甘遂的产量和种植规模持续缩小，导致价格不断上涨。甘遂属于半野生半家种的小三类毒性品种，在销售中受市场管理，年需求量在 100 吨左右。

三、资源利用与保护

甘遂为我国常用中药材，临床可用于治疗食道癌、肝癌、肺癌、黑色素瘤、癌性胸腹水、慢性支气管炎、哮喘和百日咳等多种疾病。但甘遂为峻下逐水药，药性较为猛烈，炮制可减低其毒性。应用甘遂的古代方剂包括甘遂半夏汤、甘遂麻黄散、大陷胸汤、甘遂通结汤等。以甘遂为原料的中成药有十枣丸、控痰丸等。应进一步加强甘遂有效成分研究，以及甘遂减毒增效研究。

甘遂家种成本较高，大规模种植后曾导致价格暴跌，价格起伏较大。应加强对甘遂野生资源的保护，推广甘遂标准化种植，并防止游资对甘遂药材的炒作，促进甘遂产销平衡，避免甘遂价格大起大落。

【评述】

除甘遂外，同属甘肃大戟 *E. kansuensis* J. Prokh. 和青藏大戟 *E. altotibetica* O. Pauls. 也为我国药用植物特有种，甘肃大戟的根称“白狼毒”，主产安徽、河南、江苏、山东、湖北等地；青藏大戟产宁夏（盐池）、甘肃（高台、酒泉）、青海和西藏。其根藏族药用，藏药名“塔日庆”，治癣和黄水疮。对这些特有的药物资源，应加以保护和研究利用。

（冯学锋　马艺沔　郭宝林）

参考文献

[1] 李燕，孙洁，孙立立，等. 中药甘遂的研究进展. 食品与药品，2010，12(9)：363-366.
[2] 赵雪艳. 甘遂乳汁的蛋白质组学研究. 西安：西北大学，2012.

22 白术

Atractylodes macrocephala Koidz.

为菊科苍术属多年生草本植物，野生分布于江西、湖南、浙江、四川，生于山坡草地及山坡林下；在江苏、浙江、福建、江西、安徽、四川、湖北及湖南等地有栽培。其干燥根茎为我国常用中药材白术，被《中国药典》（2015 年版）收载，白术具有健脾益气，燥湿利水，止汗安胎等功效。用于脾虚食少，腹胀泄泻，痰饮眩悸，水肿，自汗，胎动不安等症。

一、传统用药经验与药用历史

汉代以前白术和苍术不分，统称为“术”。术的药用记载最早见于战国时期《五十二病方》，我国第一部药学专著《神农本草经》也未将白术和苍术分开。魏晋时期的《吴普本草》中延续了《神农本草经》的记载。东晋时期的《肘后备急方》中既有“苦酒煮术，常以拭面，稍稍自去”的记载，又有在“治卒心痛方”中应用“白术”的记载。南北朝时期，梁代陶弘景《本草经集注》中记载：“术乃有两种，白术叶大有毛而作桠，根甜而少膏，可作丸散用；赤术叶细无桠，根小苦而多膏，可作煎用”。唐代早期的《新修本草》中延续了此记载。《医心方》引唐代《千金方》记载了“术四两，酒三升，煮取一升，顿服之”，槟榔汤方用“白术”。由此可见，在晋代至唐代早期的文献中，“术”和“白术”并存混用，对于白术和苍术区别的认识并不清晰。直至唐代晚期的《仙授理伤续断秘方》中，术才有苍、白之分。《本草图经》曰：“今白术生杭、越、舒、宣州高山岗上……凡古方云术者，乃白术也。”补脾胃之药，首推白术，正如《本草通玄》所云：“补脾胃之药，更无出其右者”。张仲景在《伤寒论》以及《金匮要略》中均多处谈及白术可用于治疗泄痢。朱丹溪在《丹溪心法·金匮当归散论》中说：“古人用白术、黄芩为安胎之圣药，盖白术补脾燥湿，黄芩清热故也。”《金匮要略·妊娠病脉证并治》与《本草疏证》也提出白术可用于养胎安胎。在《医学启源》记载：“除湿益燥，和中益气，温中，去脾胃中湿，除胃热，强脾胃，进饮食，止渴，安胎。”此外，中医临床应用的含有白术的方剂种类有很多，如半夏白术天麻汤出自清代程钟龄之《医学心语》，补中益气汤出自《脾胃论》等。

白术在维吾尔族、蒙古族、苗族等少数民族民间也被广泛应用，药用功效与中药相似。主要含挥发油、内酯类化合物及多糖，挥发油主要成分为苍术酮、苍术醇、白术内酯等。现代药理研究表明，白术具有调节胃肠功能、利尿、调节免疫、抗肿瘤、抗衰老、抗炎、抑菌、扩张血管、降血糖、镇静等作用，此外，白术对神经系统、子宫平滑肌也有一定的作用。

二、资源分布与栽培

据《中国植物志》记载，白术分布于江西、湖南、浙江、四川，但目前野生资源已极少。现商品白术大部分来源于栽培品，浙江、安徽、江苏、福建、江西、四川、湖北及湖南等地均有栽培。日本也有引种栽培。

白术主产于浙江、安徽等地，史上以浙江於潜所产品质最佳，称为"於术"。白术喜凉爽，怕高温高湿，对土壤要求不严。海拔500m以上阳坡山地，最适合发展白术种植。我国已在浙江省建立了白术的GAP基地。此外，河北安国、湖南、湖北等地为新发展产区。现在全国许多地区都开展了白术的引种栽培，一些非道地产区也纷纷种植，导致白术药材的质量存在较大差异。白术的栽培品种有徽白术、亳白术、舒州术，目前市场上供应的主要是亳白术。药材的年需求量约为900万公斤。

三、资源利用与保护

1. 综合开发利用 白术临床应用广泛，居我国常用的40种大宗类药材品种前列，中医内科常用的50多种方剂都有白术配伍。除中药配伍使用外，根据白术的功效，可以尝试将其制备成营养保健食品、滋补品、保健酒、保健茶等，以及用作食品、饮料添加剂，以达到预防保健的目的；还可将其开发为药膳食疗食品，便于一些患者的日常食用。此外，在传统中药美容中，白术酒已得到大量认可和推崇，其中三白汤（白术、白茯苓、白芍）、七白膏、参茯白术汤、浸醋白术去斑法、白术粉流传尤为广泛，还有民间自制的白术甘草茶、白术祛斑面膜等。基于白术的许多新的药理作用和临床应用的研究成果以及目前相应制剂尚比较缺乏的现状，有必要进一步研制开发含白术的新制剂，并将其应用于有关适应证的治疗，从而扩大其使用范围。

2. 资源保护和可持续发展 白术是迄今常用中药中野生资源较少的一个物种。野生资源仅极少存在安徽的祁山和潜山等地。现商品白术大部分来源于栽培品，很多白术种植区的面积和产量都比较可观，仅亳州地区2007年的白术种植面积就已超3000公顷。但有研究认为栽培白术的药效远逊于野生白术，为保障白术产业的可持续发展，今后一方面应加强白术野生资源的保护力度，防止滥采滥挖；另一方面应立足于栽培白术品质的提升关键技术研究，在保障质量的前提下，加强白术栽培技术及耕作方式的研究，提高白术产量和质量及综合利用水平。

【评述】

现在全国许多地区都开展了白术的引种栽培，一些非道地产区也纷纷种植，导致白术药材的质量存在较大差异。已有研究表明，白术主产地安徽、河北大部分地区，并不适宜大力发展白术栽培。药材质量的优劣与其产地地形、气候、土壤等生态因子密切相关。今后必须依据白术气候和土壤生态适宜性的研究结果，选取生态因子与最适宜条件相似性高的地区如浙江、湖南、湖北等，大力发展栽培白术，才能有效地保障白术的品质。

（胡志刚）

参考文献

[1] 陈冰冰. 白术的药理学研究进展. 内蒙古中医药，2012，(10)：101-102.

[2] 葛珊珊，宋贵发，王震，等. 白术药用浅谈. 现代中医药，2015，35(2)：57-59.

[3] 彭华胜，王德群. 白术道地药材的形成与变迁. 中国中药杂志，2004，29(12)：15-17.

[4] 谢明，宗可欣，富波，等. 中药白术的研究综述. 黑龙江医药，2015，28(2)：299-301.

[5] 张建逵，窦德强，王冰，等. 白术的本草考证. 时珍国医国药，2013，24(9)：2222-2224.

[6] 周克瑜，许长照，张瑜瑶. 白术地道药材和栽培品的化学成分对比研究. 南京中医药大学学报（自然科学版），2000，16(2)：109-110.

23 白刺

Nitraria tangutorum Bobr.

又名酸胖、白茨、唐古特白刺，蒙古语称“哈尔黄格”，系蒺藜科白刺属落叶灌木，传统常用药材锁阳的寄主。分布于我国西北沙漠边缘，为荒漠植被的优势种和建群种之一，其果实、叶均可入药，用于治疗脾胃虚弱，消化不良，神经衰弱，感冒等症。此外，白刺的浆果也是沙漠地区一种特殊的野生水果资源，因其色味、形状和大小类似樱桃，故有“沙漠樱桃”的美誉。青海、内蒙古将其列入当地野生植物资源保护名录。

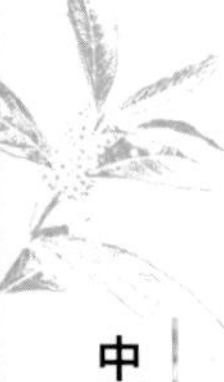

一、传统用药经验与药用历史

白刺始载于北魏《齐民要术》。《本草纲目》曰：“白刺气味辛、寒、无毒。主治心绞痛，痛肿溃脓，止痛，可治丈夫虚损、阳痿遗精，补肾气，益精髓。”《中药大辞典》称其为“卡密”，果熟时采收，晒干入药，具有健脾胃，滋补强壮，调经活血的功能；主治身体瘦弱，气血两亏，脾胃不和，消化不良，月经不调，虚寒腰痛等症。维吾尔医药名“阿克羊塔克乌拉盖”，具有调节血脂、血糖，降血压，抗疲劳，抗寒冷，提高人体免疫力，增进睡眠程度等功效。民间用其叶治疗痉挛、神经痛和心律不齐等症。现代药理学研究已表明，白刺富含黄酮类化合物，具有抗炎、止咳祛痰、降压、扩张冠状血管，治疗静脉曲张、静脉炎，治疗烧伤等功效。

二、资源分布与栽培

白刺广布于我国北方和西北的湖盆沙地、绿洲外围沙地、盐渍化沙地等干旱沙化地带，西起塔里木盆地西沿，东至东北地区西部，南达青海共和盆地的河卡，北至准格尔盆地的北缘，大致介于东经 76°05′～116°55′、北纬 35°53′～45°50′。2009 年起，青海省开展了“沙棘、白刺资源高值化利用技术集成及产业化”专项研究，已完成白刺优良单株选择、育苗及营造生态经济林，为产业化建立了优质原料基地。

三、资源利用与保护

1. 综合开发利用 白刺具有极强的耐盐碱、耐干旱环境抗逆性能，常在流动沙丘形成“白刺沙包”，在改善干旱沙化区域生态环境质量方面发挥着重要的作用。据统计白刺年产鲜果 3000 万公斤以上，富含维生素、氨基酸、多糖类等活性成分，尤其是游离氨基酸，在果汁冻干粉中的含量高达 10% 左右；其种子不饱和脂肪酸含量高达 97%。在分布最广的青海省，白刺果实采集、分离、浓缩果汁、活性果粉和籽油的产业化生产技术上均有重大突破，形成了完整的产业链；研发的降糖、降脂、营养调理、健康养生等保健与营养系列产品，已成为其主产地区的支柱产业之一，并荣获国家高技术产业化示范工程荣誉称号。在保健药品、美容化妆品、天然色素等方面白刺将有广泛的应用空间。

2. 资源保护和可持续发展 白刺作为防风固沙的优势灌木，在生态环境保护中具有重要的作用。随着干旱地区人口增加和人类活动的影响，造成了植被退化、地下水资源枯竭、土壤盐渍化、沙漠化等一系列环境问题，致使白刺野生资源量快速下降。因此，必须加大野生资源保护力度，合理开发利用白刺资源，平衡协调其生态效益和经济效益的关系，形成社会、生态、经济效益共赢的局面，实现白刺产业开发的可持续良性发展。

【评述】

白刺属是蒺藜科的一个古老小属，系第三纪孑遗植物，全世界仅有 12 种，尽管其植物种类不多，但具有重要的地层意义，我国常在新生代地层中发现它的花粉化石。白刺是广布绿洲边缘的多见荒漠植物，人们常聚焦于寄生此植物的补阳佳品锁阳，而忽略了白刺的经济价值和生态价值。因此，白刺无论是资源生态与保护研究，还是综合开发与利用的研究深度都严重不足。由于缺乏相应的基础研究、系统规划和长效机制，尚未形成可持续性发展的产业模式。资源的合理利用是物种最佳的保护途径，在中医药产业化和“大健康”产业快速发展的时代背景下，研究和发掘白刺的应用价值并产业化，具有发展区域经济与服务社会的现实意义，还具有深远的理论价值。

（赵亚琴　李晓瑾）

参考文献

[1] 成铁龙. 中国白刺属植物微观结构与分子系统研究. 北京：中国林业科学研究院，2010.

[2] 蒋福祯，王舰，张艳萍. 柴达木盆地野生白刺资源调查及其综合利用. 青海科技，2005，1：15-17.

[3] 王尚德，康向阳. 唐古特白刺研究现状与建议. 植物遗传资源学报，2005，6(2)：231-235.

[4] 王彦阁，杨晓晖，于春堂，等. 白刺属植物现状、生态功能及保护策略. 水土保持研究，2007，6(14)：75-79.

[5] 吴增宝，常敏，李梦良，等. 唐古特白刺果实化学成分研究. 时珍国医国药，2013，24(12)：2850-2851.

24 地枫皮

Illicium difengpi B. N. Chang

为八角科八角属的常绿灌木。分布于广西西南部、中部、西北部和云南东南部。生长于石灰岩地区裸露的山顶岩缝中或石山疏林下。地枫皮的干燥树皮为中药材地枫皮，被《中国药典》（2015 年版）收载。具有祛风除湿，行气止痛的功效。用于风湿痹痛，劳伤腰痛。此外，地枫皮是《国家重点保护野生植物名录（第一批）》收载的Ⅱ级重点保护野生植物，《中国植物红皮书》第一卷收录为三级重点保护珍稀濒危植物。

一、传统用药经验与药用历史

地枫皮之名始见于《药物出产辨》，该物种在 1976 年经调查订正后收载于 1977 年及 1990 年以后历版《中国药典》。此外，地枫皮还被收载于《广西壮族自治区壮药质量标准》（2008 年版）第一卷、《贵州省中药材质量标准》（1988 年版）附录、《内蒙古中药材标准》（1988 年版）和《山西省中药材标准》（1987 年版）附录。地枫皮还是广西著名的壮药，壮药名“芒抗岜”，有小毒，具有通龙路火路，祛风毒，除湿毒，散瘀止痛功效；用于发旺

（风湿痹痛），林得叮相（跌打肿痛），核尹（腰痛），毒虫咬伤。广西民间使用也较多，药用树皮和根皮，别名枫榔（广西都安壮语）、矮顶香（广西马山）、野八角（广西德保），常用树皮或根皮浸酒或水煎服用，治疗风湿骨痛和坐骨神经痛；树皮研磨成粉后酒调，治蜈蚣咬伤。《广西本草选编》也有记载，但基源植物为同属植物短柱八角 *I. brevistylum* A. C. Smith，药用功效同地枫皮。

目前已分离的地枫皮化学成分主要包括苯丙素类、木脂素类和萜类化合物，其次包括芳香苷类、甾醇、黄酮、挥发油等。药理研究表明地枫皮具有镇痛和抗炎活性。

二、资源分布与栽培

地枫皮野生分布于广西西南部、中部、西北部和云南东南部的石灰岩地区，包括广西天峨、环江、河池、宜州、都安、忻城、马山、武鸣、南宁、扶绥、凌云、巴马、平果、田东、田阳、德保、天等、大新、龙州、靖西、那坡和云南西畴、麻栗坡、富宁、绿春共25个市县，其中广西龙州和靖西资源量最多，其次为广西马山和都安，广西天峨也有一定数量的分布。

地枫皮根系发达，根皮肥厚，喜生长在有机质及钙含量高的中性或弱碱性黑色石灰土上，常见于海拔200～500m的石灰岩山顶，偶见于半山腰疏林下。其生长的环境干旱、风大、光照强烈、土层浅。由于生长的环境极端恶劣，地枫皮种子的繁殖率低，加上药材采集的部分为植株的树皮和根皮，直接影响其生长和自然繁殖，导致种群数量逐年减少，甚至濒临绝迹。地枫皮为狭域分布种，野生资源蕴藏量很小，多年来产区群众乱采滥挖，不少地段已绝迹。地枫皮至今未有种植生产，商品药材均为野生药材。

三、资源利用与保护

1. 综合开发利用 地枫皮被广泛用于民间，是浸制风湿药酒的良药。临床用于风湿关节痛、腰肌劳损和跌打损伤等症状治疗，疗效显著，也是医治风湿的著名中药，是多种中成药产品的主要原料。目前以地枫皮为主药或辅以相关药材制成的产品有：风湿关节炎片、风寒双离拐片、风湿安泰片、追风舒经活血片、舒筋丸、舒筋活络丸、祛风膏、桂龙药膏、桂龙药酒等数十种。待地枫皮药理研究加强后，地枫皮的开发利用会有更大的发展前景。

2. 资源保护和可持续发展 地枫皮资源保护压力较大。一方面，地枫皮疗效显著，具有较好的开发价值，需求量越来越大；另一方面，地枫皮分布零星，资源量稀少，濒临灭绝，属重点保护物种。应在加强地枫皮繁育、野生抚育和人工栽培技术研究的基础上，根据市场需求推广种植生产，使地枫皮这一宝贵资源得以持续利用。

【评述】

1. 我国八角属植物有 27 种，其中 15 种具有药用价值。八角属植物在民间多用作祛风除湿的药材，有较好的镇痛和抗炎效果，进一步研究发现八角属植物的生物活性还体现在免疫调节、细胞毒和抗氧化及抗血小板聚集、抗血栓形成等方面。八角属植物的根、茎、树皮、叶和果实均可入药，其中根、茎和树皮主要用于风湿性关节炎、跌打损伤、外伤出血等，叶子和果实则多具温寒理气功效。《中国药典》只收载了该属的地枫皮和八角茴香 *I. verum* Hook. f. 两个物种，其余物种多为地方用药。迄今为止已从该属植物的木部、皮部、茎、叶、果实和种子中分离得多类化合物，有倍半萜内酯类、苯丙烷类、木脂素类、植物醌类、有机酸及黄酮类成分，并从该属植物的挥发油中分析鉴定了 200 多种化合物。我国八角属药用植物分布广，储量大，有很大的资源优势，应加大对同属植物的化学成分和药理活性研究，筛选新药源，以减轻对地枫皮资源过度利用的压力。

2. 由于地枫皮野生资源日益减少，药源匮乏，因而在药材市场出现了“桂林地枫皮”，为地枫皮伪品，主要来源于同属植物假地枫皮 *I. jiadifengpi* B. N. Chang 和大八角 *I. majus* Hook. f. et Thoms. 的树皮，两个物种毒性较地枫皮大，服后会易引起中毒，应注意鉴别。

3. 地枫皮作为《中国药典》和多部地方标准收载的品种，目前对其化学成分、药理等研究仍十分薄弱。作为一种有毒植物，对其毒理作用也未明了，在安全使用上具有隐患，也限制了进一步开发利用。今后应加强地枫皮化学、药理、毒理方面的深入研究。

（农东新）

参考文献

[1] 芮和恺，季伟良．地枫皮精油化学成分的研究．广西植物，1992，12(4)：381-383.

[2] 霍丽妮，李培源，邓超澄，等．广西地枫皮不同部位挥发油化学成分比较．中国实验方剂学杂志，2010，16(16)：81-84.

[3] 黄平，西正敏，郑学忠，等．中药地枫皮中三萜酸类成分研究．药学学报，1997，32(9)：704-707.

[4] 黄平，杨敏，赖茂祥，等．中药地枫皮的化学成分研究．药学学报，1996，31(4)：278-281.

[5] 黎春彤．八角属三种植物的抗炎活性成分研究及其化学分类学探讨．上海：第二军医大学，2014.

[6] 赖茂祥，饶伟源，杨敏，等．地枫皮及其混伪品生药鉴别．中药材，1997，20(12)：601-604.

[7] 林祁．八角属药用植物资源．中草药，2002，33(7)：654-657.

[8] 唐辉，史艳财，孔德鑫，等．岩溶特有植物地枫皮的种质资源调查及地理分布．广东农业科学，2011，12：113-117.

[9] 张本能. 中药地枫皮原植物的研究. 植物分类学报，1977，15(2)：76-80.

25 地黄

Rehmannia glutinosa (Gaertner) Liboschitz ex Fischer & C. A. Meyer

为玄参科地黄属多年生草本植物，野生分布于辽宁、河北、河南、山东、山西、陕西、甘肃、内蒙古、江苏、湖北等省区。生长于砂质壤土、荒山坡、山脚、墙边、路旁等处，国内各地及国外均有栽培。栽培地黄的块根为中药材地黄或熟地黄，被《中国药典》(2015年版)收载。地黄干燥块根为“生地黄”，具有清热凉血，养阴生津的功效。用于热入营血，温毒发斑，吐血衄血，热病伤阴，舌绛烦渴，津伤便秘，阴虚发热，骨蒸劳热，内热消渴。新鲜块根为“鲜地黄”，具清热生津，凉血，止血的功效。用于热病伤阴，舌绛烦渴，温毒发斑，吐血，衄血，咽喉肿痛。生地黄经炮制加工为“熟地黄”，具有补血滋阴，益精填髓的功效。用于血虚萎黄，心悸怔忡，月经不调，崩漏下血，肝肾阴虚，腰膝酸软，骨蒸潮热，盗汗遗精，内热消渴，眩晕，耳鸣，须发早白。

一、传统用药经验与药用历史

地黄始载于《神农本草经》，名“干地黄”，列为上品。中药地黄由于加工和使用方法不同，自古分为鲜用、干用和熟用，相应的药名为生地黄、干地黄和熟地黄，其药性，功效和方药的应用也不相同。陈藏器云：“蒸干即温补，生干即平宣”。李时珍云：“新用则寒，干用则凉。”

《神农本草经》最早记述了干地黄（即现时使用的“生地黄”）功效，同时提到生地黄；谓“干地黄，味甘，寒。主折跌绝筋，伤中，逐血痹，填骨髓，长肌肉。作汤除寒热积聚，除痹，生者尤良。久服轻身不老。”《名医别录》记载：“主男子五劳、七伤，女子伤中、胞漏、下血，破恶血、溺血，利大小肠，去胃中宿食，饱力断绝，补五脏内伤不足，通血脉，益气力，利耳目。”后世本草对干地黄功效有所解释和补充，如唐代《药性论》记载：“补虚损，温中下气，通血脉。久服变白延年。治产后腹痛，主吐血不止。”清代《本草从新》：“养阴退阳，凉血生血。治血虚发热，常觉饥馁，五心烦热，倦怠嗜卧，胸膈痞闷。调经安胎，利大小便。”历代本草方书以生地黄为主药的医方有地黄饮、柏黄丸、生地黄散、导赤散、干姜地黄散、地黄散等。

《名医别录》是最早记述生地黄的本草，其生地黄即现今“鲜地黄”，谓生地黄“大寒。

主治妇人崩中血不止，及产后血上薄心，闷绝，伤身，胎动，下血，胎不落，堕坠，踠折，瘀血，留血，衄鼻，吐血，皆捣饮之。”其药用功用在清代《本草从新》得以补充，“泻丙（小肠）火，清燥金，平诸血逆，消瘀通经。治吐衄，崩中，热毒痢疾，肠胃如焚，伤寒瘟疫痘疹，诸大热，大渴引饮，折跌绝筋，利大小便。”生地黄性大寒，胃虚食少，脾虚有湿者慎服。以鲜地黄为主药的古代药方有：解毒饮子、犀角地黄汤、单神方、地黄汤、千金地黄丸、地黄益母草汤、琼玉膏等。

“熟地黄”的分化应在南北朝时期《雷公炮制论》之后。陈藏器云：“干地黄本经不言生干及蒸干，方家所用二物各别，蒸干即温补，生干即平宣……”明代李时珍《本草纲目》总结熟地黄功效为：“熟地黄：填骨髓，长肌肉，生精血，补五脏内伤不足，通血脉，利耳目，黑须发，男子五劳七伤，女子伤中胞漏，经候不调，胎产百病。”以熟地黄为主药的古代医方有：六味地黄丸、四物汤、八珍汤、两仪膏、玉女煎、知柏地黄丸、贞元饮等。

地黄的现代应用与历代本草的功效应用记载基本一致。蒙古族、傣族、苗族也药用地黄，药用功效与中药相似。

地黄主要含环烯醚萜苷类、糖酯类、多糖类、寡糖类等化学成分。环烯醚萜苷类有梓醇，二氢梓醇，桃叶珊瑚苷等。糖酯类化合物有毛蕊花糖苷等。现代药理研究表明，地黄对造血系统、内分泌系统、免疫系统、抗肿瘤以及心血管系统都有广泛的作用。

二、资源分布与栽培

1. 野生资源现状 地黄野生分布于辽宁、河北、河南、山东、山西、陕西、甘肃、内蒙古、江苏、湖北等省区。生长于海拔低于 1100m 的砂质壤土、荒山坡、山脚、墙边、路旁等处。野生地黄的根较细，直径只有 0.1 ~ 0.5cm，很少药用，但在辽宁、河北、山东、浙江等地野生地黄鲜根也作“鲜地黄”药用。

2. 栽培情况 地黄商品药材主要来源于栽培品。地黄在我国栽培历史悠久，早在周桓王 10 年（公元前 710 年）就有用子实种植地黄的记载，东魏贾思勰《齐民要术》有“种地黄法”，是种子种植法。唐代《千金翼方》记载：“取地黄切长三寸以上，每种一亩用根五十斤”，开始用根栽种，并延续至今。目前地黄主要栽培于河南武陟、温县、孟县、沁阳、博爱。山西河津、芮城、永济、襄汾；山东成武、定陶、菏泽。河北临漳、成安、肥乡，安平、安国；陕西大荔、渭南、浦城也有栽培。种植面积在 2667 ~ 6000hm^2 之间波动，产量随之变化。地黄的年需求量在 3000 万公斤左右，主要用于中成药生产，配方饮片，药材出口及饮料原料等。根据本草考证，地黄在宋代以前以陕西咸阳、同州，江苏彭城、江宁产者为佳，自明代起以河南怀庆府栽培品为上，称“怀地黄”，是公认的道地药材，为“四大怀药”之一。

三、资源利用与保护

1. 综合开发利用 地黄应用较为广泛，药性平和，味甘性寒，补而不燥，既清热凉血，又滋阴补肾，故为多种方剂配伍要药及中成药的主要原料，《中国药典》收录的以地黄为生产原料的中成药有 200 种，如知名的六味地黄丸，及在其基础上的加减方金匮肾气丸、知柏地黄丸、杞菊地黄丸等。地黄除了在医药领域被开发利用外，在保健食品方面也被广泛应用。例如，用地黄制作的保健食品有地黄片、地黄茶和滋补饮料等。

2. 资源保护和可持续发展 药用地黄主要来源于栽培，河南为主产区。地黄的栽培品种较多，在漫长的栽培历史中形成了许多栽培品种和农家类型，有些品种和类型随着新品种的出现而逐渐消失，目前迫切需要建立地黄种质资源基因库。

【评述】

1. 野生地黄的根较细，并不作中药生地黄或熟地黄使用，有时作鲜地黄药用，多为民间用药。野生地黄的地上部分，称“蛤蟆草”，天津地区药用。栽培地黄的叶尚可用于恶疮，手足癣；花用于消渴，肾虚腰痛；其种子也可药用。

2. 地黄属植物我国已知有 6 种，均为我国特有种，其中 4 种有药用记载。除地黄外，天目地黄 *R. chingii* Li 的根茎在浙江、安徽等地药用，称“浙地黄”。湖北地黄 *R. henryi* N. E. Brown 的根茎在湖北地区药用，称“湖北地黄”。裂叶地黄 *R. piasezkii* Maxim. 分布陕西、湖北，全草药用。作为我国特有属种的地黄属植物，是宝贵的物种资源和药物研究资源，应注重保护其野生资源，注重研究栽培变异对药物、药效的影响。

（冯学锋　马艺沔　郭宝林）

参考文献

[1] 李更生，于震，王慧森. 地黄化学成分与药理研究进展. 国外医学中医中药分册，2004，26(2)：76-77.

[2] 李世全. 浅析地黄——市场产供销分析. 中国现代中药，2007，9(5)：40-41.

[3] 张中朋. 地黄国际市场前景看好——中国地黄及其制品国内外市场简介. 中药研究与信息，2005，7(4)：43-44.

26 西南鬼灯檠

Rodgersia sambucifolia Hemsl.

为虎耳草科鬼灯檠属多年生草本植物，分布于四川西南部、贵州西部和云南北部，生于海拔 1800～3700m 的林下、灌丛、草甸或石隙中。其根茎为我国民间习用药材岩陀（俗名毛青冈），具有解热，活血调经，祛风除湿，收敛止泻等功效。用于感冒头痛，跌打损伤，骨折，月经不调，痛经，风湿疼痛，外伤出血，肠炎，痢疾等症状。

一、传统用药经验与药用历史

岩陀为白族、苗族、彝族、傈僳族等民间习用的民族药，各民族药用功效相似。药材的原傈僳文名为“埃陀”，其基源植物除西南鬼灯檠外，还包括同属植物羽叶鬼灯檠 *R. pinnata* Franch.，部分地区也将七叶鬼灯檠 *R. aesculifolia* Batalin 作为其基源植物。近年来，因西南鬼灯檠植物中含有化学成分岩白菜素，可作为提取传统药物成分岩白菜素的原材料而被大量使用。该药材被《中国药典》（1977 年版）和《湖南省中药材标准》（2009 年版）收载。

现代研究表明，岩陀的根茎中含有岩白菜素、7- 甲氧基岩白菜素、鬼灯檠酯、麦角甾醇、紫丁香酸、没食子酸、熊果苷、谷甾醇和芳樟醇、2,6- 二羟基苯乙酸甲醋等多种成分。此外，根茎中还含蒽醌、强心苷、鞣质等。岩陀中主要成分岩白菜素有镇咳作用，可治疗慢性胃炎和慢性支气管炎，而且对慢性胃炎、胃溃疡、十二指肠溃疡有较好疗效；其药用部位用酸水解提取，对金黄色葡萄球菌、铜绿假单胞菌、大肠埃希菌、福氏痢疾杆菌均有抑制作用；其乙醇浸膏有抗病毒作用；用醋酸乙酯、丙酮提取液对肺炎克雷伯菌、胸膜肺炎杆菌等有一定抑制作用；其制剂内服可治痢疾、腹泻，外敷可治子宫脱垂、湿疹、脱肛和痔疮，也有治疗甲状腺疾病的报道。

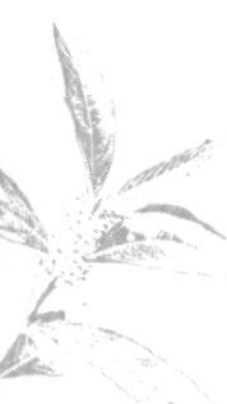

二、资源分布与栽培

西南鬼灯檠主产于贵州省（威宁县、赫章县、六盘水县、兴义县），云南省北部（宣威市、鹤庆县、剑川县、会泽县、禄劝县、罗平县、永胜县、大理县、寻甸县、宁蒗县、永胜县、香格里拉县、玉龙县、嵩明县、富民县），四川省西南部。西南鬼灯檠原野生资源丰富，蕴藏量较大。但随着市场对岩陀药材需求量的不断增加，各地野生资源蕴藏量均有不同程度的减少。据调查，在交通发达、人口聚居地区，西南鬼灯檠野生资源已急剧减少，现仅在边远山区或交通不便的地方还有一定的蕴藏量，如云南仅在香格里拉、德钦、宁蒗等偏远山区尚有一定蕴藏量的野生资源，其他地区资源则非常稀少。

近年来各地对岩陀药材的需求量逐年增加。据文献报道，仅云南省药材市场每年需收购岩陀药材 300 万公斤以上。随着市场需求量的不断增加与野生资源的日益减少，西南鬼灯檠野生资源已无法满足市场需求。因西南鬼灯檠药用部位为根茎，且其自身种子繁殖率低，开展西南鬼灯檠人工种植成为解决药材短缺的必然途径。目前，在云南省丽江市已开展西南鬼灯檠人工试种，但因栽培时间短、种植规模小，种植技术尚未成熟，下一步需加强栽培种植技术研究及技术推广等项目的实施。

三、资源利用与保护

1. 综合开发利用 除作为民间传统用药外，目前西南鬼灯檠主要作为提取岩白菜素的原料药使用。现在市场上以岩白菜素为主要成分的制剂有上百种，如双羊喉痹通颗粒剂、小儿止咳颗粒、止咳定喘片、紫茶颗粒、复方护肺颗粒、平喘胶囊、索骨丹胶囊、矽肺宁片、垂阴茶糖浆、垂阴茶颗粒、达肺草颗粒、复方垂盆草颗粒剂、抗痨胶囊、银仙通肺宝颗粒、清肺镇咳糖浆、止泻胶囊等。可以预测，在未来的几年间，西南鬼灯檠作为药源植物的需求量将不断增加，市场前景可观。除药用外，西南鬼灯檠的鲜品中含淀粉 18.0%，糖类 20.1%；干品含淀粉 42.5% ~ 51.5%，糖类 47.5%；干、鲜品都含有糅质，在提取完药用部分后，剩余物可供制酒、醋、酱油及提取栲胶等；其间还含有大量的淀粉，可以通过微生物发酵工程转化为高蛋白饲料用于养殖业，还可转化为有机肥料。此外，因西南鬼灯檠适应性强，易于种植，即使在环境较恶劣地区（如石漠化）亦能繁殖生长，具有改造石漠化等环境的潜力。因此，该植物具有很好的综合利用价值和开发前景。

2. 资源保护和可持续发展 随着西南鬼灯檠资源需求量的不断增加，野生资源日益减少，今后在加强该植物野生资源保护的同时，积极开展同属其他可替代资源的挖掘和利用研究，同时加快其人工种植技术的研究及推广。另外，还应加强西南鬼灯檠在其他方面的应用，充分发挥其综合利用价值，如开发鬼灯檠相关药品、饮品、食品、兽药、饲料等系列产品，以更加有效地利用资源，使其综合价值最大化。

【评述】

随着岩陀药材资源蕴藏量的急剧减少，西南鬼灯檠种质资源的多样性遭受持续破坏，在现有栽培种植技术尚待改进的情况下，开展种质资源的调查与收集工作、建立种质资源圃并筛选优良种质成为当前首要任务。同时，加强岩陀栽培种植技术的相关研究、解决栽培产业发展过程中的系列问题是解决岩陀药材资源短缺的根本途径。岩陀喜阴性或半阴性环境，适于郁闭度高、空气相对湿度大的林下、灌丛或山谷溪沟等环境，采用西南鬼灯檠林下栽培或与其他作物套种的种植方式不失为一种两全其美之策。此外，因目前岩陀药材多作为提取岩白菜素的原料药使用，岩白菜素为异香豆素类化合物，应加强其次生代谢途径研究，为后期生物合成岩白菜素化合物奠定基础，以缓解岩陀药材资源日益短缺的现状。

（张忠廉）

参考文献

[1] 陈雯，孟珍贵，杨生超，等. 云南鬼灯檠属植物中岩白菜素含量比较. 安徽农业科学，2011，39(10)：5767-5772.

[2] 李萍萍，孟衡玲，杨生超，等. 云南岩陀及其近缘种质资源的地理分布与生境. 世界科学技术—中医药现代化，2013，15(1)：120-125.

[3] 王燕，鲍家科，金杨，等. 岩陀药材质量标准研究. 中国实验方剂学研究，2011，17(10)：85-88.

27 西藏木瓜

Chaenomeles thibetica Yu

为蔷薇科木瓜属灌木或小乔木。分布于西藏、四川等省区，生长于海拔2600～2760m的山坡山沟灌木丛中。其果实为常用藏药材“赛亚”，《中国藏药》（第一卷）收载，具有调节“培根”（藏医理论中认为培根是构成人体生命活动的三种能量物质之一），健胃，助消化的功效。临床用于“培根”偏盛引起的胃病，各种溃疡病，陈旧性胆病，消化不良等症。

一、传统用药经验与药用历史

藏医将西藏木瓜果实用做“赛亚”（木瓜）入药。西藏木瓜的现行药材标准收载于《中国藏药》第一卷和《中华本草》藏药卷中。作为藏药木瓜使用的基源植物还有皱皮木瓜 *Ch. speciosa* (Sweet) Nakai 和毛叶木瓜 *Ch. cathayensis* Schneid.。现代药理研究表明，西藏木瓜具有镇痛、抗肿瘤保肝和抗菌抗炎等作用。

二、资源分布与栽培

西藏木瓜零星分布于西藏（拉萨、林芝、米林、墨脱、波密、察隅）和四川西部（小金）。喜生长于海拔2600～2760m的山坡、山沟、灌木丛中，栽培于海拔3760m的拉萨、罗布林卡及海拔2230m的云南维西县等地。西藏木瓜采用种子、嫁接、压条和扦插等方法繁殖。

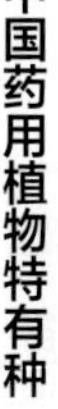

三、资源利用与保护

西藏木瓜具有很高的药用、食用、观赏价值，又有良好的水土保持功能，是高寒山区、西部大开发和退耕还林工程的主要树种。除作为传统藏药使用外，西藏木瓜的果实芳香宜人，含有多种氨基酸、维生素和矿物质元素，营养价值极高。果实可切片制干，泡酒，制果脯、果酱，作菜肴及调味品等，也是饮料、酿酒和药用原料。

西藏木瓜可采用庭院栽培，园周栽培，田埂、沟坡或成片栽植。许多农户于庭院、房前屋后单株、成簇或成行栽植。在园周、田埂、坡地种植，可保护果园、菜园、农田、坡地，作活围栏，还有固土防冲刷作用。它树形美观，经济效益高，一些农户在园周和庭院栽培，年收入达数千元至上万元。西藏木瓜作为食品工业和制药业的原料，开发潜力巨大。随着资源的进一步开发，应加强资源的保护和人工种植的发展。

【评述】

目前关于木瓜属植物的光合作用、次生代谢途径、营养成分分析、水分代谢、抗胁迫等生理生态方面的研究鲜见报道，而这些研究可以从生理机制上探讨木瓜属植物与环境的关系，阐明植物进化与适应的机理，以及影响植物分布、物种丰度及特性的主导因素，从而可以为木瓜属植物的引种驯化及栽培管理提供可靠的理论依据。

（晋　玲　马晓辉）

参考文献

[1] 龚复俊，卢笑丛，陈玲，等. 西藏木瓜挥发油化学成分研究，中草药，2006，37(11)：1634-1635.

[2] 李冰岚，陈宗良，孔朝辉，等. 木瓜与伪品西藏木瓜及光皮木瓜的 HATR-FTIR 直接鉴别研究. 中华中医药学刊，2009，27(8)：1705-1707.

[3] 李文琼. 中药木瓜和 3 种同属植物果实的鉴别. 中国医药指南，2010，8(31)：9-11.

[4] 鲁宁琳，范昆，王来平，等. 木瓜的种质资源分类及功效. 落叶果树，2008，6(5)：29-31.

[5] 欧洋，马静，张朝阳，等. 西藏木瓜的鉴别及其齐墩果酸、熊果酸的测定. 华西药学杂志，2014，29(6)：670-672.

[6] 邵则夏. 西藏木瓜. 云南林业，2007，28(2)：30.

[7] 夏永秀，曾秀丽，廖明安，等. SRAP 在西藏木瓜属种质资源研究中的应用. 果树学报，2010，27(6)：1014-1018.

[8] 杨松杰. 木瓜属植物种质资源研究进展. 湖北农业科学，2011，50(20)：4116-4119.

[9] 于晓亮，王建华. 木瓜属植物果实中有效成分含量测定. 山东农业科学，2012，

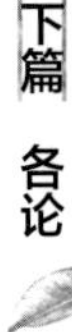

44(2)：48-51，54.

[10] 张茜，王光，何祯祥，等. 木瓜种质资源的植物学归类及管理原则. 植物遗传资源学报，2005，6(3)：339-343.

28 吐鲁番锦鸡儿

Caragana turfanensis (Krassn.) Kom.

为豆科锦鸡儿属灌木植物，分布于新疆伊犁、塔里木、吐鲁番的干旱与半干旱区域的山坡草地、河流阶地和峭壁。蒙古族、维吾尔族、哈萨克族等民族医用其根入药，认为具活血、利尿、止痛、强壮的功效，临床多用于治疗风湿性关节炎等。民间有食用其花的习俗。

一、传统用药经验与药用历史

《药用植物词典》《中国民族药志要》《中国中药资源志要》等文献记载，吐鲁番锦鸡儿以根入药。活血，利尿，止痛，强壮。据对吐鲁番锦鸡儿的市场和使用现状调查，在药材市场几乎未见销售。多在民族医生、民间医生和特色诊所中使用，一般是使用单位自行组织人员采集或委托药农采集。主要应用于治疗风湿性疾病。

现代研究表明，吐鲁番锦鸡儿根中主要含有黄酮、二苯乙烯类、三萜等化学成分，具有抗氧化、抗肿瘤、抗疲劳、DNA 修复、降血糖、抗炎镇痛等作用。

二、资源分布与栽培

据调查，吐鲁番锦鸡儿主要分布于新疆新源、伊宁、尼勒克、温宿、喀什、乌什、拜城、阿图什、阿合奇、乌恰、阿克苏、柯坪、和硕、叶城、库车、吐鲁番等地，海拔 1280～3040m 的干旱半干旱的山坡与峡谷，甘肃张掖及陕西也有零星分布。

目前民族医生、民间医生使用的药材均源自野生，尚未见人工种植或野生抚育的研究报道。

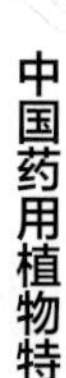

三、资源利用与保护

1. 综合开发利用 吐鲁番锦鸡儿具有豆科植物固氮、改善土壤肥力和结构的能力，根系发达，具良好的保持水土、防风固沙的作用。锦鸡儿种子粗蛋白质含量达 27%，可与大豆媲美，是优良饲料资源和食用蛋白质资源；锦鸡儿的花果期长达数月，是干旱荒漠区难得的蜜源资源。

2. 资源保护和可持续发展 吐鲁番锦鸡儿主要分布在干旱、半干旱区域，资源蕴藏量有限，以根入药将影响资源的自然更新。因此，开展人工驯化栽培技术的研究，是资源可持续利用的前提。

【评述】

吐鲁番锦鸡儿主要分布于干旱及半干旱区域，具有较强的抗逆性，为此环境中优势植物种群，在保护生态环境方面具有不可替代的作用。野生锦鸡儿的结实率与成熟率非常低，而且蝗虫、蜻蜓等昆虫还极喜食其未成熟种子，更加剧了其繁衍的困难。再以根入药，随着资源利用规模的加大，资源与市场需求之间的矛盾日益突出。研究表明，吐鲁番锦鸡儿的根与地上部分的化学成分和药理作用存在一定的相似性，研究新的药用部位对资源的合理和可持续性具有深远的意义。

（潘　兰　贾晓光）

参考文献

[1] 曹成有，蒋德明，阿拉木萨．小叶锦鸡儿人工固沙区植被恢复生态过程的研究．应用生态学报，2000，11(3)：349-354.

[2] 潘兰，贾新岳，力瓦衣丁·买合苏提，等．吐鲁番锦鸡儿根与地上部分化学成分比较．时珍国医国药，2014，25(12)：3056-3057.

[3] 刘国谦，张俊宝，刘东庆．柠条的开发利用及草粉加工饲喂技术．草业科学，2003，20(27)：26-32.

[4] 刘晶，魏绍成，李世钢．柠条饲料生产的开发．草业科学，2003，20(6)：32-35.

[5] 姚彦臣．我国锦鸡儿属灌丛草地类型的基本特点及其经济评价．中国草地，1992，2：55-60.

29 伏毛铁棒锤

Aconitum flavum Hand.-Mazz.

为毛茛科乌头属多年生草本植物，分布于四川、西藏、青海、甘肃、宁夏、内蒙古等省区，生于中高海拔沙地、草地或灌丛中。其干燥块根为我国常用中药材及民族药材“铁棒锤”或“雪上一枝蒿”来源之一，以“铁棒锤／榜那”之名，被《中华人民共和国卫生部药品标准·藏药》（1995, 第一册）收载为基源植物之一，也被《青海省藏药标准》（1992）等多个地方中药材标准收载，以“雪上一枝蒿”为名，被《四川省中药材标准》（1977、1987）收载。具有驱寒止痛，祛风定惊的功效；用于龙病，寒病，黄水病，麻风，癫狂等症。药材有剧毒，内服需炮制后使用。

一、传统用药经验与药用历史

伏毛铁棒锤是藏、羌、回等多少数民族所习用的一味特色民族药。藏药译名“榜阿那保”“庞阿那保”“曼庆”“门青”“拉毒合”等。以生长在阳光照不到的阴坡或阳坡离水远地方者质佳，春季采幼苗、冬季挖块根入药，主治流感，疮疖痈疽等。羌药名“虎巴三转半”，是羌医骨伤科常用药，具有活血祛瘀，祛风湿，止痛，消肿散瘀的功效。主治跌打损伤，风湿病，腰腿疼，恶疮痈肿，毒蛇伤等。临床上，常将新鲜药材用童尿浸泡，然后晒干，研磨成粉入药。回族药名“铁棒锤”“一枝蒿”，采挖块根，鲜用或置柴草灰中煨制后，用于治疗神经痛，风湿性关节炎，妇女痛经，跌打损伤，牙疼，胃痛等。

藏药称“榜阿那保”，简称“榜那”，是藏医临床常用药材，始载于《月王药诊》（公元8世纪）。《四部医典》中记载用“榜阿那保”与其他药材配方治疗炭疽、白喉等症，且很早就被发现有剧毒，在《晶珠本草》中记载为不流动毒之首。在近代的《藏药志》《中华本草·藏药卷》《中国藏药》《中华藏本草》等藏医药专著中伏毛铁棒锤均被记载为“榜那”基源植物之一，且被收入藏药标准。伏毛铁棒锤也是云南、四川一带常用的民间草药“雪上一枝蒿”的来源植物之一，习用于治疗跌打损伤，风湿疼痛，瘀血肿胀等疾患，是西南、西北地区驰名的一种骨折、止痛药物，历代本草未见记载，虽有“一枝蒿”之名始见于《本草纲目拾遗》，但因描述简单，难以考证原植物。现代的《中药大辞典》《中华本草》《全国中草药汇编》及《有毒中药大辞典》等都收载为铁棒锤的基源植物之一，味苦，性寒，有大毒；清热退烧，止痛，祛风除湿；治流行性感冒及各种传染病引起的发烧、风湿、跌打损伤及疮疖肿痛，去毒后入药危险性小。

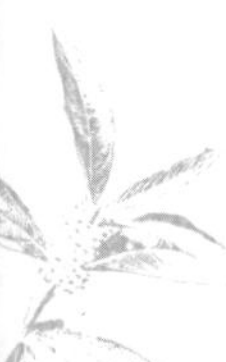

伏毛铁棒锤块根中主要化学成分为乌头碱型和纳哌啉型二萜类生物碱类。现代研究表明，药材中含有的乌头碱、3-乙酰乌头碱、去氧乌头碱等具有明显的镇痛、抗炎、局麻、解热及致心律失常的作用。

二、资源分布与栽培

据《中国植物志》记载，伏毛铁棒锤分布于四川西北部、西藏北部、青海和甘肃及宁夏南部、内蒙古南部。青海的民和、共和、玛沁、贵南等县，四川的马尔康、若尔盖、德格、小金、盐源等县，西藏的安多、班戈、墨竹工卡等县，陕西的陇县，甘肃花亭、天水、兴隆、武威等县，以及宁夏的固原、西吉、隆德、泾源、六盘山、海原等县记载有分布，生长于海拔在2000～4700m的阴坡草地、林缘灌丛、河滩草地及沙砾土壤中。由于本植物地上部分有毒，牛羊不食，且对一些牧草具有化感作用，因而在青海一些过牧草场和退化草地中，该植物生长密度较大，成为群落建群种。

上述各省产地有本种或同属植物野生变家种试验的报道，但尚未形成规模化栽培。

三、资源利用与保护

1. 综合开发利用 市场调查表明，伏毛铁棒锤及同属多种药材资源大量供应云南地区药企，是商品药材的主要流向。以"铁棒锤"为药材名在藏药成方制剂中使用频率高，藏药部颁标准200个成方制剂中含铁棒锤的成方制剂达29个，准字号藏药或中成药达35个。伏毛铁棒锤的毒性成分可作为新型的植物源杀虫剂，此外其还含有杀鼠的活性成分，并且对家禽无二次毒性，具有广阔的开发利用前景。其提取物对菜青虫、苜蓿蚜、二斑叶螨等刺吸式口器的害虫以及害螨有良好的防治效果。

2. 资源保护和可持续发展 由于近年来药材价格居高不下，出现了对资源的争夺，部分产区资源破坏严重，药农自发的引种栽培存在物种混乱的隐患。因此，伏毛铁棒锤规范化、规模化栽培是实现资源可持续发展的有效途径，通过高产栽培技术实现栽培经济效益的增长。需要注意的是，伏毛铁棒锤是剧毒药材，不能作为普通农产品进行管理，栽培、采收、加工、销售等过程都需要药监部门的严格监控，以保障用药的安全性。

【评述】

1. 伏毛铁棒锤和铁棒锤 *A. pendulum* Busch 是《中华人民共和国卫生部药品标准·藏药》收载的药材"铁棒锤／榜那"的基源植物，而藏医所用的"庞阿那保"的原植物除这两种植物外，各地藏医还广泛使用当地多种乌头属植物，有的还进入了地方标准（见表2-8）。例如，工布乌头 *A. kongboense* Lauener 被《西藏自治区藏药材标准（第一册）》（2012年版）收载，康定乌头 *A. tatsienense* Finet et Gagnep. 被《四川省藏药材标准》（2014年版）收载。目前引种栽培较为成功的是四川省金川县等地发展的多裂乌头 *A. polyschistum* Hand.-Mazz.，人工栽培已实现产业化并在四川省阿坝州各县大面积推广，药材供药企使用。今后，有必要加强地方习用品特别是已形成商品供应的多裂乌头 *A. polyschistum* 的形态、化学、药效、毒理研究，将部分品种纳入标准，扩大药源，使品种使用有法可依。

表2-8 藏药"庞阿那保"部分原植物来源

种名	拉丁学名	分布	备注
宣威乌头	*A. nagarum* Stapf var. *lasiandrum* W. T. Wang	云南（宣威县）	

续表

种名	拉丁学名	分布	备注
亚东乌头	*A. spicatum* Stapf	西藏南部与不丹、尼泊尔、印度等国交界处	
丽江乌头	*A. farrestii* Stapf	四川西南部、云南西北部	
康定乌头	*A. tatsienense* Finet et Gagnepain	四川西部	
工布乌头	*A. kongboense* Lauener	四川西部、西藏以及云南西北部	特有种
展毛工布乌头	*A. kongboense* Lauener var. *villosum* W. T. Wang	四川西部以及西藏东部	特有种
伏毛直序乌头	*A. richardasonianum* Lauener var. *pseudosessiliflorum* (Lauener) W. T. Wang	西藏东部	
错那乌头	*A. gammiei* Stapf	西藏错那县、云南东北部（会泽县）与不丹及印度交界处	
新都桥乌头	*A. tongolense* Ulbrich	四川西南部、西藏东部、云南西北部	特有种
刷经寺乌头	*A. fangianum* W. T. Wang	四川西北部	
江孜乌头	*A. ludlowii* Exell	西藏江孜县	
铁棒锤	*A. pendulum* Busch	甘肃南部/河南西部、青海、山西南部、四川西部、西藏及云南西北部	特有种
伏毛铁棒锤	*A. flavum* Handel-Mazzetti	甘肃、内蒙古、宁夏南部、青海、四川西北部及西藏北部	特有种
短柄乌头	*A. brachpodum* Diels	四川、云南	特有种
多裂乌头	*A. polyschistum* Hand.-Mazz.	四川西部及西北部	特有种

2. 作为铁棒锤（雪上一枝蒿）的基源植物，伏毛铁棒锤及其近缘种广泛为藏、羌、回、汉等民族使用，在不同的民族其使用品种，使用方法、炮制方法及功能主治有所不同，各有特色，如藏医采用砂炒法、青稞酒制法，回医采用煨制法，羌医采用童便制法，有必要进一步对各民族炮制方法进行挖掘与整理，进行生品和炮制品的品种整理、质量控制、安全性评价等研究，保障临床用药的安全性和有效性。

（古　锐　蒋舜媛）

参考文献

[1] 李满，杨浩，康建宏，等. 宁夏濒危药用植物铁棒锤的资源利用与保护. 宁夏农林科技，2007，01：43-44.

[2] 王毓杰. 羌药铁棒锤炮制减毒原理研究. 成都：成都中医药大学，2009.

[3] 王亭，徐暾海，徐海燕，等. 伏毛铁棒锤的研究进展. 时珍国医国药，2008，19(9)：2162-2163.

[4] 曾洪学，王俊，张守宗，等. 伏毛铁棒锤研究概况. 江苏中医药，2007，39(06)：64-65.

[5] 张艺，钟国跃. 羌族医药. 北京：中国文史出版社，2005：214-215.

[6] 张银霞，张银娟，唐建宁，等. 六盘山区伏毛铁棒锤资源调查的研究与评价. 农业科学研究，2008，01：55-57.

30 延胡索

Corydalis yanhusuo (Y. H. Chou et C. C. Hsu) W. T. Wang ex Z. Y. Su et C. Y. Wu

为罂粟科紫堇属多年生草本植物，产于浙江、安徽、江苏、湖北、河南，生于丘陵草地。其干燥块茎为我国常用中药材延胡索，又名元胡、玄胡索，是著名的“浙八味”道地药材之一，被《中国药典》（2015 年版）收载，具有活血，行气，止痛的功效。用于胸胁、脘腹疼痛，胸痹心痛，经闭痛经，产后瘀阻，跌打肿痛。

一、传统用药经验与药用历史

延胡索始载于唐代陈藏器《本草拾遗》：“止心痛，酒服。”以后历代本草均有记载。宋代《开宝本草》记载：“主破血，产后诸病因血所为者，妇人月经不调，腹中结块，崩中淋露，产后血运，暴血冲上，因损下血，或酒摩及煮服。生奚国，根如半夏，色黄。”此处“奚国”所辖地区为现今辽宁、内蒙古、河北交界的地域，结合断面“色黄”可判断此时延胡索的基源植物应为齿瓣延胡索 *Corydalisturts chaninovii* Bess.。明代《本草纲目》在总结前人用药经验的基础上，又记载延胡索“活血利气，止痛，通小便”，还引陈藏器的记述，并注：“奚乃东北夷也。今二茅山西上龙洞种之，每年寒露后栽，立春后生苗，叶如竹叶样，三月长三寸高，根丛生如芋卵样，立夏掘起”。描述可见，此时的延胡索即为当前主产浙江

东阳等地的延胡索 *Corydalis yanhusuo* (Y. H. Chou et C. C. Hsu) W. T. Wang ex Z. Y. Su et C. Y. Wu。到清代以后，延胡索用药基本未变，但栽培区域逐渐由茅山扩展至浙江，并形成主产区。现代应用也与历代本草记载基本一致。

延胡索在藏药和蒙药中也有所应用。如《中国藏药》记载延胡索（酥亩赛保）用其块茎治疗食物中毒；《蒙药》记载延胡索块茎可用于治疗腹、胸、胁肋等部位疼痛，月经不调，跌打损伤等。

延胡索的主要化学成分为异喹啉型生物碱，现代药理研究表明，延胡索具有镇痛、镇静、抗心律失常、抗肿瘤、抗菌、抗炎、抗衰老等作用。

二、资源分布与栽培

1. 野生资源现状 我国野生延胡索主要分布区域介于东经 112° ~ 121°、北纬 29° ~ 33° 的长江中下游丘陵地区，多为零星分布。由于延胡索的生物学特性及近年来生长环境的改变，其野生分布范围正在萎缩，亟待保护。

2. 栽培情况 目前延胡索药材主要来自栽培，产区有浙江中北部、江苏南部、安徽中南部、陕西中部、河南南部和江西北部等地区。位于浙江中部的磐安、东阳、缙云、永康等地区是延胡索的传统道地产区，部分地区有近 1200 年的悠久栽培历史，是道地药材“浙八味”之一。近年来，陕西、四川等地也有较大面积的栽培，如城固县；延胡索产销两旺，延胡索市场需求量大且不断增加，国内年需求量约 500 万公斤，国外市场需求也在不断增加，总需求量约在 2000 万公斤以上。

三、资源利用与保护

1. 资源综合开发与利用 延胡索是我国大宗常用中药材，被中医广泛应用于临床，常见的经验方如延胡索散、三神丸、金铃子散、手拈散等。以延胡索为原料或添加有延胡索的中成药多达几十种，如元胡止痛片、十香止痛丸、千金止带丸、九气拈痛丸、止痛化癥胶囊等。

2. 资源保护和可持续发展 目前延胡索绝大部分来自于栽培，野生资源较少。人工栽培延胡索资源相对较为丰富，长期无性繁殖以及长期气候和土壤等多因子的综合作用，产生一些新种质资源，应注意对这些资源的进一步提纯、选育，并进行规范化种植研究。野生延胡索资源现状则令人担忧，人类活动导致的环境变化及树木森林的砍伐使野生延胡索的栖息地逐渐缩小，部分地区野生延胡索居群已经濒临灭绝，因此保护延胡索野生种质资源刻不容缓。

【评述】

1. 罂粟科紫堇属植物全世界约 465 种，我国有 262 种，其中 56 种为我国药用植物特有种（表 2-9）。这些物种主要分布在西南地区，且多数为藏族、蒙古族等少数民族民间常用药物，由于这些种类大多在民间具有较长的使用历史，无疑是具有开发利用前景的资源，作为我国的特有药物资源，今后可加强此类资源的挖掘和利用研究。

表 2-9 我国紫堇属药用植物特有种

种名	拉丁学名	分布	利用情况
川东紫堇	*C. acuminata* Franch.	重庆、贵州东北部、湖北西部、陕西南部、四川东部	
灰绿黄堇	*C. adunca* Maxim.	甘肃、内蒙古、宁夏、青海、陕西、四川西部、西藏、云南西北部	藏药
小距紫堇	*C. appendiculata* Hand.-Mazz.	四川西南部、云南西北部	蒙药、藏药
阿墩紫堇	*C. atuntsuensis* W. W. Smith	青海南部、四川西部、西藏东部、云南西北部	藏药
珠芽紫堇	*C. balsamiflora* Prain	四川（康定、泸定、天泉）	
囊距紫堇	*C. benecincta* W. W. Smith	四川西南部、西藏东南部、云南西北部	藏药
蔓生黄堇	*C. brevirostrata* C. Y. Wu et Z. Y. Su	青海南部、四川西北部、西藏东北部和东部	藏药
小药八旦子	*C. caudata* (Lam.) Pers.	安徽、甘肃东部、河北、河南、湖北、江苏、陕西、山东、山西	蒙药
地柏枝	*C. cheilanthifolia* Hemsl.	重庆、甘肃、贵州中部、湖北西部、四川东部、云南东部	
金球黄堇	*C. chrysosphaera* C. Marquand et Airy Shaw	西藏	藏药
曲花紫堇	*C. curviflora* Maxim.	甘肃西南部、宁夏、青海东部和南部、四川北部和西北部	藏药、藏药
金雀花黄堇	*C. cytisiflora* (Fedde) Liden	甘肃南部和西南部、四川西部和北部	
迭裂黄堇	*C. dasyptera* Maxim.	甘肃南部和西南部、青海、四川北部、西藏东部	藏药
丽江黄堇	*C. delavayi* Franch.	四川西南部、云南西北部	苗药、藏药

续表

种名	拉丁学名	分布	利用情况
密穗黄堇	C. *densispica* C. Y. Wu	四川西南部、西藏东部、云南西北部	藏药
师宗紫堇	C. *duclouxii* Lévl. et Van.	重庆南部、贵州西部、云南中部、东部和东北部	
籽纹紫堇	C. *esquirolii* Lévl.	广西西北部、贵州南部	
粗距紫堇	C. *eugeniae* Fedde	四川西部和西北部、云南西北部	
房山紫堇	C. *fangshanensis* W. T. Wang ex S. Y. He	河北、河南、山西	
钩距黄堇	C. *hamata* Franch.	四川西部、西藏东部、云南西北部	藏药
半荷包紫堇	C. *hemidicentra* Hand.-Mazz.	西藏东南部、云南西北部	藏药
土元胡	C. *humosa* Migo	浙江西北部	
帕里紫堇	C. *kingii* Prain	西藏中部和南部	藏药
狭距紫堇	C. *kokiana* Hand.-Mazz.	四川西部、西藏东部、云南西北部	藏药
紫苞黄堇	C. *laucheana* Fedde	宁夏、青海、四川北部、西藏东部	藏药
洛隆紫堇	C. *lhorongensis* C. Y. Wu et H. Chuang	西藏东部	藏药
条裂黄堇	C. *linarioides* Maxim.	甘肃、宁夏、青海、陕西、山西、四川、西藏	藏药
红花紫堇	C. *livida* Maxim.	甘肃、青海、四川北部和西北部	藏药
长距紫堇	C. *longicalcarata* H. Chuang et Z. Y. Su	四川西部和南部	
米林紫堇	C. *lupinoides* Marq et Shaw	西藏东南部	
暗绿紫堇	C. *melanochlora* Maxim.	甘肃、青海、四川西部、西藏东南部、云南西北部	傣药、藏药
小花紫堇	C. *minutiflora* C. Y. Wu	四川西部、西藏东部	
尿罐草	C. *moupinensis* Franch.	四川西部、云南西北部	

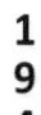

续表

种名	拉丁学名	分布	利用情况
尖突黄堇	*C. mucronifera* Maxim.	甘肃西部、青海南部、新疆东部、西藏	藏药
小花尖瓣紫堇	*C. oxypetala* subsp. *balfouriana* (Diels) Liden	云南西北部（德钦、维西）	藏药
浪穹紫堇	*C. pachycentra* Franch.	四川西南部和中西部、西藏东部、云南西北部	藏药
粗梗黄堇	*C. pachypoda* (Franch.) Hand.-Mazz.	云南西北部	藏药
毛茎紫堇	*C. pubicaulis* C. Y. Wu et H. Chuang	西藏东南部	藏药
扇苞黄堇	*C. rheinbabeniana* Fedde	甘肃西南部、青海东部和东南部、四川北部	藏药
岩黄连	*C. saxicola* Bunting	重庆、广西、贵州、湖北、陕西、四川、云南东南部、浙江	藏药、彝药
粗糙黄堇	*C. scaberula* Maxim.	青海、四川北部和西北部、西藏东北部	藏药
甘南紫堇	*C. sigmantha* Z. Y. Su et C. Y. Wu	甘肃南部、四川北部	藏药
匙苞黄堇	*C. spathulata* Prain ex Craib	西藏	
洱源紫堇	*C. stenantha* Franch.	云南北部	藏药，傣药
草黄堇	*C. straminea* Maxim. ex Hemsl.	甘肃西南部、青海东部、四川北部	藏药
纹果紫堇	*C. striatocarpa* H. Chuang	四川西北部	藏药
金钩如意草	*C. taliensis* Franch.	云南西部	傈僳药、彝药、藏药
毛黄堇	*C. tomentella* Franch.	重庆、湖北西部、陕西南部、四川东部和南部	藏药
全冠黄堇	*C. tongolensis* Franch.	四川西部（盐源、木里、巴塘、康定、道孚、甘孜）和云南西北部（丽江至永宁途中、奉可附近）	藏药
糙果紫堇	*C. trachycarpa* Maxim.	甘肃、青海东部和东南部、四川西部和西北部、西藏东北部	藏药

续表

种名	拉丁学名	分布	利用情况
察隅紫堇	*C. tsayulensis* C. Y. Wu et H. Chuang	西藏东部	
川鄂黄堇	*C. wilsonii* N. E. Brown	湖北西部	
齿苞黄堇	*C. wuzhengyiana* Z. Y. Su et Liden	四川西部、西藏东部	藏药
延胡索	*C. yanhusuo* W. T. Wang ex Z. Y. Su et C. Y. Wu	安徽、河南、湖北、湖南、江苏、浙江；北京、甘肃、陕西、四川和云南栽培	藏药、蒙药
滇黄堇	*C. yunnanensis* Franch.	四川西南部、云南北部和西北部	
杂多紫堇	*C. zadoiensis* L. H. Zhou	青海南部、西藏东部	藏药

2. 目前对延胡索的研究多集中在化学成分、药理作用和质量控制等方面，对延胡索种质资源调查、种质提纯创新、生长发育特性、生理生化特征、遗传基础等方面的基础研究较为匮乏，加强这些方面的研究无疑将对延胡索资源的开发和可持续利用具有积极意义，也对提高栽培延胡索药材产量、保证延胡索药材质量提供科学依据。

（余　坤）

参考文献

[1] 郝近大，谢宗万．延胡索古今用药品种的延续与变迁．中国中药杂志，1993，18(1)：7-10.

[2] 蒋士鹏，李冰岚，陈斌龙．磐安产大叶型和小叶型延胡索植物形态及产量对比分析研究．现代中药研究与实践，2013，27(6)：17-18.

[3] 鲁春梅，张春森，姜立勇．延胡索化学成分及药理作用研究进展．中国现代药物应用，2011，5(15)：126-127.

[4] 尚伟庆，陈月梅，高小力，等．紫堇属藏药的化学与药理学研究进展．中国中药杂志，2014，39(7)：1190-1198.

[5] 王晓，郑振，洪战英，等．中药延胡索的化学成分与质量控制研究进展．时珍国医国药，2011，22(1)：227-229.

[6] 许翔鸿，余国奠，王峥涛．野生延胡索种质资源现状及其质量评价．中国中药杂志，2004，29(5)：399-401.

31 华中五味子

Schisandra sphenanthera Rehd. et Wils.

为木兰科五味子属落叶木质藤本。产于山西、陕西、甘肃、山东、江苏、安徽、浙江、江西、福建、河南、湖北、湖南、四川、贵州、云南东北部。生于海拔 600 ~ 3000m 的湿润山坡边或灌丛中。其干燥成熟的果实为我国常用中药材南五味子，被《中国药典》(2015 年版)收载，具有收敛固涩，益气生津，补肾宁心等功效。用于治疗久嗽虚喘，梦遗滑精，遗尿尿频，久泻不止，盗汗，津伤口渴，内热消渴，心悸失眠等症。

一、传统用药经验与药用历史

五味子始载于《神农本草经》，并列为上品。唐代《新修本草》载："五味皮肉甘酸，核中辛苦，都有咸味"，故有五味子之名，有收敛固涩，益气生津，补肾宁心之功用。五味子在历版《中国药典》中均有收载，自 1985 年版到 1995 年版将南五味子列入五味子项下入药，即：五味子来源于木兰科五味子 *S. chinensis*（Turcz.）Baill（俗称北五味子）或华中五味子 *S. sphenanthera* Rend. et Wils（俗称南五味子）的干燥成熟果实。在中医传统用药时，北五味子与南五味子通用，但在长期的实践中人们已经认识到其差别。李时珍在《本草纲目》中记载："五味子今有南北之分，南产者红，北产者色黑，入滋补药，必用北产者乃良"，将南五味子与北五味子区分开，并指明北五味子药效更佳。直到 2000 年版《中国药典》才分开列出五味子和南五味子项，表明两者应区别应用。

华中五味子在藏族、拉祜族、傣族、苗族等少数民族地区被广泛应用，如其藤茎或根可作为苗药"四大血"之一的血藤使用。华中五味子化学成分主要为木脂素、三萜、挥发油类。现代药理研究表明，华中五味子具有保肝、抗氧化、抗溃疡及抗应激、抗肿瘤等作用。

二、资源分布与栽培

据《中国植物志》记载，华中五味子产于山西、陕西、甘肃、山东、江苏、安徽、浙江、江西、福建、河南、湖北、湖南、四川、贵州、云南东北部。生于海拔 600 ~ 3000m 的湿润山坡边或灌丛中。野生种主要分布在温带、暖温带及亚热带山谷的两侧、灌木林林缘。华中五味子喜湿、喜阳、怕积水。因此，黄河流域及南方地区，新建园址应选在山坡背阴缓坡处，沿山平原区。在有夏涝、秋涝发生的地块要求排水条件良好；在易发生春旱、伏旱的地区，灌溉条件必不可少。园地土壤以微酸性或中性为佳，要求土质疏松，沙质的褐土、黄土、黄棕壤均可。要求周围空气、水环境良好，远离污染源。

随着现代科学技术的不断发展，对南五味子药材研究的不断深入，对其利用和功效的研发日益增加，药品需要量也相应大幅度增长，20 世纪末年需量达 180 万～200 万公斤，年增长速度 10%～20%，近年需求量约达 300 万公斤以上。需要量的不断增长，使华中五味子资源紧缺的问题越来越突出，而且几十年来南五味子药材的收购数量在逐年减少，这与过去对森林的采伐、开垦山地、割藤采果等不无关系。

三、资源利用与保护

1. 综合开发利用 南五味子为我国传统中药，在我国大部分地区都具有丰富的药用资源。除了对传统的保肝降酶、调节中枢神经系统有显著疗效外，还具有抗氧化、抗癌和抗 HIV 活性等多种药用价值，是一种开发前景非常广阔的药食兼用的中药材。东欧国家已用五味子果实加工出果酪、果糕、果汁、饮料、果冻、果酱等，我国也开发出五味子果酒以及护肝片、五味子素片、五味子糖浆、五味子醇等一系列药品和保健品。

2. 资源保护和可持续发展 因为五味子药材经济价值高，需求量大，而南五味子的价格一般都低于北五味子，所以出现了对野生华中五味子掠青、杀藤取果的采集现象，严重影响了产品产量和质量。华中五味子作为果、药兼用资源，开发前景极为广阔。一方面可以利用实生选优、辐射诱变、染色体加倍加大果个，将其开发为栽培果树；另一方面可以开发为南五味子果酒、果茶、果酱、果汁、口服液、果糕等食品和保健品。华中五味子资源十分珍贵，对其野生资源需加强保护，并进行深入的研究和开发。

【评述】

1. 五味子属全世界约有 25 种，我国有 19 种，除华中五味子外，二色五味子 *S. bicolor* Cheng、金山五味子 *S. glaucescens* Diels、兴山五味子 *S. incarnata* Stapf、狭叶五味子 *S. lancifolia* (Rehd. et Wils.) A. C. Smith、球蕊五味子 *S. sphaerandra* Stapf 也为我国药用植物特有种，其中狭叶五味子、球蕊五味子在藏族、彝族、佤族等少数民族民间也有应用，今后应加强这类特有资源的保护和研究。

2. 北五味子与南五味子在传统上作为同一种中药使用。尽管古代文献已有记载两者不同，并指出北五味子药用较优，但由于两者外形相似，功能主治又大致相同，因此常混用，加之南五味子的价格低于北五味子，所以常用前者代用后者使用。今后在五味子药材的销售、使用过程中应严格注意其品种来源，对两种药材区别应用。

3. 长期以来，对南五味子一直处于重开发、轻保护的状态，资源破坏严重。随着南五味子新药的研究和生产不断扩展，南五味子药材的产量和供求日趋紧张。从长远发展来看，应进行规模引种，这样有利于野生资源的保护，也便于南五味子的深加工。

（胡志刚）

参考文献

[1] 高剑锋，刘春山. 五味子药材资源的研究概况. 中国医药指南，2010，8(18)：66-69.

[2] 吕莉，黄淑华. 五味子的研究概况及其开发前景. 内蒙古林业调查设计，2009，32(5)：108-109.

[3] 燕瑞勤. 栽培条件下华中五味子茎生物学特性研究. 陕西林业科技，2011，2：15-17.

[4] 张彩丽，贺学礼. 五味子研究进展. 保定师范专科学校学报，2004，17(4)：36-39.

[5] 马西宁. 华中五味子优质丰产栽培方法. 特种经济动植物，2012，6：35-37.

32 多花黄精

Polygonatum cyrtonema Hua

为百合科黄精属宿根性多年生草本植物。分布于四川、贵州、湖南、湖北、河南、江西、安徽、江苏、浙江、福建、广东、广西等省区，生林下、灌丛或山坡阴处。其干燥根茎为常用药食同源中药材黄精，《中国药典》（2015 年版）收载，同时收载的基源植物还有滇黄精 *P. kingianum* Coll. et Hemsl.、黄精 *P. sibiricum* Red.。具有补气养阴，健脾，润肺，益肾的功效。用于脾胃气虚，体倦乏力，胃阴不足，口干食少，肺虚燥咳，劳嗽咳血，精血不足，腰膝酸软，须发早白，内热消渴。多花黄精被《中国生物多样性红色名录（高等植物卷）》收录为近危（NT）物种。

一、传统用药经验与药用历史

黄精始载于东汉《名医别录》，列为上品，位列草部之首。《名医别录》记载黄精“味甘，平，无毒。主补中益气，除风湿，安五脏，久服轻身延年不饥。”历来被仙家、道家推崇为“芝草之精”、服食要药。陶弘景《本草经集注》云：“黄精为仙经所贵。根、叶、华（花）、实皆可饵服”。东晋《抱朴子·内篇》将其收入“仙药”篇，称“甘美易食”，且认为“服其花胜其实，服其实胜其根”。作为养生圣品在魏晋以来的道家典籍中多有记载，《神仙芝草经》对黄精的功效用法作了较全面概括：“黄精宽中益气，使五脏调良，肌肉充盛，骨髓坚强，其力增倍，多年不老，颜色鲜明，发白更黑，齿落更生。”南北朝《雷公炮炙论》发现黄精“驻色延年，精蒸神锦”。唐、宋以来应用量大增，尤其在文人士大夫中服食之风盛行，奉为“灵药”“宝饵”，诗文极尽赞颂溢美之词。明代李时珍补充“补诸虚，止寒热，填精髓，下三尸虫”功效。清代张璐《本经逢原》指出黄精为“补中宫之胜品”，其功效皆是“补阴之功，但阳衰阴盛人服之，每致泄泻痞满”。黄精的现代应用与本草记载用法基本一致。

黄精也是侗、壮、蒙、藏、瑶、土家等民族的习用药。侗族名“讯蛮芩”“讯芩”，根茎入药，补体补水，治疗葡萄胎。壮药名“黄针”，治疗体虚乏力，咳嗽。蒙药名“查干-浩日”“日阿尼”，根茎治体虚乏力，心悸气短，认为具有补身健体作用，长期食用可长寿。藏药名“拉尼”，根茎用于诸虚劳损，干咳口渴。瑶药名“根酸别”，根茎入药治产后或病后身体虚弱。土家族药名“龙杯七”，用根茎治体虚，痨病，消瘦，盗汗。以黄精配伍的验方“牛髓膏子”，主补精髓，壮筋骨，和气血，延年益寿。

多花黄精根茎含吖丁啶羧酸、天冬氨酸、高丝氨酸、二氨基丁酸、毛地黄苷和多种蒽醌类化合物，以及黄精多糖甲、黄精多糖乙、黄精多糖丙，黄精低聚糖乙、黄精低聚糖丙。其中黄精多糖是黄精化学组成中含量最多的一类成分，也是重要的活性部分，具有降血糖、降血脂、抗肿瘤、抗炎抑菌、抗病毒、改善记忆、调节免疫力等作用。

二、资源分布与栽培

1. 野生资源现状 多花黄精野生分布于四川、贵州、湖南、湖北、河南南部和西部、江西、安徽、江苏南部、浙江、福建、广东中部和北部、广西北部等地。多分布在山坡阴湿处或林下，海拔 500 ~ 2100m，喜生于土壤肥沃、湿润的沙质土。商品药材主要来自野生，主产贵州遵义、湄潭、正安、毕节、沿河、铜仁、松桃、天柱、安顺、关岭、罗甸、贞丰、盘县、兴义，湖北黄冈、孝感、随县、襄阳、南漳、谷城、建始、宣威、利川、恩施，安徽芜湖、六安、九华山、泾县、歙县，湖南安化、沅陵、黔阳、怀化、衡阳、衡山、邵阳、吉首、保靖、花垣，四川宜宾、泸州、乐山，浙江瑞安、平阳等地，河南、江西、福建、陕西等省也是重要产地。

2. 栽培情况 黄精的人工种植早在唐代诗文中曾有过描述，近代栽培技术方面的文献也不少，但商品药材主要来自野生。黄精种植采用根茎繁殖或种子繁殖，2 ~ 3 年或 5 ~ 6 年以上才能药用。90 年代以前由于野生资源较为丰富，药材用量也不大，产销平衡，价格不高。近年来需求量大幅增加，从 80 年代的年销量 84 万公斤左右上升到目前的 400 万公斤以上，疯狂采挖导致资源剧减，供需矛盾日渐突出，也刺激了家种黄精的发展。2001 年以来，贵州（绥阳、遵义、贵阳）、福建（洋溪、陈大、尤溪、宁化、建宁、清流、永安）、安徽（青阳县）、浙江（岭洋乡）、云南（景谷县）、四川（广安、内江）等地陆续开展多花黄精的规模化人工种植或野生抚育基地建设，但由于家种黄精成本高于野生黄精，而质量却不及野生药材，目前家种药材尚未形成产量，无法缓解需求压力。急需研究完善多花黄精及其他基源植物种植技术，以保护黄精资源和满足中医药产业发展需求。

三、资源利用与保护

1. 综合开发利用 多花黄精的根茎肉质肥厚，形如姜块，又称姜形黄精，作为药食同源的常用大宗药材黄精的主要来源，具有极高的药用价值和明确的保健功效，临床及膳食方面的应用均非常广泛。药用经典验方有九转黄精丸、枸杞丸、蔓菁子散等，以黄精入方开发的成药有上百种，包括木瓜黄精膏、稳心颗粒、黄精赞育胶囊、天麻首乌片等。黄精性味甘甜，食用爽口，含有大量淀粉、糖分和其他营养成分，生食、炖服既能充饥，又有保健功效，养生应用历史悠久，可煎汤、煎膏滋、浸酒。黄精作为民间药膳的常用食材，受到食品工业关注，已被开发为多种食品、保健品、化妆品，如：黄精酒、黄精膏、黄精素饼、黄精果、黄精含片、黄精米面等。但目前仍以粗放型的初级产品为主，缺乏精品、名品，在天然保健与功能食品等方面的具有极大的开发空间。

2. 资源保护和可持续发展 黄精药材目前主要来源于野生资源，人工种植也多以采挖野生根茎移栽为主，长期无序采挖，致多花黄精的野生资源岌岌可危，而适合产业化生产的种植技术尚不够成熟，现有栽培的周期在三年以上，资源的可持续利用面临严峻挑战。应着手多花黄精野生资源的本底调查，针对产区资源情况和环境条件，制定相应的发展规划，加大多花黄精基础研究和人工栽培技术研究投入，加快规范化种植基地建设，实现集约化生产经营，健全良种繁育与供应体系，提高生产技术、产量和质量及综合利用水平。

【评述】

黄精属约有 60 种，我国有 39 种，其中 20 种为中国特有种（见表 2-10）。除多花黄精、黄精、滇黄精作为药材黄精的基源，玉竹 *P. odoratum* (Mill.) Druce 作为药材玉竹的基源植物被《中国药典》（2015 年版）收载外，卷叶黄精 *P. cirrhifolium* (Wall.) Royle、对叶黄精 *P. oppositifolium* (Wall.) Royle、轮叶黄精 *P. verticillatum* (L.) All.、褐花黄精 *P. fuscus* Hua、东北黄精 *P. sibiricum* Red. 以及其他中国特有种互卷黄精 *P. alternicirrhosum* Handel-Mazzetti、长梗黄精 *P. filipes* Merrill ex C. Jeffrey et McEwan、热河黄精 *P. macropodum* Turczaninow、湖北黄精 *P. zanlanscianense* Pampanini、粗毛黄精 *P. hirtellum* Handel-Mazzetti、康定玉竹 *P. prattii* Baker 等植物的根茎在许多地区亦都作黄精或玉竹入药，有的还被地方标准所收载，市场上的黄精来源远不止药典收载的三种植物，药材来源较为复杂和混乱，今后需加强黄精药源的监管，同时应开展专题研究，对这些习用品的科学性和利用价值进行评价，为缓解资源压力，拓展黄精的药源开发提供科学依据。

表 2-10 我国黄精属药用植物特有种

种名	拉丁学名	分布	利用情况
贴梗黄精	*P. adnatum* S. Yun Lian	四川雷波县	

续表

种名	拉丁学名	分布	利用情况
短筒黄精	*P. altelobatum* Hayata	台湾	
互卷黄精	*P. alternicirrhosum* Handel-Mazzetti	四川西南	1964 年前四川九寨沟县作黄精或玉竹收购。西北地区作黄精用
阿里黄精	*P. arisanense* Hayata	台湾	
垂叶黄精	*P. curvistylum* Hua	四川西部、云南西北部	
多花黄精	*P. cyrtonema* Hua	安徽、福建、广东、广西、贵州、河南、湖北、湖南、江苏、江西、陕西、四川、浙江	《中国药典》(2015 年版)收载的中药材黄精的基源植物之一
长梗黄精	*P. filipes* Merrill ex C. Jeffrey et McEwan	安徽、福建、广东、湖南、江苏、江西、浙江	长江以南各省区作黄精入药
距药黄精	*P. franchetii* Hua	湖北、湖南、陕西、四川	
细根茎黄精	*P. gracile* P. Y. Li	甘肃、陕西	
粗毛黄精	*P. hirtellum* Handel-Mazzetti	甘肃、陕西、四川	1964 年之前，四川作黄精或玉竹使用。西北地区作黄精用
雷波黄精	*P. leiboense* S. C. Chen et D. Q. Liu	四川雷波县	
长柄黄精	*P. longipedunculatum* S. Yun Liang	四川雷波县、云南蒙自县	
百色黄精	*P. longistylum* Y. Wan et C. Z. Gao	广西百色县、南宁市	
热河黄精	*P. macropodum* Turczaninow	河北、辽宁、内蒙古、山东、陕西	东北、华北部分地区作玉竹入药，有些地区也作黄精用
大苞黄精	*P. megaphyllum* P. Y. Li	甘肃、河北、陕西、四川	
节根黄精	*P. nodosum* Hua	甘肃、广西、湖北、陕西南部、四川、云南	
峨眉黄精	*P. omeiense* Z. Y. Zhu	四川峨眉山	
康定玉竹	*P. prattii* Baker	四川西部、西南部，云南西北部，主产凉山州	《四川省中药材标准》(2010 年版)、《贵州中药材标准》(1988 年版)收载的"小玉竹"的来源植物

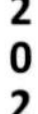

续表

种名	拉丁学名	分布	利用情况
西南黄精	*P. stewartianum* Diels	四川、云南	
湖北黄精	*P. zanlanscianense* Pampanini	甘肃、广西、贵州、河南、湖北、湖南、江苏、江西、陕西、四川	根茎为“苦黄精”主要来源之一；曾为《甘肃中药材质量标准》（1992 年版）收载的“甘肃白药子”的来源

（周 毅 李兴平 蒋舜媛）

参考文献

[1] 毕研文，杨永恒，宫俊华，等. 黄精和多花黄精中多糖及薯蓣皂苷元的含量测定. 长春中医药大学学报，2010，26(5)：649-650.

[2] 董治程，谢昭明，黄丹，等. 黄精资源、化学成分及药理作用研究概况. 中南药学，2012，10(6)：450-453.

[3] 哈斯巴根，裴盛基. 阿鲁科尔沁蒙古族民间野生食疗植物. 中药材，2001，24(2)：83-85.

[4] 刘亚华，邹娟，何康. 侗族治疗疾病常用的百合科植物药. 中国民族医药杂志，2013，(2)：39-40.

[5] 梁引库. 药用植物黄精研究现状. 陕西农业科学，2008，(1)：81-82，94.

[6] 田华咏，田兰，梅之南. 土家族医药文献调研与整理. 中国民族医药杂志，2013，(6)：48-52.

[7] 赵致，庞玉新，袁媛，等. 药用作物黄精栽培研究进展及栽培的几个关键问题. 贵州农业科学，2005，33(1)：85-86.

33 多序岩黄耆

Hedysarum polybotrys Hand.-Mazz.

为豆科岩黄耆属多年生草本植物。分布于甘肃六盘山和南部的山地，四川西北部等地，生长于山地石质山坡和灌丛、林缘。多序岩黄耆的干燥根为中药材红芪，被《中国药典》（2015 年版）收载，红芪具有补气升阳，固表止汗，利水消肿，生津养血，行滞通痹，托毒排脓，敛疮生肌的功效。用于气虚乏力，食少便溏，中气下陷，便血崩漏，表虚自汗，气虚水肿，内热消渴，血虚萎黄，半身不遂，痹痛麻木，痈疽难溃，久溃不敛。

一、传统用药经验与药用历史

红芪之名在历代本草中未见收载。陶弘景《本草经集注》在黄芪项下提到“又有赤色者，可作膏贴用，消痈肿，世方多用，道家不须。”其所指应为红芪，表明红芪有很长的应用历史。红芪以其根皮带红棕色得名，原为甘肃黄芪的一种，甘肃武都地区大量栽培。20世纪 80 年代以前，红芪作为黄芪的一种商品规格，同等使用，并远销东南亚各地。《中国药典》（1977 年版）将多序岩黄耆列为黄芪的基源植物之一，《中国药典》（1985 年版）及之后各版将红芪独立为中药新品种。

藏族、蒙古族也药用多序岩黄耆。蒙药用其根，功效应用与中药相似。藏药用其全草，藏药名“塞玛赛保”，收载于《中国藏药》，用于脉病，热毒疮疖。

多序岩黄耆的根含黄酮类（芒柄花素、甘草素、异甘草素）、多糖类、有机酸及其酯类（γ-氨基丁酸、乌苏酸）、苯并呋喃类、挥发油及氨基酸等化学成分。现代药理研究表明，红芪具有增强免疫、抗应激、延缓衰老、抗炎、抗病毒、增强耐缺氧能力、镇静、镇痛、抗病原微生物等作用。

二、资源分布与栽培

多序岩黄耆野生分布于甘肃六盘山和南部的山地，四川西北部等地。生长在海拔1500～3000m 的向阳山坡，灌丛、草地。多序岩黄耆主要栽培于甘肃南部地区，其喜温和，凉爽气候，栽培以向阳、光照充足、土层深厚的斜坡地为宜。

红芪商品药材主要来自于栽培。主产于甘肃南部的岷县、宕昌、武都、临潭、舟曲、漳县、西和、礼县、武山，四川的松潘、南坪和茂汶等地，宁夏、陕西也有产。陇南红芪以武都区安化和宕昌县将台一带为中心产区，因其具有花斑、皮色红润、粉质充足等特点，成为著名的传统特产“米仓红芪”，特别在港台和东南亚地区，多年热销不衰。近年来，陇南武都区大力发展以红芪为主的中药材产业，红芪种植面积有 8 万多亩。甘肃宕昌也有大面积红芪种植。红芪为小三类品种，年销量不大。

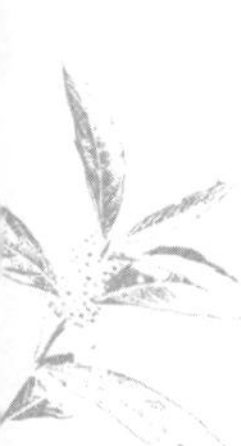

三、资源利用与保护

多序岩黄耆的根为中药红芪，红芪在中医临床上常作为补益药与其他中药配伍使用，用于治疗气虚引起的各种病症。红芪药材主要用于出口。甘肃已经开发出红芪胶囊保健品、红芪佐料，特别是国家级新药“红芪口服液”研发成功，大大提高了红芪商品的附加值，改变了长期出售原料的历史，为人们的用药带来了方便。

多序岩黄耆的野生资源已经很少，难形成商品。20 世纪 90 年代以来，红芪（多序岩黄耆）药材以家种为主。红芪以往临床常与黄芪通用，20 世纪 80 年代尚有较高产量，1985 年版《中国药典》将红芪单列为一种中药后，红芪销量下降。原因是医家只用黄芪，不知红芪为何物，临床应用的较少，这就给生产带来一定的压力。好在红芪一直保持了上等药材出口的优势。

【评述】

1. 岩黄耆属植物拟蚕豆岩黄耆（长白岩黄芪）*H. vicioides* Turcz. (*H. ussuriense* L. Schischk. et Kom.) 的根为《宁夏中药材标准》（1993 年版）收载的"贺兰山红芪"。产宁夏贺兰山、罗山，在宁夏地区与多序岩黄耆同作红芪使用，有长久的药用历史。由于拟蚕豆岩黄芪根的外观形态与多序岩黄耆的根有差异，另立标准，为地区习惯用药。

2. 岩黄耆属植物在我国各地作红芪使用的尚有：太白岩黄耆 *H. taipeicum* (Handel-Mazzetti) K. T. Fu 的根称"绵芪"，产陕西太白。齿翅岩黄耆 *H. dentatoalatum* K. T. Fu 在陕西商县、山阴栽培，自用或外销。锡金岩黄耆 H. *sikkimense* Benth. ex Baker（川西岩黄耆 *H. limprichtii* Ulbr.）分布四川西部、云南西北部、西藏东部，其根称"红绵芪"或"野红芪"，产四川北部。山岩黄耆 *H. alpinum* L.（山西岩黄耆 *H. smithianum* Hand. -Mazz.）的根称"黑芪"，产山西山阴、朔县、应县、霍县。新疆天山地区以紫花岩黄耆 *H. austrosibiricum* B. Fedtsch. 的根为红芪，称"新疆红芪"，自产自销。以上几种仅为民间以为类似，就近取材应用。作为地方习惯用药，是否能替代红芪使用，有待深入研究。

3. 岩黄耆属植物我国有 41 种，多数种有药用记载，其中 8 种为我国药用植物特有种（见表 2-11）。岩黄耆属植物主要药用根部，为中药红芪及其地区习用品；藏药尚使用其全草或花。岩黄耆属除多序岩黄耆和紫花岩黄耆外，其他物种现代研究较少。建议对于岩黄耆属中国特有药用植物的野生资源以保护为主，加强其化学成分和药效学研究；对于多序岩黄耆开展规模化种植科学管理，兼顾药用需求与资源保护。

表 2-11 我国岩黄耆属药用植物特有种

种名	拉丁学名	分布	功效
块茎岩黄耆	*H. algidum* L. Z. Shue ex P. C. Li	甘肃西南部、青海、四川、西藏东部、云南	全草：退热，镇痛，催吐，利尿（藏药）
黄花岩黄耆	*H. citrinum* E. Baker	四川西部、西藏东部	全草：清热止血，续脉，愈疮（藏药）
齿翅岩黄耆	*H. dentatoalatum* K. T. Fu, Fl. Tsinling.	陕西商县	根：补气升阳，固表止汗，托毒排脓，敛疮生肌
滇岩黄耆	*H. limitaneum* Hand.-Mazz.	青海、四川西南部、西藏东部、云南西北部	根：固表止汗，益气补虚，排脓生肌
多序岩黄耆	*H. polybotrys* Hand.-Mazz.	甘肃东部和南部、河北西部、内蒙古南部、宁夏、山西北部、四川西北部	根：补气升阳，固表止汗，利水消肿，生津养血，行滞通痹，托毒排脓，敛疮生肌

续表

种名	拉丁学名	分布	功效
紫云英岩黄芪	*H. pseudastragalus* Ulbr.	四川西部、西藏东南部、云南西北部	花或全草：止痛，收敛，续筋脉（藏药）
太白岩黄耆	*H. taipeicum* (Hand.-Mazz.) K. T. Fu	湖北西北部、陕西（秦岭）	根：补气，固表止汗，益气补虚，排脓生肌，利尿。
中甸岩黄耆	*H. thiochroum* Hand.-Mazz.	四川西南部、云南西北部	花：止血痢，愈合血管，止痛，清疮（藏药）

（冯学锋　马艺沔　郭宝林）

参考文献

[1] 李广民，王维宁，胡妙申．中药红芪生药学研究．中药通报，1987，12(8)：5.

[2] 马骏，任远，崔祝梅，等．红芪多糖对氢化可的松所致免疫抑制模型小鼠 T 淋巴细胞亚群的影响．甘肃中医学院学报，2003，20(3)：18-19.

[3] 赵端玮．红芪药材及红芪口服液质量标准的提高研究．兰州：兰州大学，2014.

34 羊踯躅

Rhododendron molle (Blume) G. Don

为杜鹃花科杜鹃属落叶灌木，产江苏、安徽、浙江、江西、福建、河南、湖北、湖南、广东、广西、四川、贵州和云南。生于海拔 1000m 的山坡草地或丘陵地带的灌丛或山脊杂木林下。其干燥花为我国常用中药材闹羊花，被《中国药典》（2015 年版）收载，具有祛风除湿、散瘀定痛的功效。

一、传统用药经验与药用历史

羊踯躅始载于《神农本草经》："羊踯躅味辛温。主贼风在皮肤中，淫淫痛，温疟。恶毒，诸痹。"以后历代本草均有记载，如陶弘景在《本草经集注》中记载："羊踯躅，近道诸山皆有之。花苗似鹿葱。羊误食其叶，踯躅而死，故以为名。不可近眼。"《本草纲目》中记载"羊踯躅，韩保升所说似桃叶者最的。其花五出，蕊瓣皆黄，气味皆恶。苏颂所谓深红色者，即山石榴，名红踯躅者，无毒，与此别类。"《植物名实图考》中亦有记载："搜山虎即羊踯躅，古方多用，今汤头中无之。按罗思举《草药图》，搜山虎能治跌打损伤，内

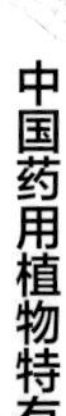

伤要药，重者一钱半，轻者一钱，不可多用。霜后落叶，但存枯根。湖南之医以为发表入阳明经之药。是此药俗方中仍用之。”现代应用也与历代本草记载基本一致。

羊踯躅在白药、畲药和瑶药中也有所应用。如《滇药录》中记载羊踯躅（洋号贺）可治疗风湿骨痛，顽疣。《畲医药》中记载羊踯躅可治疗风湿性关节炎，跌打损伤，慢性气管炎、顽癣和蛊毒。

羊踯躅的主要化学成分为四环二萜类化合物，大部分属木黎芦毒烷型二萜，如闹羊花毒素Ⅲ、羊踯躅素Ⅲ、杜鹃花毒素Ⅲ、山月桂萜醇等。现代药理研究表明，羊踯躅具有镇痛、解热、降压等作用。

二、资源分布与栽培

我国羊踯躅野生资源丰富，广泛分布于长江流域至南部各地的山坡草地或丘陵地带的灌木丛或山脊杂木林下，土壤环境为酸性肥沃的壤土和沙地土，喜温暖、光照较为充足的环境。目前羊踯躅人工栽培主要用于观赏，以采集药材为目的的栽培较少，产量不大，如湖北英山县。市场上闹羊花属冷背药材，需求量小，商家关注较少，行情保持稳中有升趋势。

三、资源利用与保护

1. 资源综合开发与利用 羊踯躅作为我国传统中药材，常见的经验方如踯躅丸、羊花散、麻沸散、卧龙丹、琼液膏、三分散等。以闹羊花为原料或添加有闹羊花的中成药有六味木香胶囊、生发酊等。在医药工业上亦作为麻醉剂、镇痛剂使用。羊踯躅除花入药外，其他部位亦作药用。果实（六轴子、八厘麻）有散瘀消肿、祛风止痛、敛肺化痰作用；根（羊踯躅根）有消肿止痛、驱风祛湿作用；茎叶有杀虫作用，常还被开发成为土农药，对豆平蝽、菜粉蝶、红蜘蛛等 10 科 50 余种重要经济害虫毒杀效果良好。从羊踯躅中提取的闹羊花毒素Ⅲ等物质还被开发成为农药用于农业生产。羊踯躅具有独特亲和力、受孕率高、耐寒性的高遗传率等特性，被国内外育种者广泛应用于杜鹃新品种的选育。

2. 资源保护和可持续发展 羊踯躅野生资源虽然丰富，但近年来由于生态环境的恶化和人为破坏，导致其分布范围逐渐缩小，个体数量急剧减少。特别是居住地附近，由于羊踯躅的毒性而被居民砍除。长此以往有可能变成濒危物种甚至有灭绝的危险。因此应重视对羊踯躅资源的保护，可有针对性地采取保护和重建羊踯躅居群的适宜环境，并依据实际情况实施就地保护和迁地保护。

【评述】

目前对羊踯躅的研究多集中在化学成分和药理作用方面，也有研究者对其栽培技术、生物学特性、遗传多样性等方面开展研究，但这些研究仍较为薄弱。另有研究者利用羊踯躅开展杜鹃花的新品种选育，主要用于观赏，以药用为目的的新品种选育较少，这也与闹羊花药材需求量较小、人工种植较少有关。

（余　坤）

参考文献

[1] 胡文海，张斯斯，闫小红，等. 长期遮荫后全光照对羊踯躅叶片光抑制及光保护机制的影响. 井冈山大学学报（自然科学版），2014，35(5)：42-46.

[2] 夏德超，杨天明，朱景申，等. 羊掷镯的研究进展. 中药材. 2002，25(11)：829-832.

[3] 钟国华，胡美英. 杜鹃花科植物活性成分及作用机制研究进展. 武汉植物学研究，2000，18(6)：509-514.

[4] 周毅. 中国特有植物羊踯躅遗传多样性的 ISSR 分析. 南昌：江西师范大学，2007.

35 米槁

Cinnamomum migao H. W. Li

为樟科樟属木本植物，又名麻槁（云南富宁）、大果樟（广西天峨）等，主要分布在广西西部、云南南部等地区，生于沟谷阔叶林中。米槁以干燥成熟果实入药，药材名“大果木姜子”，为贵州道地中药材和常用苗药，用于治疗腹胀，腹痛，胸闷呕吐等病症。

一、传统用药经验与用药历史

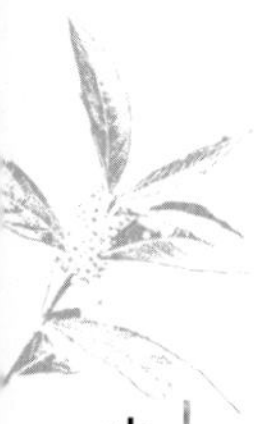

米槁最早由《本草纲目拾遗》著录，“樟梨，即樟树子也，出处州府遂昌县罗坞仙人坝周公园，大者为贵，小者次之。云可治心胃脘痛，服之立效”。经考证，文中大者即为米槁。《中药大辞典》记载：“性味辛温、无毒。散寒祛湿，行气止痛。治吐泻、胃寒腹痛、脚气、肿毒”。米槁果实大果木姜子于 1992 年被开发成贵州中药材新品种，大果木姜子及其精油收载于《贵州中药材、民族药材标准》（2003 年版），贵州民间常用于治疗胸腹痛、胸闷腹胀、哮喘等。

米槁的现代研究主要集中于其果实大果木姜子的精油、脂肪油和挥发油成分的分离鉴定方面。大果木姜子中含有丰富的挥发油和脂肪油。挥发油主要成分为单萜和倍半萜类，未发现对人体有害的黄樟醚类。脂肪油中的主要成分为由 11 种甘油三酯组成。现代药理学研究表明，大果木姜子的挥发油具有抗心律失常、减少心肌耗氧、改善心肌缺血、抗病毒、增强免疫力、消炎镇痛等作用。

二、资源分布与栽培

资源调查结果表明：米槁分布南至云南、广西地区，北至贵州中部及贵州西南部中亚热带，东至贵州东南平塘、广西北部，西至云南东南部，在贵州、广西交界区呈带状分布，垂直分布范围为海拔 300 ~ 850m。其中贵州望漠、罗甸、平塘，广西天峨、乐业，云南富宁等地为主要产区。

米槁天然分布狭窄，野生资源十分有限；米槁结实存在明显的大小年现象，用于种子育苗的材料十分稀少，苗木的引种栽培研究成为米槁产业化发展中亟待解决的难题。近年来，贵州中医学院、贵州民族制药厂等先后开展了多项米槁栽培技术及病虫害防治的研究，2013 年贵州益佰制药在罗甸建立了米槁生产基地，从而确保了药材供应和后续研究。

三、资源利用与保护

1. 综合开发利用 米槁果实大果木姜子性味辛温，无毒，具有明显的降压镇痛作用，可减少心肌耗氧量，促进冠脉血流量，增加心肌供氧，同时对急性心肌缺血、梗死、心律失常有良好的保护作用，主治吐泻、胃腹痛、胸腹痛、胸闷哮喘等症，外用驱除蚊蝇。近年来以大果木姜子果实为原料开发出一系列如“大果木姜子心乐滴丸”“心胃丹胶囊”“大果木姜子精油滴丸”等国家二、三类新药，已成为贵州省民族医药行业中的拳头产品，产生了较好的经济和社会效益，并且不断有新产品、新用途涌现，因此大果木姜子有着广阔的市场应用前景。

2. 资源保护和可持续发展 目前随着科研院所及制药公司对大果木姜子苗族医药配方的深入挖掘，需要大量米槁果实作为原料投入药品的生产和研制，因此对米槁果实的需求也越来越多，加上生态环境恶化及药物、香料等的过度开发，导致米槁资源出现被乱砍滥伐现象。由于野生米槁长期大量只收不种、不保护的恶性循环，加之结果有大小年之分（有些甚至间隔 2 ~ 3 年才结果），种子的生活力和萌发率很低，自然繁殖速度缓慢，故其野生资源量越来越少。为了保障米槁产业的可持续发展，今后应加强种质资源调查与优良品种选育工作。

【评述】

1. 除米槁外，同属土肉桂 *C. osmophloeum* Kanehira、阔叶樟 *C. platyphyllum* (Diels) Allen、银木 *C. septentrionale* Hand.-Mazz.、川桂 *C. wilsonii* Gamble 也为我国药用植物特有种。这些种类在民间均有应用，但现代药学研究极少。作为我国宝贵的药用植物特有资源，有必要对其开展深入研究。

2. 据资料报道，同属猴樟 *C. bodinieri*、樟 *C. camphora*、云南樟 *C. glanduliferum*、黄樟

C. porreetum 等，及木姜子属的大果木姜子 *Litsa lanci* Limba，所含挥发油成分组成与米槁有很大的相似性；功效上与米槁药理研究中得出的缓解胃肠道血管、气管平滑肌痉挛的效应结论相符，均可用于治疗心腹疼痛、宿食不消、痢疾呕吐、胸闷咳嗽等病证，随着米槁野生资源量的匮乏，在开展米槁人工种植的同时，可对这些药材进行深入挖掘和研究，以寻找药用新资源。

（李晓花）

参考文献

[1] 刘宁，赵山，李鸿玉，等. 米槁的生药学研究. 贵阳中医学院学报，1992，14(1)：61-64.

[2] 邱德文，李鸿玉，赵山，等. 米槁的本草学研究. 中国医药学报，1993，8(2)：19-20，26.

[3] 邱德文，杜茂瑞. 贵州苗药大果木姜子研究及产业化. 贵阳中医学院学报，2003，25(1)：48-51.

[4] 王军才，刘济明，文爱华，等. 贵州省苗药植物大果木姜子的研究进展. 黑龙江农业科学，2015(5)：157-160.

[5] 赵立春. 大果木姜子的化学成分研究. 贵阳：贵阳中医学院，2007.

[6] 赵山，李鸿玉，刘宁，等. 大果木姜子原植物、同功品种及易混品种的研究. 贵阳中医学院学报，1990，4：60-62.

36 杜仲

Eucommia ulmoides Oliv.

为杜仲科杜仲属落叶乔木，分布于陕西、甘肃、河南、湖北、四川、云南、贵州、湖南及浙江等省，生于海拔 300～500m 的低山、谷地或低坡疏林。杜仲特产于我国，是第四纪冰川侵袭后残留下的少数植物之一，被称为“活化石植物”，属国家二级保护性植物，现全国各地广泛栽种，国外亦有少量引种栽培。其干燥树皮和叶分别为我国常用中药材杜仲和杜仲叶，被《中国药典》（2015 年版一部）收载，有补肝肾，强筋骨，安胎之功效。

一、传统用药经验与药用历史

杜仲始载于《神农本草经》，列为上品，称其“主治腰痛，补中，益精气，坚筋骨，除阴下痒湿，小便余沥。久服，轻身耐老。”其后历代本草著作均有记载，其中《本草纲目》称杜仲“古方只知滋肾，惟王好古言是肝经气分药，润肝燥，补肝虚，发昔人所未发也……杜仲色紫而润，味甘微辛，其气温平，甘温能补，微辛能润，故能入肝而补肾。”现代应用与历代本草记载相一致。

杜仲在彝、傈僳、毛难、苗、哈尼、德昂、景颇、傣、侗、藏、佤等少数民族民间也被广泛应用，药用功效与中药相似。《中国药典》自 1963 年版开始，历版均有收载杜仲。我国多个省的中药材标准中也有收载，如贵州、广东、陕西等。

杜仲树皮和叶中的主要活性成分基本一致，主要为木脂素类化合物（如松脂醇二糖苷、中脂素二糖苷、杜仲脂素、橄榄素等）、环烯醚萜类化合物（如京尼平苷酸、桃叶珊瑚苷、杜仲醇等）、黄酮类化合物（如槲皮素、山柰酚、芦丁等）、多糖及苯丙素类化合物（如咖啡酸、绿原酸、香草酸等）。现代药理研究表明，杜仲具有降血压、抗炎、抗病毒、抗肿瘤、保肝、利尿、抗衰老等作用。

二、资源分布与栽培

1. 野生资源现状 我国杜仲的自然分布主要位于长江中下游及南方各省的山区和丘陵地区，湖南、湖北、四川、甘肃、陕西、河南及贵州均有成片自然分布，尤其以湖南张家界面积最大。由于杜仲需求量的快速增加，野生杜仲资源受到盲目采伐而遭受严重破坏，亟需加强保护。

2. 栽培情况 现今杜仲已在世界多地均有栽培，其他国家杜仲资源均引种自我国，栽培范围已扩至欧洲、美洲、亚洲的十多个国家和地区。我国杜仲栽培面积约 35 万公顷，东北至广东北部、东部沿海至新疆均有，中心产区集中在陕西南部、湖南西北部、四川东部及北部、云南东北部、贵州西部及北部、湖北西部及西北部、河南西南部，产量占全国的 80%。从药材市场情况看，在经历了上世纪 90 年代的快速扩张期后，目前我国年产杜仲皮 800 万公斤，国内外需求约 600 万公斤，杜仲药材供大于求。因此，今后应加强杜仲产品的综合，集约经营，拓宽市场，促进我国杜仲产业的稳步发展。

三、资源利用与保护

1. 资源综合开发与利用 杜仲作为我国常用中药材而被中医广泛使用于临床，常见的经验方如青娥丸、陶隐居效方、杜仲丸、补肾汤等。以杜仲为原料的中成药也有多种，主要为补肝肾、强筋骨、降血压类产品，如杜仲补腰合剂、田七杜仲骨科跌打丸、杜仲壮骨胶囊、杜仲平压胶囊、强力天麻杜仲丸等。除药用外，杜仲还是一种重要的保健食品。除杜仲皮外，杜仲叶、杜仲果、杜仲籽、杜仲雄花均被综合利用，开发出了多种保健品，国家食品药品监督管理总局批准的杜仲保健品已达30多种，适应证主要有抗疲劳、免疫调节、辅助降血脂、增加骨密度、改善睡眠等，如杜仲雄花茶、杜仲叶茶、杜仲亚麻酸软胶囊、杜仲晶等。杜仲叶还是重要的畜禽功能饲料资源，以杜仲叶饲料喂养动物能够明显改善畜禽和水产品的肉质和风味。另外，杜仲胶（天然橡胶）是普通天然橡胶的同分异构体，是一种特殊的天然高分子材料，可用于制作轮胎、绝缘材料、高分子合金、雷达密封材料等，能广泛应用于交通、通讯、医疗、电力、国防、水利、建筑及日常生活中。杜仲资源的综合利用具有重要意义。可先将杜仲皮、叶、雄花、果实内主要活性成分提纯分离，用于中药、功能食品或功能饲料的生产。剩余物提取生产杜仲胶，这样既充分开发杜仲的药用和保健功能，也大幅度降低杜仲胶生产的原料成本，使我国特有的杜仲资源走向持续稳定健康发展的道路。

2. 资源保护和可持续发展 目前我国栽培杜仲资源虽然丰富，但野生资源已濒临灭绝，且绝大多数种质资源混杂不清，杜仲遗传背景尚不甚清楚。鉴于杜仲重要的药用价值及广泛的应用价值，杜仲资源保护及产业可持续发展的步伐急需提速。相关领域涉及的有优质药用或胶用杜仲良种的选育、杜仲现代中药产业技术体系的建立、杜仲综合利用产业体系的优化等。

【评述】

1. 杜仲为我国特有的单属科、单种属植物，是我国十大药用树种之一。杜仲皮、叶、花和果实均有药用价值和保健功能，对药物开发和保健养生产品的研发有重要意义。杜仲内所含的杜仲胶是一种有较大开发前景的工业原料。杜仲的这些特性为其综合开发利用提供了基础，也是缓解目前供过于求的出路。

2. 杜仲虽为我国特有种，野生资源曾较为丰富，但部分地区已不同程度地遭受人为破坏，亟需加强野生资源的保护工作。野生杜仲的资源研究工作尚不足，种质资源、遗传背景、良种繁育等工作还需加强。

（余　坤）

参考文献

[1] 杜红岩. 我国的杜仲胶资源及其开发潜力与产业发展思路. 经济林研究，2010，28(3)：1-6.

[2] 冯风，韩爱珍，赵爱群.《本草》中杜仲古医方探研. 陕西中医，1998，19(7)：330-332.

[3] 何方，张康健，王承南，等. 杜仲产区的划分. 经济林研究，2010，28(2)：86-87.

[4] 刘丽君. 杜仲化学活性成分及其药理学研究概况. 亚太传统医药，2013，9(5)：82-83.

[5] 刘永福. 陕西道地药材杜仲本草考证及资源. 陕西中医，1995，16(11)：518-519.

37 羌活

Notopterygium incisium Ting ex H. T. Chang

为伞形科羌活属多年生草本植物，分布于我国四川、青海、甘肃、西藏及陕西等省区，生长于青藏高原及东南缘高海拔山地森林、灌丛及草地中。羌活属为我国特有属，有6种，其中羌活和宽叶羌活 *N. franchetii* Boiss. 的干燥根茎及根为《中国药典》（2015年版）收载的我国常用中药材羌活，具有解表散寒，祛风除湿，止痛的功效。羌活被《中国野生药材资源保护管理条例》（1987）列为三级保护植物，《中国生物多样性红色名录》《中国物种红色名录》收录为近危（NT）物种。

一、传统用药经验与药用历史

羌活入药始载于东汉《神农本草经》，列为上品，作为异名置于独活项下，使用中二活不分，所记载功效为："主风寒所击，金疮，止痛，贲豚，痫痓，女子疝瘕。久服，轻身，耐老"。南北朝梁代的陶弘景发现羌活在药材性状及气味上与独活有明显区别，但仍未区分功用，性味变更为味甘，微温，并增加功用"治诸贼风，百节痛风无久新者"。从唐代开始正式将羌活视为独立的药材，用于治疗"贼风、失音不语、多痒血癞，手足不遂，口面㖞邪、遍身顽痹"，并总结出"疗风宜用独活，兼水宜用羌活"的用药经验。元朝《汤液本草》明确了羌活的归经，并认为羌活是在方剂中起主要治疗作用的君药，"乃却乱反正之主"。至清代，经众多医家整理，羌活的功用、用药禁忌及配伍用法等方面得到了充分总结，被盛赞为"却乱反正之主帅""非时感冒之仙药"（《本经逢原》）。现代应用与历代本草记载相一致。

羌活常被作为民族药使用，在藏、羌、蒙药中均有记载。羌族早在二世纪初期就有羌活应用，羌药名"尔玛思格""寿嗲""寺格"，常以单方入药，根晒干后还可研粉卷烟抽吸；此外鲜叶也可入药，治疗病症同根茎。藏药名"泽玛""朱那""志那合"，根茎及根秋季洗净晒干，即磨粉入丸或散，《晶珠本草》记载：泽玛杀虫，止血，愈疮疡，治麻风。黑色种根、茎熏鼻可预防传染病。常用方剂如"二十九味羌活散"（藏药名"朱那尼古"），用于治疗瘟疠疾病，痢疾，白喉，疫黄，痘疹，炭疽等症；幼茎晒干熏烟，德格藏医用于预防传染病，治疗流感、脑膜炎、胆囊炎等症。蒙药名"乌日根 - 扎用""熟芒"，植物来源为同属宽叶羌活，入药部位与中药同，用于治久病体虚，肾寒，腰腿痛，浮肿等，常用方剂如蒙药"二十五味驴血丸"，用于治疗类风湿关节炎。

羌活主要化学成分为香豆素类化合物和挥发油，其中羌活醇和异欧前胡素作为羌活质量控制的两种主要香豆素类成分。现代药理研究表明，羌活具有较明显的镇痛、抗炎、抗过敏、解热、改善血液循环及增强机体免疫功能的作用，并对皮肤真菌、布氏杆菌有抑制作用，通过有效组分筛选，得到了在抗急性心肌缺血及增加营养性血流量方面的有效成分。其增加脑血流量的作用，为临床上羌活用于解上焦之疼痛和治疗脑血管疾病提供了理论依据。

羌活用药禁忌方面，对于血虚头痛及遍身肢节痛等应禁用；配伍如与川芎同用，则效果极佳，但使用时“须去黑皮腐烂，煎服方有神功”（《本草蒙筌》）。

二、资源分布与栽培

1. 野生资源现状 据 *Flora of China* 记载和实地调查，羌活分布于四川、青海、甘肃、西藏四省区。在四川的阿坝（全部 13 个县）、甘孜（康定、泸定、丹巴、九龙、雅江、道孚、炉霍、色达、甘孜、德格等）分布集中，是传统道地药材“川羌”的主产区；此外，在凉山（木里、冕宁等）、绵阳市（北川、平武等）也有分布及药材产出。在青海分布于玉树（玉树、治多等）、果洛（久治、班玛等）、西宁市（湟中）、海东（互助、民和）、海北（门源、海晏、祁连）、海南（共和、兴海、贵德等）、黄南（泽库等）等地的高海拔山地林丛和灌丛草地；在甘肃主要分布于甘南（迭部、夏河）、陇南市（宕昌等）、定西市（岷县），武威（天祝）、张掖等海拔较高植被区域。在西藏零星分布于林芝、丁青、昌都，少有药材产出。

2. 栽培情况 随着野生资源形势愈加严峻，对羌活的人工种植日益受到重视，羌活和宽叶羌活的人工驯化栽培均已起步，在人工繁育及大田种植技术方面均取得了较大进展。四川省小金县最早开展羌活的规模化人工种植，形成了一定的种植规模，每年可提供商品种苗数百万株，但尚未有商品药材上市。甘肃（宕昌）、四川（松潘）、云南（丽江）等地从 2014 年以来陆续开展羌活的引种栽培，形成了一定规模，并有每年数十吨的商品药材上市，尤其甘肃已成为家种宽叶羌活药材主要产区。

三、资源利用与保护

1. 综合开发利用 羌活为我国大宗常用中药材，大量作为饮片应用于中药药房。在临床多取其散寒解表、祛湿通络之功，以配方入药，还用于治疗多种内伤杂症。羌活的临床应用已传承数千年，其中以其为主药的九味羌活丸和羌活胜湿汤分别为风寒解表和祛风除湿之经典方。大量方剂已制备成中成药，入方中（藏）成药达 200 多种，以传统剂型为主，约占全部品种的 65%，常见产品如：荆防颗粒、川芎茶调散、牛黄清宫丸、感冒解热颗粒、大活络丸、千柏鼻炎片、风湿止痛膏、祛风胜湿酒、雪莲风湿灵胶囊等。

羌活传统上只用根茎及主根，人工栽培中须根和大量地上部分生物量被直接抛弃。据报道，须根中挥发油和羌活醇含量甚高，如果加以利用，不但可提高羌活人工栽培的综合效益，也将促进生物质资源的综合利用。

2. 资源保护和可持续发展 羌活为适应青藏高原特殊生境所形成的生长缓慢、繁殖困难、更新周期漫长等特点，商品药材主要来源于野生采挖，极易因过度采挖引起资源危机。经过持续多年的高强度采挖，羌活药材的全国野生资源急剧下降，规模化产业化人工种植是解决羌活资源保护的途径。2014 年以来，宽叶羌活家种药材的上市使野生羌活价格上升势头有所放缓，对资源减压的作用初现。目前羌活的种子发芽育苗、组培快繁等人工繁育栽培技术已取得成功，通过原种基地建设解决了种源供应的瓶颈问题，家种药材经实验证明能够达到与野生药材一致的质量，为人工规模化栽培奠定了较好的基础。

【评述】

1. 羌活属为我国特有属，属下有 6 个物种皆为药用植物特有种。《中国药典》收载基源植物只有羌活和宽叶羌活两个种，其他 4 个物种卵叶羌活 *N. oviforme*、澜沧羌活 *N. forrestii*、细叶羌活 *N. tenuifolium* 和羽苞羌活 *N. pinnatiinvolucellatum*，长期野外调查均未发现野生种群，可能已经消失甚至灭绝。

2. 羌活商品药材根据产区通常被分为“川羌”和“西羌”。川羌是指主产四川的阿坝州、甘孜州等地的药材，植物来源主要是羌活，其根茎较为粗大，是蚕羌的主要来源。西羌是指主产于甘肃、青海等地的药材，商品药材来源以宽叶羌活为主。近年来，随着野生羌活资源耗竭、产量剧减和药材购销信息的渗透，尤其是现代药典标准的普及，川羌传统产区的野生宽叶羌活也被大量采挖。宽叶羌活种子发育完全，引种难度较低且产量较高，成为近年来人工引种栽培羌活的主要目标物种。甘肃（宕昌、渭源）、四川（松潘）、青海（湟中、湟源）等地陆续开展宽叶羌活的人工种植，每年有数十吨的商品药材上市，甘肃已成为家种宽叶羌活药材主要产区。在适宜区适当发展宽叶羌活的人工种植可以在短期内有效缓解羌活的药源危机，但两个种在化学成分及品质等方面毕竟存在显著差异，因此应加强家种药材药效品质等方面的研究。

3. 羌活是生长于高海拔特殊生境下的多年生草本植物，自然发芽率低，自然更新周期长，市场供需矛盾突出，受利益诱导致掺伪问题严重。云南、新疆等地曾有非羌活属植物的当地习用品种，如心叶棱子芹（药材名云南羌活、蛇头羌、龙头羌）*Pleurospermum rivulorum* (Diels) K. T. Fu et Y. C. Ho.、林当归（药材名新疆羌活）*Angelica silvestris* L.，已被定为伪品。在市场收购、加工、销售等环节有意掺伪作假，以假充真的现象在羌活比较严重，主要有独活属（*Heracleum*）、当归属（*Angelica*）的一些植物掺假。掺杂对相关中药经验处方的疗效和中成药的质量造成严重的影响，危及中药的用药安全，需引起高度重视，应通过加强质量监管杜绝伪劣药材流入市场。

（蒋舜媛）

参考文献

[1] 冯英菊，谢人明．羌活对麻醉动物脑循环的作用．陕西中医，1998，19(1)：37-38.

[2] 溥发鼎，王萍莉，郑中华，等．重订羌活属的分类．植物分类学报，2000，38(5)：430-436.

[3] 孙辉，蒋舜媛，周毅，等．药用植物羌活现状及其民族植物学调查．世界科技研究与发展，2004，26(6)：42-47.

[4] 武凤云，蒙药治疗类风湿性关节炎 118 例．中国民族医药杂志，2010，(5)：13.

[5] 张艺，钟国跃．羌族医药．北京：中国文史出版社，2005.

[6] 周毅，蒋舜媛，马小军，等．羌活资源危机和保护．中草药，2003，34(10)：附 12.

38 沙苁蓉

Cistanche sinensis G. Beck

又名紫苁蓉，为列当科肉苁蓉属多年生草本植物，分布于我国陕西、甘肃、宁夏、青海、内蒙古等省区，生长于沙漠、干旱山坡等地带。其全草在内蒙古等地作为肉苁蓉的代用品，具有温阳益精、润肠通便功效。

一、传统用药经验与药用历史

历代本草中未有关于沙苁蓉的入药记载。《内蒙古中草药》记载沙苁蓉“性温，味甘、咸，入肾，大肠二经”。从古至今人们都以肉苁蓉 *C. deserticola* Ma 入药，但由于长期以来人们对肉苁蓉资源的无限制采挖，致使其野生资源匮乏。面对资源的短缺，人们不得不寻找肉苁蓉的代替品，沙苁蓉产于内蒙古等地，其质量虽无肉苁蓉质量好，但却有相似的药用功效，因此，内蒙古等地将沙苁蓉作为肉苁蓉的替代品使用。具有温阳益精、润肠通便功效。

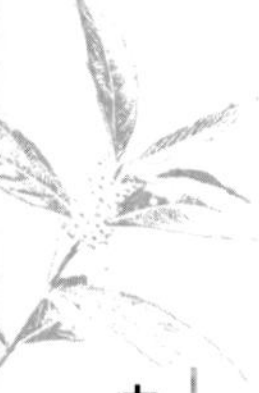

沙苁蓉含有苯乙醇苷类、环烯醚萜类、木脂素类、多糖、生物碱等成分。现代药理研究表明，肉苁蓉属植物具有抗衰老、抗氧化的作用及润肠功能，对性功能及单胺类递质有影响。

二、资源分布与栽培

沙苁蓉野生分布于甘肃中部及河西地区、内蒙古西部，以及宁夏与上述区域邻近的少部区域。生长于海拔 1000 ~ 2240m 的荒漠草原带及荒漠区的沙质地、砾石地或丘陵坡地。

常寄生于蒺藜科四合木 *Tetraena mongolica* Maxim.、霸王 *Zygophyllum xanthoxylon* (Bunge) Maxim.、藜科珍珠猪毛菜 *Salsola passerine* Bunge、柽柳科红砂 *Reaumuria soongarica* (Pall.) Maxim.、蔷薇科绵刺 *Potaninia mongolica* Maxim.、豆科荒漠锦鸡儿 *Caragana roborovskyi* Kom.、沙冬青 *Ammopiptanthus mongolicus* (Maxim. ex Kom.) Cheng f. 等植物根部等。目前药用资源均来源于野生，由于代肉苁蓉使用，其资源面临着挑战。

三、资源利用与保护

沙苁蓉在民间作肉苁蓉替代品，具有温阳益精、润肠通便功效。目前内蒙古阿拉善苁蓉集团已开发出苁蓉系列苁蓉酒、苁蓉养生液。今后可加强研究，应用于医疗、食品、保健品领域的开发。

虽然沙苁蓉化学成分与肉苁蓉化学成分有一定的相似性，且民间将沙苁蓉代替肉苁蓉使用，但沙苁蓉资源主要为野生，其药用价值较正品肉苁蓉有一定差距，所以肉苁蓉的可持续发展主要应该通过人工栽培解决，而沙苁蓉作为我国的药用植物特有资源，野生储量有限，今后在开发利用研究的同时，应加强野生资源的保护，避免由于老百姓无序采挖而导致资源匮乏。

【评述】

我国肉苁蓉属植物有 4 种 1 变种，分别是肉苁蓉 *C. deserticola* Ma、盐生肉苁蓉 *C. salsa* (C. A. Mey.) G. Beck、管花肉苁蓉 *C. mongolica* (Schenk) Wight、沙苁蓉 *C. sinensis* G. Beck、兰州肉苁蓉 *C. lanzhouensis* Z. Y. Zhang。目前商品肉苁蓉饮片中，除了2015年版《中国药典》收载的肉苁蓉和管花肉苁蓉外，本属其他植物在部分地区仍作为肉苁蓉的代用品流通和使用，特别是沙苁蓉在市场上充当肉苁蓉流通和使用较为普遍。有学者对药典正品肉苁蓉和沙苁蓉进行 HPLC 指纹图谱比较分析，发现沙苁蓉与两种正品肉苁蓉在化学成分上均存在明显的差异，因此沙苁蓉能否作为肉苁蓉的代用品应用于临床，有待于进一步研究。

（晋　玲　马晓辉）

参考文献

[1] 成喜雨，郭斌，倪文，等. 肉苁蓉研究进展. 天然产物研究与开发，2005，17(2)：235-241.

[2] 刘晓明，姜勇，孙永强，等. 肉苁蓉化学成分研究. 中国药学杂志，2011，46(14)：1053-1058.

[3] 马志国. 沙苁蓉与肉苁蓉饮片 HPLC 指纹图谱鉴别研究. 中国药学杂志，2011，46(12)：899-902.

[4] 屠鹏飞，姜勇，郭玉海，等. 肉苁蓉研究及其产业发展. 中国药学杂志，2011，46(12)：882-887.

39 灵香草

Lysimachia foenum-graecum Hance

为报春花科珍珠菜属多年生草本植物。分布于广西、云南东南部、广东北部和湖南西南部。生于山谷溪边和林下的腐殖质土壤中。其干燥地上部分为我国南方地区常用草药灵香草，具有祛风寒，辟秽浊的功效。用于感冒头痛，牙痛，咽喉肿痛，胸满腹胀，蛔虫病等，也是高级的天然香料。

一、传统用药经验与药用历史

灵香草始载于《嘉祐本草》，又名零陵香。《名医别录》又称薰草，载："主明目止泪，疗泄精，去臭恶气，伤寒头痛，上气，腰痛"。《开宝本草》载："主恶气疰，心腹痛满，下气，和诸香作汤丸用之"。《图经本草》载："零陵香，今湖、岭诸州皆有之，多生下湿地。叶如麻，两两相对，茎方气如蘼芜，常以七月中旬开花，至香，古所谓熏草也，或云，薰草亦此也"，附图的形态与灵香草相似。而《植物名实图考》所载"排草"的产地和附图形态也与灵香草相似。

《上海市中药材标准》（1994 年版）、《四川省中药材标准》（1987 年版增补本）、《贵州省中药材质量标准》（1988 年版）、《贵州省中药材、民族药材质量标准》（2003 年版）、《广西中药材标准》（1990 年版）和《广西壮药质量标准》（第二卷）均收载灵香草，而《云南省药品标准》（1974 年版）、《云南省药品标准》（1996 年版）以零陵草为名收录记载。在壮族、瑶族、苗族、傣族、侗族等少数民族民间灵香草被广泛应用，其茎、叶用水煎服，治感冒头痛，胸腹胀满；茎、叶水煎含漱，或加升麻飞细辛，治牙痛；茎、叶，配藿香、香附等分研末，治头风眩晕，痰逆恶心，懒食；灵香草水煎，于睡前一次服，亦可用鲜叶或鲜枝尖切细炖鸡蛋一次服用治疗蛔虫病。此外，全草干后芳香，旧时民间妇女用以浸油梳发或置入箱柜中薰衣物，香气经久不散，并可防虫。

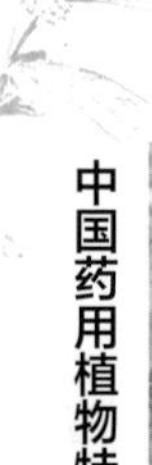

灵香草中化学成分主要为挥发油、有机酸、烷烃、萜类、酚类、黄酮类等化学成分。现代药理研究表明，灵香草具有抗病毒、抗菌、杀虫等作用。

二、资源分布与栽培

灵香草野生分布于广西、云南、贵州和四川地区。生长于海拔 800 ~ 1700m 的山谷溪边和林下。野生资源较少，商品多来源于栽培。在广西、贵州、四川已经有广泛栽培，其中广西栽培灵香草已有 300 ~ 400 年的悠久历史，目前金秀和融水两县栽培面积和产量约占广西的 90% 以上，金秀产的灵香草尤为出名，已成为当地重要的林下经济产业。

三、资源利用与保护

1. 综合开发利用 灵香草为我国民间常用草药，在壮族、瑶族、苗族、傣族、侗族等少数民族民间被广泛应用。中成药产品有“龋齿宁含片”，用于龋齿痛及牙周炎、牙龈炎的治疗。另外，灵香草作为香料，具有特殊的芳香气息，且香气持久、稳定，在国内食品香料行业中有着广泛的应用，如高档香烟的加香。灵香草还具有防腐作用，可用于香烟、衣物及书籍的防腐。全草含芳香油 0.21%，可提炼香精，用作加工烟草及化妆品的香料。

2. 资源保护和可持续发展 灵香草栽培历史已久，但栽培中仍存在诸多问题，如种子发芽率最高仅达 8%，生产上只能采用扦插繁殖，且幼苗生长缓慢，病虫害多发等。为了提高灵香草的产量和质量，应加强其繁育技术、品种选育和规范化栽培等研究。鉴于其野生资源稀少，还应加强灵香草种质资源的保存，以促进其资源和药材的可持续发展。

【评述】

灵香草的种子发芽率很低，最高发芽率仅有 8%，且幼苗生长缓慢，当年株高仅为 4cm，故在生产上不宜采用种子繁殖。灵香草的组织培养与快速繁殖的相关研究已见有文献报道，但尚未应用于生产。为保障灵香草药材的可持续利用，今后应加强其快繁技术、品种选育和规范化栽培等方面的研究。

（彭玉德）

参考文献

[1] 龚复俊，王有为. 广西灵香草挥发油化学成分. 植物资源与环境学报，2004，13(3)：59-61.

[2] 黄琼，田玉红，李志华. 不同方法提取灵香草挥发油的比较研究. 湖北农业科学，2010，49(4)：944-946.

[3] 胡琦敏，黄云峰，赖茂祥. 灵香草的组织培养与快速繁殖. 植物生理学报，2010，12：1265-1266.

[4] 李向日，李志猛，杜树山，等. 零陵香中发现一种新的黄酮苷类化合物，药学学报，2007，42(7)：747-749.

[5] 袁萍，袁晓. 灵香草净油化学成分分析及杀虫活性组分的应用研究. 武汉植物学研究，2007，25(4)：417-420.

[6] 杨瑞云，李远，梁凤琴. 灵香草中总黄酮的提取工艺研究. 时珍国医国药，2010，21(7)；1718-1720.

[7] 杨瑞云，李远，何瑞杰，等. 灵香草提取物的抑菌活性研究. 安徽农业科学，2009，37(7)：3035-3036.

[8] 朱凯，毛连山，朱新宝. 超临界 CO_2 萃取灵香草精油及其化学成分研究. 精细化工，2005，22(9)：681-684.

40 青羊参

Cynanchum otophyllum Schneid.

为萝藦科鹅绒藤属多年生缠绕草本，又名青阳参、白石参、毒狗药、断节参等，主产于湖南、广西、贵州、云南、四川和西藏等省区，生长于海拔1500～2800m的山地、溪谷疏林中或山坡路边。以根入药，有小毒，具祛风湿，益肾健脾和胃，驱虫的功效。主治风湿痹痛，肾虚腰痛，腰肌劳损，跌打闪挫，食积，脘腹胀痛，小儿疳积，蛇、犬咬伤等症。

一、传统用药经验与药用历史

青羊参入药始载于宋代《植物名实图考》，并首载其“味甘辛；性温；小毒。”《云南中医验方》记载其主治风湿，兼治白带。《云南中草药选》记载其解毒，镇痉，祛风湿。治风湿骨痛，癫痫，毒蛇咬伤。《昆明民间常用草药》记载其补肾虚，解狂犬毒。治头晕，耳鸣，腰痛，心跳，心慌，荨麻疹，狂犬咬伤。现代应用多用来治疗惊厥、癫痫等疾病。

青羊参为云南多个少数民族（如白族、纳西族、彝族、傈僳族等）民间习用草药，各民族对青羊参用药大体相似。白族用根入药，用于治疗风湿骨痛，腰肌劳损，体弱神衰，小儿疳积，慢惊，狂犬咬伤等病症，该植物对有爪的动物如猫、狗有毒，误食即死，因此白族民间亦称“抖磅优”（即“毒豹药”意思）。纳西族使用青羊参根入药，主治驱虫，食积，胃腹胀痛，小儿疳积，惊风，虚咳，风湿关节痛，毒蛇咬伤，狂犬咬伤，癫痫，肾虚，虚肿，中气不足。彝族和傈僳族也用其根治疗骨折，腰肌劳损，跌打闪挫，腰痛，头晕，耳鸣，癫痫，毒蛇咬伤，狂犬咬伤，风疹瘙痒，心慌心跳。

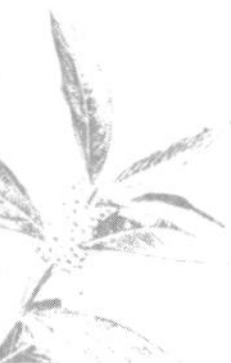

青羊参具有二乙酰苷元结构，与神经系统药物具有相似的功能团，现代药理研究也表明青羊参具有抗癫痫、抗抑郁、抗衰老等作用。根据民间用药经验，青羊参和其他中药配伍对治疗子宫肌瘤、腰痛、结核、癫痫等疾病有较好的疗效。青羊参还可用于药膳中，具有补五脏、益心力的作用，对虚脱、心衰、气短、体虚等有治疗作用。

二、资源分布与栽培

青羊参主要分布在湖南、云南、西藏、广西、贵州、四川等地。生长于海拔1500～

2800m 的山地、溪谷疏林中或山坡路边。多为野生品种，在湖南，青羊参是湘西南雪峰山特色野生药用植物。目前青羊参主要集中在云南种植，在其他省未见报道。云南丽江、曲靖、文山市、楚雄市等地均有种植青羊参，其中曲靖会泽县鲁纳乡已把青羊参列为特色种植业之一；文山市也把青羊参作为促进地方中药材规模化种植发展的重点品种；丽江玉龙县把青羊参作为特色稀缺中药材品种开展了人工试种。据统计，种植两年生青羊参的亩产就可达到 900kg，按照目前市场价每公斤 20 元计算，每亩青羊参可实现收入 18000 元，而且不影响套种玉米的产量。

三、资源利用与保护

1. 综合开发利用 民间有地区将青羊参作为补药与猪肉、鸡肉等炖煮进食，但由于青羊参本身具有毒性，一次食用量过大或多次食用易引发手足麻木、烦躁、抽搐、呕血、神志不清等症状。青羊参的枝、叶有毒，可制成粉剂防治农业害虫；其根毒性猛烈，据记载可以毒杀虎及其他野兽。青羊参中主要成分为青羊参皂苷，研究发现可用于治疗癫痫、抑郁等症，还对四氯化碳引起的肝损伤具有一定的保护作用，从根部提取青羊参总苷生产的青羊参片剂与健脑克癫片，可用于临床治疗癫痫病、脑震荡后遗症、梅尼埃综合征等，以青羊参为原料的其他制剂（青羊参片、盘龙云海胶囊等）也已广泛应用于临床。显著的疗效和广泛的临床应用，使青羊参正逐步成为一个的重要民族药植物资源品种。

2. 资源保护和可持续发展 近年来，由于市场需求量增加，很多地方对青羊参的野生资源进行无序采挖，造成资源破坏严重，资源蕴藏量剧烈下降，大量资源濒临枯竭，野生资源已无法满足人们需求。今后应加强青羊参育种栽培技术的研究，通过规范化、规模化操作，提高青羊参产量及质量。

【评述】

由于分布地区广泛，青羊参同名异物和同物异名现象严重，同属植物昆明杯冠藤 *C. wallichii* Wight（分布广西、云南、贵州和四川等地）和隔山消 *C. wilfordii* (Maxim.) Hemsl（分布辽宁、山西、陕西和甘肃等地）由于在形态上与青羊参相近，常与青羊参混用；另外由于青羊参药材来源基本以野生资源为主，由于同属植物之间形态十分相近，很难区分，因而在实际收购药材和使用过程中，往往是同属多种植物都被当做青羊参使用，这严重影响了青羊参药材的质量控制，使得最终的中药产品质量无法得到有效控制，今后应加强青羊参与近缘植物的鉴别及质量标准研究。

（李　光）

参考文献

[1] 陈阳美，曾可斌，谢运兰，等. 青阳参对点燃癫痫大鼠脑内 *c-fos*、*c-jun* 基因表达的影

响. 中药药理与临床，2003，19(5)：26-27.

[2] 黎丽云，殷志琦，张庆文，等. 云南民间药青阳参的研究进展. 海峡药学，2011，23(4)：1-5.

[3] 李先春. 青阳参总苷抗癫痫作用的分子机理研究. 上海：华东师范大学，2005.

[4] 刘秀贤，罗栋，李正红，等. 青阳参组培快繁技术的研究. 西南农业学报，2008，21(4)：1086-1088.

[5] 刘秀贤，李正红，邓疆. 青阳参的组织培养和植株再生. 植物生理学通讯，2006，42(5)：902.

[6] 孙树凯，翟玉娥. 青阳参总苷对小鼠四氯化碳肝损伤的保护作用. 青岛大学医学院学报，2012，48(2)：148-150.

[7] 孙树凯，田海深，李秀萍. 青阳参总苷治疗小鼠肝损伤机制的初步研究. 宁夏医学杂志，2012，48(2)：120-122.

[8] 吴培. 青阳参总苷对大鼠杏仁核点燃模型的作用研究. 青岛：青岛大学，2006.

[9] 张光飞，王定康，翟书华，等. 光照和温度对青阳参种子萌发的影响. 种子，2008，27(12)：80-81.

41 明党参

Changium smyrnioides Wolff

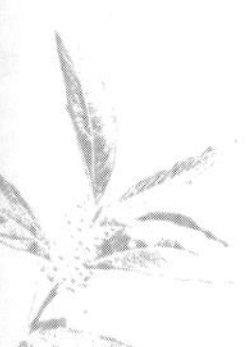

为伞形科明党参属多年生草本植物，我国特有的单种属植物。分布于我国华东地区的浙江、安徽、江苏、湖北等省，生长在山地土壤肥厚的地方或山坡岩石缝隙中。其干燥根为我国常用中药材明党参，被《中国药典》（2015 年版）收载，具有润肺化痰、养阴和胃、平肝、解毒的功效。用于肺热咳嗽，呕吐反胃，食少口干，目赤眩晕，疔毒疮疡。明党参属国家二级保护植物，已被列入《中国植物红皮书》和《中国物种红色名录》。

一、传统药用经验与药用历史

明党参药用始于明、清时期，几百年来，历代医家在其药性及临床研究方面积累了丰富的经验。明代王肯堂《证治准绳》（1605 年）疡医卷，呼“百丈光”，将其用作“劫瘴消毒散”和“七神散”主药，主治“瘴气肿痛发热”。清代吴仪洛《本草从新》（1757 年）和赵学敏《本草纲目拾遗》（1765 年）谓“土人参”，列补益药，曰：“甘，微寒，补肺气通下行。补气生津。治咳嗽喘逆，痰壅火升，久疟，淋沥，难产，经闭，泻痢由于肺热，反胃噎膈由于燥涩。凡有升无降之症，每见奇效。”赵其光《本草求原》谓：“养血生津，消热解毒。”明党参之名始见于王一仁《饮片新参》（1935年），其意指明党参蒸煮去外皮，干后中实透明，外形和疗效似人参，谓：“温脾，化痰湿，平肝风。治头晕泛恶，中风昏仆。”《常用中草药彩色图谱》（香港）谓：“利肺和中，化痰止咳。也可作滋补药，适用于病后软弱无力，食少口干等症。”

明党参也为德昂族、阿昌族和景颇族等少数民族民间习用药材，据《德宏药录》记载，明党参的德昂药名“刀格绕决”，可用于治疗肺燥咳嗽，胃虚呕吐，食欲不振。

明党参含有氨基酸、磷脂、胆碱、不饱和脂肪酸、多糖、可溶性糖、挥发油、微量元素等。现代药理研究表明，明党参具有抗疲劳、耐缺氧、增强和调节免疫功能、抗应激、肠推进、降血脂、保肝利胆、镇咳祛痰平喘、抑制血小板聚集和抗凝血、抗血栓、抗突变的作用，同时还能起到滋补强壮的作用。

二、资源分布与栽培

1. 野生资源现状 明党参为典型亚热带植物，分布范围约为北纬29°～32°18′，东经114°30′～122°。江苏南部、安徽东部和南部及浙江北部为其主产区，向西向西南可延伸至湖北东南部和江西北部。其中江苏为明党参道地产区，主要分布于南京、江浦、六合、江宁、溧水、镇江、句容、丹阳、金坛、苏州、无锡、宜兴与溧阳等市县，呈散生或片状分布，垂直分布于海拔50～350m的丘陵山地。本区的气候属亚热带温暖湿润气候，生长在山麓及山坡阔叶林或竹林下，以疏松、肥沃、深厚、湿润而排水良好的土壤中生长为好，生长期不耐高温干燥天气，休眠期能耐极端最低温－17℃。幼苗期怕强烈阳光照射，较耐庇荫，常在阴坡、半阴坡分布，为中生耐荫植物。

2. 栽培情况 由于野生资源的日益减少，江苏等地开展了明党参繁育技术研究并建立了人工栽培基地。明党参以种子繁殖，生活周期较长，幼苗时期生长缓慢，后期生长迅速，每年都分生长和休眠两个时期。通常12月至翌年1月萌发，2月幼苗出土，3～4月中旬抽苔孕蕾，4月下旬至5月开花，6月中旬为果熟期，夏至前后植株开始变黄枯萎进入休眠，休眠期长达6～7个月。明党参采种后应储藏于温润阴凉的环境中，种子萌发前需经后熟作用，种胚的分化与发育速度以10～15℃较好，5℃以下缓慢。

三、资源利用与保护

1. 综合开发利用 明党参的根为滋养强壮剂，除作药用外，也可供食用或保健食品。南方民间一般作补血或防瘴用。明党参主销广东、香港，多作礼品，与肉菜配煮以供食用，这可能与广东、香港的饮食习惯有关。以明党参为组方的中成药有参苓健体粉和万应茶等。明党参是我国外贸药材重要品种之一，历来畅销于港澳及东南亚一带，多为原药材。

明党参在区系成分上，属我国特有种，在系统分类上，为伞形科单种属植物，有重要的科学研究和遗传贮存价值。

2. 资源保护和可持续发展 由于人为的过度采挖和对生长环境的破坏，以及明党参本身遗传多样性水平较低、自然条件下种子向幼苗的转化率极低等因素，导致明党参的分布区和个体数量日益减少，种群呈明显衰退倾向，各地收购量逐年下降。今后一方面应加强明党参野生种群的就地保护和重建，同时积极开展明党参迁地保护和人工栽培研究，实现规范化和规模化人工种植，以满足药用需求。

【评述】

明党参又名南沙参、红党参、土人参、粉沙参等，众多的别名导致和其他一些物种极易混淆，如与同科的川明参 *Chuanminshen violaceum* Sheh et Shan，两者在外部形态与生态习性上有相似之处，在药性、药理、药效等方面也相似，在民间均被作为“明党参”入药，市场上也常被混淆；再如与桔梗科的轮叶沙参（又名南沙参）*Adenophora tetraphylla* (Thunb.) Fisch.、党参 *Codonopsis pilosula* (Franch.) Nannf. 等也易混淆，这些可能会导致药材生产和经营中的一些混乱。今后在使用过程中，应注意正本清源，正确发挥不同药材的不同功效。

（牛迎风）

参考文献

[1] 程翔，黄致远，宗世贤. 珍稀中药材明党参生态地理分布、利用与保护. 中国中药杂志，1993，18(6)：327-329.

[2] 黄宝康，郑汉臣，张朝晖. 明党参的研究概况. 中药材，1998，21(8)：425-428.

[3] 胡方方，李宗芸，黄淑峰，等. 明党参濒危机制研究进展. 预防医学情报杂志，2007，23(5)：585-588.

[4] 刘守炉，叶锦生，陈重名，等. 中国明党参属植物综合研究. 植物研究，1991，11(2)：75-83.

[5] 刘晓宁，巢建国，侯方杰，等. 濒危植物明党参研究新进展. 中华中医药学刊，2008，26(9)：1966-1967.

[6] 李祥，陈建伟，方泰惠，等. 中国特有植物明党参化学成分和药理研究进展. 中国野生植物资源，1992，17(2)：13-16.

[7] 蒲高忠，刘启新. 易混中药材明党参和川明参的研究进展. 大众科技，2007，97：151-153.

[8] 邱英雄，傅承新. 明党参的濒危机制及其保护对策的研究. 生物多样性，2001，9(2)：151-156.

[9] 沈爱宗，刘圣，田莉. 明党参化学成分及药理作用概述. 基层中药杂志，1998，12(1)：52-53.

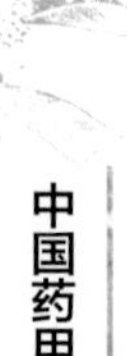

42 罗汉果

Siraitia grosvenorii (Swingle) C. Jeffrey ex A. M. Lu et Z. Y. Zhang

为葫芦科罗汉果属多年生藤本植物，分布于广西、云南、贵州、湖南、江西和广东等省区，常生长于山坡林下、河边湿地和灌木丛中。罗汉果的干燥果实为中药材罗汉果，被《中国药典》(2015 年版) 收载，具有清热润肺、利咽开音、滑肠通便的功效，用于肺热燥咳、咽痛失音、肠燥便秘。

一、传统用药经验与药用历史

罗汉果最早见于清代《修仁县志（现广西荔浦县）》(卷一)，记载："罗汉果可以入药，清热治嗽，其果每生必十八颗相连，因以为名"。另清代《临桂县志》记载："罗汉果，大如柿，椭圆，中空，味甜，性凉，治劳嗽"。由此可见清代时对罗汉果形态、性味及功效已有较详细记述。明国 26 年《岭南采药录》记载："果形圆如橙，理痰火咳嗽，和猪精肉煎汤服之"。《广西中药志》记载："味甘，性凉，无毒。入脾、肺二经。止咳清热，凉血润肠。治咳嗽，血燥胃热便秘等"，说明罗汉果的现代应用与古代典籍及本草记载相符。

罗汉果历版《中国药典》均有收载，在壮、瑶和侗等少数民族与民间也被广泛应用，其药用功效与中药相似。壮药名为"芒裸寒"，收载于《广西壮药质量标准》(2008 年版）第一卷，具有通气道谷道，清热毒，止咳化痰，生津润肠的功效。壮医用于货烟妈（咽痛），声音嘶哑，唉百银（百日咳），埃病（咳嗽），陆裂（咳血），心头痛（胃痛），阿意囊（便秘），阿意勒（便血）。瑶药名为"罗汉表"，收载于《中国瑶药学》和《中国现代瑶药》，别名拉汉果、假苦瓜、根罗亨表；根也习称罗汉薯，属打药，具有清热祛湿，消肿散结，去脓生肌，通络止痛，降脂的功效。用于治疗痈疖肿毒，扁桃体炎，肝硬化，风湿性关节炎，多为鲜用；果实属风药，具有清热解暑，清肺止咳，祛痰，润肠通便，凉血的功效。用于治疗暑热口渴，肺燥咳嗽，支气管炎，肺结核，伤风感冒，咽痛失音，肠燥便秘，糖尿病。《侗族文化遗产集成》第 3 辑上的侗药大观篇收载其"味甘、性凉。具有清热润肺，润肠通便的功能"。

目前从罗汉果中分离提取到的成分包括葫芦烷型三萜皂苷、黄酮、厚朴酚、香草酸、双 [5- 甲酰基糠基] 醚、5- 羟甲基糠酸、蛋白质、氨基酸等化合物。现代药理研究表明，罗汉果及其化合物具有祛痰止咳、降血糖、抗氧化、提高免疫、抑菌、护肝、抗炎、抑癌等多种生物活性。其中，罗汉果皂苷 V 为含量最高的三萜皂苷，约占干果的 1.0%，也是罗汉果的主要活性成分。

二、资源分布与栽培

罗汉果野生资源分布于广西、云南、贵州、湖南、江西和广东等省区，常生于海拔250～1400m的山坡林下、河边湿地和灌木丛中。由于生境破坏和过度采挖等原因，罗汉果野生资源已极其稀少。近年来，仅在兴安、金秀等破坏较轻的县域发现零星植株。

罗汉果人工栽培有着悠久的历史，一百多年前在广西临桂和永福两县交界的茶洞乡和龙江乡已有人工栽培罗汉果的记载。20世纪80年代，广西桂林地区开始大面积人工栽培，成为罗汉果主产区，之后湖南、广东和福建等省也有少量引种栽培。栽培区域最初主要在海拔200～800m，背风向阳，四周为灌木丛或竹木树林，坡度10°～15°的山坡和山脚，后来发展到平地水田。据统计，2010年广西罗汉果栽培面积达12万亩，产值达10多亿元。罗汉果人工栽培的品种有青皮果、长滩果、拉江果、红毛果、冬瓜果、茶山果等，其中青皮果因具有结实早、产量高以及适应性较强的优点，成为主栽品种。罗汉果的更新繁殖可以通过种子的有性繁殖以及茎蔓的压条、扦插、嫁接和种薯等无性繁殖来进行。但是，种子繁殖由于早期性别鉴定困难、植株变异大，生产上已弃用。茎蔓压条、嫁接和种薯繁殖也因病毒病、根结线虫病等危害严重被逐渐淘汰。随着组织培养快速繁育技术的发展与应用，罗汉果一度基本采用组织培养快速繁育的方法进行育苗，广西年生产罗汉果组培苗100万株以上，如今为了节省育苗成本，主要采取组织培养脱毒与茎蔓扦插相结合的方法育苗。罗汉果已经选育出伯林3号、永青1号、龙脊1号、普丰青皮、青冠、药园无籽1号等有籽与无籽优良组培无性株系品种。

三、资源利用与保护

1. 综合开发利用 罗汉果是我国常用中药材，以罗汉果为原料的中成药很多，包括颗粒剂、片剂、胶囊剂、酊剂、散剂、糖浆剂等6大剂型共80余种产品，主要用于治疗喉痛失音、肺燥咳嗽、咽干口燥、扁桃体炎和便秘等，已开发的产品有罗汉果玉竹颗粒、罗汉果止咳糖浆、复方罗汉果止咳颗粒、复方罗汉果合剂、罗汉果咽喉片、罗汉果止咳定喘片等。罗汉果皂苷V是世界上最强的非糖甜味物质之一，甜度是蔗糖的300～400倍，是糖尿病患者、肥胖者和高血压患者理想的糖替代品。除了药用，罗汉果还广泛用于食品和保健品的生产，是一种药食两用植物，在东南亚和西方国家有“东方神果”和“长寿之果”的美称。已开发的产品有甜味剂、速溶粉、复合饮料、低糖饮料、矿泉饮料、发酵酒、蛋糕、蜜饯、酸奶、泡菜等食品，以及保健糖、定血糖指数营养粉、籽油微胶囊、口服液、降脂减肥品等保健品。

2. 资源保护和可持续发展 罗汉果栽培过程中仍有诸多的问题，例如罗汉果为雌雄异株植物，栽培时需人工授粉才能保证产量，费时费工。另外，罗汉果栽培时病毒病和根结线虫严重，存在连作障碍。良种繁育是解决罗汉果栽培过程中关键问题、促进罗汉果产业发展的重要手段之一。遗传种质资源是进行良种繁育的重要物质基础。遗传多样性研究显示，罗汉果野生居群具有较高的遗传多样性水平，是种质保存创新和遗传育种利用的重点；栽培品种中，青皮果和红毛果遗传多样性水平较低，冬瓜果和茶山果则遗传多样性水平较高，冬瓜果和茶山果应是更好的育种材料。如今，罗汉果野生和栽培种质资源已大量流失、变得十分稀少，应尽快建立种质资源圃保护罗汉果的优良种质，进一步加强罗汉果新品种选育、繁育以及栽培技术研究，同时挖掘罗汉果基因资源开展分子育种与合成生物学研究，以实现罗汉果的可持续发展利用。

【评述】

1. 野生资源除罗汉果外，还有同属植物翅子罗汉果 *S. siamensis* (Craib) C. Jeffrey ex Zhong et D. Fang，由于分类地位相近、成分相似又具有抗病、果大、两性植株等优点，可用于罗汉果新品种培育。但目前该物种野生资源亦已濒危，在用于罗汉果新品种培育同时，应注意加强其种质保存和人工引种栽培方面的研究。

2. 罗汉果是我国传统的出口商品，在国内外久负盛誉，但是农药残留和连作障碍一直影响着罗汉果产业的健康发展。栽培管理上应贯彻以生物防治为主的综合防治方法，减少和控制化学药剂的使用，避免环境和果品污染，并加强生态种植技术研究，解决连作障碍问题。

3. 罗汉果的活性成分为罗汉果皂苷Ⅴ，主要存在于果肉中，种子富含油脂而不含罗汉果皂苷Ⅴ，增加了罗汉果皂苷Ⅴ提取和纯化的生产成本，高皂苷和无籽品种的培育对产品开发的促进意义巨大。罗汉果对种植环境要求苛刻，高抗性品种的培育对生产尤其重要。因此，罗汉果的良种培育工作仍任重道远。

（余丽莹　莫长明　曾　成）

参考文献

[1] SUN BS, CHEN YP, WANG YB, et al. Anti-obesity effects of mogrosides extracted from the fruits of *Siraitia grosvenorii* (Cucurbitaceae). African Journal of Pharmacy and Pharmacology, 2012, 6(20): 1492-1501.

[2] 陈全斌，杨建香，程忠泉，等. 罗汉果叶黄酮苷的分离与结构鉴定. 广西科学，2006，13(1)：35-36.

[3] 李俊，黄锡山，张艳军，等. 罗汉果化学成分研究. 中国中药杂志，2007，32(6)：548-549.

[4] 刘婷，王旭华，李春. 罗汉果皂苷Ⅴ的镇咳、祛痰及解痉作用研究. 中国药学杂志，2007，42(20)：1534-1536，1590.

[5] 马小军，莫长明，白隆华，等. 罗汉果新品种普丰青皮. 园艺学报，2009，2：310，315.

[6] 谭洪盛，马俊飞，陈全斌. 罗汉果花中槲皮素和山柰酚含量测定. 广西科学，2012，19(1)：69-70.
[7] 韦荣昌，唐其，马小军，等. 罗汉果种质资源及培育技术研究进展. 广东农业科学，2013，22：38-41，47.
[8] 王勤，肖刚. 罗汉果甜苷对大鼠慢性肝损伤保护作用的实验研究. 广西中医药，2007，30(5)：54-56.
[9] 张俐勤，戚向阳，陈维军. 罗汉果皂苷提取物对糖尿病小鼠血糖、血脂及抗氧化作用的影响. 中国药理学通报，2006，22(2)：237-240.
[10] 张俐勤，戚向阳，陈维军. 罗汉果提取物的抗氧化活性研究. 食品科学，2006，27(1)：213-216.
[11] 周莉. 罗汉果茎叶总黄酮提取纯化工艺及其质量分析研究. 重庆：西南大学，2011.
[12] 张维，王斌，周丽，等. 罗汉果成分及药理研究进展. 食品工业科技，2014，12：393-397.

43 金钱松

Pseudolarix amabilis (Nelson) Rehd.

为松科金钱松属乔木。分布于江苏南部、浙江、安徽南部、福建北部、江西、湖南、湖北利川至四川万县交界地区；散生于针叶树、阔叶树林中。庐山、南京等地有栽培。金钱松的干燥根皮或近根树皮为中药材土荆皮，被《中国药典》（2015年版）收载，具有杀虫、疗癣、止痒的功效。用于疥癣瘙痒。金钱松属为单种属。金钱松是我国特产珍稀树种，国家二级保护植物。

一、传统用药经验与药用历史

土荆皮原为民间用药，历代本草未见收载。临床发现其治癣有很好效果，20世纪50年代《药材资料汇编》最早以“土荆皮”品名收载。土荆皮性辛、温。有毒。具止痒杀虫功效。用于疥癣，神经性皮炎，湿疹脚癣，癞痢头。该药材有毒，只可外用，不宜内服。

土荆皮主要含有二萜类成分（如土荆皮甲酸、土荆皮乙酸、土荆皮乙酸葡萄糖苷等）。药理研究表明，具有抗真菌、抗肿瘤、抗血管生成等活性。

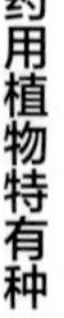

二、资源分布与栽培

金钱松为著名的古老残遗植物，在更新世的大冰期时，世界各地的金钱松灭绝，只在中国长江中下游少数地区幸存下来。金钱松野生分布于江苏、安徽、浙江、江西、福建、湖北、湖南、四川等地。生长于海拔 1000 ~ 1500m 地带，散生于针叶树、阔叶树林中。

土荆皮商品药材主要来自于栽培，主产于江苏、浙江、安徽、江西、福建、湖南等地。金钱松生长较快，喜生于温暖、多雨、土层深厚、肥沃、排水良好的酸性土山区。在江苏南部、浙江、安徽南部、江西北部及中部、湖南等海拔 1000m 以下生长良好，可作为这些地区的荒山造林树种。土荆皮为年需求量不高的小类中药品种，近年来用量有所增长。

三、资源利用与保护

1. **综合开发利用** 金钱松树皮供药用，称土荆皮。土荆皮含有多种抗真菌的有效成分，可单独制成制剂，或与中药和西药联合制成复方制剂使用，主要用于治疗各种癣症。如复方土荆皮凝胶，在临床上对手癣、脚癣、体癣等疗效显著。近年来研究发现，土荆皮主要成分土荆皮乙酸具有细胞毒活性，但对正常细胞无明显细胞毒性。因此，将土荆皮用于治疗胃癌、肝癌、宫颈癌等疾病的前景光明。金钱松的根和茎叶也可药用；其茎叶安徽等地民间用于风湿痹痛、湿疹瘙痒。除药用外，金钱松还具有多种经济价值，其木材纹理通直，硬度适中，材质稍粗，性较脆，可作建筑、板材、家具、器具及木纤维工业原料等用；树皮可提栲胶；根皮可作造纸胶料；种子可榨油；金钱松树姿优美，秋后叶呈金黄色，颇为美观，可作庭园树。

2. **资源保护和可持续发展** 金钱松是我国中亚热带中低山有代表性的珍稀速生树种之一。因分布零星，个体稀少，结实有明显的间歇性，而亟待保护。作为主要分布点之一的浙江西天目山已建自然保护区。林业部门已把金钱松列为分布区中山、丘陵的重要造林树种。许多城市和植物园已进行了引种栽培。金钱松的资源保护需进一步加强种源地资源保护。通过建立自然保护区，开展迁地保护，进一步加强人工繁殖研究，促进天然林的更新；探讨濒危机制，加强遗传育种学、分子育种和生殖生物学等方面的研究。

【评述】

1. 金钱松的树皮为中药材土荆皮，又称“土槿皮”，而土槿皮同名异物情况较多，如锦葵科木槿 *Hibiscus syriacus* L. 的树皮在江苏称“川槿皮”，其他省称土槿皮。广东地区销售的土槿皮，为桃金娘科植物水翁 *Cleistocalyx operculatus* (Roxb.) Merr. et Perry 的根皮或近根树皮。土荆皮在商品流通和使用过程中，对这些同名异物易混淆品种需加以鉴别。

2. 金钱松是我国单种属的特有物种，国家二级保护植物。土荆皮药材在市场销量虽然不大，但是对金钱松根皮与树皮的采集与其保护仍然存在矛盾。今后一方面需注重保护其野生资源，同时要加强人工繁育种植工作，以解决资源的保护和药材的可持续利用问题。

（冯学锋　马艺沔　郭宝林）

参考文献

[1] 李晓翠，苗爱东，张洪峰，等. 土荆皮的研究进展. 现代中西医结合杂志，2014，23(29)：3301-3304.

[2] 魏学智，胡玉熹，林金星，等. 中国特有植物金钱松的生物学特性及其保护. 武汉植物学研究，1999，17（增刊）：73-77.

44 金铁锁

Psammosilene tunicoides W. C. Wu et C. Y. Wu

为石竹科金铁锁属多年生草本植物，是我国西南地区特有的单属种植物，分布于云南、四川、贵州、西藏，生于海拔 2000～3800m 的砾石山坡或石灰质岩石缝中。其干燥根为我国常用中药材金铁锁，被《中国药典》（2015 年版）收载，具有祛风除湿，散瘀止痛，解毒消肿的功效。金铁锁为国家二级濒危保护植物，已被列入《中国植物红皮书》《国家重点保护野生植物名录（第一批）》《中国物种红色名录》等。

一、传统用药经验与药用历史

金铁锁药用历史悠久，始载于明朝的《滇南本草》，曰："金铁锁，味辛、辣，性大温，有小毒，吃之令人多吐。专治面寒痛，胃气心气痛，攻疮痈排脓。"《植物名实图考》《滇南本草图谱》等中均有记载。作为我国西南地区特有的民间草药，金铁锁 1988 年被列入《贵州省中药材质量标准》，2005 年被列入《云南省中药材标准》第 2 册（彝族药）（2005 年版），是苗、彝、藏、白、傈僳、纳西等少数民族的民间习用药物。各民族对金铁锁的利用略有不同，如彝族的《彝植药续》记载其根可以治疗胃痛，风湿痛，跌打伤病等症；《藏本草》记载其根用于瘀血作痛，骨折疼痛，外伤出血等症；白族认为除了上述功效，金铁锁还可以治疗四肢浮肿、毒蛇咬伤。将金铁锁用水煎服、泡酒服用或研磨成粉状服用，是民间的普遍用药方式。

现代医学研究证明，金铁锁的化学成分主要为三萜皂苷、环肽和内酰胺类等成分，具有镇痛、抗炎及免疫调节等多种药效作用，主要用于跌打损伤，风湿痹痛和出血性疾病。

二、资源分布与栽培

1. 野生资源现状 金铁锁主要分布于云南、贵州西北部、四川西部及西藏东南部地区，沿雅鲁藏布江、金沙江、南盘江等支流河谷诸山的温暖地带分布。其中，滇西北和川西南横断山区是金铁锁的分布中心，同时滇中部、东北部和贵州西北部也有相对集中的野生分布，西藏东南部有零星分布。金铁锁喜阳，多沿干热河谷、草坡、沙质或石灰质荒地分布，生长在向阳岩石山坡的石缝中及沙质微酸性土壤中，耐旱、耐贫瘠、耐寒性亦强，多生于山坡、草坝、松林下、石灰质岩石缝中。金铁锁大多以灌木和草本植物伴生，少部分地区有乔木云南松、黄栎伴生，而伴生植物没有明显的相似性。金铁锁种子萌发率低，自然更新能力较差，药用部分（根部）从初生至成熟采收所需时间长。近年来，随着以金铁锁为原料的药品的开发与产量的不断扩大，民间采挖严重，其生存环境也受到不同程度的破坏，致使金铁锁储量日益萎缩，野生居群生存受到严重威胁，已被《国家重点保护野生植物（第一批）》《中国物种红色名录》等列为保护或濒危物种。

2. 栽培情况 人工栽培的策略一定程度上可以缓解金铁锁野生资源不足，其引种驯化和人工栽培技术的试验研究开始于20世纪70年代，近年来日益受到重视，在云南宣威、丽江、大理、腾冲、贵州威宁等地已有规模种植。2014年，通过“国家基本药物所需（云南省）中药材种子种苗繁育基地建设”项目的实施，在大理白族自治州剑川县甸南镇建成100亩金铁锁种子种苗繁育基地，制定了金铁锁种子质量标准和规模化生产操作规程，为金铁锁产业化栽培奠定了基础。

三、资源利用与保护

1. 综合开发利用 金铁锁作为药物应用历史悠久，临床疗效确切，是多种知名中成药的主要原料，最出名的中成药代表要属云南白药系列。此外，百宝丹系列、云南红药胶囊、痛血康胶囊、贵州苗族金骨莲胶囊、福建痛血康胶囊等也是以其为主要原料制成的。除药用外，金铁锁为古地中海成分的孑遗类型，是我国西南地区的特有单种属，是研究石竹科系统分类和进化极为宝贵的材料。

2. 资源保护和可持续发展 金铁锁作为西南特有的药用植物资源，对其资源保护刻不容缓。面对金铁锁现有的野生资源问题，一方面应该针对性建立相关管理办法，严禁乱采滥挖，促进金铁锁的自然更新与人工辅助更新；另一方面，加强对其人工栽培的研究，使产量、质量得以提高。

【评述】

1. 金铁锁为石竹科植物，由于花和果实结构较特殊，因此被独立出来成为单种属，即金铁锁属，该观点已经得到从核型分析，胚胎学和分子生物学特征等方面得到证实。但是，关于金铁锁在石竹科的分类及系统发育上具有独特位置，尚需更多分子系统发育证据的有利支持。

2. 从资源上来看，中国西南部是金铁锁的唯一分布区，生长于寒冷、高海拔的地区，生境的特殊性使得金铁锁野生资源分布区域狭小，资源短缺问题比较突出。金铁锁作为西南特有的国家级保护药用植物资源已受到高度重视，并初步取得有效的保护措施，人工栽培研究也较深入，产业化实施中初见成效。今后可加强现代生物技术栽培技术的系统研究，以解决金铁锁药材长期面临的资源短缺问题。

3. 环肽类化合物因具有特殊的化学结构、广泛的生物活性，已成为目前药学界研究的热点。金铁锁中已发现系列环肽成分，但尚缺乏相关的生理活性试验结果，因此金铁锁环肽生物活性及其构效关系将是今后值得研究的新方向，并可望发现新的具有广泛生物活性的石竹科环肽活性成分。

（唐　玲）

参考文献

[1] 欧阳志勤，黄加林，胡虹. 金铁锁的离体培养和快速繁殖. 植物生理学通讯，2002，38(4)：361.

[2] 金虹，谭克勤. 西南民族药金铁锁的研究现状及展望. 中医药导报，2005，11(12)：66-67，73.

[3] 谢晖，钱子刚，杨耀文. 云南金铁锁的生物学特性及其保护的初步研究. 云南中医学院学报，2003，26(1)：8-10.

[4] 朱常成，徐士奎，钱子刚，等. 金铁锁的地理分布及分布区的初步分析. 中国现代应用药学杂志，2007，24(1)：28-31.

[5] 赵鑫，王丹，朱瑞良，等. 金铁锁的化学成分和药理活性研究进展. 中草药，2006，37(5)：796-799.

[6] 钟雁，赵承友，王用平，等. 金铁锁生物学特性及保护研究. 中华中医药杂志，2007，2(12)：848-850.

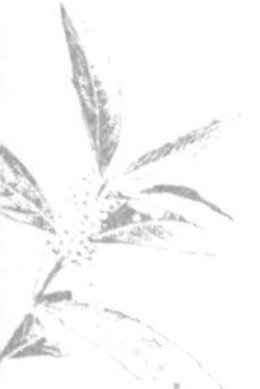

45 变色白前

Cynanchum versicolor Bunge.

又称蔓生白薇，为萝藦科鹅绒藤属半灌木，分布于吉林、辽宁、河北、河南、四川、山东、江苏和浙江等省。生长于花岗岩石山上的灌木丛中及溪流旁。变色白前与白薇 *C. atratum* Bunge. 的干燥根和根茎为中药材白薇，被《中国药典》（2015 年版）收载，具清热凉血，利尿通淋，解毒疗疮的功效。用于温邪伤营发热，阴虚发热，骨蒸劳热，产后血虚发热，热淋，血淋，痈疽肿毒。

一、传统用药经验与药用历史

白薇始载于《神农本草经》，列为中品。据品种考证，《证类本草》中滁州白薇附图，以及《救荒本草》《植物名实图考》附图应为现今所用白薇。变色白前未见本草记载，可视为白薇新兴品种。《神农本草经》记载白薇性味功效为："味苦，平。主暴中风，身热肢满，忽忽不知人，狂惑邪气，寒热酸疼，温疟、洗洗发作有时。"《名医别录》认为白薇"咸，大寒，无毒。疗伤中淋露。下水气，利阴气，益精，久服利人。"《本草纲目》记载白薇"治风温灼热多眠，及热淋，遗尿，金疮出血。"以白薇为主药的古代医方有，用于外感热病，发热不解的"加减葳蕤汤"；治伤寒二日不解者"白薇汤"。白薇性寒，血分无热，中寒便滑，阳气外越者慎服。《本草从新》记载"血热相宜，血虚则忌"。白薇现代应用与历代本草记载基本一致。

变色白前为蒙古族民间习用药物，功效应用与中药相似。

变色白前的根主要含 C_{21} 甾体皂苷类化合物（包括蔓生白薇苷 A、蔓生白薇苷 B、蔓生白薇苷 C、蔓生白薇苷 D、蔓生白薇苷 E, 新白薇苷和芫花叶白前苷 H），该类化合物具有抗炎、镇痛、退热和抗肿瘤等药理活性。尚含挥发油、强心苷等成分。

二、资源分布与栽培

变色白前分布于吉林、辽宁、河北、河南、四川、山西、山东、江苏、安徽、浙江等省。生长于海拔 100 ~ 500m 的花岗岩石山上的灌木丛中及溪流旁。白薇药材商品主要来自野生，主产辽宁、河北、河南、山西、山东、安徽等地。辽宁地区有栽培。白薇栽培宜选气候温和湿润、排水良好、腐殖质深厚的壤土。中药白薇的年需求量约 10 万 ~ 20 万公斤。因产区广，部分地区已经发展家种。

三、资源利用与保护

1. 综合开发利用 变色白前根和根茎为我国常用中药材白薇之一，主要用于临床饮片配方，以及中成药原料。常见的中药方剂包括白薇散、白薇十味丸、白薇汤等；含有白薇的中成药还包括小儿感冒茶、小儿退热口服液、妇科再造丸、妇舒丸、小儿感冒颗粒、小儿退热颗粒、三蛇胆川贝糖浆、安坤赞育丸、胎产金丸、三蛇胆川贝膏等 30 多种中成药。此外，变色白前的茎皮纤维可作造纸原料；根含淀粉，并可提制芳香油。

2. 资源保护和可持续发展 白薇是较常用中药，目前尚主要使用野生资源的品种，出于保护白薇野生药用资源和保护中国特有物种资源的考虑，应该注重变色白前和白薇的野生驯化和人工栽培研究，满足不断增长的药用需求。

【评述】

1. 根据药材商品调查，各地所用白薇药材品种较为复杂，来源至少涉及 3 科 12 种植物。全国多数地区所用的白薇为萝藦科植物白薇（直立白薇）及变色白前的根及根茎，安徽、江苏、江西仍有同属植物柳叶白前或白前（芫花叶白前）的根茎及根作白薇使用，实际应用中应注意鉴别。中药白薇历史上就存在与同属植物白前交叉颠倒使用情况，主要由于古代本草描述不明确，及民间应用混乱造成的。由于白薇药材根部丛生状，又称“龙胆白薇”“实白薇”；柳叶白前与白前（芫花叶白前）生于溪滩或江边砂碛上，根茎较发达，粗而中空，因此白前药材有“鹅管白前”之说，以此可以区分两者。

2. 鹅绒藤属植物我国有 57 种，大多数种有药用记载，其中 16 种为我国药用植物特有种（见表 2-12）。除中药白薇外，尚有多种常用中药，如白前、徐长卿、白首乌、青羊参等。每种中药、民族药或民间草药都有各自的功效应用和使用方法。建议各种药材明确各自的形态特征、功效应用，注意鉴别，分别使用。对于鹅绒藤属药用特有物种的野生资源要注重保护，开展栽培与繁育研究，以解决药用资源可持续利用问题。

表 2-12 我国鹅绒藤属药用植物特有种

种名	拉丁学名	分布	功效
蔓剪草	*C. chekiangense* M. Cheng ex Tsiang et P. T. Li	广东、河南、湖北、湖南、浙江	根：理气健胃，散瘀消肿，祛暑，杀虫
豹药藤	*C. decipiens* (Schltr.) Alain	贵州、湖南、四川、云南	根：清热解毒，燥湿（彝药）
山白前	*C. fordii* Hemsl.	福建、广东、湖北、湖南、云南	根：用于风湿病
台湾杯冠藤	*C. formosanum* (Maxim.) Hemsley	台湾	根：用于咳嗽
大理白前	*C. forrestii* Schltr.	甘肃、贵州、四川、西藏、云南	根：清热凉血，利水通淋
峨眉牛皮消	*C. giraldii* Schltr.	甘肃、河南、陕西、四川	根，茎叶：清热解毒，补脾健胃
白前	*C. glaucescens* (Decne.) Hand.-Mazz.	福建、广东、广西、湖南、江苏、江西、四川、浙江	根茎及根：降气，消痰，止咳

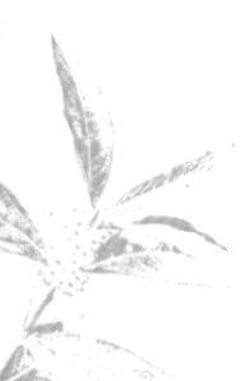

续表

种名	拉丁学名	分布	功效
水白前	*C. hydrophilum* Tsiang et Zhang	四川	根茎及根：降气，消痰，止咳
白牛皮消	*C. lysimachioides* Tsiang et P. T. Li	云南（丽江）	用于疥疮，皮肤癣。
华北白前	*C. mongolicum* (Maxim.) Hemsley	甘肃、河北、内蒙古、宁夏、青海、陕西、山西、四川	全草：活血，止痛，解毒
毛白前	*C. mooreanum* Hemsl.	安徽、福建、广东、广西、河南、湖北、湖南、江西、浙江	根：清热解毒，行气健脾，活血通经
朱砂藤	*C. officinale* (Hemsl.) Tsiang et Zhang	安徽、甘肃、广西、贵州、湖北、湖南、江西、陕西、四川、云南	根：理气止痛，强筋骨，除风湿，明目
青羊参	*C. otophyllum* Schneid.	广西、贵州、湖北、湖南、四川、西藏、云南	根：补肾，镇静，解毒，祛风湿
柳叶白前	*C. stauntonii* (Decne.) Schltr. ex H. Lévl.	安徽、福建、甘肃、广东、广西、贵州、湖南、江苏、江西、云南、浙江	根茎及根：降气，消痰，止咳
太行白前	*C. taihangense* Tsiang et Zhang	安徽、山西	根：清热凉血，利尿通淋，解毒疗疮
变色白前	*C. versicolor* Bunge	河北、河南、湖北、湖南、江苏、吉林、辽宁、山东、四川、浙江	根及根茎：清热凉血，利尿通淋，解毒疗疮

（冯学锋　马艺沔　郭宝林）

参考文献

袁鹰，张卫东，柳润辉，等. 白薇的化学成分和药理研究进展. 药学实践杂志，2007，25(1)：6-9.

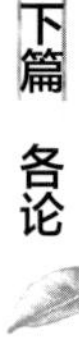

46 降香黄檀

Dalbergia odorifera T. Chen

为豆科黄檀属常绿乔木，又名降香檀、花梨木，分布于我国福建、海南、浙江，生于山坡疏林、林缘或旷地上。树干和根的干燥心材为中药材降香，被《中国药典》(2015年版)收载。具有化瘀止血，理气止痛的功效。用于吐血，衄血，外伤出血，肝郁胁痛，胸痹刺痛，跌打伤痛，呕吐腹痛。降香黄檀为国家二级重点保护野生植物，被列入《中国植物红皮书》《国家重点保护野生植物名录(第一批)》《中国物种红色名录》等。

一、传统用药经验与药用历史

降香在传统中医学和藏医学中有上千年的历史。历代本草文献上均有记载，最早见于唐代·李询的《海药本草》。《本草经疏》记载："降真香，香中之清烈者也，故能辟一切恶气。上部伤，瘀血停积胸膈骨，按之痛或并胁肋痛，此吐血候也，急以此药刮末，入药煎服之良。治内伤或怒气伤肝吐血，用此以代郁金神效。"《本经逢原》记载："降真香色赤，入血分而下降，故内服能行血破滞，外涂可止血定痛。又虚损吐红，色瘀味不鲜者宜加用之，其功与花蕊石散不殊。"《海药本草》记载："主天行时气。"《本草纲目》记载："疗折伤金疮，止血定痛，消肿生肌。"《玉楸药解》记载："疗挺刃损伤，治痈疽肿痛。"《本草再新》记载："治一切表邪，宣五脏郁气，利三焦血热，止吐，和脾胃。"使用禁忌方面，《本经逢原》记载："血热妄行、色紫浓厚、脉实便秘者禁用"，《本草从新》记载："痈疽溃后，诸疮脓多，及阴虚火盛，俱不宜用。"纵观各家论述，主要突出其理气，止血，行瘀，定痛，消肿生肌，利三焦血热，止吐，和脾胃的功效。现代应用与历代本草记载相一致。

降香在藏、蒙、维等少数民族中广泛应用，药用功效与中药相似。在以降香为主要原料的139种中成药中，有25种被《中华人民共和国卫生部药品标准》(藏药第一册)收录；有6种被《卫生部药品标准蒙药分册》收录；二十五味松石丸、二十五味珍珠丸、七十味珍珠丸、仁青常觉等以降香为主要原料的藏成药，被《中国药典》收载。降香油亦被《广东省中药材标准》(2011年版)收录。

降香的主要化学成分为挥发油和黄酮类化合物，其中，黄酮类化合物是中药降香的主要成分。现代药理活性研究表明，降香具有保护心血管系统(抗凝血作用、血管舒张作用、抗高血脂作用)、抑制中枢神经、抗炎、抗过敏、抗肿瘤、抗氧化、激活酪氨酸酶等作用。

二、资源分布与栽培

1. 野生资源现状 据*Flora of China*记载，降香黄檀分布于我国福建、海南、浙江。野生资源主要分布于海南西部、西南部和南部的东方、昌江、乐东白沙和三亚，北部的海口琼山区也有零星分布。天然分布多以散生或团聚状散生在台地与山地交接处海拔100 ~ 600m的半落叶季雨林及稀树灌木林中，也有单优群落。以西部较为集中。天然小块纯林分布于白沙、东方和昌江等县的一些局部地区。

2. 栽培情况 20世纪50—70年代，广东、广西、福建及云南等地区陆续对降香黄檀进行引种，但基本上都是零星种植。近十年来，除原产地海南有种植外，广东的揭阳、怀集、封开、高州等地，广西的南宁、马山、凭祥、合浦等地，福建的漳州（云霄、漳浦、龙海、华安）、莆田（仙游）等地及云南西双版纳州已引种成功。由于降香黄檀心材药用和木材价值都极高，随着市场需求量的不断上升，各地种植势头逐年上升。相关研究结果认为，海南、广东、广西、福建、中国台湾5省区共147个县市约60 000km^{2}为降香黄檀适宜产区，其中海南及广东、广西南部是最适宜分布的集中区。引种栽培时，应选择年积温≥10℃、向阳、通风、沥水较好的地方，并且种植时密度不宜过大。

三、资源利用与保护

1. 综合开发利用 以降香为主要原料的中成药有139种，如被《中国药典》《卫生部药品标准藏药 第一册》《卫生部药品标准蒙药分册》收录的常用方剂有十八味降香丸、二十五味珍珠丸、三十五味沉香丸、冠心七味片、寒水石二十一味散、利肝和胃丸、清肺十八味丸、清肝二十七味丸、檀香清肺二十味丸、珍宝丸、二十五味松石丸、二十五味珍珠丸、七十味珍珠丸、仁青常觉等。以降香为主要原料的中成药在临床上应用范围极其广泛，如手掌参三十七味丸用于治疗肾病，参七心疏胶囊、舒心通脉胶囊用于治疗心血管疾病，金术跌打丸、新力正骨喷雾剂用于治疗骨伤，回生口服液用于治疗口腔肿瘤方面疾病，厚元行气丸、沉香安神胶囊用于治疗脾胃方面疾病，追风除湿酒用于治疗脑系经络肢体方面疾病，冰栀伤痛气雾剂、红花如意丸用于治疗妇科方面疾病等。

除药用功效外，降香黄檀为我国名贵的特类商品用材，是我国国家红木标准规定的5属8类33种木材品种之一。其心材俗称“花梨木”，不仅是制造高档家具的传统用材，还是雕刻精美工艺品的材料，经济价值极高。另外，降香黄檀与沉香、檀香并称我国三大名香。其释放的香气令人愉悦，以其制成的家具，不仅会带来满室的清香，还会起到降压镇定的作用；因此，降香黄檀在木材加工、工艺美术及文物收藏方面，都具有极好的开发利用前景。

2. 资源保护和可持续发展 降香黄檀为国家二级重点保护野生植物，据1987年海南省降香黄檀资源调查记录，全省有6000亩降香自然林，但根据近几年相关文献报道，海南现

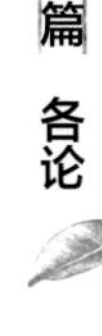

存 30 年树龄以上的野生降香黄檀不足 50 株，小树和幼苗尚有少量零星分布，从野生资源现状分析可推测降香黄檀种群数减少 90% 以上，并且成熟个体与分布区持续衰退，按 IUCN 濒危等级标准评估，处于“极危”状态。今后在加强野生资源保护的同时，应积极选择适宜种植区，开展降香黄檀人工规范和规模化种植推广，以促进产业的可持续发展。

【评述】

除降香黄檀外，同属大金刚藤 *D. dyeriana* Prain ex Harms.、海南黄檀 *D. hainanensis* Merr.et Chun.、藤黄檀 *D. hancei* Benth.、香港黄檀 *D. millettii* Benth.、钝叶黄檀 *D. obtusifolia* (Baker) Prain 也为我国药用植物特有种，其中藤黄檀、海南黄檀的药用功效与降香黄檀极为相似，今后可作为新资源进行相关领域的开发研究。

（唐德英）

参考文献

[1] 孟慧，谢彩香，杨云，等. 降香黄檀产地适宜性分析. 时珍国医国药，2010，21(9)：2304-2306.

[2] 邱治军，周光益，陈升华. 海南特有珍贵红木树种降香黄檀. 林业实用技术，2004，6：41-43.

[3] 杨冬华，陈福，宋希强，等. 海南岛降香黄檀区系组成与群落特征分析. 热带农业科学，2012，32(12)：110-115.

[4] 赵夏博. 降香中黄酮类化合物与挥发油的分离及其抗菌活性研究. 新疆：塔里木大学，2012.

47 柽柳

Tamarix chinensis Lour.

为柽柳科柽柳属落叶小灌木或小乔木。野生于辽宁、河北、河南、山东、江苏（北部）、安徽（北部）等地；栽培于我国各省区。喜生于河流冲积平原，海滨、滩头、潮湿盐碱地和沙荒地。日本、美国也有引种栽培。柽柳的细嫩枝叶为中药材西河柳，被《中国药典》（2015 年版）收载，具有发表透疹，祛风除湿的功效。用于麻疹不透，风湿痹痛。

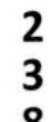

一、传统用药经验与药用历史

西河柳以“赤柽木”之名始载于宋代《开宝本草》，以“柽柳”为名最早见于《本草图经》。《开宝本草》记载柽柳功效为：“主剥驴马血入肉毒。”《本草纲目》以为柽柳：“甘、咸，温。无毒。”“消痞，解酒毒，利小便。”明代缪希雍在《本草经疏》进一步提出：“赤柽木，近世又以治痧疹热毒不能出，用为发散之神药。”古人对于柽柳药用功效的认识有一个过程，到明末认识到其有透疹发散的功效，进而演化至现今，认为西河柳具有发表透疹，祛风除湿的功效。以西河柳为主药的古医方有：治麻疹不出的“独圣汤”，治一切风的“柽叶煎”。西河柳的用药禁忌是，麻疹已透及体虚多汗者禁服。

西河柳中化学成分主要为黄酮类、三萜类、甾体类与挥发油类，其中的黄酮类成分包括山柰酚、槲皮素和栀子黄素等；甾体类化合物包括 β-谷甾醇等多种化合物；萜类化合物包括白桦脂醇、白桦脂酸、羽扇豆醇等；挥发油主要成分包括十六酸甲酯、十八碳二烯酸等。现代药理研究表明，西河柳具有良好的抗炎、镇痛、平喘、保肝、抗肿瘤作用。

二、资源分布与栽培

柽柳原产于我国河北和辽东地区，为我国药用植物特有种。随着美国西部的发展，柽柳逐渐引入美国的西部公园进行栽培，后逃逸成野生状态，大量繁殖。柽柳现主要分布于中国和美国，在我国集中分布于华北到西北黄河流域带状区域，在长江以南也有广泛栽培。在美国西部亚利桑那州、新墨西哥州、俄克拉荷马州等约 14 个州均有分布。在中国，柽柳主要生于山野湿润砂碱地及河岸冲积地，全国各地均有栽培。西河柳为常用中药，药材主产地为河北、河南、山东，其他地区均可生产。

三、资源利用与保护

1. 综合开发利用 柽柳的细嫩枝叶为中药材西河柳，可以单味药或与其他药配伍治疗麻疹、风湿关节疼痛和感冒发热等疾病，现代应用西河柳的中成药有儿童回春颗粒、川百止痒洗剂等。柽柳的花也可药用，治中风，清热毒，发麻疹。柽柳是耐寒耐盐碱的优质树种，喜生于干旱半干旱地区。柽柳根系繁大，阻沙和再生能力强，是防风固沙和盐碱地改造的优良树种。柽柳耐修剪，也是用于园林绿化的优良树种。柽柳全身都是宝，柽柳的嫩枝叶可用于放牧，枝条可用于绿色能源，老枝可以用于编筐，秋季落下的枝叶还可用于制作有机肥。

2. 资源保护和可持续发展 我国有大片的沙漠与盐碱地，生态环境亟待修复。柽柳不仅可用于环境改造，还具有综合利用价值。今后应加大对柽柳野生资源的保护、开发和利用，加快柽柳苗木培养，在黄河等河流滩涂盐碱地大力发展柽柳灌木林，增加森林覆被率；在生态脆弱干旱带和水土流失严重地区，加大柽柳树种造林比例，促进当地社会经济和谐发展。

【评述】

1. 柽柳属植物多枝柽柳 *T. ramosissima* Ledeb. 的细嫩枝叶在甘肃、宁夏、青海等地也作西河柳使用，多自产自销。可视为地方习惯用药，在小范围使用。

2. 柽柳属植物我国有 18 种，大多数有药用记载，其中 6 种为我国药用植物特有种（见表 2-13）。对于柽柳属中国药用特有物种的野生资源应以保护研究为主，加强人工种植，以解决药用资源问题。

表 2-13 我国柽柳属药用植物特有种

种名	拉丁学名	分布	功效
甘蒙柽柳	*T. austromongolica* Nakai	甘肃、河北、河南、内蒙古、宁夏、青海、陕西、山西	发表透疹，祛风除湿
柽柳	*T. chinensis* Lour.	安徽、河北、河南、江苏、辽宁、山东	发表透疹，祛风除湿
甘肃柽柳	*T. gansuensis* H. Z. Zhang	甘肃、内蒙古、青海、新疆	发表透疹，祛风除湿
莎车柽柳	*T. sachensis* P. Y. Zhang et M. T. Liu	新疆	解酒毒，治中风
沙生柽柳	*T. taklamakanensis* M. T. Liu	甘肃、新疆	解酒毒，治中风
塔里木柽柳	*T. tarimensis* P. Y. Zhang et M. T. Liu	新疆	祛风透疹

（冯学锋　马艺沔　郭宝林）

参考文献

[1] 李鹏. 中国柽柳种质资源收集及繁育利用技术研究. 南京：南京林业大学，2006.

[2] 梁秀坤，郭庆梅，周凤琴. 西河柳近十年生药学研究进展. 山东中医药大学学报，2013，37(1)：82-85.

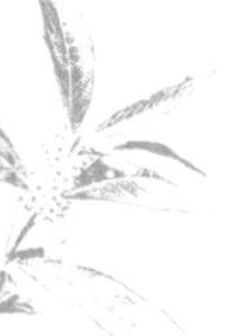

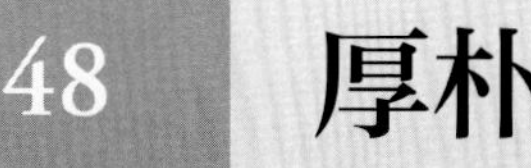

48 厚朴

Magnolia officinalis Rehd. et Wils.

为木兰科木兰属落叶乔木。分布于四川、湖北、湖南等地，常混生于落叶阔叶林内，或生于常绿阔叶林缘。其干燥干皮、根皮及枝皮为我国常用中药材厚朴，被《中国药典》（2015 年版）收载。具有燥湿消痰，下气除满等功效。用于湿滞伤中，脘痞吐泻，食积气滞，腹胀便秘，痰饮喘咳。厚朴是我国特有的珍贵中药材，被列为国家珍稀濒危植物和二级保护中药材。

一、传统用药经验与药用历史

厚朴始载于《神农本草经》，列为中品。历代本草均有记载。《神农本草经》记载为："厚朴味苦温。主中风，伤寒，头痛，寒热，惊悸气，血痹，死肌，去三虫。"《本草纲目》收录了多个单用厚朴治疗的例症：心胸满闷、不下饮食之"痰奎呕逆"，心闷、饮食不下之"男女气胀""反胃止泻"，以及"霍乱腹痛""月水不通"等。张仲景 210 个古方中使用厚朴者达 25 个，如半夏厚朴汤、厚朴三物汤、厚朴麻黄汤等。

厚朴中化学成分主要为木质素、挥发油、生物碱等。现代药理研究表明，厚朴具有抑菌、抗肿瘤、抗炎、抗凝血、抗溃疡、抗氧化等作用。

二、资源分布与栽培

厚朴分布于陕西、甘肃、湖北、湖南、四川、贵州、安徽、浙江、江西等省，喜温凉湿润气候和排水良好的酸性土壤。据调查，过去曾广泛分布厚朴的地区，现在大部分都很难再找到野生植株，只有个别地方零星散布着单株。

厚朴较大面积的人工栽培始于 20 世纪 70 年代，全国先后建起了浙江景宁、湖北恩施、四川都江堰等基地，其中湖北恩施种植厚朴面积位居全国各产区前列，种植面积 17.5 万亩，种植规模 2000 万株；湖北五峰县以小凸尖叶型厚朴为主要栽培品种，至 2004 年底，全县厚朴种植面积超过 3.8 万亩，422 万株，蕴藏量 537 万公斤，年开采量可达 42 万公斤；四川都江堰也以小凸尖叶型厚朴为主要栽培品种，现种植面积有 8.1 万亩，年产量为 40 万 ~ 50 万公斤；湖南永州的道县和江华县以凹叶厚朴为主要栽培品种，种植面积为 13.2 万亩，1500 万株，年产量 100 万公斤，蕴藏量 1600 万公斤。

三、资源利用与保护

1. **综合开发利用** 厚朴自古就是治疗消化道疾病的常用药，随着国内外学者对厚朴有效成分、药理学及临床医学的深入研究，厚朴的临床应用将越来越广泛。厚朴也是优良的天然保健品资源，其提取物被广泛用于中成药、食品、饮料的组方或添加剂，采用厚朴配方的中成药多达 200 余种。除药用外，厚朴树态雅致，是优良的庭园绿化树种；其木材材质细腻，可作为工艺材料，船材等。

2. **资源保护和可持续发展** 虽然厚朴的人工栽培面积大，但由于其生长速度慢、更新时

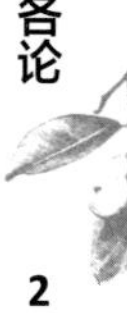

间长，加上社会需求量大，目前市场供应日趋紧张。由于人为过度砍伐采挖，致使厚朴野生资源逐渐减少，分布格局受到严重破坏。建议有关部门加大对野生厚朴保护的宣传力度，同时加强厚朴栽培技术的研究，走规范化、规模化生产道路，提高生产技术、产量和质量及综合利用水平。

【评述】

目前厚朴商品药材主要来源于栽培，厚朴栽培面积大，药材储量相对丰富，但厚朴生长速度慢，资源更新利用慢，需生长约 25 年后方可剥皮药用，而且一经剥皮，全株死亡。现已有研究表明厚朴叶中含有厚朴皮的主要有效成分，为资源利用提供了新的途径。但以厚朴的酚性成分为指标计算，以叶代替皮入药，其用量至少是皮用量的 5 倍，对资源的消耗也还是很大。为了保障厚朴药材的可持续发展，一方面应在与厚朴亲缘关系较近的植物中寻找新的药用资源；同时改进栽培技术，提高厚朴产量，开展综合利用研究，提高厚朴的资源利用率。

（胡志刚）

参考文献

[1] 李棣华. 厚朴研究进展. 辽宁中医药大学学报，2012，14(4)：220-222.

[2] 王承南，夏传格. 厚朴药理作用及综合利用研究进展. 经济林研究，2003，21(3)：80-81，84.

[3] 王有为，何敬胜，陈玲. 厚朴资源评价及其保护与利用. 药用植物化学与中药有效成分分析研讨会论文集（上），2008.

[4] 熊璇，于晓英，魏湘萍，等. 厚朴资源综合应用研究进展. 林业调查规划，2009，34(4)：88-92.

[5] 杨红兵. 湖北恩施产厚朴的品质研究. 武汉：湖北中医学院，2007.

[6] 殷帅文，何旭梅，郎锋祥，等. 厚朴化学成分和药理作用研究概况. 贵州农业科学，2007，35(6)：132-135.

49 独蒜兰

Pleione bulbocodioides (Franch.) Rolfe

为兰科独蒜兰属多年生半附生草本植物，分布于陕西南部、甘肃南部、安徽、湖北、湖南、广东北部、广西北部、四川、贵州、云南西北部和西藏东南部。生长于海拔 900～3600m 常绿阔叶林下或灌木林缘腐殖质丰富的土壤上或苔藓覆盖的岩石上。其干燥假鳞茎为中药材山慈菇，习称“冰球子”，被《中国药典》（2015 年版）收载，同时收载的基源植物还有杜鹃兰 *Cremastra appendiculata* (D. Don) Makino 和云南独蒜兰 *P. yunnanensis* Rolfe，具有清热解毒，化痰散结的功效。用于痈肿疔毒，瘰疬痰核，蛇虫咬伤，癥瘕痞块。独蒜兰为国家二级重点保护植物，被列入《国家重点保护野生植物名录》。

一、传统用药经验与药用历史

中药山慈菇始载于唐代的《本草拾遗》：“山慈菇根，有小毒。主痈肿，疮瘘，瘰疬结核等”，其基源植物据考证为杜鹃兰；在后续的诸如《大观本草》《本草蒙筌》《宝庆本草折衷》《本草纲目》《滇南本草》《本草备要》《本草从新》《本草纲目拾遗》《质问本草》《本草用法研究》等本草精集中均有山慈菇的药用记载，但据现代植物学名考证，其基源植物除杜鹃兰以外，多为百合科植物老鸦瓣 *Tulipa edulis* (Miq.) Baker.，即老鸦瓣曾经是长期作为山慈菇使用的主要基源植物，直到近代独蒜兰才作为山慈菇的基源植物入药，1995 年版以后的《中国药典》均记载山慈菇来源于杜鹃兰、独蒜兰或云南独蒜兰的干燥假鳞茎，用于痈肿疔毒，瘰疬痰核，蛇虫咬伤，癥瘕痞块。尽管历代本草中山慈菇基源植物与现代有所差别，但山慈菇的功效与现代应用基本一致。

独蒜兰在苗药、土家药等民族药中亦有应用，苗药中用于痈疮瘰疬，喉痹，狂犬病，毒蛇咬伤等证；蒙药中用于治疗痈肿疔毒，淋巴结结核，毒蛇咬伤等；土家药用于治疗肺热咳血、支气管炎、鼻出血（碾末吹鼻）、风湿疼痛、咳嗽，外用治外伤出血、无名肿毒等。

独蒜兰化学成分主要为二氢菲类和联苄类化合物，尚含木脂素类化合物，黄烷类化合物等，目前还未见有关于独蒜兰药理作用方面的报道，对于中药山慈菇药理作用的研究报道大多数是针对于杜鹃兰，其活性包括抗肿瘤、抗血管生成、抗菌、降压等。

二、资源分布与栽培

独蒜兰野生分布于陕西南部、甘肃南部、安徽、湖北、湖南、广东北部、广西北部、四川、贵州、云南西北部和西藏东南部。由于独蒜兰的种子存在不透水、不透气等问题，使得自然状态下的野外繁殖比较困难，同时由于其具有极高的药用及观赏价值，使得野生资源被无序采挖和破坏，生存环境遭受不断恶化，其野生资源分布范围大量缩小，数量锐减，已成濒危物种。

关于独蒜兰的栽培，由于种子繁殖比较困难，一般是采集野生资源然后进行分株繁殖的方式进行，独蒜兰也可用种子进行无菌有性繁殖播种，目前已有组培快繁技术取得成功的报道，但由于通过组培途径获得的幼苗由实验室到大田后难以存活，目前在药材生产中尚未使用。

三、资源利用与保护

1. 综合开发利用 独蒜兰具有很高的临床应用潜力，且其花型独特，花色艳丽，又具有独特的观赏价值，具有很好的开发潜力。但因独蒜兰野生资源匮乏且人工栽培技术尚未取得实质性突破，化学成分和药理作用方面的基础研究还很薄弱，发挥药效的物质基础尚待研究，使得目前独蒜兰的综合开发利用非常有限。因此，对于独蒜兰的开发应用首先应对其化学成分进行系统研究，配合药理活性筛选，确定其发挥功效的物质基础，为其临床应用及新药开发奠定基础。

2. 资源保护和可持续发展 独蒜兰野生资源匮乏，现有野生资源亦遭受不同程度的破坏，因此迫切需要在资源调查基础上，针对其生存现状和各分布区域的地理环境条件进行针对性的有效保护及抚育，并且积极寻找功效相同或相近的替代品，从不同方面扩大药源，从而扭转濒危现状并实现独蒜兰资源的有效保护。同时，展开基于独蒜兰生物学特性的规范化栽培技术研究，实现独蒜兰人工种植。

【评述】

1. 兰科植物的种子十分细小，轻如尘埃，虽然一粒蒴果所含种子数常可达上万粒，但通常萌发率低，往往需要其菌根真菌提供一定的营养物质才能很好的萌发。目前，独蒜兰主要靠采挖野生资源后将其球茎进行分离繁殖，受制于依赖野生资源的种苗生产方式，栽培规模都不大。因此，独蒜兰种苗人工繁育是其规模化种植的重要瓶颈。对独蒜兰的菌根真菌进行分离鉴定，并筛选能促进其种子萌发的共生萌发菌，采用共生萌发技术培育种苗，以及基于独蒜兰快繁技术体系研究培育组培苗，是其种苗繁育的重要方向。

2. 除独蒜兰、杜鹃兰、云南独蒜兰外，尚有多种兰科植物被用作药材山慈菇使用，甚至还有百合科、天南星科的植物为其地区性习用品，这些习用品有的功效相似，有的甚至性味和功能迥异，因此有必要对山慈菇地区性习用品展开全面的调查和系统研究，以明确不同植物来源山慈菇习用品的药效作用，同时寻找与正品山慈菇功效相同或相近的替代品，以利于扩大药源和保护资源。

（徐　雷）

参考文献

[1] 郎其忠，张本刚．山慈菇的本草考证．植物分类学报，2008，46(5)：785-792.

[2] 董海玲，郭顺星，王春兰，等．山慈菇的化学成分和药理作用研究进展．中草药，2007，38(11)：1374-1378.

[3] 张燕，黎斌，祁桦，等．濒危兰科植物独蒜兰的快繁技术研究．陕西农业科学，2013(3)：57-59.

[4] 张正海，李爱民，魏盼盼．山慈菇应用现状及研究方向．特产研究，2009(4)：74-77.

50 前胡

Peucedanum praeruptorum Dunn

为伞形科前胡属多年生草本植物，分布于甘肃、贵州、广西、河南、四川、湖北、湖南、江西、安徽、江苏、浙江、福建等省区，生长于温带到亚热带山坡林缘、路旁或半阴性的山坡草丛中。前胡的干燥根为我国常用中药材前胡，被《中国药典》（2015 年版）收载，具有疏散风热，降气化痰的功效。用于痰热喘满，咯痰黄稠，风热咳嗽痰多。

一、传统用药经验与药用历史

前胡始载于《名医别录》，被列为中品，载曰："前胡，味苦、微寒，无毒。主治痰满，胸协中痞，心腹结气，风头痛，去痰实，下气，治伤寒寒热，推陈致新，明目，益精。二月、八月采根，暴干"，但由于缺乏药物性状和植物形态描述，尚不能确定其物种来源。陶弘景的《本草经集注》以前胡和柴胡互证的方法说明前胡为伞形科植物。宋代《本草图经》曰："前胡，春生苗，青白色，似斜蒿，初出时有白芽，长三、四寸，味甚香美，又似茎蒿。七月内开白花，与葱花相类，八月结实，根细青紫色。"由此确认白花前胡为前胡的来源之一。李时珍《本草纲目》载："前胡味辛，气味平，阳中之阴，降也，乃手足太阴、阳明之药，与柴胡纯阳上升入少阳、厥阴者不同也。"由此可见，历代本草在沿革的过程逐渐翔实了前胡基源物种的记录。

前胡在蒙、侗、苗、白、壮等少数民族民间也被广泛使用。蒙药称为"汗特尔木、札尼布（译音）"，根治风热咳嗽，痰多气喘，胸膈满闷；侗药称为"娘岁帕、娘巴岁帕（译音）"，根治代喉老（老年咳嗽）；白药称为"宽无烂物、夸俄路夫（译音）"，根治感冒，上呼吸道感染，咳喘，痰多；苗药称为"郭撬榄、锐阿闷（译音）"，根治跌打损伤，痰热咳嗽，心腹气结；壮药称为"巴安巴（译音）"，全草治白带过多，肝炎，结膜炎，角膜炎；根用于贫痧（外感风热）、比耐来（咳痰）、墨病（哮喘）、沙呃（逆呃）、胴郎（食欲不振）、垩闷（胸闷）。

前胡根含多种香豆素类化合物（如白花前胡甲素、乙素、丙素、丁素）。现代药理研究表明，前胡香豆素类化合物在防治心血管疾病方面具有较高的医疗价值，已经证明前胡在降压、抗心衰、抗心脑缺血、止咳平喘、抗肿瘤方面具有显著的作用。

二、资源分布与栽培

前胡野生分布于甘肃、河南、贵州、广西、四川、湖北、湖南、江西、安徽、江苏、浙江、福建。生长于海拔 250 ~ 2000m 的山坡林缘、路旁或半阴性的山坡草丛中。在湖北（武汉、竹溪、房县、丹江口、宜昌、兴山、长阳、五峰、保康、红安、通城、崇阳、利川、建始、巴东、鹤峰、神农架）、湖南（邵东、洞口、新宁、城步、武冈、平江、慈利、宜章、芷江）、江西（浮梁、修水、彭泽、贵溪、寻乌、遂川、安福、井冈山、铜鼓、上饶、玉山、铅山、鄱阳）、陕西（西安、宝鸡、太白、富平、华阴、黄龙、汉中、略阳、佛坪、宁陕、平利、镇坪、旬阳、商洛、丹凤、商南、山阳）、甘肃（平凉、康乐）、河南（嵩县、鲁山、林州、焦作、修武、卢氏、灵宝、西峡、内乡、信阳）、安徽（黄山、歙县、休宁、祁门、定远、舒城、东至、宣城、泾县）、浙江（杭州、桐庐、淳安、临安、平阳、泰顺、开化、天台、遂昌、龙泉）、四川（广元、万源、松潘、小金、黑水、马尔康、雷波）、贵州（清镇、安顺、德江、兴义、兴仁）分布较多。

前胡主要栽培于我国安徽的宁国、歙县、黟县、绩溪、体宁，浙江的磐安、新昌、淳安、临安，湖北的秭归、兴山、夷陵区，贵州的凤冈、施秉、黄平、毕节，重庆的武隆、涪陵等地区。传统用药习惯将前胡药材分为两个规格：一般产于浙江、安徽的习称"宁前胡"，产于贵州、湖南、湖北、四川等地的习称"信前胡"。其中宁前胡主要为栽培品种，产量约占全国前胡的 80% 左右；信前胡主要以野生为主，产量约占全国的 20% 左右。截至 2012 年，我国前胡栽培面积达 18000 亩左右，产量在 300 万公斤左右。栽培地以安徽宁国最多，其栽培面积达 10000 余亩，年产前胡 100 万公斤，占全国市场需求量的 1/3 以上。

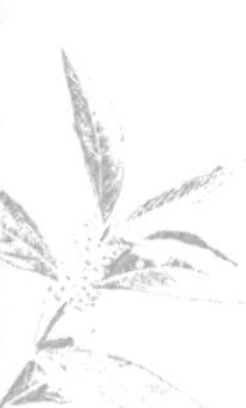

三、资源的利用与保护

1. 综合利用开发 前胡作为传统中药之一，常用于感冒、头痛、咳嗽、哮喘、胸闷的治疗，代表方剂有前胡散、前胡饮、大前胡汤。前胡是生产止咳化痰类药物的主要原材料，为太极急支糖浆、咳喘颗粒、杏苏止咳糖浆、咳喘顺丸、气管炎丸、羚羊清肺丸、京制咳嗽痰喘丸、小儿清肺化痰颗粒、通宣理肺丸、百咳净糖浆、安嗽糖浆、镇咳糖浆等中成药的主药。现代研究发现，前胡香豆素类化合物在防治心血管疾病方面具有较高的医疗价值，已经证明其在降压、抗心衰、抗心脑缺血、止咳平喘、抗肿瘤方面具有显著的作用。此外，前胡挥发油提取物经试验具有良好的驱虫效果。

2. 资源保护和可持续发展 全国前胡野生资源蕴藏量较大，但由于前胡为多年生草本植物，生产周期相对较长，生态环境的自然修复时间漫长，因此在采挖利用野生资源时必须制定合理的采挖方案以确保资源的可持续利用和生态环境保护；同时，前胡不同于其他药材一样可长时间存放，其所含挥发性成分较高，不宜于长时间贮存，当年产出的药材须当年使用，因此不同产区因地制宜制定不同的采挖方案对前胡的合理开发利用具有重要的意义。

【评述】

1. 我国前胡属植物有40种、7变种，其中有8种、1变种为我国药用植物特有种（见表2-14），这些植物作为地方性中草药在保证人民的健康方面发挥着巨大的作用，但同时有越来越多的前胡代用品、类似品渐渐进入了商品前胡的行列。除此之外，一些区域还将其他属植物如田葛缕子 *Carum buriaticum* Turcz.、南竹叶环根芹 *Cyclorhiza peucedanifolia* (Franch.) Constance、橄绿阿魏 *Ferula olivacea* (Diels) Wolff ex Hand.-Mazz.、滨海前胡 *P. japonicum* Thunb.、异叶茴芹 *Pimpinella diversifolia* DC.、全叶滇芎 *Physospermopsis alepidioides* (Wolff et Hand.-Mazz.) Shan 等植物的根来冒充前胡药材使用，导致前胡商品质量良莠不齐。因此，今后在加强前胡正品和伪品鉴别研究的同时，可深入挖掘本属其他药物资源，开展这些资源的化学、生物活性等方面的比较研究和资源利用价值，对于前胡属资源的合理保护与利用、寻找新资源无疑具有积极的意义。

表 2-14 我国前胡属药用植物特有种

种名	拉丁学名	分布	利用情况
竹节前胡	*P. dielsianum* Fedde ex Wolff	重庆、湖北西南部	
台湾前胡	*P. formosanum* Hayata	广东、广西、江西南部、台湾中部	
广西前胡	*P. guangxiense* Shan et Sheh	广西西部	
华北前胡	*P. harry-smithii* Fedde ex Wolff	甘肃东南部、河北、河南西部和南部、内蒙古南部、陕西南部、山西中部和东北部、四川东北部	
华中前胡	*P. medicum* Dunn	重庆、广东北部、广西东北部、贵州东部、湖北西部、湖南、江西西部、四川东北部	彝药

续表

种名	拉丁学名	分布	利用情况
前胡	*P. praeruptorum* Dunn	安徽、福建、甘肃、广西、贵州、河南、湖北、湖南、江苏、江西、四川、浙江	侗药、白药、苗药、壮药、蒙药
红前胡	*P. rubricaule* Shan et Sheh	四川南部、云南西北部	
长前胡	*P. turgeniifolium* Wolff	甘肃南部、四川北部	
泰山前胡	*P. wawrae* (H. Wolff) Su ex M.L.Sheh in R. H. Shan et M. L. Sheh	安徽、江苏西部和北部、山东	

2. 野生前胡资源开发利用目前还存在许多问题。开发较早、人口稠密的山地、丘陵地区，资源蕴藏量已大幅度下降；而人烟稀少的部分中山、高山地区，前胡资源则处于自生自灭的状态。建议在资源利用率偏低、蕴藏量比较大的地区加强前胡药材收购，以均衡不同地区前胡药材采挖及合理开发利用。同时，进一步加强对前胡栽培技术的研究，建立健全GAP规范化种植标准，增加技术投入，提高亩产，规范前胡田间管理，以提高前胡生产技术、产量和质量。

（晋　玲　马晓辉）

参考文献

[1] 陈士林. 中国药材产地生态适宜性区划. 北京：科学出版社，2011.

[2] 韩邦兴，王德群. 白花前胡生物学特性初步研究. 中国野生植物资源，2008，27(4)：44-46.

[3] 何冬梅，吴斐华，孔令义. 白花前胡药理作用的研究进展. 药学与临床研究，2007，15(3)：167-170.

[4] 王慧民. 前胡的本草考证. 中国中药杂志，1996，21(12)：710-712.

[5] 熊永兴，陈科力，刘义梅，等. 药用植物白花前胡资源调查. 时珍国医国药，2013，24(11)：2787-2789.

[6] 杨银书，张继军，罗晓红. 复方前胡挥发油驱避剂的研制. 中华卫生杀虫药械，2007，13(1)，29.

51 柴首

Bupleurum chaishoui Shan et Shen

为伞形科柴胡属多年生草本植物，分布于四川省，生长于海拔2100～2700m的向阳山坡矮灌丛中，其根及根茎在部分地区作为中药柴胡使用，其地上部分在四川亦做柴胡使用，均具有解郁调经的功效。用于肝郁不舒，月经不调。

一、传统用药经验与药用历史

柴胡始载于《神农本草经》，被列为上品，主心腹肠胃中诸气、饮食积聚、寒热邪气、推陈致新。柴胡一直存在多品种混杂使用的现象。外形上，柴首虽与同地区广泛分布的竹叶柴胡 *B. marginatum* Wall. ex DC. 和马尔康柴胡 *B. malconense* Shan et Y. Li 相似，但其茎基部多分枝，呈指状丛生，上部叶较短，灰绿色，通常向下反折；根及根颈部粗壮，木质化，易折断；韧皮部油胞多，呈棕红色，可以作为品种间的区别特征之一。本品为《四川省中药材标准》（1987年版）《全国中草药汇编》《新编中药志》等收载，在重庆称“都柴首”，仅四川部分地区和贵州有使用习惯，为少数老中医习用。川产柴胡往往习用全草，仅柴首用根和根茎。目前，该品地上部分和地下部分多分开采收，并分开销售和使用。

柴首的化学成分主要有黄酮类、皂苷类和挥发油类，其中黄酮类成分主要包括山柰酚、山柰酚-7-*O*-α-L-鼠李糖苷、槲皮素、芦丁、异鼠李素；皂苷类成分包括槲皮素-3-*O*-β-D-葡糖糖苷、广寄生苷、柴胡皂苷a、柴胡皂苷d、柴胡皂苷c、柴胡皂苷e、3′-*O*-乙酰基柴胡皂苷a、3′-*O*-乙酰基柴胡皂苷d、6-*O*-乙酰基柴胡皂苷d；挥发油类包括月桂酸、肉豆蔻酸等。文献报道柴胡皂苷a、柴胡皂苷b、柴胡皂苷c混合物能明显增加大鼠的蛋白质的生物合成，柴胡皂苷具有抗实体肿瘤细胞分子黏附、干扰肿瘤细胞S期DNA合成及蛋白质代谢、抑制细胞增殖、诱导细胞凋亡等抗肿瘤作用。

二、资源分布与栽培

柴首分布区狭窄，仅分布于四川省阿坝藏族自治州茂县、汶川、黑水三县，分布于干旱河谷生态脆弱区，生境为干旱灌丛。目前尚无人工引种报道。

三、资源利用与保护

柴首分布区极为狭窄。由于其价格较马尔康柴胡昂贵，且主要以根和根茎入药，因而常年采挖已经造成资源蕴藏量大幅减少，资源解体危机大。

鉴于本品资源量分布面积小，蕴藏量少，有必要从资源保护角度探讨其是否有深入开发的价值。如本品药效较同类药材优势明显，则有必要开展人工驯化与规模化栽培研究，提高市场供应量，减少对野生资源的过度利用；如果药效不具明显优势，建议减少收购量以保护野生资源。

【评述】

目前，全国有 20 多种柴胡属植物在不同地区作为地方习用中药入药，逐步形成区域性的药用资源。如《四川省中药材标准》（2010 年版）所收载的“竹叶柴胡”，为竹叶柴胡 *B. marginatum* Wall. ex DC.、马尾柴胡 *B. microcephalum* Diels. 或马尔康柴胡 *B. malconense* Shan et Y. Li 的干燥全草，其中，马尔康柴胡是“竹叶柴胡”主流药材，该版标准去掉了分布区狭窄的柴首 *B. chaishoui*。因此，从资源保护角度考虑，深入开展柴首应用价值研究及寻找其代用品研究意义重大。此外，为保障柴胡属药用植物使用的安全性和有效性，今后有必要比较众多柴胡属药用植物的化学与药效差异，特别是研究四川地区传统使用地上部分的科学性。

（古　锐　蒋舜媛）

参考文献

[1] 金惠芳，蒋毅，罗思齐. 空心柴胡和柴首根部的化学成分研究. 中国中药杂志，1996，21(12)：739-741.

[2] 马亚民，杨长江，王林凤. 柴胡本草考证. 陕西中医学院学报，2001，24(2)：42-43.

[3] 闫婕. 马尔康柴胡不同部位药用价值. 成都：成都中医药大学，2014.

[4] 王玉庆，牛颜冰，秦雪梅. 野生柴胡资源调查. 山西农业大学学报，2007，27(1)：103-107.

52 粉防己

Stephania tetrandra S. Moore

为防己科千金藤属多年生草质藤本植物，分布于浙江、安徽、福建、台湾、湖南、湖北、江西、广西、广东和海南等省区，生长于村边、旷野、路边等处的灌丛中。其干燥根为中药材防己，被《中国药典》（2015 年版）收载，具有祛风止痛，利水消肿的功效。用于风湿痹痛，水肿脚气，小便不利，湿疹疮毒。

一、传统用药经验与药用历史

防己始载于《神农本草经》，列为中品，“主风寒，温疟热气诸痫，除邪，利大小便，一名解离，生川谷”，在其后的历代本草均有防己的收载，并有木防己和汉防己之分，张仲景《金匮要略》区分使用二者，分别以防己黄芪汤（即汉防己汤）和木防己汤为代表方，前者主治“风湿，脉浮，身重，汗出恶风者……难以曲伸”，而后者则主治“膈间支饮，其人喘满，心下痞坚，面色黧黑，其脉沉紧”，据考证，汉防己为马兜铃科植物异叶马兜铃 *Aristolochia heterophy* la Hemsl.（即汉中防己），木防己为防己科植物木防己 *Cocculus trilobus* (Thunb.) DC.。从汉代至清代年间，防己药用来源都是以马兜铃科异叶马兜铃为主，而关于粉防己历代本草中并未记载，从民国时期开始，粉防己才作为防己使用，并以此作为防己的主要药用来源，《中国药典》（2000 年版）中收载了马兜铃科植物广防己 *A. fangchi* Y. C. Wu ex L. D. Chow et S. M. Hwang 亦作为防己使用，至《中国药典》（2005 年版）开始，粉防己作为防己唯一的基源植物使用，用于水肿脚气、小便不利、湿疹疮毒、风湿痹痛、高血压。

粉防己在民族药中也有药用，景颇药中用于治风湿性关节炎，高血压；德昂药中用法与景颇药中类同；畲药中用于治中暑腹痛，急性胃肠炎，风湿痛，胃及十二指肠溃疡，水肿，痢疾，痈疽肿毒；土家药中用于治湿气骨痛，腰腿痛，外伤出血，痢疾，腹胀痛，外伤磨水（酒），或捣烂外敷用于痈疖、流痰。

粉防己中化学成分主要为双苄基异喹啉类生物碱，其中主要药用单体成分为粉防己碱和防己诺林碱。现代药理研究表明，粉防己具有抗心律失常、抗心肌缺血、抗脑缺血、抗肾缺血、抗高血压、抗炎、抗肿瘤多药耐药性、抗神经毒性、抗细菌、抗真菌、抗病毒等作用。

二、资源分布与栽培

粉防己在我国南方大部分省区均有分布，但主要分布于江西、安徽、湖北及浙江的少数地方。由于粉防己种子具后熟特性，生长年限长，一般 7 ~ 8 年方能入药，产量低，栽培难度较大，目前主要依靠野生资源，药材主产于江西和皖南接壤一带，江西是粉防己的道地产区。

三、资源利用与保护

防己为常用中药，在我国具有悠久的药用历史，但由于历史原因，致使伪品较多，《中国药典》（2000 年版）收载了粉防己和广防己，但因广防己中含具有肾毒性物质马兜铃酸，国家食品药品监督管理局于 2004 年取消广防己药用标准，《中国药典》从 2005 年版开始则只收载了粉防己，广防己的使用受到限制，因此粉防己的需求压力进一步加大，野生资源破坏较为严重，产地范围渐向赣、皖、鄂交界的狭小地带集中，近年仅江西的吉安、宜春、抚州、景德镇，皖南池州、宣城、铜陵、黄山等的少数地区尚有部分资源分布，湖北境内分布已很零星。因此当前亟待对粉防己开展野生资源保护，同时积极开展粉防己野生变家种及相应的规范化种植研究，以保障粉防己药材的市场供应。

【评述】

由于马兜铃酸的肾毒性已得到确认，出于临床用药安全考虑，马兜铃科植物广防己的药用标准被取消，防己科植物粉防己代之在临床使用。有毒性研究指出粉防己亦存在肝、肾毒性，指出临床将粉防己替代广防己使用有一定安全风险。因此应对粉防己中马兜铃酸类及其衍生物的分布特征及毒性进行深入研究，以期为科学评价粉防己及其替代广防己的安全性提供科学依据。

（徐　雷）

参考文献

[1] 陈薇. 防己类中药的本草考证及不良反应的研究. 成都：成都中医药大学，2006.

[2] 呙未，沈湛云，刘春生，等. 皖赣两省野生粉防己资源调查报告. 中华中医药杂志，2010，25(6)：909-911.

[3] 胡世林. 防己的本草考证. 现代药物与临床，2009，24(5)：286-288.

[4] 胡世林，张宏启，陈金泉，等. 广防己毒性的初步研究. 中药材，2003，26(4)：274.

[5] 梁琦，倪诚，颜贤忠，等. 广防己、粉防己的肝肾毒性及代谢组学比较研究. 中国中药研究，2010，35(21)：2882-2888.

[6] 马红梅，张伯礼. 粉防己及其替代广防己的安全性质疑. 天津中医药，2005，22(3)：248.

[7] 倪诚. 广防己和粉防己及其配伍黄芪的效毒研究. 北京：北京中医药大学，2007.

[8] 邢志博，王凤梅，王翠平，等. 粉防己有效成分的药理活性研究进展. 中国实验方剂学杂志，2014，20(9)：241-246.

[9] 左坚. 皖南及周边地区粉防己药材资源调查及质量差异研究. 济南：山东中医药大学，2011.

53 桑寄生

Taxillus sutchuenensis (Lecomte) Danser

为桑寄生科钝果寄生属寄生灌木。分布于四川、贵州、陕西、山西、河南、甘肃、广西、广东、江西、浙江、福建、台湾等地。常寄生于桑树、梨树、李树、梅树、油茶、厚皮香、漆树、核桃或栎属、水青冈属、桦属、榛属等植物上。其干燥带叶茎枝为我国常用中药材，以植物名“四川寄生”分别被《四川省中药材标准》（1987, 2010）收载为药材“寄生”、被《贵州省中药材标准》（1988）收载为药材“桑寄生”的基源植物之一，具有祛风湿、补肝肾、强筋骨、止血、降压的功效。用于风湿性关节炎，腰膝酸痛，高血压症，小儿惊风。

一、传统用药经验与药用历史

桑寄生以“桑上寄生”之名始载于《神农本草经》，列为上品。《神农本草经》记载“桑上寄生味苦，平。主腰痛，小儿背强，痈肿，安胎，充肌肤，坚发齿，长须眉。其实，明目、轻身、通神。”但无产地和原植物描述。据本草考证，汉代至唐代以前，“桑上寄生”来源单一，应为槲寄生 *Viscum coloratum* (Kom.) Nakai；自宋代起桑寄生药材中出现了桑寄生属植物，发展成为多基源药材，《证类本草》等文献显示，人们在宋代已经认识到桑寄生被鸟食其子散布寄生于不同寄主上形态有不同，药性有差异；明代《本草纲目》从产地及特征区分出寄生有两大类，所载“桑上寄生”原植物经考证应为桑寄生 *T. sutchuenensis*；清代《植物名实图考》描绘的原植物与《本草纲目》一致，且描绘出更为精确的钝果寄生属植物特征。《本草纲目》记载桑寄生的采收使用方法“须自采或连桑采者乃可用”，性味功效“味苦、平、无毒。主治膈气、胎动腹痛、毒痢脓血、脉搏弱、下血后元所虚乏、腰膝无力”，沿用至今，与现代应用基本一致。《中国植物志》认为桑寄生 *T. sutchuenensis* 是中药材桑寄生的正品，在《中药大辞典》《全国中草药汇编》（第 2 版）以及《中华本草》等现代中药专著中均收载为桑寄生基源植物之一，但从未被《中国药典》收载。

桑寄生作为一种寄生植物，由于寄主不同，化学成分及药理作用呈现一定差异。研究发现桑寄生科药用植物的主要有效成分包括黄酮类、生物碱、萜类以及有机酸等小分子化合物和多肽、蛋白、凝集素以及多糖等高分子化合物。从寄生于梨树的桑寄生中分离得到了槲皮素（quercetin），槲皮素 -3-*O*-β -D- 半乳糖（quercetin-3-*O*-β -D-galactoside），异槲皮苷（isoquercitrin），槲皮苷（quereitrin），芦丁（rutin），没食子酸（gallieacidl），阿魏酸（ferulieaeid），β - 谷甾醇（β - sitosterol），胡萝卜苷（daueosterol）。现代药理研究表明，桑寄生及同属植物具有心血管调节、利尿、降血脂、抗脂质过氧化、抗微生物、镇静及抗肿瘤等作用。

二、资源分布与栽培

桑寄生分布于长江流域及以南各省区，据《中国植物志》记载，云南、四川、甘肃、陕西、山西、河南、贵州、湖北、湖南、广西、广东、江西、浙江、福建、台湾等省区有分布。生于海拔 500 ~ 1900m 的山地阔叶林中，常寄生于桑树、梨树、李树、梅树、油茶、厚皮香、漆树、核桃或栎属、水青冈属、桦属、榛属等植物上。《本草纲目》云："人言川蜀桑多，时有生者。他处鲜得。"但吴家荣等人在四川、重庆调查发现，寄生在桑树上的寄生现今已极为少见，仅在四川凉山州的甘洛县和普格县偶见。

目前尚无人工栽培报道。

三、资源利用与保护

1. 综合开发利用 调查表明，桑寄生 *T. sutchuenensis* 是市场上中药材桑寄生的主要来源之一，也是四川、贵州等地药用的主流品种。桑寄生主要作为饮片或原料应用于临床或中成药生产，以桑寄生为主要原料的准字号中成药有壮骨关节丸、壮腰健肾丸、安坤赞育丸、参茸白凤丸、参茸保胎丸、脂脉康胶囊、人参再造丸、平肝舒络丸、调经促孕丸、舒筋活络酒等 100 多个品种。

2. 资源保护和可持续发展 鉴于桑寄生成分、药效与植物寄主密切相关且寄主复杂，有必要通过人工种植从源头上确保桑寄生药材的纯正，避免寄主混乱影响临床使用的安全性和有效性，有学者提出遵循本草，返璞归真，在桑树上种植驯化桑寄生，但该类植物的传播方式、繁殖规律、生活习性及生长周期等仍需进一步研究。在林业上，本属植物为一种寄生性有害物种，寄生在寄主的茎干、枝条上，形成丛状物，大量消耗寄主的营养而影响寄主正常生长，严重时可能导致寄主死亡，在某些地区，甚至会大面积危害人工林。因此，可将资源利用与林场植物保护结合，促进该植物的可持续利用。

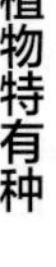

【评述】

1. *Flora of China* 将原槲寄生亚科中 3 个属独立为槲寄生科，桑寄生科在全球约有 60 ~ 68 属，700 ~ 950 种，主要分布在热带和亚热带地区，少数种类分布在温带。我国有 8 属 51 种，其中 18 种为中国特有种。2015 年版《中国药典》收载的桑寄生来源于该科钝果寄生属植物的广寄生（药典中植物名为"桑寄生"）*T. chinensis* (DC.) Danser。同属的 9 个特有种植物除桑寄生外，还有锈毛钝果寄生 *T. levinei* (Merr.) H. S. Kiu、毛叶钝果寄生 *T. nigrans* (Hance) Danser、滇藏钝果寄生 *T. thibetensis* (Lecomte) Danser 等 3 种植物有药用记载，其功效与桑寄生药材相似。由于桑寄生科植物的半寄生性生物学特征，呈现广寄性特点，加之其主要通过鸟类进行传播，因此桑寄生科植物比专性寄生植物具有更为复杂的地理分布特征，从热带、亚热带至温带地区、从沿海丘陵地带至高原山地均见有分布。鉴于桑寄生寄主植物种类繁多，一定程度上影响着药材质量的安全性、稳定性和有效性，应加强对不同基源种特别是不同寄主植物来源的桑寄生科药用植物的研究，规范药材来源与使用。

2. 桑寄生制剂在癌症的辅助治疗上具有广阔的应用前景，近年来国内对桑寄生科药用植物研究的工作重点也逐步转移到抗肿瘤研究方面，如对寄生在木麻黄树上的广寄生研究表明其活性部位对白血病细胞增殖抑制作用明显；广西民间用寄生于三尖杉上的桑寄生治肺癌、淋巴肉瘤、子宫颈癌等。因此，加强桑寄生治疗癌症的药效物质筛选与药效评价，对开发以桑寄生为原料的创新药物具有积极意义。

（古　锐　蒋舜媛）

参考文献

[1] 陈江张，冯峰. 四川寄生的化学成分研究. 中药材，2007，30(11)：1393-1395.

[2] 龚祝南，王峥涛，徐洛珊，等. 桑寄生的本草考证研究. 时珍国药研究，1997，8(2)：99-101.

[3] 郝俊，王惠民. 桑寄生的本草考证. 中药材，2000，23(10)：649-651.

[4] 李永华，卢栋，赵明惠，等. 广西桑寄生科药用植物资源的开发与应用研究. 广西医学，2006，28(11)：1695-1698.

[5] 李永华，阮金兰，陈士林，等. 中国桑寄生科 Loranthaceae 药用植物资源学研究进展. 世界科学技术 - 中医药现代化，2011，11(5)：665-669.

[6] 庞正轰，周燕萍，曹书阁，等. 桑寄生危害西南桦人工林的调查研究. 广西科学，2012，19(2)：187-191.

[7] 张瑾. 桑寄生的成分分析及其抗白血病细胞活性部位的筛选研究. 广州：广州中医药大学，2011.

[8] 周汉华，刘晓龙，钱海兵，等. 不同寄主上的桑寄生药材毒性的比较研究. 中国实验方剂学杂志，2013，19(24)：274-277.

54 黄草乌

Aconitum vilmorinianum Kom

为毛茛科乌头属多年生草本植物，分布于云南中部、四川（会理）及贵州西部。生于海拔 2100 ~ 3000m 间山地灌丛中。其块根为传统中药黄草乌，具有祛风除湿、温经止痛、解毒消肿等功效。为西南地区民间习用药材。

一、传统用药经验与药用历史

草乌是我国重要的传统中药材，入药始载于《神农本草经》，在我国已有 2000 多年的应用历史。与《中国药典》收录的基源植物北乌头 *A. kusnezoffii* Reichb 不同，1974 年版和 1996 年版《云南省药品标准》规定草乌为黄草乌或滇南草乌 *A. austroyunnanense* W. T. Wang 的干燥块根，而 2005 年版《云南省中药材标准》明确规定药材黄草乌来源于植物黄草乌的干燥块根。黄草乌在西南地区民间广为药用，地方名又称"草乌"（贵州、云南）、"藤草乌"（四川、贵州）、"昆明堵喇"（云南）。其味苦、辛、麻，性温，有剧毒，具有祛风除湿、温经止痛、解毒消肿的功效。临床用于风寒湿痹、手足厥冷、跌打损伤、疮毒等症的治疗。一般 6 ~ 9g 煎汤或泡酒内服；外用适量，研粉调涂，或泡酒擦。贵州民间也常取黄草乌治风湿关节痛和毒疮。黄草乌在藏族民间习用，其藏药名为"榜那"，除用其块根治疗流感、炭疽病、风湿痛外，还用其叶、花、花蕾治疗发热性疼痛、头痛、牙痛等。

黄草乌对人体的多种疾病均有明显的防治效果，其块根中含有两种结晶生物碱：黄草乌碱甲、黄草乌碱乙及一些微量生物碱，具有镇痛、镇静、局部麻醉、消炎等功效，是多种中成药的主要原料。黄草乌对糖尿病、高血压、中风偏瘫、口眼歪斜、风湿肿痛、肢体麻木等病症治疗具有较大潜力。

二、资源分布与栽培

黄草乌分布在我国云南中部和西部，四川（会理），贵州西部，西藏东部高原地带，在云南分布于昆明、嵩明、玉溪、寻甸、马龙、罗平、大理、宝山等地。随着人为掠夺式采挖，黄草乌野生资源已近匮乏，生产区以人工栽培为主。在云南玉溪市、红河州、楚雄市、昆明市等地均有种植，云南省内一些野生主产区已把种植驯化作为发展草乌种植产业的主要手段，其主要集中在禄劝、武定、玉龙、华宁、泸西等以发展民族药为主的地州县市。据相关统计，目前云南省黄草乌的种植总面积达到 3 万多亩，平均产量达到每亩 400 ~ 600kg，产值达到上亿元。

三、资源利用与保护

1. 综合开发利用 黄草乌是云南省优势药物资源，也是云南伤科用药的重要处方药，在云南白药、云南红药、虎力散、三乌胶、百宝丹、肿痛搽剂、肿痛气雾剂、无敌膏等名方名药中发挥着重要作用，成就了这些药物在临床上的独特优势疗效。黄草乌素有大补药之称，在云南民间每逢入冬时节、天气变寒冷之时，人们就比较喜欢煮炖荒草药膳来驱寒暖身，并将黄草乌炖煮加工后作为保健滋补治疗之品食用，如草乌炖鸡、炖猪脚、炖狗肉、炖羊肉、炖牛蹄等药膳。云南大部分地区都有煮食鲜黄草乌的习俗，用来增强机体免疫调节功能，抵抗病毒侵害。此外，黄草乌还可以作饲料的添加剂等。

2. 资源保护和可持续发展 多年来人们对黄草乌野生资源无序过度的采挖，不仅使其生态环境遭受严重破坏，野生资源也急剧减少，而国内外对黄草乌的需求量却有增无减。今后应加强黄草乌良种快速繁殖技术，将黄草乌产前、产中、产后连为有机的整体；结合黄草乌中药材规范化、规模化发展的方向以及提高种植规范化程度，扩大规模化生产道路。

【评述】

1. 乌头属植物全世界约有 350 种，分布于北温带，我国有 165 种，大部分为重要的药用植物，其中 36 种为我国药用植物特有种（表 2-15），这些特有种被分布区域内的少数民族广泛使用。如在藏医药中，供药用的乌头属植物种类繁多。《晶珠本草》中将乌头属植物分为“白、黄、红、黑”4 类，其中白、黄、红三种乌头类藏药是无毒的，而黑种乌头类藏药是有剧毒的。青藏高原上乌头属植物分布种类较多，如西藏有乌头属植物 44 种，青海有乌头属植物 8 种、2 变种，各地藏医习惯使用的品种存在地域性差异，也存在着用药的安全隐患。从保障临床安全的角度看，草乌属植物作为毒性药物，澄清品种，明确基源与质量显然极为重要，今后应加强此类药物的规范使用。

2. 黄草乌为毒性药材，一般炮制后使用。近些年来随着草乌中各种有效成分的分离，草乌中各有效成分的药理作用也不断被人们发现，例如现代药理学证明乌头碱具有镇痛、麻醉、消炎、降压、抗癌等作用。今后应加强对黄草乌药理方面的深入研究，减小或避免其毒副作用，用于指导临床应用和新剂型的开发，以提高黄草乌的开发利用价值。

3. 黄草乌为剧毒植物，但因其增强机体免疫调节的功效，在民间常作为补药食用，如云南大部分民间就有煮食鲜黄草乌的习俗。虽然我国各民族在长期的生产生活实践中，已经积累了丰富的乌头“制毒”和炮制经验，但因使用不当而导致的中毒事件仍时有发生。因此今后在服用草乌类补药时，必须经严格炮制，并严格控制用量。

表 2-15 我国乌头属药用植物特有种

种名	拉丁学名	分布	利用情况
短柄乌头	*A. brachypodum* Diels	四川、云南	藏药、傣药、景颇药
弯短距乌头	*A. brevicalcaratum* (Finet et Gagnep) Diels	四川西南部、云南	藏药
褐紫乌头	*A. brunneum* Hand.-Mazz.	甘肃西南部、青海东南部、四川西北部	藏药

续表

种名	拉丁学名	分布	利用情况
弯喙乌头	*A. campylorrhynchum* Hand.-Mazz.	甘肃西南部，四川	
大麻叶乌头	*A. cannabifolium* Franch. ex Finet et Gagnep	湖北西部、陕西南部、四川东北部	土家药
察瓦龙乌头	*A. changianum* W.T.Wang	西藏东南部、云南	德昂药、阿昌药、景颇药、布依药、蒙药、侗药
祁连山乌头	*A. chilienshanicum* W. T. Wang	甘肃、青海东北部	
苍山乌头	*A. contortum* Finet et Gagnep	云南西北部	
粗花乌头	*A. crassiflorum* Hand.-Mazz.	四川西南部、云南西北部	土家药、基诺药、傣药、佤药、彝药、毛南药、仫佬药、侗药、苗药、瑶药、藏药、蒙药、壮药、朝药、哈尼药
马耳山乌头	*A. delavayi* Franch	云南西北部	
敦化乌头	*A. dunhuaense* S. H. Li	吉林	
西南乌头	*A. episcopale* H. Lév	贵州西部、四川西南部、云南	白药、彝药
镰形乌头	*A. falciforme* Hand.-Mazz.	四川西部、云南	
赣皖乌头	*A. finetianum* Hand.-Mazz.	安徽南部、福建、湖南、江西、浙江	
伏毛铁棒锤	*A. flavum* Hand.-Mazz.	甘肃、内蒙古、甘肃南部、青海、四川西北部、西藏北部	傈僳药、纳西药、彝药、白药
台湾乌头	*A. formosanum* Tamura	台湾北部	
丽江乌头	*A. forrestii* Stapf	四川西南部、云南西北部	藏药、回药
大渡乌头	*A. franchetii* Finet et Gagnep	四川	
膝瓣乌头	*A. geniculatum* Fletcher et Lauener	四川、云南	藏药

续表

种名	拉丁学名	分布	利用情况
露蕊乌头	*A. gymnandrum* Maxim	甘肃南部、青海、西藏、四川西部、云南	藏药
川鄂乌头	*A. henryi* E. Pritz	甘肃南部、河南西部、湖北、湖南西北部、陕西东南部、山西南部、四川、浙江西部	藏药、白药、彝药、傈僳药、纳西药
锐裂乌头	*A. kojimae* Tamura	台湾南部	
工布乌头	*A. kongboense* Lauener	四川西部、西藏、云南西北部	朝药
凉山乌头	*A. liangshanicum* W. T. Wang	四川西南部	藏药
贡嘎乌头	*A. liljestrandii* Hand.-Mazz.	四川西部、西藏东部	
江孜乌头	*A. ludlowii* Exell	西藏	
小白撑	*A. nagarum* var. *heterotrichum* H. R. Fletcher et Lauener	云南	
德钦乌头	*A. ouvrardianum* Hand.-Mazz.	西藏东南部、云南西北部	藏药
铁棒锤	*A.pendulum* Busch	甘肃南部、河南西部、山西南部、四川西部、青海、西藏、云南西北部	藏药
多裂乌头	*A. polyschistum* Hand.-Mazz.	四川西部和西北部	
雷波乌头	*A. pseudohuiliense* Chang ex W. T. Wang	四川	
岩乌头	*A. racemulosum* Franch	贵州、湖北西部、四川、云南东北部	
狭裂乌头	*A. refractum* (Finet et Gagnep.) Hand -Mazz.	四川西部、西藏东部	土家药、藏药
直序乌头	*A. richardsonianum* Lauener	西藏东部	藏药
高乌头	*A. sinomontanum* Nakai	甘肃南部、广西东北部、湖北西部、陕西、山西、湖南中部和东部、贵州、江西西部和北部、河北、青海东部、四川、云南	土家药
玉龙乌头	*A. stapfianum* Hand.-Mazz.	云南西北部	维药

续表

种名	拉丁学名	分布	利用情况
草黄乌头	*A. stramineiflorum* Chang ex W. T. Wang et P. K. Hsiao	云南西北部	藏药
显柱乌头	*A. stylosum* Stapf	西藏东南部、云南西北部	
太白乌头	*A. taipeicum* Hand.-Mazz.	河南西部、陕西南部	
甘青乌头	*A. tanguticum* (Maxim.) Stapf	甘肃南部、青海东部、四川西部、西藏东部、云南西北部、陕西	
康定乌头	*A. tatsienense* Finet et Gagne	四川西部	
新都桥乌头	*A. tongolense* Ulbr	四川西部和西南部、西藏东部、云南西北部	藏药
直缘乌头	*A. transsectum* Diels	四川西部、云南西北部	
长白乌头	*A. tschangbaischanense* S. H. Li et Y. H. Huang	吉林	
黄草乌	*A. vilmorinianum* Kom	贵州西部、四川西南部、云南中部和北部	藏药
阴山乌头	*A. yinschanicum* Y. Z. Zhao	内蒙古南部	

（吕亚娜）

参考文献

[1] 邓廷丰，李培清．云南野生滇南黄草乌人工驯化栽培技术．农村实用技术，2001，(1)：15-19.

[2] 李明福．滇中黄草乌资源开发及种植被技术．安徽农业科学，2006，34(1)：11-14.

[3] 王卜琼，卫建荣，李红仙．黄草乌离体快繁技术研究．中国农学通报，2008，7(24)：235-237.

[4] 徐春燕，朱兆云，高丽，等．黄草乌的生药学研究．云南中医中药杂志，2009，2(30)：26-28.

[5] 杨秀兰，文正洪．黄草乌质量标准研究．中国民族民间医药杂志，2005，72：54-57.

55 匙叶小檗

Berberis vernae Schneid.

为小檗科小檗属落叶灌木，产于我国甘肃、青海、四川、宁夏、陕西、内蒙古等省区，生长于北温带的河谷、河滩草地及林缘灌丛中。其干燥根为《中国药典》（2015 年版）收载的中药材三棵针的主要来源，同时收载的基源植物还有拟獴猪刺 *B. soulieana* Schneid.、小黄连刺 *B. wilsonae* Hemsl.、细叶小檗 *B. poiretii* Schneid. 等同属植物。具有清热燥湿，泻火解毒等功效。主要治疗湿热泻痢，黄疸，湿疹，咽痛目赤，痈肿疮毒。匙叶小檗全身是宝，其枝、花、果实也可入药，根及茎皮还可用来制作染料。

一、传统用药经验与药用历史

匙叶小檗始载于《神农本草经》，原为中药黄柏（原名“檗木”）的基源植物，目前蒙、藏医仍沿用匙叶小檗为黄柏的植物基源。中医则演变为三棵针的基源植物，并沿用至今，具有较好的清热燥湿、泻火解毒等功效。常用于湿热泻痢、黄疸、湿疹、咽痛目赤、痈肿疮毒的治疗。《分类草药性》曰：“治跌打损伤，劳伤吐血”；《四川中药志》：“性寒，微苦”；《贵州草药》载：“解热，利湿，散瘀，止痛，凉血”。其还收载于《中国民族药志（第三卷）》《青藏药鉴》《中国藏药》《藏本草》《湖北植物大全》《黄土高原植物志》等地方药志和植物志，为藏、蒙、苗、维等民族民间医所用。使用禁忌：《本草蒙筌》述“病愈，即止，忌久服”。

匙叶小檗富含小檗碱、小檗胺、掌叶防己碱、药根碱等。现代药理研究表明：其具有一定的降压作用、抗菌作用及对抗大鼠和犬因环磷酰胺引起的白细胞下降的升白作用；对乌头碱、毒毛旋花苷 G、氯化钙及结扎冠脉引起的心律失常均有抑制作用；对兔离体心脏缺血再灌注引起的心功能损伤有保护作用，能促进心功能的恢复，延长心脏有效工作时间。

二、资源分布与栽培

根据记载，野生匙叶小檗分布于我国青藏高原东缘、秦岭西端、甘肃南部至西部、青海东部及宁夏等地区，主要包括甘肃省的岷县、临洮县，青海省的共和县、大通县、门源县、互助县，宁夏回族自治区的中卫沙坡头（腾格里沙漠），内蒙古自治区的鄂托克旗、乌审旗（毛乌素沙地），湖北省的利川市、巴东县、兴山县、神农架林区、房县、保康县、随州市，陕西省、四川省也有分布。

匙叶小檗栽培试验研究表明，通过种子处理、育苗基质、覆土深度、播种季节及管理等育苗技术，可使匙叶小檗播种出苗率提高 18%，生长量提高 37%。通过树种引育和区域造林试验选育出的匙叶小檗，也可用于低海拔地区极端立地条件和干旱荒坡造林，但大面积栽培种植尚未见报道。

三、资源利用与保护

1. 综合开发利用 匙叶小檗作为三棵针的基源植物之一，主要治疗急性肠炎、目赤、中耳炎、上呼吸道感染等疾病，是一种良好的抗菌消炎植物药。民间也作为中药黄连或黄柏的代用品使用，是一种乡村常用药材。民间根、花、果实皆可入药，果亦可食用，其根部富含黄色素，可作染料。并且匙叶小檗株型优雅、枝叶奇异、花色独特，可作为园林绿化及防护篱培植建设的观赏树种。

2. 资源保护和可持续发展 匙叶小檗属沙生落叶灌木，喜光耐寒耐旱，适合于平地沙地、河滩沙质地生长，种子萌发力强，但萌发时间长，是一种优良水土保持植物，但目前药材基本源于野生种，不能满足市场及其提取物生产的需求，基本依赖进口或替代。因此，加强匙叶小檗生物学特性与人工繁育技术的研究，提升质量控制与综合利用水平，发展规范化、规模化生产，是促进匙叶小檗资源利用和生态环境资源的可持续协调发展的必经之路。

【评述】

匙叶小檗叶形独特，花色鲜艳，为可观赏道地药材资源。小檗属是小檗科的优势属，全世界约有 500 余种，中国有 250 多种，实际应用中普遍存在同属多种药材替代和混淆现象。植物基源的准确性是保障药材质量的根本环节，因此，从生态学、分子生物学、化学与药学等多角度开展小檗属植物研究，建立小檗属标本库与活体保藏资源圃，对界定物种地位，发展药材资源的规范化、规模化、可持续性产业化利用具有重要意义。

（王果平　康喜亮）

参考文献

[1] 布日额，巴根那．蒙药材黄柏的本草考证．中药材，2007，30(8)：1037-1038.

[2] 崔现亮，陈文，陶川，等．青藏高原东缘 11 种小檗属植物种子萌发特性．生态学杂志，2010，29(8)：1505-1510.

[3] 邸多隆，刘晔玮．HPLC 法测定甘肃产小檗属植物不同部位的生物碱．中国中药杂志，2003，28(12)：1131-1133.

[4] 王志涛．青海省东部地区几种野生和引进树种育苗及造林技术研究．杨凌：西北农林科技大学，2009.

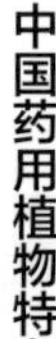

56 假贝母

Bolbostemma paniculatum (Maxim.) Franquet

为葫芦科假贝母属攀缘草本植物。分布于河北、山东、河南、山西、陕西、甘肃、四川东部和南部、湖南西北部。生长于阴山坡，现已广泛栽培。假贝母的干燥块茎为中药材土贝母，被《中国药典》（2015 年版）收载，具有解毒、散结、消肿的功效。用于乳痈、瘰疬、痰核。

一、传统用药经验与药用历史

土贝母之名最早见于清代《本草从新》。有学者认为，古代就有以本种混称贝母的现象，如《证类本草》所记载。《本草纲目》在“贝母”形态描述中，引陆玑（261—303 年）《诗疏》：“叶如栝楼而细小。其子在根下，如芋子，正白，四方连累相着，有分解”，所描述的应为本种。《本草从新》记述土贝母：“味苦。治外科痰毒。”清代《本草纲目拾遗》引《百草镜》中记载土贝母：“味苦性平，微寒无毒。能散痈毒，化脓行滞，解广疮结毒，除风湿，利痰，敷恶疮，敛疮口。”又引《茅昆来笔记》记载：“专消痈疽毒痰，杨梅结毒”。本草所记载的性味功效与现时土贝母效用基本一致。

假贝母鳞茎含有三萜皂苷（土贝母苷甲、土贝母苷乙）、甾醇类、有机酸和生物碱等化学成分。现代药理学研究发现，其在抗癌、抗肿瘤、抗炎、抗病毒等方面具有显著的药理作用，且毒性研究表明，土贝母皂苷的安全范围较大，具有开发成多种制剂的广阔前景。

二、资源分布与栽培

假贝母为我国特有种，分布于河南、河北、山西、内蒙古、山东、陕西、甘肃、云南、四川等地。土贝母（假贝母）商品药材历史上主要以野生为主，20 世纪末开发出以土贝母为原料的抗癌药，用量增加，野生资源难以满足需求，土贝母野生变家种很快发展起来。目前，人工种植已获成功，由于易于生长，产量颇丰。土贝母药材主产于河南、陕西、山西、河北等省。土贝母年需求量约 15 万公斤。

三、资源利用与保护

1. 综合开发利用 假贝母主要供药用，其鳞茎为中药材土贝母。土贝母可用于淋巴结结核，骨结核，乳腺炎，疮痈肿毒；外用治蛇、虫咬伤，外伤出血。可内服煎汤，或入丸、散。外用研末调敷或熬膏摊贴。近年来，由于土贝母中提取分离出来的土贝母皂苷具有抗病毒、抗肿瘤作用，引起广泛关注。将土贝母中皂苷成分配制成各种制剂用于治疗乳癌、疣症，治疗效果明显，无明显副作用。临床上也有将土贝母制成胶囊剂的相关报道，可用于治疗晚期乳腺癌。

2. 资源保护和可持续发展 土贝母属于中药材中的小品种，过去主要为野生，销路较为狭窄，年销量不大。自发现土贝母的抗癌疗效后，1997—1999 年药厂大量吸纳，因价高导致农民自发大量种植，引发严重供过于求，引起药材价格暴跌。目前已在市场低谷徘徊多年，价位较低，故种植面积大幅缩减。未来可进一步研究土贝母化学成分与抗肿瘤活性，对土贝母进行综合开发利用。

【评述】

假贝母属为中国特有属，有两种植物，均有药用记载。其另一种植物刺儿瓜 *B. biglandulosum* (Hemsl.) Franquet 亦为中国特有种，分布于云南，其叶用于治瘰疬，跌打损伤。假贝母作为我国特有属种植物应注重野生资源保护，加强人工繁育与合理种植研究，满足中药土贝母药用需求。

（冯学锋　马艺沔　郭宝林）

参考文献

[1] 赵宝林，刘学医. 药用贝母品种的变迁. 中药材，2011，34(10)：163-164.

[2] 朱海鸥，朱晓薇，侯文彬，等. 中药土贝母的现代研究进展. 时珍国医国药，2008，19(12)：2985-2987.

57 鹿蹄草

Pyrola calliantha Andres

为鹿蹄草科鹿蹄草属常绿草本状小半灌木，分布于陕西、青海、甘肃、山西、山东、河北、河南、安徽、江苏、浙江、福建、湖北、湖南、江西、四川、贵州、云南、西藏。生于山地针叶林、针阔叶混交林或阔叶林下。其干燥全草为中药材鹿衔草，被《中国药典》（2015 年版）收载，同时收载的基源植物还有普通鹿蹄草 *P. decorata* H. Andres。具有祛风湿，强筋骨，止血，止咳的功效。用于风湿痹痛，肾虚腰痛，腰膝无力，月经过多，久咳劳嗽。鹿蹄草被《北京市重点保护野生植物名录》收录为二级保护植物。

一、传统用药经验与药用历史

“鹿蹄草”之名始见于宋代《宝庆本草折衷》，在南宋地方性本草《履巉岩本草》也有载，但据考证分别为百合科植物玉簪 *Hosta plantaginea* 和堇菜属 *Viola* 植物。“鹿衔草”之名最早见于唐代《新修本草》，作为“薇衔”别名收载。“薇衔”始载《神农本草经》上经，又名“糜衔”，“乃《素问》所用治风病自汗药”(《本草纲目》)，《神农本草经》记载薇衔“味苦，平。主风湿痹，历节痛，惊痫，吐舌，悸气，贼风，鼠瘘，痈肿。”《新修本草》增补功效“暴症，逐水，疗瘘蹶。久服轻声明目”。鹿衔草在明代《滇南本草》中首次作为药材正名，记载：“味辛、凉，性温、平。无毒。走足少阴，添精补髓，延年益寿。治筋骨疼痛，痰火之症。煎点水酒服。”清代《植物名实图考》所载的鹿衔草“治吐血，通经有效……性益阳。”又称“破血丹”，“滇南尤多”，根据图文描述，其植物形态与《滇南本草》相符，“性温无毒，入肝、肾二经，强筋，健骨，补腰肾，生津液。”并认为在云南是作为一类药材的统称，“惟滇南凡草性滋养者皆曰鹿衔”。《中国药用植物志》(1958)确认《名实图考》中“鹿衔草”为鹿蹄草属植物，全草作收敛药，用于止血及愈创；民间亦作补药，有治虚劳、止咳、强筋健骨、补腰膝、生精液的功能。与现代用法基本一致。

鹿蹄草也是朝鲜族、侗族、苗族、土家族等少数民族的民间习用药，通常也是以全草入药。朝鲜用于治疗虚弱咳嗽，劳伤吐血，风湿关节痛，崩漏，白带，外伤出血，虚汗，半身不遂，脚气，水肿，结膜炎。侗药名“骂比康”，主治腰腿痛(耿龙耿幽)，老年咳嗽(代喉老)。土家药名“润雪莲”，治闭经，月家痨，干血痨，肺痨，腰肌劳伤等病症。苗族使用鹿衔草，主要功效为补肾、活血、止痛，用于肾虚血瘀型颈椎病所致的颈项胀痛麻木，活动不利，头晕耳鸣；入方的成药有苗山追风胶囊。

现代研究表明，鹿蹄草含有黄酮类、鞣质、酚类、醌类及氨基酸等其他成分，具有强心、扩张冠脉、降压、抗感染及改善冠心病症状、抗癌、抗衰老、抗炎、抗菌等作用。其中酚醌类活性成分鹿蹄草素和梅笠草素及其衍生物，具有广谱抗菌等生物活性，是天然的防腐组分和抗菌消炎的主要成分。

二、资源分布与栽培

据《中国植物志》，鹿蹄草野生分布于陕西、青海、甘肃、山西、山东、河北、河南、安徽、江苏、浙江、福建、湖北、湖南、江西、四川、贵州、云南、西藏等地。生于海拔700～4100m山地针叶林、针阔叶混交林或阔叶林下，在有较多枯朽落叶而排水良好的腐殖质上生长较好。因传统中医药方面应用较少，野生资源尚丰富，目前供应药用鹿衔草来源的鹿蹄草均为野生，人工栽培主要是在园林方面有作为耐荫的绿化植物进行引种驯化的报道。

三、资源利用与保护

1. 综合开发利用 鹿蹄草是常用滋补性中药材鹿衔草的基源植物之一，传统中医临床主要用于治疗类风湿、骨质增生、小叶增生等，现代临床上用于治疗高血压、冠心病、慢性痢疾、颈椎病等。入方中成药有藤黄健骨片、七味通痹口服液、鹿丹芪胶囊、藤黄健骨丸、抗骨增生片、前列通瘀片、岩鹿乳康片等。由于鹿衔草属于小品种，传统中医药领域中开发程度尚显薄弱。

随着对其化学活性成分及作用机理等的深入研究，鹿蹄草的应用已扩展到食品、化工、园林等领域，具有较大的开发潜能和开发价值。鹿蹄草所含鹿蹄草素具有低毒和广谱抗菌的作用，尤其在临床上对某些感染的疗效优于强力抗菌药物，被认为是中草药中最有可能应用于食品中的抑菌防腐剂，应用于食品工业，可作为营养型食品添加剂或营养保健食品的基质原料，农业上可用于果蔬保鲜，作为脲酶抑制剂应用于长效尿素产品、动物饲料等；鹿蹄草的提取液还研制成具有美白护肤、防晒祛斑性美容化妆品；此外，由于鹿蹄草具有常绿、耐寒、耐荫、夏季开花等特点，还可作为常绿耐荫地被植物用于城市园林绿化或室内绿化。

2. 资源保护和可持续发展 鹿蹄草的利用目前完全依靠野生资源，由于应用开发程度不深，市场需求量相对较少，从全国总体上看，鹿蹄草资源蕴藏量在短期内尚能满足市场。但随着鹿蹄草的综合价值的发掘和利用，单纯依赖野生采挖也必将面临资源危机，尤其北京等局部区域，资源被过度利用，野生资源已遭到较严重的破坏，被列入地区性二级保护植物名录，在这些地区应率先投入资金开展基础研究及人工引种驯化技术研究，建立种质资源收集保存基地和人工栽培基地，同时对野生资源通过禁采或轮采等措施进行有效的保护，为未来鹿蹄草资源的充分开发利用提供技术和资源的储备，促进其可持续发展。

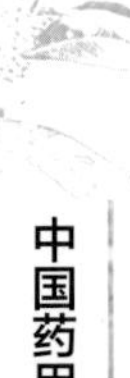

【评述】

鹿蹄草属有 30 ~ 40 种，我国有 26 种，全国南北各地均产，较集中分布在西南和东北，其中 15 种为我国药用植物特有种（见表 2-16）。《中国药典》（2015 年版）只收录了鹿蹄草和普通鹿蹄草作为鹿衔草的基源植物，而实际应用中远不止这两个种。新疆鹿蹄草在新疆地区有药用习惯，据研究，其与《中国药典》收载的鹿蹄草和普通鹿蹄草在成分上无明显差异；圆叶鹿蹄草 *P. rotundifolia* Linnaeus 曾被《四川省中药材标准》（1987 年增补版）、《贵州中药材标准》（1988）、《新疆维吾尔自治区药品标准》（1980）等地方标准作为鹿衔草的基源植物收载；《植物名实图考》有云："惟滇南凡草性滋养者皆曰鹿衔"，并载有由豆瓣鹿衔草、紫背鹿衔草、岩背鹿衔草、石斛鹿衔草、竹叶鹿衔草和龟背鹿衔草组成的"六味鹿衔草膏"，说明鹿衔草在云南实际上是作为一类药材的统称；在产地调查发现，四川鹿蹄草、皱叶鹿蹄草、紫背鹿蹄草、圆叶鹿蹄草等都有可能被采挖作鹿衔草在使用，在药材收购中老百姓基本分不清这些种间差异，可能会影响药材质量的稳定性，应在流通环节和消费终端加强监管。我国的鹿蹄草属植物资源非常丰富，特有种也较多，有研究显示多种植物具有生物活性，如大理鹿蹄草 *P. forrestiana* 的抗心室纤颤、增强心肌收缩力、耐缺氧作用均较强，其抗炎、镇痛作用不如鹿蹄草和普通鹿蹄草，从基础研究和多领域应用开发方面加强资源的开发利用对于鹿蹄草的资源保护和发现新资源具有积极的意义。

表 2-16 我国鹿蹄草属药用植物特有种

种名	拉丁学名	分布	利用情况
四川鹿蹄草	*P. szechuanica* Andres	四川	
鹿蹄草	*P. calliantha* Andres	安徽、福建、甘肃、贵州、河北、河南、湖北、湖南、江苏、江西、青海、山东、陕西、四川、西藏、云南、浙江	《中国药典》(2015年版）一部收载
紫背鹿蹄草	*P. atropurpurea* Franchet	甘肃、河南、青海、陕西、山西、四川、西藏、云南	
新疆鹿蹄草	*P. xinjiangensis* Y. L. Chou et R. C. Zhou	新疆（乌鲁木齐）	新疆民族常用药
花叶鹿蹄草	*P. alboreticulata* Hayata	台湾	
珍珠鹿蹄草	*P. sororia* Andres	西藏、云南	
山西鹿蹄草	*P. shanxiensis* Y. L. Chou et R. C. Zhou	山西	
皱叶鹿蹄草	*P.rugosa* Andres	甘肃、山西、四川、云南	
单叶鹿蹄草	*P. monophylla* Y. L. Chou et R. C. Zhou	云南	
长叶鹿蹄草	*P. elegantula* Andres	福建、广东	
贵州鹿蹄草	*P. mattfeldiana* Andres	贵州、四川	
马尔康鹿蹄草	*P. markonica* Y. L. Chou et R. C. Zhou	四川	
大理鹿蹄草	*P. forrestiana* Andres	湖北、湖南、四川、西藏、云南	
长白鹿蹄草	*P. tschanbaischanica* Y. L. Chou et Y. L. Chang	吉林（长白山）	

续表

种名	拉丁学名	分布	利用情况
台湾鹿蹄草	*P. morrisonensis* (Hayata) Hayata	台湾	

（周　毅　李兴平　蒋舜媛）

参考文献

[1] 付小普，贾娜尔，艾来提，等．新疆鹿蹄草的化学成分研究．时珍国医国药，2007，18(5)：1117-1118.

[2] 李绪玲．鹿衔草的药理作用及临床应用研究进展．中国医学创新，2010，7(12)：185-186.

[3] 李秀婵，周永录，黄霞，等．鹿蹄草不同品种药理作用比较研究．中药材，1997，20(8)：402-40.

[4] 孙彩玉，陈忠，王威威，等．鹿蹄草资源的开发与利用研究．北方园艺，2011，(01)：220-222.

[5] 宋平顺．鹿衔草与鹿蹄草名实考．中药材，1993，16(1)：40-42.

[6] 王储炎，艾启俊，陈勰，等．鹿蹄草的化学成分、生理功能及其在工业中的应用．中国食品添加剂，2006，(5)：127-131.

[7] 谢志民，姜谋志．鹿衔草和鹿蹄草的本草考证．中药材，1996，19(1)：38-41.

58 淮通

Aristolochia moupinensis Franch.

为马兜铃科马兜铃属木质藤本植物，又名宝兴马兜铃、穆坪马兜铃、木香马兜铃，分布于四川、云南、贵州、陕西及湖北等省，生长于高山峡谷的林下、溪沟边、灌丛中阴湿处。其干燥藤茎为四川、云南、贵州等省地方习用药材，曾被《四川省中药材标准》（1977）、《藏药标准》（1979）和《贵州省中药材质量标准》（1988）以“木香马兜铃”之名收载，被《四川省中药材标准》（1987）以“穆坪马兜铃”之名收载，而《四川省中药材标准》（2010）未再收载。具除烦退热，行气下乳，排脓止痛功效。

一、传统用药经验与用药历史

历代本草未见记载，但在四川、云南、贵州等省有较长使用历史，为民间习用药材。最早见于《四川中药志》(1960)，又称“淮木通”，其功效记载为：“除烦退热，行水下乳，排脓止痛。治湿热壅滞身肿，通五淋，利小便，疗痈肿、恶疮”。《四川常用中草药》《四川中草药栽培》《四川省中药饮片炮制规范》等地方中药书籍多有收载，故被收入《四川省中药材标准》(1987)淮通药材项下，记录功效与四川各中药书籍一致；但又同时被作为防己药材的基源植物之一，根茎主治水肿，淋沥，风湿骨痛。《云南中草药》(1971)记载：“清热除湿，排脓止痛。治湿热小便不利，尿血，阴道滴虫，湿疹，荨麻疹，风湿关节痛。”《贵州省中药材、民族药材质量标准》(2003)记载：“祛风止痛，利水消肿。用于湿热身痛，风湿痹痛，下肢水肿，小便不利”。各地的用法大同小异。

淮通在云、贵、川主要为民族地区使用较广的常用药材，药用历史悠久，《中国民族药志要》记载其为藏族、傈僳族、白族、彝族、纳西族、普米族、壮族及佤族等民族习用药。藏药名“哇力嘎”“帕勒嘎”“爬力嘎”，茎及根茎用于血热，肺热，肝热，六腑热，及由此引起的疼痛，胃痛，高血压等。彝药名“布什都扎”，根和茎主心口痛，冷气病，腹胀，风湿病，以及干疮等症。纳西药名“防腐己”，根茎治风湿跌打，胃痛。傈僳药名“阿恰子”，叶主治乳腺炎；鲜茎叶主治小儿惊风；根茎主治腰膝酸软，急性肠胃炎。壮药名“谩葱”，佤药名“车路下”，均使用全株治颈部淋巴结核。

现代研究表明其根、茎中含马兜铃酸Ⅰ、尿囊素、丁香酸、对香豆酸、马兜铃酸Ⅳ、β-谷甾醇、木兰花碱、马兜铃酸Ⅳ甲醚、棕榈酸、马兜铃酸Ⅱ、去甲氧基穆坪马兜铃酰胺、马兜铃酸Ⅳ甲醚甲酯和穆坪马兜铃酰胺。根中马兜铃总酸含量达0.58%。淮通具有增强免疫功能、抗癌作用，对心血管和平滑肌具有一定作用，但其中的马兜铃酸具有一定毒性，主要引起肝肾损害，使肾脏发生破坏性改变。

二、资源分布与栽培

据《中国植物志》等文献，淮通野生分布于四川（甘孜藏族自治州泸定县、雅安市石棉县、凉山彝族自治州冕宁县和昭觉县）、重庆（南川区、万县、涪陵区）、云南（楚雄彝族自治州武定县、迪庆藏族自治州维系傈僳族自治县、大理白族彝族自治州鹤庆县、保山市腾冲县）、贵州（铜仁市江县）、浙江（杭州市昌化镇）、江西（九江市庐山）等地。生于海拔约2000～3000m的林缘或林中。

《四川中草药栽培》(1972)等文献有栽培技术研究方面的记载，因用量小，尚未见有人工栽培的报道。

三、资源利用与保护

淮通在四川、云南、贵州分布广泛，资源较为丰富，作为云贵川等地民族民间的地方习用品种，市场流通量不大，药材主产于四川凉山、雅安、成都、涪陵等市、州。在产地收购、市场流通中，包括木通、川木通、关木通、淮通等在内的四种来源的药材常被统称为木通，因此过去常被混在川木通中销售和使用，但淮通并非《中国药典》收载的“木通”的基源植物，其使用的合法性受到了严格管制。此外，由于国内外对含马兜铃酸成分的药材和成药的合理应用的广泛关注，陆续在外贸出口及使用方面受到限制，比如美国 FDA 列出的禁止进口的多种草药和中成药清单中，既包含有木通类药材中的淮通，也对淮通的应用造成了负面影响。但是作为在民族民间临床上长期使用的常用药材，临床功效、药效物质基础和作用机理上应当有其特点，而相关基础研究薄弱，制约淮通药材药用价值的开发。应以民族医临床应用为基础，进行深入研究，充分发挥其特点，从而拓展对淮通资源的开发及合理利用。

【评述】

1. 马兜铃属植物共有约 400 种，我国产 45 种，其中 33 种为中国特有种（见表 2-17）。本属盛产药用植物，包含木通、马兜铃、广防己等常用中药和民族民间有药用记录的中草药共计约 29 种，占本属全部种类的 60% 以上，其中特有种有 25 种，占该属全部药用植物的 86.2%。本属有 12 种药用植物先后被各种标准收载，其中的特有种关木通、广防己、青木香等均曾被《中国药典》收载，但因马兜铃酸事件，最终在 2005 年版及以后药典中保留的仅有药材天仙藤和马兜铃的基源植物马兜铃 *A. debilis* Sieb. et Zucc. 和北马兜铃 *A. contorta* Bunge。对于此类在我国民族民间长期使用，并被现代药学研究证明有较强生物活性和毒性的药用植物，应有客观正确的认识，既要避免不当用药对人体造成不可逆的伤害，又需要在合理开发利用方面进行有益探索，使之更好地服务于人类健康。

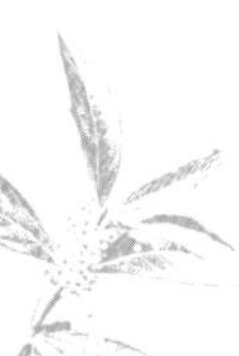

表 2-17 我国马兜铃属药用植物特有种

种名	拉丁学名	分布	利用情况
华南马兜铃	*A. austrochinensis* C. Y. Cheng et J. S. Ma	福建、广东、广西、海南	
竹叶马兜铃	*A. bambusifolia* C. F. Liang ex H. Q. Wen	广西	
翅茎马兜铃	*A. caulialata* C. Y. Wu ex J. S. Ma et C. Y. Cheng	福建、云南	
长叶马兜铃	*A. championii* Merr. et Chun	广东、广西、贵州、四川	瑶药；民间块根药用

种名	拉丁学名	分布	利用情况
苞叶马兜铃	*A. chlamydophylla* C. Y. Wu ex S. M. Hwang	广西、云南	
瓜叶马兜铃	*A. cucurbitifolia* Hayata	台湾	
山草果	*A. delavayi* Franch.	四川、云南	
广防己	*A. fangchi* Y. C. Wu ex L. D. Chow et S. M. Hwang	广东、广西、贵州	土家药、瑶药；民间块根药用
通城虎	*A. fordiana* Hemsl.	广东、广西	壮药；民间根药用
大囊马兜铃	*A. forrestiana* J. S. Ma	云南	
福建马兜铃	*A. fujianensis* S. M. Hwang	福建、浙江	
黄毛马兜铃	*A. fulvicoma* Merrill et W.Y.Chun	海南	
优贵马兜铃	*A. gentilis* Franch.	四川、云南	
海南马兜铃	*A. hainanensis* Merr.	广西、海南	民间叶、根药用
南粤马兜铃	*A. howii* Merr. et Chun	海南	民间块根药用
凹脉马兜铃	*A. impressinervis* C. F. Liang	广西	民间全株药用
昆明马兜铃	*A. kunmingensis* C. Y. Cheng et J. S. Ma	贵州、云南	
广西马兜铃	*A. kwangsiensis* Chun et How ex C. F. Liang	福建、广东、广西、贵州、湖南、四川、云南、浙江	瑶药、仫佬药、傣药、景颇药、壮药；块根药用
关木通	*A. manshuriensis* Komarov	黑龙江、吉林、辽宁、甘肃、湖北、陕西、山西、四川	茎入药
寻骨风	*A. mollissima* Hance	安徽南部、贵州、河南、湖北、湖南、江苏、江西、陕西、山东、山西、浙江	民间全株药用
淮通	*A. moupinensis* Franch.	福建、贵州、湖南、江西、四川、云南、浙江	藏药、傈僳药、白药、彝药、纳西药、普米药、壮药
偏花马兜铃	*A. obliqua* S. M. Hwang	云南	当地民间药用
卵叶马兜铃	*A. ovatifolia* S. M. Hwang	贵州、四川、云南	

续表

种名	拉丁学名	分布	利用情况
多型马兜铃	*A. polymorpha* S. M. Hwang	海南	
革叶马兜铃	*A. scytophylla* S. M. Hwang et D. L. Chen	广西、贵州、四川、云南	
川西马兜铃	*A. thibetica* Franch.	四川、云南	
海边马兜铃	*A. thwaitesii* Hook.f.	广东、香港	民间块根药用
背蛇生	*A. tuberosa* C. F. Liang et S. M. Hwang	广西、贵州、湖北、湖南、四川、云南	民间根药用
辟蛇雷	*A. tubiflora* Dunn	安徽、福建、甘肃、广东、广西、贵州、河南、湖北、湖南、江西、四川、浙江	土家药、苗药、瑶药、壮药；根和果实药用
囊花马兜铃	*A. utriformis* S. M. Hwang	云南	
过石珠	*A. versicolor* S. M. Hwang	广东、广西、云南	民间块根药用
香港马兜铃	*A. westlandii* Hemsl.	广东	
中甸马兜铃	*A. zhongdianensis* J. S. Ma	云南西北部（中甸）	

2. 常见的木通类药材包括木通、川木通、关木通、淮通。其中木通来源于木通科植物木通 *Akebia quinata* (Thunb.) Decne.、三叶木通 *A. trifoLiata* (Thunb.) Koidz. 或白木通 *A. trifoliata* (Thunb.) Koidz. var. *australis* (Diels) Rehd. 的干燥藤茎；川木通来源于毛茛科植物小木通 *Clematis armandii* Franch. 或绣球藤 *C. montana* Buch.-Ham. ex DC. 的干燥藤茎；关木通来源于马兜铃科植物东北马兜铃 *Aristolochia manshuriensis* Kom. 的干燥藤茎。国家药品监督管理局已经于 2003 年取消关木通药用标准，木通和川木通则均收载于《中国药典》（2015 年版）一部，但木通市场流通量很少。目前市场上流通的木通类药材以川木通为主，淮通则易被混入川木通和木通中使用。因此应当加强对川木通和淮通这类资源蕴藏量较大且具有一定使用历史的木通类品种的研究，尤其是安全性和有效性的研究，细化临床用药要求，以综合利用川木通和淮通药材资源，满足市场需求。

（曾　锐　蒋舜媛）

参考文献

[1] 笪红远. 马兜铃酸和“马兜铃酸肾病”涉及新药研发方面问题的思考. 中药药理与临床，2001，17(5)：47-48.

[2] 刘洪波，王玉玲. 木通及其类似品种辨析. 中国基层医药，2001，8(3)：239-240.

[3] 张丹翎，伏晓，黄小敏. 木通类药材鉴别及规范应用. 黑龙江科技信息，2010，3：183.

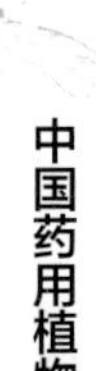

59 淫羊藿

Epimedium brevicornu Maxim.

为小檗科淫羊藿属多年生草本植物。分布于陕西、甘肃、山西、河南、青海、宁夏、四川。生长于沟边灌丛中，北侧和偏北侧山坡灌草丛中，或林缘。淫羊藿以及箭叶淫羊藿 *E. sagittatum* (Sieb. et Zucc.) Maxim.、柔毛淫羊藿 *E. pubescens* Maxim.、朝鲜淫羊藿 *E. koreanum* Nakai 和巫山淫羊藿 *E. wushanense* T. S. Ying 的干燥叶为中药材淫羊藿，被《中国药典》（2015 年版）收载，味辛、甘，性温，入肝、肾经。具有补肾阳，强筋骨，祛风湿的功效。用于肾阳虚衰，阳痿遗精，筋骨痿软，风湿痹痛，麻木拘挛。

一、传统用药经验与药用历史

淫羊藿始载《神农本草经》，列为中品。唐代《新修本草》曰：淫羊藿“俗名仙灵脾是也。”根据本草考证，历代本草所描述淫羊藿与淫羊藿图，与现代药用的淫羊藿属植物类似。《神农本草经》记载淫羊藿“味辛寒。主阴痿绝伤，茎中痛，利小便，益气力，强志。”《名医别录》认为淫羊藿“无毒。主坚筋骨，消瘰疬、赤痈。下部有疮，洗出虫。”唐代《药性论》认为淫羊藿药性为“甘，平。”《蜀本草》记载其“性温”。《日华子本草》进一步说明淫羊藿的功效为“治一切冷风劳气，补腰膝，强心力，丈夫绝阳不起，女子绝阴无子，筋骨挛急，四肢不任，老人昏耄，中年健忘。”从历代本草可以看到，古人对淫羊藿性味的认识在唐代发生改变，从《神农本草经》的味辛寒，到认为其味辛甘，性温而无毒；对淫羊藿的功效认识也在不断扩展补充。淫羊藿可以单味浸酒服，用于肾阳虚衰的阳痿，遗精，或与其他中药配伍使用。以淫羊藿为主药的古代医方有：用于风走疼痛、往来不定的仙灵脾散；用于历节痛风、手足顽痹、行走艰难的仙灵脾煎等。淫羊藿现代应用与历代本草记载基本一致。

淫羊藿是苗族习用药材，在《湘兰考》里记载，淫羊藿地上部分可用于阳痿、腰膝痿弱、四肢麻痹、神疲健忘与更年期高血压。

淫羊藿的地上部分含黄酮类、木脂素、多糖、生物碱、苯酚苷等多种成分。黄酮是淫羊藿中主要成分，是一类带有异戊烯基的黄酮醇苷类，包括淫羊藿苷，朝藿定 A、B、C，淫羊藿次苷Ⅱ，鼠李糖基淫羊藿次苷Ⅱ，箭藿苷 A，箭藿苷 B，淫羊藿素，去甲基淫羊藿素等。淫羊藿黄酮有抗骨质疏松、免疫调节、抗心肌缺氧、改善心脏血液流变性、促进雄性生殖系统和生殖内分泌功能、抗炎、抗肿瘤、抗衰老、雌激素样等作用。

二、资源分布与栽培

淫羊藿为我国特有种，野生分布于甘肃南部、陕西北部、山西南部、河南西部，以及青海、宁夏、四川与上述区域临近的少部区域。生长于海拔 650 ~ 3500m 的沟边灌丛中、山坡阴湿处或林缘。淫羊藿商品药材目前全部来自野生。本种的药材主产于甘肃南部、河南西部与陕西秦岭北坡。甘肃产淫羊藿主要分布于陇南市、甘南藏族自治州及定西市南部的岷县、漳县、榆中县兴隆山马衔山脉沿线，平凉崆峒山区也有少量分布。

淫羊藿适宜生长的土壤环境为弱碱性环境，适宜于土壤有机质、全氮、碱解氮、速效钾高含量的林区种植，目前尚未开展规模化栽培。淫羊藿属植物的种子具有形态和生理休眠现象，种子繁殖需要打破休眠，淫羊藿也可以分根繁殖，但繁殖系数比较低。

市场上，淫羊藿药材以甘肃产淫羊藿、长白山产朝鲜淫羊藿、四川北部产柔毛淫羊藿为主；其余还包括陕西商洛产柔毛淫羊藿、汉中产柔毛淫羊藿和淫羊藿，以及安康产巫山淫羊藿，贵州、湖北和湖南产淫羊藿属其他物种也供药用。淫羊藿药材的年需求量约为 6000 ~ 7000 吨。甘肃淫羊藿目前年产量不足 1500 吨，其他产区淫羊藿药材产量也逐年下降，淫羊藿药材资源呈供不应求之势。

三、资源利用与保护

1. **综合开发利用** 淫羊藿是中国传统中药材，在中国有两千多年的应用历史。除用于补肾壮阳祛风湿，还可用于治疗骨质疏松、高血压、冠心病和更年期综合征等多种疾病，尤其是近年来有发现淫羊藿具有抗乳腺癌、前列腺癌等作用，更增加了淫羊藿的利用价值。近年来，应用淫羊藿的中成药有治疗肾虚作用的汇仁肾宝、补肾益寿胶囊、安神补脑液、龟龄集、男宝、前列回春片、调经促孕丸、喘可治注射剂、和古汉养生精等。强筋骨的药物有壮骨关节丸、抗骨增生丸。祛风湿药物有风湿酒、复方仙灵风湿酒。还有治疗骨质疏松的仙灵骨葆胶囊和淫羊藿总黄酮胶囊，抗更年期疾病的乳疾灵颗粒，提高免疫力的康艾扶正胶囊，以及治疗心血管疾病的心通口服液、护心胶囊、解心痛片等。除用于中成药外，淫羊藿还可以用作保健品、食品和兽药，如淫羊藿为保健酒“劲酒”的主要成分，其提取物可供出口。淫羊藿的根及根茎也可以药用。除药用外，淫羊藿还可作为园艺观赏植物。

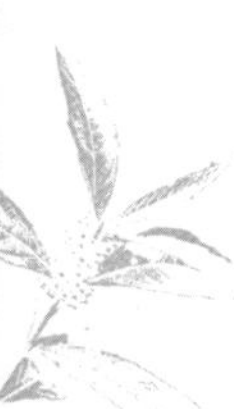

2. **资源保护和可持续发展** 甘肃产淫羊藿因品质良好、价格上涨幅度较大，四川、东北等产区的价格也呈上涨趋势。随着淫羊藿需求量的增大，经销商直接向农户收购，导致无序采收，甚至将野生植株连根挖掘，资源被大面积破坏。因此，保护利用淫羊藿野生资源，开展野生抚育与人工栽培，促进其可持续发展迫在眉睫。

【评述】

1. 淫羊藿属是小檗科的一个中等属，现在全世界有 57 个物种，中国有 47 个物种，除朝鲜淫羊藿（*E. koreanum*）尚分布于朝鲜外，均为中国特有种。从资源利用的角度，中国之外的分布区日本、地中海地区均未有使用淫羊藿的传统用药习惯，也没有较大的资源，因此中国是淫羊藿的唯一资源国家。由于淫羊藿属植物药用部位为叶，不同物种比较容易混淆，因此淫羊藿也是常用中药中混淆问题最为严重的中药材之一；另一方面，淫羊藿属植物中含有的黄酮类成分为其有效成分，不同物种含有的成分种类基本相同，不同物种间不同成分的相对含量类似，因此以成分为指标的不同物种间代用应该是可行的。

2. 淫羊藿药材也是迄今常用中药中仍旧依赖野生资源的品种之一，资源短缺问题比较突出。在贵州、湖南等地有尝试引种驯化和栽培化工作，种子繁殖技术已经成熟，大面积规模化种植即将实现。

3. 经过化学和药理的深入研究，淫羊藿的传统应用基本都得到了现代研究的证实。此外，研究发现其在防治骨质疏松、雌激素样作用、心血管作用、抗肿瘤等方面具有较好的作用，部分与传统功效有一定关系，其中第一项作用已经成为淫羊藿资源被利用的主要应用途径。目前，具有抗肝癌、白血病和前列腺癌的单体成分淫羊藿素（药品名暂称为阿克拉丁）已经进入Ⅲ期临床，具有很好的应用前景，将成为淫羊藿资源的又一重要利用途径，未来淫羊藿的资源压力将进一步加大。

（冯学锋　郭宝林　马艺沔）

参考文献

[1] 郭宝林，肖培根. 中药淫羊藿主要品种评述. 中国中药杂志，2003，28(4)：303-307.

[2] 裴利宽，郭宝林. 近十年中药淫羊藿药材和饮片研究进展. 中国中药杂志，2007，32(3)：466-471.

[3] 裴利宽，黄文华，何天谷，等. 中药淫羊藿主要资源种类药材质量的系统研究. 中国中药杂志，2007，32(21)：2217-2222.

[4] 彭玉德，黄文华，郭宝林. 淫羊藿提取物的质量研究. 中国中药杂志，2007，32(18)：1858-1861.

[5] 唐春风，黄文华，彭玉德，等. 生长季节变化对朝鲜淫羊藿中黄酮类成分的影响. 中国中药杂志，2007，32(22)：2438-2440.

60 宿柱梣

Fraxinus stylosa Lingelsh.

为木樨科梣属小乔木，产我国甘肃、陕西、四川、河南、湖北等地，生长于温带至亚热带杂林中。其干燥树皮为我国常用中药材秦皮，被《中国药典》（2015年版）收载，同时收载的基源植物还有苦枥白蜡树 *F. rhynchophylla* Hance、白蜡树 *F. chinensis* Roxb.、尖叶白蜡树 *F. szaboana* Lingelsh.。具有清热燥湿，收涩止痢，止带，明目的功效。用于湿热泻痢，赤白带下，目赤肿痛，目生翳膜。

一、传统用药经验与药用历史

秦皮为传统常用中药，始载于《神农本草经》，列为中品，谓“秦皮味苦寒，主风寒湿痹，洗洗寒气，除热，目中青翳白膜，久服头不白，轻身。生川谷”。以“梣”为秦皮的植物名，始见于《淮南子》，谓：“夫梣木色青又愈翳而蠃蜗愈睆，此皆治目之药也，人无故求此物者，必有蔽其明者”。秦皮在文献中记载别名甚多，如石檀（《吴氏本草》）、青皮木（《说文解字》）、樊槻皮（《名医别录》）、苦历木（高诱注《淮南子》）、苦树（《新修本草》）、白桪木与桪木皮（《本草拾遗》）、秦白皮（《药性论》）、盆桂（《日华子本草》）、秦木（《本草纲目》）等。

宿柱梣树皮含七叶素、七叶苷、秦皮苷、丁香苷、宿柱白蜡苷。现代药理研究表明：七叶苷及秦皮苷均有抗炎作用，秦皮苷有利尿、促进尿酸排泄等作用。

二、资源分布与栽培

宿柱梣产于南北各省区，多为栽培，野生分布于甘肃、陕西、四川、河南、贵州、湖北、重庆等地。生长于海拔 800 ~ 3200m 的山地杂木林中，沿秦岭北坡一线陕西户县至甘肃舟曲贡巴河等地分布较广，河南的太行山、伏牛山有分布。

本种在我国栽培历史悠久，分布甚广。主产于伏牛山区的灵宝、卢氏、西峡、嵩县等市县。主要经济用途为放养白蜡虫生产白蜡，尤以西南各省栽培最盛。贵州西南部山区栽的枝叶特别宽大，常在山地呈半野生状态。宿柱梣性耐瘠薄干旱，在轻度盐碱地也能生长。商品秦皮药材主产于陕西，按树皮性状差异常区分为“陕西秦皮”和“陕西白点秦皮”。

三、资源利用与保护

1. 综合开发利用 我国秦皮资源丰富，价格低廉，有效成分清楚，药理作用广泛，毒副作用小，且临床应用范围广，是极其重要并有很大开发利用价值的道地中药材。此外，本属树木木质坚韧，树干挺拔，树形端正，枝繁叶茂，秋叶橙黄，是优良的行道树和遮阴树。宿柱梣在园林应用中可孤植、丛植、行植，可作行道树、庭院树、公园树等，也是制作盆景的良好材料。

2. 资源保护和可持续发展 有学者对宿柱白蜡树有效成分秦皮甲素、秦皮乙素含量测定的结果表明，春季采剥的树皮有效成分含量高于其他季节，15 年生以下的枝皮有效成分含量高于 15 年以上的树干皮，有效成分主要分布于韧皮部薄壁组织中。白蜡虫生产利用过的枝皮有效成分含量无明显减少，根皮含量高于枝皮，环状剥皮后的再生新皮含量亦较高，木材、叶、花、果实中所含有效成分甚微，为合理开发和利用提供了科学依据。

【评述】

1. 本属植物约 60 余种，我国产 27 种，1 变种。本属植物大多具有重要经济价值，宿柱梣、苦枥白蜡树、白蜡树、尖叶白蜡树的树皮作为中药“秦皮”，广泛用于消炎解热，有收敛止泻的功效；另外本属很多树种可用于放养白蜡虫，取蜡为工业上重要原料。其中以白蜡树最常见于栽培，历史悠久。除宿柱梣外，小叶白蜡树 *F. bungeana* DC. 和秦岭白蜡树 *F. paxiana* Lingelsh. 也是我国药用植物特有种，小叶白蜡树分布于安徽、河北、河南、辽宁、山东、山西，作为藏药和佤药在民间应用；秦岭白蜡树分布于湖北、湖南、陕西。今后可加强这些珍贵药用资源的保护和应用研究。

2. 宿柱梣作为药材秦皮的来源之一，其有效成分具有多种生物活性，但在新药研发和活性成分结构修饰上研究较少，今后有待进一步利用现代药学的研究手段，对其有效成分进行合理的开发利用，将其直接开发成新药，或以有效成分为先导化合物，设计合成更有效的新药，扩展秦皮的临床应用范围。

3. 秦皮药材除《中国药典》收录的正品来源外，尚有同属植物秦岭白蜡树 *F. paxiana* Lingelsh.、水曲柳 *F. mandshurica* Rupr. 和毛白蜡树 *F. pennsylvanica* Marsh 等树皮在一些地区作为秦皮入药。今后在加强秦皮正品和伪品鉴别研究同时，也可深入挖掘本属其他药物资源，开展这些资源化学、生物活性等方面的比较研究和资源利用价值评价，对于本属资源的合理保护与利用、寻找新资源无疑具有积极的意义。

（晋　玲　马晓辉）

参考文献

[1] 顾苏俊，刘 萍，张玉萌，等. 秦皮提取工艺的正交试验研究. 中草药，2006，37(8)：1183-1187.

[2] 刘国荣. 我国白蜡属植物的园林研究进展. 中国园艺文摘，2013(12)：73-75.

[3] 徐士印，叶景丰. 白蜡树属树木国内外繁殖研究进展. 防护林科技，2014(2)：44-46.

[4] 周军辉，刘国宇，张蕾，等. 宿柱白蜡树中秦皮甲素和秦皮苷的分离纯化工艺研究. 中国植物园，2011(14)：5-7.

61 密齿天门冬

Asparagus meiocladus H. Lévl.

为百合科天门冬属多年生草本植物。分布于我国四川、贵州和云南。生长于海拔 1300 ~ 3500m 的林下、山谷、溪边或山坡上。密齿天门冬的块根为药材小天冬，具有养阴生津，润肺清心的功效。用于肺燥干咳，虚劳咳嗽，津伤口渴，心烦失眠，内热消渴，肠燥便秘。

一、传统用药经验与药用历史

天门冬始载于《神农本草经》，列为上品。“天门冬，一名颠勒。味苦，平，无毒。主诸暴风湿偏痹，强骨髓，杀三虫，去伏尸。久服轻身，益气延年”；《名医别录》记载天门冬“甘，大寒，无毒。保定肺气，去寒热，养肌肤，益气力，利小便，冷而能补，不饥”；《本草纲目》还记载天门冬“镇心，润五脏，补五劳七伤，吐血，治嗽消痰……润燥滋阴，清金降火。阳事不起，宜常服之”。本草考证显示，历代本草收载的天门冬的基源植物，除《中国药典》（2015 年版）收载的天门冬 *A. cochinchinensis* (Lour.) Merr. 外，还有同属植物密齿天门冬、西南天门冬 *A. munitus* F. T. Wang et S. C. Chen、羊齿天门冬 *A. filicinus* D. Don。密齿天门冬在《四川省中药材标准》（1987 年版）里的药材名为天冬，为与《中国药典》收载的天门冬相区别，2010 年版《四川省中药材标准》改为小天门冬。密齿天门冬在贵州西北部称为“壳天冬”，用药经验与其他地区相同。

密齿天门冬在彝族和民间也有应用，《全国中草药汇编》（第 3 版）收载其具有润肺、止咳、滋阴的功效，用于肺痨久咳、咳嗽、潮热咯血、支气管炎、乳汁少、水肿、疝气。彝药名为“莫补”，《彝医植物药》（续集）收载其根主治心悸不安、劳累、百日咳、咳嗽、胸痛、无名肿毒、肺痨、腹痛、跌打伤、风湿等。

密齿天门冬的块根含 β- 谷甾醇、胡萝卜苷、正 - 三十二碳酸、棕榈酸、9- 二十七碳烯、菝葜皂苷元、薯蓣皂苷元、菝葜皂苷元 -3-*O*-[α-L- 鼠李吡喃糖基（1-4）]-β-D- 葡萄吡喃糖苷等多种成分，多糖和皂苷是主要成分。现代药理研究表明，密齿天门冬具有抗肿瘤、保护心肌、抗菌、镇咳祛痰和提高免疫力的功能。

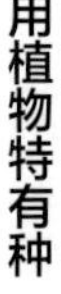

二、资源分布与栽培

密齿天门冬为我国特有植物，分布于四川西南部、贵州东南部、云南西北部至东南部。主产于四川和云南。四川凉山州各县有较长的自产自销历史，产地包括米易、布施、昭觉、盐源、宁南、会东、越西、甘洛、西昌等地，1973 年以后开始逐年扩大收购，调销省内外，在四川和广西的中药材专业市场上有流通和销售。目前未见关于密齿天门冬人工栽培的报道，商品全部来源于野生资源。

三、资源利用与保护

1. 综合开发利用 一些地区习惯将小天冬与天冬混用，市场流通中把块根小的药材商品都称为小天冬，块根大的都称为天冬。明确原料为小天冬的药材很少。以天冬为原料开发的中成药产品则有天冬素片、乌鸡白凤丸、天王补心丸等。

2. 资源保护和可持续发展 作为中国特有植物，应尽量减少采挖密齿天门冬的野生资源。密齿天门冬非《中国药典》收载的天冬药材基源，不能与天冬混用。今后的研究结果如能提供更多密齿天门冬有效成分与药理作用的佐证，也应优先发展栽培生产，保护野生资源。

【评述】

1. 广西是天冬商品药材的主产地和主要集散地，传统栽培的天门冬因为块根个头小而俗称“小天冬”，应注意与四川产地的密齿天门冬区别应用。

2. 密齿天门冬的研究仍很少，应尽快开展其化学、药理、良种繁育、栽培技术等研究，以促进其科学用药及可持续利用。

（谢月英）

参考文献

[1] 罗向东，徐国钧，徐珞珊，等．中药天门冬类的本草考证．中国中药杂志，1996，21(10)：579-580.

[2] 赵明．我国天门冬研究的概况及展望．内江师范学院学报，2005，20(6)：52-55.

[3] 张天友，秦松云．天门冬的本草考证．中药材，1992，15(12)：43-44.

[4] 张天友，秦松云．四川天门冬属植物资源．资源开发与保护，1992，8(4)：268-269.

[5] 张天友，秦松云．川产天门冬的药源调查及商品鉴定．中药材，1992，15(4)：23.

62 紫参

Rubia yunnanensis Diels

为茜草科茜草属多年生草本植物，别名大理茜草、滇茜草、滇紫参等，分布于我国四川西南部和云南的中部和北部，生长于海拔2000～3000m的向阳山坡地，疏林下灌丛草地。其干燥茎及根茎为传统名贵中药小红参，具有活血止血，活血祛瘀的功效；其地上部分为中药“小茜草”，具有补血活血，祛风除湿的功效。

一、传统用药经验与药用历史

紫参入药始载于《滇南本草》，药材又名滇紫参、云南茜草、小红药、小活血等，主要用于治疗头晕，月经不调，跌打损伤，风湿疼痛，外伤出血，贫血等症。紫参药材曾被收载于1977年版《中国药典》、1974年版《云南省药品标准》、1988年版《贵州省中药材质量标准》、2003年版《贵州省中药材、民族药材质量标准》。

紫参在云南多个少数民族如彝族、白族、傈僳族、纳西族、普米族等民间有广泛应用，各民族有其独特的用药经验。彝族民间多本医药文献中有紫参治疗疾病的记载，如《医病好药书》中记载以紫参、松笔头、小马桑叶地丁等煎水内服可治疗跌打损伤；《彝药本草》中记载紫参可用于治疗头昏头痛，妇女经期腹痛，四肢麻木，关节疼痛，风寒湿痹，手足麻木，筋骨疼痛，半身不遂，久年痿软，远年流痰等；《彝族验方》中以紫参、满山香、鸡肉参、天麻、土连翘水煎内服治疗脉管炎；《云南彝医药》中记载紫参具有活血通络，补血宁心，润肺止咳的功效，可用于治疗不孕，跌打劳伤，痛经闭经等。白族以紫参的根和根茎入药，主要用于治疗跌打损伤，月经不调，闭经，瘀血肿痛等。傈僳族以紫参的根入药，主要用于治疗头晕，失眠，肺结核，风湿，跌打损伤，月经不调，吐血等。普米族以紫参的根和根茎入药，主要用于治疗跌打损伤，风寒湿痹，胃痛，失眠，心烦等症。纳西族民间主要用紫参治疗冠心病心绞痛和闭经。

现代研究表明，紫参含有蒽醌类、乔木萜烷型三萜类、环己肽类、香豆素类、木脂素类、芳香酸类、甾醇类、黄酮类等化合物。主要有抗癌作用、抗心肌缺血活性、升高白细胞、调节T淋巴细胞、抑制NO产生等活性。

二、资源分布与栽培

紫参主要分布于四川省木里和云南省丽江、红河、怒江及滇中地区。目前药材原料主要还是依靠野生资源，由于过度采挖，一些原产地野生紫参已濒临绝迹。为了解决野生资源短缺的问题，目前已有科研机构开展了紫参人工种植技术研究，并且在贵州威宁、云南大姚等地有小规模栽培。紫参可通过播种和分株进行繁殖，而播种又可分为直接播种和育苗移栽两种方式。相对于分株繁殖，种子繁殖的发芽率高、芽头多；与育苗移栽相比，直接播种的紫参根较粗壮、色红，产量较高。然而通过种子繁殖的紫参生长期较长，生产上可以种子繁殖为主，以分株和扦插繁殖为辅，缩短育苗周期，提高种苗产量。另外，也有通过野生紫参叶片进行组织培养的报道，组培技术的建立有助于解决紫参分株、扦插过程中存在的繁殖系数低、成活率低、繁殖材料消耗大等问题。

三、资源利用与保护

1. 综合开发利用 紫参除作为民间药材广泛使用，目前还研制出以紫参为组方药材用于治疗银屑病的消银胶囊、消银合剂，以及用于治疗肝肾亏虚和寒湿痹阻型骨关节炎的参威骨痹汤等多个中成药方。

2. 资源保护和可持续发展 虽然紫参已有人工繁殖的相关报道，但目前规模化的种植基地还相对较少，其药材主要依靠采收野生资源，野生资源的过度消耗致使其药材供应减缓，多年以来市场价格不断走高。要降低对野生紫参药材资源的依赖，还需进一步完善紫参的组培、栽培技术，扩大紫参种植规模。这也有助于解决采收野生紫参时遇到的生长年限不一，质量、产量不稳定等问题。

【评述】

紫参的资源丰富，作为民族药在民间有长期的应用和研究基础。近几十年随着科学技术的发展，对紫参的研究也深入到其化合物的分离与鉴定，药理作用及药效机制的阐明等方面。同时，为保证药材质量，其质量标准规范化研究也得以开展。这些研究工作为紫参的进一步合理开发和利用奠定了基础。然而，紫参的化学成分较为丰富，药理活性也比较宽泛，部分化学成分的药理活性研究还相对较少，药理、临床研究还有待深入开展。因此，进一步揭示其活性成分，明晰治疗疾病的机理，可为紫参的开发提供更为充分的化学和药理学依据，为其药用价值的深入发掘打下基础。

（杨春勇）

参考文献

[1] 刘爱民. 小红参栽培技术. 中药材，2004，27(5)：314-316.

[2] 罗春梅，邱璐，王良，等. 野生小红参组织培养的初步研究. 中药研究与信息，2005，7(1)：18-20.

[3] 李律宇，杨春艳，侯敏，等. 参威骨痹汤治疗肝肾亏虚、寒湿痹阻型骨关节炎 103 例临床观察. 云南中医学院学报，2011，38(48)：67-69.

[4] 李准. 民族药小红参质量标准规范化研究. 成都：成都中医药大学，2007.
[5] 林燕，孙虹，刘艳萍，等. 消银合剂治疗血热证银屑病疗效及血清干扰素 -γ，白介素 -10 检测. 中国中西医结合皮肤性病学杂志，2008，7(2)：76-79.
[6] 宁艳洁. 消银胶囊的制备工艺与临床研究. 昆明：云南中医学院，2013.
[7] 钱斌. 两种中药小红参和青黛的质量标准研究. 昆明：昆明医学院，2005.
[8] 吴煜秋，高秀丽，张荣平. 中药小红参的研究概况. 时珍国医国药，2004，15(1)：45-47.

63 黑沙蒿

Artemisia ordosica krasch

为菊科蒿属小灌木。分布于我国的内蒙古、陕西、宁夏、甘肃、新疆等省区，生长于荒漠与半荒漠、流动与半流动或固定沙丘、干草原与干旱坡地。其全株为蒙药，具有祛风除湿，解毒消肿等功效。临床主要用于风湿性关节炎，感冒头痛，咽喉肿痛，痈肿疮疖等。

一、传统用药经验与药用历史

黑沙蒿入药始载于《中华本草》，在《中国沙漠地区药用植物》中记载将黑沙蒿叶、鲜枝及花蕾捣烂，外敷痛处，至发痒起疱为止，将疱挑破流出黄水，用消毒纱布包扎，防止感染，在夏季伏天用效果最好。在《内蒙古中草药》中记载黑沙蒿茎叶、老鹳草各五钱，马先蒿三钱，水煎服。这两种方法都可治疗风湿性关节炎。在《中国沙漠地区药用植物》记载黑沙蒿可治疗感冒头痛。黑沙蒿全草可用于医治尿闭；根可止血；茎叶、花蕾可医治风湿性关节炎和疮疖痈肿；果实能消炎、散肿、宽胸利气、杀虫，种子可利水，用于小便淋痛不利。外敷患处能治疗腮腺炎和疮疖痈肿，内服能治疝气等。其主要化学成分为亚油酸。现代药理研究表明，黑沙蒿具有降低血浆中胆固醇的作用，能与胆固醇结合生成熔点很低的酯而易于乳化、运输和代谢，从而减少血浆胆固醇含量，在制药工业上常配成复方制剂而用于治疗和预防动脉粥样硬化、高胆固醇血症和高脂血症等，是维护细胞柔性、强性和活动的重要物质。

二、资源分布与栽培

黑沙蒿分布于内蒙古，河北、山西、陕西、新疆北部，宁夏、甘肃中西部。是我国西北部及西北部温带荒漠和草原地带沙漠化的主要标志性植物，是我国西北地区尤其是荒漠地区的重要固沙先锋植物。在内蒙古（呼和浩特、鄂尔多斯、乌审、巴彦淖尔、乌前旗、阿拉善左旗）、甘肃（景泰、民勤、古浪）、宁夏（灵武、平罗、吴忠、盐池、同心、中卫、中宁）、山西（夏县、河曲、保德、偏关、兴县）的荒漠与半荒漠地区的流动与半流动沙丘或固定沙丘上集中分布，野生资源丰富。

黑沙蒿适应于干旱沙地环境，具有耐沙埋抗风蚀、耐贫瘠、分枝和结实性良好等特性，是沙漠化土地恢复与重建的优良树种。土壤主要为原始栗钙土和原始灰钙土或沙土等。一般生长在海拔 1500m 以下的荒漠地区的流动或半流动沙丘或固定的沙丘上，也生长在干草原与干旱地上，黑沙蒿为小灌木，株高 50 ~ 80cm，属于深根植物，根系粗长，茎木质，分枝多而长，耐沙压埋；果壁上含胶质物，遇水吸湿膨胀可胶住土壤并能促进种子发芽，为良好的固沙植物之一。适于飞机播种。一般在地下水位上升到浅于 1m 时，黑沙蒿不能生长。所以，黑沙蒿主要分布在固定、半固定的沙丘上和沙地上（有时在沙砾质的土壤上也出现）。

三、资源的保护和利用

1. 开发利用价值 黑沙蒿全草可入药，蒙医使其作为消炎、止血、祛风、清热药。其枝叶富含多种必需氨基酸、粗蛋白、脂肪及无机离子等，是上等的动物饲料，现已被作为沙区畜牧业中的重要饲料之一，在我国沙区畜牧业的饲料平衡中起着重要作用。种子含有丰富的亚油酸和维生素 E，是生产功能性保健食品、化妆品以及制药原料的理想植物资源。过去生产药物所需的亚油酸主要从粮油、胡麻油、芝麻油及花生油中提取，如果以野生的黑沙蒿取代食用粮油作物，将节约大量的食用油及粮食，其意义无疑可与增产粮食相比拟；其籽含有大量胶质，可作为增稠剂、凝胶剂、稳定剂等广泛应用于食品、纺织、造纸、医药、石油、煤矿等领域。另外，黑沙蒿具有耐沙埋、抗风蚀、耐贫瘠、分枝和结实性良好等特性，是沙漠和沙漠化土地恢复与重建的优良树种。

2. 资源保护和可持续发展 黑沙蒿主要来源于野生品，近年来，随着市场对黑沙蒿药材的需求日益增多，有限的资源遭到了掠夺性采挖，野生资源已难以满足市场需求，人工栽培势在必行。黑沙蒿作为耐风蚀沙埋、抗干旱、耐贫瘠、早期生长快、根系发达、防风固沙效果好且有一定经济效益的乡土植物，可考虑在沙漠地区大力推广种植，结合封育达到恢复植被、防风固沙、治理沙化、提供饲料的目的。同时，也可为医药、工业及其他领域提供丰富的自然资源。

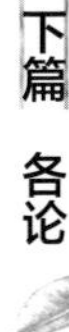

【评述】

我国蒿属植物有 186 种、44 变种，其中 16 种为我国药用植物特用种（见表 2-18）。蒿属多数种类含挥发油、脂肪、有机酸及生物碱，为重要或常用的消炎、止血、温经、解表、抗疟及利胆用药或艾灸用；在藏族、蒙古族等民间有悠久的应用历史，但蒿属中“同名异物”“同物异名”现象普遍，大部分种类的化学成分、药理毒理等活性物质还没有确切的研究结论。今后在对蒿属药物资源充分挖掘和研究利用时，应注重考证它们在传统医药应用的特异性差异，利用传统方法和现代技术研究该资源的正本清源，以期为合理的科学开发蒿属野生药用植物资源提供可靠的依据。

表 2-18 我国蒿属药用植物特有种

种名	拉丁学名	分布	利用情况
奇蒿	*A. anomala* S. Moore	安徽、福建、广东、广西、贵州、河南南部、湖北、湖南、江苏、江西、四川东部、台湾、浙江	畲药、瑶药、苗药
错那蒿	*A. conaensis* Ling et Y. R. Ling	西藏东部	
侧蒿	*A. deversa* Diels	甘肃东南部、湖北西部、陕西南部、四川东北部	
峨眉蒿	*A. emeiensis* Y. R. Ling	四川中部	
狭裂白蒿	*A. kanashiroi* Kitam.	甘肃东部、河北西部、内蒙古南部、宁夏、青海东北部、陕西北部、山西	藏药
小亮苞蒿	*A. mairei* Lévl.	云南	
东北牡蒿	*A. manshurica* Poljak.	河北北部、黑龙江南部、吉林、辽宁、内蒙古	蒙药
粘毛蒿	*A. mattfeldii* Pamp.	甘肃西南部、贵州西北部、湖北西部、青海南部、四川西部、西藏东部、云南西部	藏药
黑沙蒿	*A. ordosica* Krasch.	河北北部、内蒙古、山西北部；甘肃中部和西部、宁夏、陕西北部和新疆栽培	
纤梗蒿	*A. pewzowii* C. Winkl.	青海、新疆、西藏	藏药
秦岭蒿	*A. qinlingensis* Ling et Y. R. Ling	甘肃东部、河南西南部、陕西南部	
粗茎蒿	*A. robusta* (Pamp.) Ling et Y. R. Ling	四川西部、西藏、云南西北部	傈僳药
球花蒿	*A. smithii* Mattf.	甘肃南部、青海东部、四川西北部	藏药
甘青蒿	*A. tangutica* Pamp.	甘肃中部和西南部、湖北西部、青海、四川西部、西藏东部、云南	

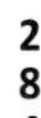

续表

种名	拉丁学名	分布	利用情况
辽东蒿	*A. verbenacea* (Komar.) Kitagawa	甘肃、黑龙江、吉林、辽宁、内蒙古南部、宁夏、青海、陕西、山西、四川	
藏龙蒿	*A. waltonii* J. R. Drumm. ex Pamp.	青海南部、四川西部、西藏、云南西部	藏药

（晋　玲　马晓辉）

参考文献

[1] 康博文，刘建军，孙建华，等. 陕北毛乌素沙漠黑沙蒿根系分布特征研究. 水土保持研究，2010(04)：119-123.

[2] 彭文栋，朱建宁，王川，等. 宁夏盐池黑沙蒿草场不同改良措施土壤水分变异规律研究. 黑龙江畜牧兽医，2013(21)：88-91.

[3] 王建伟，李月华，韩卫东，等. 沙蒿尖翅吉丁生物学特性的研究. 应用昆虫学报，2011(01)：141-146.

[4] 王立群，陈世璜，郝利忠. 黑沙蒿生态生物学特性及群落地理分布规律相关性研究. 干旱区资源与环境，2002(04)：95-98.

[5] 魏小萌. 黑沙蒿、白沙蒿的物候特征及形态差异研究. 呼和浩特：内蒙古师范大学，2014.

[6] 张继，马君义，姚健，等. 黑沙蒿资源的综合开发利用研究. 中国野生植物资源，2003(01)：27-29.

[7] 张卫. 顶羽菊和黑沙蒿化学成分研究. 郑州：河南大学，2006.

[8] 张卫，赵东保，李明静，等. 黑沙蒿黄酮类化学成分研究Ⅱ. 中国中药杂志，2006(23)：1959-1961.

[9] 赵阳. 黑沙蒿的优良特性与开发利用. 中国林业，2011(17)：45.

64 锐尖山香圆

Turpinia arguta (Lindl.) Seem.

为省沽油科山香圆属落叶灌木，分布于中国江西、福建、湖南、广东、广西、贵州、四川等省区，生于林缘、山谷阴湿林下、山坡常绿林中、山坡林中。其干燥叶为我国的中药材山香圆叶，被《中国药典》（2015 年版）收载。具有清热解毒，利咽消肿，活血止痛的功效。用于乳蛾喉痹，咽喉肿痛，疮疡肿毒，跌打伤痛。

一、传统用药经验与药用历史

山香圆叶原系江西省安远县民间秘方，有着悠久的应用历史，当地根据其用途取名为“蛾子药”。其味苦、性寒，具有清热解毒，抗菌消炎，活血散瘀，利咽消肿，止咳祛痰之功效。民间用于治疗咽喉炎，扁桃体炎，扁桃体脓肿，上呼吸道感染，气管炎等。1975 年安远制药厂采用山香圆叶试制了片剂取名“喉特灵”，并进行了近三年 1000 例以上病例的临床验证，充分证实其对治疗咽喉炎、扁桃体炎等的显著疗效。有报道锐尖山香圆叶的多种制剂（煎剂、水浸膏加工成的片剂、冲剂、糖浆剂）临床证明对咽喉炎、扁桃体炎和预防感冒等有显著疗效。《中华本草》记载锐尖山香圆的根也可入药。

山香圆叶中的化学成分有三萜类、黄酮类和酚酸类化合物，三萜类主要是熊果酸类三萜化合物，黄酮类主要是芹菜素、木犀草素等黄酮类化合物。现代药理研究表明，山香圆叶主要有抗菌、抗炎、镇痛和增强免疫功能等作用。

二、资源分布与栽培

锐尖山香圆分布于中国江西、福建、湖南、广东、广西、贵州、四川等省区。山香圆叶作为具有独特疗效的治疗咽喉部疾病的民间秘方草药在江西省安远县民间有悠久的应用历史。随着社会需求量的日益增多，山香圆叶的人工栽培技术已经成功，通过无性繁殖和人工扦插的栽培技术加大种植面积，在江西遂川、江西崇义、江西龙南、江西安远、湖南浏阳、广东连州、广西桂林、湖南来凤、福建南平等地有栽培生产。有研究表明，来自江西安远种植基地的山香圆叶药材质量较好，优于其他产地野生的山香圆叶药材质量。

三、资源利用与保护

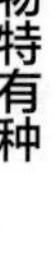

1. 综合开发利用 山香圆叶作为具有独特疗效的民间秘方药材，中医临床上用于治疗咽喉部疾病。目前已上市的山香圆叶制剂有山香圆颗粒、山香圆片、山香圆含片、山香圆口服液等喉痹类药品，具有良好的疗效，且未见有山香圆叶及其制剂不良反应的报道，该类抗炎保护咽喉的药物具有广阔的市场前景。

2. 资源保护和可持续发展 随着山香圆叶相关制剂（山香圆颗粒、山香圆片、山香圆含片、山香圆口服液等）的生产、销售量的不断扩大，单靠野生锐尖山香圆的资源已不能满足医药企业的生产需求。在合理开发锐尖山香圆资源的同时，更要注意对其资源的保护和可持续利用，因此建立大规模的种植基地是发展山香圆产业的必由之路。此外，加强对锐尖山香圆其他部位的化学成分和药理活性研究，开发更多的可供药用部位也是利于山香圆产业资源开发的重要途径。

【评述】

山香圆属植物在全世界约有 30 ~ 40 种，我国约有 13 种，分布于我国西南至台湾。该属作为药用的有锐尖山香圆和三叶山香圆 *T. ternata* Nakai。山香圆属植物具有良好的抗炎、抗菌和增强免疫的功能，但目前对该属植物的研究还不多，已开展的研究也多集中于化学成分的分离，而缺乏对其药效的物质基础和药理作用机制的研究。山香圆叶长久以来作为地方标准药材，被收载于《中国药典》的时间不长，还有待进一步深入的研究，以明确山香圆叶临床发挥疗效的物质基础，为科学合理制定质量标准和临床安全用药提供依据。

（刘　迪）

参考文献

[1] 李云秋，雷心心，冯育林，等. 锐尖山香圆叶化学成分的研究. 中国药学杂志，2012，47(4)：261-264.

[2] 孙敬勇，刘秀荣，武海艳，等. 山香圆化学成分及药理活性的研究进展. 食品与药品，2011，13(11)：441-444.

[3] 吴敏，赵广才，魏孝义. 锐尖山香圆叶中三萜类成分的研究. 热带亚热带植物学报，2012，20(1)：78-83.

[4] 章光文，周国平，杨香菊，等. HPLC 法同时测定山香圆片中女贞苷和野漆树苷的含量. 药物分析杂志，2009，29(6)：912-914.

[5] 赵洁，姚默，刘向辉，等. 山香圆属药学研究综述. 安徽农业科学，2012，40(11)：6435-6436.

65 短距手参

Gymnadenia crassinervis Finet

为兰科多年生草本植物，分布于四川、云南、西藏等省区，生于青藏高原山坡灌木林或山坡岩石缝隙中。其干燥块根为藏药“旺拉”的来源之一。具有补肾益气，生津润肺等功效。用于肺病，肺虚咳喘、肉食中毒，遗精阳痿。是被列入《国家重点保护野生植物名录（第二批）》的Ⅱ级保护植物，也是《中国生物多样性红色名录（高等植物卷）》收载的易危（VN）物种，《濒危动植物种国际贸易公约（CITES）》（2013 年版）附录Ⅱ。

一、传统用药经验与药用历史

“旺拉”始载于《四部医典》，藏药“旺拉”来源于兰科多属植物，《晶珠本草》将“旺拉”分为“昂保拉巴”和“西介拉巴”两类，以五指者佳，指越少质越次。根据手参属块根形态特征，本属植物为旺拉质优者。《藏药志》《新编晶珠本草》以“昂保拉巴”之药材名收录短距手参。《晶珠本草》载：“旺拉生精壮阳、增生体力。”《概略本草》云：“味甘润，富有养分，功效生精壮阳，增生体力。”《中国藏药》载：“甘、涩、温、重。补肾益气、生精、润肺。主治肺病，肺虚咳喘，肉食中毒，遗精阳痿。”药材秋季采收，产地加工方法为蒸至七成熟或沸水过心后晒干，藏医将其奶制后认为可以提高补益功效。手参属中手参 *G. conopsea* 及西南手参 *G. orchidis* 被《藏药标准》收载，而短距手参被《全国中草药汇编》收载。

二、资源分布与栽培

短距手参野生分布于四川省西部（宝兴、稻城、道孚、雅江、木里等县），云南西北部（丽江市，维西、贡山、洱源等县），西藏东部至南部（丁青、米林、亚东、察隅等县），生于海拔 3500 ~ 3800m 的山坡灌木林或山坡岩石缝隙中。主要生长在低矮灌木林及草甸中，其种群密度较手参低。

目前尚无栽培报道。

三、资源利用与保护

1. 综合开发利用 短距手参在产区被作为藏药材“旺拉”的来源植物之一收购。“旺拉”是十味手参散、复方手参丸、手参肾宝胶囊、复方手参益智胶囊等准字号藏成药的原料，是藏区土特产店、成都荷花池药材最常见和最受欢迎的藏药材之一。除药用外，民间还用于催乳等。

2. 资源保护和可持续发展 手参药材完全依赖野生资源采挖。近年来因其具有食疗滋补作用而广受关注，居民购买和使用量呈逐步增大趋势，药材价格不断走高，统货从 2013 年的 290 元 / kg 陡增到 2015 年的 550 元 / kg，加剧了对野生资源的过度采挖。调查表明，短距手参分布区狭窄，种群密度低，资源蕴藏量极为有限，应大力加强对野生资源保护力度，减少采挖，并开展人工引种栽培及野生抚育，以促进这一区域性药用资源的保存和可持续利用。

【评述】

1. 兰科手参属植物我国产 5 种，除短距手参外，峨眉手参 *G. emeiensis* K. Y. Lang 也是我国特有种，但分布区狭窄，产量少。峨眉手参也可作为手参代用品入药，但因其资源量小，不建议作为药材采挖。本属的手参和西南手参为广布种，其中手参被《中华人民共和国卫生部药品标准・藏药》（1995, 第一册）收载，被《濒危动植物种国际贸易公约》（CITES）定为Ⅱ级濒危植物，及被瑞士红十字会、西藏红十字会 2000 年共同商讨制定的《濒危藏药物种名录》收录为三级濒危藏药。目前，手参属药材资源破坏都极为严重，应加强保护力度。

2. 手参是目前藏药材市场的热点品种，其人工栽培受到广泛关注。但是，由于兰科植物的胚乳极端退化，多数需要靠真菌共生来促进其萌发，因而手参属植物种子繁殖难度大，采用组培生产无性苗实现繁育是可行途径，目前已有组培研究的相关报道，但由于手参属植物多为高海拔物种，生长环境较为恶劣，根据高原药材驯化经验，手参实现人工栽培产业化生产还有较长距离。因此，目前有必要加强手参野生资源可持续采收的科普宣传教育，减小采收强度，科学规划采收方法（如在种子撒播后采收或果序回田），以保证物种的世代繁衍和资源的可持续利用。

3.《中华人民共和国卫生部药品标准・藏药》（1995, 第一册）收载药材的药用部位为块茎，多数文献亦沿用此观点。形态学观察表明，手参的药用部位无茎节，为植物子根。本文根据客观事实和药材生药学研究报道，认为手参属的药用部位为其块根。

（古　锐　蒋舜媛）

参考文献

[1] 李敏，王春兰，郭顺星，等. 手参属植物化学成分及药理活性研究进展. 中草药，2006，37(8)：1264-126.

[2] 谢静，张浩，俞森，等. 藏药手参原植物的生药鉴定. 华西药学杂志，2005，20(3)：197-199.

[3] 岳正刚，訾佳辰，朱承根，等. 手掌参的化学成分. 中国中药杂志，2010，35(21)：2852-2861.

[4] 泽仁旺姆，于顺利，尼珍，等. 独一味等 13 个藏药植物种在西藏的分布和资源量调查. 北京农业，2010，12：56-58.

66 短葶飞蓬

Erigeron breviscapus (Vant.) Hand.-Mazz.

为菊科飞蓬属多年生草本，主要分布于我国湖南、广西、贵州、四川、云南及西藏等省区，生长于海拔 1200 ~ 3500m 的山坡、草地或林缘；其干燥全草为中药材灯盏细辛（灯盏花），被《中国药典》（2015 年版）收载，具活血通络止痛、祛风散寒的功效，由其制成的多种制剂如灯盏花素注射液、胶囊、颗粒及片剂等也被《中国药典》收载。

一、传统用药经验与药用历史

灯盏细辛入药始载于《滇南本草》，“味苦、辛，性温；主治手生疔、手足生管、小儿脓耳、左瘫右痪、风湿疼痛”。灯盏细辛系多个少数民族习用草药，根据文献记载，已知以其为药用的民族有：苗族、白族、壮族、纳西族、彝族、藏族、德昂族、阿昌族等民族。不同民族对灯盏细辛的药用各有特色，苗族用干燥全株入药，认为其能散寒解表，祛风除湿，活络止痛。用于瘫痪，风湿疼痛，跌打损伤，胃病，牙痛，感冒等。在《晶珠本草》所载的藏药“美多罗米”是以短葶飞蓬干燥头状花序入药，认为其“味苦，清热解毒，治瘟病时疫”。《藏药志》中将灯盏细辛的性味功用描述为“苦、寒、无毒；清热解毒；治瘟病时疫，头痛，眼病等。”壮族以灯盏细辛全株入药，用于小儿营养不良、水肿和瘫痪。

灯盏细辛自 20 世纪 60 年代云南省丘北县一罗姓苗族草医以治疗瘫痪药将其介绍于世后，开始被广泛研究，被《云南省药品标准》(1974 年版)，《中国民族药志》(第二卷)，《中华本草》(第 7 册，第二十一卷) 收录。

灯盏细辛含有黄酮、植物甾醇、挥发油、焦性儿茶酚、氨基酸及微量元素等多种成分，其主要成分可以分为三类：黄酮类、咖啡酸酯类和芳香酸类化合物。黄酮类成分是灯盏细辛的主要活性成分，具有降低血液黏度、改善微循环、抑制血小板聚集、防止血栓形成的活性；其中的灯盏乙素可改善心肌供血，降低脑动脉血管张力，在临床心脑血管疾病方面疗效确切。灯盏细辛还具有保护视神经和抗肝脏纤维化的作用。

二、资源分布与栽培

短葶飞蓬分布于我国云南、湖南、广西、四川、贵州、西藏等省区海拔 1200 ~ 3500m 中山和亚高山向阳山坡草地、疏林下或林缘地带，为我国特有种。云南是短葶飞蓬的集中分布区，在未被大规模采集之前，是滇中地区草地的主要构成物种之一，但含有药用成分的短葶飞蓬主要分布在北回归线附近。由于生态环境的破坏，野生资源的过度采集等原

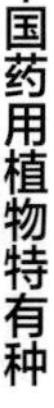

因，云南省已难见到有成片的短葶飞蓬，植株分布频度已接近稀少或枯竭。

20 世纪 90 年代末期云南、四川等地开展了灯盏细辛人工驯化栽培研究。2004 年在红河州泸西县建立了药材 GAP 种植基地；2014 年，通过“国家基本药物所需（云南省）中药材种子种苗繁育基地建设”项目实施，又在泸西县建成 110 亩灯盏细辛种子种苗繁育基地，并制定了种子种苗质量标准和规模化生产操作规程，为产业化栽培奠定了基础。目前云南省种植面积约 730hm^2，药材总产量达 274 万公斤。灯盏细辛人工种植的发展，实现了其药材的稳定供应，其供应量超过了药材总量的 80%，灯盏花素提取物总量的 90%，灯盏细辛药材供求基本平衡。

三、资源利用与保护

灯盏细辛为云南地区苗族和民间的传统用药，可用来炒鸡蛋或煮鸡蛋汤吃，也可熬成汤后热敷眼睛，一直使用至今，是人们生产和生活中的重要元素，成为人们心目中共同认可的一种文化现象。云南是灯盏细辛的主产区，其药材产量占全国的 97% 以上，云南的红河、文山、楚雄等地所产的灯盏花素含量最高，成为国家地理标志产品，灯盏细辛产业产值达 15 亿元。全国以灯盏细辛为原料的制药企业 11 家，主要产品包括了灯盏花素片、益脉康片、灯盏花素注射液、灯盏花素胶囊、灯盏花素滴丸、灯盏花素冻干粉针剂等，药材原料年需求约 310 万公斤，并且以每年 15% ~ 20% 的速度递增。

虽然灯盏细辛的人工栽培取得了一定的成效，但是仍然存在种植发展盲目，缺乏专用药材种植适宜性评价与种植区划；遗传、生理等种植的基础研究薄弱，有效成分遗传基础不清等问题。合理开发利用短葶飞蓬还需要以市场为导向，企业为龙头，科技为支撑，充分利用灯盏细辛资源、文化和产业优势，重点开展短葶飞蓬专用药材种植适宜性评价与种植区划，合理布局，稳定并适度扩大种植规模；深入研究灯盏乙素、咖啡酰类化合物等活性成分的遗传及生理基础，进行专用型药材种源和品种选育。

【评述】

1. 同属植物密叶飞蓬 *E. multifolius* Hand.-Mazz. 也是我国药用植物特有种，在白族和彝族民间广为药用，人们取其全草治疗肠炎，痢疾，肝炎，胆囊炎，消化不良等；《滇药录》记载其名为“海若吃”，全草治肺炎，痢疾，传染性肝炎，胆囊炎，消化不良，牛皮癣，跌打损伤，疮疖肿毒。作为我国的特有药用资源，今后可加强密叶飞蓬化学成分和药理研究方面的研究，以探索新的药用资源。

2. 灯盏细辛人工种植的发展和多处 GAP 基地的建立虽然已经初具规模，但是仍然不能完全满足需求量。为解决灯盏细辛资源可持续发展利用的问题，众多学者进行了多方面的努力，如以灯盏花素和咖啡酯酸含量作为指标评价灯盏细辛种植条件适宜度；进行灯盏细辛种质资源 ISSR 多态性分析，以便选育优良品种并加以遗传改良；测定灯盏细辛 rDNA

ITS 序列，并寻找替代品种等。另外灯盏花素的溶解性差，生物利用度低，使其临床应用受到限制，其结构修饰和前体药物的相关研究也是今后研究的热点。

（李宜航）

参考文献

[1] 马宇辉，罗国安，王义明. 灯盏花研究近况. 中国保健，2004，(1)：63-65.

[2] 刘宏，杨祥良，徐辉碧. 灯盏花的研究进展. 中草药，2002，33(6)：566-568.

[3] 苏文华，张光飞，周鸿，等. 短葶飞蓬总咖啡酸酯和灯盏乙素含量的空间变化. 生态学报，2010，(4)：1109-1116.

[4] 苏文华，张光飞，李秀华，等. 光强和光质对灯盏花生长与总黄酮量影响的研究. 中草药，2006，37(8)：1244-1247.

[5] 杨文宇，张艺. 灯盏细辛的民族民间用药研究概况. 成都中医药大学学报，2005，28(1)：63-64.

[6] 杨生超，张雪峰，李黎，等. 灯盏花种质资源灯盏乙素和咖啡酸酯含量. 中国中药杂志，2009，34(2)：239-240.

[7] 杨生超，文国松，刘雪玲，等. 灯盏花种质资源遗传关系的 ISSR 分析. 中草药，2010，41(9)：1523-1527.

[8] 张薇，杨生超，张广辉，等. 灯盏花种植发展现状及对策. 中国中药杂志，2013，38(14)：2227-2230.

[9] 张卫东，孔德云. 灯盏花黄酮类化学成分的研究. 中国中药杂志，2000，25(9)：536-538.

[10] 张薇，杨生超，张广辉，等. 灯盏花遗传改良研究及其策略. 中国中药杂志，2013，38(14)：2250-2253.

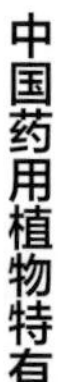

67 短筒兔耳草

Lagotis brevituba Maxim.

为玄参科兔耳草属多年生矮小草本植物，主产于我国甘肃、青海、四川、云南、西藏及新疆等省区，生长于青藏高原山地性气候的高山草地及多砂砾的坡地上。其干燥全草为藏药“洪连”，又名藏黄连，被《中国药典》（2015 年版）作为唯一基源植物以“洪连”之名收载。《中华人民共和国卫生部药品标准·藏药》(1995, 第一册)以“兔耳草/洪连”之名收载，同时收载的基源植物还有全缘兔耳草 *L. integra* W. W. Smith。具有清热解毒，利湿平肝，行血调经的功效。用于全身发热，肾炎，肺病，高血压，动脉粥样硬化，月经不调，综合物毒物中毒及“心热”症。

一、传统用药经验与药用历史

短筒兔耳草入药始载于藏医古籍《月王药诊》。其后，藏医的《四部医典》《四部医典注释本》以及《晶珠本草》中均有记述。《四部医典》列本品在草药类之首，并云：“药用全草，有清热解毒的功效，能治五脏热病”。《中国药典》(1977 年版一部)首次收载。《本草纲目》记载洪连“治目及痢为要药”。《青藏药鉴》以“红林”之名记载，其全草治全身发烧，肾炎，肺病，阴道流黄黑色分泌物，高血压，动脉粥样硬化，月经不调，综合性毒物中毒及心热。《中国藏药》以“洪林”之名记载，其全草主治脏腑热病，骚热痢，血热病，赤巴病，疮疖肿毒，肠绞痛，炭疽。《民族医药》以“洪连”之名记载，其带根全草主治五脏有热，血分热毒，急、慢性肝炎，月经不调。全草(洪连)：苦，寒。清热解毒，凉血，行血调经。用于肝炎，高血压症，乳腺癌。《昆明民间常用草药》中记载可以治疗寒疝。

现代药理研究表明，短筒兔耳草可以抑制肿瘤细胞的生长，有促进免疫调节的功能。

二、资源分布与栽培

短筒兔耳草分布于甘肃、青海、西藏、四川、云南、新疆等省区局部地区。在甘肃西南部(天祝、张掖、肃南、碌曲、玛曲、夏河)、青海东部(大通、湟中、互助、化隆、门源、祁连、同仁、泽库、河南、同德、贵德、兴海、玉树、玉树、海西、乌兰、天峻)、西藏南部(丁青、嘉黎)、四川(主要集中于石渠、色达、德格、白玉、甘孜、理塘、稻城等地)、新疆(且末)等地分布较为集中。生长于海拔 3000 ~ 4420m 的高山草地及砂砾的坡地上。

随着近年来药用价值的不断提高，其野生资源被人们大量采挖。因当前主要依靠野生资源，且短筒兔耳草生境范围狭窄，须注意保护繁殖，以便长期利用。

目前，在康定折多山高山草甸建成 100 亩首批兔耳草抚育示范基地，并已规划在康定、理塘、石渠、色达德格、白玉等地建立兔耳草野生抚育基地 5 万亩。

三、资源利用与保护

1. 综合开发利用 短筒兔耳草为常用藏药，目前主要用于藏医医疗机构临床和藏成药的生产。现代药理试验表明短筒兔耳草具有抗肿瘤、抗菌消炎等多种作用，故短筒兔耳草具

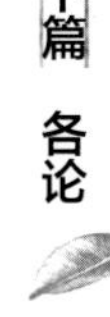

有优越的药用价值和良好的开发前景。

2. 资源保护和可持续发展 近些年来，随着藏医药面向世界服务以及西藏藏药产业化发展，造成了短筒兔耳草药材资源的需求量急剧升高，已成为二级濒危藏药材，合理的保护和利用短筒兔耳草资源，是藏药企业的生存与藏药产业可持续发展的必要前提。为了达到经济、社会、生态效益的和谐统一，应做到：①对短筒兔耳草药材的储量与分布状况进行全方位的调研，掌握短筒兔耳草资源的底数，为其开发保护政策的制定及系统规划提供依据；②防止企业“自采、自用”与个体户的无序开采，以保护短筒兔耳草资源和促进藏药产业的可持续发展；③加强短筒兔耳草资源的保护和种植基地建设，实行禁采、限量采集、采集多少补种多少和收取资源补偿费制度等多种保护措施，采取“公司＋农户”“工厂＋农户”“公司＋工厂＋农户”“有条件的集团企业封闭式开发”等多种模式的种植基地，建立利益共同体，以调动企业和农牧民发展中藏药材种植的积极性。

【评述】

《西藏藏药产业发展状况调研报告》（2006 年）将短筒兔耳草列为二级濒危藏药材。因多数藏药的开发利用目前尚未形成有效的监督管理机制，在药材产区仍然存在乱采滥挖现象，这种竭泽而渔的方式是导致藏药资源日益匮乏的一个重要原因，质量也难以保证。鉴于以上情况，建议按照药品经营质量管理规范（GSP）思路，建立规范的藏药材的集散市场，对藏药材实施统一管理，有效控制藏药材的质量标准；同时积极建立野生抚育基地及人工栽培基地，通过人工保护与繁育，基本保证药用植物资源的正常再生，实现短筒兔耳草资源的可持续利用。

（晋　玲　马晓辉）

参考文献

[1] 陈士林. 高原中藏药材野生抚育基地建设. 全国第 5 届天然药物资源学术研讨会论文集，2002.

[2] 金兰，陈志. 短管兔耳草抗癌作用的研究. 青海师范大学学报：自然科学版，2006，2：86-87.

[3] 宋杰，崔保松，李帅，等. RP-HPLC 法测定短筒兔耳草中松果菊苷. 药物评价研究，2013，36(2)：132-133.

[4] 王燕，张应鹏，马兴铭. 短管兔耳草正丁醇提取物诱导胃癌 SGC-7910 细胞凋亡的研究. 中成药，2007，29(5)：672-674.

[5] 郗峰，邓君，王彦涵. 藏药短管兔耳草中 1 个新苯乙醇苷类化合物. 中国中药杂志，2009，34(16)：2054-2056.

[6] 杨云裳，张应鹏，马兴铭，等. 藏药短穗兔耳草有效部位的抑菌活性研究. 时珍国医

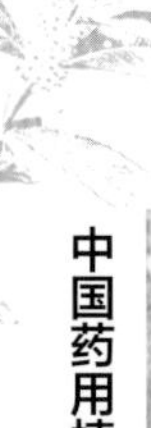

国药，2006，17(10)：1884-1886.
[7] 郑秀萍，石建功. 短筒兔耳草化学成分的研究. 中草药，2004，35(5)：50-54.

68 暗紫贝母

Fritillaria unibracteata Hsiao et K. C. Hsia

为百合科贝母属多年生草本植物，分布于四川、青海、甘肃等地，生长于青藏高原高寒草地上，其干燥鳞茎是我国常用名贵中药材川贝母的主要来源，被《中国药典》（2015 年版）收载，同时收载的基源植物还有川贝母 *F. cirrhosa* D. Don、甘肃贝母 *F. przewalskii* Maxim.、梭砂贝母 *F. delavyi* Franch.、太白贝母 *F. taipaiensis* P. Y. Li、瓦布贝母 *F. unibracteata* var. *wabuensis* (S. Y. Tang et S. C. Yue) Z. D. Liu, S. Wang et S. C. Chen。具有清热润肺，化痰止咳，散结消痈等功效。用于肺热燥咳，干咳少痰，阴虚劳嗽，痰中带血，瘰疬，乳痈，肺痈。暗紫贝母是被列入《野生药材资源保护管理条例》（1987）的三级保护野生药材物种，也是《中国生物多样性红色名录（高等植物卷）》收载的濒危（EN）植物。

一、传统用药经验与药用历史

“贝母”最早见于《尔雅》，入药始载于春秋战国时期的《万物》，用于治疗“寒热”之疾，《神农本草经》列为中品，《名医别录》首次记载贝母属来源的植物药材，所记载性味与《本经》有所不同，记录“贝母味苦微寒，无毒”，主治“腹中结实，心下满，洗洗恶风寒，目眩项直，咳嗽上气，止烦热渴出汗，安五脏，利骨髓”，并提出用药禁忌“恶桃花，畏秦艽、矾石、莽草，反乌头”。以产地区分功效始于明代，《本草汇言》明确指出贝母作为治疗“开郁，下气，化痰之药也，润肺息痰，止咳定喘，则虚寒火结之征，贝母专司首剂，“以川者为妙”。后世本草将川产贝母与其他产地贝母在性味、功效、临床适应证、用法等各个方面的异同不断加以补充完善，尤其强调味甘补肺是川产贝母的区别性特征（清・张志聪《本草崇原》），清・汪昂《本草易读》称赞贝母“为消痰止嗽之神剂，乃清热除痰之良药……以川产者为良”。至清代《得配本草》正式将“川贝母”取代“贝母”作为药材名记载，与川贝母的现代用法已基本一致。

川贝母各种基源植物主要分布在川西高原及毗邻的青海、甘肃、西藏的高海拔地区，在藏、羌、蒙药中均有收载，药用功效与中药相似。藏药名“阿毕卡”，《晶珠本草》记载，根治毒病，叶治黄水病，种子治头部疾病并清虚热，藏医所用的“阿毕卡”有百合属和贝母属植物，正品为川贝母、暗紫贝母和梭砂贝母，百合属山丹 *Lilium pumilum* 可能为代用品。羌药名“葛白”，鳞茎入药，用法与中药相似，单味用鸡蛋清调蒸后治久咳痰喘，并对肺结核有效。川贝母在蒙药也有使用。

川贝母化学成分主要为生物碱类和皂苷类，其特征性共有化学成分主要为西贝母碱（即西贝素）、贝母辛等异甾体类和甾体类生物碱，也是贝母品质评价的主要活性指标。暗紫贝母中分离出松贝辛。现代药理学研究表明，川贝母具有显著的镇咳、祛痰、平喘作用，还具有降压、调节平滑肌、抗菌等作用。

二、资源分布与栽培

据《中国植物志》记载，暗紫贝母分布于四川西北部、青海东南部和甘肃南部，属于中国 - 日本森林植物亚区向中国 - 喜马拉雅植物亚区过渡的高山植物区系，生长于海拔 3200 ~ 4500m 的高寒草甸、灌丛草地上。在四川若尔盖高原和川西高山峡谷东段的四川（松潘、茂县、若尔盖、马尔康、红原、理县）和青海（兴海、河南、果洛、班玛）等地集中分布。

商品川贝母为产于四川及其邻近诸省数种贝母鳞茎的统称，据历代本草和史料记载，原产四川西北部广大地区，以前多在采收后按鳞茎大小及药材性状特征的不同分为松贝、青贝、尖贝等规格。暗紫贝母为川贝母的主要来源，亦为名贵药材松贝的主要来源，因过去以四川松潘为集散地而得名。由于长期过度采挖，野生资源日渐枯竭，人工驯化种植已引起极大关注。松潘县药农从 20 世纪 80 年代开始摸索种植技术，2008 年曾一度达到近千亩的种植规模，但因暗紫贝母生长条件恶劣，生长周期长、产量小，田间管理难度大，其后逐渐萎缩。目前从事暗紫贝母产业化种植的企业在松潘等地建立川贝母种植基地，于 2013 年起采用设施农业密集种植获得初步成功，并达到数千平方米的规模。

三、资源利用与保护

1. 综合开发利用 川贝母为我国常用名贵中药材，是中药贝母中药用价值最高的品种之一，也是重要的出口商品。暗紫贝母的药材松贝是川贝母中最名贵的规格，尤以形小如豌豆的“珍珠贝”为极品。中医临床中作为常用的止咳化痰药，常见经验方如治疗肺痈肺痿的贝母括痰丸（《医级》）、治疗肺热咳嗽多痰咽干症的贝母丸（《圣济总录》《圣惠方》），小儿咳嗽喘闷的贝母散（《圣济总录》），治疗肺阴虚劳久咳有痰者的百合固金汤（《医方集解》），用于化痰软坚散结的消瘰丸（《医学心悟》）等。以川贝母为原料的中成药有 150 种左右，传统止咳平喘类代表性产品主要有，川贝枇杷露、川贝止咳糖浆、蛇胆川贝液、牛黄蛇胆川贝液等。

川贝母在民间长期被作为一种养生保健的珍品，形成了诸多传统药膳配方，如川贝冰糖炖雪梨、川贝蜜糖炖雪梨，在民间是用于调理咳嗽燥热的常用配方，其他常见的还有虫草川贝煲瘦肉、川贝母炖猪肺、川贝炖燕窝等，为使药材利用更充分常将川贝母舂碎再与其他食材一同加工烹饪。从古至今川贝母用药只取地下鳞茎，但现代研究表明植株地上部分均含有与鳞茎一致的有效成分，应进一步研究探讨川贝母基源植株的综合利用。

2. 资源保护和可持续发展 川贝母为常用名贵药材，主要基源种均被《国家重点保护野生药材物种名录》收载，在价格攀升的利益驱动下，持续高强度无序采挖更使资源呈匮乏之势。暗紫贝母及其变种瓦布贝母 *F. unibracteata* var. *wabuensis* 的人工栽培技术经过数十年的科研攻关已获初步成功，且研究表明与野生药材质量一致。生长海拔较低、繁殖效率更高、产量更大的瓦布贝母作为川贝母药材的基源植物收入《中国药典》，有利于缓解川贝母的药源压力，促进川贝母资源的可持续发展。

【评述】

1. 我国贝母属植物有24种、1变种，其中有15种1变种为中国特有（见表2-19），除《中国药典》收载的暗紫贝母、甘肃贝母、太白贝母、瓦布贝母等川贝母的基源植物及浙贝母外，尚有华西贝母、托里贝母、裕民贝母在民间有药用记录，对贝母类药用新资源植物的挖掘开发具有重要意义。

表 2-19 我国贝母属药用植物特有种

种名	拉丁学名	分布	利用情况
安徽贝母	*F. anhuiensis* S. C. Chen et S. F. Yin	安徽、河南	
粗茎贝母	*F. crassicaulis* S. C. Chen	四川西南部、云南西北部	
大金贝母	*F. dajinensis* S. C. Chen	四川西北部	
米贝母	*F. davidii* Franch.	四川西部	
高山贝母	*F. fusca* Turrill	西藏南部	
天目贝母	*F. monantha* Migo	安徽、河南、湖北、江西、四川、浙江	
甘肃贝母	*F. przewalskii* Maxim. ex Batalin.	甘肃南部、青海东部、四川	藏药
华西贝母	*F. sichuanica* S. C. Chen	甘肃南部、青海南部、四川西部	
中华贝母	*F. sinica* S. C. Chen	四川西部	药用
太白贝母	*F. taipaiensis* P. Y. Li	甘肃、湖北、陕西、四川	
浙贝母	*F. thunbergii* Miquel	安徽、浙江、江苏	
托里贝母	*F. tortifolia* X. Z. Duan et X. J. Zheng	新疆西北部	

续表

种名	拉丁学名	分布	利用情况
暗紫贝母	*F. unibracteata* Hsiao et K. C. Hsia	青海东南部、四川西北部，甘肃南部	藏药、蒙药
瓦布贝母	*F. unibracteata* var. *wabuensis* (S. Y. Tang et S. C. Yue) Z. D. Liu, S. Wang et S. C. Chen	四川西北部	
裕民贝母	*F. yuminensis* X. Z. Duan	新疆西北部	
榆中贝母	*F. yuzhongensis* G. D. Yu et Y. S. Zhou	甘肃、河南、宁夏、陕西、山西	

2. 川贝母药材的多种基源中，除太白贝母主产巫溪县外，暗紫贝母、甘肃贝母和川贝母均主产于川西北高原区与川西高山峡谷区北段，以及青海、甘肃、西藏等地交界处，为《野生药材资源保护管理条例》（1987）收载的三级保护野生药材物种；而2010年开始收入《中国药典》的瓦布贝母分布区域更是局限在川西北高原。从20世纪60年代起，我国就开始了川贝母人工引种栽培，在地存量曾达到10万公斤，但由于所引种的瓦布贝母当时尚未列入《中国药典》，最终未能形成规模化、产业化生产。1999年以来陆续在四川康定、炉霍建立了川贝母野生抚育基地，引种栽培种类主要有川贝母、暗紫贝母、瓦布贝母等，目前有少量家种商品问世。虽然数种川贝母基源植物的引种栽培、组织培养的技术已获初步成功，并已证明能够保持原种质量。但目前人工栽培存在两个方面的问题，一方面是该类群植物生长期长，产量低，繁殖系数低，高海拔生境种植成本较高，发展缓慢；另一方面，栽培药材的外观形态与野生川贝母差异甚大，有必要就栽培条件与内在质量及外观形态的关系进行更深入研究。

（蒋舜媛）

参考文献

[1] 海潭，松林. 蒙药与中药交叉品种的药用部位对比探讨. 中国民族医药杂志，2013，6：41-42.

[2] 阎博华，丰芬，邵明义，等. 川贝母基源本草考证. 中医研究，2010，23(3)：69-71.

[3] 颜晓燕，彭成. 川贝母药理作用研究进展. 中国药房，2011，22(31)：2963-2965.

[4] 颜晓燕，童志远，彭成，等. 暗紫贝母、栽培瓦布贝母及浙贝母药效学比较. 中国实验方剂学杂志，2012，18(10)：244-248.

[5] 王天志，杜蕾蕾，王曙. 川贝母的研究进展. 华西药学杂志，2001，16(3)：200-203.

[6] 王曙，徐小平，李涛. 川贝母与其他贝母类药材总生物碱和总皂苷的含量测定与比较. 中国中药杂志，2002，27(5)：342-344.

[7] 张艺，钟国跃. 羌族医药. 北京：中国文史出版社，2005.
[8] 张培培，周勤梅，秦波，等. 川贝母栽培品瓦布贝母与松贝母的总生物碱对比研究. 成都中医药大学学报，2011，34(1)：70-72.

69 新疆阿魏

Ferula sinkiangensis K. M. Shen

为伞形科阿魏属多年生草本植物，仅分布于我国新疆伊宁县与尼勒克县交界的荒漠区，为我国新疆特有种。其树脂为中药材阿魏，被《中国药典》（2015年版）收载，同时收载的基源植物还有阜康阿魏 *F. fukanensis* K. M. Shen。具有消积，化癥，散痞，杀虫的功效。用于肉食积滞，瘀血癥瘕，腹中痞块，虫积腹痛。新疆阿魏已被列入《国家重点保护植物第二批（讨论稿）名录》Ⅱ级保护物种；《中国生物多样性红色名录》《中国植物红皮书》《中国物种红色名录》中极危中国特有植物种；新疆维吾尔自治区野生植物Ⅰ级保护物种。

一、传统用药经验与药用历史

阿魏最早出自唐代苏敬等《新修本草》："味辛，平，无毒，主杀诸小虫，去臭气，破癥积，下恶气"；后被诸多本草药志如《内经》《本草乘雅半偈》《本草纲目》《景岳全书》《本草求真》《日华子本草》《本草汇编》《本草正》《千金翼方》《海药本草》《本草通玄》《本草经疏》等所收载。记载功效多为截疟，消积，止痢，解毒，止臭。使用禁忌方面，《本草经疏》记载"脾胃虚弱之人，虽有痞块坚积，不可轻用"；《医林纂要》："多服耗气昏目"；《本草求真》："胃虚食少人得之，入口便大吐逆，遂致夺食泄泻，因而羸瘦怯弱"。

1950年以前我国使用的阿魏一直从伊朗、阿富汗等国进口，其商品为紫色、红色、黄棕色的交错团块，习称"五彩阿魏"。有关阿魏的产地，李时珍在《本草纲目》中记载："阿魏有草木二种，草者出西域"。新中国成立后在新疆发现有多种成片阿魏分布，其中分布量最大的是在新疆伊宁县阿魏滩发现的臭阿魏，后正式定名为新疆阿魏，并证明李时珍所说的"草者出西域"即指的是新疆产的阿魏。1977年版《中国药典》开始收载阿魏，正式作为法定中药在全国使用，以替代进口阿魏。此后阿魏还收载于《中华人民共和国卫生部药品标准（维吾尔药分册）》和《新疆维吾尔自治区中药维吾尔药饮片炮制规范》等国家及地方标准。

因阿魏主要分布在新疆等少数民族聚居地，这些地区的少数民族居民（如维、蒙、藏、回等），在长期的生产和生活实践中，对阿魏的应用积累了丰富的经验。如维吾尔医药将阿魏用做清除多余黏液质，祛风止痛，强筋健肌，消食健胃，退伤寒热；蒙医药认为阿魏可抑赫依（理气），祛巴达干（化痰），调胃火，消食开胃，杀虫，止痛；藏医药中阿魏功效则为祛风除湿，杀虫，化食，生“赤巴”，止痛。而分布于云南的傣族等少数民族在与藏、蒙、维等民族交流过程中，也把阿魏引用为本民族用药，用于清火解毒，开窍醒神，解痉止痛，消积杀虫等；回医则用于防治脑系疾病。

国际上，阿魏在印度等阿育吠陀传统医学中，常用作解痉、利尿和泻下药，用于治疗胃肠胀气；伊朗则用作祛风药剂和老年人的温和型泻药；美国用其驱除肠虫；而越南则用于预防霍乱等。

新疆阿魏的主要成分为挥发油、树脂、树胶，其中仲丁基丙烯基二硫化物是阿魏特异葱蒜臭的成分。《中国药典》规定阿魏中挥发油含量不得少于 10.0%，总灰分不得超过 7%。与进口阿魏相比，新疆阿魏明显优于进口阿魏，挥发油可高达 20% 以上，而灰分仅为 4% 以下。现代药理研究表明：阿魏具有抗炎及免疫抑制、抗过敏、抑菌杀虫、抗溃疡、抗肿瘤及抗病毒等作用。

二、资源分布与栽培

新疆阿魏生长在海拔 700 ~ 1100m 的戈壁荒漠带砾石的黏质土壤和石质干旱山坡上，集中分布在伊犁伊宁县与尼勒克县交接的拜什墩戈壁荒漠。野生资源本身稀少，加之近年人们无序的割胶、采挖以及过度放牧，使该类资源遭到了严重破坏，野生资源已濒临灭绝。1998 年始新疆维吾尔自治区中药民族药研究所开始进行人工驯化研究，并建立了新疆阿魏种源与护育基地。此后围绕新疆阿魏生物学特性与人工栽培方面的基础科学问题开展了相关研究，新疆阿魏野生驯化与人工栽培研究进展迅速，但目前尚未见规模化人工栽培。

三、资源利用与保护

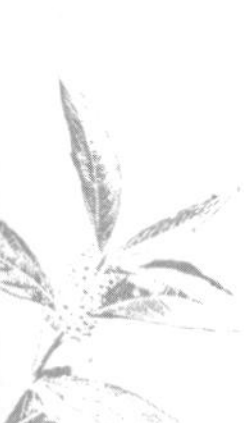

1. 综合开发利用 阿魏是国际市场上重要药用植物之一，在很多国家及少数民族地区都有广泛的应用。国内以阿魏为主现已上市的药品有阿魏八味丸、阿魏化痞膏、二十五味阿魏胶囊等。除此之外，阿魏在印度和尼泊尔被作为食物和香料使用已有几百年的历史；伊朗也将阿魏树脂当做佐料代替蒜食用。阿魏是多年生早春短命植物，早春青黄不接时阿魏已萌发并快速生长成莲座状，当地居民常采集新鲜嫩叶做蔬菜食用，用来拌凉菜和包饺子。阿魏根中含有丰富的淀粉，在荒年时中亚地区居民将根在水中浸泡洗净、切片晒干后，从中敲出淀粉来烤制面包和煮粥。新疆阿魏也是新疆早春荒漠上的重要牧草之一，阿魏集中分布区域一般都被称作“阿魏滩”，是当地的春牧场，早春蓬勃生长的阿魏，不仅解决了牲畜的温饱，而且调理了它们的肠胃。此外，阿魏还可用于鱼饵制作。

2. 资源保护和可持续发展 新疆阿魏 5 ~ 8 年超长的生长周期，加之连年的垦荒，新疆阿魏已从绵延20余公里的野生分布，锐减至现在仅在拜石墩山前远离居民区零星分布的千余亩荒漠洼地中。据2012年第四次全国中药资源普查，新疆阿魏成型植株不足5000株，按IUCN濒危等级标准评估，处于“极危”状态。因此在加强野生资源保护与护育的同时，应积极选择适宜种植区，开展新疆阿魏人工栽培的规范与规模化推广，以促进产业的可持续发展。

【评述】

1. 阿魏多以单方入药，虽气味独特令人难以接受，但药用历史仍持续数千年至今，并为多国多民族所传承，足以体现其不可替代的利用价值和开发价值。研究表明新疆阿魏的胶、种子中有杀菌抑菌、抗肿瘤、抗病毒等药理活性成分，成为近年来国内外研究热点。

2. 新疆阿魏系多年生一次性开花结果的早春类短命植物，药材的产程长，产量低，形成稳定的规模化供给困难。建议今后在加强新疆阿魏生物学特性及人工栽培技术研究的同时，探索次生代谢产物生成机理，研究利用生物技术的规模化繁育手段，以实现新疆阿魏资源的可持续性利用和产业化发展。

（樊丛照　李晓瑾）

参考文献

[1] GHULAMEDEN S. Polysaccharides from *Ferula sinkiangensis* and potent inhibition of protein tyrosine phosphatase 1 B. Chemistry of natural compounds, 2013, 50: 515-517.

[2] GUANGZHI L. Steroidal esters from *Ferula sinkiangensis*. Fitoterapia, 2014, 97: 247-252.

[3] GUANGZHI L. Sesquiterpene coumarins from seeds of *Ferula sinkiangensis*. Fitoterapia, 2015, 103: 222-226.

[4] GUANGZHI L. Two new sesquiterpene coumarins from the seeds of *Ferula sinkiangensis*. Phytochemistry Letters, 2015, 13: 123-126.

[5] TENG L. Karatavicinol a, a new anti-ulcer sesquiterpene coumarin from *Ferula sinkiangensis*. Chemistry of natural compounds, 2013, 49: 606-609.

[6] 郭亭亭，卢军，姜林，等. 新疆阿魏及其炮制品对大鼠胃溃疡模型作用的实验研究. 新疆医科大学学报，2013，36(10)：1463-1466.

[7] 郭亭亭，姜林，卢军，等. 新疆阿魏及其不同炮制品挥发油成分GC-MS分析. 中成药，2014，36(7)：1551-1553.

[8] 高源，邢亚超，郭俐含，等. 新疆阿魏树脂不同极性部位对人肺癌细胞的体外抑制作用研究. 现代药物与临床，2015，30(4)：366-369.

[9] 李广志，李晓瑾，斯建勇，等. 新疆阿魏种子化学成分的研究. 中草药，2015，46(12)：1730-1736.

[10] 孙丽，石书兵，李晓瑾，等．阿魏的传统应用及现代研究概况．中国现代中药，2013，15(7)：620- 626.
[11] 孙丽，朱军，李晓瑾，等．新疆阿魏内生真菌菌群多样性．微生物学报，2014，54(8)：936-942.
[12] 谭秀芳，李晓瑾，杜翠玲．药用植物阿魏概况及研究进展．中国民族民间医药杂志，2006，78：12-15.
[13] 谢彩香，石明辉，郭宝林，等．濒危野生新疆阿魏低空遥感资源调查．世界科学技术 - 中医药现代化，2014，16(11)：2480-2486.
[14] 朱军，李晓瑾，樊丛照，等．新疆阿魏种苗繁育技术．种子，2015，34(7)：116-118.
[15] 朱军，李晓瑾，孙丽，等．新疆药用阿魏属植物内生真菌的生态分布与多样性．中国中药杂志，2015，40(2)：356-361.
[16] 朱军，孙丽，李晓瑾，等．新疆阿魏根际微生物群落动态变化研究．中药材，2015，38(2)：265-266.
[17] 张海英，周龙龙，姜林，等．新疆阿魏抗氧化活性部位研究．中国中医药信息杂志，2015，22(3)：80-82.

70 滇南美登木

Maytenus austroyunnanensis S. J. Pei et Y. H. Li.

为卫矛科美登木属多年生灌木。主要分布于云南南部地区。其叶为传统抗癌药材美登木，具有化瘀止痛，凉血解毒的功效。主治胃溃疡，十二指肠溃疡，多发性骨髓瘤，淋巴肉瘤，腹膜间皮肉瘤。

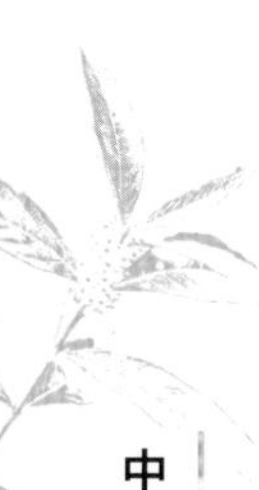

一、传统用药经验与药用历史

滇南美登木是傣族民间和临床常用抗癌药，具有悠久的使用历史，据傣族民间医生康朗勒考述，在傣族地区至少有 400～500 年的应用历史，古傣药书《档哈雅帕摩雅召片领景帕罕》和《档哈雅》均有该植物药用记载，目前在傣族地区仍普遍应用。普洱市民族传统医药研究所利用民间配方，研制出复方美登木片，临床应用于治疗乳腺小叶增生、前列腺炎、子宫肌瘤、结肠炎等。

滇南美登木富含三萜、倍半萜及生物碱等活性成分，20 世纪 70～80 年代，国内外学者相继从多种美登木属植物中分离鉴定出美登木素（maytansine），美登普林（maytanprine），美登布丁（maytanbutine）等 3 种大环生物碱类抗癌活性成分，掀起了一轮美登木属植物抗癌活性成分的研究热潮。

二、资源分布与栽培

滇南美登木仅分布在我国云南南部地区的普洱、景洪、临沧、德宏等地，常见于海拔 400 ~ 1300m 的热带雨林河谷地带、河流两岸以及石灰岩山上。其资源和分布特点具有资源量少、生境特殊、分布区狭窄等特点。目前药材全部来源野生。西双版纳、普洱等地已开展滇南美登木的种苗繁育和栽培试验研究，但目前尚未有规模化种植。

三、资源利用与保护

近年来，针对滇南美登木的研究和开发利用较多，这也造成当地野生资源的无计划采伐，资源破坏严重。加之滇南美登木资源分布的特殊性和区域性，以及资源再生速度慢等特点，导致当地资源量迅减。因此，急需对当地野生资源加以保护，同时开展大规模地人工驯化栽培试验，以满足其市场开发需求。

【评述】

美登木属植物长期以来被作为药用资源进行开发利用，其根、茎、叶含美登素、卫矛酸、琥珀、丁香酸羟基曲酸等成分，对人体肿瘤有明显的抑制作用。可治疗乳腺癌、消化道癌、淋巴癌骨髓癌、慢性粒细胞白血病等恶性肿瘤。除滇南美登木外，国内对广西美登木 *M. guangxiensis* C. Y. Cheng ex W. L. Sha 和密花美登木 *M. confertiflorus* J. Y. Luo. et X. X. Chen 的研究和应用也较多，研究集中于化学成分和临床应用等。广西美登木具有祛风止痛，解毒抗癌的功效，在民间常被应用于治疗风湿痹痛和疮疖；密花美登木在民间也被作为抗肿瘤，抗败血症，抗炎，催涎的药物而广泛使用，也可用于治疗哮喘、消化道疾病、风湿、类风湿等症。今后可加强该属植物有效成分的药理学和抗癌类新药的开发研究。

（李荣英）

参考文献

[1] 付开聪. 傣族、拉祜族通用民间中草药滇南美登木资源应用与前景分析. 中国民族医药杂志，2010，10：29-30.

[2] 唐辉，李锋，韦霄，等. 美登木属药用植物研究进展. 湖北农业科学，2009，28(9)：2275-2278.

[3] 杨新州，汪超，杨静，等. 密花美登木叶化学成分研究. 中南民族大学学报（自然科学版），2014，33(1)：48-50.

71 滇黄芩

Scutellaria amoena C. H. Wright

为唇形科黄芩属多年生草本植物，主要分布于我国西南地区的云南中南部、中部、西北部，四川南部及贵州西北部，多生长在海拔 1700～2500m 左右的云南松林下或灌木丛草地及疏林中。滇黄芩以根入药，具有清热、消炎、解毒的功效。主要用于治疗各种炎症、胃痉挛以及解除乌头中毒引起的多种中枢神经症状。滇黄芩为中药黄芩的地方习用品，曾被《云南省药品标准》(1974 年版）收载。

一、传统用药经验与药用历史

滇黄芩以黄芩之名始载于《滇南本草》，记载其："味苦、性寒，上行泻肺火，下降泄膀胱火。男子五淋，女子暴崩，调经安胎，清热。胎中有火热不安，清胎热，除六经实火、实热。所谓实火可泻，黄芩是也。热症多用之"。《云南中草药》记载其："泻火解毒，安胎。主治风热感冒，肺热咳嗽，湿热黄疸，目赤肿痛，胎动不安"。《云南中草药选》记载其："除湿热，泻火，降压"。现代临床应用与历代本草记载相一致。

滇黄芩药用已有 500 多年的历史，是云南纳西族、彝族、藏族、傈僳族等少数民族民间习用药材。纳西族民间用于治疗猩红热，湿热黄疸，痢疾热泻等症；彝族用于治疗风热感冒，肺热咳嗽，湿热黄疸，胎动不安等症；藏族用于治疗温热病，上呼吸道感染，肺热咳嗽，湿热黄疸，肺炎，痢疾，咳血，目赤，胎动不安，高血压，痈肿疔疮等症；傈僳族用于治疗壮热烦渴，肺热咳嗽，湿热泻痢，黄疸，热淋，目赤肿痛，胎动不安等症。

滇黄芩的主要化学成分为黄酮类化合物，与中药黄芩基本一致。研究显示，滇黄芩中黄芩苷含量居同属药用植物之首。现代药理研究表明黄酮类化合物具有抗炎抗变态反应、抗氧化、抗微生物、降压利尿、利胆解痉及镇静作用。

二、资源分布与栽培

滇黄芩主要分布于我国西南地区的云南省中南部、中部、西北部，四川南部及贵州西北部。以云南资源最多，主要分布于丽江、大理、楚雄、新平等地。多生长在海拔 1700～2500m 左右的云南松林下或灌木丛草地及疏林中。因其药用功效明显，市场需求量较大，而商品药材全部来自野生，药农的过度采挖，导致野生资源蕴量不断下降，但目前尚未开展规模化人工种植。由于黄芩类植物种子成熟度不一致，种子不便收集，且种子直播后出苗不齐，利用种子育苗亟待深入研究。已有学者开展了滇黄芩的快速育苗，利用滇黄芩的愈伤组织、胚状体、芽、根、试管小植株等进行了诱导培养，获得了用于大田种植的再生种苗，为开展滇黄芩人工种植提供了研究基础。

三、资源利用与保护

1. 综合开发利用 滇黄芩是我国西南地区药用黄芩的主流品种。研究证实，滇黄芩的黄芩苷含量（达 17.9%）较中药黄芩含量（13.16%）高，而黄芩苷是黄芩属植物的主要药用成分。中药黄芩在临床应用上已有两千多年的历史，除中医配方外，大量用作中成药原料，根据《全国中成药产品目录》第 1 部的统计资料显示 70% 的中成药都含有黄芩。滇黄芩与黄芩功效相似，可将其作为黄芩茶、黄芩口服液、黄芩苷片、黄芩素注射液等制剂推向市场，以满足国内外市场需求。我国黄芩属药用植物众多，但大部分为民间用药，由于缺乏植物化学、药理及质量控制等方面的数据，有必要对该属药用植物进行系统的研究，为它们在民间的应用提供科学依据，同时也可扩大和寻找新的药用资源或者新的药用部位。

2. 资源保护和可持续发展 由于滇黄芩药用价值和市场需求量较大，长期以来遭受过度采挖，野生资源蕴量不断下降。目前滇黄芩仍以野生资源为主，还未形成规模化种植，通过对其资源和栽培繁育方法的深入研究，可以使滇黄芩的药用价值得到更加充分的利用，并且可对该物种起到保护作用。此外，采用滇黄芩组织培养技术或细胞培养技术可缩短生产周期，既可为黄芩苷提供新的药源，满足市场需求，也可有效保护野生种质资源。有研究证实组织培养的滇黄芩再生植株根茎叶部分均含有黄芩苷成分，具有很高的药用价值。

【评述】

1. 黄芩属植物全世界约有 350 种，我国分布有 100 种左右，其中 24 种为我国药用植物特有种（见表 2-20）。近年来该属植物成为研究热点，研究发现该属植物中至少含有 2000 种次生代谢产物，通过植化方法从该属约 35 种植物中分离得到近 300 种化合物。现代药理研究表明该属植物具有多种生物活性，许多植物的提取物或单个化合物在体外对多种肿瘤细胞有明显的细胞毒作用，动物实验也证实了抗肿瘤活性。另外，该属植物还具有抗菌、抗病毒、保肝、抗氧化、抗惊厥、抗炎、抗过敏等作用。全世界很多国家如日本、韩国、印度以及欧美等都在利用黄芩治疗各种疾病。可见黄芩属植物是药用植物集中的类群，是值得深入研究和开发的重要资源。

2.《中国药典》（2015 年版）收载的黄芩基源植物只有黄芩 *S. baicalensis* Georgi 一种，而传统中药黄芩除了来源于黄芩外，其同属多个近缘植物的根也常作为黄芩代用品：如滇黄芩、粘毛黄芩 *S. viscidula* Bge.、甘肃黄芩 *S. rehderiana* Diels、连翘叶黄芩 *S. hypericifolia* Lévl.、丽江黄芩 *S. likiangensis* Diels 和韧黄芩 *S. tenax* W. W. Smith 等，它们的疗效与黄芩相似。云南省主要以滇黄芩、丽江黄芩等品种来替代黄芩使用，其中滇黄芩在云南省内分布广，也是云南民族药方剂成品中的主要品种。研究表明滇黄芩与正品黄芩的主要化学成分基本一致，但是滇黄芩的黄芩苷含量居同属药用植物之首，而黄芩苷是黄芩属植物的主要药用成分，也是2015年版《中国药典》规定的中药黄芩的指标成分，可见滇黄芩作为黄芩替代品，具有极高的药用价值和开发潜力。近年来由于国内市场对黄芩药材和黄芩苷的需求日益增加，正品黄芩野生资源日益枯竭，已被列入《国家重点保护野生药材物种名录》。为了保证中药黄芩产业的可持续发展，建议将滇黄芩列入《中国药典》黄芩项下，以扩大药材的来源。

表 2-20 我国黄芩属药用植物特有种

种名	拉丁学名	分布	功效
滇黄芩	*S. amoena* C. H. Wright	四川、云南、贵州	泻实火，除湿热，止血安胎
黄芩	*S. baicalensis* Georgi	东北、华北、山东至新疆	清热燥湿，泻火解毒，止血安胎
竹林黄芩	*S. bambusetorum* C. Y. Wu	云南南部	泻实火，除湿热，止血安胎
莸状黄芩	*S. caryopteroides* Hand. -Mazz.	河南、湖北、陕西	用于肾虚腰痛，慢性肝炎
中甸黄芩	*S. chungtienensis* C. Y. Wu	云南西北部	泻火，除湿热
岩霍黄芩	*S. franchetiana* Lévl.	贵州、湖北、陕西、四川、河南	清热凉血，化瘀，消肿，止咳
灰岩黄芩	*S. forrestii* Diels	四川、云南西北部	泻实火，除湿热，止血安胎
连翘叶黄芩（又名川黄芩）	*S. hypericifolia* Lévl.	四川西部	清热止咳，利湿解毒
丽江黄芩	*S. likiangensis* Diels	云南西北部	清热燥湿，泻火解毒，凉血
钝叶黄芩	*S. obtusifolia* Hemsl.	广西、贵州、湖北、四川	用于泄痢，口苦，感冒，外用于蛇咬伤，跌打瘀血
峨眉黄芩	*S. omeiensis* C. Y. Wu	贵州、湖北、四川南部	清热解毒，祛风除湿
直萼黄芩	*S. orthocalyx* Hand. -Mazz.	四川、云南、贵州	消炎退热，解毒消肿
屏边黄芩	*S. pingbienensis* C. Y. Wu et H. W. Li	云南南部	民间用于猩红热，湿热黄疸，痢疾泄泻
紫心黄芩	*S. purpureocardia* C. Y. Wu	云南	治疗风热感冒

续表

种名	拉丁学名	分布	功效
四裂花黄芩	*S quadrilobulata* Sun ex C. H. Hu	贵州、湖北、四川、云南	清肝发表
甘肃黄芩	*S. rehderiana* Diels	山西、甘肃、陕西、宁夏、四川	清热燥湿，泻火解毒
石蜈蚣草	*S. sessilifolia* Hemsl.	四川西南部	用于风热目雾，感冒头晕，肝热耳鸣，疮痈肿毒
瑞丽黄芩	*S. shweliensis* W. W. Smith	云南	民间用于猩红热，湿热黄疸，痢疾泄泻
偏花黄芩	*S. tayloriana* Dunn	广东、广西、贵州、湖南、江西	清热燥湿
大黄芩	*S. tenax* W. W. Smith var. *patentipilosa*(H.-M.)G. Y.	四川、云南	清热燥湿，泻火解毒，止血安胎
假活血草	*S. tuberifera* C. Y. Wu et C. Chen	安徽、江苏、云南、浙江、贵州	用于妇科各种炎症
粘毛黄芩	*S. viscidula* Bge.	华北、山东、吉林、贵州	清热燥湿，泻火解毒
红茎黄芩	*S. yunnanensis* Lévl.	贵州、四川、云南	清火利胆，明目

（宋美芳）

参考文献

[1] 岑举人，步怀宇，孔祥鹤，等. 滇黄芩再生植株中黄酮类化合物的组织化学定位及黄芩苷的含量测定. 天然产物研究与开发，2010，22：1069-1072.

[2] 何春年，彭勇，肖伟，等. 中国黄芩属植物传统药物学初步整理. 中国现代中药，2012，14(1)：16-19.

[3] 孔祥鹤，魏朔南. 滇黄芩的研究进展及作为黄芩药用的探讨. 中国野生植物资源，2008，27(6)：8-11.

[4] 刘美兰，杨立新，万元浩，等. RP-HPLC 法测定 7 种药用黄芩中黄芩苷和汉黄芩苷的含量. 药物分析杂志，2002，22(2)：99-102.

[5] 李娅琼，游春，杨耀文，等. 民族药滇黄芩的草本考证. 云南中医学院学报，2005，28(1)：13-15.

[6] 肖丽和，王红燕，宋少江，等. 滇黄芩化学成分的分离与鉴定. 沈阳药科大学学报，2003，20(3)：181-183.

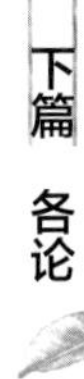

[7] 赵振玲，刘其宁，肖植文，等. 滇黄芩体胚诱导与植株再生. 西南农业学报，2006，19(4)：714-718.

72 福州薯蓣

Dioscorea futschauensis Uline ex R. Kunth

为薯蓣科薯蓣属多年生草质藤本植物，分布于浙江南部、福建、湖南、广东北部、广西，生于海拔 700m 以下的山坡灌丛和林缘、沟谷边或路旁。其干燥根茎为中药材绵萆薢，被《中国药典》（2015 年版）收载，同时收载的基源植物还有绵萆薢 *D. spongiosa* J. Q. Xi，M. Mizuno et W. L. Zhao，具有利湿去浊，祛风除痹的功效。用于膏淋，白浊，白带过多，风湿痹痛，关节不利，腰膝疼痛。

一、传统用药经验与药用历史

萆薢为我国常用中药，始载于《神农本草经》，"萆薢主腰背痛，强骨节，风寒湿周痹，恶创不瘳，热气"，此后在《名医别录》《本草图经》《本草蒙筌》《本草纲目》《本草原始》《本草从新》等本草中均有关于萆薢的药用记载。但历史上萆薢来源比较复杂，其商品名称有粉萆薢、川萆薢、白萆薢、红萆薢等，据古代本草考证其植物来源主要包括薯蓣科薯蓣属 *Dioscorea*、百合科菝葜属 *Smilax* 及肖菝葜属 *Heterosmilax* 多种植物。《中药大辞典》所收载的萆薢原植物为薯蓣科植物粉背薯蓣 *D. hypoglauca* Pa Iibin、叉蕊薯蓣 *D. collettii* Hook. F.、山萆薢 *D. tokoro* Mak. 和纤细薯蓣 *D. gracillima* Miq. 等的根茎。但在临床应用多以粉背薯蓣（粉萆薢）为主。1995 年以前的《中国药典》正式收载的品种只有粉萆薢一种，但 1995 年以后各版《中国药典》将绵萆薢和粉萆薢作为两种药材分别收载，但记载功效相同。历代本草中萆薢主要用于风湿痹痛，关节不利，腰膝疼痛，白浊等证，现代应用与历代本草记载基本一致。

萆薢在苗药中亦有应用，用于治疗风湿顽痹、腰膝疼痛、小便不利、淋浊、遗精、湿热疮毒。

福州薯蓣化学成分主要有甾体皂苷类、二芳基庚烷类、木脂素类等。现代药理研究表明，福州薯蓣主要具有抗肿瘤、抗骨质疏松、降尿酸、降血脂、抗真菌、抗心肌缺血及预防动脉粥样硬化等作用。

二、资源分布与栽培

福州薯蓣主要分布于浙江南部、江西、福建、湖南、广东北部、广西东北部等地区，由于绵萆薢为不常用中药材，目前少有栽培，其商品供应主要源于野生资源。

三、资源利用与保护

1. **综合开发利用** 目前福州薯蓣主要在临床上以利水渗湿药应用，但基于现代药理学研究，其有潜力开发为抗肿瘤、降血脂、降血糖及抗动脉粥样硬化等作用的新药，今后应该加强其新药研发研究，使其更好地服务于人类的健康。尽管药典明确规定了绵萆薢的基源植物，但由于多方面原因，以绵萆薢入药的植物种类较多，应该加强规范，并开展相关的鉴定和临床应用研究，以更好的合理利用萆薢类中药。

2. **资源保护和可持续发展** 由于绵萆薢市场需求量不大，野生资源可以满足需求，但要在对其生物学特性开展研究的基础上，加强其野生资源的抚育和更新的相关研究，以合理高效利用野生资源，避免无序采挖导致资源破坏。

【评述】

从 1995 年版《中国药典》开始，绵萆薢和粉萆薢作为两种药材收载，虽然两者功能主治描述相同，但化学成分各有差异，药理作用及适应证方面都有了各自的延伸，应根据病情有区别地选用此两种萆薢，以便于药材疗效的充分发挥。

（徐　雷）

参考文献

[1] 常征．粉萆薢与绵萆薢的鉴别使用．首都医药，2011，07（下）：40-41.

[2] 晁利平，刘艳霞，瞿璐，等．绵萆薢的化学成分及药理作用研究进展．药物评价研究，2015，38(3)：325-329.

[3] 李文．粉萆薢与绵萆薢的鉴别．中国药业，2000，9(10)：56-57.

[4] 王勇，刘阳，殷军．中药绵萆薢的研究进展．沈阳药科大学学报，2007，24(6)：374-379.

73 榧树

Torreya grandis Fort.

为红豆杉科榧树属常绿针叶乔木，分布于江苏南部、浙江、福建北部、江西北部、安徽南部，西至湖南西南部及贵州松桃等地，生于海拔 1400m 以下温暖多雨，黄壤、红壤、黄褐土地区。其干燥成熟种子为中药榧子，被《中国药典》（2015 年版）收载，具有杀虫消积，润肺止咳，润燥通便的功效。用于钩虫病，蛔虫病，绦虫病，虫积腹痛，小儿疳积，肺燥咳嗽，大便秘结。榧树为国家重点二级保护野生植物。

一、传统用药经验与药用历史

榧子入药始载于《神农本草经》："主腹中邪气，去三虫，蛇蛰，蛊毒，鬼疰伏尸"，唐代时发现榧子具消食、强壮功效，其中《食疗本草》载榧子："消谷，助筋骨，行营卫，明目轻身，令人能食"，北宋时发展应用于固发润发，元代至清代，发现具有润肺、止咳嗽等功效。对于榧子的使用禁忌方面，《本草衍义》："（食之）过多则滑肠"，《随息居饮食谱》："多食助火，热嗽非宜"。现代应用与历代本草记载相一致。

中药榧子作为广谱抗虫药除在历版《中国药典》中收载外，在民族药中也有运用。维药中用于治疗脾胃虚弱，虫积腹痛，便秘咳嗽，体倦阳痿；蒙药用于治疗小儿疳积，虫积腹痛。

榧子化学成分主要为挥发油类、萜类、黄酮类、木脂素类、脂肪酸、氨基酸等物质。现代药理研究表明，榧子具有驱虫、抗肿瘤、抗病毒等作用。

二、资源分布与栽培

榧树主要分布于浙江全省，福建崇安、建瓯，安徽黄山、贵池，江西黎川、修水、铅山、宣天、务元、黄冈山，向西星散分布于湖南新宁、慈利和贵州松桃，生于亚热带的低海拔丘陵、低山及中山地带的森林中，榧树大部分呈半野生状态，榧树栽培主要在浙江诸暨、嵊县、绍兴和东阳等地，而且栽培历史悠久，存在上千年以上的古树，人们在长期的生产实践中培育选择栽培品种 11 种。据调查，浙江省现存百年以上的古榧树 46 万余株，胸径 6cm 以上野生榧树 57 万多株。

三、资源利用与保护

1. 综合开发利用 榧子为我国传统中药材，是广谱驱虫药，用于治疗蛔虫、钩虫、十二指肠虫、白虫、蛲虫、丝虫等，还用于小儿疳积，大便秘结等症。此外，榧树木材致密坚实，气香，不易开裂，耐水湿，经久不腐，是建筑、造船、家具等的优良木材，种子可食用、炼制食用油及提取精油。

2. 资源保护和可持续发展 由于榧树在医药、工业、食品等行业均有较高的应用价值，其野生资源遭到严重破坏，为国家二级保护植物种类，为了保证榧树产业及其资源的可持续协调发展，应加强榧树的基础研究和栽培技术研究，以提高榧子生产技术、产量和质量，为榧子的基地化、规模化、标准化生产提供技术支撑。同时展开其资源、化学成分和药理活性的系统研究，以充分开发利用和保护其植物资源，为人类造福。

【评述】

榧树属植物我国分布有 5 种，8 个栽培品种及 1 个引进栽培种，根据市场调查表明，榧子除来源于榧树外，该属的巴山榧 *T. fargesii* Franch.、云南榧 *T. yunnanensis* Cheng et L. K. Fu、长叶榧 *T. jackii* Chun 等的种子也作为榧子药用。为了保证用药的安全有效，在使用过程中应该加以区别。榧树种子外表有不规则浅纵槽，胚乳向内微皱，外胚乳灰褐色，易于与同属的其他植物种子相区别。

（徐　雷）

参考文献

[1] 包琰，赵志军，冯广平，等. 榧树文化初论. 科学通报，2013，58（增刊Ⅰ）：57- 61.

[2] 陈振德，郑汉臣，李金昌，等. 中药“榧子”的本草考证与原植物调查. 中国野生植物资源，1997，(1)：5-7.

[3] 陈振德，郑汉臣，金山丛，等. 榧属植物的研究进展. 国外医药·植物药分册，1996，1(4)：150-153.

[4] 陈振德，侯连兵，谢立，等. 榧子药材性状与商品鉴定. 中药材，2000，23(1)：19-22.

[5] 王鸿，郭涛，应国清. 榧属植物活性成分与药理作用研究进展. 中草药，2007，389(11)：1747-1750.

[6] 易官美，邱迎君. 榧树的研究现状与展望. 资源开发与市场，2013，29(8)：844-847.

74 漏斗泡囊草

Physochlaina infundibularis Kuang

为茄科泡囊草属多年生草本植物，分布于中国陕西、河南、山西等省，生于山坡、沟谷、草地、林下的阴湿处。其干燥根为我国特有中药材华山参，被《中国药典》（2015 年版）收载，具有温肺祛痰，平喘止咳，安神镇惊的功效。用于寒痰喘咳，惊悸失眠。目前漏斗泡囊草野生植物资源濒危，被列入《世界自然保护联盟（IUCN）濒危物种红色名录》《中国生物多样性红色名录（高等植物卷）》和《陕西省地方重点保护野生植物名录（第一批修订）》中。

一、传统用药经验与药用历史

华山参始见于清代《本草纲目拾遗》（卷三・草部上），名为“煤参”，对其形态、产地、性味等描述如下：“煤参，出陕西西安等处，形如参，皮心俱黑，故名。施柳南太守云：此参出陕西华山，食之多吐人，其性亦劣，味微苦甘，同人参，功力则薄耳。”1959 年版《中药志》第一册记载：“陕西华阴县所产华山参为茄科植物华山参的根。”华山参作为陕西的道地药材，有着悠久的民间用药历史，用于治疗寒痰咳嗽，心悸失眠易惊等症，在民间常作为治疗咳嗽、肺痨的特效药。

华山参中有效成分为莨菪烷类生物碱，主要为阿托品类生物碱及其衍生物。现代药理研究表明：华山参具有镇咳，祛痰，平喘，镇静催眠，改善微循环，保护细胞膜，镇痛，调节胃肠功能等作用。

二、资源分布与栽培

漏斗泡囊草分布于陕西秦岭中部到东部，河南西部，山西南部。主产于著名的秦岭华山上，河南产量也很大，如伏牛山区的宜阳、栾川、嵩县、洛宁、西峡等地，桐柏山区的信阳、新县等地，山西的中条山一带亦产，是我国特有的药用植物。目前华山参药材主要来源于野生，导致资源已近濒危。有文献报道近年来在河南部分地区人工栽培引种成功，但还未形成规模化的人工种植栽培。主产区华山因其地势险峻，多有百年以上老参，珍贵至极，华山参也是陕西渭南地区的著名特产。

三、资源利用与保护

1. 综合开发利用 华山参作为陕西的道地药材，药用价值很高，具有极大的开发价值。现代研究表明，华山参所含的莨菪类生物碱具有多种用途，阿托品在临床上用于抢救感染中毒性休克，缓解平滑肌器官痉挛所致的内脏绞痛，可治疗有机磷中毒，心律失常，眼科疾病的麻醉前给药，以及支气管哮喘与支气管炎等；山莨菪碱在临床上用于血管性疾病，感染中毒性休克，各种神经痛，可治疗平滑肌痉挛，中心性视网膜炎等眼科疾患，以及重症肝炎、病毒性肝炎、肝硬化肝腹水等肝脏疾病；东莨菪碱临床上用于全身麻醉前给药，晕动病，狂躁性精神病，有机磷中毒，抢救极重型流行性乙型脑炎衰竭。目前华山参已开发生产的制剂有华山参片、华山参滴丸、华山参气雾剂等。有研究表明漏斗泡囊草地上部分与传统入药部位根所含的化学成分和微量元素均基本相似，可开发利用其地上部分为新的利用资源。

2. 资源保护和可持续发展 目前药材华山参主要来源于野生资源，有文献报道近年来在河南部分地区人工栽培引种成功，但还未形成规模化的人工种植栽培项目。近年来中药材资源日益短缺，仅靠自然野生资源已不能满足市场的需要，应加快发展规模化、规范化的华山参种植生产技术，制定出华山参的质量标准规范，既能合理利用和保护野生华山参资源，又能满足对华山参日益增多的安全用药需求。

【评述】

1. 华山参，又名华山人参、华山莨菪、秦参、白毛参、热参、红参、土参、土人参、野山参、山烟、醉汉草等。华山参形似人参，有作人参伪品出售，误食易导致中毒，在生产中应注意区别应用。

2. 华山参的主要有效成分为莨菪烷类生物碱，具有多种用途，应深入、综合开发利用这一资源，但莨菪烷类生物碱有一定的毒性，应用华山参中毒的报道也为数不少。在今后对药材华山参及其基源植物漏斗泡囊草的资源开发利用中，应加强对其临床药理作用和药物相互作用的研究，开发出具有新的临床适应证、毒副作用小的新制剂，加强临床合理安全用药，防止毒副作用的发生，确保用药的安全与高效。

（刘　迪）

参考文献

[1] 曹继华，代丽萍，王正益，等. 华山参地上部分的鉴定研究. 中国医学研究与临床，2005，3(5)：7-10.

[2] 李丹. 华山参毒理及质量标准的实验研究. 西安：陕西中医学院，2008.

[3] 李松武，赵云荣，庆伟霞，等. 华山参的研究进展. 济源职业技术学院学报，2005，4(2)：8-10.

[4] 赵森淼，俞桂新，王峥涛. 华山参化学成分研究. 中草药，2013，44(8)：938-941.

75 蓖齿虎耳草

Saxifraga umbellulata Hook. f. et Thoms var. *pectinata* (Marquand et Airy-Shaw) J. T. Pan

为虎耳草科虎耳草属多年生草本植物，分布于我国西藏东部，生于海拔3000～4100m的林下、灌丛和岩壁石隙，为青藏高原特有种。其干燥全草为常用藏药材“松蒂”，被《西藏自治区藏药材标准（第一册）》（2012年版）收载，其性味苦寒，具有清肝胆热、疮热的功效。主要用于肝炎、胆囊炎、关节炎、肝胆热病、胃肠热病、流行性感冒发烧及疮热等。

一、传统用药经验与药用历史

“松蒂”是藏医临床治疗肝胆疾病的常用药材“蒂达”的品种之一，我国现存最早的藏医药古籍《月王药珍》（公元8世纪）中即有记载，不同的藏医药文献中分别使用有“松蒂”“松滴”“松吉斗”“松吉滴”（藏文音译名）等名称。关于“松蒂”的功能主治，各本草及专著中的记载基本一致，为“性凉，味苦，清肝胆热，治培根、赤巴合并症（指脾、胃、肾方面的热症），清疮热，治热病”之药物。根据上述古籍及近代的《中国藏药》《中华藏本草》《藏药志》《新修晶珠本草》等藏药专著中记载，“松蒂”来源于包括蓖齿虎耳草在内的多种虎耳草属植物，在藏医临床治疗肝胆疾病的复方中使用频率较高，此外也用于胃肠热病、关节炎、疮痈、创伤、眼病、虫病、头痛、肾病、水肿、健忘等。

据文献统计和对藏药“蒂达”的资源及使用现状调查，近代藏医药专著中记载、目前藏医临床实际使用的虎耳草属植物多达30余种，其中蓖齿虎耳草为其主要的基源植物之一，其植株相对较高大，花瓣黄色，味极苦，与古代文献记载的“大松滴”相符，与《四部医典系列挂图全集》中附图也相似，应为“松滴”的正品之一，现西藏藏医使用的“松蒂”主要来源于该种，青海、甘肃、四川、云南等地藏医使用的“松蒂”则为同属的其他种类，这可能与蓖齿虎耳草主要分布于西藏东部有关。关于“松蒂”的质量标准，《西藏自治区藏药材标准（第一册）》在“松蒂”条下收载了蓖齿虎耳草，《中国药典》在附录中“迭达”条下收载了唐古特虎耳草 *S. tangutica* Engl.（“迭达”系“蒂达”的名称用字不同），《藏药标准》（1979年）在“莲座虎耳草／松蒂”条下收载了伞梗虎耳草 *S. pasumensis* Marq. et Shaw [*S.umbellulata* Hook. f. et Thoms var. *pectinata* (Marquand et Airy-Shaw) J. T. Pan]、聚叶虎耳草 *S. confetifolia* Engl. 和虎耳草 *S. candelabrum* Frach.。在各标准和专著中收载的藏药成方制剂处方中，“松蒂”的药材名称和基源也存在较大差异，有待规范和统一。

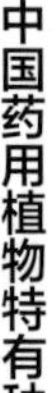

二、资源分布与栽培

据《中国植物志》记载和实地调查，莲齿虎耳草在西藏自治区主要分布于雅鲁藏布江流域的藏南谷地、念青唐古拉山及藏东他念他翁山脉等区域（包括拉萨地区、林芝地区、昌都地区、山南地区、那曲地区南部、日喀则地区东部和南部），在川西甘孜州的德格、理塘也有分布，但多呈零星分布，难以形成成片资源，且由于植株较矮小（5～10cm），生物量小，其资源蕴藏量有限。同时，药材系在花期采集全株，也严重影响种子的产生和资源的自然更新，资源解体危险度高。

据对"松蒂"的市场和使用现状调查，仅在内地和藏区的药材市场偶有销售，但多为数种虎耳草的混合品，难见有单一的莲齿虎耳草的药材销售。藏医医疗机构和制药企业使用的药材，多由使用单位自行组织人员采集或委托药农采集收购。目前藏药生产企业以及藏医医疗机构使用的莲齿虎耳草药材均来自于野生采集，尚未见有人工种植或野生抚育生产的研究报道。

三、资源利用与保护

1. 综合开发利用 莲齿虎耳草作为特色藏药，目前仅用于藏医临床和藏成药制剂生产的原料药材，由于制剂是藏医临床用药的主要形式，故几乎均在复方中使用。据对有关藏药标准和专著中记载的藏药处方以及西藏、青海、甘肃、四川、云南 5 省区的藏医医疗机构和藏药制药企业实际生产使用的 1150 个藏药成药制剂处方的统计，使用有"莲座虎耳草（即莲齿虎耳草）""松吉蒂"的处方共 47 个，其中国家批准上市的藏药成药制剂 15 个，如十八味降香丸、二十五味肝胆舒丸、牛黄蒂达丸等。目前，莲齿虎耳草除藏医学药用外，尚未见有其他方面的利用。

2. 资源保护和可持续发展 目前莲齿虎耳草药材均来自于野生采集，其资源尚处于无保护状态。据对部分藏医医疗机构和藏药制药企业的调查，一般藏医医疗机构和制药企业对松蒂或莲齿虎耳草药材的年需求量在 200～300kg。莲齿虎耳草植株个体较小，以全株入药，且多在花期采集，直接影响其资源的自然更新，资源已日渐紧缺，价格不断上涨。2000 年，在瑞士红十字会、西藏红十字会共同商讨制定的《濒危藏药物种名录》中，已将"伞梗虎耳草"（即莲齿虎耳草）列为一级濒危藏药。可以预测，随着藏医事业和制药产业的发展，莲齿虎耳草的资源状况将不容乐观，开展莲齿虎耳草的野生抚育、种植生产无疑是解决其资源保护与满足药用需求矛盾的重要途径。但另一方面，由于莲齿虎耳草特殊的生态适宜性、植株生物量也较小，受经济效益的制约，采用传统的农田种植方式发展其药材生产可能并不适宜，有必要探索工厂化大棚种植技术发展药材生产。

【评述】

1. “蒂达”作为藏医临床治疗肝胆疾病常用的一大类药材，目前使用较多的有龙胆科獐牙菜属（*Swertia*）、花锚属（*Halenia*）、肋柱花属（*Lomotogonia*）和虎耳草科虎耳草属的多种植物，藏医认为不同来源的“蒂达”在临床功效上有一定差异，也常相互配伍使用，如獐牙菜属的“甲蒂”与虎耳草属的“松蒂”配伍，后者可克服前者苦寒伤胃的缺点。同时，上述各属植物所含的化学成分也存在较大的差异，提示不同来源的“蒂达”在其临床功效、药效物质基础和作用机理上当各有特点，以藏医临床应用为基础，充分发挥其特点，应是蓖齿虎耳草开发利用的重点。

2. 分布于青藏高原的虎耳草属植物种类极为丰富，据文献记载有126种、16变种、2亚种及1变型，其中有17种、2变种为我国药用植物特有种（见表2-21），且主要分布于青藏高原。据文献记载和实地调查，作为“松蒂”的基源植物，除蓖齿虎耳草外，上述特有种中尚有约13种在不同藏区药用，但目前有关这些藏医药用的虎耳草属植物的现代药学研究极少。由于这些种类大多在民间具有较长的使用历史，无疑是具有开发利用前景的资源，深入开展藏医药用的虎耳草属植物的资源、化学、生物活性等的比较研究和资源利用价值评价，对于蓖齿虎耳草资源的合理保护与利用、寻找“松蒂”新资源具有重要的意义。

表2-21 我国虎耳草属药用植物特有种

种名	拉丁学名	分布	利用情况
黑虎耳草	*S. atrata* Engl.	甘肃东南部、青海东北部	藏药
橙黄虎耳草	*S. aurantiaca* Franch.	四川西部、陕西中部、云南西北部	藏药
灯架虎耳草	*S. candelabrum* Franch.	四川西北部、云南北部	藏药
叉枝虎耳草	*S. divaricata* Engl. et Irmsch.	青海东南部、四川西部、西藏	藏药
优越虎耳草	*S. egregia* Engl.	甘肃南部、青海东南部、四川西部、西藏东部、云南西北部	藏药
小芽虎耳草	*S. gemmigera* var. *gemmuligera* (Engler) J. T. Pan et Gornall	甘肃、青海、四川	藏药、苗药
大字虎耳草	*S. imparilis* Balf. f.	云南中部和东南部	藏药
道孚虎耳草	*S. lumpuensis* Engl.	甘肃南部、四川西部	
蒙自虎耳草	*S. mengtzeana* Engl. et Irmsch.	广东、云南东南部	
朗县虎耳草	*S. nangxianensis* J. T. Pan	西藏南部	藏药
青藏虎耳草	*S. przewalskii* Engl.	甘肃西部、青海东部、四川、西藏南部	藏药

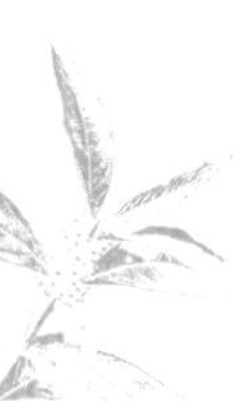

续表

种名	拉丁学名	分布	利用情况
狭瓣虎耳草	*S. pseudohirculus* Engl.	甘肃南部、青海东部和南部、陕西南部（秦岭）、四川西部、西藏东部和南部	
红毛虎耳草	*S. rufescens* Balf. f.	湖北西部、四川、西藏东南部、云南	
崖生虎耳草	*S. rupicola* Franchet	云南	
红虎耳草	*S. sanguinea* Franch.	青海、四川西部、西藏南部、云南西北部	藏药
西南虎耳草	*S. signata* Engl. et Irmsch.	青海南部、四川西部、西藏东部、云南西北部	藏药
繁缕虎耳草	*S. stellariifolia* Franch.	四川西部、云南西北部	
篦齿虎耳草	*S. umbellulata* var. *pectinata* (Marquand et Airy Shaw) J. T. Pan	西藏东部	藏药
爪瓣虎耳草	*S. unguiculata* Engl.	甘肃南部、河北中西部、青海、内蒙古、宁夏、山西北部、四川西部、西藏、云南西北部	藏药

（蒋　伟　钟国跃）

参考文献

[1] 费曜，蒋伟，钟国跃．藏药松蒂（篦齿虎耳草）中总黄酮及绿原酸、芦丁、槲皮素的含量测定．中药新药与临床药理，2013，24(4)：411-412.

[2] 古锐，钟国跃，罗维早，等．藏药甲地然果（花锚）中屾酮成分的含量测定．中国中药杂志，2010，35(21)：2866-2868.

[3] 李隆云，占堆，卫莹芳，等．濒危藏药资源的保护．中国中药杂志，2002，27(8)：561-562.

[4] 王芸，杨峻山．獐芽菜属植物的研究概况．天然产物研究与开发，1992，4(1)：99-102.

[5] 阳勇，罗维早，刘翔，等．藏药“甲蒂（印度獐芽菜）”中龙胆苦苷和獐芽菜苷等 10 种成分的含量测定与质量评价．中国中药杂志，2012，37(9)：36-38.

[6] 钟国跃，古锐，周华蓉，等．藏药“蒂达”的名称与品种考证．中国中药杂志，2009，34(23)：3139-3141.

[7] 钟国跃，王昌华，刘翔，等．常用藏药“蒂达（藏茵陈）”的资源与使用现状调查．世界科学技术——中医药现代化，2010，12(1)：1-3.

[8] 钟国跃，阳勇，冯婷婷，等．常用藏药“蒂达（藏茵陈）”基源物种药用合理性及资源利用价值评价．中国中药杂志，2012，37(17)：2634-2636.

本篇主要参考书籍

[1] WU ZY, RAVEN PH, HONG DY. *Flora of China*. Beijing: Science Press//St.Louis: Missouri Botanical Garden Press.

[2] 中国科学院植物志编辑委员会. 中国植物志. 北京：科学出版社，2001.

[3] 国家药典委员会. 中华人民共和国药典（2015 年版一部）. 北京：中国医药科技出版社，2015.

[4] 中国科学院植物研究所. 中国植物图鉴. 北京：科学出版社，1980.

[5] 中国森林编委会. 中国森林（第四卷）. 北京：中国林业出版社，2000.

[6] 刘瑛心. 中国沙漠植物志. 北京：科学出版社，1987.

[7] 傅立国. 中国植物红皮书—稀有濒危植物（第一册）. 北京：科学出版社，1991.

[8] 南京中医药大学. 中药大辞典. 2 版. 上海：上海科学技术出版社，2006.

[9] 贾敏如，李星炜. 中国民族药志要. 北京：中国医药科技出版社，2005.

[10] 肖培根. 新编中药志（第一卷）. 北京：化学工业出版社，2002.

[11] 国家中医药管理局《中华本草》编委会. 中华本草（第 3 卷）. 上海：上海科学技术出版社，2001.

[12]《全国中草药汇编》编写组. 全国中草药汇编. 北京：人民卫生出版社，1980.

[13] 彭成. 中华道地药材. 北京：中国中医药出版社，2011.

[14] 中国药品生物制品检定所，广东省药品检定所. 中国中药材真伪鉴别图典. 广州：广东科技出版社，1997.

[15] 中国药材公司. 中国中药资源志要. 北京：科学出版社，1994.

[16] 雷载权. 中药学. 上海：上海科学技术出版社，1995.

[17] 任仁安. 中药鉴定学. 上海：上海科学技术出版社，1986.

[18] 陈士林. 中国药材产地生态适宜性区划. 北京：科学出版社，2011.

[19] 罗达尚. 中华藏本草. 北京：民族出版社，1997.

[20] 中国科学院西北高原生物研究所. 藏药志. 西宁：青海人民出版社，1996.

[21] 刘勇民. 维吾尔药志（上册）. 乌鲁木齐：新疆科技卫生出版社，1999.

[22] 杜品. 青藏高原甘南藏药植物志. 兰州：甘肃科学技术出版社，2006.

[23] 万德光，彭成，赵军宁. 四川道地中药材志. 成都：四川科学技术出版社，2005.

[24] 赵汝能. 甘肃中草药资源志. 兰州：甘肃科学技术出版社，2003.

[25] 中国科学院西北高原生物研究所. 青海经济植物志. 西宁：青海人民出版社，1987.

[26] 内蒙古植物志编辑委员会. 内蒙古中草药. 呼和浩特：内蒙古人民出版社，1980.

[27] 广西壮族自治区卫生厅. 广西中药志（第二辑）. 南宁：广西壮族自治区人民出版社，1963.

[28] 中国科学院四川分院中医中药研究所. 四川中药志（第二册）. 成都：四川人民出版社，1960.

[29] 徐国钧，徐珞珊. 常用中药材品种整理和质量研究（第二册）. 福州：福建科学技术出版社，1997.

[30] 广西壮族自治区食品药品监督管理局. 广西壮族自治区壮药质量标准（第二卷 2011 年版）. 南宁：广西科学技术出版社，2011.

[31] 四川省食品药品监督管理局. 四川省中药材标准. 成都：四川出版集团・四川科学技术出版社，2010.

[32] 湖北省食品药品监督管理局. 湖北省中药材质量标准. 武汉：湖北科学技术出版社，2009.

[33] 贵州省药品监督管理局. 贵州省中药材、民族药材质量标准（2003 年版）. 贵阳：贵州科技出版社，2003.

[34] 江西省卫生厅. 江西省中药材标准. 南昌：江西科学技术出版社，1997.

[35] 云南省卫生厅. 云南省药品标准. 昆明：云南大学出版社，1996.

[36] 邓家刚. 桂本草（第一卷 下）. 北京：北京科学技术出版社，2014.

[37] 帝玛尔・丹增彭措. 晶珠本草. 上海：上海科学技术出版社，2012.

[38] 五代・吴越. 日华子本草. 合肥：安徽科学技术出版社，2005.

[39] 清・吴仪洛. 本草从新. 天津：天津科学技术出版社，2003.

[40] 宋・苏颂. 图经本草（辑复本）. 福州：福建科学技术出版社，1988.

[41] 陈嘉谟（明）. 本草蒙筌. 北京：人民卫生出版社，1988.

[42] 清・黄宫绣. 本草求真. 北京：人民卫生出版社，1987.

[43] 梁・陶弘景. 名医别录（辑校本）. 尚志钧辑校. 北京：人民卫生出版社，1986.

[44] 明・李时珍. 本草纲目（点校本）. 北京：人民卫生出版社，1982.

[45] 兰茂. 滇南本草. 昆明：云南人民出版社，1975.

附录 中国药用植物特有种名录

该名录仅收录维管植物中的中国药用植物特有种，共 3151 种，分属于 154 科、786 属。蕨类植物采用秦仁昌分类系统、裸子植物采用郑万钧系统、被子植物采用恩格勒系统。科的顺序按科号排列，科内按学名字母顺序排列。名录中植物名和学名以及分布区均以 *Flora of China* 为准，别名和民族药记录来自国内各大文献记录。

001 石杉科 Huperziaceae

皱边石杉

Huperzia crispata（Ching）Ching

别名：虱子草、矮杉树（四川）

分布：重庆、贵州、湖北西部、湖南西部、江西、四川、云南东北部。

峨眉石杉

Huperzia emeiensis（Ching et H. S. Kung）Ching et H. S. Kung

别名：铁扫把、鸡爪莲（四川）

分布：重庆、贵州北部、湖北西部、湖南、四川、云南东北部。

闽浙马尾杉

Phlegmariurus mingcheensis Ching

异名：*Phlegmariurus minchegensis*（Ching）L. B. Zhang

分布：安徽、重庆、福建、广东、广西、海南、湖南、江西、四川、浙江。

台湾马尾杉

Phlegmariurus taiwanensis（C.M. Kuo）L.B. Zhang

分布：台湾。

002 卷柏科 Selaginellaceae

蔓生卷柏

Selaginella davidii Franch.

异名：*Selaginella davidii* subsp. *gebaueriana*（Hand.-Mazz.）X. C. Zhang

别名：澜沧卷柏、蔓出卷柏、小过江龙（云南）

分布：安徽、重庆、甘肃、广西、河北、河南、湖北、湖南、宁夏、陕西、山东、山西、四川、西藏、云南。

民族药：苗药。

003 观音座莲科 Angiopteridaceae

福建莲座蕨

Angiopteris fokiensis Hieron.

异名：*Angiopteris omeiensis* Ching；*Angiopteris kwangsiensis* Ching；*Angiopteris petiolulata* Ching；*Angiopteris sinica* Ching

别名：峨眉观音座莲、峨眉半边莲（四川）

分布：福建、广东、广西、贵州、海南、湖北、湖南、江西、四川、云南、浙江。

阔羽莲座蕨

Angiopteris latipinna（Ching）Z. R. He

异名：*Archangiopteris henryi* Christ et Gies.
别名：亨利原始观音座莲、小散血（湖南）
分布：云南。

定心散观音莲座蕨
Angiopteris officinalis Ching
别名：定心散（浙江）
分布：甘肃中部和西南部、湖北西部、青海、四川西部、西藏东部、云南。

强壮观音莲座蕨
Angiopteris robusta Ching
别名：强壮观音座莲
分布：广西。

004 凤尾蕨科 Pteridaceae

猪鬃凤尾蕨
Pteris actiniopteroides Christ
别名：细凤尾草（四川）、还阳草（植物名实图考）、猪鬣凤尾草（中国蕨类植物图谱）
分布：重庆、甘肃东南部（文县）、广西北部（罗城、宜山）、贵州、河南北部（辉县）、湖北（宜昌）、陕西南部（西乡）、四川、云南。

狭叶凤尾蕨
Pteris henryi Christ
别名：猪毛草（四川峨眉）、旋鸡尾草（贵州）
分布：广西（凌云县、乐业县）、贵州、河南西南部（淅川县）、陕西南部、重庆、四川、云南。

长叶凤尾蕨
Pteris longipinna Hayata
异名：*Pleris longifolia* L.
分布：台湾。

005 中国蕨科 Sinopteridaceae

毛叶粉背蕨
Aleuritopteris squamosa（Hope et C. H. Wright）Ching
别名：小一把抓（云南）
分布：海南、云南南部。

中华隐囊蕨
Cheilanthes chinensis（Baker）Domin
异名：*Notholaena chinensis* Bak.
别名：山莲（广西）
分布：重庆、广西北部（临桂）、贵州东北部、湖北西部、四川。

西南旱蕨
Cheilanthes smithii（C. Christensen）R. M. Tryon
异名：*Pellaea smithii* C. Chr.
分布：四川西部（马尔康、金川）、云南西北部（丽江、永宁、中甸）。

006 铁线蕨科 Adiantaceae

毛足铁线蕨
Adiantum bonatianum Brause
别名：猪鬃草（四川）
分布：云南（昆明、永仁、中甸、鸡足山、鹤庆、丽江、嵩明、武定）、四川（雷波、冕宁、西昌、普格、泸定、盐边、宝兴、峨边、石棉）。

肾盖铁线蕨
Adiantum erythrochlamys Diels

分布：贵州、河南、湖北、四川、台湾、西藏。

长盖铁线蕨

Adiantum fimbriatum Christ

分布：甘肃、河北、青海、陕西、山西、四川、西藏、云南。

月牙铁线蕨

Adiantum refractum Christ

异名：*Adiantum edentulum* f. *refractum*（Christ）Y. X. Lin

别名：蜀铁线蕨

分布：贵州、湖北、湖南、陕西、四川、西藏、云南、浙江。

荷叶铁线蕨

Adiantum reniforme var. *sinense* Y. X. Lin

别名：荷叶金钱（四川）

分布：四川。

007 蹄盖蕨科 Athyriaceae

中华蹄盖蕨

Athyrium sinense Ruprecht

分布：甘肃东南部、河北、河南西部、内蒙古、宁夏、陕西、山东、山西。

008 肿足蕨科 Hypodematiaceae

山东肿足蕨

Hypodematium sinense K. Iwats.

分布：山东（泰山）。

009 铁角蕨科 Aspleniaceae

华中铁角蕨

Asplenium sarelii Hook.

别名：退血草（湖南）、见血生（广东）、矮金花草（广西）、风水草（四川）

分布：安徽、重庆、贵州北部、河南、湖北、湖南、江苏、陕西、四川、浙江。

010 乌毛蕨科 Blechnaceae

荚囊蕨

Struthiopteris eburnea（Christ）Ching

别名：铁角萁、锯草（四川）、天鹅抱蛋（贵州）

分布：安徽、福建、广西、贵州、湖北、湖南、四川、台湾。

011 鳞毛蕨科 Dryopteridaceae

美丽复叶耳蕨

Arachniodes amoena（Ching）Ching

分布：福建、广东、广西、贵州、湖南、江西、浙江。

厚叶贯众

Cyrtomium pachyphyllum（Rosenst.）C. Chr.

别名：谷发（壮族语）

分布：广西、贵州南部（安顺、平塘）、云南南部（麻栗坡、西畴）。

线羽贯众

Cyrtomium urophyllum Ching

别名：凤尾莲（四川）

分布：广西（龙胜）、贵州、湖南（靖县、雪峰山）、四川（大相岭、峨眉、雷波、

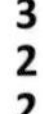

屏山）、云南（绥江）。

角状耳蕨

Polystichum alcicorne（Bak.）Diels

别名：牛毛七、石黄连（四川）

分布：重庆（金佛山）、贵州东北部（沿河、德江、思南）、四川（峨眉山）。

012 水龙骨科 Polypodiaceae

披针骨牌蕨

Lemmaphyllum diversum（Rosenstock）Tagawa

异名：*Lepidogrammitis diversa*（Rosenst.）Ching

分布：福建、甘肃、广东、广西、贵州、湖北、湖南、江西、山西、四川、台湾、云南、浙江。

抱石莲

Lepidogrammitis drymoglossoides（Baker）Ching

别名：石豆（陕西）、金丝鱼鳖草（浙江）、风不动（福建）、石钱草（广西）、石瓜子（贵州）

分布：广布长江流域各省及福建、广东、广西、贵州、陕西和甘肃。

狭叶瓦韦

Lepisorus angustus Ching

分布：安徽、重庆、甘肃、广西、河南、湖北、湖南、陕西、四川、西藏、云南、浙江南部。

庐山瓦韦

Lepisorus lewisii（Baker）Ching

别名：七星草、骨牌草（江西）

分布：安徽、福建、广东、广西、贵州、湖南、江西、四川、浙江。

绿叶线蕨

Leptochilus leveillei（Christ）X. C. Zhang & Nooteboom

异名：*Colysis leveillei*（Christ）Ching

别名：爬山虎、小一包针（广西）

分布：福建、广东、广西、贵州。

扇蕨

Neocheiropteris palmatopedata（Baker）Christ

别名：金沙箭（四川）、搜山虎（贵州）、鸭脚板（云南）、半把伞（植物名实图考）

分布：贵州、四川、云南。

中华水龙骨

Polypodiodes chinensis（Christ）S. G. Lu

异名：*Polypodiodes pseudoamoenum*（Ching)Ching

分布：安徽、甘肃、广东、贵州、河北、河南、湖北、江西、陕西、山西、四川、台湾、云南、浙江。

相近石韦

Pyrrosia assimilis（Baker）Ching

别名：相异石韦、破血丹、小蛇头草（湖南）、反食草（广西）、小石韦（贵州）、相似石韦（福建植物志）

分布：安徽、福建、广东、广西、贵州、河南、湖南、江西、四川、新疆、云南、浙江。

华北石韦

Pyrrosia davidii（Baker）Ching

异名：*Pyrrosia gralla*（Gies.）Ching

别名：北京石韦、石柳子（河北）、小石韦（甘肃、宁夏）、马耳朵（四川）、西南石韦、扁担草、生扯拢（四川）、石革庶、石皮（云南）
分布：甘肃、贵州、河北、河南、湖北、湖南、辽宁、内蒙古、陕西、山东、山西、四川、台湾、西藏、云南。
民族药：苗药、藏药、白药。

裸茎石韦

Pyrrosia nudicaulis Ching
别名：裸柄石韦
分布：四川（石棉）、云南（邓川、沧江、贡山、洱源、漾濞、维西、德钦和鹤庆）、西藏（察隅）。
民族药：彝药。

相似石韦

Pyrrosia similis Ching
别名：灰背石韦（广西药用植物名录）
分布：广西、贵州、四川。

交连假瘤蕨

Selliguea conjuncta（Ching）S. G. Lu、Hovenkamp & M. G. Gilbert
异名：*Phymatopteris conjuncta*（Ching）Pic. Serm.
分布：安徽、福建、广西、贵州、河南、湖北、湖南、陕西、四川、西藏、云南。

013 槲蕨科 Drynariaceae

秦岭槲蕨

Drynaria baronii Diels
异名：*Drynaria sinica* Diels
别名：中华槲蕨、骨碎补（通称）、石良姜（山西）、石蜈蚣（贵州）、白江热热（藏语）
分布：甘肃、青海、陕西、山西、四川、西藏东部、云南西北部。
民族药：白药、傣药、景颇药、苗药、纳西药、佤药、阿昌药、藏药、蒙药、朝药、傈僳药、瑶药。

014 银杏科 Ginkgoaceae

银杏

Ginkgo biloba Linn.
别名：白果树（通称）、鸭脚树（北京）、公孙树（汝南圃史）、鸭脚子（本草纲目）
分布：浙江北部和西北部（天目山）；广泛栽培于安徽、福建、甘肃、贵州、河南、河北、湖北、江苏、江西、陕西、山东、山西、四川、云南等省。
民族药：壮药、景颇药、阿昌药、德昂药、傈僳药、白药、蒙药、苗药、侗药、土家药。

015 松科 Pinaceae

冷杉

Abies fabri（Mast.）Craib
别名：塔杉（四川）
分布：四川。

巴山冷杉

Abies fargesii Franch.
别名：鄂西冷杉、太白冷杉（中国树木分类学）、川枞、华枞（中国裸子植物志）、洮河冷杉（经济植物手册）
分布：甘肃南部、河南西部、湖北西部、陕西南部、四川。

鳞皮冷杉

Abies squamata Mast.

分布：甘肃南部、青海南部、四川西部和北部、西藏东南部。

民族药：藏药。

台湾油杉

Keteleeria davidiana var. *formosana*（Hayata）Hayata

异名：*Keteleeria formosana* Hayata

分布：台湾。

江南油杉

Keteleeria fortunei var. *cyclolepis*（Flous）Silba

异名：*Keteleeria cyclolepis* Flous.

别名：浙江油杉（中国树木学）

分布：广东、广西东部和西北部、贵州、湖南南部、江西西南部、云南东南部、浙江西南部。

秦岭红杉

Larix potaninii var. *chinensis* L. K. Fu & Nan Li

异名：*Larix chinensis* Beissn.

别名：太白红杉

分布：陕西南部。

青海云杉

Picea crassifolia Kom.

分布：甘肃、内蒙古（大青山）、宁夏、青海东北部（祁连山、青海湖周边）。

民族药：彝药、藏药。

白扦

Picea meyeri Rehd. et Wils.

别名：白儿松、罗汉松（河北）、红杆云杉（东北植物志）、利儿松（经济植物手册）

分布：甘肃南部、河北、内蒙古、陕西、山西。

紫果云杉

Picea purpurea Mast.

分布：甘肃南部、青海、四川北部

民族药：藏药。

青扦

Picea wilsonii Mast.

分布：甘肃、河北、湖北、内蒙古、青海、陕西、山西、四川。

白皮松

Pinus bungeana Zucc. ex Endl.

别名：白果松（北京、浙江）、蟠龙松（河北）、虎皮松（山东）、白骨松、三针松（河南）

分布：福建、浙江。

高山松

Pinus densata Mast.

别名：西康油松（云南、中国树木分类学）、西康赤松（中国裸子植物志）

分布：青海南部、四川西部、西藏东南部、云南。

民族药：藏药。

马尾松

Pinus massoniana Lamb.

别名：青松、山松、枞松（广东、广西）、铁甲松、厚皮松（四川）

分布：安徽、福建、广东、广西、贵州、海南、河南西部、湖北、湖南、江苏南部、江西、陕西东南部、四川、台湾、云南东部、浙江。

民族药：傣药、藏药、侗药、畲药、水药、仫佬药、瑶药、壮药。

台湾五针松

Pinus morrisonicola Hayata

分布：台湾。

巴山松

Pinus tabuliformis var. *henryi*（Masters）C. T. Kuan

异名：*Pinus henryi* Masters

别名：短叶马尾松（植物分类学报）

分布：湖北西部、湖南、山西南部、四川东北部。

黄山松

Pinus taiwanensis Hayata

分布：安徽、福建、广西中部、贵州、河南南部、湖北、湖南、江苏、江西、台湾、云南东南部、浙江。

云南松

Pinus yunnanensis Franch.

分布：广西、贵州、四川西南部、西藏东南部、云南。

民族药：藏药、彝药、佤药、傣药、傈僳药、普米药、基诺药、侗药。

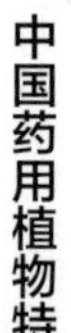

金钱松

Pseudolarix amabilis（Nelson）Rehd.

别名：金松（上海、浙江）、水树（浙江）

分布：福建北部、湖南、江西北部、浙江北部；安徽南部、湖北西部、江苏南部、四川东部等地区栽培。

长苞铁杉

Tsuga longibracteata Cheng

分布：福建中部和南部、广东北部、广西中部和北部、贵州东部、湖南南部、江西南部。

016 杉科 Taxodiaceae

水杉

Metasequoia glyptostroboides Hu et Cheng

分布：安徽、福建、广东、广西、贵州、河北、河南、湖北、湖南、江苏、江西、辽宁、陕西、山东、山西、四川、云南、浙江。

017 柏科 Cupressaceae

干香柏

Cupressus duclouxiana Hickel

别名：扁柏、滇柏、冲天柏（云南）、干柏杉（中国树木分类学）

分布：贵州、四川西南部、云南中部和西北部、西藏东南部。

柏木

Cupressus funebris Endl.

别名：香扁柏、垂丝柏、黄柏（四川）、扫帚柏（湖南）

分布：安徽、福建、甘肃、广东北部、广西北部、贵州东部、河南、湖北西部、湖南、江西、陕西、四川、云南、浙江；中国南部广泛栽培。

民族药：苗药。

命枝圆柏

Juniperus convallium Rehder & E. H. Wilson

异名：*Sabina convallium*（Rend. et Wils.）Cheng et W. T. Wang

别名：密枝圆柏、深山柏、密条柏（中国

树木分类学）、细枝桧（经济植物手册）
分布：青海南部、四川西北部、西藏东部。
民族药：藏药。

刺柏

Juniperus formosana Hayata

别名：刺杨柏（青海）、山刺柏（江苏、江西、湖北、贵州、云南）、刺松（安徽、江西、四川）、山杉（福建）

分布：安徽、福建西部、甘肃东部、贵州、湖北西部、湖南南部、江苏南部、江西、青海东北部、陕西南部、四川、台湾、西藏南部、云南、浙江。

民族药：藏药、彝药。

塔枝圆柏

Juniperus komarovii Florin

异名：*Sabina komarovii*（Florin）Cheng et W. T. Wang

分布：青海南部、四川西北部。

民族药：藏药。

香柏

Juniperus pingii var. *wilsonii*（Rehder）Silba

异名：*Sabina pingii* var. *wilsonii*（Rehd.）Cheng et L. K. Fu

别名：小果香柏（中国树木分类学）、小果香桧（中国裸子植物志）

分布：甘肃南部、湖北西北部、青海南部、山西南部、四川、西藏、云南。

民族药：藏药。

祁连圆柏

Juniperus przewalskii Komarov

异名：*Sabina przewalskii* Kom.

别名：祁连山圆柏（青海、中国树木学）、陇东圆柏、蒙古圆柏（中国树木分类学）、柴达木桧（经济植物手册）、柴达木圆柏（中国树木学）

分布：甘肃、青海、四川北部（松潘县）。

民族药：藏药。

方枝柏

Juniperus saltuaria Rehder & E. H. Wilson

异名：*Sabina saltuaria*（Rehder & E. H. Wilson）W. C. Cheng & W. T. Wang

别名：方香柏（四川）、方枝桧（经济植物手册）

分布：甘肃南部、青海东南部、四川西部、西藏东部、云南西北部。

民族药：藏药。

大果圆柏

Juniperus tibetica Komarov

异名：*Sabina tibetica* Kom.

分布：甘肃南部、青海南部、四川、西藏东部和南部。

民族药：藏药。

018 罗汉松科 Podocarpaceae

大理罗汉松

Podocarpus forrestii Craib et W. W. Smith

分布：云南（大理:点苍山）。

台湾罗汉松

Podocarpus nakaii Hayata

分布：台湾中部。

019 三尖杉科 Cephalotaxaceae

宽叶粗榧

Cephalotaxus latifolia W. C. Cheng & L. K.

Fu ex L. K. Fu et al.

异名：*Cephalotaxus sinensis* var. *latifolia* Cheng et L. K. Fu

分布：福建西北部、广东北部、广西东北部、贵州东南部、湖北西南部、江西西部、四川东南部。

篦子三尖杉

Cephalotaxus oliveri Mast.

分布：广东北部、贵州、湖北西部、湖南、江西东部、四川西部和南部（尤其是峨眉山）、云南东部。

粗榧

Cephalotaxus sinensis（Rehd. et Wils.）Li

别名：野榧、木榧（浙江）、土香榧（湖北）、水松（广西）、中国粗榧（中国树木分类学）

分布：安徽南部、福建、甘肃南部、广东西南部、广西、贵州东北部、河南、湖北、湖南、江苏南部、江西、陕西南部、四川、台湾中部和北部、云南东南部、浙江；山东有栽培。

020 红豆杉科 Taxaceae

台湾穗花杉

Amentotaxus formosana Li

分布：台湾东南部。

巴山榧树

Torreya fargesii Franch.

分布：安徽南部、湖北西部、湖南西北部、江西、陕西南部、四川、云南西北部。

云南榧

Torreya fargesii var. *yunnanensis*（W. C. Cheng & L. K. Fu）N. Kang

异名：*Torreya yunnanensis* Cheng et L. K. Fu

别名：云南榧树

分布：云南西北部（贡山独龙江、丽江、维西、中甸县）。

民族药：白药。

榧树

Torreya grandis Fort. ex Lindl.

别名：药榧（安徽）、圆榧、芝麻榧（浙江）、野杉（浙江、江西）、香榧（中国裸子植物志）

分布：安徽南部、福建北部、贵州东北部、湖南西部、江苏南部、江西北部、浙江。

民族药：维药、蒙药。

长叶榧树

Torreya jackii Chun

别名：浙榧（中国裸子植物志）

分布：福建北部、江西东北部、浙江南部。

021 麻黄科 Ephedraceae

丽江麻黄

Ephedra likiangensis Florin

分布：贵州西部、四川西部、西藏东部、云南西北部。

民族药：藏药。

矮麻黄

Ephedra minuta Florin

别名：异株矮麻黄

分布：青海、四川。

民族药：藏药。

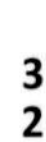

022 买麻藤科 Gnetaceae

细柄买麻藤

Gnetum gracilipes C. Y. Cheng

分布：广西南部（上思县）、云南东南部（西畴县）。

海南买麻藤

Gnetum hainanense C. Y. Cheng

分布：福建南部（诏安县）、广东、广西、贵州、海南、云南东南部（富宁县）。

垂子买麻藤

Gnetum pendulum C. Y. Cheng

别名：藤子果（云南）

分布：广西、贵州东南部、西藏东南部（墨脱县）、云南南部。

民族药：苗药、傣药。

023 三白草科 Saururaceae

白苞裸蒴

Gymnotheca involucrata C. Pei

别名：白侧耳根（四川）、水折耳（贵州）、白折耳、圆叶蕺菜（贵州、云南）

分布：四川南部。

民族药：水药。

024 胡椒科 Piperaceae

硬毛草胡椒

Peperomia cavaleriei C. DC.

别名：硬毛草胡椒、指甲草（广西）

分布：广西、贵州、云南。

华南胡椒

Piper austrosinense Tseng

分布：广东东部和西南部、广西东南部、海南。

黄花胡椒

Piper flaviflorum C. DC.

别名：黄花野蒌

分布：云南。

民族药：傣药。

海南蒟

Piper hainanense Hemsl.

别名：海南蒟、山胡椒（海南）、上树胡椒（广西）、海南胡椒（贵州）

分布：广东南部、广西南部至西南部、海南。

毛蒟

Piper hongkongense C. de Candolle

异名：*Piper puberulum*（Benth.）Maxim.

别名：毛茹、毛药、小毛蒟、金钱蒌（广西）、石南藤（湖南）、大节芦子（云南）、绒毛胡椒（中药大辞典）

分布：广东、广西、海南。

民族药：苗药、侗药、瑶药、壮药、傣药、土家药。

粗梗胡椒

Piper macropodum C. DC.

别名：思茅胡椒

分布：云南。

屏边胡椒

Piper pingbienense Tseng

分布：云南东南部（西畴县、马关县、屏边县）。

民族药：苗药。

毛叶胡椒

Piper puberulilimbum C. DC.

分布：云南南部。

蒟子

Piper yunnanense Tseng

分布：云南西北部、南部和西南部。

025 金粟兰科 Chloranthaceae

狭叶金粟兰

Chloranthus angustifolius Oliv.

别名：四叶细辛、小四块瓦（湖北）

分布：湖北、四川。

全缘金粟兰

Chloranthus holostegius（Hand.-Mazz.）Pei et Shan

别名：四块瓦（广西、贵州、云南）、土细辛、四味细辛（云南）

分布：广西、贵州、四川、云南。

民族药：哈尼药、瑶药、彝药、佤药、拉祜药、白药、壮药、苗药。

多穗金粟兰

Chloranthus multistachys Pei

别名：四大天王（江西）、四叶细辛（贵州）、四眼牛夕（湖北）、四块瓦（河南）

分布：安徽、福建、甘肃、广东、广西、贵州、海南、河南、湖北、湖南、江苏、江西、陕西、四川。

民族药：苗药。

台湾金粟兰

Chloranthus oldhamii Solms Laubach

异名：*Chloranthus oldhami* Solms-Laub.

Chloranthus oldhami Solms-Laub.

别名：东南金粟兰

分布：台湾。

四川金粟兰

Chloranthus sessilifolius K. F. Wu

分布：福建、广东、广西、贵州、江西、四川。

026 杨柳科 Salicaceae

大叶杨

Populus lasiocarpa Oliv.

分布：贵州、湖北、陕西、四川、云南。

滇南山杨

Populus rotundifolia var. *bonatii*（H. Léveillé）C. Wang & S. L. Tung

异名：*Populus bonatii* H. Leveille

别名：白杨树

分布：四川、云南。

民族药：普米药。

毛白杨

Populus tomentosa Carrière

别名：大叶杨（江苏、河南）、响杨（中国高等植物图鉴）

分布：安徽、甘肃、河北、河南、江苏、辽宁南部、陕西、山东、山西、四川、云南、浙江。

滇杨

Populus yunnanensis Dode

别名：云南白杨

分布：贵州、四川、云南。

中华柳

Salix cathayana Diels

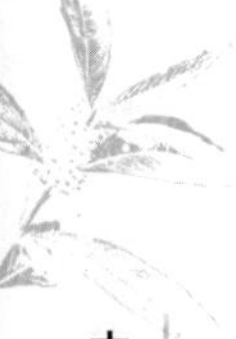

别名：山柳（湖北）

分布：贵州（梵净山）、河北、河南、湖北、陕西、四川、云南。

乌柳

Salix cheilophila Schneid.

别名：沙柳、筐柳（甘肃、中国树木分类学）

分布：甘肃、河北、河南、内蒙古、宁夏、青海、陕西、山西、四川、西藏、云南。

川鄂柳

Salix fargesii Burk.

别名：巫山樱

分布：甘肃、湖北、陕西、四川。

细序柳

Salix guebriantiana C. K. Schneider

异名：*Salix guebrianthiana* Schneid.

别名：山杨柳、山黑柳（贵州）、黑杨柳（云南）

分布：四川（康定县、盐源县）、云南西北部。

民族药：哈尼药。

小叶柳

Salix hypoleuca Seemen

别名：山杨柳、红腊梅（中国高等植物图鉴）、翻白柳（秦岭植物志）

分布：甘肃、湖北、陕西、四川。

民族药：彝药。

筐柳

Salix linearistipularis（Franch.）Hao

别名：蒙古柳

分布：甘肃、河北（玉田县）、河南、陕西、山西。

旱柳

Salix matsudana Koidz.

分布：安徽、福建、甘肃、河北、黑龙江、河南、江苏、辽宁、内蒙古、青海、陕西、四川、浙江。

民族药：藏药。

山生柳

Salix oritrepha Schneid.

分布：甘肃、宁夏、青海、四川、西藏东部、云南。

民族药：藏药。

红皮柳

Salix sinopurpurea C. Wang et Ch. Y. Yang

别名：水杨（湖北）、簸箕柳（中国高等植物图鉴）

分布：甘肃、河北、河南、湖北、陕西、山西。

秋华柳

Salix variegata Franch.

别名：银叶柳（贵州）

分布：甘肃东南部、贵州、河南、湖北西部、陕西南部、四川、西藏东部、云南北部。

水柳

Salix warburgii Seemen

分布：台湾。

紫柳

Salix wilsonii Seemen

别名：威氏柳

分布：安徽、湖北、湖南、江苏、江西、

浙江。

027 杨梅科 Myricaceae

青杨梅

Myrica adenophora Hance

别名：火梅（广西）、青梅（贵州）

分布：广东、广西、台湾（恒春）。

云南杨梅

Myrica nana Cheval.

分布：贵州西部、云南中部和北部。

民族药：彝药。

028 胡桃科 Juglandaceae

山核桃

Carya cathayensis Sarg.

别名：小核桃（浙江）

分布：安徽、贵州南部、江西、浙江。

青钱柳

Cyclocarya paliurus（Batal.）Iljinsk.

别名：青钱李（江西）、一串钱（湖北）、山麻柳（四川）、甜茶树（贵州）

分布：安徽、福建、广东、广西、贵州、海南、湖北、湖南、江苏、江西、四川、台湾、云南东南部、浙江。

湖北枫杨

Pterocarya hupehensis Skan

分布：贵州北部、湖北西部（长阳县）、陕西南部、四川西部。

华西枫杨

Pterocarya macroptera var. *insignis*（Rehder & E. H. Wilson）W. E. Manning

异名：*Pterocarya insignis* Rehd. et Wils.

别名：棘柳（陕西）

分布：湖北西部、陕西、四川、云南西北部、浙江。

029 桦木科 Betulaceae

桤木

Alnus cremastogyne Burk.

别名：牛屎树（陕西）、水青冈（贵州）

分布：甘肃东南部、贵州北部、陕西南部、四川、浙江；江苏栽培。

川滇桤木

Alnus ferdinandi-coburgii Schneid.

分布：贵州、四川西南部、云南。

毛桤木

Alnus lanata Duthie ex Bean

别名：罗拐木（贵州）

分布：四川西部（康定、泸定县）。

红桦

Betula albosinensis Burk.

别名：红皮桦（河北、青海）

分布：甘肃南部、河北、河南、湖北西部、甘肃南部（六盘山）、青海、陕西南部（华山、太白山）、山西、四川东部。

民族药：白药。

华南桦

Betula austrosinensis Chun ex P. C. Li

分布：福建、广东、广西（临桂县）、贵州、湖北、湖南、江西、四川、云南。

高山桦

Betula delavayi Franch.

分布：甘肃、湖北西部、青海、四川西部、西藏东部、云南西北部。
民族药：藏药。

香桦
Betula insignis Franch.
分布：贵州、湖北西部、四川。

亮叶桦
Betula luminifera H. Winkl.
别名：桦树皮（四川）、狗啃木（贵州）、光皮桦（中国树木分类学）
分布：安徽、福建、甘肃、广东北部、广西、贵州、河南、湖北、湖南、江苏、江西、陕西、四川、云南、浙江。
民族药：拉祜药、苗药。

川黔千金榆
Carpinus fangiana Hu
分布：广西北部、贵州、四川、云南东部。

川陕鹅耳枥
Carpinus fargesiana H. Winkl.
分布：甘肃南部、河南西部、湖北西部、陕西南部、四川。

云南鹅耳枥
Carpinus monbeigiana Hand.-Mazz.
分布：西藏、云南中部和西北部。

华榛
Corylus chinensis Franch.
别名：山白果（湖北）
分布：甘肃、贵州、湖北、陕西、四川西南部、西藏、云南西北部

滇榛
Corylus yunnanensis（Franch.）A. Camus
分布：贵州西部、湖北、四川西部和西南部、云南西部（大理）。

虎榛子
Ostryopsis davidiana Decne.
别名：棱榆
分布：甘肃、河北、辽宁、内蒙古、宁夏、陕西、山西、四川西部。

滇虎榛
Ostryopsis nobilis Balf. f. et W. W. Smith
别名：叶上花（云南）、大叶虎榛子（中国树木分类学）
分布：四川西南部、云南西北部。

030 壳斗科 Fagaceae

锥栗
Castanea henryi（Skan）Rehd. et Wils.
别名：珍珠栗（贵州）
分布：安徽、福建、广东、广西、贵州、河南、湖北、湖南、江苏、江西、陕西、四川、云南、浙江。

茅栗
Castanea seguinii Dode
别名：毛栗（通称）、尖栗（湖南）、野栗子（四川）、金栗（江西草药手册）
分布：安徽、福建、广东、广西、贵州、河南、湖北、湖南、江苏、江西、陕西、山西、四川、云南、浙江。

高山栲
Castanopsis delavayi Franch.
别名：高山锥、丝栗（贵州）、高山栲树

（拉汉英种子植物名称）
分布：广东、贵州西南部、四川西南部、云南。

甜槠栲
Castanopsis eyrei（Champ.）Tutch.
别名：甜槠
分布：安徽、福建、广东、广西、贵州、湖北、湖南、江苏、江西、青海、四川、台湾、西藏、浙江。

丝栗栲
Castanopsis fargesii Franch.
别名：栲、丝栗树（四川）、栲树（云南植物志）
分布：安徽、福建、广东、广西、贵州、湖北、湖南、江苏、江西、四川、台湾、云南、浙江。

毛果栲
Castanopsis orthacantha Franch.
别名：元江锥
分布：贵州西部、四川西南部、云南。

扁刺栲
Castanopsis platyacantha Rehd. et Wils.
别名：扁刺锥、峨眉栲（四川）
分布：贵州西北部、四川、云南东北部。

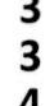

苦槠栲
Castanopsis sclerophylla（Lindl.）Schott.
别名：苦槠、血槠（本草纲目）、槠子（本草拾遗）
分布：安徽、福建、广西、贵州东北部、湖北、湖南、江苏、江西、四川东部、浙江。

钩栲
Castanopsis tibetana Hance
别名：钩锥、大叶锥栗、猴栗（贵州）、青叶槠（江西草药手册）、钩栗（浙江天目山药用植物志）
分布：安徽南部、福建、广东、广西、贵州、湖北西南部、湖南、江西、云南东南部、浙江南部。

黄毛青冈
Cyclobalanopsis delavayi（Franch.）Schott.
异名：*Quercus delavayi* Franch.
别名：老栗树皮、黄青冈、黄栎、黄椆、黄栗树（云南中草药）
分布：广西、贵州、湖北、四川、云南。
民族药：彝药、傣药。

滇青冈
Cyclobalanopsis glaucoides Schott.
别名：滇椆（云南植物志）
分布：贵州、四川、云南。
民族药：傣药、彝药。

细叶青冈
Cyclobalanopsis gracilis（Rehd. et Wils.）Cheng et T. Hong
异名：*Quercus ciliaris* C. C. Huang & Y. T. Chang
别名：小枝青冈
分布：安徽、福建、甘肃、广东、广西、贵州、湖北西部、湖南、江苏、江西、陕西、四川、浙江。

金毛柯
Lithocarpus chrysocomus Chun et Tsiang
分布：广东北部、广西东北部、湖南南部（宜章县）。

厚斗柯

Lithocarpus elizabethiae（Tutcher）Rehder

异名：*Lithocarpus elizabethae*（Tutch.）Rehd.

分布：福建西南部、广东、广西、贵州东南部、云南东南部。

绵柯

Lithocarpus henryi（Seem.）Rehd. et Wils.

别名：菠萝树（湖北）、青皮刚、大青冈（四州）、绵槠（中国树木分类学）

分布：安徽、贵州东北部、湖北西部、湖南西部、江苏、江西、陕西南部、四川东部。

圆锥柯

Lithocarpus paniculatus Hand.-Mazz.

别名：圆锥椆（拉汉英种子植物名称）

分布：广东北部、广西东北部、湖南南部、江西西南部。

橿子栎

Quercus baronii Skan

别名：青冈子（湖北）

分布：甘肃、河南、湖北、湖南、陕西、山西、四川。

小叶栎

Quercus chenii Nakai

分布：安徽、福建、河南、湖北、湖南、江苏、江西、山东、四川、浙江。

白栎

Quercus fabri Hance

别名：白栗（湖南）、青杠（四川）、白反栎（贵州）、小白栎（云南）

分布：安徽、福建、广东、广西、贵州、河南、湖北、湖南、江苏、江西、陕西南部、四川、云南、浙江。

帽斗栎

Quercus guajavifolia H. Léveillé

异名：*Quercus pannosa* Hand.-Mazz.

别名：黄背栎

分布：贵州、四川、云南。

民族药：普米药。

031 榆科 Ulmaceae

珊瑚朴

Celtis julianae Schneid.

别名：沙棠子（贵州）

分布：安徽南部、福建、广东北部、贵州、河南西部和南部、湖北西部、湖南西北部、江西、陕西南部、四川北部、云南、浙江。

羽脉山黄麻

Trema levigata Hand.-Mazz.

分布：广西（隆林）、贵州、湖北西部、四川、云南。

兴山榆

Ulmus bergmanniana Schneid.

分布：安徽、甘肃、河南、湖北、湖南、江西、陕西、山西、四川、西藏东南部、云南、浙江。

多脉榆

Ulmus castaneifolia Hemsl.

别名：栗叶榆（江苏植物志）

分布：安徽、福建、广东、广西、贵州、湖北、湖南、江西、四川、云南、浙江。

杭州榆

Ulmus changii Cheng

分布：安徽、福建、广西、贵州、湖北、湖南、江苏、江西、四川、云南、浙江。

大叶榉树

Zelkova schneideriana Hand.-Mazz.

别名：榉树、大叶榉（通称）、硬壳榔（湖北）

分布：安徽、福建、甘肃南部、广东、广西、贵州、河南南部、湖北、湖南、江苏、江西、陕西南部、四川东南部、西藏东南部、云南、浙江。

民族药：佤药、侗药。

大果榉

Zelkova sinica Schneid.

别名：小叶榉（通称）、叶下珠（陕西）

分布：甘肃、河北、河南、湖北西北部、陕西、山西南部、四川北部。

032 桑科 Moraceae

白桂木

Artocarpus hypargyreus Hance

别名：胭脂木（江西）、将军木（广东）

分布：福建、广东、广西、海南、湖南南部、江西、云南东南部。

岩木瓜

Ficus tsiangii Merr. ex Corner

分布：广西、贵州、湖北、湖南、四川、云南。

033 荨麻科 Urticaceae

密球苎麻

Boehmeria densiglomerata W. T. Wang

分布：福建南部、广东北部、广西北部、贵州、湖北西南部、湖南西部、江西、四川南部、云南东南部。

阴地苎麻

Boehmeria umbrosa（Hand.-Mazz.）W. T. Wang

分布：广西西北部、贵州西北部、四川西部、西藏东南部、云南北部。

宜昌楼梯草

Elatostema ichangense H. Schroter

分布：广西北部、贵州、湖北西部、湖南西北部、四川东南部。

瘤茎楼梯草

Elatostema myrtillus（Lévl.）Hand.-Mazz.

分布：广西西部、贵州南部、湖北西南部、湖南西北部、四川东南部、云南东南部。

长圆楼梯草

Elatostema oblongifolium Fu ex W. T. Wang

别名：裂序楼梯草

分布：贵州、湖北西部、湖南西北部、四川。

庐山楼梯草

Elatostema stewardii Merr.

别名：白龙骨（甘肃）、软骨飞扬（江西）、鸡血七（湖北）、雪里开花（湖南）、接骨草（浙江天目山药用植物志）

分布：安徽南部、福建北部、甘肃南部、

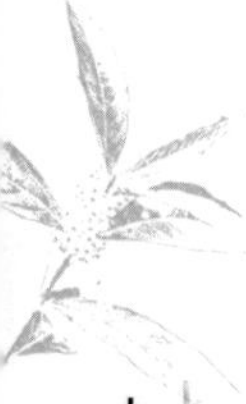

河南东南部、湖北西部、湖南西北部、江西北部、陕西南部、四川东部、浙江西北部。
民族药：苗药、土家药。

疣果楼梯草
Elatostema trichocarpum Hand.-Mazz.
别名：毛果楼梯草
分布：贵州、湖北西南部、湖南西北部、四川、云南东北部。

红火麻
Girardinia diversifolia subsp. *triloba*（C. J. Chen）C. J. Chen et Friis
分布：重庆、甘肃南部、贵州、湖北、湖南西北部、山西南部、四川、云南。

广西紫麻
Oreocnide kwangsiensis Hand.-Mazz.
别名：广西花点草（广西）
分布：广西西北部、贵州南部。

绿赤车
Pellionia viridis C. H. Wright
分布：湖北西部、四川、云南东北部。

基心叶冷水花
Pilea basicordata W. T. Wang ex C. J. Chen
分布：广西（柳城）。

隆脉冷水花
Pilea lomatogramma Hand.-Mazz.
别名：鼠舌草（四川）
分布：福建西北部、湖北西南部、四川、云南东北部。
民族药：侗药。

念珠冷水花
Pilea monilifera Hand.-Mazz.
分布：广西北部、贵州、湖北西部、湖南西部、江西、四川、云南。
民族药：朝药。

圆果冷水花
Pilea rotundinucula Hayata
分布：台湾。

厚叶冷水花
Pilea sinocrassifolia C. J. Chen
分布：福建西南部、广东北部、贵州、湖南南部、云南东南部。

小果荨麻
Urtica atrichocaulis（Hand.-Mazz.）C. J. Chen
分布：贵州西南部、四川、云南。

三角叶荨麻
Urtica triangularis Hand.-Mazz.
分布：甘肃、青海、四川西部、西藏东部、云南西北部。
民族药：藏药。

034 山龙眼科 Proteaceae

网脉山龙眼
Helicia reticulata W. T. Wang
分布：福建、广东、广西、贵州、湖南、江西、云南东南部。
民族药：傣药、瑶药。

潞西山龙眼
Helicia tsaii W. T. Wang
分布：云南西南部。

035 檀香科 Santalaceae

米面蓊

Buckleya henryi Diels

异名：*Buckleya lanceolata*（Sieb. et Zucc.）Miq.

别名：米面翁、九层皮（浙江）、籽米驼（湖北）

分布：安徽、甘肃、河南、湖北、山西、四川、浙江。

长花百蕊草

Thesium longiflorum Hand.-Mazz.

分布：青海、四川、西藏、云南。

民族药：彝药。

036 桑寄生科 Loranthaceae

高山松寄生

Arceuthobium pini Hawksworth et Wiens

分布：四川西南部、西藏、云南西北部。

民族药：藏药。

锈毛钝果寄生

Taxillus levinei（Merr.）H. S. Kiu

别名：连江寄生（广西、贵州）、李寄生（新华本草纲要）

分布：安徽、福建、广东、广西、贵州、湖北、湖南、江西、云南东南部、浙江。

毛叶钝果寄生

Taxillus nigrans（Hance）Danser

别名：寄生泡（陕西、四川）、借母怀胎（湖南）、柿寄生（中药志）

分布：福建、广西、贵州、湖北、湖南、江西、陕西、四川、台湾、云南。

桑寄生

Taxillus sutchuenensis（Lecomte）Danser

别名：板栗寄生（湖北）、四川桑寄生（湖北植物志）、桑上寄生（本草纲目）

分布：福建、甘肃、广东、广西、贵州、河南、湖北、湖南、江西、陕西、山西、四川、台湾、云南、浙江。

滇藏钝果寄生

Taxillus thibetensis（Lecomte）Danser

别名：梨寄生（云南）、牛筋刺寄生（新华本草纲要）

分布：贵州、四川西南部、西藏东南部、云南。

黔桂大苞寄生

Tolypanthus esquirolii（Lévl.）Lauener

别名：榔榆寄生（新华本草纲要）

分布：广西、贵州。

大苞寄生

Tolypanthus maclurei（Merr.）Danser

分布：福建、广东、广西、贵州、湖南、江西。

柿寄生

Viscum diospyrosicola Hayata

异名：*Viscum diospyrosicolum* Hayata

分布：福建、甘肃南部、广东、广西、贵州、海南、湖南、江西、陕西、四川、台湾、西藏（察隅）、云南、浙江。

绿茎槲寄生

Viscum nudum Danser

分布：贵州西部、四川、云南。

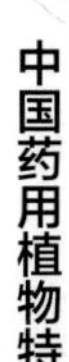

037 马兜铃科 Aristolochiaceae

竹叶马兜铃

Aristolochia bambusifolia C. F. Liang ex H. Q. Wen

分布：广西（隆林）。

长叶马兜铃

Aristolochia championii Merr. et Chun

异名：*Aristolochia compressicaulis* Z. L. Yang

别名：扁茎马兜铃、竹叶藤香（四川江津）、三筒管（广西）、绊藤香（四川）、青藤（贵州）

分布：广东、广西、贵州、四川。

民族药：瑶药。

苞叶马兜铃

Aristolochia chlamydophylla C. Y. Wu ex S. M. Hwang

别名：十八钻（广西）

分布：广西、云南。

瓜叶马兜铃

Aristolochia cucurbitifolia Hayata

分布：台湾。

山草果

Aristolochia delavayi Franch.

别名：贯叶马兜铃

分布：四川、云南（丽江）。

广防己

Aristolochia fangchi Y. C. Wu ex L. D. Chow et S. M. Hwang

别名：防己（广西）、防己马兜铃（中国高等植物图鉴）

分布：广东、广西、贵州。

民族药：土家药、瑶药。

通城虎

Aristolochia fordiana Hemsl.

别名：血蒟（广东）、大散血（广西）、血藤暗消（云南）、天然草（瑶语）、奇巧（壮语）

分布：广东、广西。

民族药：壮药。

福建马兜铃

Aristolochia fujianensis S. M. Hwang

分布：福建、浙江。

优贵马兜铃

Aristolochia gentilis Franch.

分布：四川、云南。

海南马兜铃

Aristolochia hainanensis Merr.

别名：假青黄藤（广西）

分布：广西、海南。

南粤马兜铃

Aristolochia howii Merr. et Chun

别名：侯氏马兜铃（海南植物志）、汪喉和、雅布伦（黎语）

分布：海南。

昆明马兜铃

Aristolochia kunmingensis C. Y. Cheng & J. S. Ma

分布：贵州、云南。

广西马兜铃

Aristolochia kwangsiensis Chun et How ex

C. F. Liang

异名：*Aristolochia austroszechuanica* S. S. Chien & C. Y. Cheng ex C. Y. Cheng & J. L. Wu

别名：川南马兜铃、南蛇藤（福建）、圆叶马兜铃（广西）、九管、棵广木香（广西壮语）

分布：福建、广东、广西、贵州、湖南、四川、云南、浙江。

民族药：瑶药、仫佬药、傣药、景颇药、壮药。

寻骨风

Aristolochia mollissima Hance

别名：白毛藤（山东）、猫耳草（河南）、绵毛马兜铃（江苏南部种子植物手册）

分布：安徽南部、贵州、河南、湖北、湖南、江苏、江西、陕西、山东、山西、浙江。

淮通

Aristolochia moupinensis Franch.

异名：*Aristolochia jinshanensis* Z. L. Yang & S. X. Tan

别名：金山马兜铃、宝兴马兜铃、大条青木香（湖北）、理防己（云南）、关木通（西藏）、木香马兜铃（中国高等植物图鉴）

分布：福建、贵州、湖南、江西、四川、云南、浙江。

民族药：藏药、傈僳药、白药、彝药、纳西药、普米药、壮药。

偏花马兜铃

Aristolochia obliqua S. M. Hwang

别名：汉防已（云南）

分布：云南。

卵叶马兜铃

Aristolochia ovatifolia S. M. Hwang

别名：大寒药（四川）、木防己（贵州植物志）

分布：贵州、四川、云南。

多型马兜铃

Aristolochia polymorpha S. M. Hwang

别名：多型叶马兜铃

分布：海南。

革叶马兜铃

Aristolochia scytophylla S. M. Hwang et D. L. Chen

分布：广西、贵州、四川、云南。

川西马兜铃

Aristolochia thibetica Franch.

别名：凉山马兜铃、地檀香（四川米易）

分布：四川、云南。

海边马兜铃

Aristolochia thwaitesii Hook. f.

别名：石蟾蜍（广东）

分布：广东（珠海）、香港。

背蛇生

Aristolochia tuberosa C. F. Liang et S. M. Hwang

别名：块茎马兜铃、躲蛇生（四川）、毒蛇药（云南）、万丈龙（广西瑶语）

分布：广西、贵州、湖北、湖南、四川、云南。

辟蛇雷

Aristolochia tubiflora Dunn

别名：管花马兜铃、金丝丸（浙江）、红

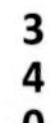

白药（广东）、一点血（广西）、独一味（四川）
分布：安徽、福建、甘肃、广东、广西、贵州、河南、湖北、湖南、江西、四川、浙江。
民族药：土家药、苗药、瑶药、壮药。

囊花马兜铃
Aristolochia utriformis S. M. Hwang
分布：云南。

香港马兜铃
Aristolochia westlandii Hemsl.
别名：山总管（贵州）、银袋（中国高等植物图鉴）
分布：广东。

花叶细辛
Asarum cardiophyllum Franchet
异名：Asarum *caudigerum* var. *cardiophyllum*（Franch.）C. Y. Cheng et C. S. Yang
别名：花叶尾花细辛
分布：四川、云南。

短尾细辛
Asarum caudigerellum C. Y. Cheng et C. S. Yang
别名：接气草（四川）、圆叶细辛（植物分类学报）
分布：贵州、湖北、四川、云南东北部。

川北细辛
Asarum chinense Franch.
别名：中国细辛（湖北植物志）
分布：湖北西部、四川东北部。
民族药：苗药。

皱花细辛
Asarum crispulatum C. Y. Cheng et C. S. Yang
别名：盆花细辛（四川）
分布：四川。

铜钱细辛
Asarum debile Franch.
别名：胡椒七（湖北）、毛细辛（四川）
分布：安徽、湖北、陕西、四川。

川滇细辛
Asarum delavayi Franch.
别名：牛蹄细辛（四川峨眉）
分布：四川西南部、云南东北部。

台湾细辛
Asarum epigynum Hayata
分布：海南、台湾。

杜衡
Asarum forbesii Maxim.
别名：双龙麻消（江西）、马细辛（湖北）、马辛（江苏药材志）
分布：安徽、河南、湖北、江苏、江西、四川、浙江。
民族药：苗药。

福建细辛
Asarum fukienense C. Y. Cheng et C. S. Yang
别名：土里开花、薯叶细辛（江西、安徽）、马脚蹄（福建）
分布：安徽、福建、江西、浙江。

地花细辛
Asarum geophilum Hemsl.

别名：矮细辛、大块瓦（广西）、铺地细辛（贵州植物志）、矮细辛（植物分类学报）
分布：广东、广西、贵州南部。

小叶马蹄香
Asarum ichangense C. Y. Cheng et C. S. Yang
别名：独叶细辛（湖北）、土细辛（江西）
分布：安徽、福建、广东、广西、湖北、湖南、江西、浙江。

灯笼细辛
Asarum inflatum C. Y. Cheng et C. S. Yang
分布：安徽、四川东北部。

金耳环
Asarum insigne Diels
别名：一块瓦（广西）、丘尽（广西侗语）、扁化（广西瑶语）
分布：广东、广西、江西。
民族药：瑶药、侗药。

长茎金耳环
Asarum longerhizomatosum C. F. Liang et C. S. Yang
别名：金耳环（广西）
分布：广西。

大花细辛
Asarum macranthum Hook. f.
分布：台湾。

祁阳细辛
Asarum magnificum Tsiang ex C. Y. Cheng et C. S. Yang
别名：南细辛、山慈菇（广东）
分布：广东、湖南。

长毛细辛
Asarum pulchellum Hemsl.
别名：白毛细辛、乌全草（湖北）、牛毛细辛（四川）、白三百棒（贵州）
分布：安徽、贵州、湖北、江西、四川、云南东北部。
民族药：土家药。

肾叶细辛
Asarum renicordatum C. Y. Cheng et C. S. Yang
分布：安徽。

慈姑叶细辛
Asarum sagittarioides C. F. Liang
别名：山慈菇、岩慈菇（中国高等植物图鉴）
分布：广西。
民族药：侗药。

花脸细辛
Asarum splendens（Maekawa）C. Y. Cheng et C. S. Yang
别名：青城细辛、花脸王（四川）
分布：贵州、湖北、四川、云南东北部。

五岭细辛
Asarum wulingense C. F. Liang
分布：广东、广西、贵州、湖南、江西。
民族药：苗药、侗药。

马蹄香
Saruma henryi Oliv.
别名：冷水丹（陕西）、高脚细辛（四川）、狗肉香（贵州）

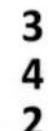

分布：甘肃、贵州、湖北、江西、陕西、四川。

038 蓼科 Polygonaceae

细柄野荞

Fagopyrum gracilipes（Hemsl.）Damm. ex Diels

别名：细梗荞麦

分布：甘肃南部、贵州、河南、湖北、陕西、山西、四川、云南。

长柄野荞

Fagopyrum statice（Lévl.）H. Gross

别名：长柄野荞麦

分布：贵州、云南。

万年乔

Fagopyrum urophyllum（Bur. et Franch.）H. Gross

别名：硬枝野荞麦

分布：四川、云南。

米心水青冈

Fagus engleriana Seem.

别名：凤梨子（湖北）、米心树（中国经济植物志）

分布：安徽、广西北部、贵州南部、河南、湖北西北部、湖南、陕西、四川东部、云南、浙江。

牛皮消首乌

Fallopia cynanchoides（Hemsl.）Harald.

异名：*Polygonum cynanchoides* Hemsl.

别名：牛皮消蓼、毛血藤（贵州植物志）

分布：甘肃南部、贵州、湖北、湖南、陕西南部、四川、西藏、云南。

民族药：侗药。

中华山蓼

Oxyria sinensis Hemsl.

分布：贵州、四川、西藏、云南。

民族药：傈僳药。

革叶拳参

Polygonum coriaceum Sam.

别名：革叶蓼

分布：贵州、四川、西藏、云南。

蓼子草

Polygonum criopolitanum Hance

分布：安徽、福建、广东、广西、河南、湖北、湖南、江苏、江西、陕西、浙江。

大箭叶蓼

Polygonum darrisii Lévl.

异名：*Polygonum sagittifolium* H. Lév. & Vaniot

别名：戟叶杠板归、蛇子草（广西）、蛇倒退（湖北）

分布：安徽、福建、甘肃、广东、广西、贵州、河南、湖北、湖南、江苏、江西、陕西、四川、云南、浙江。

民族药：苗药、瑶药。

愉悦蓼

Polygonum jucundum Meisn.

分布：安徽、福建、甘肃、广东、广西、贵州、海南、河南、湖北、湖南、江苏、江西、陕西、四川、云南、浙江。

丽江神血宁

Polygonum lichiangense W. W. Smith

别名：丽江蓼

分布：云南。

松林神血宁

Polygonum pinetorum Hemsl.

别名：松林蓼

分布：甘肃北部、湖北、陕西北部、四川、云南。

翅柄拳参

Polygonum sinomontanum Sam.

别名：翅柄蓼

分布：四川、西藏、云南。

民族药：藏药。

红药子

Pteroxygonum giraldii Damm. et Diels

别名：翼蓼

分布：甘肃、河北、河南、湖北、陕西、山西、四川。

水黄

Rheum alexandrae Batal.

别名：苞叶大黄

分布：四川西部、西藏东部、云南西北部。

牛尾七

Rheum forrestii Diels

别名：红马蹄乌（四川）、雪三七（云南中草药）

分布：四川、西藏、云南。

光茎大黄

Rheum glabricaule Sam.

分布：甘肃。

河套大黄

Rheum hotaoense C. Y. Cheng et Kao

分布：甘肃、陕西、山西。

红脉大黄

Rheum inopinatum Prain

分布：西藏中部和南部。

民族药：藏药。

疏枝大黄

Rheum kialense Franch.

分布：甘肃、四川、云南。

丽江大黄

Rheum likiangense Sam.

分布：四川、西藏东部、云南西北部。

民族药：藏药、怒药、纳西药。

药用大黄

Rheum officinale Baill.

别名：大黄、南大黄、西大黄（通称）、川军（中药材手册）、峻（藏语）

分布：福建、贵州、河南西南部、湖北西部、陕西、四川、云南。

民族药：藏药、蒙药、傣药、苗药、彝药、裕固药。

小大黄

Rheum pumilum Maxim.

分布：甘肃、青海、四川、西藏。

民族药：苗药、藏药。

菱叶大黄

Rheum rhomboideum Los.-Losinsk.

分布：西藏中部和东部。

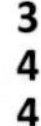

窄叶大黄

Rheum sublanceolatum C. Y. Cheng et Kao

分布：甘肃、青海、新疆。

鸡爪大黄

Rheum tanguticum Maxim. ex Regel

别名：唐古特大黄

分布：甘肃、青海、陕西、西藏。

民族药：藏药、蒙药。

039 藜科 Chenopodiaceae

软毛虫实

Corispermum puberulum Iljin

分布：河北（围场）、黑龙江（哈尔滨）、辽宁西部、山东东部（烟台）。

细苞虫实

Corispermum stenolepis Kitagawa

分布：吉林西部、辽宁西部（朝阳）、内蒙古（昭乌达盟）。

040 商陆科 Phytolaccaceae

多药商陆

Phytolacca polyandra Batalin

别名：多蕊商陆

分布：甘肃、广西、贵州、四川、云南。

041 石竹科 Caryophyllaceae

髯毛无心菜

Arenaria barbata Franch.

别名：髯毛蚤缀、鸡肠子（四川）

分布：四川西南部、云南西北部。

澜沧雪灵芝

Arenaria lancangensis L. H. Zhou

分布：青海东南部、四川西部、西藏东南部、云南西南部。

民族药：藏药。

微无心菜

Arenaria minima C. Y. Wu ex L. H. Zhou

异名：*Arenaria juncea* var. *abbreviata*

别名：小无心菜

分布：四川西南部。

福禄草

Arenaria przewalskii Maxim.

别名：高原蚤缀

分布：甘肃、青海。

民族药：藏药。

四齿无心菜

Arenaria quadridentata（Maxim.）Williams

别名：四齿蚤缀

分布：甘肃、四川北部。

青藏雪灵芝

Arenaria roborowskii Maxim.

分布：青海南部、四川西部、西藏东部。

太白雪灵芝

Arenaria taibaishanensis L. H. Zhou

别名：大坂山蚤缀、万年松

分布：陕西。

民族药：藏药。

卵叶卷耳

Cerastium wilsonii Takeda

别名：鄂西卷耳

分布：安徽、甘肃、河南、湖北、陕西南

部、四川、云南。

金铁锁

Psammosilene tunicoides W. C. Wu et C. Y. Wu

别名：独定子（四川、云南）

分布：贵州西部、四川西南部、西藏东南部、云南。

民族药：彝药、藏药、白药、傈僳药、纳西药。

掌脉蝇子草

Silene asclepiadea Franch.

分布：贵州、四川、云南。

民族药：纳西药、彝药。

西南蝇子草

Silene delavayi Franch.

别名：洱源土桔梗、淳三七、桔梗（云南）

分布：云南西北部。

鹤草

Silene fortunei Vis.

别名：蝇子草、白接骨丹（陕西）、银柴胡（甘肃）、脱力草、苍蝇花（中药志）

分布：安徽、福建、甘肃、河北、江西、陕西南部、山东、山西、四川、台湾。

细蝇子草

Silene gracilicaulis C. L. Tang

异名：*Silene gracilicaulis* var. *rubescens*（Franch.）C. L. Tang

分布：内蒙古、青海、四川、西藏、云南。

民族药：景颇药、阿昌药。

大花蝇子草

Silene grandiflora Franch.

分布：云南。

湖北蝇子草

Silene hupehensis C. L. Tang

别名：龙须草（湖北）

分布：甘肃、河南、湖北、陕西、四川。

纺锤蝇子草

Silene napuligera Franch.

异名：*Silene rubicunda* Franch.

别名：红茎蝇子草

分布：四川、西藏、云南。

民族药：白药。

石生蝇子草

Silene tatarinowii Regel

别名：米洋参（湖北）、瓦草（四川）

分布：甘肃、贵州、河北、河南、湖南、内蒙古、宁夏、山西、陕西、四川。

粘萼蝇子草

Silene viscidula Franch.

异名：*Silene lankongensis* Franch.

别名：洱源蝇子草、白前、金柴胡（云南）

分布：贵州、四川、西藏东南部、云南。

二柱繁缕

Stellaria bistyla Y. Z. Zhao

异名：*Stellaria bistylata* W. Z. Di & Y. Ren

分布：内蒙古、宁夏。

中国繁缕

Stellaria chinensis Regel

别名：华繁缕（浙江）、蛇舌草（湖北）

分布：安徽、福建、甘肃、广西、河北、河南、湖北、湖南、江西、陕西、山东、四川、浙江。

湖北繁缕

Stellaria henryi Williams

别名：续筋草（湖北）

分布：湖北、四川。

峨眉繁缕

Stellaria omeiensis C. Y. Wu et Y. W. Tsui ex P. Ke

分布：贵州、湖北、四川、云南。

巫山繁缕

Stellaria wushanensis Williams

分布：广东、广西、贵州、湖北、湖南、江西、陕西、四川、云南、浙江。

千针万线草

Stellaria yunnanensis Franch.

别名：云南繁缕

分布：四川、云南。

民族药：彝药。

042 睡莲科 Nymphaeaceae

中华萍蓬草

Nuphar pumila subsp. *sinensis*（Handel-Mazzetti）D. Padgett

异名：*Nuphar sinensis* Hand.-Mazz.

分布：安徽、福建、广东、广西、贵州、湖南、江西、浙江。

043 毛茛科 Ranunculaceae

短柄乌头

Aconitum brachypodum Diels

别名：雪上一枝蒿（云南）

分布：四川、云南。

民族药：藏药、藏药、傣药、景颇药、藏药。

弯短距乌头

Aconitum brevicalcaratum（Finet et Gagnep.）Diels

别名：短距牛扁

分布：四川西南部、云南。

民族药：藏药。

褐紫乌头

Aconitum brunneum Hand.-Mazz.

分布：甘肃西南部、青海东南部、四川西北部。

民族药：藏药。

弯喙乌头

Aconitum campylorrhynchum Hand.- Mazz.

分布：甘肃西南部、四川。

大麻叶乌头

Aconitum cannabifolium Franch. ex Finet et Gagnep.

别名：展毛川鄂乌头、羊角七（湖北）

分布：湖北西部、陕西南部、四川东北部。

民族药：土家药。

察瓦龙乌头

Aconitum changianum W. T. Wang

分布：西藏东南部（察隅县）、云南。

民族药：德昂药、阿昌药、景颇药、侗药、蒙药、布依药。

祁连山乌头

Aconitum chilienshanicum W. T. Wang

别名：铁棒锤（甘肃）

分布：甘肃（肃南县）、青海东北部。

苍山乌头

Aconitum contortum Finet et Gagnep.

别名：七星草乌（云南）

分布：云南西北部（大理、云龙县）。

粗花乌头

Aconitum crassiflorum Hand.-Mazz.

分布：四川西南部、云南西北部。

民族药：土家药、傣药、哈尼药、基诺药、佤药、彝药、侗药、毛南药、苗药、仫佬药、瑶药、壮药、藏药。

马耳山乌头

Aconitum delavayi Franch.

别名：长柱乌头

分布：云南西北部。

民族药：蒙药、朝药。

敦化乌头

Aconitum dunhuaense S. H. Li

分布：吉林（敦化县）。

西南乌头

Aconitum episcopale H. Lév.

别名：紫乌头、藤乌（贵州）、堵喇（云南）

分布：贵州西部、四川西南部、云南。

民族药：白药、彝药。

镰形乌头

Aconitum falciforme Hand.-Mazz.

异名：*Aconitum sessiliflorum*（Finet & Gagnep.）Hand.-Mazz.

别名：缩梗乌头、铁棒七（四川）

分布：四川西部（甘孜）、云南。

赣皖乌头

Aconitum finetianum Hand.-Mazz.

别名：牛虱鞭（浙江）

分布：安徽南部、福建、湖南（安化县）、江西、浙江。

伏毛铁棒锤

Aconitum flavum Hand.-Mazz.

别名：一枝蒿（宁夏）

分布：甘肃、内蒙古、青海、四川西北部、西藏北部。

民族药：白药、傈僳药、纳西药、彝药。

台湾乌头

Aconitum formosanum Tamura

分布：台湾北部。

丽江乌头

Aconitum forrestii Stapf

别名：黄草乌（云南丽江）

分布：四川西南部、云南西北部。

民族药：藏药、回药。

大渡乌头

Aconitum franchetii Finet et Gagnep.

分布：四川。

膝瓣乌头

Aconitum geniculatum Fletcher et Lauener

别名：大草乌（云南）

分布：四川、云南。

民族药：藏药。

川鄂乌头

Aconitum henryi E. Pritz.

异名：*Aconitum sungpanense* Hand. - Mazz.

别名：松潘乌头、陕西乌头、羊角七、金牛七（陕西）、火焰子（甘肃）

分布：甘肃南部、河南西部、湖北、湖南

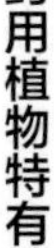

西北部、陕西东南部、山西南部、四川、浙江西部。
民族药：藏药、白药、彝药、傈僳药、纳西药。

锐裂乌头

Aconitum kojimae Tamura
分布：台湾南部。

工布乌头

Aconitum kongboense Lauener
别名：蓬阿那博（藏语）
分布：四川西部、西藏、云南西北部。
民族药：朝药。

凉山乌头

Aconitum liangshanicum W. T. Wang
别名：雪乌（四川）
分布：四川西南部（越西县）。
民族药：藏药。

贡嘎乌头

Aconitum liljestrandii Hand.-Mazz.
分布：四川西部、西藏东部。

江孜乌头

Aconitum ludlowii Exell
别名：雪上一枝蒿（西藏）
分布：西藏（江孜县）。

小白撑

Aconitum nagarum var. *heterotrichum* H. R. Fletcher & Lauener
异名：*Aconitum nagarum* var. *heterotrichum* f. *dielsianum*（Airy Shaw）W. T. Wang
别名：无距小白撑
分布：云南。

德钦乌头

Aconitum ouvrardianum Hand.-Mazz.
异名：*Aconitum tenuicaule* W. T. Wang
别名：细茎乌头、奔子栏乌头
分布：西藏东南部（察隅县）、云南西北部。
民族药：藏药。

铁棒锤

Aconitum pendulum Busch
别名：铁牛七（陕西）、雪上一枝蒿（甘肃、四川）
分布：甘肃南部、河南西部、青海、山西南部、四川西部、西藏、云南西北部。
民族药：藏药。

多裂乌头

Aconitum polyschistum Hand.-Mazz.
分布：四川西部和西北部。

雷波乌头

Aconitum pseudohuiliense Chang ex W. T. Wang
分布：四川（雷波县）。

岩乌头

Aconitum racemulosum Franch.
别名：若乌（湖北、四川）、一支蒿（贵州）
分布：贵州、湖北西部、四川、云南东北部。

狭裂乌头

Aconitum refractum（Finet et Gagnep.）Hand.-Mazz.
异名：*Aconitum kongboense* var. *polycarpum* W. T. Wang et L. Q. Li
别名：显苞乌头、多果工布乌头

分布：四川西部、西藏东部（昌都县）。
民族药：土家药、藏药。

直序乌头

Aconitum richardsonianum Lauener
别名：棚压玛博（藏语）
分布：西藏东部。
民族药：藏药。

高乌头

Aconitum sinomontanum Nakai
别名：通天袋（陕西）、穿心莲（四川）
分布：甘肃南部、广西东北部、贵州、河北、湖北西部、湖南中部和东部、江西西部和北部、青海东部、陕西、山西、四川、云南。
民族药：土家药。

玉龙乌头

Aconitum stapfianum Hand.-Mazz.
分布：云南西北部。
民族药：维药。

草黄乌头

Aconitum stramineiflorum Chang ex W. T. Wang & P. K. Hsiao
异名：*Aconitum straminiflorum* Chang ex W. T. Wang
分布：云南西北部（维西县）。
民族药：藏药。

显柱乌头

Aconitum stylosum Stapf
分布：西藏东南部、云南西北部。

太白乌头

Aconitum taipeicum Hand.-Mazz.
异名：*Aconitum taipaicum* Hand. -Mazz.
分布：河南西部、陕西南部。

康定乌头

Aconitum tatsienense Finet et Gagnep.
分布：四川西部。

新都桥乌头

Aconitum tongolense Ulbr.
别名：东俄洛乌头
分布：四川西部和西南部、西藏东部、云南西北部。
民族药：藏药。

直缘乌头

Aconitum transsectum Diels
别名：小黑牛（云南）
分布：四川西部（盐源县）、云南西北部（丽江）。

黄草乌

Aconitum vilmorinianum Kom.
别名：滇草乌（贵州）、大草乌、昆明堵喇（云南）
分布：贵州西部、四川西南部、云南中部和北部。
民族药：藏药。

阴山乌头

Aconitum yinschanicum Y. Z. Zhao
异名：*Aconitum flavum* var. *galeatum* W. T. Wang
分布：内蒙古南部（凉城县）。

蓝侧金盏花

Adonis coerulea Maxim.
别名：毛蓝侧金盏、豆月老（甘肃）、贾

子豆罗（藏语）
分布：甘肃、青海中部、四川西部、西藏东北部。
民族药：藏药。

蜀侧金盏花

Adonis sutchuenensis Franch.
别名：毛黄连（陕西、四川）
分布：陕西南部、四川北部。

西南银莲花

Anemone davidii Franch.
别名：铜钱草（湖北）、铜骨七（四川）、钻骨风（贵州）
分布：贵州、湖北西部、湖南西部、四川、西藏东南部（墨脱县）、云南西北部。
民族药：土家药。

滇川银莲花

Anemone delavayi Franch.
分布：四川西南部、云南西北部。

叠裂银莲花

Anemone imbricata Maxim.
分布：甘肃西南部、青海、四川西部、西藏东部。
民族药：藏药。

西藏银莲花

Anemone tibetica W. T. Wang
分布：西藏东南部（朗县）。
民族药：藏药。

大火草

Anemone tomentosa（Maxim.）Pei
别名：大头翁（陕西）、白头翁（甘肃）
分布：河北西部、河南西部、湖北西部、青海东部、陕西、山西、四川西部。

无距耧斗菜

Aquilegia ecalcarata Maxim.
别名：细距耧斗菜、野前胡（湖北、贵州）、官前胡（四川）
分布：甘肃、贵州、河南、湖北、宁夏、青海、陕西、四川、西藏东部。

秦岭耧斗菜

Aquilegia incurvata Hsiao
别名：铁扁担、灯笼草（陕西）
分布：甘肃南部、陕西南部、四川东北部。

华北耧斗菜

Aquilegia yabeana Kitagawa
别名：亮亮草（湖北）
分布：河北、河南、湖北、辽宁西部、内蒙古、陕西南部、山西。
民族药：土家药。

鸡爪草

Calathodes oxycarpa Sprague
别名：虎脚板（湖北）
分布：湖北西部、四川、云南西部。
民族药：土家药、侗药。

台湾鸡爪草

Calathodes polycarpa Ohwi
别名：多果鸡爪草、铁血子
分布：台湾。

太白美花草

Callianthemum taipaicum W. T. Wang
分布：陕西南部（太白山）。

短果升麻

Cimicifuga brachycarpa Hsiao

分布：河南、湖北、山西、四川、云南东北部（镇雄县）。

南川升麻

Cimicifuga nanchuanensis P. K. Hsiao

异名：*Cimicifuga nanchuenensis* Hsiao

分布：四川东南部（南川县）。

云南升麻

Cimicifuga yunnanensis Hsiao

分布：云南西北部。

甘川铁线莲

Clematis akebioides（Maxim.）Hort. ex Veitch

分布：甘肃、内蒙古西部、青海、四川西部、西藏东部至东南部、云南西北部。

民族药：蒙药、藏药、白药、景颇药、傈僳药、彝药。

屏东铁线莲

Clematis akoensis Hayata

异名：*Clematis owatarii* Hayata

别名：阿猴木通花藤

分布：台湾南部。

两广铁线莲

Clematis chingii W. T. Wang

别名：康壳藤（广西）

分布：广东北部、广西西部、贵州西南部、湖南西部和南部（凤凰县）、云南东南部。

平坝铁线莲

Clematis clarkeana Lévl. et Vant.

分布：贵州南部。

民族药：彝药。

大花威灵仙

Clematis courtoisii Hand.-Mazz.

别名：大花铁线莲、小脚威灵仙（湖北）

分布：安徽、河南东南部、湖北东部、湖南东部、江苏南部、浙江北部。

粗柄铁线莲

Clematis crassipes Chun et How

分布：广西南部、海南。

银叶铁线莲

Clematis delavayi Franch.

分布：四川西南部至西部、西藏东部、云南西北部。

山木通

Clematis finetiana Lévl. et Vant.

别名：过山照（浙江）、冲倒山（江西）、蓑衣藤（湖南）、硬骨灵仙（广西）

分布：安徽南部、福建、广东北部、广西北部、贵州、河南南部、湖北、湖南、江苏南部、江西、陕西、四川、浙江。

民族药：畲药、瑶药、侗药。

铁线莲

Clematis florida Thunb.

别名：铜威灵仙（浙江）、龙须草（广西）

分布：广东、广西北部、湖北、湖南、江西西部、云南西南部、浙江。

粗齿铁线莲

Clematis grandidentata（Rehder & E. H. Wilson）W. T. Wang

异名：*Clematis argentilucida*（Lévl. et

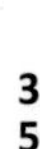

Vant.）W. T. Wang
别名：大木通、山木通（宁夏）、线木通（浙江）
分布：安徽西部、甘肃南部、贵州、河北西南部、河南西部、湖北、湖南西部、甘肃南部、青海东部、陕西南部、山西、四川、云南北部至西北部、浙江西北部。
民族药：傈僳药。

金佛铁线莲

Clematis gratopsis W. T. Wang
分布：甘肃南部、湖北西部、湖南西北部、陕西南部、四川东北部和东南部。

毛萼铁线莲

Clematis hancockiana Maxim.
分布：安徽东南部、河南南部、湖北东部、江苏南部、江西北部、浙江东部至北部。

吴兴铁线莲

Clematis huchouensis Tamura
别名：金剪刀（浙江）
分布：湖南北部（华容县）、江苏南部、江西北部（星子县）、浙江北部。

太行铁线莲

Clematis kirilowii Maxim.
分布：安徽北部、河北西部、河南、湖北西部、江苏北部、陕西南部、山东、山西东部和南部。

滇川铁线莲

Clematis kockiana C. K. Schneid.
异名：*Clematis yunnanensis* var. *chingtungensis* M. Y. Fang
别名：景东铁线莲
分布：广西西部、贵州西部、四川西南部、西藏东部、云南。

披针铁线莲

Clematis lancifolia Bur. et Franch.
别名：披针叶铁线莲
分布：四川西南部、云南中北部至东北部。

小叶铁线莲

Clematis nannophylla Maxim.
分布：甘肃、内蒙古西南部、宁夏、青海、陕西。
民族药：藏药。

秦岭铁线莲

Clematis obscura Maxim.
分布：甘肃南部、河南西部、湖北、陕西南部、山西、四川。

宽柄铁线莲

Clematis otophora Franch. ex Finet et Gagnep.
别名：小威灵仙（湖北）
分布：甘肃南部、河南西部、湖北、陕西南部、山西、四川。

巴山铁线莲

Clematis pashanensis（M. C. Chang）W. T. Wang
异名：*Clematis kirilowii* var. *pashanensis* M. C. Chang
别名：老虎须（湖北）
分布：安徽南部、河南西部和南部、湖北西部、江苏南部、陕西南部、山西南部、四川东部。

钝萼铁线莲

Clematis peterae Hand.-Mazz.

别名：白血藤（湖南）

分布：安徽南部、甘肃南部、广西东部、贵州、河北西南部、河南南部至西部、湖北、湖南南部和西北部、江苏南部、江西北部、陕西南部、山西南部、四川、台湾中部、西藏东南部、云南、浙江。

民族药：彝药、德昂药、阿昌药、景颇药、傈僳药。

须蕊铁线莲

Clematis pogonandra Maxim.

分布：甘肃南部、湖北西部、陕西南部、四川西南部至西部。

美花铁线莲

Clematis potaninii Maxim.

分布：甘肃南部、陕西南部、四川西部、西藏东部、云南西北部。

华中铁线莲

Clematis pseudootophora M. Y. Fang

分布：福建北部、广西北部、贵州东北部、河南南部、湖北西南部、湖南、江西西部、浙江西北部。

西南铁线莲

Clematis pseudopogonandra Finet et Gagnep.

分布：四川西部、西藏东部和东南部、云南西北部。

思茅铁线莲

Clematis pterantha Dunn

异名：*Clematis ranunculoides* var. *pterantha* (Dunn) M. Y. Fang

分布：云南南部（宁洱县）。

五叶铁线莲

Clematis quinquefoliolata Hutch.

别名：柳叶见血飞（贵州）

分布：贵州东北部、湖北西部、湖南西北部、四川、云南中北部。

曲柄铁线莲

Clematis repens Finet et Gagnep.

别名：小叶木通（湖北）

分布：广东北部、广西北部、贵州、湖北、湖南、四川、云南。

莓叶铁线莲

Clematis rubifolia Wright

别名：红叶铁线莲（全国中草药汇编）

分布：广西西部、贵州南部、云南。

民族药：傣药。

尾叶铁线莲

Clematis urophylla Franch.

异名：*Clematis urophylla* var. *obtusiuscula* Schneid.

别名：小齿铁线莲

分布：广东北部、广西北部、贵州、湖北西南部、湖南、四川。

云贵铁线莲

Clematis vaniotii Lévl. et Port.

分布：贵州南部、云南东南部。

云南铁线莲

Clematis yunnanensis Franch.

分布：四川西南部、云南。

三角叶黄连

Coptis deltoidea C. Y. Cheng et Hsiao

别名：峨眉连（四川）

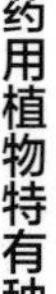

分布：四川西部（峨眉县、洪雅县）。
民族药：藏药、蒙药。

峨眉黄连
Coptis omeiensis（Chen）C. Y. Cheng
别名：峨眉野连、凤尾连（四川）
分布：河南、四川西部（峨眉县及周边地区）。
民族药：藏药。

五裂黄连
Coptis quinquesecta W. T. Wang
分布：云南东南部（金平县）。
民族药：藏药。

白蓝翠雀花
Delphinium albocoeruleum Maxim.
别名：下冈哇（藏语）
分布：甘肃、宁夏北部、青海东部、四川西北部、西藏东北部。
民族药：藏药。

狭菱形翠雀花
Delphinium angustirhombicum W. T. Wang
分布：云南西北部。
民族药：藏药。

宽距翠雀花
Delphinium beesianum W. W. Smith
分布：四川西部、西藏东部、云南西北部。
民族药：藏药。

尾裂翠雀花
Delphinium caudatolobum W. T. Wang
分布：四川西北部（甘孜县）。

角萼翠雀花
Delphinium ceratophorum Franch.
别名：角瓣翠雀花、贝角翠雀
分布：云南西北部。

黄毛翠雀花
Delphinium chrysotrichum Finet et Gagnep.
分布：四川西部、西藏东部、云南西北部。
民族药：藏药。

谷地翠雀花
Delphinium davidii Franch.
分布：四川西部（宝兴县至泸定县）。

滇川翠雀花
Delphinium delavayi Franch.
别名：小草乌、细草乌（云南中草药）
分布：贵州西部、四川西南部、云南。
民族药：藏药、傈僳药。

毛梗翠雀花
Delphinium eriostylum H. Léveillé
异名：*Delphinium bonvalotii* var. *eriostylum*
别名：毛梗川黔翠雀花、水乌头（贵州）
分布：贵州、四川东南部。

短距翠雀花
Delphinium forrestii Diels
分布：四川西南部、西藏东南部、云南北部。
民族药：藏药。

秦岭翠雀花
Delphinium giraldii Diels
分布：甘肃南部和东南部、河南西部、湖北西部、陕西南部、山西南部、四川西北部（马尔康县）。

腺毛翠雀

Delphinium grandiflorum var. *gilgianum*（Pilger ex Gilg）Finet & Gagnepain

异名：*Delphinium chefoense* Franch.

别名：烟台翠雀花、山鸦雀、苦连（山东）

分布：安徽北部、甘肃中部、河北西南部、河南南部、江苏西北部、青海东部、陕西、山东东部、山西南部。

拉萨翠雀花

Delphinium gyalanum Marq. et Shaw

分布：西藏南部。

河南翠雀花

Delphinium honanense W. T. Wang

别名：河南翠雀

分布：河南西南部、湖北西部、陕西南部。

稻城翠雀花

Delphinium hui Chen

别名：贡嘎翠雀花

分布：四川西南部（稻城县）。

民族药：藏药。

囊谦翠雀花

Delphinium nangchienense W. T. Wang

别名：萨贡巴（藏语）

分布：青海南部（囊谦县）。

民族药：藏药。

峨眉翠雀花

Delphinium omeiense W. T. Wang

别名：铁脚草乌、峨山草乌（四川）

分布：湖北西南部、四川西南部、云南东北部。

粗距翠雀花

Delphinium pachycentrum Hemsl.

分布：青海东南部、四川西部。

民族药：藏药。

黑水翠雀花

Delphinium potaninii Huth

分布：甘肃南部、陕西南部、四川。

螺距黑水翠雀花

Delphinium potaninii var. *bonvalotii*（Franchet）W. T. Wang

异名：*Delphinium bonvalotii* Franch.

别名：川黔翠雀花、铁脚草乌（四川）

分布：四川西部。

宽萼翠雀花

Delphinium pseudopulcherrimum W. T. Wang

分布：西藏南部（拉萨市）。

大通翠雀花

Delphinium pylzowii Maxim.

分布：甘肃西部、青海东部和南部、四川西北部、西藏东部。

细须翠雀花

Delphinium siwanense Franch.

异名：*Delphinium siwanense* var. *leptopogon*（Hand.-Mazz.）W. T. Wang

分布：甘肃中部和南部、河北北部、内蒙古南部、陕西南部、山西。

宝兴翠雀花

Delphinium smithianum Hand.-Mazz.

分布：四川西部、云南西北部（中甸县）。

民族药：藏药。

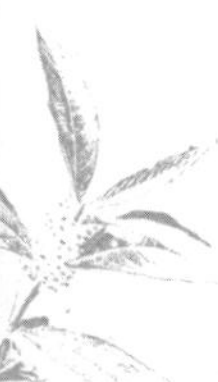

川甘翠雀花

Delphinium souliei Franch.

别名：恰冈哇（藏语）

分布：甘肃西南部、四川西部。

民族药：藏药。

螺距翠雀花

Delphinium spirocentrum Hand.-Mazz.

分布：四川西南部、云南西北部。

民族药：藏药。

唐古拉翠雀花

Delphinium tangkulaense W. T. Wang

分布：青海西南部、西藏北部。

康定翠雀花

Delphinium tatsienense Franch.

别名：鸡爪乌（四川）

分布：青海东南部、四川西部、云南北部。

民族药：白药。

澜沧翠雀花

Delphinium thibeticum Finet et Gagnep.

分布：四川西北部和西南部、云南西北部、西藏东部。

民族药：藏药。

天山翠雀花

Delphinium tianshanicum W. T. Wang

分布：新疆中部（天山）。

川西翠雀花

Delphinium tongolense Franch.

分布：四川西部、云南北部。

民族药：藏药。

毛翠雀花

Delphinium trichophorum Franch.

别名：白狼毒（四川）

分布：甘肃中部和南部、青海东部、四川西部、西藏东部。

民族药：藏药。

三小叶翠雀花

Delphinium trifoliolatum Finet et Gagnep.

别名：活血珠（湖北）

分布：安徽西部、湖北西南部、四川东南部。

竟生翠雀花

Delphinium yangii W. T. Wang

分布：云南西北部。

民族药：藏药。

云南翠雀花

Delphinium yunnanense Franch.

别名：鸡脚草乌（云南）

分布：贵州西部、四川西南部、云南。

民族药：藏药、彝药。

台湾人字果

Dichocarpum arisanense（Hayata）W. T. Wang & P. K. Hsiao

异名：*Dichocarpum adiantifolium*（Hook. f. & Thoms.）W. T. Wang & Hsiao

别名：小花人字果

分布：台湾。

耳状人字果

Dichocarpum auriculatum（Franch.）W. T. Wang et Hsiao

别名：母猪草、山黄连（四川）

分布：福建、贵州、湖北西部、四川、云

南东北部。

基叶人字果

Dichocarpum basilare W. T. Wang et Hsiao

别名：地五加（四川）

分布：四川南部（宜宾县）。

蕨叶人字果

Dichocarpum dalzielii（Drumm. et Hutch.）W. T. Wang et Hsiao

别名：土黄连（浙江）、野黄连（广东）

分布：安徽、福建西部、广东、广西、贵州、海南、湖北西南部、湖南南部、江西、四川东南部、浙江。

纵肋人字果

Dichocarpum fargesii（Franch.）W. T. Wang et Hsiao

别名：野黄瓜（贵州）

分布：安徽西部、甘肃东南部、贵州、河南西部和南部、湖北西部、湖南西北部、陕西南部、四川东部。

三小叶人字果

Dichocarpum trifoliolatum W. T. Wang et Hsiao

别名：羊不吃、三脚蝉（四川）

分布：四川南部（筠连县）。

铁筷子

Helleborus thibetanus Franch.

别名：小山桃儿七（陕西）

分布：甘肃南部、湖北西北部、陕西南部、四川西北部。

川鄂獐耳细辛

Hepatica henryi（Oliv.）Steward

别名：三角海棠（四川）、峨眉獐耳细辛（中国高等植物图鉴）

分布：湖北西部、湖南北部、陕西、四川。

独叶草

Kingdonia uniflora Balf. f. et W. W. Smith

别名：独叶草

分布：甘肃南部、陕西南部（太白山）、四川西部、云南西北部（德钦县）。

两广锡兰莲

Naravelia pilulifera Hance

分布：广东、广西、海南、云南南部。

川赤芍

Paeonia anomala subsp. *veitchii*（Lynch）D. Y. Hong & K. Y. Pan

别名：赤芍（甘肃、青海、四川）、条赤芍（四川）

分布：甘肃中部和南部、宁夏南部（六盘山）、青海东部、山西南部（秦岭）、陕西北部（五台山）、四川西部、西藏东部、云南。

民族药：藏药、蒙药。

中原牡丹

Paeonia cathayana D. Y. Hong & K. Y. Pan

分布：河南（嵩县）、湖北（保康县）。

四川牡丹

Paeonia decomposita Hand.-Mazz. subsp. *decomposita*

异名：*Paeonia decomposita* Hand.-Mazz.

分布：四川西北部。

圆裂四川牡丹

Paeonia decomposita subsp. *rotundiloba* D.

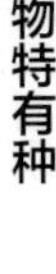

Y. Hong
分布：四川西北部。

滇牡丹

Paeonia delavayi Franch.

异名：*Paeonia delavayi* var. *lutea*（Franch.）Finet et Gagn.

别名：紫牡丹、赤丹皮（云南）、野牡丹（中国植物志）、滇藏牡丹（新华本草纲要）、黄牡丹、西昌丹皮（通称）、丹皮（四川、西藏）

分布：四川西部、西藏东南部、云南中部和北部。

民族药：藏药、白药。

矮牡丹

Paeonia jishanensis T. Hong & W. Z. Zhao

分布：河南北部（济源县）、陕西中部（华阴县、铜川市）、山西西南部（稷山县、永吉县）。

美丽芍药

Paeonia mairei Lévl.

别名：狗头芍药（陕西）

分布：甘肃东南部、贵州西北部、湖北西南部、陕西南部、四川中部和南部、云南东北部。

民族药：傈僳药。

凤丹

Paeonia ostii T. Hong & J. X. Zhang

分布：安徽、河南、湖北、陕西、四川等。

卵叶牡丹

Paeonia qiui Y. L. Pei & D. Y. Hong

分布：河南西部（西峡县）、湖北西部（保康县、神农架林区）。

紫斑牡丹

Paeonia rockii（S. G. Haw & Lauener）T. Hong & J. J. Li

异名：*Paeonia suffruticosa* var. *papaveracea*（Andrews）Kerner

分布：甘肃南部、河南西部、湖北西部、陕西中部和南部。

牡丹

Paeonia suffruticosa Andr.

分布：原产安徽中部和河南西部；广泛栽培于中国及其他地区。

西南白头翁

Pulsatilla millefolium（Hemsl. et Wils.）Ulbr.

分布：四川、云南东北部。

砾地毛茛

Ranunculus glareosus Hand.-Mazz.

分布：青海东部和南部、四川西部、云南西北部（德钦县）。

纺锤毛茛

Ranunculus limprichtii Ulbr.

分布：四川西部。

上海毛茛

Ranunculus polii Franch. ex Hemsl.

别名：肉根毛茛

分布：上海。

云南毛茛

Ranunculus yunnanensis Franch.

分布：四川西南部、云南北部。

民族药：彝药。

尖叶唐松草

Thalictrum acutifolium (Hand.-Mazz.) Boivin

别名：石笋还阳（湖北）

分布：安徽、福建、广东、广西、贵州、湖南、江西、四川、浙江。

狭序唐松草

Thalictrum atriplex Finet et Gagnep.

分布：四川、西藏、云南。

民族药：藏药、白药。

星毛唐松草

Thalictrum cirrhosum Lévl.

分布：云南中部。

渐尖偏翅唐松草

Thalictrum delavayi var. *acuminatum* Franchet

分布：四川西南部（德昌县）、云南西北部（鹤庆县）。

大叶唐松草

Thalictrum faberi Ulbr.

分布：安徽、福建、河南、湖南、江苏、江西、浙江。

西南唐松草

Thalictrum fargesii Franch. ex Finet et Gagnep.

分布：甘肃、贵州、河南、湖北、山西、四川。

滇川唐松草

Thalictrum finetii Boivin

别名：千里马（云南）

分布：四川西部、西藏东南部（墨脱县）、云南西北部。

民族药：白药。

华东唐松草

Thalictrum fortunei S. Moore

分布：安徽、江苏、江西、浙江。

金丝马尾连

Thalictrum glandulosissimum (Finet et Gagnep.) W. T. Wang et S. H. Wang

别名：多腺唐松草（四川）

分布：云南。

民族药：白药、傣药、傈僳药、普米药、纳西药、藏药。

昭通唐松草

Thalictrum glandulosissimum var. *chaotungense* W. T. Wang & S. H. Wang

分布：云南。

民族药：藏药。

河南唐松草

Thalictrum honanense W. T. Wang et S. H. Wang

分布：河南中部。

长喙唐松草

Thalictrum macrorhynchum Franch.

别名：马尾连（甘肃）、满天星（湖北）

分布：甘肃、河北、湖北、陕西、山西、四川。

峨眉唐松草

Thalictrum omeiense W. T. Wang et S. H. Wang

别名：倒水连（四川）

分布：四川中部（峨眉县、红崖山）。

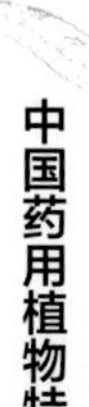

长柄唐松草

Thalictrum przewalskii Maxim.

别名：拟散花唐松草（中国高等植物图鉴）

分布：甘肃、河北、河南、湖北、内蒙古南部、青海、陕西、山西、四川、西藏东部。

民族药：藏药、土家药。

多枝唐松草

Thalictrum ramosum Boivin

别名：水黄连（广西）

分布：广西、湖南、四川。

网脉唐松草

Thalictrum reticulatum Franch.

别名：草黄连（云南）

分布：四川、云南。

民族药：藏药、景颇药、傈僳药、白药、佤药。

粗壮唐松草

Thalictrum robustum Maxim.

分布：甘肃、河南、湖北、山西、四川。

鞭柱唐松草

Thalictrum smithii Boivin

分布：四川西部、西藏南部、云南。

毛发唐松草

Thalictrum trichopus Franch.

别名：珍珠莲（云南）

分布：四川西南部、云南西部。

民族药：傈僳药、白药、彝药、侗药。

钩柱唐松草

Thalictrum uncatum Maxim.

分布：甘肃、贵州、青海、四川西部、西藏东部、云南西北部。

民族药：藏药。

弯柱唐松草

Thalictrum uncinulatum Franch.

分布：甘肃、贵州、湖北、山西、四川。

台湾唐松草

Thalictrum urbainii Hayata

异名：*Thalictrum morii* Hay.

别名：楔叶唐松草

分布：台湾。

粘唐松草

Thalictrum viscosum C. Y. Wu

分布：云南西北部（丽江北部的金沙江河谷）。

丽江唐松草

Thalictrum wangii Boivin

分布：西藏东南部（察隅县）、云南西北部。

民族药：藏药。

川陕金莲花

Trollius buddae Schipcz.

别名：骆驼七（陕西）

分布：甘肃南部、陕西南部、四川北部。

毛茛状金莲花

Trollius ranunculoides Hemsl.

分布：甘肃南部、青海东部和南部、四川西部、西藏东部、云南西北部。

民族药：傈僳药、藏药。

尾囊草

Urophysa henryi（Oliv.）Ulbr.

分布：贵州、湖北西部、湖南西北部、四川。

044 木通科 Lardizabalaceae

长序木通

Akebia longeracemosa Matsumura

分布：福建、广东北部、湖南南部、台湾。

鹰爪枫

Holboellia coriacea Deils

别名：八月札（浙江）、牛千斤、八月瓜

分布：安徽、贵州、湖北、湖南、江苏、江西、陕西、四川、浙江。

民族药：藏药、苗药。

小花鹰爪枫

Holboellia parviflora（Hemsl.）Gagnep.

分布：广西、贵州、湖南、云南东南部。

串果藤

Sinofranchetia chinensis（Franch.）Hemsl.

分布：甘肃、广东北部、湖北、湖南西部、陕西南部、四川、云南东北部。

斑叶野木瓜

Stauntonia maculata Merr.

分布：福建南部、广东中部。

倒卵叶野木瓜

Stauntonia obovata Hemsl.

分布：福建、广东、广西、湖南、江西、四川、台湾。

三脉野木瓜

Stauntonia trinervia Merr.

异名：*Stauntonia glauca* Merr. et Metc.

别名：粉叶野木瓜

分布：广东（增城县、翁源县）。

045 小檗科 Berberidaceae

堆花小檗

Berberis aggregata Schneid.

别名：三颗针（通称）、猫儿刺、黄檗刺（甘肃）、老鼠刺、刺黄芩（四川）、刺黑珠（中国高等植物图鉴）

分布：甘肃、湖北、青海、山西、四川。

美丽小檗

Berberis amoena Dunn

别名：三颗针（通称）

分布：四川、云南。

安徽小檗

Berberis anhweiensis Ahrendt

别名：刺黄柏（湖北）

分布：安徽、湖北、浙江。

黑果小檗

Berberis atrocarpa Schneid.

别名：深黄小檗、三颗针、刺黄连、鸡脚刺（贵州）

分布：湖南、四川、云南。

汉源小檗

Berberis bergmanniae Schneid.

别名：硬齿小檗、刺黄连、土黄柏（湖北）

分布：四川。

民族药：苗药。

短柄小檗

Berberis brachypoda Maxim.

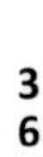

别名：三颗针（陕西）、小黄檗、刺黄连（陕西、甘肃、宁夏）、酸梨刺（甘肃）
分布：甘肃、河南、湖北、青海、陕西、山西、四川。

单花小檗
Berberis candidula Schneid.
分布：湖北、四川。

贵州小檗
Berberis cavaleriei H. Lév.
别名：鸡脚刺、三颗针、刺黄连（贵州）
分布：贵州、云南。

华东小檗
Berberis chingii Cheng
别名：皖赣小檗、安徽小檗（拉汉英种子植物名称）
分布：福建、广东、湖南、江西。
民族药：维药。

黄球小檗
Berberis chrysosphaera Mulligan
分布：西藏东南部。

秦岭小檗
Berberis circumserrata（Schneid.）Schneid.
别名：老鼠刺、刺黄檗（陕西）、黄刺（甘肃）、黄檗（青海）
分布：甘肃、河南、湖北、青海、陕西。

直穗小檗
Berberis dasystachya Maxim.
异名：*Berberis dolichobotrys* Fedde
别名：长穗小檗、黄檗（陕西）、山黄檗、刺黄檗、黄檗（陕西、河南）、三颗针、吉尕尔（青海）、密穗小檗（秦岭植物志）
分布：甘肃、河北、河南、湖北、宁夏、青海、陕西、山西、四川。
民族药：藏药。

显脉小檗
Berberis delavayi C. K. Schneider
异名：*Berberis phanera* Schneid.
别名：三颗针、黄檗刺（陕西）
分布：四川、云南。

鲜黄小檗
Berberis diaphana Maxim.
别名：三颗针（陕西、青海）、黄刺（陕西）、黄檗（青海）、黄花刺（中国树木分类学）
分布：甘肃、青海、陕西。
民族药：藏药。

松潘小檗
Berberis dictyoneura Schneid.
别名：细脉小檗
分布：甘肃、青海、山西、四川、西藏。

刺红珠
Berberis dictyophylla Franch.
别名：三颗针（贵州）、吉儿巴（西藏）
分布：青海、四川、西藏、云南。
民族药：藏药。

酉阳小檗
Berberis dielsiana Fedde
别名：黄皮针刺（山西、陕西）、黄檗刺、黄檗（陕西）
分布：甘肃、河北、河南、湖北、陕西、山东、山西。

置疑小檗

Berberis dubia Schneid.

别名：黄檗（青海）、吉尔雍（四川）

分布：甘肃、内蒙古、宁夏、青海。

大黄檗

Berberis francisci-ferdinandi Schneid.

别名：三颗针（通称）

分布：甘肃、山西、四川、西藏。

湖北小檗

Berberis gagnepainii Schneid.

分布：贵州、湖北、四川、云南。

涝峪小檗

Berberis gilgiana Fedde

别名：小叶黄檗（陕西）

分布：湖北、陕西。

波密小檗

Berberis gyalaica Ahrendt

分布：西藏。

拉萨小檗

Berberis hemsleyana Ahrendt

别名：三颗针、吉儿把加勃（西藏）

分布：西藏。

川鄂小檗

Berberis henryana Schneid.

别名：巴东小檗、三颗针、黄檗（陕西）

分布：甘肃、贵州、河南、湖北、湖南、陕西、四川。

毛梗小檗

Berberis hobsonii Ahrendt

分布：西藏。

叙永小檗

Berberis hsuyunensis P. G. Xiao & W. C. Sung

分布：四川。

阴湿小檗

Berberis humidoumbrosa Ahrendt

分布：西藏。

川滇小檗

Berberis jamesiana Forrest et W. W. Smith

别名：吉儿把（西藏）

分布：四川、西藏、云南。

民族药：藏药。

腰果小檗

Berberis johannis Ahrendt

别名：吉儿把兴薄（西藏）、西藏小檗（植物分类学报）

分布：西藏。

豪猪刺

Berberis julianae Schneid.

别名：三颗针（陕西、四川）、石妹刺（云南）

分布：广西、贵州、湖北、湖南、四川。

民族药：苗药、侗药。

甘肃小檗

Berberis kansuensis Schneid.

别名：黄檗（甘肃）

分布：甘肃、宁夏、青海、陕西、四川。

民族药：仡佬药、藏药。

台湾小檗

Berberis kawakamii Hayata

别名：土黄芩（台湾）

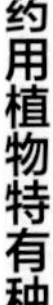

分布：台湾。

天台小檗

Berberis lempergiana Ahrendt

别名：长柱小檗、黄檗、土黄檗（浙江）

分布：浙江。

玉山小檗

Berberis morrisonensis Hayata

别名：阿里小檗

分布：台湾。

无脉小檗

Berberis nullinervis T. S. Ying

分布：西藏（南木林）。

民族药：藏药。

屏山小檗

Berberis pingshanensis W. C. Sung & P. K. Hsiao

异名：*Berberis pinshanensis* Sung et Hsiao

别名：大刺黄连、三颗针（四川）

分布：四川。

刺黄花

Berberis polyantha Hemsl.

分布：四川、西藏。

少齿小檗

Berberis potaninii Maxim.

分布：甘肃、陕西、四川。

短锥花小檗

Berberis prattii Schneid.

分布：四川、西藏。

粉叶小檗

Berberis pruinosa Franch.

别名：黄连刺、鸡脚刺、三颗针（云南）、大黄连（植物名实图考）

分布：贵州、四川、西藏、云南。

民族药：傈僳药、白药、佤药、藏药、阿昌药、德昂药、景颇药。

柔毛小檗

Berberis pubescens Pamp.

别名：三颗针（湖北）

分布：湖北、陕西。

延安小檗

Berberis purdomii Schneid.

分布：甘肃、青海、陕西、山西。

网脉小檗

Berberis reticulata Byhouw.

分布：陕西。

柳叶小檗

Berberis salicaria Fedde

异名：*Berberis giraldii* Hesse

别名：毛脉小檗

分布：甘肃、湖北、陕西。

血红小檗

Berberis sanguinea Franch.

分布：湖北、四川。

刺黑珠

Berberis sargentiana Schneid.

别名：桑骨风、狼把针（湖北）、黑石珠、三颗针（四川）、刺黄连（贵州）

分布：湖北、四川。

陕西小檗

Berberis shensiana Ahrendt

分布：陕西。

华西小檗

Berberis silva-taroucana Schneid.

别名：黄包刺棵子（湖北）、三颗针、大山黄刺（四川）

分布：福建、甘肃、四川、西藏、云南。

假豪猪刺

Berberis soulieana Schneid.

别名：刺黄檗（陕西）、刺黄连（陕西、湖北）、铜针刺、土黄柏（甘肃）、排骨筋（湖北）、拟蠔猪刺（秦岭植物志）

分布：甘肃、湖北、陕西、四川。

独龙小檗

Berberis taronensis Ahrendt

分布：西藏、云南。

巴东小檗

Berberis veitchii Schneid.

别名：蓝果小檗、三颗针（四川）

分布：贵州北部、湖北、四川。

民族药：苗药。

匙叶小檗

Berberis vernae Schneid.

别名：黄刺（甘肃）、三颗针、黄檗（新疆）

分布：甘肃、青海、四川。

民族药：藏药、维药。

疣枝小檗

Berberis verruculosa Hemsl. et Wils.

分布：甘肃、四川、云南。

庐山小檗

Berberis virgetorum Schneid.

别名：黄疸树（江苏、浙江）、土黄檗、黄刺柏（浙江、江西）、土黄连（江西、广西）、树黄连（福建、广东、广西）

分布：安徽、福建、江西、广东、广西、贵州、湖北、湖南、陕西、浙江。

民族药：瑶药、壮药、苗药。

梵净小檗

Berberis xanthoclada Schneid.

别名：黄枝小檗

分布：贵州。

黄皮小檗

Berberis xanthophlaea Ahrendt

分布：西藏。

南方山荷叶

Diphylleia sinensis H. L. Li

别名：窝儿七、窝儿参、一把伞（陕西、甘肃）、江边一碗水、金边七（湖北）

分布：甘肃、湖北、陕西、四川、云南。

川八角莲

Dysosma delavayi（Franchet）Hu

异名：*Dysosma veitchii*（Hemsl. et Wils）Fu ex Ying

别名：八角莲、八角金盘、金盘银盘、独脚莲（四川）、山荷花、五朵云（云南）

分布：贵州、四川、云南。

民族药：藏药、水药。

贵州八角莲

Dysosma majoensis（Gagnep.）M. Hiroe

异名：*Dysosma majorensis*（Gagnep.）Ying

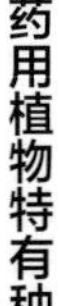

别名：白八角莲、叶子花（贵州）
分布：广西、贵州、湖北、四川、云南。
民族药：苗药。

六角莲

Dysosma pleiantha（Hance）Woodson
异名：*Dysosma chengii*（J. J. Chien）M. Hiroe
别名：白八角莲、毛八角莲、独脚莲、八角金盘（浙江）、八角莲（贵州）、鬼臼（神农本草经）
分布：安徽、福建、广东、广西、河南、湖北、湖南、江西、四川、台湾、浙江。
民族药：畲药、苗药、瑶药、侗药。

西藏八角莲

Dysosma tsayuensis Ying
分布：西藏。
民族药：藏药。

八角莲

Dysosma versipellis（Hance）M. Cheng ex Ying
别名：八角盘（广西）、八角盘（贵州）
分布：安徽、广东、广西、贵州、河南、湖北、湖南、江西、山西、云南、浙江。
民族药：侗药、毛南药、苗药。

粗毛淫羊藿

Epimedium acuminatum Franch.
别名：粗毛羊藿、淫羊藿（四川、云南）、三枝九叶草、小定药（云南）
分布：广西、贵州、四川、云南。
民族药：苗药。

黔北淫羊藿

Epimedium borealiguizhouense S. Z. He & Y. K. Yang
分布：贵州。

淫羊藿

Epimedium brevicornu Maxim.
别名：野黄连、鬼见愁、含阴草（陕西）、短角淫羊藿（秦岭植物志）
分布：甘肃、河南、湖北、青海、陕西、山西、四川。
民族药：苗药。

宝兴淫羊藿

Epimedium davidii Franch.
别名：华西淫羊藿、川滇淫羊藿、淫羊藿（湖北、云南、滇南本草）、三咳草（湖北）、兴阳草（滇南本草）。
分布：四川、云南。
民族药：苗药。

川西淫羊藿

Epimedium elongatum Komarov
别名：淫羊藿（四川）、羊藿（四川中药志）
分布：四川。

川鄂淫羊藿

Epimedium fargesii Franch.
分布：湖北、四川。

湖南淫羊藿

Epimedium hunanense（Hand.-Mazz.）Hand.-Mazz.
别名：淫羊藿（湖南）、阴阳合（广西）
分布：广西、湖北、湖南。

黔岭淫羊藿

Epimedium leptorrhizum Stearn

别名：淫羊藿（湖北、贵州）
分布：广西、贵州、湖北、湖南、四川。

茂汶淫洋藿
Epimedium platypetalum K. Meyer
分布：陕西、四川。

柔毛淫羊藿
Epimedium pubescens Maxim.
别名：淫羊藿（陕西）
分布：安徽、甘肃、贵州、河南、湖北、陕西、四川。

三枝九叶草
Epimedium sagittatum（Sieb. et Zucc.）Maxim.
别名：箭叶淫羊藿、淫羊藿（通称）、铁箭头（浙江）、阴阳合（江西、福建）、乏力草（福建）、三叉骨（湖南）、箭叶淫羊藿（浙江药用植物志）
分布：安徽、福建、甘肃、广东、广西、贵州、湖北、湖南、江西、陕西、四川、浙江。
民族药：水药、侗药、苗药、土家药。

单叶淫羊藿
Epimedium simplicifolium Ying
分布：贵州。

四川淫羊藿
Epimedium sutchuenense Franch.
别名：淫羊藿（四川）
分布：贵州、湖北、四川。

巫山淫羊藿
Epimedium wushanense Ying
分布：重庆、广西、贵州、湖北、四川。

江南牡丹草
Gymnospermium kiangnanense（P. L. Chiu）Loconte
分布：安徽、浙江。

阔叶十大功劳
Mahonia bealei（Fort.）Carr.
别名：刺黄芩（陕西）、土黄柏（江西、福建）、刺黄连（四川）、土黄连（贵州）、醒斗喊（傣语）、肥汪恋（壮语）
分布：安徽、福建、广东、广西、河南、湖北、湖南、江苏、江西、陕西、四川、浙江。

小果十大功劳
Mahonia bodinieri Gagnep.
别名：巴东十大功劳、十大功劳（湖北）
分布：广东、广西、贵州、湖南、江西、四川、浙江。

鹤庆十大功劳
Mahonia bracteolata Takeda
分布：四川、云南。

察隅十大功劳
Mahonia calamicaulis subsp. *kingdon-wardiana*（Ahrendt）T. S. Ying & Boufford
异名：*Mahonia calamicaulis* Spare & C. E. C. Fisch.
别名：芦茎十大功劳
分布：西藏东南部。

鄂西十大功劳
Mahonia decipiens Schneid.
别名：刺黄连（鄂西）
分布：湖北西部。

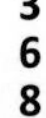

宽苞十大功劳

Mahonia eurybracteata Fedde

分布：广西、贵州、湖北、湖南、四川。

北江十大功劳

Mahonia fordii Schneid.

别名：山黄连（广东）

分布：重庆、广东。

十大功劳

Mahonia fortunei（Lindl.）Fedde

别名：山黄连（江西）、西风竹（江西、福建）、竹叶黄连、木黄连（广东）、醒斗喊（傣语）、肥恋（壮语）

分布：重庆、广西东北部、贵州、湖北、湖南、江西、四川、台湾、浙江。

细柄十大功劳

Mahonia gracilipes（Oliv.）Fedde

分布：四川、云南东北部。

滇南十大功劳

Mahonia hancockiana Takeda

分布：云南东南部。

长苞十大功劳

Mahonia longibracteata Takeda

分布：四川东南部、云南。

亮叶十大功劳

Mahonia nitens Schneid.

分布：贵州、四川。

网脉十大功劳

Mahonia retinervis Hsiao et Y. S. Wang

分布：广西、云南。

沈氏十大功劳

Mahonia shenii W. Y. Chun

别名：无刺十大功劳、木黄连、土黄连（华南）

分布：广东、广西东北部、贵州东南部、湖南南部。

长阳十大功劳

Mahonia sheridaniana Schneid.

异名：*Mahonia fargesii* Takeda

别名：大叶刺黄柏、刺黄连（贵州）、刺黄芩、老鼠刺（贵州、湖北）、刺黄柏（湖北）

分布：湖北中南部、四川。

靖西十大功劳

Mahonia subimbricata W. Y. Chun et F. Chun

别名：半复瓦十大功劳、小功劳（广西）

分布：广西、云南。

独龙十大功劳

Mahonia taronensis Hand.-Mazz.

分布：西藏东南部、云南。

046 防己科 Menispermaceae

古山龙

Arcangelisia gusanlung H. S. Lo

异名：*Arcangelisia loureiri*（Pierre）Diels

别名：黄连藤、黄藤、黄胆榄（广东）、黄丁课（黎族语）、向更梅（瑶族语）、钩影（壮语）

分布：海南。

民族药：畲药、黎药、瑶药。

纤细轮环藤

Cyclea gracillima Diels

分布：海南、台湾。

轮环藤

Cyclea racemosa Oliv.

别名：小青藤香、金蚂蝗（湖北）、铁石鞭（广西）、青藤细辛、青藤（贵州）、滚天龙（贵州、云南）、山豆根（云南）

分布：福建，广东北部，贵州中部和北部，湖北西部，湖南，江西，山西南部，四川中部、东部和东南部，浙江南部。

民族药：侗药。

四川轮环藤

Cyclea sutchuenensis Gagnep.

别名：光叶金锁匙（广东、云南）、金线风、良藤（云南）

分布：广东西部和北部、广西东部和东北部、贵州、湖北、湖南南部、四川东部和东南部、云南东北部和东南部。

秤钩风

Diploclisia affinis（Oliv.）Diels

别名：清风藤、杜藤（浙江）、过山龙（湖南）、花防己（广西）、湘防己、华防己（中药大辞典）

分布：安徽、福建（永安）、广东东部和北部、广西北部、贵州北部、湖北西部、湖南西北部、江西、四川东部和东南部、云南、浙江东部和南部。

粉绿藤

Pachygone sinica Diels

分布：广东中部、西部和北部，广西东部和北部。

肾子藤

Pachygone valida Diels

异名：*Limaciopsis valida*（Diels）H. S. Lo

别名：疟疾草（云南）

分布：广西南部和西北部、贵州南部、云南南部（蒙自）。

金钱吊乌龟

Stephania cephalantha Hayata

别名：地苦胆（陕西）、金线吊蛤蟆（浙江）、铁秤砣（江西）、白药（广东）、山乌龟（广西）、白药子（图经本草、新华本草纲要）、头花千金藤（植物分类学报）

分布：安徽、福建、广东、广西、贵州东部和南部、湖北、湖南、江苏、江西、陕西、山西、四川西部和南部、台湾、浙江。

民族药：白药、蒙药、苗药、瑶药、侗药。

景东千斤藤

Stephania chingtungensis Lo

别名：景东千金藤、山乌龟（云南）

分布：云南南部。

荷包地不容

Stephania dicentrinifera Lo et M. Yang

分布：云南东部和西部（凤庆、临沧）。

江南地不容

Stephania excentrica Lo

别名：夜牵牛（广西）

分布：福建西部（武夷山），广西西部和北部，贵州（桂平），湖北西南部，湖南西北部，江西（井冈山），四川中部、东部和东南部。

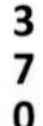

海南地不容

Stephania hainanensis Lo et Y. Tsoong

别名：金不换（海南）

分布：海南。

草质千金藤

Stephania herbacea Gagnep.

分布：贵州、湖北西部、湖南、四川东南部和西南部。

河谷地不容

Stephania intermedia Lo

分布：云南（个旧）。

桂南地不容

Stephania kuinanensis Lo et M. Yang

别名：山乌龟（广西）

分布：广西（龙州）。

广西地不容

Stephania kwangsiensis Lo

别名：山乌龟（广西、云南）、金不换（广西）

分布：广西、云南东南部。

民族药：侗药、毛南药、瑶药、壮药。

临沧地不容

Stephania lincangensis Lo et M. Yang

分布：云南（临沧）。

长柄地不容

Stephania longipes Lo

分布：云南西南部。

马山地不容

Stephania mashanica Lo et B. N. Chang

别名：山乌龟（广西）

分布：广西（都安、马山、宜山）。

小花地不容

Stephania micrantha Lo et M. Yang

别名：山乌龟（广西）

分布：广西（龙州）。

药用地不容

Stephania officinarum Lo et M. Yang

分布：云南（耿马、临沧）。

小叶地不容

Stephania succifera Lo et Y. Tsoong

别名：金不换（海南）

分布：海南。

四川千金藤

Stephania sutchuenensis Lo

分布：四川（峨眉山及邻近地区）。

粉防己

Stephania tetrandra S. Moore

别名：汉防己、石蟾蜍（通称）、金丝吊鳖（浙江）、金线吊蛤蟆（江西）、山乌龟（广西、福建）、长根金不换（海南）

分布：安徽、福建、广东、广西、海南、湖北、湖南、江西、台湾、浙江。

民族药：景颇药、德昂药、畲药、土家药。

黄叶地不容

Stephania viridiflavens Lo et M. Yang

别名：山乌龟、金不换（广西）

分布：广西中部和西南部、贵州南部、云南东南部。

云南地不容

Stephania yunnanensis Lo

别名：地不容、山乌龟、一滴血、红藤（云南）

分布：云南。

台湾青牛胆

Tinospora dentata Diels

分布：台湾（恒春）

海南青牛胆

Tinospora hainanensis Lo et Z. X. Li

分布：海南。

047 木兰科 Magnoliaceae

厚朴

Houpoea officinalis（Rehder & E. H. Wilson）N. H. Xia & C. Y. Wu

异名：*Magnolia officinalis* subsp. *biloba*（Rehd. et E. H. Wilson）Law，*Magnolia officinalis* Rehd. et Wils.

别名：凹叶厚朴

分布：安徽、福建、甘肃东南部、广东北部、广西、贵州东北部、河南东南部、湖北西部、湖南西北部、江西、陕西南部、四川东部和南部、浙江。

大屿八角

Illicium angustisepalum A. C. Smith

别名：假地枫皮

分布：安徽、福建、广东。

民族药：苗药。

台湾八角

Illicium arborescens Hayata

分布：台湾。

短柱八角

Illicium brevistylum A. C. Smith

别名：山八角（广西）

分布：广东、广西、湖南南部、云南。

地枫皮

Illicium difengpi B. N. Chang et al.

分布：广西东部和东北部。

民族药：瑶药、壮药。

红花八角

Illicium dunnianum Tutch.

别名：樟木钻、野八角、石莽草、樟木钻（广西）

分布：福建南部、广东、广西、贵州南部和西南部、湖南西部。

民族药：毛南药、侗药、瑶药。

红茴香

Illicium henryi Diels

别名：八角（湖北、贵州）、野八角、桂花钻（广西）、红毒茴（四川）、土八角（四川中药志）

分布：安徽、福建、甘肃、广东、广西、贵州、河南、湖北、湖南、江西、陕西、四川、云南。

假地枫皮

Illicium jiadifengpi B. N. Chang

分布：广东北部、广西东北部、湖北、湖南南部、江西、四川、浙江（庆元）。

红毒茴

Illicium lanceolatum A. C. Smith

别名：莽草、山木蟹、老根山木蟹（浙江、江西）、大茴、铁苦散（浙江）、野八角、红毒茴（江西）、莽草（中国高等

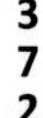

植物图鉴）
分布：安徽、福建、贵州、湖北、湖南、江苏南部、江西、浙江。
民族药：苗药。

小花八角
Illicium micranthum Dunn
别名：山八角、野八角、假八角、救树主（广东）
分布：广东、广西、贵州、湖北、湖南、四川、云南。
民族药：傣药。

少药八角
Illicium oligandrum Merr. et Chun
分布：广西、海南。

短梗八角
Illicium pachyphyllum A. C. Smith
别名：毒八角、樟木钻（广西）、厚叶八角（中国高等植物图鉴）
分布：广西南部。

南五味子
Kadsura longipedunculata Finet et Gagnep.
别名：大活血（浙江）、紫金藤、钻骨风（江西、福建、广东、广西）、大/小血藤（湖北、贵州、云南）、南蛇风（四川）、红木香（新华本草纲要）
分布：安徽、福建、广东、广西、贵州、海南、湖北、湖南、江苏、江西、四川、云南、浙江。

仁昌南五味子
Kadsura renchangiana S. F. Lan
分布：广西东北部、贵州。
民族药：瑶药。

山玉兰
Lirianthe delavayi（Franch.）N. H. Xia et C. Y. Wu
异名：*Magnolia delavayi* Franch.
别名：土厚朴、野厚朴、野玉兰、波罗花（云南）
分布：贵州、四川南部、云南。

毛桃木莲
Manglietia kwangtungensis（Merrill）Dandy
异名：*Manglietia moto* Dandy
分布：福建南部、广东、广西西部、湖南南部。

巴东木莲
Manglietia patungensis Hu
分布：重庆、湖北西部、湖南西北部、四川东部。

四川木莲
Manglietia szechuanica Hu
分布：四川中部和南部、云南北部。

阔瓣含笑
Michelia cavaleriei var. *platypetala*（Handel-Mazzetti）N. H. Xia
异名：*Michelia platypetala* Hand.-Mazz.
分布：广东东部、广西东北部、贵州东部、湖北西部、湖南西南部。

紫花含笑
Michelia crassipes Law
别名：粗柄含笑（湖北）
分布：广东北部、广西东北部、湖南南部。
民族药：苗药。

深山含笑

Michelia maudiae Dunn

分布：安徽南部、福建、广东、广西、贵州、江西、湖南、浙江南部。

云南含笑

Michelia yunnanensis Franch. ex Finet et Gagnep.

别名：皮袋香、山辛夷、山枝子、羊皮袋（云南）

分布：贵州、四川、西藏东南部、云南中部和南部。

民族药：彝药。

圆叶天女花

Oyama sinensis（Rehder & E. H. Wilson）N. H. Xia & C. Y. Wu

异名：*Magnolia sinensis*（Rehd. et Wils.）Stapf

分布：四川中部、北部和南部。

西康天女花

Oyama wilsonii（Finet & Gagnepain）N. H. Xia & C. Y. Wu

异名：*Magnolia wilsonii*（Finet et Gagn）Rehd.

别名：川滇木兰、西昌厚朴、枝子皮（四川）、鸡蛋花（云南）

分布：贵州、四川中部和西部、云南北部。

阿里山五味子

Schisandra arisanensis Hayata

分布：安徽、福建、广东、广西、贵州、湖南、江西、台湾、浙江。

二色五味子

Schisandra bicolor Cheng

别名：色五味子、香苏子、二色内风消（浙江天目山药用植物志）

分布：广西、湖南、云南、浙江。

金山五味子

Schisandra glaucescens Diels

别名：灰色五味子、花血藤、饭巴团、冷饭团（湖北）

分布：重庆、湖北西部。

兴山五味子

Schisandra incarnata Stapf.

分布：湖北西部和西南部。

狭叶五味子

Schisandra lancifolia（Rehd. et Wils.）A. C. Smith

别名：披针叶五味子、小血藤、小钻地风、香石藤、小密细藤、满山香（云南）

分布：四川中南部、云南西部和西北部。

民族药：佤药。

球蕊五味子

Schisandra sphaerandra Stapf

分布：四川南部、云南北部。

民族药：藏药、彝药。

华中五味子

Schisandra sphenanthera Rehd. et Wils.

别名：红铃子（浙江、江西）、大血藤（湖北、四川）、活血藤（湖南）、五香血藤（贵州）、山包谷（云南）

分布：安徽、甘肃、贵州、河南、湖北、湖南、江苏、陕西、山西、四川、云南东北部、浙江。

民族药：藏药、拉祜药、傣药。

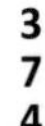

天目玉兰

Yulania amoena（W. C. Cheng）D. L. Fu

异名：*Magnolia amoena* Cheng

别名：天目木兰、木兰（浙江）

分布：安徽、福建、河北、江苏南部、江西、浙江。

望春玉兰

Yulania biondii（Pampanini）D. L. Fu

异名：*Magnolia biondii* Pampan.

别名：望春花、辛夷（河南）、法氏辛夷（中药志）、黄望春玉兰

分布：重庆、甘肃东南部、河南、湖北、湖南北部、陕西、四川。

黄山玉兰

Yulania cylindrica（E. H. Wilson）D. L. Fu

异名：*Magnolia cylindrica* Wils

分布：安徽、福建、河南南部、湖北、江西、浙江。

玉兰

Yulania denudata（Desrousseaux）D. L. Fu

异名：*Magnolia denudata* Desr.

别名：淡紫玉兰、白玉兰、辛夷（通称）、望春花（陕西、安徽、湖北）、姜朴（陕西）、迎春花（浙江）、玉堂春（广州）

分布：安徽、重庆、广东北部、贵州、湖北、湖南、江西、陕西、云南、浙江。

紫玉兰

Yulania liliiflora（Desrousseaux）D. L. Fu

异名：*Magnolia liliflora* Desr.

分布：重庆、福建、湖北、山西南部、四川、云南西北部。

罗田玉兰

Yulania pilocarpa（Z. Z. Zhao & Z. W. Xie）D. L. Fu

异名：*Magnolia pilocarpa* Z. Z. Zhao et Z. W. Xie

分布：湖北。

凹叶玉兰

Yulania sargentiana（Rehder & E. H. Wilson）D. L. Fu

异名：*Magnolia sargentiana* Rehd. et Wils.

别名：姜朴、辛皮、乌皮（四川）、二月花、苞谷树、花树子（云南）

分布：四川中部和南部、云南北部和东北部。

武当玉兰

Yulania sprengeri（Pampanini）D. L. Fu

异名：*Magnolia sprengeri* Pampan.

别名：白花湖北玉兰、湖北木兰、迎春树（湖北）、辛夷、应春花、二月花（四川）、武当玉兰（中国高等植物图鉴）

分布：重庆、甘肃南部、贵州、河南西南部、湖北、湖南西北部、江西西北部（秀水）、陕西、四川中部、云南。

宝华玉兰

Yulania zenii（W. C. Cheng）D. L. Fu

异名：*Magnolia zenii* Cheng

分布：江苏。

048 蜡梅科 Calycanthaceae

夏蜡梅

Calycanthus chinensis（Cheng et S. Y. Chang）P. T. Li

别名：黄梅花、牡丹木、蜡木（浙江）

分布：浙江北部（临安、天台）。

山蜡梅

Chimonanthus nitens Oliv.

别名：秋蜡梅（江西）、香风茶（安徽）、臭蜡梅（贵州）、野蜡梅（云南）、亮叶蜡梅（经济植物手册）

分布：安徽、福建、广西、贵州、湖北、湖南、江苏、江西、陕西、云南、浙江。

民族药：水药、侗药、布依药。

柳叶蜡梅

Chimonanthus salicifolius Hu

别名：香风茶（安徽）

分布：安徽、江西、浙江。

049 番荔枝科 Annonaceae

独山瓜馥木

Fissistigma cavaleriei（Lévl.）Rehd.

分布：广西西部、贵州南部、云南东南部。

瓜馥木

Fissistigma oldhamii（Hemsl.）Merr.

异名：*Fissistigma oldhamii* var. *longistipitatum* Tsiang

别名：狐狸桃（江西）、藤龙眼（台湾）、山龙眼藤（广东）、钻山风、降香藤、酒饼果（广西）

分布：福建、广东、广西、海南、湖南、江西、台湾、云南东南部、浙江南部。

民族药：侗药、瑶药。

凹叶瓜馥木

Fissistigma retusum（Lévl.）Rehd.

分布：广东南部、广西、贵州、海南、西藏东南部、云南。

中华野独活

Miliusa sinensis Finet et Gagnep.

别名：山黄皮、野黄皮（广西）、中华密榴木（植物分类学报）

分布：广东、广西、贵州、云南南部。

050 樟科 Lauraceae

红果黄肉楠

Actinodaphne cupularis（Hemsl.）Gamble

别名：小楠木（四川）、红果楠（贵州）

分布：广西、贵州、湖北、湖南、四川、云南。

柳叶黄肉楠

Actinodaphne lecomtei Allen

别名：山桂花（四川）

分布：广东北部、贵州、四川。

峨眉黄肉楠

Actinodaphne omeiensis（Liou）Allen

别名：山桂花（四川）

分布：贵州、四川。

短序琼楠

Beilschmiedia brevipaniculata Allen

分布：广东、广西、海南。

毛桂

Cinnamomum appelianum Schewe

别名：土肉桂（江西）、假桂皮（广西、云南）、山桂皮、香桂子（广西）、山桂枝（四川）、柴桂（贵州）

分布：广东、广西、贵州、湖南、江西、四川、云南。

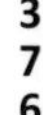

华南桂

Cinnamomum austrosinense H. T. Chang

别名：大叶樟、野桂皮、肉桂、大叶辣樟树（江西）

分布：福建、广东、广西、贵州东南部、江西、浙江。

猴樟

Cinnamomum bodinieri Lévl.

别名：猴挟木（湖南）、楠木（四川）、香樟（四川、贵州）、大胡椒树（贵州）、香树（云南）

分布：贵州、湖北、湖南西部、四川东部、云南东北部和东南部。

野黄桂

Cinnamomum jensenianum Hand.-Mazz.

别名：桂皮树（江西、湖南）、三条筋树（湖北、四川）

分布：福建、广东、湖北、湖南西部、江西、四川。

红辣槁树

Cinnamomum kwangtungense Merr.

别名：红叶辣汁树

分布：广东中部。

油樟

Cinnamomum longepaniculatum（Gamble）N. Chao ex H. W. Li

分布：四川。

米槁

Cinnamomum migao H. W. Li

别名：大果樟（广西）、麻告（云南壮语）

分布：广西西部、云南东南部。

民族药：壮药。

土肉桂

Cinnamomum osmophloeum Kanehira

分布：台湾（高雄、南投、台北、台中）。

阔叶樟

Cinnamomum platyphyllum（Diels）Allen

分布：重庆（城口、南川）、四川东北部（巴中）。

银木

Cinnamomum septentrionale Hand.- Mazz.

别名：香樟（陕西）、土沉香（四川）

分布：甘肃南部、陕西南部、四川。

川桂

Cinnamomum wilsonii Gamble

别名：官桂（陕西）、三条筋（陕西、湖北）、山肉桂（湖南）、臭樟木（四川）

分布：广东、广西、湖北、湖南、江西、陕西、四川。

民族药：藏药、苗药。

绒毛钓樟

Lindera floribunda（Allen）H. P. Tsui

别名：山玉桂（湖北）

分布：甘肃、广东、贵州、湖北、湖南、陕西、四川。

蜂房叶山胡椒

Lindera foveolata H. W. Li

分布：云南东南部。

香叶子

Lindera fragrans Oliv.

别名：香叶山胡椒（云南）

分布：广西、贵州、湖北、陕西、四川等地。

民族药：苗药。

更里山胡椒

Lindera kariensis W. W. Smith

别名：小香樟、山胡椒（云南）

分布：云南西部。

峨眉钓樟

Lindera prattii Gamble

分布：贵州、四川。

山橿

Lindera reflexa Hemsl.

别名：生姜树（安徽）、钓樟（浙江、江西）、甘橿、大叶钓樟（浙江）、木姜子、铁脚樟（江西）

分布：安徽、福建、广东、广西、贵州、河南、湖北、湖南、江苏、江西、云南、浙江。

民族药：苗药。

红脉钓樟

Lindera rubronervia Gamble

分布：安徽、河南、江西、江苏、浙江。

四川山胡椒

Lindera setchuenensis Gamble

分布：贵州、四川。

天目木姜子

Litsea auriculata Chien et Cheng

分布：安徽南部、浙江。

高山木姜子

Litsea chunii Cheng

分布：甘肃南部、四川西部、云南西北部。

湖北木姜子

Litsea hupehana Hemsl.

分布：湖北西部、四川东部。

宜昌木姜子

Litsea ichangensis Gamble

别名：老姜子、狗酱子树（湖北）

分布：湖北西部和西南部、湖南西部、四川东部和东北部。

杨叶木姜子

Litsea populifolia（Hemsl.）Gamble

别名：老鸦皮（四川、云南）

分布：四川、西藏、云南东北部。

钝叶木姜子

Litsea veitchiana Gamble

别名：木香子（四川）

分布：贵州、湖北、四川、云南西北部。

大叶润楠

Machilus japonica var. *kusanoi*（Hayata）J. C. Liao

异名：*Machilus kusanoi* Hay.

分布：台湾。

薄叶润楠

Machilus leptophylla Hand.-Mazz.

别名：大叶楠（浙江）、荷树（湖南）、华东楠（植物分类学报）

分布：福建、广东、广西、贵州、湖南、江苏、浙江。

小果润楠

Machilus microcarpa Hemsl.

别名：毛楠（四川）、大树药（云南）

分布：贵州、湖北、四川。

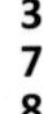

润楠

Machilus nanmu（Oliver）Hemsley

分布：四川、云南东北部。

刨花润楠

Machilus pauhoi Kanehira

别名：粘柴（福建）、刨花、刨花楠（广东）

分布：福建、广东、广西、湖南、江西、浙江。

细毛润楠

Machilus tenuipilis H. W. Li

异名：*Machilus tenuipila* H. W. Li

分布：云南西南部。

川鄂新樟

Neocinnamomum fargesii（Lec.）Kosterm.

别名：鸡筋树（湖北）、三条筋（四川）

分布：湖北西部、四川东部。

沧江新樟

Neocinnamomum mekongense（Hand.-Mazz.）Kosterm.

别名：楠木香、三股筋（云南）

分布：西藏东南部、云南西部和西北部。

大叶新木姜子

Neolitsea levinei Merr.

别名：鹅掌风（湖南）、土玉桂、厚壳树（广东）、假玉桂（广西）、大叶新木姜（中国高等植物图鉴）

分布：福建、广东、广西、贵州、湖北、湖南、江西、四川、云南。

波叶新木姜子

Neolitsea undulatifolia（Lévl.）Allen

分布：广西西南部、贵州、云南东南部。

闽楠

Phoebe bournei（Hemsl.）Yang

分布：福建、广东、广西东北部和北部、贵州东北部和东南部、海南、湖北、江西。

浙江楠

Phoebe chekiangensis C. B. Shang

分布：福建北部、江西东部、浙江北部。

民族药：侗药。

竹叶楠

Phoebe faberi（Hemsl.）Chun

别名：小樟木

分布：贵州、湖北西部、陕西、四川、云南中部和北部。

长毛楠

Phoebe forrestii W. W. Smith

别名：福氏楠木

分布：西藏东南部、云南中部和西部。

民族药：彝药。

湘楠

Phoebe hunanensis Hand.-Mazz.

别名：湖南楠（秦岭植物志）

分布：安徽，甘肃，贵州，湖北，湖南中部、西部和西南部，江苏，江西，陕西。

白楠

Phoebe neurantha（Hemsl.）Gamble

分布：甘肃、广西、贵州、湖北、湖南、江西、四川、云南。

楠木

Phoebe zhennan S. Lee et F. N. Wei

别名：桢楠（四川）

分布：贵州西北部、湖北西部、四川。

台湾檫木

Sassafras randaiense（Hayata）Rehd.

分布：台湾中部和南部（阿里山）。

051 莲叶桐科 Hernandiaceae

香青藤

Illigera aromatica S. Z. Huang et S. L. Mo

分布：广西西南部。

民族药：壮药。

蒙自青藤

Illigera henryi W. W. Smith

分布：广西、云南东南部。

民族药：彝药。

052 罂粟科 Papaveraceae

川东紫堇

Corydalis acuminata Franch.

别名：地丁、苦地丁（湖北）

分布：重庆、贵州东北部、湖北西部、陕西南部、四川东部。

灰绿黄堇

Corydalis adunca Maxim.

别名：黄草花（甘肃、青海）、八夏蒿（西藏藏语）、师则色巴（云南德钦藏语）

分布：甘肃、内蒙古、宁夏、青海、陕西、四川西部、西藏、云南西北部。

民族药：藏药。

小距紫堇

Corydalis appendiculata Hand.-Mazz.

分布：四川西南部、云南西北部。

民族药：蒙药、藏药。

阿墩紫堇

Corydalis atuntsuensis W. W. Smith

别名：粗毛紫堇

分布：青海南部（囊谦县）、四川西部、西藏东部、云南西北部。

民族药：藏药。

珠芽紫堇

Corydalis balsamiflora Prain

异名：*Corydalis sheareri* f. *bulbillifera* Hand.-Mazz.

别名：珠芽地锦苗

分布：四川（康定、泸定、天泉）。

囊距紫堇

Corydalis benecincta W. W. Smith

分布：四川西南部、西藏东南部、云南西北部（德钦至维西）。

民族药：藏药。

蔓生黄堇

Corydalis brevirostrata C. Y. Wu et Z. Y. Su

异名：*Corydalis capnoides* var. *tibetica* Maxim.

别名：多茎天山黄堇

分布：青海南部、四川西北部、西藏东北部和东部。

民族药：藏药。

小药八旦子

Corydalis caudata（Lam.）Pers.

异名：*Corydalis ambigua* Cham. & Schltdl.

别名：东北延胡索

分布：安徽、甘肃东部、河北、河南、湖北、江苏、陕西、山东、山西。

民族药：蒙药。

地柏枝

Corydalis cheilanthifolia Hemsl.

别名：碎米蕨叶黄堇、地白子（四川）

分布：重庆、甘肃（文县）、贵州中部（安顺、贵阳、兴仁）、湖北西部、四川东部、云南东部。

金球黄堇

Corydalis chrysosphaera C. Marquand & Airy Shaw

异名：*Corydalis boweri* Hemsl.

别名：东丝儿（藏语）

分布：西藏。

民族药：藏药。

曲花紫堇

Corydalis curviflora Maxim.

分布：甘肃西南部、宁夏、青海东部和南部、四川北部和西北部。

民族药：藏药。

金雀花黄堇

Corydalis cytisiflora（Fedde）Liden

异名：*Corydalis curviflora* Maxim. ex Hemsl. var. *cytisiflora* Fedde

分布：甘肃南部和西南部、四川西部和北部。

迭裂黄堇

Corydalis dasyptera Maxim.

别名：东日色尔瓦（藏语）

分布：甘肃南部和西南部、青海、四川北部（松潘、若尔盖）、西藏东部。

民族药：藏药。

丽江黄堇

Corydalis delavayi Franch.

别名：丽江紫堇、马尾黄连（云南）

分布：四川西南部、云南西北部。

民族药：苗药、藏药。

密穗黄堇

Corydalis densispica C. Y. Wu

分布：四川西南部（理塘北部至雅江）、西藏东部、云南西北部。

民族药：藏药。

师宗紫堇

Corydalis duclouxii Lévl. et Van.

异名：*Corydalis taliensis* var. *ecristata* Handel-Mazzetti

别名：无冠金钩如意草、五味草（云南）

分布：重庆南部，贵州西部，云南中部、东部和东北部。

籽纹紫堇

Corydalis esquirolii Lévl.

分布：广西西北部（乐业、凌云）、贵州南部。

粗距紫堇

Corydalis eugeniae Fedde

异名：*Corydalis eugeniae* subsp. *fissibracteata*（Fedde）Liden

分布：四川西部和西北部、云南西北部。

房山紫堇

Corydalis fangshanensis W. T. Wang ex S. Y. He

分布：河北、河南（辉县、林县、修武）、山西（晋城、黎城、太行山）。

半荷包紫堇

Corydalis hemidicentra Hand.-Mazz.

别名：三叶紫堇

分布：西藏东南部、云南西北部。

民族药：藏药。

土元胡

Corydalis humosa Migo

分布：浙江西北部。

狭距紫堇

Corydalis kokiana Hand.-Mazz.

分布：四川西部、西藏东部、云南西北部。

民族药：藏药。

紫苞黄堇

Corydalis laucheana Fedde

别名：松潘紫堇

分布：宁夏（固原、隆德）、青海（互助）、四川北部、西藏东部(江达、昌都)。

民族药：藏药。

洛隆紫堇

Corydalis lhorongensis C. Y. Wu et H. Chuang

分布：西藏东部（邦达、洛隆）。

民族药：藏药。

条裂黄堇

Corydalis linarioides Maxim.

别名：申打色尔娃（藏语）、铜棒锤（新华本草纲要）

分布：甘肃、宁夏（固原）、青海、陕西、山西、四川、西藏。

民族药：藏药。

红花紫堇

Corydalis livida Maxim.

异名：*Corydalis punicea* var. *albiflora* T. Y. Shu

别名：白花紫堇

分布：甘肃、青海、四川北部和西北部。

民族药：藏药。

长距紫堇

Corydalis longicalcarata H. Chuang et Z. Y. Su

分布：四川西部和南部。

米林紫堇

Corydalis lupinoides Marq et Shaw

异名：*Corydalis napuligera* C. Y. Wu

别名：细花紫堇、介巴铜达（藏语）

分布：西藏东南部。

暗绿紫堇

Corydalis melanochlora Maxim.

异名：*Corydalis adrienii* Prain

别名：麦强日尔瓦、银周色尔瓦（藏语）

分布：甘肃、青海、四川西部、西藏东南部、云南西北部。

民族药：傣药、藏药。

小花紫堇

Corydalis minutiflora C. Y. Wu

异名：*Corydalis alpestris* C. A. Meyer

别名：高山延胡索

分布：四川西部、西藏东部。

尿罐草

Corydalis moupinensis Franch.

分布：四川西部、云南西北部。

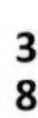

小花尖瓣紫堇

Corydalis oxypetala subsp. *balfouriana* (Diels) Liden

异名：*Corydalis balfouriana* Diels

别名：天葵叶紫堇

分布：云南西北部（德钦、维西）。

民族药：藏药。

浪穹紫堇

Corydalis pachycentra Franch.

分布：四川西南和中西部、西藏东部、云南西北部。

民族药：藏药。

毛茎紫堇

Corydalis pubicaulis C. Y. Wu et H. Chuang

分布：西藏东南部。

民族药：藏药。

扇苞黄堇

Corydalis rheinbabeniana Fedde

分布：甘肃西南部、青海东部和东南部、四川北部。

民族药：藏药。

岩黄连

Corydalis saxicola Bunting

别名：石生黄连、黄连（湖北、云南）、菊花黄连、鸡爪连（广西）、岩连（四川、云南）

分布：重庆、广西、贵州、湖北、陕西、四川、云南东南部、浙江。

民族药：藏药、彝药。

粗糙黄堇

Corydalis scaberula Maxim.

别名：粗毛黄堇、多勒什、勒巴（藏名）

分布：青海、四川北部和西北部、西藏东北部。

民族药：藏药。

甘南紫堇

Corydalis sigmantha Z. Y. Su et C. Y. Wu

异名：*Corydalis hebephylla* var. *glabrescens* C. Y. Wu et Z. Y. Su

别名：钝叶微毛紫堇

分布：甘肃南部、四川北部。

民族药：藏药。

匙苞黄堇

Corydalis spathulata Prain ex Craib

别名：东丝儿（藏语）

分布：西藏。

洱源紫堇

Corydalis stenantha Franch.

别名：金钩黄堇、五味草

分布：云南北部。

民族药：藏药、傣药。

草黄堇

Corydalis straminea Maxim. ex Hemsl.

别名：草黄花紫堇（中草药）

分布：甘肃西南部、青海东部、四川北部。

民族药：藏药。

纹果紫堇

Corydalis striatocarpa H. Chuang

别名：细果紫堇

分布：四川西北部。

民族药：藏药。

金钩如意草

Corydalis taliensis Franch.

别名：水金钩如意、大理紫堇草、苦地丁（云南）、五味草（滇南本草）
分布：云南西部。
民族药：傈僳药、彝药、藏药。

毛黄堇

Corydalis tomentella Franch.
别名：绒毛紫堇、千岩堇、土黄芩、岩黄连（湖北）、三尖刀（四川）、千岩矸（南川常用中草药手册）
分布：重庆、湖北西部、陕西南部、四川东部和南部。
民族药：藏药。

全冠黄堇

Corydalis tongolensis Franch.
分布：四川西部（盐源、木里、巴塘、康定、道孚、甘孜）、云南西北部（丽江至永宁途中、奉可附近）。
民族药：藏药。

糙果紫堇

Corydalis trachycarpa Maxim.
异名：*Corydalis trachycarpa* var. *octocornuta*（C. Y. Wu）C. Y. Wu
别名：高山紫堇、白穗紫堇、甲多网巴（藏语）
分布：甘肃、青海东部和东南部、四川西部和西北部、西藏东北部。
民族药：藏药。

察隅紫堇

Corydalis tsayulensis C. Y. Wu et H. Chuang
别名：吓戈（藏语）
分布：西藏东部。

川鄂黄堇

Corydalis wilsonii N. E. Brown
别名：川鄂黄堇、岩黄连、土黄连（湖北）、金花草（四川）
分布：湖北西部。

齿苞黄堇

Corydalis wuzhengyiana Z. Y. Su et Liden
异名：*Corydalis denticulatobracteata* Fedde
别名：隆恩（藏语）
分布：四川西部、西藏东部。
民族药：藏药。

延胡索

Corydalis yanhusuo W. T. Wang ex Z. Y. Su et C. Y. Wu
异名：*Corydalis ambigua* Cham. & Schltdl.
别名：元胡（通称）、东北延胡索、土元胡、玄胡（江苏）
分布：安徽、河南、湖北、湖南、江苏、浙江；北京、甘肃、陕西、四川和云南栽培。
民族药：藏药、蒙药。

杂多紫堇

Corydalis zadoiensis L. H. Zhou
别名：扎多紫堇
分布：青海南部、西藏东部。
民族药：藏药。

秃疮花

Dicranostigma leptopodum（Maxim.）Fedde
别名：秃子花、勒马回（陕西）、负儿草（四川）
分布：甘肃南部至东南部、河北西南部、河南中西部、青海东部、陕西（秦岭北部）、山西南部、四川西部和西北部、西藏北部、云南西北部。

血水草

Eomecon chionantha Hance

别名：水黄连（江西）、黄芋芽（江西、湖北、贵州）、见肿消（湖北）、捆仙绳（四川）

分布：安徽、福建西部和北部、广东、广西、贵州、湖北西南部、湖南、江西、四川东部和东南部、云南东北部和东南部、浙江西南部。

民族药：苗药、侗药、壮药。

小果博落回

Macleaya microcarpa（Maxim.）Fedde

别名：黄浆苔、吹火筒、泡桐杆（陕西）、野狐杆（甘肃）

分布：甘肃东南部、河南、湖北西部、江苏、江西西南部、陕西、山西东部和南部、四川东北部。

椭果绿绒蒿

Meconopsis chelidoniifolia Bureau & Franchet

分布：四川西部和北部、云南东北部。

黄花绿绒蒿

Meconopsis georgei Tayl.

分布：云南西北部（维西）。

川西绿绒蒿

Meconopsis henrici Bur. et Franch.

别名：蓝花绿绒蒿

分布：甘肃西南部、四川西部和西北部。

轮叶绿绒蒿

Meconopsis integrifolia var. *uniflora* C. Y. Wu et H. Chuang

别名：全缘叶绿绒蒿

分布：云南西北部。

柱果绿绒蒿

Meconopsis oliveriana Franchet & Prain

分布：重庆、河南、湖北西部（巴东、神农架）、山西南部、四川东部。

拟秀丽绿绒蒿

Meconopsis pseudovenusta Tayl.

分布：四川西南部、西藏东南部（波密）、云南西北部（维西、中甸）。

红花绿绒蒿

Meconopsis punicea Maxim.

别名：阿拍儿麻鲁（藏语）

分布：甘肃西南部、青海东南部、四川西北部、西藏东北部。

五脉绿绒蒿

Meconopsis quintuplinervia Regel

别名：毛叶兔耳风、毛果七（陕西）、吾白恩布（藏语）

分布：甘肃南部和西南部、湖北西部、青海东北部、陕西、四川西北部、西藏东北部。

美丽绿绒蒿

Meconopsis speciosa Prain

分布：四川西部（康定）、西藏东南部（墨脱）、云南西北部（德钦、贡山、维西）。

民族药：藏药。

毛瓣绿绒蒿

Meconopsis torquata Prain

分布：西藏中南部。

民族药：藏药。

金罂粟

Stylophorum lasiocarpum（Oliv.）Fedde

别名：人血草、人血七（陕西、甘肃）、大金盘、大人血七（陕西）、豆叶七（湖北）

分布：湖北西部、陕西南部、四川东部。

053 山柑科 Capparaceae

野槟榔

Capparis chingiana B. S. Sun

别名：山水槟榔（广西、云南）

分布：广西西部和北部、云南东南部。

马槟榔

Capparis masaikai Lévl.

别名：紫槟榔、太根子（云南）、爬姆朽（傣语）、水槟榔（中国高等植物图鉴）

分布：广东、广西、贵州南部、云南东南部。

民族药：傣药、壮药。

054 十字花科 Cruciferae

贺兰山南芥

Arabis alaschanica Maxim.

别名：阿拉善南芥（内蒙古植物志）

分布：甘肃、内蒙古、宁夏、青海、山西、四川。

裸茎碎米荠

Cardamine scaposa Franch.

别名：落叶梅（陕西）

分布：河北、内蒙古、陕西、山西、四川。

唐古碎米荠

Cardamine tangutorum O. E. Schulz

别名：紫花碎米荠、石荠菜（四川）

分布：甘肃、河北、青海、陕西、山西、四川、西藏、云南。

民族药：傈僳药、藏药。

苞序葶苈

Draba ladyginii Pohle

别名：穴乌萝卜（四川）、线果葶苈（秦岭植物志）

分布：甘肃、河北、湖北、内蒙古、宁夏、青海、陕西、山西、四川、新疆、西藏、云南。

宽叶葶苈

Draba nemorosa f. *latifolia* M. Bieb.

分布：青海、陕西、四川、新疆。

匍匐糖芥

Erysimum forrestii（W. W. Sm.）Polatschek

异名：*Cheiranthus forrestii*（W. W. Smith）Hand.-Mazz.

分布：云南。

红紫糖芥

Erysimum roseum（Maxim.）Polatschek

异名：*Cheiranthus roseus* Maxim.

别名：红紫桂竹香

分布：甘肃、青海、四川、西藏、云南。

民族药：藏药。

堇叶芥

Neomartinella violifolia（Lévl.）Pilger

分布：贵州、湖北、湖南、四川、云南。

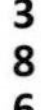

沙芥

Pugionium cornutum（Linn.）Gaertn.

分布：内蒙古、宁夏、陕西。

宽果丛菔

Solms-Laubachia eurycarpa（Maxim.）Botsch

异名：*Solms-Laubachia dolichocarpa* Y. C. Lan et T. Y. Cheo

别名：拉萨桂竹香、长果丛菔

分布：甘肃、青海、四川、西藏、云南。

民族药：藏药。

绵毛丛菔

Solms-Laubachia lanata Botschantzev

分布：西藏。

民族药：藏药。

线叶丛菔

Solms-Laubachia linearifolia（W. W. Smith）O. E. Schulz

分布：四川、西藏、云南。

细叶丛菔

Solms-Laubachia minor Hand.-Mazz.

分布：四川、云南。

丛菔

Solms-Laubachia pulcherrima Muschl.

分布：四川、西藏、云南。

泉沟子荠

Taphrospermum fontanum（Maxim.）Al-Shehbaz & G. Yang

异名：*Dilophia fontana* Maxim.

分布：甘肃、青海、四川、新疆、西藏。

055 景天科 Crassulaceae

狭穗八宝

Hylotelephium angustum（Maxim.）H. Ohba

别名：狭穗景天（通称）

分布：甘肃、湖北、宁夏、青海、陕西、山西、四川、云南。

紫花八宝

Hylotelephium mingjinianum（S. H. Fu）H. Ohba

别名：打不死（广西）、猫舌草、活血丹（浙江天目山药用植物志）

分布：安徽、广西、湖北、湖南、浙江。

塔花瓦松

Orostachys chanetii（Lévl.）Berger

分布：甘肃、河北、山西、四川。

西川红景天

Rhodiola alsia（Frod.）S. H. Fu

分布：四川西北部、西藏、云南。

准噶尔红景天

Rhodiola junggarica C. Y. Yang & N. R. Cui

分布：新疆西部。

唐古红景天

Rhodiola tangutica（Maxim.）S. H. Fu

异名：*Rhodiola algida* var. *tangutica*（Maxim.）S. H. Fu

别名：唐古特红景天

分布：甘肃、青海、四川。

民族药：藏药。

隐匿景天

Sedum celatum Fröd.

别名：隐匿山景天（拉汉英种子植物名称）

分布：甘肃南部、青海东部。

凹叶景天

Sedum emarginatum Migo

别名：凹叶佛甲草、马牙半枝莲（江苏）、豆瓣菜（安徽）、山马齿苋（湖北）、打不死、水辣椒（广西）、六月雪（四川）、九月寒（云南）

分布：安徽、甘肃、湖北、湖南、江苏、江西、陕西、四川、云南、浙江。

白果景天

Sedum leucocarpum Franch.

别名：白果佛甲草、黄花岩松（云南）

分布：四川西南部、云南西北部。

玉山佛甲草

Sedum morrisonense Hayata

分布：台湾。

南川景天

Sedum rosthornianum Diels

分布：四川东部。

四芒景天

Sedum tetractinum Fröd.

别名：四芒苞景天、石上开花（安徽）

分布：安徽、广东、贵州、江西。

汶川景天

Sedum wenchuanense S. H. Fu

分布：四川中北部（茂汶、汶川县）。

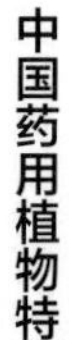

云南石莲

Sinocrassula yunnanensis（Franch.）Berger

别名：把岩香（云南）

分布：云南西部（大理）。

056 虎耳草科 Saxifragaceae

秦岭岩白菜

Bergenia scopulosa T. P. Wang

别名：盘龙七（陕西）

分布：陕西南部（秦岭）。

蔽果金腰

Chrysosplenium absconditicapsulum J. T. Pan

分布：西藏南部（拉萨）。

民族药：藏药。

滇黔金腰

Chrysosplenium cavaleriei Lévl. et Vant.

异名：*Chrysosplenium nepalense* var. *cavaleriei*（H. Lév. & Vaniot）H. Hara

别名：明镜草（云南）

分布：贵州、湖北、湖南中东部（衡山）、四川、云南。

天胡荽金腰

Chrysosplenium hydrocotylifolium Lévl. et Vant.

分布：广东北部、广西、贵州、四川中部和东南部、云南东部。

大叶金腰

Chrysosplenium macrophyllum Oliv.

别名：虎皮草（陕西）、马耳朵草、龙舌草（浙江）、肺心草（湖北）、大虎耳草（贵州）

分布：安徽南部、福建、广东北部、广西、贵州、湖北、湖南、江西、陕西、四川东部、云南东部、浙江。

赤壁木

Decumaria sinensis Oliv.

分布：甘肃、贵州、湖北、陕西、四川。

叉叶蓝

Deinanthe caerulea Stapf

别名：银梅草、四块瓦（湖北）

分布：湖北西部。

异色溲疏

Deutzia discolor Hemsl.

分布：甘肃、河南、湖北、陕西、四川。

黄山溲疏

Deutzia glauca Cheng

分布：安徽、福建、河南、湖北、江西、浙江。

粉背溲疏

Deutzia hypoglauca Rehd.

分布：甘肃、湖北西部、陕西南部、四川。

宁波溲疏

Deutzia ningpoensis Rehd.

别名：空心副常山、细叶空心柴（浙江）、观音竹（湖北）

分布：安徽、福建、湖北、江西、陕西、浙江。

四川溲疏

Deutzia setchuenensis Franch.

别名：川溲疏、鹅毛通（湖南）

分布：福建西部、广东北部、广西北部、贵州、湖北、湖南、江西、四川西部、云南西北部。

民族药：苗药。

台湾溲疏

Deutzia taiwanensis（Maxim.）C. K. Schneid.

分布：台湾。

大明常山

Dichroa daimingshanensis Y. C. Wu

别名：大明山常山

分布：广西、贵州。

罗蒙常山

Dichroa yaoshanensis C. Y. Wu

别名：入骨风（广西）

分布：广东、广西、湖南、云南。

白背绣球

Hydrangea hypoglauca Rehd.

别名：光皮树（湖北）

分布：贵州东北部、湖北西部、湖南西北部、陕西西南部、四川东部、云南西北部。

粤西绣球

Hydrangea kwangsiensis Hu

别名：西绣球

分布：广东北部、广西北部、贵州东南部、湖南东南部。

民族药：苗药。

临桂绣球

Hydrangea linkweiensis Chun

分布：广西东部、湖北西南部。

莼兰绣球

Hydrangea longipes Franch.

别名：长柄绣球

分布：甘肃、贵州、河北、河南、湖北、湖南、陕西、四川、云南。

挂苦绣球

Hydrangea xanthoneura Diels

分布：贵州、湖北西北部、四川、云南。

秀丽鼠刺

Itea amoena Chun

分布：广东、广西南部。

厚叶鼠刺

Itea coriacea Y. C. Wu

分布：广东、广西、贵州、海南、江西。

腺鼠刺

Itea glutinosa Hand.-Mazz.

别名：牛母树、炸莲木（广西）

分布：福建、广西、贵州、湖南。

民族药：苗药。

冬青叶鼠刺

Itea ilicifolia Oliv.

别名：月月青、猫儿刺（湖北）、牛尾巴菜（贵州）

分布：贵州、湖北西部、陕西西南部、四川东部。

峨眉鼠刺

Itea omeiensis C. K. Schneid.

异名：*Itea chinensis* var. *oblonga*（Hand.-Mazz.）Y. C. Wu

分布：安徽、福建、广西、贵州、湖南、江西、四川、云南、浙江。

滇鼠刺

Itea yunnanensis Franch.

别名：云南鼠刺

分布：广西、贵州、四川西南部、西藏东南部、云南。

独根草

Oresitrophe rupifraga Bunge

分布：河北、辽宁西部、山西东部。

短柱梅花草

Parnassia brevistyla（Brieg.）Hand.-Mazz.

分布：甘肃、陕西南部、四川西部和北部、西藏东北部、云南西北部。

鸡心梅花草

Parnassia crassifolia Franch.

别名：鸡心草、水莲花（云南）

分布：四川西部、云南北部。

大卫梅花草

Parnassia davidii Franch.

别名：半边蝶

分布：四川。

黄花梅花草

Parnassia lutea Batalin

别名：黄瓣梅花草

分布：青海东北部。

细叉梅花草

Parnassia oreophila Hance

别名：铁棍子（四川）

分布：甘肃、河北、宁夏、青海、陕西、山西、四川。

民族药：蒙药。

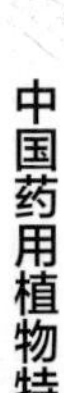

三脉梅花草

Parnassia trinervis Drude

分布：甘肃、青海、四川、西藏。

绿花梅花草

Parnassia viridiflora Batalin

异名：*Parnassia trinervis* Drude var. *viridiflora*（Batal.）Hand. - Mazz.

别名：绿梅花草

分布：青海、陕西、四川、云南。

滇南山梅花

Philadelphus henryi Koehne

别名：山梅花、毛叶木通（云南）

分布：贵州、云南。

民族药：彝药、朝药。

山梅花

Philadelphus incanus Koehne

别名：兴隆茶（甘肃）、鸡骨头（湖北）

分布：福建、河北、河南、湖北、湖南西部、陕西、山西、四川。

绢毛山梅花

Philadelphus sericanthus Koehne

别名：土常山（浙江）、鸡骨头（湖北）、小吉通（湖南）

分布：安徽、福建、甘肃、广西、贵州、河北、河南、湖北、湖南、江苏、江西、陕西、四川、云南、浙江。

浙江山梅花

Philadelphus zhejiangensis（Cheng）S. M. Hwang

异名：*Philadelphus brachybofrys* var. *laxiflorus*（Cheng）S. Y. Hu

别名：疏花山梅毛

分布：安徽、福建、江苏、浙江。

星毛冠盖藤

Pileostegia tomentella Hand.-Mazz.

分布：福建、广东、广西、湖南、江西。

革叶茶藨子

Ribes davidii Franch.

别名：革叶茶藨

分布：贵州北部、湖北西南部、湖南西南部、四川、云南西北部。

华中茶藨子

Ribes henryi Franch.

别名：睫毛茶藨、钻石风（湖北）、岩马桑（贵州）

分布：贵州西部、四川西南部、西藏东南部、云南东北部。

矮醋栗

Ribes humile Jancz.

分布：四川。

华西茶藨子

Ribes maximowiczii Batalin

别名：刺果茶藨

分布：甘肃东部、陕西东部。

宝兴茶藨子

Ribes moupinense Franch.

别名：宝兴茶藨

分布：安徽西南部、甘肃、贵州东北部、湖北西部、陕西、四川、云南。

长果茶藨子

Ribes stenocarpum Maxim.

别名：狭果茶藨

分布：甘肃、青海东部和南部、陕西、四川西北部。

绿花茶藨子

Ribes viridiflorum（Cheng）L. T. Lu et G. Yao

别名：绿花细枝茶藨

分布：浙江北部。

西南鬼灯檠

Rodgersia sambucifolia Hemsl.

别名：羽叶岩陀、岩陀（四川）、野黄姜、毛青杠（贵州）、岩陀陀（云南）

分布：贵州西部、四川西南部、云南北部。

民族药：傈僳药、彝药、纳西药、白药。

黑虎耳草

Saxifraga atrata Engl.

分布：甘肃东南部、青海东北部。

民族药：藏药。

橙黄虎耳草

Saxifraga aurantiaca Franch.

异名：*Saxifraga confertifolia* Engl. & Irmsch.

别名：聚叶虎耳草

分布：四川西部、陕西中部（华县、眉县）、云南西北部。

民族药：藏药。

灯架虎耳草

Saxifraga candelabrum Franch.

别名：烛台虎耳草

分布：四川西北部（甘孜州）、云南北部。

民族药：藏药。

叉枝虎耳草

Saxifraga divaricata Engl. et Irmsch.

分布：青海东南部、四川西部、西藏。

民族药：藏药。

优越虎耳草

Saxifraga egregia Engl.

分布：甘肃南部、青海东部和南部、四川西部、西藏东部、云南西北部。

小芽虎耳草

Saxifraga gemmigera var. *gemmuligera*（Engler）J. T. Pan & Gornall

异名：*Saxifraga gemmuligera*（Engler）Engler

别名：芽生虎耳草

分布：甘肃、青海、四川。

民族药：藏药、苗药。

大字虎耳草

Saxifraga imparilis Balf. f.

别名：滇大字草

分布：云南中部和东南部。

民族药：藏药。

道孚虎耳草

Saxifraga lumpuensis Engl.

分布：甘肃南部、四川西部。

蒙自虎耳草

Saxifraga mengtzeana Engl. et Irmsch.

别名：云南虎耳草、马莲花（贵州）

分布：广东、云南东南部（蒙自县和砚山县）。

朗县虎耳草

Saxifraga nangxianensis J. T. Pan

分布：西藏南部。
民族药：藏药。

青藏虎耳草
Saxifraga przewalskii Engl.
分布：甘肃西部（祁连山）、青海东部、四川、西藏南部。
民族药：藏药。

狭瓣虎耳草
Saxifraga pseudohirculus Engl.
分布：甘肃南部、青海东部和南部、陕西南部（秦岭）、四川西部、西藏东部和南部。

崖生虎耳草
Saxifraga rupicola Franchet
别名：石生虎耳草
分布：云南。

红虎耳草
Saxifraga sanguinea Franch.
分布：青海（久治县）、四川西部、西藏南部（萨迦县、日喀则县）、云南西北部（中甸县）。
民族药：藏药。

西南虎耳草
Saxifraga signata Engl. et Irmsch.
别名：箭头虎耳草
分布：青海南部（玉树县）、四川西部、西藏东部、云南西北部。
民族药：藏药。

繁缕虎耳草
Saxifraga stellariifolia Franch.
分布：四川西部、云南西北部。

篦齿虎耳草
Saxifraga umbellulata var. *pectinata*（Marquand et Airy Shaw）J. T. Pan
异名：*Saxifraga pasumensis* Marq. et Shaw
别名：伞梗虎耳草
分布：西藏东部。
民族药：藏药。

爪瓣虎耳草
Saxifraga unguiculata Engl.
分布：甘肃南部、河北中西部、青海、内蒙古、宁夏、山西北部、四川西部、西藏、云南西北部。
民族药：藏药。

白背钻地风
Schizophragma hypoglaucum Rehd.
分布：广东、湖南、四川。

057 海桐花科 Pittosporaceae

短萼海桐
Pittosporum brevicalyx（Oliv.）Gagnep.
别名：短薄海桐、木辣椒（广西）、山桂花（广西、云南）、万里香、万年青、鸡骨头（云南）
分布：广东、广西、贵州、湖北西部、湖南、江西、四川、西藏东南部（察隅县）、云南。
民族药：彝药。

皱叶海桐
Pittosporum crispulum Gagnep.
别名：岩花树、山枝条（湖北）
分布：贵州西北部（赤水县）、湖北、四川、云南。

牛耳枫叶海桐

Pittosporum daphniphylloides Hayata

别名：大叶海桐

分布：贵州北部、湖北西南部、湖南西北部、四川西部和南部、台湾。

民族药：彝药。

大叶海桐

Pittosporum daphniphylloides var. *adaphniphylloides*（Hu & F. T. Wang）W. T. Wang

异名：*Pittosporum adaphniphylloides* Hu et Wang

别名：山枝仁（四川）、山枝茶（贵州）

分布：贵州北部、湖北西南部、湖南西北部、四川西部和南部。

突肋海桐

Pittosporum elevaticostatum H. T. Chang et S. Z. Yan

分布：贵州北部（印江县、遵义市）、湖北西部、四川东部。

异叶海桐

Pittosporum heterophyllum Franch.

别名：野桂花、椿根白皮、红杉树（云南）

分布：四川、西藏东南部、云南北部。

民族药：彝药。

广西海桐

Pittosporum kwangsiense H. T. Chang et S. Z. Yan

别名：山辣蓼、木辣蓼（广西）

分布：广西、云南西部（镇沅县）。

贵州海桐

Pittosporum kweichowense Gowda

异名：*Pittosporum densinervatum* H. T. Chang & S. Z. Yan

别名：密脉海桐

分布：贵州西南部、湖南西部、云南东南部。

卵果海桐

Pittosporum lenticellatum Chun ex H. Peng & Y. F. Deng

异名：*Pittosporum ovoideum* Gowda

分布：广西北部、贵州东南部。

薄萼海桐

Pittosporum leptosepalum Gowda

分布：广东北部、广西东北部（临桂县、全州县）。

峨眉海桐

Pittosporum omeiense H. T. Chang et S. Z. Yan

分布：贵州、湖北西北部、四川。

小果海桐

Pittosporum parvicapsulare H. T. Chang et S. Z. Yan

分布：广西、贵州东南部（黎平县）、湖南、江西、浙江。

全秃海桐

Pittosporum perglabratum H. T. Chang et S. Z. Yan

别名：土连翘、鸭脚板树

分布：贵州东部、四川（灌县）。

缝线海桐

Pittosporum perryanum Gowda

别名：吊灯笼（广西）

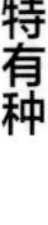

分布：广东西部、广西南部、贵州东南部、海南西南部、四川东南部、云南南部。

厚圆果海桐

Pittosporum rehderianum Gowda

别名：铁棒锤（湖北）

分布：甘肃东南部、湖北西部、陕西南部、四川西部、云南西部。

棱果海桐

Pittosporum trigonocarpum Lévl.

别名：瘦鱼蓼、鸡骨头、公栀子（贵州）

分布：广西东北部（临桂县）、贵州南部、湖南、四川。

崖花子

Pittosporum truncatum Pritz.

别名：山枝子、七里香（陕西）、岩子花（湖北）、山茶辣、菱叶海桐（中国高等植物图鉴）

分布：甘肃、贵州、湖北、湖南、陕西、四川、云南东北部（永善县）。

民族药：土家药。

058 金缕梅科 Hamamelidaceae

桤叶蜡瓣花

Corylopsis alnifolia（Lévl.）Schneid.

分布：贵州。

鄂西蜡瓣花

Corylopsis henryi Hemsl.

别名：小扇木（湖北）

分布：湖北西部、四川东部。

瑞木

Corylopsis multiflora Hance

别名：峨眉蜡瓣花、朴扇木（湖北）、大果蜡瓣花

分布：福建、广东、广西、贵州、湖北、湖南、台湾、云南。

蜡瓣花

Corylopsis sinensis Hemsl.

别名：连核梅、连合子（浙江）、华蜡瓣花（中国高等植物图鉴）

分布：安徽、福建、广东、广西、贵州、湖北、湖南、江西、四川、浙江。

民族药：苗药。

四川蜡瓣花

Corylopsis willmottiae Rehd. et Wils.

分布：四川西部。

小叶蚊母树

Distylium buxifolium（Hance）Merr.

别名：石头棵子（贵州）

分布：福建、广东、广西、贵州、湖北、湖南、四川、浙江。

窄叶蚊母树

Distylium dunnianum Lévl.

别名：大叶浆木（广西）

分布：广东、广西、贵州、云南东南部（富宁县）。

杨梅蚊母树

Distylium myricoides Hemsl.

别名：杨梅叶蚊母树

分布：安徽、福建、广东、广西、贵州东部、湖南、江西、四川、云南东南部（富宁县）、浙江。

民族药：瑶药。

牛鼻栓

Fortunearia sinensis Rchd. et Wils.

别名：木里仙、连合子（浙江）

分布：安徽、河南、湖北、江西、陕西、四川、浙江。

金缕梅

Hamamelis mollis Oliv.

分布：安徽、广西、湖北、湖南、江西、四川、浙江。

红花檵木

Loropetalum chinense var. *rubrum* Yieh

分布：广西、湖南。

半枫荷

Semiliquidambar cathayensis H. T. Chang

别名：金缕半枫荷

分布：福建、广东、广西北部、贵州南部、海南、江西南部。

民族药：侗药、瑶药、壮药、苗药。

细柄半枫荷

Semiliquidambar chingii（Metc.）H. T. Chang

异名：*Altingia chingii* F. P. Metcalf

分布：福建、广东、贵州东南部（荔波县）、江西南部。

民族药：苗药。

水丝梨

Sycopsis sinensis Oliv.

分布：安徽、福建、广东、广西、贵州、湖北、湖南、江西、陕西、四川、台湾、云南、浙江。

059 杜仲科 Eucommiaceae

杜仲

Eucommia ulmoides Oliv.

别名：丝棉木（湖南）、玉丝皮（四川）、银丝杜仲、树杜仲（云南）

分布：甘肃、贵州、河南、湖北、湖南、陕西、四川、云南、浙江；安徽和北京有栽培。

民族药：彝药、水药、傈僳药、毛难药、苗药、哈尼药、德昂药、景颇药、傣药、侗药、藏药、佤药。

060 蔷薇科 Rosaceae

唐棣

Amelanchier sinica（Schneid.）Chun

分布：河南、甘肃、陕西、湖北、四川。

甘肃桃

Amygdalus kansuensis（Rehd.）Skeels

分布：甘肃、湖北、青海、陕西、四川。

藏杏

Armeniaca holosericea（Batal.）Kost.

别名：毛叶杏

分布：青海、陕西、四川、西藏东南部。

微毛樱桃

Cerasus clarofolia（Schneid.）Yü et Li

分布：安徽、甘肃南部、贵州、河北、河南、湖北、湖南、宁夏、陕西、山西、四川、西藏、云南、浙江。

华中樱桃

Cerasus conradinae（Koehne）Yü et Li

分布：福建、甘肃、广西、贵州、河南、

湖北、湖南、陕西、四川、云南、浙江。

毛叶欧李

Cerasus dictyoneura（Diels）Yü

别名：显脉欧李（华北经济植物志要）

分布：甘肃、河北、河南、江苏、宁夏、陕西、山西。

欧李

Cerasus humilis（Bunge）Bar. & Liou

分布：河北、黑龙江、河南、江苏、吉林、辽宁、内蒙古、山东、山西、四川。

民族药：蒙药、朝药。

樱桃

Cerasus pseudocerasus（Lindl.）G. Don

别名：樱珠（江苏）、樱球（浙江）

分布：安徽、福建、甘肃、贵州、河北、河南、湖北、湖南、江苏、江西、辽宁、陕西、山东、山西、四川、云南、浙江。

刺毛樱桃

Cerasus setulosa（Batal.）Yü et Li

分布：甘肃、贵州、湖北、宁夏、青海、陕西、四川。

四川樱桃

Cerasus szechuanica（Batal.）Yü et Li

别名：四川樱、盘脉野樱桃

分布：河南、湖北、湖南、陕西、四川。

木瓜

Chaenomeles sinensis（Thouin）Koehne

别名：光皮木瓜

分布：安徽、福建、广东、广西、贵州、河北、湖北、江苏、江西、陕西、山东、浙江。

民族药：藏药、傣药、土家药。

西藏木瓜

Chaenomeles thibetica Yü

分布：四川西部、西藏东部。

民族药：藏药。

无尾果

Coluria longifolia Maxim.

分布：甘肃、青海、四川、西藏、云南。

民族药：藏药。

川康栒子

Cotoneaster ambiguus Rehd. et Wils.

别名：四川栒子（中国高等植物图鉴）

分布：甘肃、贵州、湖北、宁夏、陕西、四川、云南。

泡叶栒子

Cotoneaster bullatus Bois

分布：湖北、四川、西藏、云南。

厚叶栒子

Cotoneaster coriaceus Franch.

分布：贵州、四川、西藏、云南。

粉叶栒子

Cotoneaster glaucophyllus Franch.

分布：广西、贵州、四川、云南。

细弱栒子

Cotoneaster gracilis Rehd. et Wils.

别名：细枝栒子（四川）、细弱灰栒子（华北经济植物志要）

分布：甘肃、河南、湖北、陕西、四川。

蒙自栒子

Cotoneaster harrovianus Wils.

别名：华西栒子（经济植物手册）

分布：云南东南部。

钝叶栒子

Cotoneaster hebephyllus Diels

分布：甘肃、河北、四川、西藏东南部、云南。

民族药：藏药。

宝兴栒子

Cotoneaster moupinensis Franch.

别名：木坪栒子（经济植物手册）

分布：甘肃、贵州、湖北、宁夏、陕西、四川、西藏、云南。

柳叶栒子

Cotoneaster salicifolius Franch.

别名：山米麻、木帚子（四川）

分布：贵州、湖北、湖南、四川、云南。

西北栒子

Cotoneaster zabelii Schneid.

别名：土兰条（河南）

分布：甘肃、河北、河南、湖北、湖南、江西、内蒙古、宁夏、青海、陕西、山东、山西。

桔红山楂

Crataegus aurantia Pojark.

分布：甘肃、河北、陕西、山西。

湖北山楂

Crataegus hupehensis Sarg.

别名：猴楂子（浙江）、大山枣（江西）

分布：河南、湖北、湖南、江苏、江西、陕西、山西、四川、浙江。

民族药：土家药。

甘肃山楂

Crataegus kansuensis Wils.

别名：面旦子（陕西）

分布：甘肃、贵州、河北、陕西、山西、四川。

民族药：藏药。

滇西山楂

Crataegus oresbia W. W. Smith

分布：云南西北部。

云南山楂

Crataegus scabrifolia（Franch.）Rehd.

别名：大果山楂、酸冷果（广西）、山林果（云南）

分布：广西、贵州、四川、云南。

民族药：苗药、傣药、彝药。

华东山楂

Crataegus wilsonii Sarg.

别名：华中山楂

分布：甘肃、河南、湖北、陕西、四川、云南、浙江。

民族药：藏药。

西南草莓

Fragaria moupinensis（Franch.）Card.

分布：甘肃、陕西、四川、西藏、云南。

民族药：彝药。

柔毛路边青

Geum japonicum var. *chinense* F. Bolle

异名：*Geum japonicum* Thunb.

别名：水杨梅

分布：安徽、福建、甘肃、广东、广西、贵州、河南、湖北、湖南、江苏、江西、陕西、山东、四川、新疆、云南、浙江。
民族药：水药、苗药、彝药。

垂丝海棠

Malus halliana Koehne
分布：安徽、贵州、湖北、江苏、陕西、四川、云南、浙江。

湖北海棠

Malus hupehensis（Pamp.）Rehd.
别名：小石枣（甘肃）、野花红（浙江）、花红茶（湖北）、茶海棠（中国植物图谱）
分布：安徽、福建、甘肃、广东、贵州、河南、湖北、湖南、江苏、江西、陕西、山东、山西、浙江。

光萼林檎

Malus leiocalyca S. Z. Huang
异名：*Malus melliana*（Hand.-Mazz.）Rehd.
分布：安徽、福建、广东、广西、湖南、江西、云南、浙江。

海棠花

Malus spectabilis（Ait.）Borkh.
分布：河北、江苏、辽宁、青海、陕西、山东、云南、浙江。

花叶海棠

Malus transitoria（Batal.）Schneid.
分布：甘肃、内蒙古、青海、陕西、四川、西藏东部。

毛叶绣线梅

Neillia ribesioides Rehd.
分布：甘肃、湖北、陕西、四川、云南。

中华绣线梅

Neillia sinensis Oliv.
分布：甘肃、广东、广西、贵州、河南、湖北、湖南、江西陕西、四川、云南。

厚叶石楠

Photinia crassifolia Lévl.
别名：玉枇杷（贵州）
分布：广西、贵州、云南。

广西石楠

Photinia kwangsiensis Li
分布：广西东部。

小叶石楠

Photinia parvifolia（Pritz.）Schneid.
别名：小石南藤、牛李子（湖南）、山红子（贵州）、牛筋木（四川）
分布：安徽、福建、广东、广西、贵州、河南、湖北、湖南、江苏、江西、四川、浙江。
民族药：彝药。

绒毛石楠

Photinia schneideriana Rehd. et Wils.
分布：安徽、福建、广东、广西、贵州、湖北、湖南、江西、四川、台湾、浙江。

腺粒委陵菜

Potentilla granulosa Yü et Li
分布：四川、西藏。

杏李

Prunus simonii Carr.

分布：河北北部；中国北部广泛栽培。

全缘火棘

Pyracantha atalantioides（Hance）Stapf

分布：广东、广西、贵州、湖北、湖南、陕西、四川。

白梨

Pyrus bretschneideri Rehd.

别名：白挂梨、罐梨（河北）

分布：甘肃、河北、河南、陕西、山东、山西、新疆。

河北梨

Pyrus hopeiensis Yü

分布：河北、山东。

褐梨

Pyrus phaeocarpa Rehd.

分布：甘肃、河北、陕西、山东、山西、新疆。

麻梨

Pyrus serrulata Rehd.

分布：福建、广东、广西、贵州、湖北、湖南、江西、四川、浙江。

新疆梨

Pyrus sinkiangensis Yü

分布：新疆原产。甘肃、青海、陕西栽培。

细叶石斑木

Rhaphiolepis lanceolata H. H. Hu

分布：广东、广西、海南。

木香花

Rosa banksiae Aiton

别名：七里香（四川）、木香（群芳谱）

分布：甘肃、贵州、河南、湖北、江苏、四川、云南；国内广见栽培。

美蔷薇

Rosa bella Rehd. et Wils.

别名：油瓶子（河北）

分布：河北、河南、吉林、内蒙古、山西。

细梗蔷薇

Rosa graciliflora Rehd. et Wils.

分布：四川、西藏、云南。

软条七蔷薇

Rosa henryi Bouleng.

别名：秀蔷薇（浙江）、湖北蔷薇（湖北植物志）

分布：安徽、福建、广东、广西、贵州、河南、湖北、湖南、江苏、江西、陕西、四川、云南、浙江。

黄蔷薇

Rosa hugonis Hemsl.

别名：大马茄子、红眼刺（陕西）

分布：甘肃、青海、陕西、山西、四川。

毛叶蔷薇

Rosa mairei Lévl.

别名：栽秧果、昭通山石榴（云南）

分布：贵州、四川、西藏、云南。

民族药：彝药、藏药。

华西蔷薇

Rosa moyesii Hemsl. et Wils.

别名：红花蔷薇

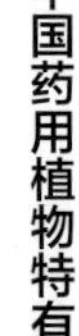

分布：陕西、四川、云南。
民族药：彝药。

峨眉蔷薇
Rosa omeiensis Rolfe
异名：*Rosa sericea* f. *glandulosa* Yü et Ku
别名：腺叶绢毛蔷薇
分布：甘肃、贵州、湖北、宁夏、青海、陕西、四川、西藏、云南。
民族药：藏药。

大红蔷薇
Rosa saturata Baker
分布：湖北、四川、浙江。

钝叶蔷薇
Rosa sertata Rolfe
分布：安徽、甘肃、河南、湖北、江苏、江西、陕西、山西、四川、云南、浙江。

川滇蔷薇
Rosa soulieana Crép.
分布：安徽南部、重庆、四川、西藏、云南。

扁刺蔷薇
Rosa sweginzowii Koehne
别名：裂萼蔷薇、油瓶子、野刺玫（陕西）
分布：甘肃、湖北、青海、陕西、四川、西藏、云南。
民族药：藏药。

小金樱子
Rosa taiwanensis Nakai
别名：小金樱
分布：台湾。

西藏蔷薇
Rosa tibetica Yü et Ku
分布：西藏南部。
民族药：藏药

腺毛莓
Rubus adenophorus Rolfe
分布：福建、广东、广西、贵州、湖北、湖南、江西、浙江。

周毛悬钩子
Rubus amphidasys Focke ex Diels
别名：全毛悬钩子（浙江）
分布：安徽、福建、广东、广西、贵州、湖北、湖南、江西、四川、浙江。

华中悬钩子
Rubus cockburnianus Hemsl.
分布：河南、陕西、四川、西藏、云南。

三叶悬钩子
Rubus delavayi Franch.
别名：绊脚刺、小黄泡刺（四川）
分布：云南。
民族药：傈僳药、彝药。

白藨
Rubus doyonensis Hand.-Mazz.
分布：云南北部。

桉叶悬钩子
Rubus eucalyptus Focke
别名：六月泡（贵州）
分布：甘肃、贵州、湖北、陕西、四川、云南东北部。

弓茎悬钩子

Rubus flosculosus Focke

分布：福建、甘肃、河南、湖北、陕西、山西、四川、西藏、浙江。

台湾悬钩子

Rubus formosensis Kuntze

分布：广东、广西、台湾。

鸡爪茶

Rubus henryi Hemsl. et O. Kuntze

分布：贵州、湖北、湖南、四川。

民族药：哈尼药。

宜昌悬钩子

Rubus ichangensis Hemsl. et O. Kuntze

别名：牛尾泡、红五泡（四川）

分布：安徽、甘肃、广东、广西、贵州、湖北、湖南、陕西、四川、云南。

拟复盆子

Rubus idaeopsis Focke

分布：安徽、甘肃、广东、广西、贵州、湖北、湖南、陕西、四川、云南。

白叶莓

Rubus innominatus S. Moore

别名：刺泡（陕西）、早谷藨、天青白扭（浙江）、白叶悬钩子（秦岭植物志）

分布：安徽、福建、甘肃、广东、广西、贵州、河南、湖北、湖南、江西、陕西、四川、云南、浙江。

灰毛泡

Rubus irenaeus Focke

别名：地王泡藤（江西）

分布：重庆、福建、广东、广西、贵州、湖北、湖南、江苏、江西、四川、云南、浙江。

绵果悬钩子

Rubus lasiostylus Focke

分布：湖北、陕西、四川、云南。

太平莓

Rubus pacificus Hance

别名：老虎扭（浙江）

分布：安徽、福建、湖北、湖南、江苏、江西、浙江。

民族药：基诺药、土家药。

乌泡子

Rubus parkeri Hance

别名：乌泡（四川）、乌藤子（中国树木分类学）

分布：贵州、湖北、江苏、陕西、四川、云南。

猴叶悬钩子

Rubus parviaraliifolius Hayata

别名：楤叶悬钩子

分布：台湾。

川莓

Rubus setchuenensis Bureau et Franch.

分布：广西、贵州、湖北、湖南、四川、云南。

民族药：土家药。

柱序悬钩子

Rubus subcoreanus Yü et Lu

分布：甘肃、河南、陕西。

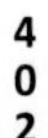

灰白毛莓

Rubus tephrodes Hance

别名：灰莓（安徽）、乌龙摆尾、倒水莲、蛇乌苞（湖南）

分布：安徽、福建、广东、广西、贵州、湖北、湖南、江苏、江西、台湾、浙江。

民族药：土家药。

黄果悬钩子

Rubus xanthocarpus Bureau et Franch.

别名：泡儿刺（陕西）、黄莓子、地莓子、莓子刺（甘肃）

分布：安徽、甘肃、陕西、四川、云南。

民族药：彝药。

宽蕊地榆

Sanguisorba applanata Yü et Li

分布：河北、江苏、山东。

窄叶鲜卑花

Sibiraea angustata（Rehder）K. S. Hao

分布：甘肃、青海、四川、西藏、云南。

高丛珍珠梅

Sorbaria arborea Schneid.

分布：甘肃、贵州、湖北、江西、陕西、四川、新疆、西藏、云南。

华北珍珠梅

Sorbaria kirilowii（Regel）Maxim.

别名：珍珠梅（中国高等植物图鉴）

分布：甘肃、河北、河南、内蒙古、青海、陕西、山东、山西。

黄山花楸

Sorbus amabilis Cheng ex Yü

分布：安徽东南部、福建西北部、湖北东北部、江西北部、浙江西北部。

北京花楸

Sorbus discolor（Maxim.）Maxim.

别名：黄果臭山槐（河北）

分布：安徽、甘肃、河北、河南、内蒙古、陕西、山西、山东。

石灰花楸

Sorbus folgneri（Schneid.）Rehd.

别名：石灰树（江西）、毛栒子（河南）、翻白树（四川）

分布：安徽、福建、甘肃、广东、广西、贵州、河南、湖北、湖南、江西、陕西、四川、云南、浙江西部。

球穗花楸

Sorbus glomerulata Koehne

分布：湖北、四川、云南。

江南花楸

Sorbus hemsleyi（Schneid.）Rehd.

异名：*Sorbus xanthoneura* Rehder

别名：黄脉花楸

分布：安徽、福建、甘肃、广东、广西、贵州、湖北、湖南、江西、陕西、四川、云南、浙江。

湖北花楸

Sorbus hupehensis Schneid.

别名：雪压花（中国树木分类学）

分布：安徽、甘肃、贵州、湖北、江西、青海、陕西、山东、四川、云南。

毛序花楸

Sorbus keissleri（Schneid.）Rehd.

分布：广西、贵州、湖北西部、湖南、江

西、四川东部、西藏南部、云南东北部。

陕甘花楸

Sorbus koehneana Schneid.

分布：甘肃、河南、湖北、青海、陕西、山西、四川、云南西部。

大果花楸

Sorbus megalocarpa Rehd.

别名：沙糖果（贵州）

分布：广西、贵州、湖北、湖南、四川、云南北部。

花楸树

Sorbus pohuashanensis（Hance）Hedl.

别名：马加木（东北）、红果臭山槐、绒毛树（河北）

分布：甘肃、河北、黑龙江、吉林、辽宁、内蒙古、陕西、山东、山西。

民族药：朝药。

太白花楸

Sorbus tapashana Schneid.

分布：甘肃、青海、陕西、新疆。

翠蓝绣线菊

Spiraea henryi Hemsl.

分布：甘肃、贵州、河南、湖北、陕西、四川、云南。

疏毛绣线菊

Spiraea hirsuta（Hemsl.）Schneid.

分布：福建、甘肃、河北、河南、湖北、湖南、江西、陕西、山东、山西、四川、浙江。

毛枝绣线菊

Spiraea martini H. Léveillé

异名：*Spiraea martinii* Lévl.

分布：广西、贵州、四川、云南。

蒙古绣线菊

Spiraea mongolica Maxim.

分布：甘肃、河北、河南、内蒙古、宁夏、青海、陕西、山西、四川、新疆、西藏。

民族药：藏药。

川滇绣线菊

Spiraea schneideriana Rehd.

分布：福建、甘肃、湖北、陕西、四川、西藏、云南。

华空木

Stephanandra chinensis Hance

别名：野珠兰、凤尾米筛花（浙江）

分布：安徽、福建、广东、河南、湖北、湖南、江西、四川、浙江。

太行花

Taihangia rupestris Yü et Li

分布：河北南部、河南北部。

061 豆科 Fabaceae

云南相思树

Acacia yunnanensis Franch.

别名：云南金合欢、滇金合欢（云南）

分布：四川、云南。

云南土圞儿

Apios delavayi Franch.

分布：四川、西藏、云南。

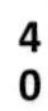

民族药：纳西药。

大花土圞儿

Apios macrantha Oliv.

分布：贵州、四川、西藏、云南。

台湾土圞儿

Apios taiwaniana Hosokawa

分布：台湾。

金翼黄耆

Astragalus chrysopterus Bunge

别名：金翼黄芪

分布：甘肃、河北、宁夏、青海、陕西、山西、四川。

民族药：藏药。

窄翼黄耆

Astragalus degensis Ulbrich

异名：*Astragalus degensis* var. *rockianus* Pet.-Stib.

别名：大花窄翼黄芪

分布：四川、西藏、云南。

民族药：藏药。

梭果黄耆

Astragalus ernestii Comber

异名：*Astragalus josephi* Pet.-Stib.

别名：沙基黄芪

分布：甘肃、青海、四川、西藏、云南。

民族药：藏药。

华山黄耆

Astragalus havianus E. Peter

异名：*Astragalus havianus* var. *pallidiflorus* Y. C. Ho

别名：白花华山黄芪

分布：甘肃、青海、陕西、四川。

秦岭黄耆

Astragalus henryi Oliv.

别名：秦岭黄芪

分布：河北、陕西、山西、四川。

苦黄耆

Astragalus kialensis Simps.

别名：西康黄芪

分布：四川、西藏、云南。

民族药：藏药。

甘肃黄耆

Astragalus licentianus Hand.-Mazz.

别名：甘肃黄芪

分布：甘肃、青海、西藏。

民族药：藏药。

马衔山黄耆

Astragalus mahoschanicus Hand.-Mazz.

别名：马河山黄芪

分布：甘肃、内蒙古、宁夏、青海、四川、新疆。

民族药：藏药。

茂汶黄耆

Astragalus maowensis（P. C. Li）Podl. & L. R. Xu

别名：茂汶黄芪

分布：四川。

单蕊黄耆

Astragalus monadelphus Bunge ex Maxim.

别名：单蕊黄芪、单体蕊黄芪

分布：甘肃、青海、陕西、四川、云南。

民族药：藏药。

木里黄耆

Astragalus muliensis Hand.-Mazz.

别名：木里黄芪

分布：四川、西藏、云南。

多枝黄耆

Astragalus polycladus Bureau et Franch.

异名：*Astragalus polycladus* var. *nigrescens*（Franch.）Pet.-Stib.

别名：黑多枝黄芪

分布：甘肃、青海、四川、新疆、西藏、云南。

民族药：蒙药、藏药。

肾形子黄耆

Astragalus skythropos Bunge ex Maxim.

别名：戚黄芪

分布：甘肃、青海、四川、新疆、云南。

民族药：藏药。

松潘黄耆

Astragalus sungpanensis Pet.-Stib.

别名：松潘黄芪

分布：甘肃、青海、四川。

民族药：藏药。

阔裂叶羊蹄甲

Bauhinia apertilobata Merr. et Metc.

分布：福建、广东、广西、贵州、江西。

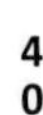

火索藤

Bauhinia aurea Lévl.

别名：金叶羊蹄甲、红绒毛羊蹄甲（广西）、黄麻藤（四川）、金叶羊蹄甲

分布：广西、贵州、四川、云南。

薄荚羊蹄甲

Bauhinia delavayi Franch.

分布：云南。

孪叶羊蹄甲

Bauhinia didyma L. Chen

分布：广东、广西。

大叶云实

Caesalpinia magnifoliolata Metc.

分布：广东、广西、贵州南部、云南南部。

小叶云实

Caesalpinia millettii Hook. et Arn.

别名：假南蛇筋

分布：广东、广西、湖南南部、江西南部。

绿花鸡血藤

Callerya championii（Bentham）X. Y. Zhu in X. Y. Zhu et al.

异名：*Millettia championii* Benth.

别名：绿花崖豆藤

分布：福建、广东、广西。

滇缅鸡血藤

Callerya dorwardii（Collett & Hemsley）Z. Wei & Pedley

异名：*Millettia dorwardi* Coll. et Hemsl.

别名：滇缅崖豆藤

分布：贵州、云南。

亮叶鸡血藤

Callerya nitida（Benth.）R. Geesink

异名：*Millettia nitida* Benth.

别名：亮叶崖豆藤、硬根藤（广东）、血风藤（广西）

分布：福建、广东、广西、贵州、海南、

湖南、江西、四川、台湾、云南、浙江。

喙果鸡血藤

Callerya tsui（F. P. Metcalf）Z. Wei & Pedley

异名：*Millettia tsui* Metc.

分布：广东、广西、贵州南部、海南、湖南南部、云南南部。

银叶杭子梢

Campylotropis argentea Schindl.

分布：云南。

西南杭子梢

Campylotropis delavayi（Franch.）Schindl.

分布：四川、云南。

小雀花

Campylotropis polyantha（Franch.）Schindl.

别名：多花杭子梢

分布：贵州、四川、西藏东部、云南。

三棱枝杭子梢

Campylotropis trigonoclada（Franch.）Schindl.

别名：马尿藤（云南）、黄花马尿藤（中药大辞典）

分布：广西、贵州、四川、云南。

民族药：彝药、白药。

滇杭子梢

Campylotropis yunnanensis（Franch.）Schindl.

分布：四川、云南。

二色锦鸡儿

Caragana bicolor Kom.

分布：四川西部、西藏东部、云南西北部。

民族药：藏药。

昌都锦鸡儿

Caragana changduensis Liou f.

分布：青海南部、四川西北部、西藏。

民族药：藏药。

粗毛锦鸡儿

Caragana dasyphylla Pojark.

分布：新疆。

川西锦鸡儿

Caragana erinacea Kom.

异名：*Caragana maximowicziana* Kom.、*Caragana spinifera* Kom.

别名：繁花锦鸡儿、矮锦鸡儿（西藏）

分布：甘肃、宁夏、青海、四川西部、西藏、云南西北部。

云南锦鸡儿

Caragana franchetiana Kom.

分布：四川西部和西南部、西藏、云南北部和西北部。

民族药：藏药。

昆仑锦鸡儿

Caragana polourensis Franch.

分布：甘肃中部、新疆南部。

荒漠锦鸡儿

Caragana roborovskyi Kom.

异名：*Caragana przewalskii* Pojark.

别名：阿拉善锦鸡儿

分布：甘肃、内蒙古西部、宁夏、青海东

部、新疆。

红花锦鸡儿

Caragana rosea Turcz. ex Maxim.

别名：黄枝条、金雀儿（中国高等植物图鉴）

分布：安徽、甘肃南部、河北、黑龙江、河南、吉林、辽宁、内蒙古、陕西、山东、山西、四川北部。

民族药：蒙药。

准噶尔锦鸡儿

Caragana soongorica Grub.

分布：新疆。

青甘锦鸡儿

Caragana tangutica Maxim.

分布：甘肃、青海、四川西部。

吐鲁番锦鸡儿

Caragana turfanensis（Krassn.）Kom.

别名：伊犁金鸡儿（中国主要植物图说·豆科）

分布：新疆。

黄山紫荆

Cercis chingii Chun

别名：浙皖紫荆（浙江）

分布：安徽、广东北部、浙江。

广西紫荆

Cercis chuniana Metc.

别名：岭南紫荆（江西、广西）

分布：福建、广东北部、广西东北部、贵州东南部、湖南东南部、江西南部、浙江。

湖北紫荆

Cercis glabra Pampan.

分布：安徽、广东、广西、贵州、河南、湖北、湖南、陕西、四川、云南、浙江。

小花香槐

Cladrastis delavayi（Franch.）Prain

异名：*Cladrastis sinensis* Hemsley

别名：香槐（中国主要植物图说·豆科、中国高等植物图鉴）

分布：福建、甘肃、广西、贵州、湖北、湖南、陕西、四川、云南。

香槐

Cladrastis wilsonii Takeda

别名：香近豆（浙江）、山荆（河南）

分布：安徽、福建、甘肃、广西、贵州、河南、湖北、湖南、江西、陕西、山西、四川、云南、浙江。

塔落山竹子

Corethrodendron lignosum var. *laeve*（Maxim.）L. R. Xu & B. H. Choi

异名：*Hedysarum fruticosum* var. *laeve*（Maxim.）H.C.Fu

别名：塔落岩黄芪

分布：内蒙古、宁夏东部、陕西北部、山西西北部。

红花山竹子

Corethrodendron multijugum（Maximowicz）B. H. Choi & H. Ohashi

异名：*Hedysarum multijugum* Maxim.

别名：红花岩黄芪、花柴、牛以消（陕西、甘肃）、豆花牛筋脖（中国高等植物图鉴）

分布：甘肃、河北、河南西部、湖北西

部、内蒙古西部、宁夏、青海、陕西、山西、四川西北部、西藏东北部。
民族药：藏药、蒙药。

崖州猪屎豆
Crotalaria yaihsienensis T. C. Chen
异名：*Crotalaria yaihsiensis* T. Chen
分布：海南南部（三亚）。

云南猪屎豆
Crotalaria yunnanensis Franch.
分布：四川、云南。

大金刚藤
Dalbergia dyeriana Prain ex Harms
分布：甘肃、贵州、湖北、湖南、陕西、四川、云南、浙江。

海南黄檀
Dalbergia hainanensis Merr. & Chun
别名：海南檀、花梨公、牛筋树（海南）
分布：海南。

降香黄檀
Dalbergia odorifera T. Chen
别名：降香檀（海南植物志）
分布：福建、海南、浙江。
民族药：傣药。

中南鱼藤
Derris fordii Oliv.
分布：重庆、福建、广东、广西、贵州、湖南、江西、云南、浙江。

疏花鱼藤
Derris laxiflora Benth.
分布：台湾。

粗茎鱼藤
Derris scabricaulis（Franch.）Gagnep.
分布：西藏、云南。

小鸡藤
Dumasia forrestii Diels
别名：雀舌豆
分布：四川、西藏、云南。
民族药：彝药、拉祜药。

管萼山豆根
Euchresta tubulosa Dunn
别名：鄂豆根、胡豆蓬（四川）、鸦片七（湖南）
分布：广西、湖北西北部、湖南、四川、云南。
民族药：土家药。

小叶干花豆
Fordia microphylla Dunn ex Z. Wei
分布：广西、贵州、云南。

川鄂米口袋
Gueldenstaedtia henryi Ulbr.
分布：湖北、四川。
民族药：佤药。

块茎岩黄芪
Hedysarum algidum L. Z. Shue ex P. C. Li
异名：*Hedysarum tuberosum* B. Fedtsch.
分布：甘肃西南部、青海、四川、西藏东部、云南。
民族药：藏药。

块茎岩黄耆
Hedysarum algidum L. Z. Shue ex P. C. Li
异名：*Hedysarum tuberosum* var. *speciosum*

Hand.-Mazz.

别名：美丽岩黄芪

分布：甘肃西南部、青海、四川、西藏东部、云南。

黄花岩黄耆

Hedysarum citrinum E. Baker

别名：黄花岩黄芪

分布：四川西部、西藏东部。

民族药：藏药。

滇岩黄耆

Hedysarum limitaneum Hand.-Mazz.

别名：滇岩黄芪

分布：青海、四川西南部、西藏东部、云南西北部。

多序岩黄耆

Hedysarum polybotrys Hand.-Mazz.

别名：多序岩黄芪

分布：甘肃东部和南部、河北西部、内蒙古南部、宁夏、山西北部、四川西北部。

民族药：藏药、蒙药。

紫云英岩黄芪

Hedysarum pseudastragalus Ulbr.

异名：*Hedysarum pseudoastragalus* Ulbr.

别名：紫云英岩黄芪

分布：四川西部、西藏东南部、云南西北部。

民族药：藏药。

太白岩黄耆

Hedysarum taipeicum（Hand.-Mazz.）K. T. Fu

别名：太白岩黄芪

分布：湖北西北部、陕西（秦岭）。

中甸岩黄耆

Hedysarum thiochroum Hand.-Mazz.

别名：琉花岩黄芪

分布：四川西南部、云南西北部。

民族药：藏药。

多花木蓝

Indigofera amblyantha Craib

别名：景栗子、马黄消（四川）

分布：安徽、重庆、甘肃、贵州、河北、河南、湖北、湖南西北部、江苏、江西西北部、陕西、山西、四川、浙江。

苏木蓝

Indigofera carlesii Craib

分布：安徽、河南、湖北、江苏、江西、陕西、山西、浙江。

宁波木蓝

Indigofera decora var. *cooperi*（Craib）Y. Y. Fang & C. Z. Zheng

异名：*Indigofera cooperii* W. G. Craib

分布：福建、江西、浙江。

长齿木蓝

Indigofera dolichochaete Craib

分布：四川南部、云南。

黔南木蓝

Indigofera esquirolii Lévl.

别名：黔滇木蓝、白口莲（广西）

分布：广西北部、贵州南部、云南东部。

华东木蓝

Indigofera fortunei Craib

分布：安徽、河南、湖北、江苏、江西、陕西、浙江。

民族药：佤药。

苍山木蓝

Indigofera hancockii Craib

别名：草山木蓝

分布：四川南部、云南。

滨海木蓝

Indigofera litoralis Chun et T. Chen

别名：滨木蓝

分布：海南。

民族药：壮药。

蒙自木蓝

Indigofera mengtzeana Craib

分布：四川西南部、云南。

民族药：壮药、彝药。

昆明木蓝

Indigofera pampaniniana Craib

分布：云南。

浙江木蓝

Indigofera parkesii Craib

分布：安徽、福建、江西、浙江。

敏感木蓝

Indigofera sensitiva Franch.

分布：云南西北部。

四川木蓝

Indigofera szechuensis Craib

异名：*Indigofera potaninii* Craib

别名：甘肃木蓝

分布：甘肃西部、四川、西藏东部、云南西北部。

脉叶木蓝

Indigofera venulosa Champ. ex Benth.

分布：广东、台湾、浙江。

中华胡枝子

Lespedeza chinensis G. Don

分布：安徽、福建、广东、湖北、湖南、江苏、江西、四川、台湾、浙江。

民族药：苗药。

春花胡枝子

Lespedeza dunnii Schindl.

分布：安徽、福建、浙江。

束花铁马鞭

Lespedeza fasciculiflora Franch.

分布：贵州、四川、西藏、云南西北部。

矮生胡枝子

Lespedeza forrestii Schindl.

分布：四川、云南。

马鞍树

Maackia hupehensis Takeda

分布：安徽、河南、湖北、湖南、江苏、江西、陕西、四川、浙江。

光叶马鞍树

Maackia tenuifolia（Hemsl.）Hand.-Mazz.

别名：铜身铁骨（浙江）

分布：河南、湖北、江苏、江西、陕西、浙江。

青海苜蓿

Medicago archiducis-nicolaii Širjaev

异名：*Medicago archiducis-nicolai* Sirj.

别名：矩镰荚苜蓿

分布：甘肃、宁夏、青海、陕西、四川、西藏东北部。

白花油麻藤

Mucuna birdwoodiana Tutch.

别名：大兰布麻、血藤（广西）

分布：福建、广东、广西、贵州、江西、四川。

民族药：藏药。

港油麻藤

Mucuna championii Benth.

分布：香港。

褶皮黧豆

Mucuna lamellata Wilmot-Dear

分布：福建、广东、广西、湖北、江苏、江西、浙江。

大球油麻藤

Mucuna macrobotrys Hance

分布：广东、广西、云南。

光叶红豆

Ormosia glaberrima Y. C. Wu

别名：广西红豆树（通称）、青同（海南）

分布：广东西部、广西东南部、海南、湖南（江华）、江西。

红豆树

Ormosia hosiei Hemsl. et Wils.

别名：红宝树、宝树（江苏）、花梨木（浙江）、红豆柴（福建）

分布：安徽、福建、甘肃、贵州、湖北、江苏东南部、江西、陕西南部、四川、浙江。

韧荚红豆

Ormosia indurata L. Chen

分布：福建（华安）、广东（罗浮山）。

秃叶红豆

Ormosia nuda（How）R. H. Chang et Q. W. Yao

分布：广东北部、贵州南部、湖北（利川）、云南（景东）。

软荚红豆

Ormosia semicastrata Hance

异名：*Ormosia semicastrata* f. *litchifolia* How

别名：荔枝叶红豆

分布：福建东南部、广东、广西、贵州东南部、海南、湖南、江西南部。

宽苞棘豆

Oxytropis latibracteata Jurtz.

分布：甘肃、河北、内蒙古、宁夏、青海、陕西、四川、新疆、西藏。

民族药：蒙药。

黑萼棘豆

Oxytropis melanocalyx Bunge

分布：甘肃、内蒙古、青海、陕西、四川、新疆、西藏、云南。

民族药：藏药。

窄膜棘豆

Oxytropis moellendorffii Bunge

分布：河北、山西。

黄花棘豆

Oxytropis ochrocephala Bunge

分布：甘肃、河北、内蒙古、宁夏、青

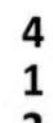

海、四川、新疆、西藏。
民族药：藏药。

云南棘豆
Oxytropis yunnanensis Franch.
分布：甘肃、青海、四川、西藏、云南。
民族药：藏药。

粤东鱼藤
Paraderris hancei（Hemsley）T. C. Chen & Pedley
异名：*Derris hancei* Hemsl.
别名：肇庆鱼藤
分布：广东、广西。

弯齿膨果豆
Phyllolobium camptodontum（Franchet）M. L. Zhang & Podlech
异名：*Astragalus camptodontus* Franch.
别名：弯齿黄芪
分布：四川、西藏、云南。

背扁膨果豆
Phyllolobium chinense Fischer
异名：*Astragalus complanatus* Bunge
别名：扁茎黄芪
分布：甘肃、河北、河南、江苏、吉林、宁夏、青海、陕西、山西、四川。
民族药：蒙药。

真毛膨果豆
Phyllolobium eutrichus（Handel-Mazzetti）M. L. Zhang & Podlech
异名：*Astragalus complanatus* var. *eutrichus* Hand.-Mazz.
分布：云南。

绒叶黄花木
Piptanthus tomentosus Franch.
分布：四川西南部、云南西部。

黄毛萼葛
Pueraria calycina Franch.
分布：云南。

菱叶鹿藿
Rhynchosia dielsii Harms
分布：广东、广西、贵州、河南、湖北、湖南、陕西、四川。

白花槐
Sophora albescens（Rehder）C. Y. Ma
异名：*Sophora velutina* var. *albescens*（Rehder）P. C. Tsoong & C. Y. Ma
别名：白花灰毛槐树
分布：四川、云南。

云南高山豆
Tibetia yunnanensis（Franch.）H. P. Tsui
异名：*Gueldenstaedtia yunnanensis* Franchet
别名：云南米口袋
分布：四川、西藏东南部、云南。
民族药：白药。

短序算珠豆
Urariopsis brevissima Yang et Huang
分布：广东、广西、云南南部。

确山野豌豆
Vicia kioshanica Bailey
分布：安徽、甘肃、河北、河南、湖北、江苏、陕西、山东、山西、浙江。

西南野豌豆

Vicia nummularia Hand.-Mazz.

别名：黄花野豌豆

分布：甘肃、四川北部和西南部、西藏、云南西北部。

民族药：彝药。

大野豌豆

Vicia sinogigantea B. J. Bao & Turland

异名：*Vicia gigantea* Bge.

别名：野豌豆、大巢菜（中国高等植物图鉴）

分布：甘肃、贵州、河北、河南、湖北、内蒙古、陕西、山西、四川、云南。

白花藤萝

Wisteria venusta Rehd. et Wils.

分布：河北、河南、山东、山西。

藤萝

Wisteria villosa Rehd.

分布：河南、陕西。

062 牻牛儿苗科 Geraniaceae

熏倒牛

Biebersteinia heterostemon Maxim.

分布：甘肃、宁夏、青海、四川西部和北部、新疆东部、西藏东部。

民族药：藏药。

五叶老鹳草

Geranium delavayi Franch.

异名：*Geranium kariense* R. Knuth

别名：滇老鹳草

分布：四川南部、云南。

圆柱根老鹳草

Geranium farreri Stapf

分布：甘肃南部、四川西北部。

灰岩紫地榆

Geranium franchetii R. Knuth

分布：重庆、贵州、湖北西部、云南北部。

刚毛紫地榆

Geranium hispidissimum（Franch.）R. Knuth

别名：密毛老鹳草

分布：四川（岷江河谷）。

民族药：普米药。

萝卜根老鹳草

Geranium napuligerum Franch.

别名：圆果隔山消（云南）

分布：甘肃南部、青海南部、四川西部、云南西北部。

民族药：藏药。

湖北老鹳草

Geranium rosthornii R. Knuth

异名：*Geranium henryi* R. Knuth

别名：血见愁老鹳草

分布：安徽南部（大别山、黄山）、甘肃南部（文县）、贵州、河南西部、湖北西部、陕西南部、山东南部、四川、云南。

中华老鹳草

Geranium sinense R. Knuth

别名：观音倒座草（云南）

分布：四川西南部、云南西北部。

紫地榆

Geranium strictipes R. Knuth

别名：隔山消、赤地榆（滇南本草）
分布：四川西南部、云南。

伞花老鹳草

Geranium umbelliforme Franch.
别名：隔山消（云南）
分布：四川南部、云南西北部。

063 蒺藜科 Zygophyllaceae

白刺

Nitraria tangutorum Bobr.
分布：甘肃、河北、内蒙古西部、宁夏、青海、陕西北部、新疆、西藏东北部。
民族药：蒙药。

多裂骆驼蓬

Peganum multisectum（Maxiam.）Bobr.
异名：*Peganum harmala* var. *multisectum* Maxim.
分布：甘肃、内蒙古、宁夏、青海、陕西北部、新疆、西藏。
民族药：蒙药。

064 芸香科 Rutaceae

枳

Citrus trifoliata Linnaeus
异名：*Poncirus trifoliata*（L.）Raf.
别名：枸桔、臭桔（本草纲目）
分布：安徽、重庆、甘肃南部、广东北部、广西北部、贵州、河南、湖北、湖南、江苏、江西西北部、陕西南部、山东、山西南部、浙江。

小黄皮

Clausena emarginata Huang
分布：广西西部、云南东南部。

豆叶九里香

Murraya euchrestifolia Hayata
别名：山豆根叶九里香（云南）
分布：广东（封开、南澳）、广西（防城港）、贵州南部和西南部（望谟、兴义）、海南（昌江）、台湾、云南。

广西九里香

Murraya kwangsiensis（Huang）Huang
分布：广西西部和西南部、云南东南部。

四数九里香

Murraya tetramera Huang
别名：千支眼
分布：广西西部（百色、德宝）、云南东南部。

川黄檗

Phellodendron chinense Schneid.
别名：黄皮树、檗木、灰皮树、小黄连树（广东）、镰叶黄柏、秃叶黄皮树、云南黄柏
分布：安徽、福建、甘肃、广东、广西、贵州、河南、湖北、湖南、江苏、陕西、四川、云南、浙江。
民族药：哈尼药、侗药、瑶药。

裸芸香

Psilopeganum sinense Hemsl.
别名：山麻黄（中药大辞典）
分布：贵州、湖北、四川。

石山吴萸

Tetradium calcicola（Chun ex C. C. Huang）T. G. Hartley

异名：*Evodia calcicola* Chun ex Huang
分布：广西西部和北部、贵州南部、云南东南部。

岭南花椒
Zanthoxylum austrosinense Huang
分布：安徽南部、福建、广东北部、广西东北部、湖北西南部、湖南、江西、浙江。
民族药：土家药。

石山花椒
Zanthoxylum calcicola Huang
分布：广西西部、贵州西南部、云南东南部。

刺壳花椒
Zanthoxylum echinocarpum Hemsl.
别名：刺壳椒（湖北）
分布：广东北部、广西、贵州、湖北西部、湖南、四川、云南东南部。

贵州花椒
Zanthoxylum esquirolii Lévl.
异名：*Zanthoxylum tibetanum* C. C. Huang
别名：西藏花椒、叶尔玛（藏语）
分布：贵州、四川、云南。

大花花椒
Zanthoxylum macranthum（Hand.-Mazz.）Huang
分布：重庆（南川）、贵州、河南西南部、湖北西部、湖南、四川（峨眉山）、云南南部（西双版纳）、西藏东南部。

小花花椒
Zanthoxylum micranthum Hemsl.
别名：见血飞（通称）
分布：贵州、河南西南部、湖北西部、湖南、四川、云南。

朵花椒
Zanthoxylum molle Rehd.
分布：安徽、贵州、河南、湖南、江西、云南、浙江。

多叶花椒
Zanthoxylum multijugum Franch.
别名：止血丹、蜈蚣刺、马椒（云南）
分布：贵州、云南中部和北部。

川陕花椒
Zanthoxylum piasezkii Maxim.
分布：甘肃南部、河南西部、陕西南部、四川。

野花椒
Zanthoxylum simulans Hance
别名：柄果花椒
分布：安徽、福建、甘肃、广东北部、贵州东北部、河北、河南、湖北、湖南、江苏、江西、青海、陕西、山东、台湾、浙江。
民族药：蒙药、傣药、景颇药、苗药、土家药。

狭叶花椒
Zanthoxylum stenophyllum Hemsl.
分布：甘肃南部（成县、徽县）、河南西部、湖北西部、湖南东北部、陕西西南部、四川。

浪叶花椒
Zanthoxylum undulatifolium Hemsl.

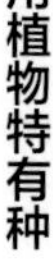

分布：湖北西部、陕西南部、四川东部、云南东北部。

065 苦木科 Simaroubaceae

中国苦树

Picrasma chinensis P. Y. Chen

异名：*Picrasma javanica* Blume

别名：爪哇苦树

分布：贵州、西藏、云南。

066 远志科 Polygalaceae

台湾远志

Polygala arcuata Hayata

分布：台湾（南投）。

髯毛远志

Polygala barbellata S. K. Chen

分布：云南东南部（屏边）。

尾叶远志

Polygala caudata Rehd. et Wils.

别名：毛籽山桂花（云南）、乌棒子、野桂花（广西）

分布：广东、广西、贵州、湖北、四川、云南。

长毛华南远志

Polygala chinensis var. *villosa*（C. Y. Wu & S. K. Chen）S. K. Chen & J. Parnell

异名：*Polygala glomerata* var. *villosa*

分布：广西南部。

肾果远志

Polygala didyma C. Y. Wu

分布：云南西北部（贡山）。

贵州远志

Polygala dunniana H. Lév.

分布：贵州、云南。

黄花倒水莲

Polygala fallax Hemsl.

别名：倒吊黄（福建）、黄金印（江西）、木本远志（湖南）、黄花远志

分布：福建、广东、广西、贵州、湖南、江西、云南。

民族药：景颇药、瑶药、侗药、壮药、苗药。

香港远志

Polygala hongkongensis Hemsl.

分布：安徽、福建、广东、广西、贵州、湖南、江苏、江西、四川、新疆、浙江。

小叶密花远志

Polygala karensium var. *obcordata*（C. Y. Wu & S. K. Chen）S. K. Chen & J. Parnell

异名：*Polygala tricornis* var. *obcordata* C. Y. Wu et S. K. Chen

分布：云南西部。

曲江远志

Polygala koi Merr.

别名：一包花、红花倒水莲（广西）

分布：广东、广西、湖南。

大叶金牛

Polygala latouchei Franch.

分布：福建、广东、广西、江西、浙江。

合叶草

Polygala subopposita S. K. Chen

别名：和合草、对叶接骨草（贵州）、合

掌草、排钱金不换（云南）
分布：贵州西南部（安龙、贞丰）、四川、云南南部（西双版纳）。

067 大戟科 Euphorbiaceae

山麻杆
Alchornea davidii Franch.
分布：福建、广东东北部、广西北部、贵州、河南、湖北、湖南、江苏、江西、山西、四川、云南东北部、浙江。

重阳木
Bischofia polycarpa（Lévl.）Airy Shaw
异名：*Bischofia racemosa* W. C. Cheng & W. M. Chu
分布：安徽、福建、广东北部、广西、贵州、湖南、江苏、江西、陕西、云南、浙江。
民族药：壮药。

石山巴豆
Croton euryphyllus W. W. Smith
分布：广西、贵州南部、四川南部、云南。

毛丹麻杆
Discocleidion rufescens（Franch.）Pax et Hoffm.
别名：假奓包叶
分布：安徽西部、甘肃、广东北部、广西、贵州、湖北、湖南、陕西、山西、四川东部。

青藏大戟
Euphorbia altotibetica O. Pauls.
分布：甘肃（高台、酒泉）、宁夏（盐池）、青海、西藏。
民族药：藏药。

甘肃大戟
Euphorbia kansuensis Prokh.
分布：甘肃、河北（藁城县、内丘县）、河南、湖北（随县）、江苏北部、内蒙古（阴山）、宁夏、青海、陕西、山西、四川西北部。

甘遂
Euphorbia kansui S. L. Liou ex S. B. Ho
别名：肿手花根（药材资料汇编）
分布：甘肃、河南、宁夏、陕西、山西。

鸡尾木
Excoecaria venenata S. K. Lee et F. N. Wei
分布：广西西南部。
民族药：彝药、壮药。

湖北算盘子
Glochidion wilsonii Hutch.
分布：安徽、福建、广西、贵州、湖北、江西、四川、浙江。

白背算盘子
Glochidion wrightii Benth.
分布：福建、广东、广西、贵州、海南、云南。

贵州野桐
Mallotus millietii Lévl.
分布：广西、贵州、湖北、湖南、云南。

海南叶下珠
Phyllanthus hainanensis Merr.
分布：海南南部。

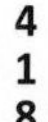

细枝叶下珠

Phyllanthus leptoclados Bentham

分布：福建、广东、云南。

水油甘

Phyllanthus rheophyticus M. G. Gilbert & P. T. Li

异名：*Phyllanthus parvifolius* Buch.-Ham. ex D.Don

分布：广东、海南。

西南叶下珠

Phyllanthus tsarongensis W. W. Smith

异名：*Phyllanthus hookeri* Muell. - Arg.

别名：鲤鱼子

分布：四川、西藏、云南。

广东地构叶

Speranskia cantonensis（Hance）Pax et Hoffm.

别名：地构叶、蛋不老（陕西）、六月雪、仁砂草（广西）、地胡椒（四川）

分布：广东北部、广西、贵州、河北、湖北、湖南、江西、陕西南部、山西南部、四川、云南。

民族药：蒙药、仫佬药。

地构叶

Speranskia tuberculata（Bunge）Baill.

别名：广东地钩叶、地构叶、透骨草（通称）

分布：安徽、甘肃、河北、河南、吉林、辽宁、内蒙古、宁夏、陕西、山东、山西、四川。

民族药：苗药。

068 交让木科 Daphniphyllaceae

狭叶虎皮楠

Daphniphyllum angustifolium Hutch.

分布：湖北西部、四川东部。

069 黄杨科 Buxaceae

匙叶黄杨

Buxus harlandii Hanelt

异名：*Buxus cephalantha* Lévl. et Vant.

别名：头花黄杨、细叶黄杨、万年青、千年矮（贵州）、华南黄杨

分布：海南。

民族药：苗药。

大花黄杨

Buxus henryi Mayr

别名：桃叶黄杨（四川）

分布：贵州、湖北西部、四川。

皱叶黄杨

Buxus rugulosa Hatusima

分布：四川西部和西南部、西藏东部和东南部、云南西北部。

民族药：白药。

板凳果

Pachysandra axillaris Franch.

别名：金丝矮陀陀、毛叶板凳果、山板凳（贵州）、白金三角咪、小清喉（云南）

分布：福建中部和西北部，广东西部和北部，江西南部，陕西南部，四川西部，台湾，云南中部、西部和东南部。

民族药：苗药、景颇药、阿昌药、德昂药。

长叶柄野扇花

Sarcococca longipetiolata M. Cheng

别名：长柄野扇花、千年青、柑子风（广东）

分布：广东北部（乳源、阳山）、湖南南部（宜章）。

民族药：苗药、瑶药。

野扇花

Sarcococca ruscifolia Stapf.

别名：千年崖（陕西）、棉草木、花子藤（四川）、观音柴（贵州）、青香桂（云南）

分布：甘肃，广西，贵州，湖北，湖南，山西，四川，云南中部、西北部和东南部。

民族药：彝药、佤药。

070 漆树科 Anacardiaceae

羊角天麻

Dobinea delavayi（Baill.）Baill.

别名：九子不离母（拉汉英种子植物名称）

分布：四川西南部、云南中部和西北部。

民族药：白药、普米药。

大果人面子

Dracontomelon macrocarpum H. L. Li

分布：云南南部（勐腊）。

扁桃

Mangifera persiciforma C. Y. Wu & T. L. Ming

异名：*Mangifera persiciformis* C. Y. Wu et T. L. Ming

别名：酸果（广西）、唛咖（壮语）

分布：云南（东南部）、贵州（南部）、广西（南部）。

青麸杨

Rhus potaninii Maxim.

分布：甘肃南部、河南、陕西南部、山西南部、四川、云南西北部。

民族药：蒙药。

川麸杨

Rhus wilsonii Hemsl.

分布：四川西南部、云南东北部。

小漆树

Toxicodendron delavayi（Franch.）F. A. Barkl.

别名：漆树（云南）

分布：四川西南部、云南中部和北部。

071 冬青科 Aquifoliaceae

满树星

Ilex aculeolata Nakai

别名：梅叶冬青、鼠李冬青、天星木（全国中草药汇编）、白杆根、青心木（中国油脂植物）

分布：福建、广东、广西、贵州、湖北、湖南、江西、浙江（泰顺）。

民族药：苗药、瑶药。

棱枝冬青

Ilex angulata Merr. et Chun

别名：山绿茶（广西）

分布：广西、海南。

刺叶冬青

Ilex bioritsensis Hayata

别名：耗子刺、台湾冬青（云南种子植物名录）

分布：贵州（梵净山）、河北西南部、湖

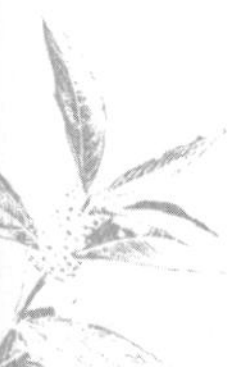

北西南部、湖南、四川、台湾中部、云南北部。

华中枸骨

Ilex centrochinensis S. Y. Hu

别名：华中冬青、针齿冬青（湖北）

分布：重庆（奉节、巫山）、湖北、云南；安徽栽培。

龙陵冬青

Ilex cheniana T. R. Dudley

异名：*Ilex congesta* H. W. Li et Y. R. Li

别名：密花冬青

分布：贵州西南部（安龙）、云南南部。

黄毛冬青

Ilex dasyphylla Merr.

别名：苦莲奴（福建）

分布：福建、广东、广西（桂南）、湖南、江西。

长柄冬青

Ilex dolichopoda Merr. et Chun

分布：海南（保亭、琼州）。

厚叶冬青

Ilex elmerrilliana S. Y. Hu

分布：安徽南部、福建、广东、广西、贵州、湖北、湖南、江西、四川（筠连）、浙江。

海南冬青

Ilex hainanensis Merr.

分布：广东（茂名、阳江）、广西、贵州、海南东部、湖南（绥宁、通道、张家界）、云南东南部（河口、金平）。

细刺枸骨

Ilex hylonoma Hu et Tang

分布：福建、广东、广西、贵州、湖北、湖南、四川、浙江。

扣树

Ilex kaushue S. Y. Hu

异名：*Ilex kudingcha* C.J.Tseng

别名：苦丁茶冬青

分布：广东、广西、海南、湖北、湖南、四川、云南东南部。

广东冬青

Ilex kwangtungensis Merr.

分布：福建、广东、广西、贵州、海南、湖南、江西、云南、浙江。

矮冬青

Ilex lohfauensis Merr.

分布：安徽南部（祁门、休宁）、福建、广东、广西、贵州、湖南、江西、浙江。

河滩冬青

Ilex metabaptista Loes. ex Diels

别名：柳叶冬青（湖北）

分布：重庆、广西、贵州、湖北、湖南、四川、云南东北部。

疏齿冬青

Ilex oligodonta Merr. et Chun

分布：福建、广东、湖南南部（宜章）。

毛冬青

Ilex pubescens Hook. et Arn.

别名：细叶青（浙江）、茶叶冬青（广东）、喉毒药、六月霜（广西）、水火药（新编中医学概要）

分布：安徽、福建、广东、广西、贵州、海南、湖北、湖南、江西、台湾、云南东南部、浙江。
民族药：苗药、瑶药。

有毛冬青

Ilex pubigera（C. Y. Wu ex Y. R. Li）S. K. Chen et Y. X. Feng
分布：福建、广东、湖南南部（宜章）。

香冬青

Ilex suaveolens（Lévl.）Loes.
分布：安徽南部（黄山）、福建、广东、广西、贵州、湖北、湖南、江西、四川、云南、浙江。

四川冬青

Ilex szechwanensis Loes.
分布：重庆、广东、广西、贵州、湖北、湖南、江西、四川、西藏东南部（察隅）、云南。

紫果冬青

Ilex tsoi Merrill & Chun
分布：安徽、福建、广东、广西、贵州、湖北、湖南、江苏、江西、四川、浙江。

尾叶冬青

Ilex wilsonii Loes.
别名：江南冬青（云南）
分布：安徽、福建、广东、广西、贵州、湖北、湖南、江西、四川、台湾、云南东北部、浙江。

072 卫矛科 Celastraceae

苦皮藤

Celastrus angulatus Maxim.
别名：苦树皮、菜药（陕西）、马断肠（甘肃、浙江）、南蛇根（湖北）、老虎麻藤（四川、贵州）、吊杆麻（贵州）。
分布：安徽、甘肃、广东、广西、贵州、河北、河南、湖北、湖南、江苏、江西、陕西、山东、四川、云南。

粉背南蛇藤

Celastrus hypoleucus（Oliv.）Warb. ex Loes.
别名：绵藤（中国树木分类学）、麻妹条（贵州草药）、来阿片（苗语）
分布：安徽、甘肃东部、贵州、河南、湖北、湖南、陕西、四川、云南、浙江。
民族药：侗药、苗药。

窄叶南蛇藤

Celastrus oblanceifolius Wang et Tsoong
分布：安徽、福建、广东、广西、湖南、江西、浙江。

短梗南蛇藤

Celastrus rosthornianus Loes.
别名：白花藤、大藤菜（云南）、黄绳儿（中国高等植物图鉴）
分布：安徽、福建、甘肃、广东、广西、贵州、河南、湖北、湖南、江西、陕西南部、山西、四川、云南、浙江。
民族药：瑶药。

皱叶南蛇藤

Celastrus rugosus Rehd. et Wils.
异名：*Celastrus glaucophyllus* var. *rugosus*

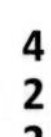

（Rehder & E. H. Wilson）C. Y. Wu ex Y. C. Ho
别名：皱脉灰叶南蛇藤、南蛇藤（贵州）
分布：广西北部、贵州、湖北、陕西南部、四川、西藏东部、云南。

星刺卫矛
Euonymus actinocarpus Loes.
异名：*Euonymus angustatus* Aprague
别名：紫刺卫矛、棱枝卫矛、小千斤（贵州）
分布：甘肃、广东、广西、贵州、湖北、湖南、陕西、四川、云南。

小千金
Euonymus aculeatus Hemsl.
别名：软刺卫矛、白背紫刺卫矛（云南种子植物名录）、黄刺卫矛（中国高等植物图鉴）
分布：广东、广西、贵州、河南、湖北、湖南、四川、云南。
民族药：苗药、瑶药。

百齿卫矛
Euonymus centidens Lévl.
别名：七星剑（广西）
分布：安徽、福建、广东、广西、贵州、河南、湖北、湖南、江苏、江西、四川、云南、浙江。

隐刺卫矛
Euonymus chui Hand.-Mazz.
分布：甘肃、湖北、湖南、四川、云南。

裂果卫矛
Euonymus dielsianus Loes. ex Diels
异名：*Euonymus leclerei* H.Lév.
别名：革叶卫矛
分布：广东、广西、贵州、河南、湖北、湖南、江西、四川、云南、浙江。

鸭椿卫矛
Euonymus euscaphis Hand.-Mazz.
别名：鸦椿卫矛
分布：安徽、福建、广东、湖南、江西、浙江。

流苏卫矛
Euonymus gibber Hance
异名：*Euonymus xylocarpus* C. Y. Cheng et Z. M. Gu
别名：木果卫矛
分布：广东、海南、台湾、云南。

纤齿卫矛
Euonymus giraldii Loes.
别名：纤齿卫矛
分布：安徽、甘肃、河北、河南、湖北、宁夏、青海、陕西、山西、四川、云南。

耿马卫矛
Euonymus kengmaensis C. Y. Cheng ex J. S. Ma
异名：*Euonymus virens* C. Y. Wu
别名：常绿卫矛、黄皮杜仲（云南）、山杜仲、岩杜仲（曲靖专区中草药手册）
分布：云南。

小果卫矛
Euonymus microcarpus（Oliv.）Sprague
分布：河南、湖北、陕西、四川、西藏、云南。

大果卫矛

Euonymus myrianthus Hemsl.

别名：白鸡槿（浙江）、青得乃（广西）

分布：安徽、福建、广东、广西、贵州、湖北、湖南、江西、陕西、四川、云南、浙江。

民族药：瑶药、苗药。

栓翅卫矛

Euonymus phellomanus Loes.

别名：白檀子、八肋木（宁夏）、翅卫矛（高原中草药治疗手册）

分布：甘肃、河南、湖北、宁夏、青海、陕西、山西、四川。

陕西卫矛

Euonymus schensianus Maxim.

别名：八树、石枣（湖北）

分布：甘肃、贵州、河南、湖北、宁夏、陕西、四川。

曲脉卫矛

Euonymus venosus Hemsl.

分布：河南、湖北、湖南、陕西、四川、云南。

长刺卫矛

Euonymus wilsonii Sprague

别名：小梅花树（广西）、扣子花、岩风（中国高等植物图鉴）、刺果卫矛（中国树木分类学）、狭叶刺果卫矛（云南种子植物名录）

分布：广西、贵州、湖北、陕西、四川、云南。

云南卫矛

Euonymus yunnanensis Franch.

异名：*Euonymus linearifolius* Franch.

别名：小青黄、野石榴（云南）、金丝杜仲（植物名实图考）、线叶卫矛、小接骨丹、黄皮杜仲（云南）、线叶金丝杜仲（云南种子植物名录）

分布：贵州、四川、西藏、云南。

民族药：景颇药、彝药。

冬青沟瓣

Glyptopetalum aquifolium（Loes. et Rehd.）C. Y. Cheng et Q. S. Ma

异名：*Euonymus aquifolium* Loes. & Rehder

别名：刺叶卫矛

分布：四川（峨边、瓦山）。

罗甸沟瓣

Glyptopetalum feddei（Lévl.）D. Hou

别名：罗甸沟瓣木

分布：广西西北部（凤山、南丹、天峨）、贵州南部（罗甸）。

小檗裸实

Gymnosporia berberoides W. W. Smith

异名：*Maytenus berberoides*（W. W. Smith）S. J. Pei et Y. H. Li

别名：小檗美登木、小檗状裸实

分布：四川、云南。

细梗裸实

Gymnosporia graciliramula（S. J. Pei & Y. H. Li）Q. R. Liu & Funston

异名：*Maytenus longlinensis* C. Y. Cheng et Y. H. Li

分布：广西、云南。

圆叶裸实

Gymnosporia orbiculata（C. Y. Wu ex S. J.

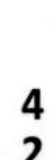

Pei & Y. H. Li) Q. R. Liu & Funston
异名：*Maytenus orbiculata* C. Y. Wu
分布：云南。

滇南美登木
Maytenus austroyunnanensis S. J. Pei et Y. H. Li
分布：云南。

密花美登木
Maytenus confertiflora J. Y. Luo & X. X. Chen
别名：亚棱侧（广西壮语）
分布：广西。

广西美登木
Maytenus guangxiensis C. Y. Cheng et W. L. Sha
别名：陀螺钮（广西）
分布：广西。

福建假卫矛
Microtropis fokienensis Dunn
分布：安徽、福建、湖南、江西、台湾、浙江。

密花假卫矛
Microtropis gracilipes Merr. et Metc.
分布：福建、广东、广西、贵州、湖南。

方枝假卫矛
Microtropis tetragona Merr. et Freem.
别名：四棱假卫矛（拉汉英种子植物名称）
分布：广西南部、海南、西藏东南部、云南东南部。

核子木
Perrottetia racemosa（Oliv.）Loes.
分布：重庆、广西、贵州、湖北西南部、湖南西北部、四川、云南南部和东南部。

073 翅子藤科 Hippocrateaceae

无柄五层龙
Salacia sessiliflora Hand.-Mazz.
别名：棱子藤、鸡卵黄（广西）、野黄果、野柑子（云南）
分布：贵州（梵净山）、河北、河南、湖北、陕西、四川、云南。

074 省沽油科 Staphyleaceae

膀胱果
Staphylea holocarpa Hemsl.
别名：白凉子、泡泡树（陕西）、凉子树（河南）、大果省沽油（峨眉植物志）
分布：安徽、甘肃、广东、广西、贵州、湖北、湖南、陕西、四川、西藏东部、云南东南部、浙江。

锐尖山香圆
Turpinia arguta Seem.
别名：山香圆、五寸铁树、尖树、黄柿（广西）
分布：安徽、重庆、福建、广东、广西、贵州、湖北、湖南、江西、浙江。
民族药：苗药。

075 茶茱萸科 Icacinaceae

马比木
Nothapodytes pittosporoides（Oliv.）Sleum.

分布：甘肃、广东、广西、贵州、湖北、湖南、四川。

民族药：苗药。

076 槭树科 Aceraceae

紫果枫

Acer cordatum Pax

别名：紫果槭

分布：安徽、福建、广东、广西、贵州、海南、湖北、湖南、江西、四川、云南、浙江。

樟叶枫

Acer coriaceifolium Lévl.

别名：樟叶槭

分布：安徽南部、福建、广东、广西北部、贵州、湖北、湖南、江苏、江西、四川东南部、浙江。

毛花枫

Acer erianthum Schwer.

别名：毛花槭

分布：甘肃南部、广西北部、湖北西部、陕西南部、四川、云南。

三叶枫

Acer henryi Pax

别名：建始槭、三叶槭（中国植物图谱）

分布：安徽、福建、甘肃、贵州、河南、湖北、湖南、江苏、陕西南部、山西南部、四川、浙江。

桂林枫

Acer kweilinense Fang et Fang f.

别名：三角枫（广西）

分布：广西东北部、贵州东南部。

疏花枫

Acer laxiflorum Pax

别名：疏花槭、川康槭（中国树木分类学）

分布：四川、云南。

金沙枫

Acer paxii Franch.

别名：金沙槭

分布：广西中部和北部、贵州、四川西南部、云南西北部。

陕甘枫

Acer shenkanense W. P. Fang ex C. C. Fu

别名：陕甘槭

分布：甘肃东南部、湖北西部、陕西南部、四川北部和西北部。

中华枫

Acer sinense Pax

别名：中华槭、丫角树（中国树木分类学）

分布：福建、广东、广西、贵州、河南、湖北、四川。

天目枫

Acer sinopurpurascens Cheng

别名：天目槭

分布：安徽南部、湖北东北部、江西北部、浙江西北部。

角叶枫

Acer sycopseoides Chun

别名：角叶槭

分布：广西北部、贵州南部、云南中部。

077 七叶树科 Hippocastanaceae

七叶树

Aesculus chinensis var. *chinensis* Bunge

异名：*Aesculus chinensis* var. *chekiangensis*（Hu et Fang）Fang

别名：浙江七叶树、浙江天师栗（全国中草药汇编）

分布：重庆、甘肃南部、广东北部、贵州、河南西南部、湖北西部、湖南、江西西部、陕西南部、四川、云南东北部，河北、河南北部、江苏南部、陕西南部、山西南部、浙江北部有栽培。

078 无患子科 Sapindaceae

复羽叶栾树

Koelreuteria bipinnata Franch.

异名：*Koelreuteria bipinnata* var. *integrifoliola*（Merr.）T. Chen

别名：全缘叶栾树、黄山栗树（通称）、山膀光（南京）、圆扎拉、巴拉子（湖南）

分布：广东、广西、贵州、湖北、湖南、四川、云南。

川滇无患子

Sapindus delavayi（Franch.）Radlk.

别名：油患子（四川）、打冷冷、菩提子（云南）、皮哨子（滇南本草）

分布：贵州、湖北、陕西、四川、云南。

民族药：傈僳药。

079 清风藤科 Sabiaceae

泡花树

Meliosma cuneifolia Franch.

别名：降龙木（陕西中草药）、龙须木、黑木（中国树木分类学）

分布：安徽、甘肃东部、贵州、河南、湖北、湖南、陕西南部、山西、四川、西藏南部、云南中部和北部。

垂枝泡花树

Meliosma flexuosa Pamp.

分布：安徽、福建、广东北部、贵州、河南、湖北西部、湖南、江苏、江西、陕西南部、四川东部、浙江。

腺毛泡花树

Meliosma glandulosa Cufod.

异名：*Meliosma oldhami* var. *glandulifera* Cufod.

分布：广东北部、广西东部、贵州中南部。

细花泡花树

Meliosma parviflora Lecomte

分布：河南、湖北西部、江苏南部、四川、西藏、浙江北部。

灰背清风藤

Sabia discolor Dunn

别名：腰痛灵、风藤、叶上果（贵州）

分布：福建、广东、广西、贵州、江西、浙江。

凹萼清风藤

Sabia emarginata Lecomte

别名：凹叶清风藤（中国植物志）

分布：广西东北部、贵州、湖北西部和南部、湖南西部、四川中部和东部。

四川清风藤

Sabia schumanniana Diels

别名：女儿藤、青木香（中国高等植物

图鉴）
分布：重庆、贵州西部和北部、河南、湖北西部、陕西、四川东部和南部、云南中部。
民族药：布依药、瑶药。

多花清风藤
Sabia schumanniana subsp. *pluriflora*（Rehder & E. H. Wilson）Y. F. Wu
异名：*Sabia schumanniana* var. *bicolor*（L. Chen）Y. F. Wu
别名：两色清风藤
分布：贵州西部、湖北西部、四川东部和南部、云南中部。

080 凤仙花科 Balsaminaceae

大叶凤仙花
Impatiens apalophylla Hook. f.
别名：山泽兰（广西苍梧）
分布：广东、广西、贵州、云南南部。

睫毛萼凤仙花
Impatiens blepharosepala Pritz. ex Diels
别名：睫萼凤仙花、透明麻（湖北）
分布：安徽、福建、广东、广西、贵州、湖北、湖南、江西、浙江。
民族药：苗药。

鸭跖草状凤仙花
Impatiens commelinoides Hand.-Mazz.
分布：福建、广东、湖南、江西、浙江。

蓝花凤仙花
Impatiens cyanantha Hook. f.
分布：贵州、云南东南部。

牯岭凤仙花
Impatiens davidii Franch.
别名：黄凤仙花（中药大辞典）
分布：安徽、福建、广东、湖北、湖南、江西、浙江。

耳叶凤仙花
Impatiens delavayi Franch.
分布：四川西南部、西藏东南部、云南。

齿萼凤仙花
Impatiens dicentra Franch. ex Hook. f.
分布：贵州、河南、湖北西部、湖南、陕西、四川、云南（镇雄）。

心萼凤仙花
Impatiens henryi Pritz. ex Diels
别名：神农架凤仙花
分布：湖北西北部。

毛凤仙花
Impatiens lasiophyton Hook. f.
分布：广西、贵州、云南。

细柄凤仙花
Impatiens leptocaulon Hook. f.
别名：冷水七（湖北）、红冷草（湖南）、劳伤药（贵州）
分布：贵州、河南、湖北西部、湖南、四川、云南。

长翼凤仙花
Impatiens longialata Pritz. ex Diels
分布：湖北西部、四川东部。

路南凤仙花
Impatiens loulanensis Hook. f.

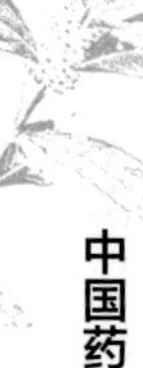

分布：贵州、云南。

小距凤仙花

Impatiens microcentra Hand.-Mazz.

别名：小距凤仙、水指甲（贵州）、短距凤仙花（中药大辞典）

分布：云南西北部（怒江）。

山地凤仙花

Impatiens monticola Hook. f.

分布：重庆（缙云山）、四川（峨眉山、洪雅）。

丰满凤仙花

Impatiens obesa Hook. f.

分布：广东北部、湖南、江西。

峨眉凤仙花

Impatiens omeiana Hook. f.

分布：四川。

湖北凤仙花

Impatiens pritzelii Hook. f.

异名：*Impatiens pritzelii* var. *hupehensis* J. D. Hooker

别名：冷水七、红苋、一口血、霸王七、止痛丹（湖北）

分布：湖北西北部、四川东部。

民族药：土家药。

翼萼凤仙花

Impatiens pterosepala Hook. f.

别名：冷水丹、水牛膝、金牛膝、冷子草、蹦蹦子（湖北）

分布：安徽、广西、河南、湖北、湖南、陕西、四川。

弯距凤仙花

Impatiens recurvicornis Maxim.

别名：天芝麻（湖北）

分布：湖北西部、四川。

窄萼凤仙花

Impatiens stenosepala Pritz. ex Diels

分布：重庆、甘肃、贵州、河南、湖北、湖南、陕西、山西、四川。

天全凤仙花

Impatiens tienchuanensis Y. L. Chen

分布：四川西部（汉源、天泉）。

滇水金凤

Impatiens uliginosa Franch.

分布：云南。

白花凤仙花

Impatiens wilsonii Hook. f.

分布：四川（峨眉山）。

081 鼠李科 Rhamnaceae

大叶勾儿茶

Berchemia huana Rehd.

分布：安徽、福建、湖北、湖南、江苏、江西、浙江。

牯岭勾儿茶

Berchemia kulingensis Schneid.

别名：熊柳、青藤（中国植物志）

分布：安徽、福建、广西、贵州、湖北、湖南、江苏、江西、四川、浙江。

峨眉勾儿茶

Berchemia omeiensis Fang ex Y. L. Chen

分布：贵州北部、湖北西部、四川。

勾儿茶

Berchemia sinica C. K. Schneid.

异名：*Berchemia yunnanensis* Franch.

别名：云南勾儿茶、牛鼻足秧（河南）、铁光棍（湖北）

分布：甘肃、贵州、河南、湖北、陕西、山西、四川、云南。

民族药：白药、苗药。

小勾儿茶

Berchemiella wilsonii（Schneid.）Nakai

分布：安徽、湖北西部、浙江。

铜钱树

Paliurus hemsleyanus Rehder ex Schir. & Olabi

别名：摇钱树、刺凉子（陕西）、金钱树（安徽）、鸟不宿（浙江）、串树（四川）

分布：安徽、重庆、甘肃、广东、广西、贵州、河南、湖北、湖南、江苏、江西、陕西、四川、云南、浙江。

川滇猫乳

Rhamnella forrestii W. W. Smith

分布：四川西部和西南部、西藏东部和东南部、云南西北部。

民族药：藏药。

山绿柴

Rhamnus brachypoda C. Y. Wu ex Y. L. Chen

分布：湖北、陕西。

刺鼠李

Rhamnus dumetorum Schneid.

别名：叶李子（四川）

分布：安徽、甘肃东南部、贵州、湖北西部、江西、山西南部、四川、西藏、云南西北部、浙江。

贵州鼠李

Rhamnus esquirolii H. Lév.

别名：铁滚子、紫棍柴（贵州）、无刺鼠李（中国高等植物图鉴）

分布：广西、贵州、湖北西部、四川西北部、云南南部。

黄鼠李

Rhamnus fulvotincta F. P. Metcalf

异名：*Rhamnus fulvotincta* Metcalf

分布：广东、广西、贵州。

川滇鼠李

Rhamnus gilgiana Heppl.

别名：刺绿皮（植物名实图考）、金沙鼠李（云南种子植物名录）

分布：四川西南部、云南西北部。

异叶鼠李

Rhamnus heterophylla Oliv.

别名：崖枣树（中国树木分类学）

分布：甘肃东南部、贵州、湖北西部、陕西南部、四川、云南。

湖北鼠李

Rhamnus hupehensis Schneid.

分布：湖北西部。

薄叶鼠李

Rhamnus leptophylla Schneid.

别名：绿皮刺

分布：安徽、福建、广东、广西、贵州、

河南、湖北、湖南、江西、陕西、山东、四川、云南、浙江。

民族药：彝药。

甘青鼠李

Rhamnus tangutica J. Vass.

别名：粗叶鼠李（秦岭植物志）

分布：甘肃南部、河南西部、青海、陕西中部、四川西部、西藏东部。

纤细雀梅藤

Sageretia gracilis Drumm. et Sprague

别名：铁藤、筛子簸箕果（云南）

分布：广西西部、西藏东部和东南部、云南。

刺藤子

Sageretia melliana Hand.-Mazz.

分布：安徽、福建、广东、广西、贵州、湖北、湖南、江西、云南东南部（西畴）、浙江。

少脉雀梅藤

Sageretia paucicostata Maxim.

别名：对节刺（河南）、对节木（中国树木分类学）

分布：甘肃、河北、河南、陕西、山西、四川、西藏东部、云南。

海南翼核果

Ventilago inaequilateralis Merr. et Chun

别名：斜叶翼核果（云南）

分布：广西西部、贵州西南部、海南、云南南部。

山枣

Ziziphus montana W. W. Smith

分布：四川西部和西南部、西藏东部、云南西北部。

民族药：藏药。

082 葡萄科 Vitaceae

酸蔹藤

Ampelocissus artemisiifolia Planchon

异名：*Ampelocissus artemisiaefolia* Planch. ex Franch.

别名：大九节铃、艾叶酸蔹藤、牛角天麻、铜皮铁箍（云南）

分布：四川、云南。

乌头叶蛇葡萄

Ampelopsis aconitifolia Bunge

别名：过山龙（陕西）、草葡萄、草血藤、洋葡萄、狗葡萄（全国中草药汇编）

分布：甘肃、河北、黑龙江、河南、吉林、辽宁、内蒙古、宁夏、陕西、山东、山西、四川。

民族药：蒙药、白药、瑶药、侗药。

蓝果蛇葡萄

Ampelopsis bodinieri（Lévl. et Vant.）Rehd.

别名：大接骨丹（陕西）、闪光蛇葡萄、过山龙（全国中草药汇编）

分布：福建、广东、广西、贵州、海南、河南、湖北、湖南、陕西、四川、云南。

羽叶蛇葡萄

Ampelopsis chaffanjonii（H. Léveillé & Vaniot）Rehder

别名：鱼藤（湖北）、羽叶牛果藤（云南）

分布：安徽、重庆、广西、贵州、湖北、湖南、江西、四川、云南。

三裂蛇葡萄

Ampelopsis delavayana Planch. ex Franch.

别名：见肿消（陕西）、五爪金、五爪龙、破石珠（全国中草药汇编）、赤木通（植物名实图考）

分布：重庆、福建、甘肃、广东、广西、贵州、海南、河北、河南、湖北、江苏、吉林、辽宁、内蒙古、陕西、山东、四川、云南。

民族药：苗药、彝药、拉祜药、傣药、瑶药、土家药。

大叶蛇葡萄

Ampelopsis megalophylla Diels et Gilg

别名：藤茶（贵州）、大叶牛果藤（云南）

分布：重庆、甘肃、贵州、湖北、江西、陕西、四川、云南。

白毛乌蔹莓

Cayratia albifolia C. L. Li

异名：*Cayratia albifolia* var. *glabra*（Gagnep.）C. L. Li

别名：脱毛乌蔹莓

分布：安徽、福建、广东、广西、贵州、湖北、湖南、江西、四川、云南、浙江。

短柄乌蔹莓

Cayratia cardiospermoides（Planch.）Gagnep.

分布：四川、云南。

花叶地锦

Parthenocissus henryana（Hemsl.）Diels et Gilg

别名：川鄂爬山虎、猪蹄甲子（陕西）、飞天香（湖北）、红叶爬山虎（秦岭植物志）

分布：重庆、甘肃、广西、贵州、河南、湖北、陕西、四川、云南。

绿叶地锦

Parthenocissus laetevirens Rehd.

分布：安徽、福建、广东、广西、河南、湖北、湖南、江苏、江西、四川、浙江。

栓翅地锦

Parthenocissus suberosa Hand.-Mazz.

别名：栓翅爬山虎

分布：广西、贵州、湖南、江西。

叉须崖爬藤

Tetrastigma hypoglaucum Planch.

别名：叉须岩爬藤、狭叶崖爬藤、五虎下山、雪里高（云南）、白背崖爬藤（云南种子植物名录）

分布：四川、云南。

民族药：傣药、彝药、德昂药、景颇药、傈僳药。

显孔崖爬藤

Tetrastigma lenticellatum C. Y. Wu ex W. T. Wang

别名：显孔岩爬藤

分布：云南。

海南崖爬藤

Tetrastigma papillatum（Hance）C. Y. Wu

异名：*Tetrastigma hainanense* Chun & F. C. How

分布：广西、贵州、海南。

菱叶崖爬藤

Tetrastigma triphyllum（Gagnep.）W. T. Wang

分布：四川（冕宁）、云南。

蘡薁

Vitis bryoniifolia Bunge

异名：*Vitis adstricta* Hance

别名：野葡萄、山葡萄（全国中草药汇编）、华北葡萄

分布：安徽、福建、广东、广西、河北、湖北、湖南、江苏、江西、陕西、山东、山西、四川、云南、浙江。

东南葡萄

Vitis chunganensis Hu

分布：安徽、福建、广东、广西、湖南、江西、浙江。

闽赣葡萄

Vitis chungii Metcalf

别名：背带藤（全国中草药汇编）

分布：福建、广东、广西、江西。

刺葡萄

Vitis davidii（Roman. du Caill.）Foex.

别名：山葡萄（全国中草药汇编）

分布：安徽、重庆、福建、甘肃、广东、广西、贵州、湖北、湖南、江苏、江西、陕西、四川、云南、浙江。

民族药：傈僳药、土家药。

菱叶葡萄

Vitis hancockii Hance

分布：安徽、福建、江西、浙江。

变叶葡萄

Vitis piasezkii Maxim.

别名：复叶葡萄、黑葡萄（全国中草药汇编）

分布：重庆、甘肃、河北、河南、陕西、山西、四川、浙江。

秋葡萄

Vitis romanetii Romanet du Caillaud

别名：扁担藤、野葡萄（全国中草药汇编）

分布：安徽、甘肃、河南、湖北、湖南、江苏、陕西、四川。

湖北葡萄

Vitis silvestrii Pamp.

别名：野葡萄（江西）

分布：湖北西部、陕西南部。

小叶葡萄

Vitis sinocinerea W. T. Wang

分布：福建、湖北、湖南、江苏、江西、台湾、云南、浙江。

大果俞藤

Yua austro-orientalis（Metcalf）C. L. Li

分布：福建、广东、广西、江西。

083 杜英科 Elaeocarpaceae

冬桃

Elaeocarpus duclouxii Gagnep.

别名：大关杜英（云南种子植物名录）、广西杜英（拉汉英种子植物名称）

分布：广东、广西、贵州、湖北、湖南、江西、四川、云南。

薄果猴欢喜

Sloanea leptocarpa Diels

别名：红壳木（广西）

分布：福建、广东、广西、贵州、湖南、四川、云南。

084 椴树科 Tiliaceae

黄麻叶扁担杆

Grewia henryi Burret

分布：福建、广东、广西、贵州、江西、云南。

华椴

Tilia chinensis Maxim.

别名：中华椴

分布：甘肃、河南、湖北、陕西、四川、西藏、云南。

民族药：彝药。

毛糯米椴

Tilia henryana Szyszyl.

别名：糯米椴

分布：安徽、河南、湖北、湖南、江苏、江西、陕西、浙江。

蒙椴

Tilia mongolica Maxim.

分布：河北、河南、辽宁西部、内蒙古、山西。

鄂椴

Tilia oliveri Szyszyl.

别名：粉椴

分布：甘肃、湖北、湖南、陕西、四川。

少脉椴

Tilia paucicostata Maxim.

别名：筒果椴、小叶椴（湖北）

分布：甘肃、河北、河南、湖北、湖南、陕西、四川、云南。

085 锦葵科 Malvaceae

木里秋葵

Abelmoschus muliensis Feng

分布：四川西南部（米易、木里）。

圆锥苘麻

Abutilon paniculatum Hand.-Mazz.

分布：四川西南部（木里）、云南西北部。

美丽芙蓉

Hibiscus indicus（Burm. f.）Hochr.

别名：野槿麻、大椂山芙蓉（海南）、野芙蓉、野棉花（云南）、芙蓉木槿（海南植物志）

分布：广东、广西、海南、四川、台湾、云南。

民族药：傣药、哈尼药。

贵州芙蓉

Hibiscus labordei Lévl.

别名：自东桃、湖榕树（广西）

分布：广西北部、贵州南部。

华木槿

Hibiscus sinosyriacus L. H. Bailey

分布：广西、贵州、湖南（衡山、黔阳）、江西（庐山）。

台湾芙蓉

Hibiscus taiwanensis S. Y. Hu

分布：台湾（阿里山）。

中华黄花稔

Sida chinensis Retz.

分布：海南、台湾、云南。

拔毒散

Sida szechuensis Matsuda

别名：尼/迷/马庄棵（云南）、小粘药（昆明）、王不留行（滇南本草）

分布：广西、贵州、四川、云南。

民族药：彝药、傈僳药、佤药、瑶药、傣药、景颇药、阿昌药、德昂药、基诺药。

云南黄花稔

Sida yunnanensis S. Y. Hu

分布：广东、广西、贵州、四川、云南。

086 梧桐科 Sterculiaceae

桂火绳

Eriolaena kwangsiensis Hand.-Mazz.

别名：广西火绳树

分布：广西、云南南部。

云南梧桐

Firmiana major（W. W. Smith）Hand.-Mazz.

分布：四川西南部，云南中部、西部和南部。

民族药：彝药。

景东翅子树

Pterospermum kingtungense C. Y. Wu ex Hsue

分布：云南西南部（景洪）。

短炳苹婆

Sterculia brevissima H.H. Hsue ex Y. Tang、M.G. Gilbert & Dorr

分布：云南南部。

民族药：傣药。

粉苹婆

Sterculia euosma W. W. Smith

分布：广西西南部、贵州南部、西藏、云南西南部（腾冲）。

海南苹婆

Sterculia hainanensis Merr. et Chun

别名：小苹婆（中国树木分类学）

分布：广西南部、海南东部。

087 猕猴桃科 Actinidiaceae

金花猕猴桃

Actinidia chrysantha C. F. Liang

分布：广东、广西、湖南、江西。

柱果猕猴桃

Actinidia cylindrica C. F. Liang

分布：广西。

毛花猕猴桃

Actinidia eriantha Benth.

别名：糙毛猕猴桃、白藤梨（通称）、毛花杨桃（中国高等植物图鉴）、山蒲桃、毛冬瓜（全国中草药汇编）

分布：福建、广东、广西、贵州、湖南、江西、浙江。

民族药：侗药。

粉毛猕猴桃

Actinidia farinosa C. F. Liang

分布：广西西北部（田林）。

长叶猕猴桃

Actinidia hemsleyana Dunn

分布：福建北部、江西东部、浙江南部。

蒙自猕猴桃

Actinidia henryi Dunn

别名：多齿猕猴桃、藤沙梨、奶果猕猴桃、小果冬藤（广西）

分布：广东、广西、贵州、湖南、云南。

小叶猕猴桃

Actinidia lanceolata Dunn

分布：安徽、福建、广东、湖南、江苏、江西、浙江。

两广猕猴桃

Actinidia liangguangensis C. F. Liang

别名：鱼网藤（广西）

分布：广东、广西、湖南（江华）。

大籽猕猴桃

Actinidia macrosperma C. F. Liang

分布：安徽、广东、湖北、江苏、江西、浙江。

黑蕊猕猴桃

Actinidia melanandra Franch.

异名：*Actinidia melanandra* var. *subconcolor* C. F. Liang

别名：褪粉猕猴桃

分布：安徽、重庆、福建、甘肃、贵州、河南、湖北、湖南、江西、陕西、四川、云南、浙江。

美丽猕猴桃

Actinidia melliana Hand.-Mazz.

别名：红毛藤、红网藤（广西）

分布：广东、广西、海南、湖南、江西。

民族药：瑶药。

清风藤猕猴桃

Actinidia sabiifolia Dunn

异名：*Actinidia sabiaefolia* Dunn

分布：安徽、福建、湖南、江西。

花楸猕猴桃

Actinidia sorbifolia C. F. Liang

分布：贵州、湖南（城步）、四川（犍为）。

安息香猕猴桃

Actinidia styracifolia C. F. Liang

分布：福建、贵州、湖南、江西。

四萼猕猴桃

Actinidia tetramera Maxim.

别名：小洋桃藤、大气藤（陕西）

分布：重庆、甘肃、河南、湖北、陕西、四川、云南。

毛蕊猕猴桃

Actinidia trichogyna Franch.

分布：重庆（城口、巫山、巫溪）、贵州（沿河）、湖北（鹤峰、利川）、湖南、江西（景德镇、黎川）、四川（万元县）。

对萼猕猴桃

Actinidia valvata Dunn

别名：猫气藤、沙梨藤、糯米饭藤（全国中草药汇编）

分布：安徽、福建、广东、湖北、湖南、江苏、江西、浙江。

显脉猕猴桃

Actinidia venosa Rehd.

分布：四川、西藏、云南。

葡萄叶猕猴桃

Actinidia vitifolia C. Y. Wu

分布：四川（峨边、雷波、马边）、云南。

聚锥水东哥

Saurauia thyrsiflora C. F. Liang et Y. S. Wang

别名：碧利木、水枇杷、勒苗、个毛（广西）、羊桃山枇杷（贵州）

分布：广西西部、贵州东南部、云南东部。

088 金莲木科 Ochnaceae

合柱金莲木

Sauvagesia rhodoleuca（Diels）M. C. E. Amaral

别名：辛木（广西）

分布：广东、广西。

089 山茶科 Theaceae

川杨桐

Adinandra bockiana Pritzel ex Diels

别名：川黄瑞木

分布：福建、广东东部和北部、广西、贵州西部和南部、湖南西部和南部、江西东部和南部、四川东部。

亮叶杨桐

Adinandra nitida Merr. ex Li

别名：亮叶黄瑞木

分布：广东、广西东部和南部、贵州东南部。

浙江山茶

Camellia chekiangoleosa Hu

别名：浙江红山茶、红花油茶（中国高等植物图鉴）

分布：安徽、福建北部、湖南东部、江西东部和西部、浙江。

心叶毛蕊茶

Camellia cordifolia（Metc.）Nakai

分布：福建西南部、广东、广西、贵州、湖南南部和西南部、江西南部、云南东南部。

连蕊茶

Camellia cuspidata（Kochs）H. J. Veitch

别名：尖连蕊茶、尖叶山茶、阿连衣（贵州）

分布：安徽南部、福建、广东北部、广西北部、贵州、湖北、湖南、江西、陕西南部、四川、云南南部、浙江。

东南山茶

Camellia edithae Hance

别名：尖萼红山茶

分布：福建、广东东北部、江西东南部。

柃叶连蕊茶

Camellia euryoides Lindl.

分布：福建、广东北部、湖南东南部、江西、四川、台湾。

毛花连蕊茶

Camellia fraterna Hance

别名：连蕊茶（中国高等植物图鉴）

分布：安徽、福建、河南、江苏南部、江西、浙江。

秃房茶

Camellia gymnogyna H. T. Chang

别名：那梅些（广西）
分布：广东西部、广西北部、贵州南部、云南东南部。
民族药：侗药。

长梗茶

Camellia longipedicellata（Hu）Hung T. Chang & D. Fang
别名：长柄山茶、山茶花（广西）
分布：广西中部。

西南山茶

Camellia pitardii Coh. St.
别名：西南红山茶、匹他山茶（贵州）、野山茶（云南种子植物名录）
分布：广西北部和东北部、贵州、湖北西部、湖南、四川、云南东北部和东南部。

多齿山茶

Camellia polyodonta How ex Hu
别名：多齿红山茶
分布：广东西部、广西东部和东北部、湖南西南部。

滇山茶

Camellia reticulata Lindl.
异名：*Camellia pitardii* var. *yunnanica* Sealy
别名：云南野茶花、窄叶西南红山茶、野茶花、红花油茶（云南）、南山茶（中国高等植物图鉴）
分布：贵州西部、四川西南部、云南。
民族药：彝药。

川鄂连蕊茶

Camellia rosthorniana Hand.-Mazz.
分布：广西北部、贵州北部、湖北西部、湖南西部、四川东部。
民族药：苗药。

柳叶毛蕊茶

Camellia salicifolia Champ. ex Benth.
分布：福建、广东、广西东部、江西南部、台湾。

怒江山茶

Camellia saluenensis Stapf ex Bean
别名：怒江红山茶、威宁短柱茶、狗爪爪、野茶花（云南）
分布：贵州西部、四川西南部、云南中部和西部。

南山茶

Camellia semiserrata Chi
分布：广东、广西东部和北部。

毛枝连蕊茶

Camellia trichoclada（Rehd.）Chien
分布：福建东部、浙江南部。

尖萼毛柃

Eurya acutisepala P. T. Li
别名：苦白腊、尖叶柃木（贵州）
分布：福建、广东北部、广西、贵州、湖南、江西、云南东南部、浙江南部。

翅柃

Eurya alata Kobuski
别名：柃木（湖南）
分布：安徽南部、福建、广东北部、广西北部、贵州东部、河南、湖北西部、湖南、江西东部、陕西南部、四川东部、浙江南部。

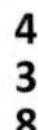

耳叶柃

Eurya auriformis H. T. Chang

别名：三旱木（广西）

分布：广东、广西东部。

短柱柃

Eurya brevistyla Kobuski

分布：安徽、福建中部和北部、广东西北部、广西北部、贵州、河南、湖北西部、湖南西部、江西北部、陕西南部、四川、云南东北部和东南部。

秃小耳柃

Eurya disticha Chun

分布：广东南部。

微毛柃

Eurya hebeclados Ling

分布：安徽南部、福建、广东北部、广西、贵州东南部、河南、湖北西部、湖南、江苏南部、江西、四川东南部、浙江。

凹脉柃

Eurya impressinervis Kobuski

分布：广东西南部和西北部、广西、贵州东南部、湖南南部、江西南部、云南西北部和东南部。

贵州毛柃

Eurya kueichowensis P. T. Li

分布：广西北部、贵州、湖北西部、四川东部和东南部、云南东北部和东南部。

细枝柃

Eurya loquaiana Dunn

别名：黑水柃木（广西）、短尾叶柃、罗葵氏柃（海南植物志）

分布：安徽南部、福建、广东、广西、贵州、海南、河南、湖北西部、湖南南部和西南部、江西、四川南部、台湾、云南东南部、浙江南部。

黑柃

Eurya macartneyi Champ.

分布：福建北部、广东、广西东部和南部、海南、湖南、江西东部和南部。

格药柃

Eurya muricata Dunn

别名：刺柃、硬壳紫（云南）

分布：安徽南部、福建、广东、贵州、湖北东部、湖南、江苏南部、江西、四川东南部和西部、云南南部和东南部、浙江。

钝叶柃

Eurya obtusifolia H. T. Chang

分布：广西北部、贵州、湖北西部、湖南西北部、陕西南部、四川、云南东北部。

金叶柃

Eurya obtusifolia var. *aurea*（H. Lév.）Ming

异名：*Eurya aurea*（Levl.）Hu et L. K. Ling

分布：广西北部、贵州、湖北西部、四川东部、云南东北部。

长毛柃

Eurya patentipila Chun

分布：广东西部、广西。

四角柃

Eurya tetragonoclada Merr. et Chun

分布：广东北部和西南部、广西、贵州北部、河南南部、湖北西部、湖南西部和南部、江西西南部、四川东部、云南东南部。

单耳柃

Eurya weissiae Chun

分布：福建、广东中部和北部、广西北部、贵州东南部、湖南南部、江西东部和南部、浙江南部。

长喙紫茎

Stewartia rostrata Spongberg

别名：长柱紫茎

分布：安徽、河南、湖北、湖南东部、江西、浙江。

尖萼厚皮香

Ternstroemia luteoflora L. K. Ling

别名：木铁老虎（广西）

分布：福建、广东、广西、贵州、湖北、湖南、江西、云南东南部。

090 藤黄科 Guttiferae

金丝李

Garcinia paucinervis Chun et How

别名：碎棉（广西瑶语）、美芦敦（广西壮语）

分布：广西西部和西南部、云南东南部（麻栗坡）。

民族药：瑶药。

尖萼金丝桃

Hypericum acmosepalum N. Robson

别名：狭叶金丝桃、黄木（广西）

分布：广西西部和西北部、贵州东北部和西南部、四川西南部、云南。

无柄金丝桃

Hypericum augustini N. Robson

别名：黄香棵（云南）、南芒种花（云南种子植物名录）

分布：贵州西南部（安龙）、云南南部（景洪、石屏）。

栽秧花

Hypericum beanii N. Robson

别名：黄花香

分布：贵州西南部（安龙、贞丰）、四川中部（汉源）、云南东部。

民族药：哈尼药。

扬子小连翘

Hypericum faberi R. Keller ex Hand.-Mazz.

别名：西南遍地金（云南种子植物名录）

分布：安徽、福建、甘肃、广东、广西、贵州、湖北、湖南、江苏、江西、陕西、山西、四川、云南、浙江。

衡山金丝桃

Hypericum hengshanense W. T. Wang

分布：广东（连山）、广西（通山）、湖南（衡山、新宁）、江西（永新）。

民族药：苗药。

贵州金丝桃

Hypericum kouytchense Lévl.

别名：水香柴、上天梯（贵州）

分布：广西、贵州。

长柱金丝桃

Hypericum longistylum Oliv.

分布：安徽、甘肃、河南、湖北、湖南、

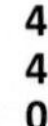

陕西。

北栽秧花

Hypericum pseudohenryi N. Robson

别名：山栀子

分布：四川西部和西南部、云南东北部和西北部。

民族药：哈尼药。

川鄂金丝桃

Hypericum wilsonii N. Robson

别名：鸡蛋黄花（湖北）

分布：湖北西部、湖南。

091 柽柳科 Tamaricaceae

三春水柏枝

Myricaria paniculata P. Y. Zhang

别名：水柏枝

分布：甘肃、河南西部、宁夏东南部、陕西、山西、四川、西藏、云南西北部。

民族药：藏药。

宽叶水柏枝

Myricaria platyphylla Maxim.

别名：沙红柳、喇嘛棍（中国沙漠植物志）

分布：广东、广西、台湾（恒春）

甘蒙柽柳

Tamarix austromongolica Nakai

分布：甘肃、河北、河南、内蒙古、宁夏、青海、陕西、山西。

柽柳

Tamarix chinensis Lour.

别名：西河柳、山川柳（陕西）、三春柳、桧柽柳、华北柽柳（中国沙漠植物志）

分布：安徽、河北、河南、江苏、辽宁、山东。

民族药：藏药、蒙药。

甘肃柽柳

Tamarix gansuensis H. Z. Zhang

分布：甘肃、内蒙古、青海、新疆。

莎车柽柳

Tamarix sachensis P. Y. Zhang & M. T. Liu

分布：新疆。

沙生柽柳

Tamarix taklamakanensis M. T. Liu

分布：甘肃、新疆。

塔里木柽柳

Tamarix tarimensis P. Y. Zhang et M. T. Liu

分布：新疆。

092 堇菜科 Violaceae

深圆齿堇菜

Viola davidii Franch.

异名：*Viola schneideri* W. Beck.

别名：浅圆齿堇菜

分布：重庆、福建、广东、广西、贵州、湖北、湖南、江西、四川、西藏东南部、云南、浙江。

民族药：傈僳药。

灰叶堇菜

Viola delavayi Franch.

别名：土细辛、黄花细辛、踏膀药、小黄药（云南）、黄花地草果（滇南本草）

分布：贵州、四川、云南。

民族药：纳西药、佤药、彝药。

紫点堇菜

Viola duclouxii W. Becker

分布：云南。

台湾堇菜

Viola formosana Hayata

分布：台湾。

阔萼堇菜

Viola grandisepala W. Beck.

别名：大萼堇菜、峨眉堇菜（云南）

分布：四川、云南。

巫山堇菜

Viola henryi H. de Boiss.

别名：紫叶堇菜

分布：湖北西部、湖南西北部、四川东部。

福建堇菜

Viola kosanensis Hayata

异名：*Viola kiangsiensis* W. Beck.

别名：江西堇菜

分布：安徽、福建、广东、广西、贵州东北部、湖北、湖南、江西、山西南部、四川、台湾、云南西北部。

庐山堇菜

Viola stewardiana W. Beck.

分布：安徽、福建、甘肃东南部、广东、贵州、湖北、湖南、江苏、江西、陕西南部、四川、浙江。

三角叶堇菜

Viola triangulifolia W. Beck.

别名：扣子兰（广西）

分布：安徽、福建、广东、广西、贵州、湖北、湖南、江西、浙江。

093 大风子科 Flacourtiaceae

山羊角树

Carrierea calycina Franch.

别名：嘉丽树（广西）、山丁木（四川）

分布：广西、贵州、湖北、湖南、四川、云南。

窄叶天料木

Homalium sabiifolium How et Ko

别名：柳叶天料木

分布：广西。

094 旌节花科 Stachyuraceae

倒卵叶旌节花

Stachyurus obovatus（Rehder）Hand.-Mazz.

别名：卵叶旌节花（峨眉植物图鉴）

分布：重庆、贵州北部、四川、云南东北部（绥江）。

凹叶旌节花

Stachyurus retusus Yang

异名：*Stachyurus szechuanense* Fang

别名：四川旌节花

分布：四川、云南东北部（彝良）。

柳叶旌节花

Stachyurus salicifolius Franch.

分布：重庆（南川）、四川、云南东北部。

095 西番莲科 Passifloraceae

圆叶西番莲

Passiflora henryi Hemsl.

别名：螃蟹眼睛草、闹蛆草、燕子尾（云南）、锅铲叶、老鼠铃（全国中草药汇编）

分布：云南。

民族药：彝药、哈尼药。

蝴蝶藤

Passiflora papilio Li

别名：金粟藤、羊角断、半边草（广西）

分布：广西西南部。

民族药：壮药、仫佬药。

096 秋海棠科 Begoniaceae

美丽秋海棠

Begonia algaia L. B. Smith et D. C. Wasshausen

别名：虎爪龙（中国高等植物图鉴）

分布：江西。

民族药：白药。

糙叶秋海棠

Begonia asperifolia Irmsch.

分布：西藏东南部、云南西部。

歪叶秋海棠

Begonia augustinei Hemsl.

别名：思茅秋海棠（云南种子植物名录）

分布：云南南部。

周裂秋海棠

Begonia circumlobata Hance

别名：石酸苔、酸汤杆、大麻酸杆、一口血（云南）

分布：福建、广东、广西、贵州、湖北、湖南。

槭叶秋海棠

Begonia digyna Irmsch.

别名：一口血（江西）、水八角（云南）

分布：福建、江西、浙江。

民族药：苗药。

紫背天葵

Begonia fimbristipula Hance

别名：红天葵（江西）

分布：福建、广东、广西、海南、湖南、江西、浙江。

民族药：瑶药、佤药。

独牛

Begonia henryi Hemsl.

别名：柔毛秋海棠、石鼓子（贵州）、独牛、活血、岩酸（云南）

分布：广西北部、贵州东南部、湖北（宜昌）、四川、云南。

民族药：哈尼药、白药、彝药。

癞叶秋海棠

Begonia leprosa Hance

别名：团扇叶秋海棠、石上莲（广西）

分布：广东、广西。

戟叶秋海棠

Begonia limprichtii Irmsch.

分布：四川、云南。

掌裂秋海棠

Begonia pedatifida Lévl.

别名：掌裂叶秋海棠、一点血（云南）

分布：贵州、湖北、湖南、四川。
民族药：彝药、土家药。

长柄秋海棠

Begonia smithiana Yü ex Irmsch.
别名：红八角莲（贵州）
分布：贵州、湖北、湖南、四川。

台湾秋海棠

Begonia taiwaniana Hayata
分布：台湾南部。

大理秋海棠

Begonia taliensis Gagnep.
别名：大理秋海棠
分布：云南西部。

少瓣秋海棠

Begonia wangii Yü
别名：富宁秋海棠（云南种子植物名录）、爬山猴（全国中草药资料）
分布：广西西部（靖西、那坡）、云南东南部（麻栗坡）。

一点血

Begonia wilsonii Gagnep.
别名：一点血秋海棠
分布：重庆（南川）、四川（峨眉山、洪溪）。

097 瑞香科 Thymelaeaceae

土沉香

Aquilaria sinensis（Lour.）Spreng.
别名：白木香、海南沉香、岭南沉香、莞香、六麻树（中药材品种论述）
分布：福建、广东、广西、海南。
民族药：藏药、彝药、德昂药、阿昌药、藏药、哈尼药。

云南沉香

Aquilaria yunnanensis S. C. Huang
分布：云南。

尖瓣瑞香

Daphne acutiloba Rehd.
别名：尖裂瑞香（云南种子植物名称）
分布：湖北、四川、云南。
民族药：土家药。

台湾瑞香

Daphne arisanensis Hayata
分布：台湾。

橙黄瑞香

Daphne aurantiaca Diels
别名：橙花瑞香、黑沉香（云南）
分布：四川西南部、云南西北部。
民族药：藏药。

长柱瑞香

Daphne championii Benth.
别名：长轴瑞香
分布：福建、广东、广西、贵州、湖南、江苏、江西。

滇瑞香

Daphne feddei Lévl.
别名：桂花矮陀陀、黄皮杜仲、黄根构皮、月月绿（云南）、野瑞香（云南经济植物志）
分布：贵州、四川、云南。
民族药：彝药、傈僳药。

川西瑞香

Daphne gemmata E. Pritz.

分布：四川西部和西北部、云南北部。

黄瑞香

Daphne giraldii Nitsche

别名：黄芫花、金腰带（陕西）、祖师麻（陕西中药志）

分布：甘肃、黑龙江、辽宁、青海、山西、四川、新疆。

民族药：藏药、回药。

倒卵叶瑞香

Daphne grueningiana H. Winkl.

别名：天目瑞香

分布：安徽、浙江。

唐古特瑞香

Daphne tangutica Maxim.

别名：甘青瑞香、甘肃瑞香、冬夏青（青海）

分布：重庆、甘肃、贵州、湖北西部、青海、陕西、山西、四川、西藏、云南。

民族药：藏药、回药、土家药。

头序荛花

Wikstroemia capitata Rehd.

分布：贵州、湖北、山西、四川。

澜沧荛花

Wikstroemia delavayi Lecomte

分布：四川、云南。

细叶荛花

Wikstroemia leptophylla W. W. Smith

分布：四川、云南。

小黄构

Wikstroemia micrantha Hemsl.

异名：*Wikstroemia micrantha* var. *paniculata*（Li）S. C. Huang

别名：圆锥荛花、冬青、黄构皮（陕西）、娃娃皮（四川）、野棉皮（云南）

分布：甘肃、广东、广西、贵州、湖北、湖南、山西、四川、云南。

北江荛花

Wikstroemia monnula Hance

分布：安徽南部、广东、广西、贵州、湖南、浙江。

多毛荛花

Wikstroemia pilosa Cheng

别名：柔毛荛花（安徽）

分布：安徽、广东、湖南、江西、浙江。

革叶荛花

Wikstroemia scytophylla Diels

分布：四川、西藏、云南。

098 胡颓子科 Elaeagnaceae

佘山羊奶子

Elaeagnus argyi Lévl.

别名：牛奶子（浙江）、羊奶子（湖北）、佘山胡颓子（江苏南部种子植物手册）

分布：安徽、湖北、湖南、江苏、江西、浙江。

长叶胡颓子

Elaeagnus bockii Diels

别名：马鹊树、牛奶子（四川成都）、牛奶果（贵州）

分布：甘肃、贵州、湖北、山西、四川。

毛木半夏

Elaeagnus courtoisii Belval

异名：*Elaeagnus courtoisi* Belval

分布：安徽、湖北、江西、浙江。

巴东胡颓子

Elaeagnus difficilis Serv.

别名：半圈子（四川）、铜叶胡颓子（中国高等植物图鉴）

分布：重庆、广东、广西、贵州、湖北、湖南、江西、四川。

宜昌胡颓子

Elaeagnus henryi Warb.

别名：串串子、三月黄（湖北）、羊奶奶（贵州）

分布：广东、贵州、湖北、湖南、云南。

民族药：瑶药。

披针叶胡颓子

Elaeagnus lanceolata Warb.

别名：沉匏、补阴丹（全国中草药汇编）

分布：甘肃、广西、贵州、湖北、山西、四川、云南。

大花胡颓子

Elaeagnus macrantha Rehd.

分布：云南南部。

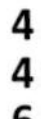

银果牛奶子

Elaeagnus magna Rehd.

别名：银果胡颓子（中国高等植物图鉴）

分布：广东、广西、贵州、湖北、湖南、江西、四川。

民族药：苗药。

翅果油树

Elaeagnus mollis Diels

分布：陕西（户县）、山西南部。

福建胡颓子

Elaeagnus oldhamii Maximowicz

异名：*Elaeagnus oldhami* Maxim.

别名：锅底刺、宜梧（福建）

分布：福建、广东、台湾。

星毛羊奶子

Elaeagnus stellipila Rehd.

别名：马奶子（贵州）

分布：贵州、湖北、湖南、江西、四川、云南。

绿叶胡颓子

Elaeagnus viridis Servettaz

异名：*Elaeagnus viridis* var. *delavayi* Lecomte

别名：白绿叶胡颓子、白绿叶、羊奶果、天青地白、小羊奶果（云南）、丽江胡颓子（云南种子植物名录）、羊奶子（湖北）

分布：湖北西部、山西南部。

民族药：傈僳药、白药、傣药。

巫山牛奶子

Elaeagnus wushanensis C. Y. Chang

分布：重庆、湖北西部、山西南部、四川东北部。

肋果沙棘

Hippophae neurocarpa S. W. Liu et T. N. He

别名：黑刺（青海）

分布：青海、四川、西藏。

099 红树科 Rhizophoraceae

旁杞树

Carallia pectinifolia W. C. Ko

异名：*Carallia longipes* Ding Hou

别名：锯齿王（广西）

分布：广东、广西、云南。

100 蓝果树科 Nyssaceae

喜树

Camptotheca acuminata Decne.

别名：天梓树（湖南）、水桐树（华南）、千张树（四川）、旱莲木（植物名实图考）

分布：福建、广东、广西、贵州、湖北、湖南、江苏、江西、四川、云南、浙江。

民族药：阿昌药、德昂药、景颇药、傈僳药。

珙桐

Davidia involucrata Baill.

别名：山白果（湖北）、水梨子、水冬瓜（四川）、空桐（中国植物图鉴）

分布：贵州、湖北西部、湖南西部、四川、云南北部。

101 八角枫科 Alangiaceae

小花八角枫

Alangium faberi Oliv.

分布：广东、广西、贵州、海南、湖北、湖南、四川、西藏东南部、云南。

102 使君子科 Combretaceae

风车子

Combretum alfredii Hance

别名：使君子藤（广东）、水番桃、清凉树（全国中草药汇编）、华车风子（植物分类学报）

分布：广东、广西、湖南南部（宜章）、江西南部（龙南）。

民族药：藏药、壮药、仫佬药、苗药。

103 桃金娘科 Myrtaceae

华南蒲桃

Syzygium austrosinense（Merr. et Perry）Chang et Miau

分布：福建、广东、广西、贵州、海南、湖北、湖南、江西、四川、浙江。

短序蒲桃

Syzygium brachythyrsum Merr. et Perry

分布：云南东南部。

散点蒲桃

Syzygium conspersipunctatum（Merrill & L. M. Perry）Craven & Biffin

异名：*Cleistocalyx conspersipunctatus* Merr. et Perry

分布：海南。

轮叶蒲桃

Syzygium grijsii（Hance）Merr. et Perry

别名：构柃子、紫藤子、赤兰（全国中草药汇编）

分布：安徽、福建、广东、广西、贵州、湖北、湖南、江西、浙江。

西藏蒲桃

Syzygium xizangense Chang et Miau

分布：西藏（墨脱）。

民族药：藏药。

104 野牡丹科 Melastomataceae

棱果花

Barthea barthei（Hance）Krass.

别名：毛药花（中国高等植物图鉴补编）、刚毛药花（中国种子植物科属辞典）

分布：福建、广东、广西、湖南、台湾。

少花柏拉木

Blastus pauciflorus（Benth.）Guillaumin

异名：*Blastus apricus*（Hand.-Mazz.）H. L. Li、*Blastus cavaleriei* Lévl. et Van.、*Blastus dunnianus* Lévl.、*Blastus apricus* var. *longiflorus*（Hand.-Mazz.）C. Chen

别名：小花柏拉木（海南植物志）、长瓣金花树、匙萼柏拉木、线萼金花树、叶下红（湖南）、黄金梢（拉汉英种子植物名称）

分布：福建、广东、广西、贵州、海南、湖南、江西、云南。

赤水野海棠

Bredia esquirolii（H. Léveillé）Lauener

异名：*Bredia esquirolii* var. *cordata*（H. L. Li）C. Chen

别名：心叶野海棠、山红活麻、罐罐草、鸡窝红麻、红水麻叶（四川）

分布：贵州西北部、四川。

叶底红

Bredia fordii（Hance）Diels

异名：*Bredia tuberculata*（Guillaum.）Diels、*Phyllagathis fordii*（Hance）C. Chen

别名：红毛野海棠

分布：福建、广东、广西、贵州、湖南、江西、四川、云南、浙江。

长萼野海棠

Bredia longiloba（Hand.-Mazz.）Diels

别名：血经草、天青地红、紫背红、叶下红（湖南）

分布：广东、湖南、江西、云南。

过路惊

Bredia quadrangularis Cogn.

别名：秀丽野海棠、金石榴、活血藤、活血丹、水杨树、高脚山茄（全国中草药汇编）

分布：安徽、福建、广东、广西、湖南、江西、浙江（泰顺）。

短柄野海棠

Bredia sessilifolia H. L. Li

别名：水牡丹（广西）

分布：广东、广西、贵州。

鸭脚茶

Bredia sinensis（Diels）H. L. Li

别名：山落茄（浙江）、雨伞子、九节兰（福建）、中华野海棠（中国高等植物图鉴）、中华野海棠

分布：福建、广东、湖南、江西、浙江。

败蕊无距花

Fordiophyton degeneratum（C. Chen）Y. F. Deng et T. L. Wu

异名：*Stapfiophyton degeneratum* C. Chen

别名：蛇迷草（广西）

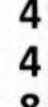

分布：广东、广西。

异药花

Fordiophyton faberi Stapf

别名：酸猴儿、臭骨草（四川）、伏毛异药草（中国高等植物图鉴）、肥肉草、酸酒子、酸杆（江西）、福笛木（湖南）、羊刀尖、棱茎木（广西）

分布：福建、广东、广西、贵州、湖南、江西、四川、云南、浙江。

细叶野牡丹

Melastoma intermedium Dunn

别名：山石榴（海南）、铺地蓬（广西）

分布：台湾。

红敷地发

Phyllagathis elattandra Diels

分布：广东、广西、云南。

大叶熊巴掌

Phyllagathis longiradiosa var. *longiradiosa*（C. B. Clarke）Ridley

分布：广西、贵州、云南。

毛柄锦香草

Phyllagathis oligotricha Merr.

异名：*Phyllagathis anisophylla* Diels

分布：广东、广西、湖南、江西。

长穗花

Styrophyton caudatum（Diels）S. Y. Hu

别名：假欧人草（云南哈尼族语）

分布：广西、云南。

民族药：哈尼药。

105 五加科 Araliaceae

浓紫龙眼独活

Aralia atropurpurea Franch.

分布：四川、西藏（波密）、云南（德钦）。

民族药：藏药。

黄毛楤木

Aralia chinensis L.

别名：刺龙袍、百鸟不落、刺椿头、飞天蜈蚣、鸟不宿

分布：福建、广东、广西、贵州、海南、江西。

民族药：白药。

秀丽楤木

Aralia debilis J. Wen

异名：*Aralia elegans* C.N.Ho

分布：广东、广西。

民族药：苗药。

台湾毛楤木

Aralia decaisneana Hance

别名：黄毛楤木、鸟不企（广东植物志）、大鹰不扑（全国中草药汇编）

分布：安徽（黄山）、福建、广东、广西、贵州、湖南、江西（龙南、寻乌）、台湾、云南南部和东南部（思茅、西畴）。

民族药：瑶药、侗药、仫佬药、壮药、土家药。

棘茎楤木

Aralia echinocaulis Hand.-Mazz.

分布：安徽（黄山）、福建、广东（乐昌、连山、英德）、广西、贵州（梵净山）、湖北（巴东）、湖南、江西、四川、云南（景洪）、浙江（昌化、天目山）。

民族药：瑶药。

龙眼独活

Aralia fargesii Franch.

分布：陕西（太白山）、四川、云南（鹤庆、昆明、嵩明）。

柔毛龙眼独活

Aralia henryi Harms

别名：短序九眼独活（全国中草药汇编）

分布：安徽（黄山）、重庆（金佛山）、湖北（兴山）、陕西（洋县）、四川（雷波）。

长刺楤木

Aralia spinifolia Merr.

别名：刺叶楤木（福建师范学院学报）

分布：福建、广东、广西（金秀、梧州、元宝山）、湖南（黔阳、通道）、江西（瑞金、兴国、寻乌）、台湾、浙江。

云南龙眼独活

Aralia yunnanensis Franch.

别名：龙眼独活、大九股牛、珠钱草、松香痱药（云南）

分布：四川西南部（木里）、云南中部和西北部（德钦、鹤庆、嵩明）。

盘叶罗伞

Brassaiopsis fatsioides Harms

别名：盘叶掌叶树（中国植物志）、盘叶柏那参（植物分类学报）

分布：贵州、四川、西藏、云南。

锈毛罗伞

Brassaiopsis ferruginea（H. L. Li）G. Hoo

异名：*Euaraliopsis ferruginea*（H. L. Li）G. Hoo & C. J. Tseng

别名：锈毛树参、阴阳枫（全国中草药汇编）

分布：福建、广东、广西、贵州、四川、云南。

栎叶罗伞

Brassaiopsis quercifolia Hoo

分布：广西（阳朔）。

显脉罗伞

Brassaiopsis tripteris（Lévl.）Rehd.

别名：三叶罗伞、三叶莲（广西）

分布：广东、广西、贵州、云南。

短柄五加

Eleutherococcus brachypus（Harms）Nakai

异名：*Acanthopanax brachypus* Harms

别名：倒挂牛（陕西）、倒卵叶五加（中国植物志）

分布：甘肃、宁夏、陕西。

红毛五加

Eleutherococcus giraldii（Harms）Nakai

异名：*Acanthopanax giraldii* Harms

别名：纪氏五加（经济植物手册）、川加皮、刺加皮（药材资料汇编）、毛五加皮（四川中药志）

分布：甘肃、河南、湖北、宁夏、青海、四川、陕西、云南。

糙叶五加

Eleutherococcus henryi Oliver

异名：*Acanthopanax henryi*（Oliv.）Harms

别名：刺五加（云南）

分布：安徽、河南、湖北、江西、陕西、山西、四川、浙江。

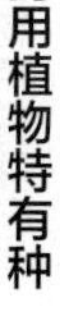

康定五加

Eleutherococcus lasiogyne (Harms) S. Y. Hu

异名：*Acanthopanax lasiogyne* Harms

别名：藏三加、三加皮（西藏）、箭炉五加（植物分类学报增刊）、毛蕊三甲（全国中草药汇编）

分布：四川、西藏东南部、云南西北部。

民族药：藏药、瑶药、佤药、苗药。

糙叶藤五加

Eleutherococcus leucorrhizus var. *fulvescens* (Harms & Rehder) Nakai

分布：广东、贵州、河南西部、湖北、湖南、江西、四川、云南。

狭叶藤五加

Eleutherococcus leucorrhizus var. *scaberulus* (Harms & Rehder) Nakai

异名：*Acanthopanax simonii* Harms et Rehder

别名：刚毛五加、白五加（贵州）、西门五加（经济植物手册）、雷五加（云南种子植物名录）

分布：安徽、广东、贵州、河南西部、湖北、湖南、江西、四川、云南、浙江。

民族药：彝药。

蜀五加

Eleutherococcus leucorrhizus var. *setchuenensis* (Harms) C. B. Shang & J. Y. Huang

异名：*Eleutherococcus setchuenensis* var. *setchuenensis* (Harms) C. B. Shang et J. Y. Huang

别名：四川五加（中国种子植物分类学）、无毛五加（全国中草药汇编）

分布：甘肃、贵州、河南、湖北、陕西、四川。

细柱五加

Eleutherococcus nodiflorus (Dunn) S. Y. Hu

异名：*Acanthopanax gracilistylus* W. W. Smith

别名：五加、白簕树（广东）、五叶路刺、自刺尖（四川）、五叶木（新本草纲目）、南五加皮（全国中草药汇编）

分布：安徽南部、福建、甘肃、广东、广西、贵州、河南、湖北、湖南、江苏南部、江西、陕西、山西、四川、台湾、云南、浙江。

民族药：德昂药、畲药、瑶药、壮药、阿昌药、傣药、哈尼药、侗药、土家药、佤药。

匙叶五加

Eleutherococcus rehderianus (Harms) Nakai

异名：*Acanthopanax rehderianus* Harms

别名：白五加皮（湖北）、芮氏五加（植物分类学报增刊）

分布：湖北、陕西、四川。

刚毛白簕

Eleutherococcus setosus (H. L. Li) Y. R. Ling

异名：*Acanthopanax trifoliatus* var. *setosus* Li

分布：福建南部、广东、广西、贵州、湖南、江西、台湾、云南。

细刺五加

Eleutherococcus setulosus (Franchet) S. Y.

Hu

异名：*Acanthopanax setulosus* Franch.

分布：安徽南部、甘肃、四川、浙江西部。

轮伞五加

Eleutherococcus verticillatus（G. Hoo）H. Ohashi

异名：*Acanthopanax verticillatus* Hoo

别名：五加皮

分布：西藏东南部。

民族药：藏药。

毛狭叶五加

Eleutherococcus wilsonii var. *pilosulus*（Rehder）P. S. Hsu & S. L. Pan

异名：*Acanthopanax giraldii* var. *pilosulus* Rehd.

分布：甘肃、青海。

短梗大参

Macropanax rosthornii（Harms）C. Y. Wu ex Hoo

别名：七叶风（湖南）、节梗大参（广西）、千豆豉干、王爪金（贵州）

分布：福建、甘肃南部、广东北部、广西北部、贵州南部、湖北、湖南、江西、四川、云南。

圆叶羽叶参

Pentapanax caesius（Handel-Mazzetti）C. B. Shang

异名：*Aralia caesia* Hand.-Mazz.

别名：圆叶楤木

分布：四川西南部、云南西北部。

民族药：傈僳药。

西南羽叶参

Pentapanax wilsonii（Harms）C. B. Shang

异名：*Aralia wilsonii* Harms

别名：川西楤木（中国植物志）

分布：四川西南部、云南西北部。

中华鹅掌柴

Schefflera chinensis（Dunn）Li

分布：江西、云南西南部。

小叶鹅掌柴

Schefflera parvifoliolata Tseng et Hoo

别名：小豆豉秆、伞把木（广西）

分布：云南东南部。

106 伞形科 Umbelliferae

丽江丝瓣芹

Acronema schneideri Wolff

分布：四川西部、云南西北部。

重齿当归

Angelica biserrata（Shan et Yuan）Yuan et Shan

异名：*Angelica pubescens* f. *biserrata* R. H. Shan & C. Q. Yuan

别名：重齿毛当归

分布：安徽、湖北、江西、四川、浙江。

疏叶当归

Angelica laxifoliata Diels

别名：蔬叶独活、臊羌、臭羌、山芹菜（陕西）

分布：甘肃、陕西、四川。

民族药：蒙药、苗药。

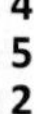

福参

Angelica morii Hayata

别名：福参当归（拉汉英种子植物名称）

分布：福建、台湾、浙江。

青海当归

Angelica nitida Wolff

异名：*Angelica chinghaiensis* R. H. Shan ex K. T. Fu

别名：独活（青海）、麻母（四川）

分布：甘肃、青海、四川。

民族药：藏药。

峨眉当归

Angelica omeiensis Yuan et Shan

别名：山芹菜（四川）

分布：四川。

牡丹叶当归

Angelica paeoniifolia Shan et Yuan

分布：西藏。

太鲁阁当归

Angelica tarokoensis Hayata

分布：台湾。

秦岭当归

Angelica tsinlingensis K. T. Fu

分布：甘肃、陕西。

金山当归

Angelica valida Diels

别名：乌当归、差风（四川）

分布：重庆。

芹叶龙眼独活

Aralia apioides Hand.-Mazz.

别名：牛尾独活（云南）、黑羌活、肉五加（全国中草药汇编）

分布：四川中部（石棉县）、云南西北部（德钦、中甸）。

紫花阔叶柴胡

Bupleurum boissieuanum H. Wolff

异名：*Bupleurum longiradiatum* var. *porphyranthum* Shan et Y. Li

别名：紫花大叶柴胡

分布：甘肃、河南、湖北、陕西、四川。

柴首

Bupleurum chaishoui Shan et Sheh

分布：四川西北部。

簇生柴胡

Bupleurum condensatum Shan et Y. Li

分布：青海东部（共和、兴海）。

太白柴胡

Bupleurum dielsianum Wolff

分布：陕西西南部（太白山）。

台湾柴胡

Bupleurum kaoi T. S. Liu et al

别名：高氏柴胡

分布：台湾中部和北部。

贵州柴胡

Bupleurum kweichowense Shan

分布：贵州东北部（梵净山）。

马尔康柴胡

Bupleurum malconense Shan et Y. Li

分布：甘肃南部、青海东南部、四川西部、西藏东南部。

有柄柴胡

Bupleurum petiolulatum Franch.

分布：甘肃、青海、四川、西藏、云南。

民族药：白药。

丽江柴胡

Bupleurum rockii Wolff

分布：四川、云南西北部。

民族药：藏药、白药。

黑柴胡

Bupleurum smithii Wolff

分布：甘肃、河北、河南、内蒙古、宁夏、青海、陕西、山西。

汶川柴胡

Bupleurum wenchuanense Shan et Y. Li

分布：甘肃、内蒙古、宁夏、陕西。

银州柴胡

Bupleurum yinchowense Shan et Y. Li

别名：软柴胡、红柴胡（陕西）

分布：甘肃、内蒙古、宁夏、陕西。

云南柴胡

Bupleurum yunnanense Franch.

别名：滇柴胡、竹柴胡、飘带草（滇南本草）

分布：四川、西藏东南部（定结）、云南。

民族药：藏药。

矮泽芹

Chamaesium paradoxum Wolff

分布：青海、四川、西藏、云南西北部。

明党参

Changium smyrnioides Wolff

别名：山萝卜（浙江）、山花（江苏）、粉沙参（中药志）

分布：安徽、湖北东部、江苏、江西东北部、浙江。

民族药：傣药、德昂药、景颇药、阿昌药。

川明参

Chuanminshen violaceum Sheh et Shan

别名：明沙参、明参（四川）

分布：湖北、四川。

台湾山芎

Conioselinum morrisonense Hayata

分布：台湾。

南竹叶环根芹

Cyclorhiza peucedanifolia（Franchet）Constance

异名：*Cyclorhiza waltonii* var. *major* M. L. Sheh et R. H. Shan

分布：四川西南部（木里）、西藏东南部、云南西北部。

民族药：藏药。

环根芹

Cyclorhiza waltonii（Wolff）Sheh et Shan

分布：四川西部、西藏东南部、云南西北部。

民族药：藏药。

马蹄芹

Dickinsia hydrocotyloides Franch.

别名：山荷叶、双叉草（四川）

分布：贵州、湖北、湖南、四川、云南。

阜康阿魏

Ferula fukanensis K. M. Shen

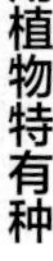

分布：新疆中北部（阜康）。
民族药：维药、傣药、藏药。

橄绿阿魏
Ferula olivacea（Diels）Wolff ex Hand.-Mazz.
别名：丽江万丈深（云南种子植物名录）
分布：云南西北部（丽江）。

新疆阿魏
Ferula sinkiangensis K. M. Shen
分布：新疆西部（伊宁）。
民族药：景颇药、阿昌药、德昂药、藏药、哈萨克药、傣药、拉祜药、蒙药、维药。

单球芹
Haplosphaera phaea Hand.-Mazz.
分布：云南西北部（德钦、丽江、中甸）。

多裂独活
Heracleum dissectifolium K. T. Fu
分布：甘肃、四川。

城口独活
Heracleum fargesii de Boiss.
分布：四川东北部。

尖叶独活
Heracleum franchetii M. Hiroe
异名：*Heracleum acuminatum* Franch.
别名：渐尖叶独活
分布：湖北西部、青海、四川西部、云南西北部。

独活
Heracleum hemsleyanum Diels
分布：湖北、四川东南部和西部。
民族药：土家药。

思茅独活
Heracleum henryi Wolff
别名：缅爪七、荷花七（云南）
分布：云南。
民族药：佤药。

鹤庆独活
Heracleum rapula Franch.
别名：白云花根、白云花、滇独活、毛爪参（云南）、云南独活（植物名实图考）
分布：云南。
民族药：蒙药、苗药、普米药、佤药、白药、彝药、藏药。

糙独活
Heracleum scabridum Franch.
别名：粗糙独活、野香芹、滇白芷（滇南本草）、白芷（植物名实图考）
分布：四川西南部、云南西北部。

康定独活
Heracleum souliei de Boiss.
分布：四川西部。

狭翅独活
Heracleum stenopterum Diels
分布：四川西部、云南西部。

椴叶独活
Heracleum tiliifolium Wolff
分布：湖南、江西北部（庐山）。

平截独活
Heracleum vicinum de Boiss.

分布：四川东北部和西部。

永宁独活

Heracleum yungningense Hand.-Mazz.

分布：四川西部、云南西北部。

普渡天胡荽

Hydrocotyle hookeri（C. B. Clarke）Craib subsp. *handelii*（H. Wolff）M. F. Watson et M. L. Sheh

别名：小红袍、五叶藤（四川）、地星（云南）

分布：四川西南部、云南南部。

民族药：哈尼药。

鄂西天胡荽

Hydrocotyle wilsonii Diels ex Wolff

分布：湖北西部（巴东、建始）、重庆（奉节）。

条叶岩风

Libanotis lancifolia K. T. Fu.

别名：黑风（河北）、长春七（陕西）、岩风（河南）

分布：河北、河南、陕西东南部（山阳、华阴）、山东、山西东部（平定、五台）。

宽萼岩风

Libanotis laticalycina Shan et Sheh

分布：河北、河南西部（灵宝、嵩县）、山西西南部（芮城）。

灰毛岩风

Libanotis spodotrichoma K. T. Fu

分布：陕西西南部。

归叶藁本

Ligusticum angelicifolium Franch.

分布：陕西、四川西部、西藏东南部、云南西部。

短片藁本

Ligusticum brachylobum Franch.

别名：川防风（四川、云南）

分布：贵州、青海、陕西、四川东南部和西部、西藏东部、云南。

民族药：傈僳药、彝药。

丽江藁本

Ligusticum delavayi Franch.

分布：西藏南部、云南西北部。

美脉藁本

Ligusticum likiangense（H. Wolff）F. T. Pu & M. F. Watson

异名：*Ligusticum calophlebicum* Wolff

分布：四川西部、云南西北部。

蕨叶藁本

Ligusticum pteridophyllum Franch.

别名：岩川芎、岩林（云南）

分布：甘肃南部、四川西部、西藏东部、云南。

匍匐藁本

Ligusticum reptans（Diels）Wolff

分布：贵州东北部（梵净山）、重庆（南川）。

抽葶藁本

Ligusticum scapiforme Wolff

分布：四川西部、西藏南部、云南西北部。

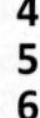

藁本

Ligusticum sinense Oliv.

别名：西芎（江西、湖北、四川）

分布：甘肃、贵州、河南、湖北、江西、内蒙古、陕西、四川、云南。

民族药：畲药、苗药。

川芎

Ligusticum sinense cv. *Chuanxiong* S. H. Qiu et al.

异名：*Ligusticum chuanxiong* Hort.

分布：甘肃、河南、湖北、内蒙古、陕西、四川西部。

民族药：苗药、傈僳药、彝药、蒙药、景颇药、阿昌药、德昂药。

紫伞芹

Melanosciadium pimpinelloideum H. de Boiss.

别名：水独活、山羌活（四川）

分布：贵州、湖北、湖南、四川。

西藏白苞芹

Nothosmyrnium xizangense Shan et T. S. Wang

分布：四川西南部、西藏东南部。

宽叶羌活

Notopterygium franchetii H. de Boissieu

异名：*Notopterygium forbesii* H. Boissieu

别名：川羌活、岷羌活（秦岭）、大头羌（青海）

分布：甘肃、湖北、内蒙古、青海、陕西、山西、四川、云南。

民族药：藏药。

羌活

Notopterygium incisum Ting ex H. T. Chang

别名：蚕羌（青海）、竹节羌活（四川）

分布：甘肃、青海、陕西、四川、西藏。

卵叶羌活

Notopterygium oviforme R. H. Shan

异名：*Notopterygium forbesii* var. *oviforme* (Shan) H. Y. Chang

分布：重庆（南川）、山西南部（山阳、太白山、镇巴）、四川中南部（峨眉山）。

隔山香

Ostericum citriodorum (Hance) Yuan et Shan

异名：*Angelica citriodora* Hance

别名：人参归（广西）、九步香（浙江）、过山香（湖南）、香前胡（福建）

分布：福建、广东、广西、湖南、江西、浙江。

民族药：苗药。

疏毛山芹

Ostericum scaberulum (Franch.) Yuan et Shan

分布：云南。

竹节前胡

Peucedanum dielsianum Fedde ex Wolff

分布：重庆、湖北西南部。

台湾前胡

Peucedanum formosanum Hayata

分布：广东、广西、江西南部、台湾中部（南投）。

广西前胡

Peucedanum guangxiense Shan et Sheh

分布：广西西部（靖西、武鸣）。

华北前胡

Peucedanum harry-smithii Fedde ex Wolff

分布：甘肃东南部、河北、河南西部和南部、内蒙古南部、陕西南部、山西中部和东北部、四川东北部。

华中前胡

Peucedanum medicum Dunn

别名：岩棕、土前胡（贵州）

分布：重庆、广东北部、广西东北部、贵州东部、湖北西部、湖南、江西西部、四川东北部。

民族药：彝药。

前胡

Peucedanum praeruptorum Dunn

别名：白花前胡、山独活（江苏）、官前胡（湖北）、棕色前胡（湖南）

分布：安徽、福建、甘肃、广西、贵州、河南、湖北、湖南、江苏、江西、四川、浙江。

民族药：侗药、白药、苗药、壮药、蒙药。

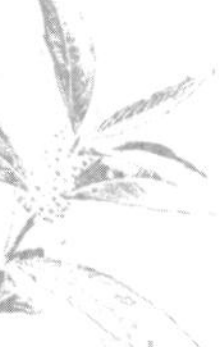

红前胡

Peucedanum rubricaule Shan et Sheh

分布：四川南部、云南西北部。

长前胡

Peucedanum turgeniifolium Wolff

别名：川西防风（四川）

分布：甘肃南部（迭部、卓尼）、四川北部。

泰山前胡

Peucedanum wawrae（H. Wolff）Su ex M. L. Sheh

别名：狗头前胡（山东）

分布：安徽（巢湖、滁州、萧县）、江苏西部和北部、山东（泰山、芝罘）。

全叶滇芎

Physospermopsis alepidioides（Wolff et Hand.-Mazz.）Shan

分布：四川西南部。

楔叶滇芎

Physospermopsis cuneata Wolff

分布：四川、云南。

滇芎

Physospermopsis delavayi（Franch.）Wolff

别名：拟囊果芹（云南）

分布：四川、云南。

锐叶茴芹

Pimpinella arguta Diels

分布：甘肃、贵州、河北、河南、湖北、陕西、四川。

尾尖茴芹

Pimpinella caudata（Franch.）Wolff

分布：四川西部、西藏东部、云南西北部。

革叶茴芹

Pimpinella coriacea（Franch.）de Boiss.

分布：广西、贵州、四川、云南。

民族药：哈尼药。

菱叶茴芹

Pimpinella rhomboidea Diels

分布：甘肃、贵州、河北、河南、陕西、四川。

鸡冠棱子芹

Pleurospermum cristatum de Boiss.

分布：安徽、甘肃、河南、湖北、宁夏、青海、陕西、山西、四川。

松潘棱子芹

Pleurospermum franchetianum Hemsl.

别名：黄芫（陕西）

分布：甘肃、湖北、宁夏、青海、陕西、四川。

太白棱子芹

Pleurospermum giraldii Diels

别名：药茴香（陕西）

分布：甘肃、湖北、陕西、四川。

心叶棱子芹

Pleurospermum rivulorum（Diels）K. T. Fu et Y. C. Ho

分布：云南西北部。

瘤果棱子芹

Pleurospermum wrightianum de Boiss.

异名：*Pleurospermum prattii* H. Wolff

别名：康定棱子芹

分布：青海东南部、四川西南部、西藏东南部、云南西北部。

散血芹

Pternopetalum botrychioides（Dunn）Hand.-Mazz.

别名：水芹花（四川）

分布：贵州、四川、云南西部。

澜沧囊瓣芹

Pternopetalum delavayi（Franch.）Hand.-Mazz.

分布：四川西部、西藏东部、云南西北部。

纤细囊瓣芹

Pternopetalum gracillimum（H. Wolff）Handel-Mazzetti

异名：*Pternopetalum wangianum* Hand.-Mazz.

分布：甘肃、湖北、四川、云南西北部。

薄叶囊瓣芹

Pternopetalum leptophyllum（Dunn）Hand.-Mazz.

别名：水中芹（四川）

分布：四川。

膜蕨囊瓣芹

Pternopetalum trichomanifolium（Franch.）Hand.-Mazz.

别名：细沙毛（四川）

分布：广东、广西、贵州、湖北、湖南、江西、四川、西藏、云南。

川滇变豆菜

Sanicula astrantiifolia Wolff ex Kretsch.

别名：五角枫（四川）、三台草（云南）

分布：四川西南部、西藏南部（亚东）、云南。

民族药：彝药。

天蓝变豆菜

Sanicula caerulescens Franchet

别名：山五爪龙、散血草（四川）

分布：重庆（南川）、四川中南部（峨眉山）、云南。

锯叶变豆菜

Sanicula serrata Wolff

分布：湖北西部、青海东部、四川、西藏东南部、云南西北部。

多毛西风芹

Seseli delavayi Franch.

分布：云南西北部（宾川、鹤庆）。

长柄小芹

Sinocarum dolichopodum（Diels）H. Wolff

分布：四川西部、云南西北部。

舟瓣芹

Sinolimprichtia alpina Wolff

分布：青海、四川西南部、西藏东南部、云南西北部。

宜昌东俄芹

Tongoloa dunnii（de Boiss.）Wolff

别名：红花芹（中国高等植物图鉴）

分布：湖北、四川、西藏东南部。

城口东俄芹

Tongoloa silaifolia（de Boiss.）Wolff

别名：甜三七（秦岭）

分布：重庆、青海、陕西、四川、云南。

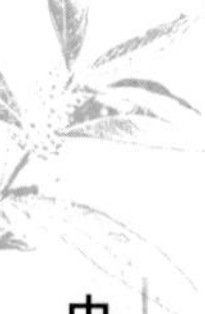

107 山茱萸科 Cornaceae

细齿桃叶珊瑚

Aucuba chlorascens Wang

分布：云南。

琵琶叶珊瑚

Aucuba eriobotryifolia F. T. Wang

异名：*Aucuba eriobotryaefolia* Wang

分布：云南西部。

倒心叶珊瑚

Aucuba obcordata（Rehd.）Fu

别名：青竹叶（湖北）

分布：广东、广西、贵州、湖北、湖南、陕西南部、四川、云南北部。

尖叶四照花

Cornus elliptica（Pojarkova）Q. Y. Xiang & Boufford

异名：*Dendrobenthamia angustata*（Chun）Fang

别名：光叶四照花

分布：福建、广东、广西、贵州、湖北、湖南、江西、四川。

民族药：苗药。

红椋子

Cornus hemsleyi C. K. Schneider & Wangerin

异名：*Swida hemsleyi*（Schneid. et Wanger.）Sojak

别名：娘子木（湖北）、青杨（四川）、晒晒完啦（云南）

分布：甘肃、贵州、河北、河南、湖北、青海、陕西、山西、四川、西藏、云南。

多脉四照花

Cornus multinervosa（Pojarkova）Q. Y. Xiang

异名：*Dendrobenthamia multinervosa*（Pojark.）Fang

分布：四川、云南。

乳突梾木

Cornus papillosa W. P. Fang et W. K. Hu

异名：*Swida papillosa*（Fang et W. K. Hu）

Fang et W. K. Hu

分布：四川、云南。

小花梾木

Cornus parviflora S. S. Chien

异名：*Swida parviflora*（Chien）Holub

别名：贵州四照花、贵州梾木（贵州）

分布：广西、贵州。

小梾木

Cornus quinquenervis Franchet

异名：*Swida paucinervis*（Hance）Sojak

分布：福建、甘肃、广东、广西、贵州、湖北、湖南、江苏、陕西、四川、云南。

康定梾木

Cornus schindleri Wangerin

异名：*Swida schindleri*（Wanger.）Sojak

分布：甘肃东南部、贵州、河南、湖北西部、陕西南部、四川、西藏、云南北部。

峨眉青荚叶

Helwingia omeiensis（Fang）Hara et Kuros.

分布：甘肃东南部、广西北部、贵州、湖北、湖南、陕西南部、四川、云南。

108 岩梅科 Diapensiaceae

华岩扇

Shortia sinensis Hemsl.

分布：云南东南部。

109 桤叶树科 Clethraceae

城口桤叶树

Clethra fargesii Franch.

别名：华中山柳、花培子（湖北）、构骨树（贵州）

分布：贵州、湖北、湖南、江西、四川。

贵州桤叶树

Clethra kaipoensis Lévl.

别名：大叶山柳、脱壳树（广西）

分布：福建、广东、广西、贵州、湖北、湖南、江西。

110 杜鹃花科 Ericaceae

秀丽珍珠花

Lyonia compta（W. W. Sm. & Jeffrey）Chun

别名：美花米饭花

分布：贵州、云南。

紫背鹿蹄草

Pyrola atropurpurea Franch.

分布：甘肃、河南、青海、陕西、山西、四川、西藏、云南。

民族药：藏药。

鹿蹄草

Pyrola calliantha H. Andr.

别名：鹿寿草、白鹿寿草（陕西）

分布：安徽、福建、甘肃、贵州、河北、河南、湖北、湖南、江苏、江西、青海、山东、山西、四川、西藏、云南、浙江。

长叶鹿蹄草

Pyrola elegantula H. Andr.

分布：福建、广东。

大理鹿蹄草

Pyrola forrestiana H. Andr.

分布：湖北、湖南、四川、西藏、云南。

民族药：白药。

贵州鹿蹄草

Pyrola mattfeldiana H. Andr.

分布：贵州、四川。

皱叶鹿蹄草

Pyrola rugosa H. Andr.

分布：甘肃、陕西、四川、云南。

珍珠鹿蹄草

Pyrola sororia H. Andr.

分布：西藏、云南。

四川鹿蹄草

Pyrola szechuanica H. Andr.

分布：四川。

雪山杜鹃

Rhododendron aganniphum Balf. f. et K. Ward

别名：软雪杜鹃

分布：青海南部、四川西部、西藏东南部、云南西北部。

桃叶杜鹃

Rhododendron annae Franch.

分布：贵州中部和西部、云南西部。

烈香杜鹃

Rhododendron anthopogonoides Maxim.

分布：甘肃、青海、四川西北部。

民族药：藏药。

茶绒杜鹃

Rhododendron apricum P. C. Tam

分布：福建中部和南部。

毛肋杜鹃

Rhododendron augustinii Hemsl.

分布：甘肃、湖北、陕西、四川、云南。

耳叶杜鹃

Rhododendron auriculatum Hemsl.

分布：贵州北部、湖北西部、陕西南部、四川东部。

腺萼马银花

Rhododendron bachii Lévl.

分布：安徽、广东、广西、贵州、湖北、湖南、江西、四川、浙江。

短脉杜鹃

Rhododendron brevinerve Chun et Fang

分布：广东北部、广西北部、贵州东南部、湖南西南部。

蜿蜒杜鹃

Rhododendron bulu Hutch.

别名：散鳞杜鹃

分布：西藏南部。

美容杜鹃

Rhododendron calophytum Franch.

分布：重庆、甘肃东南部、贵州中部和北部、湖北西部、陕西南部、四川、云南东北部。

头花杜鹃

Rhododendron capitatum Maxim.

别名：黑香紫（陕西）

分布：甘肃、青海、陕西、四川西北部。

民族药：藏药。

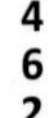

刺毛杜鹃

Rhododendron championiae Hooker

异名：*Rhododendron championae* Hook.

别名：瘦石榴（湖南）

分布：福建、广东、广西、湖南、江西、浙江。

秀雅杜鹃

Rhododendron concinnum Hemsley

分布：贵州、河南、湖北、陕西、四川、云南。

光蕊杜鹃

Rhododendron coryanum Tagg et Forrest

分布：西藏东南部、云南西北部。

腺果杜鹃

Rhododendron davidii Franch.

分布：四川西部、云南东北部。

树生杜鹃

Rhododendron dendrocharis Franch.

分布：四川。

喇叭杜鹃

Rhododendron discolor Franch.

异名：*Rhododendron fortunei* subsp. *discolor*（Franch.）D. F. Chamb.

别名：马缨花（湖北）

分布：安徽、重庆、广西、贵州、湖北、湖南、江西、陕西、四川、云南、浙江。

丁香杜鹃

Rhododendron farrerae Tate ex Sweet

分布：重庆、福建、广东、广西、湖南、江西。

粉白杜鹃

Rhododendron hypoglaucum Hemsl.

分布：重庆、湖北西部、陕西南部、四川东部。

隐蕊杜鹃

Rhododendron intricatum Franch.

分布：四川中部和西部、云南北部。

百合花杜鹃

Rhododendron liliiflorum Lévl.

分布：广西、贵州、湖南、云南东南部。

岭南杜鹃

Rhododendron mariae Hance

分布：安徽、福建、广东、广西、贵州、湖南、江西。

民族药：水药。

满山红

Rhododendron mariesii Hemsl. et Wils.

分布：安徽、福建、广东、广西、贵州、河南、河北、湖北、湖南、江苏、江西、山西、四川、台湾、浙江。

民族药：彝药。

羊踯躅

Rhododendron molle（Bl.）G. Don

别名：黄喇叭花（浙江）、一杯倒、三钱三（广西）

分布：安徽、福建、广东、广西、贵州、河南、湖北、湖南、江苏、江西、四川、云南、浙江。

民族药：白药、畲药、瑶药。

团叶杜鹃

Rhododendron orbiculare Decne.

分布：广西东北部、四川西南部。

山光杜鹃

Rhododendron oreodoxa Franch.

分布：甘肃南部、湖北西部、陕西南部、四川、西藏东部。

马银花

Rhododendron ovatum（Lindl.）Planch. ex Maxim.

分布：安徽、福建、广东、广西、贵州、湖北、湖南、江苏、江西、四川、台湾、浙江。

海绵杜鹃

Rhododendron pingianum Fang

别名：粉背杜鹃

分布：四川西南部。

樱草杜鹃

Rhododendron primuliflorum Bureau & Franchet

分布：甘肃南部、四川西部、西藏南部、云南北部。

民族药：藏药。

陇蜀杜鹃

Rhododendron przewalskii Maxim.

别名：金背枇杷、野枇杷（陕西）

分布：甘肃、青海东部和南部、陕西西部、四川西部和北部。

民族药：藏药。

太白杜鹃

Rhododendron purdomii Rehd. et Wils.

别名：药枇杷（陕西）

分布：甘肃南部、河南西部、陕西南部

腋花杜鹃

Rhododendron racemosum Franch.

分布：贵州西北部、四川西南部、云南。

毛果杜鹃

Rhododendron seniavinii Maxim.

分布：福建、湖南、江西。

蔗黄杜鹃

Rhododendron spadiceum Tam

分布：福建西南部。

爆杖花

Rhododendron spinuliferum Franch.

分布：四川西南部、云南东北部和西部。

四川杜鹃

Rhododendron sutchuenense Franch.

分布：重庆、甘肃、广西、贵州、湖北西北部、湖南西北部、陕西南部。

千里香杜鹃

Rhododendron thymifolium Maxim.

别名：百里香杜鹃

分布：甘肃、青海、四川北部。

民族药：藏药。

毛嘴杜鹃

Rhododendron trichostomum Franch.

分布：青海南部、四川西部、西藏东南部、云南西北部。

长管杜鹃

Rhododendron tubulosum Ching ex W. Y. Wang

分布：青海东南部。

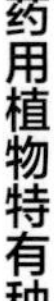

白毛杜鹃

Rhododendron vellereum Hutch. ex Tagg

分布：青海东南部、西藏南部。

毛蕊杜鹃

Rhododendron websterianum Rehd. et Wils.

分布：四川西北部。

圆叶杜鹃

Rhododendron williamsianum Rehd. et Wils.

分布：贵州西部、四川西南部、西藏东南部、云南东北部。

皱皮杜鹃

Rhododendron wiltonii Hemsl. et Wils.

分布：四川西部。

短尾越桔

Vaccinium carlesii Dunn

分布：安徽、福建、广东、广西、贵州、湖南、江西、浙江。

民族药：彝药。

贝叶越桔

Vaccinium conchophyllum Rehd.

分布：四川中部和东南部。

云南越桔

Vaccinium duclouxii（Lévl.）Hand.-Mazz.

异名：*Vaccinium sprengelii*（G. Don）Sleumer

别名：米饭花

分布：四川、西藏、云南。

民族药：苗药。

乌鸦果

Vaccinium fragile Franch.

别名：土千年健（云南）

分布：贵州西部、四川西南部、云南。

民族药：彝药、纳西药、傈僳药、拉祜药、白药。

无梗越桔

Vaccinium henryi Hemsl.

分布：安徽、福建、甘肃、贵州、湖北、湖南、江西、陕西、四川、浙江。

江南越桔

Vaccinium mandarinorum Diels

异名：*Vaccinium laetum* Diels

别名：小叶珍珠花

分布：安徽、福建、广东、广西、贵州、湖北、湖南、江苏、江西、云南、浙江。

宝兴越桔

Vaccinium moupinense Franch.

分布：贵州、四川中西部（宝兴）、云南东北部。

峨眉越桔

Vaccinium omeiense Fang

分布：广西东北部、贵州西部、四川中部、云南东北部。

椭圆叶越桔

Vaccinium pseudorobustum Sleumer

分布：广东、广西。

石生越桔

Vaccinium saxicola Chun ex Sleumer

分布：广东西部（信宜）。

凸脉越桔

Vaccinium supracostatum Hand.-Mazz.

分布：广西北部、贵州南部。

刺毛越桔

Vaccinium trichocladum Merr. et Metc.

分布：安徽、福建、广东、广西、贵州、江西、浙江。

红花越桔

Vaccinium urceolatum Hemsl.

分布：贵州东南部、四川中部和南部、云南东北部。

111 紫金牛科 Myrsinaceae

少年红

Ardisia alyxiifolia Tsiang ex C. Chen

异名：*Ardisia beibeinensis* Z. Y. Zhu

别名：北碚紫金牛、藤八爪（四川）、念珠藤叶紫金牛（广西）

分布：福建、广东、广西、贵州、海南、湖南、江西、四川。

尾叶紫金牛

Ardisia caudata Hemsl.

别名：点抵改房、两逊（瑶语）、峨眉紫金牛（中国高等植物图鉴）

分布：广东、广西、贵州、四川、云南。

民族药：瑶药、壮药。

腺齿紫金牛

Ardisia cornudentata Mez

分布：台湾。

密鳞紫金牛

Ardisia densilepidotula Merr.

别名：罗芒树、山马皮、黑度、仙人血树（海南）

分布：海南。

剑叶紫金牛

Ardisia ensifolia Walker

别名：开喉箭（广西）

分布：广西、云南。

月月红

Ardisia faberi Hemsl.

别名：江南紫金牛、毛虫草（广西）、红毛走马胎（四川）、毛青杠（四川、贵州、云南）、江南紫金牛（中国高等植物图鉴）

分布：广东、广西、贵州、海南、湖北、湖南、四川、云南。

民族药：苗药、景颇药、傣药。

疏花酸藤子

Embelia pauciflora Diels

分布：贵州、四川。

匍匐酸藤子

Embelia procumbens Hemsl.

分布：四川、云南。

湖北杜茎山

Maesa hupehensis Rehd.

分布：湖北、四川。

广西密花树

Myrsine kwangsiensis（E. Walker）Pipoly & C. Chen

异名：*Rapanea kwangsiensis* Walker

分布：广西、贵州、西藏（林芝）、云南。

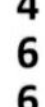

112 报春花科 Primulaceae

花叶点地梅

Androsace alchemilloides Franch.

别名：假羽衣草

分布：云南西北部。

昌都点地梅

Androsace bisulca Bur. et Franch.

分布：四川、西藏东部。

玉门点地梅

Androsace brachystegia Hand.-Mazz.

分布：甘肃、青海、四川西北部。

民族药：藏药。

景天点地梅

Androsace bulleyana G. Forr.

分布：云南西北部。

民族药：藏药。

裂叶点地梅

Androsace dissecta（Franch.）Franch.

分布：四川西南部、云南西北部。

民族药：藏药。

石莲叶点地梅

Androsace integra（Maxim.）Hand.-Mazz.

别名：点地梅、朵的（藏语）

分布：青海东南部、四川西部、西藏东北部、云南西北部。

民族药：藏药。

西藏点地梅

Androsace mariae Kanitz

异名：*Androsace mariae* var. *tibetica*（Maxim.）Hand.-Mazz.

分布：甘肃南部、内蒙古、青海东部、四川西部、西藏东部。

民族药：藏药、蒙药。

刺叶点地梅

Androsace spinulifera（Franch.）R. Knuth

分布：四川西部、云南北部。

民族药：藏药。

鳞叶点地梅

Androsace squarrosula Maxim.

分布：新疆西南部（昆仑山北侧）。

狭叶点地梅

Androsace stenophylla（Petitm.）Hand.-Mazz.

分布：四川西部、西藏东部。

绵毛点地梅

Androsace sublanata Hand.-Mazz.

分布：四川西南部、云南西北部。

民族药：藏药。

雅江点地梅

Androsace yargongensis Petitm.

分布：甘肃、青海、四川西部。

广西过路黄

Lysimachia alfredii Hance

分布：福建西南部、广东、广西、贵州、湖南南部、江西南部。

耳叶珍珠菜

Lysimachia auriculata Hemsl.

别名：二郎箭（陕西）

分布：甘肃南部、湖北西部、陕西南部、四川东部。

展枝过路黄

Lysimachia brittenii R. Knuth

分布：湖北西部、湖南东北部。

浙江过路黄

Lysimachia chekiangensis C. C. Wu

分布：浙江西南部（龙泉县）。

过路黄

Lysimachia christiniae Hance

别名：寸金丹（陕西）、对座草（江苏、上海、浙江）、临时救（浙江）、遍地黄（湖南）、窝里俄（苗语）

分布：安徽、福建、广东、广西、贵州、河南、湖北、湖南、江苏、江西、山西南部、四川、云南、浙江。

露珠珍珠菜

Lysimachia circaeoides Hemsl.

别名：黄金楼、见缝合、对叶红线草（陕西）

分布：浙江西南部（龙泉县）。

厚叶香草

Lysimachia crassifolia C. Z. Gao et D. Fang

分布：广西中部（忻城县）。

金江珍珠菜

Lysimachia delavayi Franch.

分布：云南北部（鹤庆县）。

独山香草

Lysimachia dushanensis Chen et C. M. Hu

分布：广西北部、贵州南部（独山县）。

小思茅香草

Lysimachia engleri var. *glabra*（Bonati）F. H. Chen & C. M. Hu

分布：云南南部和西部。

纤柄香草

Lysimachia filipes C. Z. Gao et C. M. Hu

别名：排草（广西）

分布：广西西北部（凤山）。

管茎过路黄

Lysimachia fistulosa Hand.-Mazz.

别名：头顶一朵花（湖北）

分布：广东北部、广西、贵州、湖北西部、湖南、江西南部、四川东部、云南东北部。

灵香草

Lysimachia foenum-graecum Hance

分布：广东北部、广西、湖南西南部、云南东南部。

大叶过路黄

Lysimachia fordiana Oliv.

别名：大叶排草（中国高等植物图鉴）

分布：广东、广西、云南东南部。

福建过路黄

Lysimachia fukienensis Hand.-Mazz.

别名：福建排草（中国高等植物图鉴）

分布：福建西部、广东东北部、江西东部和南部、浙江南部。

腺瓣珍珠菜

Lysimachia glanduliflora Hanelt

分布：河南南部、湖北北部、江西西北部。

灰叶珍珠菜

Lysimachia glaucina Franch.

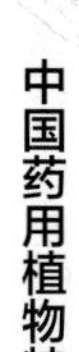

分布：云南北部（鹤庆县）。

金爪儿

Lysimachia grammica Hance

别名：枪伤药、小救架、雷公须（贵州）、窝纱衣（苗语）

分布：安徽、河南、湖北、江苏、江西、陕西南部、浙江。

点腺过路黄

Lysimachia hemsleyana Maxim.

分布：安徽、福建、河南南部、湖北、湖南、江苏、江西、陕西南部、四川东部、浙江。

叶苞过路黄

Lysimachia hemsleyi Franch.

分布：贵州西部、四川西南部、云南中部和北部。

黑腺珍珠菜

Lysimachia heterogenea Klatt

别名：满天星（江苏南部种子植物手册）

分布：安徽、福建、广东、河南、湖北、湖南、江苏、江西、浙江。

景东香草

Lysimachia jingdongensis Chen et C. M. Hu

别名：小果香草（植物分类学报）、小果排草（云南种子植物名录）

分布：云南南部（景洪）。

轮叶过路黄

Lysimachia klattiana Hance

别名：见血住（湖北）、轮叶排草（中国高等植物图鉴）

分布：安徽、河南、湖北、江苏、江西、山东、浙江。

临桂香草

Lysimachia linguiensis C. Z. Gao

别名：乌龟草（广西）

分布：广西西北部（临桂县）。

长梗过路黄

Lysimachia longipes Hemsl.

分布：安徽南部、福建北部、江西北部、浙江。

山萝过路黄

Lysimachia melampyroides R. Knuth

分布：甘肃东南部、广西东北部、贵州东北部、湖北西南部、湖南、山西西南部、四川。

垂花香草

Lysimachia nutantiflora Chen et C. M. Hu

分布：广西西南部。

峨眉过路黄

Lysimachia omeiensis Hemsl.

分布：广西西南部。

琴叶过路黄

Lysimachia ophelioides Hemsl.

分布：湖北西部、四川东部。

落地梅

Lysimachia paridiformis Franchet

别名：四片瓦、四大块瓦（湖南）、重楼排草（中国高等植物图鉴）

分布：广东、广西、贵州、湖北、湖南、四川、云南。

小叶珍珠菜

Lysimachia parvifolia Franch.

别名：小叶星宿菜

分布：安徽、福建、广东、贵州、湖北、湖南、江西、四川、云南。

巴东过路黄

Lysimachia patungensis Hand.-Mazz.

别名：铺地黄（湖南）

分布：安徽、福建、广东、湖北、湖南、江西、浙江。

叶头过路黄

Lysimachia phyllocephala Hand.-Mazz.

别名：姜花草、痰药（四川）

分布：广西、贵州、湖北、湖南、江西、四川、云南、浙江。

疏头过路黄

Lysimachia pseudohenryi Pamp.

分布：安徽、广东北部、河南、湖北、湖南、江西、陕西南部、四川东部、浙江。

点叶落地梅

Lysimachia punctatilimba C. Y. Wu

分布：湖北西部、云南东南部（屏边）。

总花珍珠菜

Lysimachia racemiflora Bonati

分布：云南东北部。

折瓣珍珠菜

Lysimachia reflexiloba Hand.-Mazz.

分布：四川西南部（木里县）。

显苞过路黄

Lysimachia rubiginosa Hemsl.

分布：广西、贵州、湖北、湖南、四川、云南东北部和东南部、浙江。

茂汶过路黄

Lysimachia stellarioides Hand.-Mazz.

别名：筷子草、背花草、高坡酸（贵州）

分布：四川西部（茂汶县）。

腺药珍珠菜

Lysimachia stenosepala Hemsl.

分布：贵州、湖北、湖南、陕西、四川南部、云南、浙江。

羽叶点地梅

Pomatosace filicula Maxim.

别名：热衮巴（藏语）

分布：青海东部、四川西北部、西藏东北部。

民族药：藏药。

巴塘报春

Primula bathangensis Petitm.

分布：四川西部、云南北部。

地黄叶报春

Primula blattariformis Franch.

分布：四川西南部、云南西部和北部。

木里报春

Primula boreiocalliantha Balf. f. et Forrest

分布：四川西南部、云南西北部。

小苞报春

Primula bracteata Franch.

分布：四川西南部、西藏东部、云南西部和北部。

黔西报春

Primula cavaleriei Petitm.

别名：贵州报春（拉汉种子植物名称）

分布：贵州中部（惠水县）、云南东南部（蒙自）。

垂花穗状报春

Primula cernua Franch.

分布：四川东南部、云南北部。

紫花雪山报春

Primula chionantha I. B. Balfour & Forrest

异名：*Primula sinopurpurea* Balf. f. ex Hutch.

分布：四川西南部、西藏东部、云南北部和西北部。

中甸灯台报春

Primula chungensis Balf. f. et Ward

别名：中甸报春（中国高等植物图鉴）

分布：四川西南部、西藏东南部、云南西北部。

毛茛叶报春

Primula cicutariifolia Pax

分布：安徽南部、湖北东部、湖南、江西北部、浙江北部。

鹅黄灯台报春

Primula cockburniana Hemsl.

分布：四川西部。

无粉报春

Primula efarinosa Pax

分布：湖北西部、四川东部。

二郎山报春

Primula epilosa Craib

别名：西南报春（拉汉种子植物名称）

分布：四川西部（泸定县、天全县）。

峨眉报春

Primula faberi Oliv.

别名：峨山雪莲花（四川）

分布：四川西南部、云南东北部。

束花粉报春

Primula fasciculata Balf. f. et Ward

分布：甘肃、青海、四川西部、云南西北部。

黄花粉叶报春

Primula flava Maxim.

分布：甘肃西部和南部、青海东部、四川北部。

灰岩皱叶报春

Primula forrestii Balf. f.

别名：鹿角七、石痨参（云南）

分布：云南西部和北部。

苞芽粉报春

Primula gemmifera Batal.

别名：苞芽报春

分布：甘肃南部、四川西部、西藏东北部、云南西北部。

太白山紫穗报春

Primula giraldiana Pax

分布：陕西（太白山）。

白背小报春

Primula hypoleuca Hard.- Mazz.

异名：*Primula forbesii* ssp. *hypoleuca*（Hand. - Mazz.）W. W. Smith
分布：云南（昆明市）。

贵州报春
Primula kweichouensis W. W. Smith
分布：贵州（兴义）。

报春花
Primula malacoides Franch.
分布：广西西部、贵州、云南。

宝兴报春
Primula moupinensis Franch.
分布：四川西部。

鄂报春
Primula obconica Hance
分布：广东、广西、贵州、湖北、湖南、江西、四川、西藏、云南。

齿萼报春
Primula odontocalyx（Franch.）Pax
分布：甘肃南部、河南西部、湖北西部、陕西南部、四川。

迎阳报春
Primula oreodoxa Franch.
分布：四川西部。

卵叶报春
Primula ovalifolia Franch.
分布：贵州、湖北、湖南西部、四川、云南东北部。

羽叶穗花报春
Primula pinnatifida Franch.
别名：裂叶报春
分布：四川西南部、云南北部。

海仙花
Primula poissonii Franch.
别名：海仙报春
分布：四川西部、云南中部和北部。

滇海水仙花
Primula pseudodenticulata Pax
分布：四川西南部、云南。

丽花报春
Primula pulchella Franch.
分布：四川西南部、西藏东部、云南西北部。

黑萼报春
Primula russeola Balf. f. et Forr.
分布：四川西南部、西藏东南部、云南西北部。

偏花报春
Primula secundiflora Franch.
分布：青海东部、四川西部、西藏东部、云南西北部。

藏报春
Primula sinensis Sabine ex Lindl.
分布：贵州（安顺县）、四川（峨眉山）。

铁梗报春
Primula sinolisteri Balf. f.
分布：云南中部和西部。

四川报春
Primula szechuanica Pax

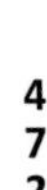

分布：四川西部、云南西北部。

甘青报春

Primula tangutica Duthie

别名：唐古特报春、香智莫葛（西藏）、奥勒西（藏语）

分布：甘肃南部、青海东部、四川、西藏东部。

民族药：藏药、傈僳药。

高穗花报春

Primula vialii Delavay ex Franch.

别名：高穗报春花

分布：甘肃、青海、四川、西藏。

民族药：藏药。

香海仙报春

Primula wilsonii Dunn

异名：*Primula poissonii* Franch. ssp. *wilsonii*（Dunn）W. W. Smith

分布：四川西部、云南。

113 白花丹科 Plumbaginaceae

小蓝雪花

Ceratostigma minus Stapf ex Prain

别名：风湿草、蓝花岩陀（云南）、小角柱花（中国高等植物图鉴）

分布：甘肃南部、四川西部、西藏东部和南部、云南北部。

民族药：白药、藏药。

蓝雪花

Ceratostigma plumbaginoides Bunge

别名：山灰柴、假靛（河南）、角柱花（中国高等植物图鉴）

分布：北京、河南、江苏、山西、浙江。

岷江蓝雪花

Ceratostigma willmottianum Stapf

别名：紫金标

分布：甘肃（文县）、贵州西部、四川西部和南部、西藏东南部、云南东部和北部。

民族药：彝药。

星毛补血草

Limonium potaninii Ikonn.-Gal.

异名：*Limonium aureum* var. *potaninii*（Ikom. - Gal.）Z. X. Peng

分布：甘肃中部和西南部、青海东部、四川北部。

114 柿树科 Ebenaceae

油柿

Diospyros oleifera Cheng

别名：漆柿、油绿柿、乌椑（浙江）、方柿（浙江）

分布：安徽、福建、广东、广西、湖南、江西、浙江。

老鸦柿

Diospyros rhombifolia Hemsl.

别名：野山柿（江苏）、苦李、拳李、黑柿子（浙江）

分布：安徽、福建、江苏、江西、浙江。

山榄叶柿

Diospyros siderophylla H. L. Li

别名：凌扣、枚辣柿、喃哼（广西）

分布：广西西部、南部和西南部。

115 山矾科 Symplocaceae

柔毛山矾

Symplocos pilosa Rehd.

分布：云南南部。

116 安息香科 Styracaceae

陀螺果

Melliodendron xylocarpum Hand.-Mazz.

别名：水冬瓜（广西）、冬瓜木（云南）、鸦头梨（中国高等植物图鉴）

分布：福建、广东北部、广西西北部、贵州、湖南、江西、四川南部、云南东南部。

白辛树

Pterostyrax psilophyllus Diels ex Perk.

别名：鄂西野茉莉（中国树木分类学）、裂叶白辛树（广西植物名录）

分布：广西西部、贵州、湖北西南部、四川东部、云南东北部。

灰叶安息香

Styrax calvescens Perk.

分布：河南南部、湖北西部、湖南、江西、浙江。

赛山梅

Styrax confusus Hemsl.

分布：安徽、福建、广东、广西、贵州、湖北、湖南、江苏、江西、四川、浙江。

民族药：苗药。

垂珠花

Styrax dasyanthus Perk.

别名：小叶硬田螺（浙江）、白花树（贵州）

分布：安徽、福建、广西、贵州、河北、河南、湖南、江苏、江西、山东、四川、云南、浙江。

白花龙

Styrax faberi Perk.

别名：梦童子、响铃子（江西）、白龙条、扫酒树（广东）

分布：安徽、福建、广东、广西、贵州、湖北、湖南、江苏、江西、四川、台湾、浙江。

台湾安息香

Styrax formosanus Matsumura

别名：乌皮九芎

分布：安徽、福建、广东、广西、湖南、江西、台湾、浙江。

老鸹铃

Styrax hemsleyanus Diels

别名：赫斯黎野茉莉（峨眉植物图志）

分布：贵州、河南、湖北、湖南、陕西、四川。

粉花安息香

Styrax roseus Dunn

别名：粉花野茉莉（中国高等植物图鉴）

分布：贵州、湖北、陕西南部、四川南部、西藏东南部、云南西南部。

117 木犀科 Oleaceae

雪柳

Fontanesia philliraeoides subsp. *fortunei* (Carrière) Yaltirik

别名：五谷树（江苏）

分布：安徽、河北、河南、湖北、江苏、

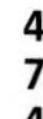

陕西、山东、浙江。

秦连翘

Forsythia giraldiana Lingelsh.

分布：甘肃东南部、河南西部、陕西、四川东北部。

丽江连翘

Forsythia likiangensis Ching et Feng ex P. Y. Bai

分布：四川（木里县）、云南西北部。

小叶白蜡树

Fraxinus bungeana DC.

分布：安徽、河北、河南、辽宁、山东、山西。

民族药：佤药、藏药。

秦岭白蜡树

Fraxinus paxiana Lingelsh.

别名：秦岭梣

分布：湖北、湖南、陕西。

宿柱梣

Fraxinus stylosa Lingelsh.

别名：柳叶梣

分布：甘肃、河南、陕西、四川。

民族药：藏药。

白萼素馨

Jasminum albicalyx Kobuski

别名：青藤（广西）

分布：广西。

红茉莉

Jasminum beesianum Forrest et Diels

别名：小铁藤（云南）、红素馨（植物分类学报）

分布：贵州、四川、云南。

银花素馨

Jasminum nintooides Rehd.

分布：云南东南部。

华清香藤

Jasminum sinense Hemsl.

别名：华素馨、金银花（湖南）

分布：福建、广东、广西、贵州、湖北、湖南、江西、四川、台湾、云南、浙江。

民族药：苗药。

川素馨

Jasminum urophyllum Hemsl.

异名：*Jasminum cathayense* Chun ex Chia

别名：华南茉莉

分布：福建、广东、广西、贵州、湖北、湖南、四川、台湾、云南。

民族药：侗药、瑶药。

川滇蜡树

Ligustrum delavayanum Hariot

分布：贵州、湖北西部、四川、云南。

丽叶女贞

Ligustrum henryi Hemsl.

别名：兴山蜡树、爬岩香、野芥蜡籽（陕西）、翘鼻子（甘肃）

分布：甘肃、广西、贵州、湖北、湖南西部、陕西、四川、云南。

蜡子树

Ligustrum leucanthum（S. Moore）P. S. Green

异名：*Ligustrum molliculum* Hance

分布：安徽、福建、甘肃南部、湖北、湖南、江苏、江西、山西南部、四川、浙江。

长筒女贞

Ligustrum longitubum Hsu

异名：*Ligustrum henryi* var. *longitubum* P. S. Hsu

别名：长筒兴山蜡树

分布：安徽南部、江西东部、浙江西部。

总梗女贞

Ligustrum pedunculare Rehder

分布：贵州、湖北西部、湖南、陕西、四川。

阿里山女贞

Ligustrum pricei Hayata

别名：总梗女贞

分布：台湾。

宜昌女贞

Ligustrum strongylophyllum Hemsl.

分布：甘肃、湖北、陕西、四川。

云南木犀榄

Olea tsoongii（Merrill）P. S. Green

异名：*Olea dioica* Roxb.

别名：异株木犀榄

分布：广东、广西、贵州、海南、四川、云南。

红柄木犀

Osmanthus armatus Diels

分布：甘肃、河北、山西、四川。

宁波木犀

Osmanthus cooperi Hemsl.

别名：华东木犀

分布：安徽、福建、江苏南部、江西、浙江。

野桂花

Osmanthus yunnanensis（Franch.）P. S. Green

分布：四川、西藏、云南。

蓝丁香

Syringa meyeri Schneid.

分布：辽宁。

羽叶丁香

Syringa pinnatifolia Hemsl.

异名：*Syringa pinnatifolia* var. *alashanensis* Y. C. Ma & S. Q. Zhou

别名：贺兰山丁香

分布：甘肃、内蒙古、宁夏、青海东部、陕西南部、四川西部。

民族药：蒙药。

四川丁香

Syringa sweginzowii Koehne et Lingelsh.

分布：河北、山西。

118 马钱科 Loganiaceae

巴东醉鱼草

Buddleja albiflora Hemsl.

分布：甘肃、贵州、河南、湖北、湖南、陕西、四川、云南。

民族药：基诺药、土家药。

互叶醉鱼草

Buddleja alternifolia Maxim.

分布：甘肃、河北、河南、内蒙古、宁

夏、青海、陕西、山西、四川、西藏。

腺叶醉鱼草

Buddleja delavayi Gagnep.

异名：*Buddleja heliophila* W. W. Smith

别名：全缘叶醉鱼草

分布：西藏、云南。

紫花醉鱼草

Buddleja fallowiana Balf f. et W. W. Smith

别名：拔白哥（白语）

分布：四川、西藏、云南。

醉鱼草

Buddleja lindleyana Fortune

分布：安徽、福建、广东、广西、贵州、湖北、湖南、江苏、江西、四川、云南、浙江。

民族药：畲药、侗药、苗药、土家药。

披针叶蓬莱葛

Gardneria lanceolata Rehd. et Wils.

分布：安徽、广东、广西、贵州、湖南、湖北、江苏、江西、四川、云南、浙江。

119 龙胆科 Gentianaceae

皱边喉毛花

Comastoma polycladum（Diels et Gilg）T. N. Ho

别名：皱萼喉毛花

分布：甘肃、青海、内蒙古、山西。

民族药：蒙药。

高杯喉毛花

Comastoma traillianum（Forrest）Holub

分布：四川南部、云南西北部。

民族药：藏药。

福建蔓龙胆

Crawfurdia pricei（Marq.）H. Smith

分布：福建西部、广东北部、广西北部、湖南南部。

道孚龙胆

Gentiana altorum H. Smith ex Marq.

分布：四川西部、西藏东南部。

民族药：藏药。

太白龙胆

Gentiana apiata N. E. Brown

分布：陕西（太白山）。

刺芒龙胆

Gentiana aristata Maxim.

别名：柏夏拉、玉相（藏语）、尖叶龙胆（中国高等植物图鉴）

分布：甘肃、青海、四川、西藏。

民族药：藏药。

阿墩子龙胆

Gentiana atuntsiensis W. W. Smith

分布：西藏东南部、云南西北部。

中国龙胆

Gentiana chinensis Kusnez.

分布：湖北西部、四川西南部、云南西北部。

粗茎秦艽

Gentiana crassicaulis Duthie ex Burkill

别名：秦艽（云南）、粗茎龙胆（内蒙古大学学报）

分布：贵州西北部、四川西部、西藏东南

部、云南西北部。
民族药：藏药、蒙药。

五岭龙胆

Gentiana davidii Franch.

别名：倒地莲（福建）、九头青（湖南）

分布：安徽、福建、广东、广西、海南、河南、湖北、湖南、江苏、江西、台湾、浙江。

民族药：朝药、瑶药、畲药、苗药。

无尾尖龙胆

Gentiana ecaudata Marq.

分布：西藏东南部、云南西北部。

青藏龙胆

Gentiana futtereri Diels et Gilg

分布：甘肃西南部、青海东南部。

喜湿龙胆

Gentiana helophila Balf. f. et Forrest ex Marq.

分布：云南西北部。

六叶龙胆

Gentiana hexaphylla Maxim. ex Kusnez.

别名：吉解那保（藏语）

分布：甘肃南部、青海东南部、陕西（太白山）、四川西部和北部。

民族药：藏药。

线叶龙胆

Gentiana lawrencei var. *farreri*（Balf. F.）T. N. Ho

异名：*Gentiana farreri* Balf. f.

分布：甘肃西南部、青海、四川西部。

全萼秦艽

Gentiana lhassica Burkill

分布：青海西南部、西藏东部。

民族药：藏药。

四数龙胆

Gentiana lineolata Franch.

分布：四川西南部、云南。

黄管秦艽

Gentiana officinalis H. Smith

别名：解吉那保（藏语）

分布：甘肃南部、青海东南部、陕西南部、四川北部。

流苏龙胆

Gentiana panthaica Prain et Burk.

分布：广西、贵州、湖南、江西、四川、云南。

报春花龙胆

Gentiana primuliflora Franch.

分布：四川西南部、云南中部和西北部。

民族药：彝药。

柔毛龙胆

Gentiana pubigera Marq.

分布：云南西北部。

偏翅龙胆

Gentiana pudica Maxim.

分布：甘肃、青海、陕西、四川北部。

岷县龙胆

Gentiana purdomii Marq.

分布：甘肃西南部、青海、四川西北部、西藏东北部。

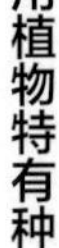

民族药：藏药。

红花龙胆

Gentiana rhodantha Franch. ex Hemsl.

别名：九日花（湖北）、小青鱼胆（贵州）、加架山（苗语）

分布：甘肃、广西、河南、湖北西部、陕西南部、四川西南部、云南。

民族药：藏药、傈僳药、白药、苗药、侗药。

深红龙胆

Gentiana rubicunda Franch.

别名：二郎箭、石肺筋（湖北）、玉米花（湖南）

分布：甘肃东南部、贵州、湖北、湖南、四川、云南。

小繁缕叶龙胆

Gentiana rubicunda var. *samolifolia*（Franch.）C. Marquand

异名：*Gentiana samolifolia* Franch.

分布：湖北西部、四川东部。

匙叶龙胆

Gentiana spathulifolia Maxim. ex Kusnez.

别名：奥拉毛（藏语）

分布：甘肃西部和南部、青海东南部、陕西（太白山）、四川北部。

条纹龙胆

Gentiana striata Maxim.

分布：甘肃、宁夏、青海、四川西部。

四川龙胆

Gentiana sutchuenensis Franch. ex Hemsl.

分布：甘肃南部、贵州、陕西南部、四川、云南。

大花龙胆

Gentiana szechenyii Kanitz

异名：*Gentiana callistantha* Diels et Gilg

别名：粗根龙胆

分布：甘肃南部、青海、四川西部、西藏东南部、云南西北部。

长梗秦艽

Gentiana waltonii Burk.

别名：长梗龙胆（内蒙古大学学报）

分布：西藏南部和东南部。

云南龙胆

Gentiana yunnanensis Franch.

分布：贵州、四川西部和西南部、西藏东南部、云南东北部和西北部。

紫红假龙胆

Gentianella arenaria（Maxim.）T. N. Ho

异名：*Gentiana arenaria* Maxim.

分布：甘肃、青海、西藏北部。

民族药：藏药。

大花扁蕾

Gentianopsis grandis（H. Smith）Ma

分布：四川西南部、云南西北部。

匙叶草

Latouchea fokienensis Franchet

分布：福建、广东、广西、贵州、湖南、四川东南部、云南东北部。

云南肋柱花

Lomatogonium forrestii（Balf. f.）Fern.

分布：贵州、四川、云南。

圆叶肋柱花

Lomatogonium oreocharis（Diels）Marq.

分布：西藏东南部、云南西北部。

民族药：藏药。

阿里山獐牙菜

Swertia arisanensis Hayata

分布：台湾中部和东部。

细辛叶獐牙菜

Swertia asarifolia Franch.

异名：*Swertia atroviolacea* H. Smith

别名：黑紫獐牙菜

分布：云南西北部。

二叶獐牙菜

Swertia bifolia Batal.

别名：乌全草（陕西中草药）

分布：甘肃、青海、陕西（太白山）、四川西北部、西藏东南部。

民族药：藏药。

西南獐牙菜

Swertia cincta Burk.

分布：贵州、四川、云南。

民族药：藏药、哈尼药。

川东獐牙菜

Swertia davidii Franch.

别名：青鱼胆草、水灵芝（四川）

分布：湖北西部、湖南西部、四川东部、云南（景洪）。

丽江獐牙菜

Swertia delavayi Franch.

别名：青叶丹（云南）

分布：四川南部、云南西北部。

峨眉獐牙菜

Swertia emeiensis Ma ex T. N. Ho et S. W. Liu

别名：一匹瓦（四川）

分布：四川南部、云南西北部。

抱茎獐牙菜

Swertia franchetiana H. Smith

分布：甘肃南部、青海、四川、西藏。

浙江獐牙菜

Swertia hickinii Burk.

分布：安徽、福建、广西、湖南、江苏、江西、浙江。

贵州獐牙菜

Swertia kouitchensis Franch.

分布：甘肃南部、贵州、湖北、陕西南部、四川东部、云南东北部。

蒙自獐牙菜

Swertia leducii Franch.

异名：*Swertia mileensis* T. N. Ho & W. L. Shih

别名：青叶胆、肝炎草（云南）

分布：云南南部。

民族药：藏药。

细叶香茶菜

Swertia matsudae Hayata ex Satake

分布：台湾。

川西獐牙菜

Swertia mussotii Franch.

分布：青海西南部、四川西北部、西藏东部、云南（德钦县）。

民族药：藏药。

斜茎獐牙菜

Swertia patens Burk.

别名：金沙獐牙菜

分布：四川南部、云南东北部。

民族药：彝药。

开展獐牙菜

Swertia patula H. Smith

分布：四川西南部、云南西北部。

紫红獐牙菜

Swertia punicea Hemsl.

别名：红獐牙菜、土黄莲（湖南）

分布：贵州、湖北西部、湖南、四川、云南。

民族药：蒙药、彝药、藏药。

四数獐牙菜

Swertia tetraptera Maxim.

分布：甘肃、青海、四川、西藏。

民族药：藏药。

大药獐牙菜

Swertia tibetica Batal.

分布：四川西部、云南西北部。

华北獐牙菜

Swertia wolfangiana Grüning

分布：甘肃南部、湖北西部、青海、山西、四川、西藏东部。

云南獐牙菜

Swertia yunnanensis Burk.

分布：贵州西部、四川、云南。

民族药：彝药、景颇药、阿昌药、德昂药。

双蝴蝶

Tripterospermum chinense（Migo）H. Smith

别名：铁板青（浙江民间常用草药）

分布：安徽、福建、广西、江苏、江西、浙江。

民族药：苗药、土家药、侗药。

盐源双蝴蝶

Tripterospermum coeruleum（Hand.-Mazz.）H. Smith

分布：四川西南部。

峨眉双蝴蝶

Tripterospermum cordatum（Marq.）H. Smith

分布：贵州、湖北、湖南、陕西、四川、云南。

高山肺形草

Tripterospermum cordifolium（Yamamoto）Satake

分布：台湾。

细茎双蝴蝶

Tripterospermum filicaule（Hemsl.）H. Smith

分布：湖北西部。

玉山双蝴蝶

Tripterospermum lanceolatum（Hayata）Hara ex Satake

分布：台湾。

台湾肺形草

Tripterospermum taiwanense（Masam.）Satake

别名：台湾双蝴蝶

分布：台湾中部和南部。

120 夹竹桃科 Apocynaceae

鸡骨常山

Alstonia yunnanensis Diels

别名：白虎木（广西）、红辣树（广西、贵州）、鸭脚树（云南）、滇鸡骨常山（中药志）

分布：广西、贵州、云南。

筋藤

Alyxia levinei Merr.

别名：香藤（广东）、九牛藤、骚羊果、坎香藤、藤满山香、三托藤（广西）

分布：广东、广西、贵州。

勐龙链珠藤

Alyxia menglungensis Tsiang et P. T. Li

分布：云南南部。

链珠藤

Alyxia sinensis Champ. ex Benth.

别名：春根藤、满山香（福建、广东）、念珠藤（广州）、过山香（广东、贵州）

分布：福建、广东、广西、贵州、海南、湖南、江西、台湾、浙江。

丛毛鹿角藤

Chonemorpha floccosa Tsiang et P. T. Li

分布：广西南部。

小花鹿角藤

Chonemorpha parviflora Tsiang et P. T. Li

分布：广西南部、云南南部。

海南鹿角藤

Chonemorpha splendens Chun et Tsiang

分布：海南、云南。

海南蕊木

Kopsia hainanensis Tsiang

分布：海南。

腋花山橙

Melodinus axillaris W. T. Wang ex Tsiang et P. T. Li

分布：云南南部。

川山橙

Melodinus hemsleyanus Diels

别名：山橙子（四川）、岩山枝（贵州）

分布：贵州、四川、云南。

薄叶山橙

Melodinus tenuicaudatus Tsiang et P. T. Li

分布：广西、贵州、云南。

民族药：壮药。

雷打果

Melodinus yunnanensis Tsiang et P. T. Li

分布：广西西部、云南南部。

广西同心结

Parsonsia goniostemon Hand.-Mazz.

分布：广西（龙津、凌云）。

吊罗山萝芙木

Rauvolfia tiaolushanensis Tsiang

分布：海南（保亭、万宁）。

毛药藤

Sindechites henryi Oliv.

分布：广西、贵州、湖北、湖南、江西、四川、云南、浙江。

贵州络石

Trachelospermum bodinieri（Lévl.）Woods. ex Rehd.

异名：*Trachelospermum cathayanum* C. K. Schneid.

别名：乳儿绳、五根树、鸡屎藤（浙江）、岩岗豆（湖北）

分布：福建、广东、广西、贵州、湖北、湖南、四川、台湾、西藏、云南、浙江。

短柱络石

Trachelospermum brevistylum Hand.-Mazz.

别名：羊角草、龙骨风盖墙风（广西）

分布：安徽、福建、广东、广西、贵州、湖南、四川、西藏。

毛杜仲藤

Urceola huaitingii（Chun & Tsiang）D. J. Middleton

异名：*Parabarium huaitingii* Chun et Tsiang

别名：藤仲（广东、广西、贵州、云南）、土杜仲、红杜仲、鸡头藤（广西、贵州）

分布：广东、广西、贵州、海南。

民族药：壮药、瑶药、侗药、景颇药。

大纽子花

Vallaris indecora（Baill.）Tsiang et P. T. Li

别名：糯米饭花（云南）

分布：广西、贵州、四川、云南。

121 萝藦科 Asclepiadaceae

秦岭藤

Biondia chinensis Schltr.

分布：甘肃、陕西（秦岭及鄠县）。

宽叶秦岭藤

Biondia hemsleyana（Warb.）Tsiang

别名：寸金藤（陕西）。

分布：四川。

青龙藤

Biondia henryi（Warb. ex Schltr. et Diels）Tsiang et P. T. Li

别名：藤叶细辛、捆仙绳（陕西）

分布：安徽、福建、江西、四川、浙江。

黑水藤

Biondia insignis Tsiang

分布：贵州、湖南、四川、西藏、云南。

民族药：苗药。

祛风藤

Biondia microcentra（Tsiang）P. T. Li

分布：安徽、四川、云南、浙江。

短叶秦岭藤

Biondia yunnanensis（Lévl.）Tsiang

分布：河南、四川、云南。

短序吊灯花

Ceropegia christenseniana Hand.-Mazz.

分布：贵州、云南。

金雀马尾参

Ceropegia mairei（Lévl.）H. Huber

别名：普吉藤、太子参（云南）

分布：贵州、四川、云南。

巴塘白前

Cynanchum batangense P. T. Li

分布：四川。

钟冠白前

Cynanchum bicampanulatum M. G. Gilbert & P. T. Li

分布：甘肃、四川。

秦岭藤白前

Cynanchum biondioides W. T. Wang ex Tsiang et P. T. Li

分布：云南（禄劝、澜沧）。

蔓剪草

Cynanchum chekiangense M. Cheng ex Tsiang et P. T. Li

分布：广东、河南、湖北、湖南、浙江。

山白前

Cynanchum fordii Hemsl.

分布：福建、广东、湖北、湖南、云南。

民族药：壮药、藏药。

大理白前

Cynanchum forrestii Schltr.

别名：群虎草、蛇辣子、搜山虎（云南）

分布：甘肃、贵州、四川、西藏、云南。

峨眉牛皮消

Cynanchum giraldii Schltr.

分布：甘肃、河南、陕西、四川。

白前

Cynanchum glaucescens（Decne.）Hand.-Mazz.

别名：水竹消（湖南）、芫花叶白前（中药志）

分布：福建、广东、广西、湖南、江苏、江西、四川、浙江。

景东杯冠藤

Cynanchum kintungense Tsiang

分布：广西、贵州、四川、西藏、云南。

毛白前

Cynanchum mooreanum Hemsl.

分布：安徽、福建、广东、广西、河南、湖北、湖南、江西、浙江。

朱砂藤

Cynanchum officinale（Hemsl.）Tsiang et Zhang

别名：朱砂莲（湖北）、藤白芍（湖南）、青阳参（滇南本草）

分布：安徽、甘肃、广西、贵州、湖北、湖南、江西、陕西、四川、云南。

民族药：苗药、彝药。

青羊参

Cynanchum otophyllum Schneid.

别名：奶浆草、白药（云南）

分布：广西、贵州、湖北、湖南、四川、西藏、云南。

民族药：白药、纳西药、彝药、傈僳药。

狭叶白前

Cynanchum stenophyllum Hemsl.

分布：贵州、湖北、四川。

四川鹅绒藤

Cynanchum szechuanense Tsiang et Zhang

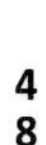

分布：四川西部、西藏。

变色白前

Cynanchum versicolor Bunge

别名：蔓生白薇

分布：河北、河南、湖北、湖南、江苏、吉林、辽宁、山东、四川、浙江。

民族药：蒙药。

轮叶白前

Cynanchum verticillatum Hemsl.

分布：广西、贵州、湖北、四川、云南。

尖叶眼树莲

Dischidia australis Tsiang et P. T. Li

别名：南瓜子金（云南）

分布：广西、云南。

金凤藤

Dolichopetalum kwangsiense Tsiang

分布：广西西部、贵州、云南。

苦绳

Dregea sinensis Hemsl.

别名：豆花藤（陕西）、小木通、通天散、刀枪药（云南）

分布：甘肃、广西、贵州、湖北、湖南、江苏、陕西、山西、四川、西藏、云南、浙江。

丽子藤

Dregea yunnanensis（Tsiang）Tsiang et P. T. Li

分布：甘肃、四川、西藏、云南。

多苞纤冠藤

Gongronema multibracteolatum P. T. Li et X. Ming Wang

分布：贵州。

华宁藤

Gymnema foetidum Tsiang

分布：云南。

海南匙羹藤

Gymnema hainanense Tsiang

分布：海南。

会东藤

Gymnema longiretinaculatum Tsiang

分布：贵州、四川、云南。

云南匙羹藤

Gymnema yunnanense Tsiang

分布：广西西南部、云南南部。

勐海醉魂藤

Heterostemma menghaiense（H. Zhu & H. Wang）M. G. Gilbert & P. T. Li

分布：云南。

海南醉魂藤

Heterostemma sinicum Tsiang

分布：广东、海南。

灵山醉魂藤

Heterostemma tsoongii Tsiang

别名：广西醉魂藤

分布：福建、广西、海南。

厚花球兰

Hoya dasyantha Tsiang

分布：海南。

护耳草

Hoya fungii Merr.

别名：大奶汁藤（广西）、打不死（云南）

分布：广东、广西、海南、云南。

民族药：佤药。

崖县球兰

Hoya liangii Tsiang

分布：海南。

贡山球兰

Hoya lii C. M. Burton

分布：云南贡山。

香花球兰

Hoya lyi Lévl.

别名：铁足板（广西）

分布：广西、贵州、四川、云南。

尾叶球兰

Hoya mekongensis M. G. Gilbert et P. T. Li

分布：西藏、云南。

薄叶球兰

Hoya mengtzeensis Tsiang et P. T. Li

分布：云南。

民族药：哈尼药。

凸脉球兰

Hoya nervosa Tsiang et P. T. Li

分布：广西、云南南部。

琴叶球兰

Hoya pandurata Tsiang

分布：云南南部。

山球兰

Hoya silvatica Tsiang et P. T. Li

分布：西藏南部、云南西北部。

假木藤

Jasminanthes chunii（Tsiang）W. D. Stevens & P. T. Li

异名：*Stephanotis chunii* Tsiang

别名：假木通

分布：广东、广西、湖南。

民族药：瑶药。

云南黑鳗藤

Jasminanthes saxatilis（Tsiang et P. T. Li）W. D. Stevens et P. T. Li

分布：广西西部、云南东南部。

百灵草

Marsdenia longipes W. T. Wang ex Tsiang et P. T. Li

分布：广西、云南西南部。

海枫屯

Marsdenia officinalis Tsiang et P. T. Li

别名：海枫藤

分布：湖北、湖南、四川、云南、浙江。

喙柱牛奶菜

Marsdenia oreophila W. W. Smith

分布：四川、西藏、云南。

牛奶菜

Marsdenia sinensis Hemsl.

别名：三百银（湖南）

分布：福建、广东、广西、贵州、湖北、湖南、江西、四川、云南、浙江。

狭花牛奶菜

Marsdenia stenantha Hand.-Mazz.

分布：四川、云南。

云南牛奶菜

Marsdenia yunnanensis（H. Léveillé）Woodson

分布：湖北、四川、云南。

华萝藦

Metaplexis hemsleyana Oliv.

别名：华萝藦、小隔山草（陕西）、奶浆藤（云南）、芮伍烂（苗语）

分布：广西、贵州、湖北、湖南、江西、陕西、四川、云南。

丽江鲫鱼藤

Secamone likiangensis Tsiang

分布：云南中部和南部。

催吐鲫鱼藤

Secamone minutiflora（Woodson）Tsiang

异名：*Secamone szechuanensis* Tsiang et P. T. Li

分布：广西、贵州、四川、云南。

吊山桃

Secamone sinica Hand.-Mazz.

分布：广东、广西、贵州、云南。

锈毛弓果藤

Toxocarpus fuscus Tsiang

分布：广东、广西、云南。

海南弓果藤

Toxocarpus hainanensis Tsiang

分布：广东、广西、云南。

平滑弓果藤

Toxocarpus laevigatus Tsiang

分布：海南。

广花弓果藤

Toxocarpus patens Tsiang

分布：海南。

凌云弓果藤

Toxocarpus paucinervius Tsiang

分布：广西、云南。

澜沧弓果藤

Toxocarpus wangianus Tsiang

分布：贵州、云南。

阔叶娃儿藤

Tylophora astephanoides Tsiang et P. T. Li

分布：云南南部。

紫花娃儿藤

Tylophora henryi Warb.

分布：福建、贵州、河南、湖北、湖南、四川。

广花娃儿藤

Tylophora leptantha Tsiang

分布：广东、广西、海南。

紫叶娃儿藤

Tylophora picta Tsiang

分布：海南。

蛇胆草

Tylophora secamonoides Tsiang

分布：广西、海南。

贵州娃儿藤

Tylophora silvestris Tsiang

分布：安徽、福建、广东、广西、贵州、湖南、江苏、江西、四川、台湾、西藏、云南、浙江。

普定娃儿藤

Tylophora tengii Tsiang

分布：广西、贵州南部。

云南娃儿藤

Tylophora yunnanensis Schltr.

别名：白薇、蛇辣子（云南）

分布：贵州、四川、云南。

民族药：彝药、白药。

122 旋花科 Convolvulaceae

线叶银背藤

Argyreia lineariloba C. Y. Wu

别名：独根

分布：云南中部（楚雄）。

民族药：彝药。

单籽银背藤

Argyreia monosperma C. Y. Wu

分布：云南（勐海、屏边）。

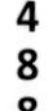

多花丁公藤

Erycibe myriantha Merr.

分布：广东、海南。

疏花丁公藤

Erycibe oligantha Merr. et Chun

分布：海南。

瑶山丁公藤

Erycibe sinii How

异名：*Erycibe sinii* F. C. How

分布：广西。

山土瓜

Merremia hungaiensis（Lingelsh. et Borza）R. C. Fang

异名：*Ipomoea hungaiensis* Lingelsh. & Borza

别名：土瓜、野红苕、山萝卜（四川）、野土瓜藤（贵州）、红土瓜、地瓜（云南）

分布：贵州、四川、云南。

民族药：景颇药、阿昌药。

蓝花土瓜

Merremia yunnanensis（Courch. et Gagn.）R. C. Fang

分布：四川、云南。

123 紫草科 Boraginaceae

长蕊斑种草

Antiotrema dunnianum（Diels）Hand.-Mazz.

别名：跌打药（广西）、漏绿根、白紫草（云南、四川）

分布：广西西部、贵州、四川西南部、云南。

疏花软紫草

Arnebia szechenyi Kanitz

分布：甘肃北部和西部、内蒙古、宁夏、青海东部和南部。

民族药：蒙药。

斑种草

Bothriospermum chinense Bunge

分布：甘肃、河北、河南、辽宁、陕西、山东、山西。

云南斑种草

Bothriospermum hispidissimum Hand.-Mazz.

分布：四川西南部、云南。

狭苞斑种草

Bothriospermum kusnezowii Bunge

分布：甘肃、河北、黑龙江、吉林、内蒙古、宁夏、青海、陕西、山西。

心叶琉璃草

Cynoglossum triste Diels

分布：四川西南部、云南西北部。

西南粗糠树

Ehretia corylifolia C. H. Wright

分布：云南南部、西南部和西北部。

上思厚壳树

Ehretia tsangii Johnst.

别名：大夭王（广西）

分布：广西西部和南部、贵州南部、云南东南部。

石生紫草

Lithospermum hancockianum Oliv.

别名：云南紫草

分布：贵州西部、云南。

昭通滇紫草

Onosma cingulatum W. W. Smith

别名：昆明滇紫草

分布：云南。

密花滇紫草

Onosma confertum W. W. Smith

分布：四川（木里县）、云南西北部。

民族药：彝药。

露蕊滇紫草

Onosma exsertum Hemsl.

分布：贵州、四川西南部、云南。

民族药：彝药。

丽江滇紫草

Onosma lijiangense Y. L. Liu

分布：云南西北部（丽江县）。

多枝滇紫草

Onosma multiramosum Hand.-Mazz.

分布：四川西南部、西藏东部、云南西北部。

短蕊车前紫草

Sinojohnstonia moupinensis（Franch.）W. T. Wang ex Z. Y. Zhang

分布：甘肃、湖北、湖南、宁夏、陕西、山西、四川、云南。

车前紫草

Sinojohnstonia plantaginea Hu

分布：甘肃东南部、四川。

西南附地菜

Trigonotis cavaleriei（Lévl.）Hand.- Mazz.

分布：贵州、湖南、四川、云南。

狭叶附地菜

Trigonotis compressa Johnst.

分布：四川、云南西北部。

多花附地菜

Trigonotis floribunda Johnst.

分布：四川。

秦岭附地菜

Trigonotis giraldii Brand

分布：陕西。

南川附地菜

Trigonotis laxa Johnst.

分布：贵州、湖南、江西、四川、云南。

大叶附地菜

Trigonotis macrophylla Vaniot

分布：广东、广西、贵州、四川。

湖北附地菜

Trigonotis mollis Hemsl.

分布：四川西南部。

峨眉附地菜

Trigonotis omeiensis Matsuda

分布：四川。

124 马鞭草科 Verbenaceae

华紫珠

Callicarpa cathayana H. T. Chang

别名：止血草、创伤草（江苏）、鱼显子（云南植物志）

分布：安徽、福建、广东、广西、河南、湖北、江苏、江西、云南、浙江。

老鸦糊

Callicarpa giraldii Hesse ex Rehd.

别名：小紫珠、紫珠（陕西）、米筛子（江西）、尖叶蜘蛛（湖南）、鱼胆（四川）、鸡米树（贵州）、小米团花（云南）

分布：安徽、福建、甘肃、广东、广西、贵州、河南、湖北、湖南、江苏、江西、陕西南部、四川、云南、浙江。

全缘叶紫珠

Callicarpa integerrima Champ.

别名：月中风（广西）

分布：福建、广东、广西、湖北西部、江西、四川东部、浙江南部。

民族药：苗药。

广东紫珠

Callicarpa kwangtungensis Chun

别名：小叶紫珠菜（湖南）、金刀菜（湖南药物志）

分布：福建、广东、广西、贵州、湖北、湖南、江西、云南、浙江。

民族药：苗药。

光叶紫珠

Callicarpa lingii Merr.

别名：绿英柴（安徽）

分布：安徽南部、江西、浙江。

尖萼紫珠

Callicarpa loboapiculata F. P. Metcalf

分布：广东、广西、贵州、海南、湖南。

长柄紫珠

Callicarpa longipes Dunn

分布：安徽、福建、广东、江西。

黄腺紫珠

Callicarpa luteopunctata H. T. Chang

分布：四川、云南。

窄叶紫珠

Callicarpa membranacea Chang

异名：*Callicarpa japonica* var. *angustata* Rehd.

别名：止血草（湖北）

分布：安徽、广东、广西、贵州、河南、湖北、湖南、江苏、江西、陕西、四川东部、浙江。

钩毛紫珠

Callicarpa peichieniana Chun et S. L. Chen

别名：红斑鸠米（广西）

分布：广东、广西、湖南。

长毛紫珠

Callicarpa pilosissima Maxim.

分布：台湾。

民族药：哈尼药。

金腺莸

Caryopteris aureoglandulosa（Van.）C. Y. Wu

别名：八瓜金（贵州）

分布：贵州西部至南部、湖北、四川西南部、云南西南部。

灰毛莸

Caryopteris forrestii Diels

别名：兰香草（贵州）、白叶莸（中国高等植物图鉴）

分布：贵州、四川、西藏、云南。

民族药：彝药。

粘叶莸

Caryopteris glutinosa Rehd.

分布：四川（岷江河谷）。

民族药：羌药。

单花莸

Caryopteris nepetifolia（Bentham）Maximowicz

别名：莸、野苋草、半枝莲（浙江）

分布：安徽、福建、江苏、浙江。

光果莸

Caryopteris tangutica Maxim.

别名：山薄荷、老鼠精（湖北）

分布：甘肃、河北、河南、湖北、陕西、四川。

民族药：藏药、羌药。

三花莸

Caryopteris terniflora Maxim.

别名：短梗三花莸、野荆芥、黄刺泡（陕西）、金谷草、毛老虎（湖北）、风寒草、蜂子草、金线草（四川）、兰香草（贵州）

分布：甘肃、贵州、河北、河南、湖北、江西、陕西、山西、四川、云南。

民族药：羌药。

毛球莸

Caryopteris trichosphaera W. W. Smith

分布：四川西部、西藏东部、云南西北部。

民族药：藏药。

海南赪桐

Clerodendrum hainanense Hand.-Mazz.

分布：广西、海南。

民族药：瑶药。

南垂茉莉

Clerodendrum henryi Pei

别名：哈沙皮虎（傣语）

分布：云南西南部。

民族药：傣药。

浙江大青

Clerodendrum kaichianum Hsu

分布：安徽、福建、江西、浙江。

广东大青

Clerodendrum kwangtungense Hand.-Mazz.

别名：红花鬼灯笼（广西）、广东臭茉莉（云南植物志）

分布：广东北部、广西东北部、贵州东北部、湖南、云南。

民族药：哈尼药。

黄腺大青

Clerodendrum luteopunctatum Pei et S. L. Chen

分布：贵州、湖北、四川。

滇常山

Clerodendrum yunnanense Hu ex Hand.-Mazz.

分布：四川西南部、云南。

民族药：彝药。

小叶石梓

Gmelina delavayana P. Dop

分布：四川西南部、云南西北部。

尖齿豆腐柴

Premna acutata W. W. Smith

别名：尖叶臭黄荆（中国高等植物图鉴）

分布：四川西南部、云南西北部。

滇桂豆腐柴

Premna confinis Pei et S. L. Chen ex C. Y. Wu

别名：太阳木（广西）

分布：广西西部、云南东南部。

民族药：壮药。

蒙自豆腐柴

Premna henryana（Hand.-Mazz.）C. Y. Wu

分布：四川西南部、云南西北部。

臭黄荆

Premna ligustroides Hemsl.

别名：斑鹊子、斑鸠站、臭豆腐干（四川）

分布：贵州、湖北、江西、四川。

狐臭柴

Premna puberula Pamp.

别名：木臭牡丹、土常山（湖北）、跌打王（广西）、水白腊（四川）、长柄臭黄荆（中国高等植物图鉴）

分布：福建、甘肃、广东、广西、贵州、湖北、湖南、山西南部、四川、云南。

塘虱角

Premna sunyiensis Pei

别名：大蛇药、牛尾鸟（广东）

分布：广东（乳源县）。

思茅豆腐柴

Premna szemaoensis Pei

别名：类梧桐、戳皮树（云南）、接骨树（中国高等植物图鉴）

分布：云南南部。

圆叶豆腐柴

Premna tenii Pei

分布：云南（大姚县）。

麻叶豆腐柴

Premna urticifolia Rehd.

别名：筋骨散（云南）

分布：云南南部。

四齿四棱草

Schnabelia tetrodonta（Sun）C. Y. Wu et C. Chen

分布：贵州北部、四川中部。

125 唇形科 Labiatae

弯花筋骨草

Ajuga campylantha Diels

别名：止痢蒿（云南）

分布：云南。

康定筋骨草

Ajuga campylanthoides C. Y. Wu et C. Chen

分布：甘肃、四川、西藏、云南。

线叶筋骨草

Ajuga linearifolia Pamp.

分布：河北、湖北、辽宁、陕西、山西。

散瘀草

Ajuga pantantha Hand.-Mazz.

别名：山苦草、散血草、苦草、胆草（云南）

分布：云南。

民族药：彝药。

毛药花

Bostrychanthera deflexa Benth.

别名：垂花铃子香（植物分类学报）、环药花（中国高等植物图鉴）

分布：福建、广东、广西、贵州、湖北、江西、四川、台湾。

民族药：瑶药、苗药。

浙江铃子香

Chelonopsis chekiangensis C. Y. Wu

别名：铃子三七（浙江）

分布：安徽、广东、江西、浙江。

轮叶铃子香

Chelonopsis souliei（Bonati）Merr.

分布：四川、西藏。

民族药：藏药。

寸金草

Clinopodium megalanthum（Diels）C. Y. Wu et Hsuan ex H. W. Li

别名：盐烟苏（四川）、蛇床子、土白芷、莲台夏枯草、麻布草、山夏枯草、灯笼花（云南）

分布：贵州、湖北、四川、云南。

峨眉风轮菜

Clinopodium omeiense C. Y. Wu et Hsuan ex H. W. Li

分布：四川（峨眉山）。

灯笼草

Clinopodium polycephalum（Vaniot）C. Y. Wu et Hsuan ex Hsu

别名：阴风轮

分布：安徽、福建、甘肃、广西、贵州、河北、河南、湖北、湖南、陕西、山东、山西、江苏、江西、四川、云南、浙江。

民族药：苗药。

肉叶鞘蕊花

Coleus carnosifolius（Hemsl.）Dunn

别名：石容花、假回菜（广东）

分布：广东、广西、湖南。

民族药：苗药。

绵穗苏

Comanthosphace ningpoensis（Hemsl.）Hand.-Mazz.

别名：半边苏、野鱼香、野苏、火胡麻（贵州）

分布：安徽、贵州、湖北、湖南、江西、浙江。

美叶青兰

Dracocephalum calophyllum Hand.-Mazz.

分布：四川、云南。

民族药：藏药。

松叶青兰

Dracocephalum forrestii W. W. Smith

分布：云南。

民族药：藏药。

白萼青兰

Dracocephalum isabellae Forrest ex W. W. Smith

分布：云南（中甸县）。

民族药：藏药。

掌叶青兰

Dracocephalum palmatoides C. Y. Wu et W. T. Wang

分布：新疆（托里）。

沙地青兰

Dracocephalum psammophilum C. Y. Wu et W. T. Wang

异名：*Dracocephalum fruticulosum* subsp. *psammophilum*（C. Y. Wu & W. T. Wang）H. C. Fu & S. Chen

分布：宁夏。

民族药：蒙药。

毛建草

Dracocephalum rupestre Hance

别名：岩青兰（辽宁、内蒙古、青海）、毛尖（河北、山西）、哈敦-毕日阳古（蒙语）、那乌黄乃（藏语）

分布：河北、辽宁、内蒙古、青海、山西。

民族药：蒙药。

大理青兰

Dracocephalum taliense Forrest ex W. W. Smith

分布：云南（大理、鹤庆县）。

齿茎水蜡烛

Dysophylla sampsonii Hance

别名：齿叶水蜡烛、水龙（广西）、斑叶水虎尾、水芙蓉、野香芹（广东药用植物名录）、森氏水珍珠莱（广州植物志）

分布：广东、广西、贵州、湖南、江西。

东紫苏

Elsholtzia bodinieri Vaniot

别名：牙刷草、凤尾茶、云松茶、锈山茶、半边红花（云南）

分布：贵州、云南。

民族药：彝药、拉祜药。

头花香薷

Elsholtzia capituligera C. Y. Wu

分布：四川、西藏、云南。
民族药：藏药。

野香草
Elsholtzia cyprianii（Pavolini）S. Chow ex P. S. Hsu
别名：野草香、野苏麻（湖南、四川）、木姜花、鱼香菜（贵州）、狗尾草（云南）、古克多（纳西语）
分布：安徽、广西、贵州、河南、湖北、湖南、陕西、四川、云南。
民族药：哈尼药、纳西药。

高原香薷
Elsholtzia feddei Lévl.
别名：野木香叶（四川）、小红苏、香薷（云南）
分布：甘肃、河北、青海、陕西、山西、四川、西藏、云南。

湖南香薷
Elsholtzia hunanensis Hand.-Mazz.
别名：耳齿紫苏（中国植物志）
分布：安徽、贵州、湖北、湖南、江西。
民族药：苗药。

淡黄香狨
Elsholtzia luteola Diels
别名：黄香薷、寸薷（中药大辞典）
分布：四川、云南。

鼠尾香薷
Elsholtzia myosurus Dunn
别名：四楞蒿、疳积散、香紫苏、大香花棵（云南）
分布：四川、云南。
民族药：彝药、景颇药、阿昌药、德昂药。

川滇香薷
Elsholtzia souliei H. Lév.
分布：四川、云南。

木香薷
Elsholtzia stauntonii Bentham
别名：柴荆芥（河北、北京、山西）、香荆芥、荆芥（河北）、紫花鸡骨柴（甘肃）、野荆芥（河南）
分布：甘肃、河北、河南、陕西、山西。

小野芝麻
Galeobdolon chinense（Benth.）C. Y. Wu
别名：假野芝麻（植物分类学报）、地绵绵、蜘蛛草（全国中草药汇编）
分布：安徽、福建、广东、广西、湖南、江苏、江西、台湾、浙江。

白透骨消
Glechoma biondiana（Diels）C. Y. Wu et C. Chen
别名：大铜钱草（湖北）、长管活血丹（新华本草纲要）
分布：甘肃、河北、河南、湖北、陕西、四川。

大花活血丹
Glechoma sinograndis C. Y. Wu
别名：大筋草、透骨消（云南）
分布：云南。
民族药：白药。

宽叶锥花
Gomphostemma latifolium C. Y. Wu
分布：广东、云南。

槽茎锥花

Gomphostemma sulcatum C. Y. Wu

分布：云南。

四轮香

Hanceola sinensis（Hemsl.）Kudo

别名：野藿香、火汉草（四川）

分布：广西、贵州、湖南、四川、云南。

异野芝麻

Heterolamium debile（Hemsl.）C. Y. Wu

分布：湖北、湖南、陕西、四川、云南。

全唇花

Holocheila longipedunculata S. Chow

分布：云南。

宽唇神香草

Hyssopus latilabiatus C. Y. Wu et H. W. Li

分布：新疆。

腺花香茶菜

Isodon adenanthus（Diels）Kudo

异名：*Rabdosia adenantha*（Diels）Hara

别名：水龙胆草、食疙瘩、铁石元（贵州）、路边金、大扭子七（云南）

分布：贵州、四川、云南。

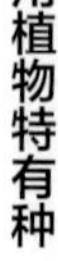

香茶菜

Isodon amethystoides（Bentham）H. Hara

异名：*Rabdosia amethystoides*（Benth.）Hara

别名：铁棱角（浙江、广东）、痱子草（福建）、蛇总管（广东、广西）、盘龙七（云南）、小叶蛇总管（中药大辞典）

分布：安徽、福建、广东、广西、贵州、湖北、江西、台湾、浙江。

民族药：畲药。

狭叶香茶菜

Isodon angustifolius（Dunn）Kudo

异名：*Rabdosia angustifolia*（Dunn）Hara

分布：云南。

民族药：苗药。

紫毛香茶菜

Isodon enanderianus（Handel-Mazzetti）H. W. Li

异名：*Rabdosia enanderiana*（Hand.-Mazz.）Hara

别名：小毛叶子草

分布：四川、云南。

民族药：哈尼药。

拟缺香茶菜

Isodon excisoides（Y. Z. Sun ex C. H. Hu）H. Hara

异名：*Rabdosia excisoides*（Sun ex C. H. Hu）C. Y. Wu et H. W. Li

分布：湖北、四川、云南。

鄂西香茶菜

Isodon henryi（Hemsl.）Kudo

异名：*Rabdosia henryi*（Hemsl.）Hara

别名：见肿消（湖北）

分布：甘肃、河北、河南、湖北、陕西、山西、四川。

露珠香茶菜

Isodon irroratus（Forrest ex Diels）Kudo

异名：*Rabdosia irrorata*（Forrest ex Diels）Hara

别名：野把子（云南）、丽江香茶菜

分布：西藏、云南。

民族药：藏药。

龙胜香茶菜

Isodon lungshengensis（C. Y. Wu et H. W. Li）H. Hara

异名：*Rabdosia lungshengensis* C. Y. Wu et H. W. Li

分布：广西（龙胜县）。

大萼香茶菜

Isodon macrocalyx（Dunn）Kudo

异名：*Rabdosia macrocalyx*（Dunn）Hara

分布：安徽、福建、广东、广西、湖南、江苏、江西、台湾、浙江。

歧伞香茶菜

Isodon macrocalyx（Dunn）Kudo

异名：*Rabdosia macrophylla*（Dunn）Hara

别名：大叶香茶菜（安徽）

分布：安徽、江苏。

大锥香茶菜

Isodon megathyrsus（Diels）H. W. Li

异名：*Rabdosia megathyrsa*（Diels）Hara

别名：九头狮子草、四棱草、血剑草、豆杆沙（云南）

分布：四川、云南。

显脉香茶菜

Isodon nervosus（Hemsl.）Kudo

异名：*Rabdosia nervosa*（Hemsl.）C. Y. Wu et H. W. Li

别名：藿香（南京）、山薄荷、铁菱角（浙江）、蓝花柴胡、大叶蛇总管（广西）

分布：安徽、广东、广西、贵州、河南、湖北、江苏、江西、陕西、四川、浙江。

山地香茶菜

Isodon oresbius（W. W. Sm.）Kudo

异名：*Rabdosia oresbia*（W. W. Smith）Hara

分布：四川、云南。

小叶香茶菜

Isodon parvifolius（Batalin）H. Hara

异名：*Rabdosia parvifolia*（Batalin）Hara

分布：甘肃、陕西、四川、西藏。

叶柄香茶菜

Isodon phyllopodus（Diels）Kudo

异名：*Rabdosia phyllopoda*（Diels）Hara

分布：甘肃、陕西、四川、西藏。

叶穗香茶菜

Isodon phyllostachys（Diels）Kudo

异名：*Rabdosia phyllostachys*（Diels）Hara

别名：虎尾草、斑鸠钻（云南）

分布：四川、云南。

瘿花香茶菜

Isodon rosthornii（Diels）Kudo

异名：*Rabdosia rosthornii*（Diels）Hara

别名：野苏、（白）野紫苏、野藿香（四川）

分布：贵州、四川、云南。

碎米桠

Isodon rubescens（Hemsley）H. Hara

异名：*Rabdosia rubescens*（Hemsl.）Hara

别名：冰凌草、山荏（河南）、破血丹（四川）、山香草（贵州）、冰凌花（中药志）

分布：安徽、甘肃、广西、贵州、河北、河南、湖北、湖南、江西、陕西、山西、四川、浙江。

不育红

Isodon yuennanensis（Handel-Mazzetti）H. Hara

异名：*Rabdosia yuennanensis*（Hand.-Mazz.）Hara

分布：四川、云南。

香薷状香简草

Keiskea elsholtzioides Merr.

别名：香薷、山紫苏（广西）、香薷状霜柱（植物分类学报）

分布：安徽、广东、湖北、湖南、江西、浙江。

民族药：苗药。

粉红动蕊花

Kinostemon alborubrum（Hemsl.）C. Y. Wu et S. Chow

分布：湖北、四川。

大花兔唇花

Lagochilus grandiflorus C. Y. Wu et Hsuan

分布：新疆。

斜萼草

Loxocalyx urticifolius Hemsl.

别名：佛座（四川）

分布：甘肃、贵州、河北、河南、湖北、陕西、四川、云南。

扭连钱

Marmoritis complanatum（Dunn）A. L. Budantzev

分布：青海、四川、西藏、云南。

华西龙头草

Meehania fargesii（Lévl.）C. Y. Wu

别名：水升麻（四川）、红紫苏（贵州）、华西美汉花（植物分类学报）

分布：广东、广西、贵州、湖北、湖南、江西、四川、云南、浙江。

龙头草

Meehania henryi（Hemsl.）Sun ex C. Y. Wu

别名：长穗美汉花（植物分类学报）

分布：贵州、湖北、湖南、四川。

小香薷

Micromeria barosma（W. W. Smith）Hand.-Mazz.

分布：云南。

云南冠唇花

Microtoena delavayi Prain

别名：野香薷（云南）

分布：四川、云南。

峨眉冠唇花

Microtoena omeiensis C. Y. Wu et Hsuan

别名：四棱香、大叶紫苏、野大麻（四川）

分布：四川。

少花冠唇花

Microtoena pauciflora C. Y. Wu ex Hsuan

别名：疏花香薷（云南）

分布：云南。

南川冠唇花

Microtoena prainiana Diels

别名：龙头花（四川）

分布：贵州、四川、云南。

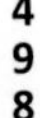

麻叶冠唇花

Microtoena urticifolia Hemsl.

分布：湖北、湖南。

杭州石荠苎

Mosla hangchowensis Matsuda

别名：杭州荠苧

分布：浙江。

少花荠苎

Mosla pauciflora（C. Y. Wu）C. Y. Wu et H. W. Li

别名：少花荠苧

分布：贵州、湖北、四川。

心叶荆芥

Nepeta fordii Hemsl.

分布：广东、河南、湖北、湖南、陕西、四川。

康藏荆芥

Nepeta prattii Lévl.

别名：野藿香（青海、四川）

分布：甘肃、河北、青海、陕西、山西、四川、西藏。

狭叶芥荆

Nepeta souliei Lévl.

分布：四川、西藏。

鸡脚参

Orthosiphon wulfenioides（Diels）Hand.-Mazz.

别名：山青菜（四川）、普渡（贵州）、山槟榔、山萝卜、地葫芦、土地黄、红根草、化积药（云南）

分布：广西、贵州、四川、云南。

民族药：彝药。

纤细假糙苏

Paraphlomis gracilis Kudo

分布：广东、广西、贵州、湖北、湖南。

深紫糙苏

Phlomis atropurpurea Dunn

分布：云南（中甸、丽江）。

尖齿糙苏

Phlomis dentosa Franch.

分布：甘肃、河北、内蒙古、青海。

口外糙苏

Phlomis jeholensis Nakai et Kitagawa

分布：河北。

丽江糙苏

Phlomis likiangensis C. Y. Wu

别名：多苞糙苏、香苏、野苏子、豨莶草（云南）

分布：云南（丽江县）。

长萼糙苏

Phlomis longicalyx C. Y. Wu

分布：云南。

萝卜秦艽

Phlomis medicinalis Diels

分布：四川、西藏。

大花糙苏

Phlomis megalantha Diels

别名：老鼠刺（全国中草药汇编）

分布：湖北、陕西、山西、四川。

黑花糙苏

Phlomis melanantha Diels

分布：四川、云南。

串铃草

Phlomis mongolica Turcz.

别名：毛尖茶（河北）、蒙古糙苏（内蒙古）、野洋芋（甘肃）

分布：甘肃、河北、内蒙古、陕西、山西。

美观糙苏

Phlomis ornata C. Y. Wu

分布：四川、云南。

具梗糙苏

Phlomis pedunculata Sun ex C. H. Hu

分布：四川。

螃蟹甲

Phlomis younghusbandii Mukerj.

别名：西藏糙苏

分布：西藏。

民族药：藏药。

短冠刺蕊草

Pogostemon brevicorollus Sun ex C. H. Hu

别名：水大靛（广西）、马鹿菜（云南）

分布：四川、云南。

膜叶刺蕊草

Pogostemon esquirolii（Lévl.）C. Y. Wu et Y. C. Huang

别名：野蓝靛（广西）、鸡骨头菜（云南）、爬努阿帕（哈尼语）

分布：广西、贵州、海南、云南。

台湾刺蕊草

Pogostemon formosanus Oliv.

分布：台湾。

黑刺蕊草

Pogostemon nigrescens Dunn

别名：紫花一柱香（云南）

分布：云南。

橙色鼠尾草

Salvia aerea Lévl.

别名：红丹参、紫丹参、红秦艽、大叶丹参（四川）、马蹄叶红仙茅（云南）

分布：贵州、四川、云南。

开萼鼠尾草

Salvia bifidocalyx C. Y. Wu et Y. C. Huang

分布：云南。

南丹参

Salvia bowleyana Dunn

分布：福建、广东、广西、湖南、江西、浙江。

短冠鼠尾草

Salvia brachyloma Stib.

分布：四川、云南。

贵州鼠尾草

Salvia cavaleriei Lévl.

别名：血盆草、反背红、叶下红（广东、贵州）、气草（广西）、朱砂草（贵州）

分布：广东、广西、贵州、湖北、湖南、江西、陕西、四川、云南。

华鼠尾草

Salvia chinensis Benth.

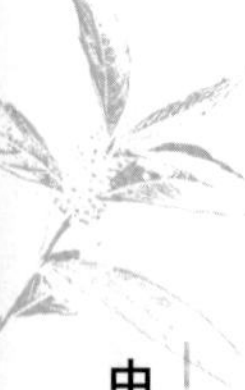

别名：石打穿（江苏）、紫参（江苏、江西）、小丹参（江西、湖南）、野沙参（广西）、活血草（四川）
分布：安徽、福建、广东、广西、湖北、湖南、江苏、江西、山东、四川、台湾、浙江。
民族药：苗药。

毛地黄鼠尾草
Salvia digitaloides Diels
别名：银紫丹参、白背丹参、白元参（云南）、玉名喇叭（纳西语）
分布：贵州、四川、云南。
民族药：纳西药。

雪山鼠尾草
Salvia evansiana Hand.-Mazz.
分布：四川、云南。

黄花鼠尾草
Salvia flava Forrest ex Diels
分布：四川、云南。
民族药：藏药。

瓦山鼠尾草
Salvia himmelbaurii Stib.
分布：四川。

河南鼠尾草
Salvia honania L. H. Bailey
别名：丹参（河南）
分布：河南、湖北。

湖北鼠尾草
Salvia hupehensis Stib.
分布：湖北。

关公须
Salvia kiangsiensis C. Y. Wu
别名：根下红、小活血（江西、福建）、落地红（江西）、江西鼠尾（中国高等植物图鉴）
分布：福建、湖南、江西。

柔毛荞麦鼠尾草
Salvia kiaometiensis f. *pubescens* Stib.
别名：柔毛荞麦地鼠尾草
分布：云南西北部、四川西南部。

荞麦鼠尾草
Salvia kiaometiensis Lévl.
别名：荞麦地鼠尾草
分布：四川、云南。

洱源鼠尾草
Salvia lankongensis C. Y. Wu
分布：云南。
民族药：白药。

舌瓣鼠尾草
Salvia liguliloba Sun
别名：长叶丹参（浙江药用植物志）
分布：安徽、浙江。

东川鼠尾草
Salvia mairei Lévl.
分布：云南。

鄂西鼠尾草
Salvia maximowicziana Hemsl.
别名：红秦艽（四川）
分布：甘肃、湖北、陕西、四川、西藏、云南。

南川鼠尾草

Salvia nanchuanensis Sun

分布：湖北、四川。

峨眉鼠尾草

Salvia omeiana Stib.

别名：白生麻、南茄草、白气草、野苏麻（四川）

分布：四川。

拟丹参

Salvia paramiltiorrhiza H. W. Li & X. L. Huang

异名：*Salvia sinica* Migo f. *purpurea* H. W. Li

别名：紫花浙皖丹参

分布：安徽、湖北。

甘西鼠尾草

Salvia przewalskii Maxim.

别名：褐毛甘西鼠尾

分布：甘肃、湖北、四川、西藏、云南。

民族药：彝药、藏药。

橙香鼠尾草

Salvia smithii Stib.

分布：四川。

近掌麦脉鼠尾草

Salvia subpalmatinervis Stib.

分布：云南。

佛光草

Salvia substolonifera Stib.

分布：福建、贵州、湖南、四川、浙江。

三叶鼠尾草

Salvia trijuga Diels

分布：四川、西藏、云南。

荫生鼠尾草

Salvia umbratica Hance

分布：安徽、甘肃、河北、湖北、陕西、山西。

野丹参

Salvia vasta H. W. Li

分布：湖北。

云南鼠尾草

Salvia yunnanensis C. H. Wright

别名：紫丹参

分布：贵州、四川、云南。

四棱草

Schnabelia oligophylla Hand.-Mazz.

别名：四方草（广西）、四棱筋骨草（四川、云南、广西）、蔑奄郎（壮语）、假马鞭草（中国植物志）、筋骨草（中国药用植物志）

分布：福建、广东、广西、海南、湖南、江西、四川、云南东北部。

民族药：藏药、瑶药、土家药。

滇黄芩

Scutellaria amoena C. H. Wright

别名：土黄芩（贵州）、（条、枯）子芩（云南）、（小）黄芩（滇南本草）、川黄芩（中国经济植物志）

分布：贵州、四川、云南。

民族药：蒙药、藏药、傈僳药、彝药。

竹林黄芩

Scutellaria bambusetorum C. Y. Wu

分布：云南（金平县）。

莸状黄芩

Scutellaria caryopteroides Hand.-Mazz.

分布：河南、湖北、陕西。

中甸黄芩

Scutellaria chungtienensis C. Y. Wu

分布：云南（中甸县）。

灰岩黄芩

Scutellaria forrestii Diels

分布：四川、云南。

岩霍黄芩

Scutellaria franchetiana Lévl.

别名：岩藿香

分布：贵州、湖北、陕西、四川。

连翘叶黄芩

Scutellaria hypericifolia Lévl.

别名：魁芩、条（子）芩、土大芩（四川）、川黄芩（中药志）、草地黄芩（全国中草药汇编）

分布：四川。

丽江黄芩

Scutellaria likiangensis Diels

别名：小黄芩、白花黄芩（云南）

分布：云南。

钝叶黄芩

Scutellaria obtusifolia Hemsl.

别名：蛇头花（广西）

分布：广西、贵州、湖北、四川。

峨眉黄芩

Scutellaria omeiensis C. Y. Wu

分布：贵州、湖北、四川。

屏边黄芩

Scutellaria pingbienensis C. Y. Wu et H. W. Li

分布：云南。

紫心黄芩

Scutellaria purpureocardia C. Y. Wu

分布：云南（凤庆县）。

民族药：哈尼药。

四裂花黄芩

Scutellaria quadrilobulata Sun ex C. H. Hu

别名：四香花、土薄荷（四川）

分布：贵州、湖北、四川、云南。

甘肃黄芩

Scutellaria rehderiana Diels

分布：甘肃、陕西、山西。

瑞丽黄芩

Scutellaria shweliensis W. W. Smith

分布：云南。

偏花黄芩

Scutellaria tayloriana Dunn

别名：土黄芩（贵州）

分布：广东、广西、贵州、湖南。

粘毛黄芩

Scutellaria viscidula Bunge

分布：河北、内蒙古、山东、山西。

民族药：蒙药。

光柄筒冠花

Siphocranion nudipes（Hemsl.）Kudo

分布：福建、广东、贵州、湖北、江西、四川、云南。

少毛甘露子

Stachys adulterina Hemsl.

别名：蚕子（湖北）

分布：湖北、四川。

黄花地纽菜

Stachys geobombycis C. Y. Wu

别名：地蚕

分布：福建、广东、广西、湖北、湖南、江西、浙江。

民族药：仫佬药。

狭齿水苏

Stachys pseudophlomis C. Y. Wu

分布：湖北、四川。

安龙香科科

Teucrium anlungense C. Y. Wu et S. Chow

别名：野苏子（云南）

分布：贵州、云南。

大唇香科科

Teucrium labiosum C. Y. Wu et S. Chow

分布：贵州、四川、云南。

峨眉香科科

Teucrium omeiense Sun ex S. Chow

别名：野苏（四川）、峨眉石蚕（植物分类学报）

分布：四川、云南。

庐山香科科

Teucrium pernyi Franch.

别名：细沙虫草（贵州）、白花石蚕（中药大辞典）

分布：安徽、福建、广东、广西、河南、湖北、湖南、江苏、江西、浙江。

民族药：维药、侗药、瑶药、傈僳药。

长毛香科科

Teucrium pilosum（Pamp.）C. Y. Wu et S. Chow

别名：铁马鞭（四川）

分布：广西、贵州、湖北、湖南、江西、四川、浙江。

香科科

Teucrium simplex Vaniot

别名：荆芥（广西）

分布：贵州、云南。

126 茄科 Solanaceae

三分三

Anisodus acutangulus C. Y. Wu et C. Chen ex C. Chen et C. L. Chen

别名：三分三野烟（四川）、大搜山虎、山茄子（云南）

分布：四川、云南。

民族药：藏药。

赛莨菪

Anisodus carniolicoides（C. Y. Wu et C. Chen）D'Arcy et Z. Y. Zhang

分布：青海东南部、四川、云南西北部。

民族药：藏药。

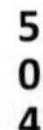

天蓬子

Atropanthe sinensis（Hemsl.）Pascher

别名：搜山虎（四川、云南）、白商陆（四川）、小独活（贵州）、新莨菪（云南）

分布：贵州西北部、湖北西部、四川东南部、云南东北部。

云南枸杞

Lycium yunnanense Kuang et A. M. Lu

分布：云南。

江南散血丹

Physaliastrum heterophyllum（Hemsl.）Migo

分布：安徽、福建、河南、湖北、湖南、江苏、江西、云南、浙江。

地海椒

Physaliastrum sinense（Hemsley）D'Arcy & Z. Y. Zhang

异名：*Archiphysalis sinensis*（Hemsl.）Kuang

分布：安徽（祁门县）、贵州（德江、溶江县）、湖北西部、四川东部和西部。

漏斗泡囊草

Physochlaina infundibularis Kuang

别名：二月旺（山西）、华山参、秦参（陕西）、大红参、大紫参（河南）

分布：河南西部和南部、陕西（秦岭山脉）、山西南部。

大叶泡囊草

Physochlaina macrophylla Bonati

分布：四川西部。

马尿泡

Przewalskia tangutica Maxim.

别名：唐古特马尿泡（中国植物志）、矮莨菪、唐冲嘎薄（藏语）

分布：甘肃、河南、青海、陕西、山西、四川、西藏、云南。

民族药：藏药。

苦刺

Solanum deflexicarpum C. Y. Wu et S. C. Huang

别名：苦果

分布：云南。

民族药：哈尼药。

光枝木龙葵

Solanum merrillianum Liou

异名：*Solanum suffruticosum* Schousb.

分布：安徽（马鞍山市）、广东、海南、台湾。

127 玄参科 Scrophulariaceae

凹裂毛麝香

Adenosma retusilobum Tsoong et Chin

别名：山薄荷、毛麝香（广西）

分布：广西、云南。

茎花来江藤

Brandisia cauliflora Tsoong et Lu

别名：红花金银藤（广西）

分布：广西西南部。

来江藤

Brandisia hancei Hook. f.

别名：猫花（广西、四川）、蜂糖罐（贵州）、蜜桶花（云南）、小叶来江藤（中

药大辞典）
分布：广东、广西、贵州、湖北、陕西、四川、云南。
民族药：拉祜药、白药、哈尼药、彝药、土家药。

广西来江藤
Brandisia kwangsiensis Li
分布：广西、贵州、云南。

岭南来江藤
Brandisia swinglei Merr.
分布：广东、广西、湖南。

蒙古芯芭
Cymbaria mongolica Maxim.
分布：甘肃、河北、内蒙古、青海、陕西、山西。
民族药：蒙药。

革叶兔耳草
Lagotis alutacea W. W. Smith
分布：四川西南部至西部、云南西北部。
民族药：藏药。

狭苞兔耳草
Lagotis angustibracteata Tsoong et Yang
分布：青海。

短穗兔耳草
Lagotis brachystachya Maxim.
分布：甘肃、青海、四川、新疆。
民族药：藏药。

短筒兔耳草
Lagotis brevituba Maxim.
别名：洪连（藏名）、藏黄连（全国中草药汇编）
分布：甘肃西南部、青海东部、西藏。

全缘兔耳草
Lagotis integra W. W. Smith
分布：青海南部、四川西部、西藏东部、云南西北部。

大筒兔耳草
Lagotis macrosiphon Tsoong et Yang
分布：西藏西南部。
民族药：藏药。

紫叶兔耳草
Lagotis praecox W. W. Smith
分布：四川西部、云南西北部。
民族药：藏药。

箭药兔耳草
Lagotis wardii W. W. Smith
分布：西藏东南部、云南。

云南兔耳草
Lagotis yunnanensis W. W. Smith
分布：西藏东南部、云南。

纤细通泉草
Mazus gracilis Hemsl. ex Forbes et Hemsl.
别名：噎膈草（湖北）
分布：河南、湖北、江苏、江西、浙江。

莲座叶通泉草
Mazus lecomtei Bonati
别名：小仙桃草（云南）
分布：四川西南部、云南西北部。

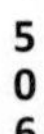

岩白翠

Mazus omeiensis Li

分布：贵州西北部、四川西南部。

美丽通泉草

Mazus pulchellus Hemsl. ex Forbes et Hemsl.

分布：湖北西部、四川东南部、云南东南部。

毛果通泉草

Mazus spicatus Vant.

分布：安徽、广东北部、河南、湖北、湖南、江西、陕西南部、四川东部、浙江。

匍生沟酸浆

Mimulus bodinieri Vant.

分布：云南。

小苞沟酸浆

Mimulus bracteosus P. C. Tsoong

异名：*Mimulus bracteosa* Tsoong

分布：四川西部。

四川沟酸浆

Mimulus szechuanensis Pai

分布：甘肃、湖北、湖南、陕西、四川、云南。

单花鹿茸草

Monochasma monantha Hemsl.

分布：广东。

兰考泡桐

Paulownia elongata S. Y. Hu

分布：安徽、河北、河南、湖北、江苏、陕西、山东、山西。

台湾泡桐

Paulownia kawakamii Ito

别名：华东泡桐

分布：福建、广东、广西、贵州、湖北、湖南、江西、台湾、浙江。

民族药：布依药、土家药。

鸭首马先蒿

Pedicularis anas Maxim.

分布：甘肃南部和西南部、四川西部和北部、西藏东部。

狭裂马先蒿

Pedicularis angustiloba Tsoong

分布：西藏东部。

民族药：藏药。

刺齿马先蒿

Pedicularis armata Maxim.

分布：甘肃、青海、四川北部。

头花马先蒿

Pedicularis cephalantha Franch.

分布：四川南部、云南西北部。

俯垂马先蒿

Pedicularis cernua Bonati

别名：虫莲、垂头马先蒿（云南）

分布：四川西南部、云南。

鹅首马先蒿

Pedicularis chenocephala Diels

分布：甘肃西南部、四川北部。

中国马先蒿

Pedicularis chinensis Maxim.

分布：甘肃中部和南部、河北、内蒙古、

青海东北部、陕西、山西。
民族药：藏药。

拟紫堇马先蒿
Pedicularis corydaloides Hand.-Mazz.
别名：紫堇状马先蒿、野萝卜（云南）
分布：西藏东南部、云南西北部。

凸额马先蒿
Pedicularis cranolopha Maxim.
分布：甘肃西南部、青海东北部、四川、云南西北部。
民族药：藏药。

克洛氏马先蒿
Pedicularis croizatiana Li
别名：凹额马先蒿
分布：四川西南部、西藏东南部。
民族药：藏药。

美观马先蒿
Pedicularis decora Franch.
分布：甘肃南部、湖北西部、陕西南部、四川东北部。
民族药：藏药。

极丽马先蒿
Pedicularis decorissima Diels
分布：甘肃西南部、青海东部、四川西部。
民族药：藏药。

二歧马先蒿
Pedicularis dichotoma Bonati
别名：怀阳草、大马蒿（云南）
分布：四川西南部、西藏东部、云南西北部。

全裂马先蒿
Pedicularis dissecta（Bonati）Pennell et Li
别名：太白丽参、太白土高丽参（全国中草药汇编）
分布：陕西西南部。
民族药：蒙药、藏药。

长舟马先蒿
Pedicularis dolichocymba Hand.-Mazz.
分布：四川西部、西藏东部、云南西北部。

邓氏马先蒿
Pedicularis dunniana Bonati
别名：等髯马先蒿
分布：四川西部、云南西北部。

法氏马先蒿
Pedicularis fargesii Franch.
别名：华中马先蒿
分布：甘肃南部、湖北西部、湖南、四川东部。

平坝马先蒿
Pedicularis ganpinensis Vaniot ex Bonati
分布：贵州中西部。

硕大马先蒿
Pedicularis ingens Maxim.
分布：甘肃、青海东部、四川北部。
民族药：藏药。

滇东马先蒿
Pedicularis koueytchensis Bonati
分布：云南东部。

拉氏马先蒿
Pedicularis labordei Vaniot ex Bonati

别名：西南马先蒿、长喙马先蒿（云南种子植物名录）
分布：贵州、四川西南部、云南东部和西北部。
民族药：藏药、哈尼药。

长茎马先蒿

Pedicularis longicaulis Franch. ex Maxim.
分布：云南北部。
民族药：藏药。

大管马先蒿

Pedicularis macrosiphon Franch.
分布：四川西北部、云南西北部。

藓生马先蒿

Pedicularis muscicola Maxim.
别名：土人参（中药大辞典、全国中草药汇编）
分布：甘肃、河北、湖北西部、内蒙古、青海、陕西、山西。
民族药：藏药。

藓状马先蒿

Pedicularis muscoides Li
分布：四川西部、西藏东南部、云南西北部。
民族药：藏药。

萍菜叶马先蒿

Pedicularis nasturtiifolia Franch.
别名：乌龙毛（湖北）
分布：湖北西部、陕西、四川东部。

中国欧式马先蒿

Pedicularis oederi subsp. *oederi* var. *sinensis*（Maxim.）Hurus
别名：穗花马先蒿
分布：河北经山西、陕西、甘肃至青海向南，再经四川至云南。
民族药：藏药。

峨眉马先蒿

Pedicularis omiiana Bonati
分布：四川西部和中西部。

法且利亚叶马先蒿

Pedicularis phaceliifolia Franchet
分布：四川西部、云南西北部。

多齿马先蒿

Pedicularis polyodonta Li
分布：四川西部和西北部。

高超马先蒿

Pedicularis princeps Bur. et Franch.
分布：四川西部、云南西北部。

假硕大马先蒿

Pedicularis pseudoingens Bonati
异名：*Pedicularis pseudo-ingens* Bonati
分布：云南西北部。

劳氏马先蒿

Pedicularis roborowskii Maxim.
别名：聚齿马先蒿
分布：甘肃西部、青海东部、四川北部。

半扭卷马先蒿

Pedicularis semitorta Maxim.
分布：甘肃中部和西南部、青海东部、四川北部。

华丽马先蒿

Pedicularis superba Franch. ex Maxim.

别名：莲座参（云南）

分布：四川西南部、云南西北部。

四川马先蒿

Pedicularis szetschuanica Maxim.

别名：浪那尕保（藏语）

分布：甘肃西南部、青海东南部、四川西部和北部、西藏东部。

民族药：藏药。

灌丛马先蒿

Pedicularis thamnophila（Hand.-Mazz.）Li

分布：四川西部和西南部、西藏东南部、云南西北部。

扭旋马先蒿

Pedicularis torta Maxim.

分布：甘肃南部、湖北西部、陕西、四川东部和北部。

蔓生马先蒿

Pedicularis vagans Hemsl. ex Forbes et Hemsl.

分布：四川。

马鞭草叶马先蒿

Pedicularis verbenifolia Franchet ex Maximowicz

分布：四川南部、云南西北部。

云南马先蒿

Pedicularis yunnanensis Franch. ex Maxim.

分布：云南西部。

水蔓菁

Pseudolysimachion linariifolium subsp. *dilatatum*（Nakai et Kitagawa）D. Y. Hong

异名：*Veronica linariifolia* subsp. *dilatata*（Nakai et Kitagawa）D. Y. Hong

别名：追风草（河北）、蜈蚣草、斩龙剑（山东）、一枝香、细叶婆婆纳（江苏）、气管炎草（中药大辞典）

分布：安徽、福建、甘肃、广东、广西、河北、河南、湖北、湖南、江苏、江西、青海、陕西、山东、山西、四川、台湾、云南、浙江。

圆茎翅茎草

Pterygiella cylindrica Tsoong

别名：利胆草（云南）

分布：四川、云南。

杜氏翅茎草

Pterygiella duclouxii Franch.

别名：疏毛翅茎草、疳积药、鬼见羽（云南）、紫茎牙痛草（全国中草药汇编）

分布：广西、四川、云南。

天目地黄

Rehmannia chingii Li

别名：浙地黄（浙江）

分布：安徽、江西、浙江。

地黄

Rehmannia glutinosa（Gaertn.）DC.

别名：生地、怀庆地黄（通称）、蛤蟆草

分布：甘肃、河北、河南、湖北、江苏、辽宁、内蒙古、陕西、山东、山西。

民族药：蒙药、傣药、苗药。

湖北地黄

Rehmannia henryi N. E. Brown

别名：鄂地黄、岩白菜（湖北）

分布：湖北。

裂叶地黄

Rehmannia piasezkii Maxim.

分布：湖北、陕西。

细穗玄参

Scrofella chinensis Maxim.

分布：甘肃东南部、青海东部、四川（马尔康县、松潘县）。

重齿玄参

Scrophularia diplodonta Franch.

别名：小黑药、苦玄参（云南）

分布：云南西北部。

长梗玄参

Scrophularia fargesii Franch.

分布：湖北（神农架林区）、四川。

鄂西玄参

Scrophularia henryi Hemsl.

别名：玄台、黑参（全国中草药汇编）

分布：湖北西部（神农架林区）。

大果玄参

Scrophularia macrocarpa Tsoong

分布：四川西南部、云南（禄劝）。

穗花玄参

Scrophularia spicata Franch.

分布：云南西北部。

民族药：藏药。

腺毛阴行草

Siphonostegia laeta S. Moore

分布：安徽、福建、广东、湖南、江苏、江西、浙江。

民族药：苗药。

崖白菜

Triaenophora rupestris（Hemsl.）Solereder

别名：呆白菜、岩白菜、巴东岩白菜（湖北）

分布：湖北。

毛果婆婆纳

Veronica eriogyne H. Winkl.

分布：甘肃东南部、青海东部、四川西部、西藏东部。

华中婆婆纳

Veronica henryi Yamazaki

分布：广西、贵州、湖北、湖南、江西（蜈蚣山）、四川、云南。

光果婆婆纳

Veronica rockii Li

别名：两股钗（陕西）

分布：甘肃、河北、河南、湖北、内蒙古南部、青海、陕西、山西、四川、云南北部。

民族药：藏药。

四方麻

Veronicastrum caulopterum（Hance）Yamazaki

别名：青鱼胆（湖南）、狼尾拉花（广东）

分布：广东、广西、贵州（兴仁县）、湖北西南部、湖南、江西、云南东南部。

民族药：瑶药、土家药、苗药、水药。

宽叶腹水草

Veronicastrum latifolium（Hemsl.）Yamazaki

分布：贵州、湖北、湖南、四川东部。

长穗腹水草

Veronicastrum longispicatum（Merr.）Yamazaki

别名：吊杆青筋（广西）

分布：广东、广西（九万山）、湖南南部。

民族药：侗药。

细穗腹水草

Veronicastrum stenostachyum（Hemsl.）Yamazaki

分布：福建西北部、贵州北部至东北部、湖北西部、湖南、江西、陕西南部、四川。

云南腹水草

Veronicastrum yunnanense（W. W. Smith）Yamazaki

异名：*Botryopleuron yunnanensis* W. W. Smith.

分布：四川西南部、云南（永平县、姚安县）。

128 紫葳科 Bignoniaceae

楸

Catalpa bungei C. A. Mey.

别名：楸木（云南）、金丝楸、梓桐、水桐（全国中草药汇编）、楸白皮（中药大辞典）

分布：甘肃、河北、河南、湖南、江苏、陕西、山东、山西、浙江；广西、贵州和云南栽培。

灰楸

Catalpa fargesii Bureau

异名：*Catalpa fargesii* f. *duclouxii*（Dode）Gilmour

别名：滇楸、紫楸（云南）、光灰楸（中国高等植物图鉴）

分布：甘肃、广东、广西、贵州、河北、河南、湖北、湖南、陕西、山东、四川、云南。

密生波罗花

Incarvillea compacta Maxim.

别名：密花角蒿、全缘角蒿（中国高等植物图鉴）

分布：甘肃南部、青海、四川西南部、西藏（拉萨以西）、云南西北部。

民族药：藏药。

红波罗花

Incarvillea delavayi Bur. et Franch.

别名：角蒿（云南）、鸡肉参（汉拉英中草药名称）

分布：四川西部、云南西北部。

单叶波罗花

Incarvillea forrestii Fletcher

分布：四川西南部、云南西北部。

黄波罗花

Incarvillea lutea Bur. et Franch.

别名：土生地、圆麻参（云南）、黄花角蒿（中国高等植物图鉴）

分布：四川西部、西藏中部、云南西北部。

民族药：彝药。

豇豆树

Radermachera pentandra Hemsl.

分布：云南南部。

滇菜豆树

Radermachera yunnanensis C. Y. Wu et W. C. Yin

别名：土厚朴、豇豆树、蛇尾树（云南）

分布：云南。

民族药：佤药。

129 列当科 Orobanchaceae

沙苁蓉

Cistanche sinensis G. Beck

分布：甘肃、内蒙古、宁夏、新疆东北部。

豆列当

Mannagettaea labiata H. Smith

分布：四川（松潘县）。

大花列当

Orobanche megalantha H. Smith

分布：四川北部（汶川县）。

民族药：藏药。

130 苦苣苔科 Gesneriaceae

滇南芒毛苣苔

Aeschynanthus austroyunnanensis W. T. Wang

别名：广西芒毛苣苔

分布：广西西部、贵州西南部、云南南部和东南部。

凸瓣苣苔

Ancylostemon convexus Craib

分布：云南（大理）。

矮直瓣苣苔

Ancylostemon humilis W. T. Wang

分布：湖北西部、四川东南部。

直瓣苣苔

Ancylostemon saxatilis（Hemsl.）Craib

别名：铁板还阳（陕西）

分布：甘肃南部、湖北西北部、四川东南部。

白花大苞苣苔

Anna ophiorrhizoides（Hemsl.）Burtt et Davidson

别名：漏斗苣苔、青竹标

分布：贵州南部（罗甸）、四川西部和东南部。

民族药：佤药。

大花旋蒴苣苔

Boea clarkeana Hemsl.

别名：岩巴绿（云南）

分布：安徽、湖北、湖南、江西、陕西南部、四川、云南西北部、浙江。

民族药：布依药。

旋蒴苣苔

Boea hygrometrica（Bunge）R. Br.

别名：猫儿朵、猫耳朵、地虎皮、还魂草（云南）、八宝茶、石花子（中国高等植物图鉴）、石胆草（滇南本草）、牛耳草、翻魂草（植物名实图考）

分布：安徽、福建、广东北部、广西、河北、河南、湖北、湖南、江西、辽宁西南部、陕西、山东、山西、四川、云南、浙江。

民族药：土家药。

浙皖粗筒苣苔

Briggsia chienii Chun

别名：岩青菜（中国高等植物图鉴）

分布：安徽南部、江西东部、浙江西南部。

盾叶粗筒苣苔

Briggsia longipes（Hemsl. ex Oliv.）Craib

别名：盾叶佛肚苣苔（云南种子植物名录）

分布：广西（隆林）、云南东南部。

革叶粗筒苣苔

Briggsia mihieri（Franch.）Craib

别名：小岩青菜（湖北）、岩莴苣（贵州）、锈草（中国高等植物图鉴）

分布：广西（隆林）、贵州、四川南部。

川鄂粗筒苣苔

Briggsia rosthornii（Diels）Burtt

分布：贵州、湖北、四川、云南。

鄂西粗筒苣苔

Briggsia speciosa（Hemsl.）Craib

别名：雅头还羊（全国中草药汇编）

分布：湖北西部、湖南西南部、四川东部。

广西粗筒苣苔

Briggsia stewardii Chun

别名：蟾蜍草

分布：广西（三江县）。

羽裂小花苣苔

Chiritopsis bipinnatifida W. T. Wang

别名：白疗芋（广西）

分布：广西东北部（临桂县）。

长筒漏斗苣苔

Didissandra macrosiphon（Hance）W. T. Wang

异名：*Raphiocarpus macrosiphon*（Hance）Burtt

分布：广东西南部、广西东南部。

大叶锣

Didissandra sesquifolia C. B. Clarke

异名：*Raphiocarpus sesquifolius*（Clarke）Burtt

分布：四川西南部。

无毛漏斗苣苔

Didissandra sinica（W. Y. Chun）W. T. Wang

异名：*Raphiocarpus sinicus* Chun

别名：接骨草（广西）

分布：广西南部。

温州长蒴苣苔

Didymocarpus cortusifolius（Hance）H.Lév.

别名：长蒴苣苔（浙江）

分布：浙江东南部。

东南长蒴苣苔

Didymocarpus hancei Hemsl.

别名：石茶（全国中草药汇编）

分布：福建、广东北部、湖南南部、江西。

闽赣长蒴苣苔

Didymocarpus heucherifolius Hand.-Mazz.

分布：安徽南部、福建西部、广东东北部、湖北东南部、江西、浙江西部。

蒙自长蒴苣苔

Didymocarpus mengtze W. W. Smith

分布：云南东南部（蒙自）。

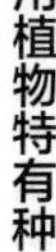

绵毛长蒴苣苔

Didymocarpus niveolanosus D. Fang et W. T. Wang

分布：广西西北部（隆林、那坡县）、贵州西南部。

狭冠长蒴苣苔

Didymocarpus stenanthos Clarke

分布：贵州、四川西部、云南东部。

沅陵长蒴苣苔

Didymocarpus yuenlingensis W. T. Wang

分布：湖南西北部（新化、沅陵）。

双片苣苔

Didymostigma obtusum（Clarke）W. T. Wang

分布：福建南部、广东、广西、海南。

华南半蒴苣苔

Hemiboea follicularis Clarke

别名：山竭（广西）

分布：广东北部、广西、贵州南部。

全叶半蒴苣苔

Hemiboea integra C. Y. Wu ex H. W. Li

分布：云南东南部。

龙州半蒴苣苔

Hemiboea longzhouensis W. T. Wang ex Z. Y. Li

分布：广西西部。

短茎半蒴苣苔

Hemiboea subacaulis Hand.-Mazz.

别名：蟒蛇草、无茎苣苔、阿格造来（贵州）

分布：广西北部、贵州东部、湖南、江西西南部。

紫花金盏苣苔

Isometrum lancifolium（Franch.）K. Y. Pan

分布：四川西北部。

桂黔吊石苣苔

Lysionotus aeschynanthoides W. T. Wang

分布：广西西部、贵州西南部、云南东南部。

异叶吊石苣苔

Lysionotus heterophyllus Franch.

分布：广西北部、四川西部和南部、云南东北部。

小叶吊石苣苔

Lysionotus microphyllus W. T. Wang

分布：湖北西南部（咸丰县）、湖南西北部（桑植县）、四川（峨眉县）。

川西吊石苣苔

Lysionotus wilsonii Rehder

分布：四川西部、云南东北部。

橙黄马铃苣苔

Oreocharis aurantiaca Franch.

别名：灯笼花（云南）

分布：云南西北部。

长瓣马铃苣苔

Oreocharis auricula（S. Moore）C. B. Clarke

异名：*Oreocharis sericea*（Lévl.）Lévl.

别名：绢毛马铃苣苔、皱皮革（广西）

分布：安徽、福建、广东、广西、贵州、

湖北、湖南、江西、四川（秀山县）。

大叶石上莲

Oreocharis benthamii Clarke

别名：马铃苣苔（广东）、毛板草、毛耳草、晒不死（广西）

分布：广东、广西、湖南西南部、江西东南部。

黄花马铃苣苔

Oreocharis flavida Merr.

别名：小岩白菜（四川中药志）、黄毛岩白菜（中药大辞典）

分布：海南。

丽江马铃苣苔

Oreocharis forrestii（Diels）Skan

别名：石苇（云南）

分布：四川（盐源县）、云南（丽江县）。

川滇马铃苣苔

Oreocharis henryana Oliv.

别名：岩白菜（四川）、黄花岩白菜（云南）

分布：甘肃南部、四川、云南北部。

民族药：彝药。

大花石上莲

Oreocharis maximowiczii Clarke

别名：福建苦苣苔（福建）

分布：福建、江西。

湘桂马铃苣苔

Oreocharis xiangguiensis W. T. Wang et K. Y. Pan

分布：广西东北部、湖南南部。

厚叶蛛毛苣苔

Paraboea crassifolia（Hemsl.）Burtt

别名：石斑、石白菜（云南）

分布：贵州、湖北西部、四川东南部、云南。

白花蛛毛苣苔

Paraboea martinii（Lévl.）Burtt

别名：火艾（广西）

分布：广西（那坡县）、贵州（荔波县）、云南（西畴）。

石山苣苔

Petrocodon dealbatus Hance

别名：石钟花（中国种子植物科属辞典）

分布：广东北部、广西北部、贵州东部、湖北西南部、湖南。

小石蝴蝶

Petrocosmea minor Hemsl.

分布：云南东南部。

显脉石蝴蝶

Petrocosmea nervosa Craib

分布：四川西南部（会理县）、云南西北部（洱源县、永胜县）。

中华石蝴蝶

Petrocosmea sinensis Oliv.

别名：石头花、石花（云南）

分布：湖北西部、四川、云南北部。

短檐苣苔

Tremacron forrestii Craib

分布：四川西南部、云南中部和西北部。

白花异叶苣苔

Whytockia tsiangiana（Hand.-Mazz.）A. Weber

分布：广西北部、贵州、湖北西南部、湖南西部、四川西部和南部、云南东南部。

131 爵床科 Acanthaceae

滇鳔冠花

Cystacanthus yunnanensis W. W. Smith

分布：云南。

黄花恋岩花

Echinacanthus lofouensis（Lévl.）J. R. I. Wood

异名：*Strobilanthes lofouensis* Lévl.

别名：接骨马蓝

分布：广西、贵州。

华南可爱花

Eranthemum austrosinense H. S. Lo

别名：华南喜花草、对节菜（广西）

分布：广东、广西、贵州、云南。

矮裸柱草

Gymnostachyum subrosulatum H. S. Lo

异名：*Gymnostachyum kwangsiense* H. S. Lo

别名：裸柱草、广西裸柱花（广西）

分布：广西。

圆苞杜根藤

Justicia championi T. Anderson

异名：*Calophanoides chinensis*（Champ.）C. Y. Wu et H. S. Lo ex Y. C. Tang

别名：中华赛爵床、杜根藤（中国高等植物图鉴）

分布：安徽、福建、广东、广西、贵州、海南、湖北、湖南、江西、云南、浙江。

广西爵床

Justicia kwangsiensis（H. S. Lo）H. S. Lo Guihaia.

异名：*Calophanoides kwangsiensis* H. S. Lo

别名：广西赛爵床、白马骨（广西）

分布：广东、广西、海南。

南岭爵床

Justicia leptostachya Hemsley

异名：*Mananthes leptostachya*（Hemsl.）H. S. Lo

别名：南岭野靛棵、细穗爵床（广西中药志）

分布：广东、广西、湖南。

地皮消

Pararuellia delavayana（Baill.）E. Hossain

别名：岩威灵仙、喜栎小苞爵床（中药大辞典）、芦利草、红头翁（全国中草药汇编）、蛆药（中国高等植物图鉴）

分布：贵州、四川南部、云南。

海南地皮消

Pararuellia hainanensis C. Y. Wu et H. S. Lo

异名：*Ruellia drymophila*（Diels）Hand. -Mazz.

别名：喜栎小苞爵床

分布：广西、海南。

海康钩粉草

Pseuderanthemum haikangense C. Y. Wu et H. S. Lo

别名：海康山壳骨

分布：广东、海南、云南。
民族药：壮药。

飞来蓝
Ruellia venusta Hance
异名：*Leptosiphonium venustum*（Hance）E. Hossain
别名：拟地皮消
分布：安徽、福建、广东、广西、湖北、湖南、江西。

密花孩儿草
Rungia densiflora H. S. Lo
分布：安徽、广东、江西、浙江。

腺毛马蓝
Strobilanthes forrestii Diels
分布：云南。

南一笼鸡
Strobilanthes henryi Hemsley
异名：*Paragutzlaffia henryi*（Hemsl.）H. P. Tsui
分布：贵州、湖北、湖南、四川、西藏东南部、云南。
民族药：白药。

野芝麻马蓝
Strobilanthes lamium C. B. Clarke ex W. W. Smith
别名：灯笼花、灯笼草（湖北）
分布：重庆、湖北、湖南。

琴叶马蓝
Strobilanthes nemorosa Benoist
异名：*Strobilanthes nemorosus* R.Ben
别名：森林马蓝
分布：四川、云南。

菜头肾
Strobilanthes sarcorrhiza（C. Ling）C. Z. Zheng ex Y. F. Deng & N. H. Xia
异名：*Championella sarcorrhiza* C.Ling
分布：浙江。

132 茜草科 Rubiaceae

柳叶香楠
Aidia salicifolia（Li）Yamazaki
分布：广西。

台湾虎刺
Damnacanthus angustifolius Hayata
分布：台湾。

云桂虎刺
Damnacanthus henryi（Lévl.）Lo
别名：西南三角瓣花
分布：广东、广西、陕西、浙江。

四川虎刺
Damnacanthus officinarum Huang
别名：恩施巴戟、土巴戟、古巴戟（湖北）
分布：湖北、湖南、四川。

西南虎刺
Damnacanthus tsaii Hu
分布：四川、云南。

绣球茜草
Dunnia sinensis Tutch.
分布：广东。

玉龙拉拉藤

Galium baldensiforme Hand.-Mazz.

分布：青海、四川、西藏、云南（丽江）。

海南栀子

Gardenia hainanensis Merr.

分布：广西（上思）、海南。

清远耳草

Hedyotis assimilis Tutch.

别名：剑叶耳草

分布：广东（从化、庆元）。

民族药：苗药。

广州耳草

Hedyotis cantoniensis How ex Ko

分布：广东。

败酱耳草

Hedyotis capituligera Hance

别名：聚伞白花耳草

分布：广东、贵州、云南。

拟金草

Hedyotis consanguinea Hance

异名：*Hedyotis lancea* Thunberg ex Maximowicz

别名：剑叶耳草、硬杆野甘草（江西）、山甘草（福建）、少年红（广西）

分布：福建、广东、海南、浙江。

民族药：瑶药。

上思耳草

Hedyotis longiexserta Merr. et Metcalf

别名：长突耳草

分布：广西（上思）。

粗毛耳草

Hedyotis mellii Tutch.

别名：卷毛耳草、野甘草（江西）、竹根草（广西）、阿草娃（贵州）

分布：福建、广东、广西、湖南、江西。

延龄耳草

Hedyotis paridifolia Dunn

异名：*Hedyotis Paridifodia* Dunn

分布：海南。

阔托叶耳草

Hedyotis platystipula Merr.

别名：大托叶耳草、月禁风（广西）

分布：广东、广西。

黄叶耳草

Hedyotis xanthochroa Hance

分布：广东。

西南粗叶木

Lasianthus henryi Hutchins.

分布：福建、广东、广西、贵州、海南、四川、台湾、西藏东部、云南。

川滇野丁香

Leptodermis pilosa Diels

别名：长毛野丁香

分布：甘肃南部、湖北西部、陕西南部、四川、西藏、云南。

纤枝野丁香

Leptodermis schneideri H. Winkl.

别名：搜山虎（云南）

分布：四川、西藏、云南。

蒙自野丁香

Leptodermis tomentella H. Winkl. ex Lo

别名：毛野丁香

分布：云南中部和南部（澄江、蒙自）。

假巴戟

Morinda shuanghuaensis C. Y. Chen et M. S. Huang

分布：福建、广东。

海南玉叶金花

Mussaenda hainanensis Merr.

分布：海南。

粗毛玉叶金花

Mussaenda hirsutula Miq.

别名：毛玉叶金花

分布：广东、贵州、海南、湖南、云南。

广西玉叶金花

Mussaenda kwangsiensis Li

分布：广西。

民族药：瑶药。

广东玉叶金花

Mussaenda kwangtungensis Li

分布：广东南部。

单裂玉叶金花

Mussaenda simpliciloba Hand.-Mazz.

分布：贵州、四川、云南。

华腺萼木

Mycetia sinensis（Hemsl.）Craib

别名：甜茶（广西）

分布：福建南部、广东、广西、海南、湖南、江西、云南。

疏果石丁香

Neohymenopogon oligocarpus（Li）S. S. R. Bennet

异名：*Hymenopogon oligocarpus* H. L. Li

别名：石针打不死（云南）

分布：云南西部。

白毛鸡矢藤

Paederia pertomentosa Merr. ex Li

别名：鸡屎臭药、广西鸡矢藤、狗屁藤（广西）

分布：福建、广东、广西、海南、湖南、江西。

民族药：朝药、哈尼药、水药。

毛九节

Psychotria pilifera Hutch.

别名：花叶九节木

分布：云南。

民族药：瑶药、壮药、仫佬药。

云南九节

Psychotria yunnanensis Hutchins.

分布：广西（那坡）、西藏（墨脱）、云南。

红花茜草

Rubia haematantha Airy Shaw

分布：四川、云南西北部。

峨眉茜草

Rubia magna P. G. Xiao

别名：大茜草

分布：四川、云南。

金钱草

Rubia membranacea Diels

分布：湖北、湖南、四川、云南。

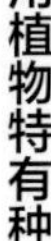

钩毛茜草

Rubia oncotricha Handel-Mazzetti

分布：广西、贵州、四川、云南。

民族药：藏药。

卵叶茜草

Rubia ovatifolia Z. Y. Zhang

分布：甘肃、贵州（毕节）、湖北、湖南、山西、四川、云南、浙江（昌化）。

柄花茜草

Rubia podantha Diels

别名：红花茜草、小血藤（贵州）、活血草（云南）

分布：广西西部、四川西部、云南。

民族药：藏药。

大叶茜草

Rubia schumanniana Pritzel

异名：*Rubia leiocaulis* Diels

别名：土茜草、茸草藤（四川）、小红藤、四块瓦（贵州）、小血散（云南）

分布：四川、云南。

民族药：彝药。

山东茜草

Rubia truppeliana Loes.

分布：山东。

紫参

Rubia yunnanensis Diels

别名：小红参、小茜草、小活血、红根、小舒筋（云南）

分布：四川、云南。

民族药：白药、傈僳药、普米药、纳西药、彝药、景颇药。

心叶螺序草

Spiradiclis cordata Lo et W. L. Sha

分布：广西。

长叶螺序草

Spiradiclis oblanceolata W. L. Sha et X. X. Chen

分布：广西。

广西乌口树

Tarenna lanceolata Chun et How ex W. C. Chen

分布：广西、贵州、湖南（洞口）。

毛钩藤

Uncaria hirsuta Havil.

分布：福建、广东、广西、贵州、台湾。

民族药：藏药。

侯钩藤

Uncaria rhynchophylloides How

别名：类钩藤、方枝钩藤（广西）

分布：广东、广西。

云南钩藤

Uncaria yunnanensis K. C. Hsia

别名：麦和海（傣语）

分布：云南（西双版纳）。

133 忍冬科 Caprifoliaceae

二翅糯米条

Abelia macrotera（Graebn. et Buchw.）Rehd.

别名：二翅六道木、空心树、假拉药藤（湖北）、紫荆桠（四川）

分布：广西、贵州、河南、湖北、湖南、

陕西、四川、云南。

莛梗花

Abelia uniflora R. Br.

异名：*Abelia engleriana*（Graebn.）Rehd.

别名：短枝六道木（中国高等植物图鉴）、小叶六道木、鸡壳肚花、鸡肚子、棵棵兜（四川）、福建六道木（中国高等植物图鉴）

分布：福建、甘肃、广西、贵州、河南、湖北、湖南、陕西、四川、云南。

双盾木

Dipelta floribunda Maxim.

别名：双楯（中国树木分类学）

分布：甘肃、广西、湖北、湖南、陕西、四川。

云南双盾木

Dipelta yunnanensis Franch.

别名：云南双楯（云南）、垂枝双楯（中药大辞典）

分布：甘肃、贵州、湖北、陕西、四川、云南。

民族药：傈僳药。

长距忍冬

Lonicera calcarata Hemsl.

别名：距花忍冬（中国高等植物图鉴）

分布：广西、贵州西南部、四川西南部、西藏、云南。

匍匐忍冬

Lonicera crassifolia Batal.

分布：贵州、湖北西南部、湖南西北部、四川、云南。

蕊被忍冬

Lonicera gynochlamydea Hemsl.

别名：腺背忍冬（安徽）

分布：安徽、重庆、甘肃、贵州、湖北、湖南、陕西、四川、云南。

亮叶忍冬

Lonicera ligustrina var. *yunnanensis* Franch.

异名：*Lonicera ligustrina* subsp. *yunnanensis*（Franch.）Hsu et H. J. Wang

别名：铁楂子（四川宝兴）、云南蕊帽忍冬（中国高等植物图鉴）

分布：甘肃南部、陕西西南部、四川、云南。

长花忍冬

Lonicera longiflora（Lindl.）DC.

分布：广东、广西、海南、云南。

下江忍冬

Lonicera modesta Rehd.

别名：吉利子树（浙江天目山）、山钢盒（浙江天台）、素忍冬（黄山植物的研究）

分布：安徽、福建、甘肃东南部、河南西部、湖北、湖南、江西、陕西南部、浙江。

皱叶忍冬

Lonicera reticulata Champion

异名：*Lonicera rhytidophylla* Hand.- Mazz.

别名：大山花（广西）、土银花、左转藤（云南）

分布：福建、广东、广西东北部、贵州、湖南南部、江西西南部。

盘叶忍冬

Lonicera tragophylla Hemsl.

别名：贯叶忍冬（浙江）、杜银花、土银花（四川峨眉）、大金银花、大叶银花、叶藏花
分布：安徽、甘肃南部、贵州北部、河北西南部、河南西北部、湖北、甘肃南部、陕西、山西南部、四川、浙江。

毛核木

Symphoricarpos sinensis Rehd.
别名：雪莓（中国树木分类学）、雪果（中国种子植物科属辞典）
分布：甘肃南部、广西、湖北西部、陕西、四川东部、云南北部。

桦叶荚蒾

Viburnum betulifolium Batal.
异名：*Viburnum ovatifolium* Rehd.
别名：糯米条（陕西）、山杞子、对节子（四川）、卵叶荚蒾、红对节子、高粱花（全国中草药汇编）
分布：安徽、甘肃、广西、贵州、河南西部、湖北西部、陕西南部、四川、台湾、西藏东南部、云南、浙江西北部。
民族药：彝药。

短序荚蒾

Viburnum brachybotryum Hemsl.
别名：球花荚蒾（植物分类学报）
分布：广西、贵州、湖北西部、湖南、江西、四川、云南。

金佛山荚蒾

Viburnum chinshanense Graebn.
分布：重庆、甘肃、贵州、陕西、四川、云南东部（罗平）。

伞房荚蒾

Viburnum corymbiflorum Hsu et S. C. Hsu
别名：雷公子（广西龙胜）
分布：福建北部、广东、广西、贵州、湖北、湖南、江西西南部、四川、云南、浙江南部。

南方荚蒾

Viburnum fordiae Hance
别名：酸汤泡（湖南）、酸闷木、小雷公子、猫尿果、大柴木（广西）
分布：安徽南部、福建、广东、广西、贵州、湖南、江西、云南、浙江南部。
民族药：瑶药、壮药、苗药。

台中荚蒾

Viburnum formosanum Hayata
分布：重庆、甘肃、贵州、陕西、四川、云南东部（罗平）。

巴东荚蒾

Viburnum henryi Hemsl.
分布：福建北部、广西、贵州东南部、湖北西部、江西西部、陕西南部、四川、浙江南部。

披针形荚蒾

Viburnum lancifolium Hsu
别名：猪母柴、六角藤（浙江）、沙罗树（江西）
分布：福建、广东、江西、浙江。

黑果荚蒾

Viburnum melanocarpum Hsu
分布：安徽、河南、江苏南部、江西、浙江。

少花荚蒾

Viburnum oliganthum Batal.

分布：贵州、湖北西部、四川、西藏、云南东北部。

球核荚蒾

Viburnum propinquum Hemsl.

别名：水马蹄（湖北利川）、臭药（广西阳朔）、兴山绣球（中国树木分类学）

分布：重庆、福建北部、甘肃南部、广东北部、广西、贵州、湖北西部和西南部、湖南、江西北部、陕西西南部、四川、台湾、云南、浙江南部。

皱叶荚蒾

Viburnum rhytidophyllum Hemsl.

别名：野枇杷、黑汉条子（湖北兴山）、山枇杷、毛羊屎树（四川）、枇杷叶荚蒾（中国高等植物图鉴）

分布：贵州、湖北西部、陕西南部、四川。

陕西荚蒾

Viburnum schensianum Maxim.

别名：鸡骨头（陕西石泉）、冬兰条、土连材（河南）、土栾树（救荒本草）

分布：安徽、甘肃南部和东南部、河北（内丘）、河南、湖北、江苏南部、陕西南部、山东（济南）、山西、四川北部（松潘）、浙江。

常绿荚蒾

Viburnum sempervirens K. Koch

别名：苦柴枝、猪妈柴、冬红果、咸鱼汁树（广东）、坚荚树（云南）

分布：安徽、福建、广东、广西、贵州、海南、湖南南部、江西、四川东南部、云南、浙江。

茶荚蒾

Viburnum setigerum Hance

别名：饭汤子（浙江）、跑路杆子（湖北）、水茶子（湖南永兴）、甜茶（四川）、鸡公柴（植物名实图考）

分布：安徽、福建北部、广东北部、广西东部、贵州、河南、湖北西部、湖南、江苏南部、江西、陕西南部、四川东部、台湾、云南、浙江。

合轴荚蒾

Viburnum sympodiale Graebn.

别名：白糯米条子（湖北）

分布：安徽南部、福建北部、甘肃南部、广东北部、广西东北部、贵州、河南、湖北、湖南、江西、陕西南部、四川、台湾、云南、浙江。

台东荚蒾

Viburnum taitoense Hayata

别名：雪里藏珠、四季青（广西）

分布：广西北部、湖南南部、台湾东部。

民族药：苗药。

三叶荚蒾

Viburnum ternatum Rehd.

分布：贵州、湖北西南部、湖南西北部、四川、云南。

三脉叶荚蒾

Viburnum triplinerve Hand.-Mazz.

别名：三脉荚蒾

分布：广西。

民族药：苗药。

烟管荚蒾

Viburnum utile Hemsl.

别名：羊屎子、黑汉条（湖北）、灰毛条、冷饭团（贵州）、羊屎柴（本草纲目）
分布：贵州东北部、河南、湖北西部、湖南、陕西西南部、四川。
民族药：苗药、水药。

134 败酱科 Valerianaceae

墓回头

Patrinia heterophylla Bunge
别名：异叶败酱、追风箭、摆子草（河北承德）、箭头风（广西中药志）、窄叶败酱、盲菜（浙江雁荡山）、苦菜（江西庐山）、狭叶败酱（安徽、湖北、四川）、蜘蛛香（湖北）、白升麻、大升麻、九层叶（贵州）
分布：安徽、重庆、甘肃东部和南部（榆中东部、同心）、贵州（江口）、河北、河南、湖北西部、湖南、江苏（天磁山）、江西（庐山、武宁、修水）、吉林（通榆）、辽宁（建平、绥中）、内蒙古南部（大青山、兴和）、青海东部（民和）、陕西、山东（蒙山、泰山）、山西（介休、离石县）、四川（峨眉、金川、南屏）、浙江（天目山）。
民族药：彝药、蒙药。

糙叶败酱

Patrinia scabra Bunge
分布：河北、河南西部、吉林西部（白城、镇赉）、辽宁西部（建平）、内蒙古东南部（巴林右旗、赤峰、翁牛特旗）、陕西北部（神木）、山西。
民族药：蒙药。

秀苞败酱

Patrinia speciosa Hand.-Mazz.
分布：西藏东南部（波密、墨脱、察隅）、云南西北部（贡山）。

瑞香缬草

Valeriana daphniflora Hand.-Mazz.
分布：四川西南部、西藏、云南西北部（宾川、丽江）。

小缬草

Valeriana tangutica Batal.
别名：知贝（藏语）、香毛草、小香草
分布：甘肃（嘉峪关、临潭、肃南）、内蒙古西南部（阿拉善左旗）、宁夏西北部（贺兰山）、青海北部和东北部、四川（乡城）。
民族药：藏药。

135 川续断科 Dipsacaceae

深紫续断

Dipsacus atropurpureus C. Y. Cheng et Z. T. Yin
别名：卢汉、陆汗（四川）
分布：重庆（涪陵、南川、黔江）。

青海刺参

Morina kokonorica Hao
别名：小花刺参（中国高等植物图鉴）
分布：甘肃南部、青海、四川西部、西藏东部和南部（普兰县以西、班戈县以北、索县）。
民族药：藏药。

裂叶翼首花

Pterocephalus bretschneideri（Batal.）Pritz.
别名：棒子头、狮子草（全国中草药汇编）

分布：四川西部、西藏东南部（朗县）、云南北部。
民族药：彝药。

136 葫芦科 Cucurbitaceae

刺儿瓜
Bolbostemma biglandulosum（Hemsl.）Franquet
别名：拉拉藤（广西天等）
分布：云南西北部和东南部。

假贝母
Bolbostemma paniculatum（Maxim.）Franquet
别名：土贝母（通称）、大贝母（本草纲目拾遗）、地苦胆、草贝（陕西中草药）
分布：甘肃、河北、河南、湖南西北部、陕西、山东、山西、四川东部和南部。

聚果绞股蓝
Gynostemma aggregatum C. Y. Wu et S. K. Chen
分布：云南西北部。

心籽绞股蓝
Gynostemma cardiospermum Cogn. ex Oliv.
分布：湖北西部、陕西南部、四川。

翅茎绞股蓝
Gynostemma caulopterum S. Z. He
分布：贵州。

疏花绞股蓝
Gynostemma laxiflorum C. Y. Wu et S. K. Chen
分布：安徽南部。

长梗绞股蓝
Gynostemma longipes C. Y. Wu ex C. Y. Wu et S. K. Chen
分布：广西、贵州、陕西南部、四川西部、云南东北部和西北部。

喙果绞股蓝
Gynostemma yixingense（Z. P. Wang et Q. Z. Xie）C. Y. Wu et S. K. Chen
分布：安徽、江苏南部、浙江。

曲莲
Hemsleya amabilis Diels
别名：雪胆（四川）、金龟莲、小蛇莲（贵州）、可爱雪胆（四川中药名录）
分布：四川西南部、云南中部和西部。
民族药：景颇药、阿昌药、德昂药、傈僳药、苗药。

肉花雪胆
Hemsleya carnosiflora C. Y. Wu et C. L. Chen
分布：云南东南部。

宁南雪胆
Hemsleya chinensis var. *ningnanensis* L. D. Shen & W. J. Chang
异名：*Hemsleya villosipetala* C. Y. Wu et C. L. Chen
别名：母猪雪胆
分布：四川西南部、云南东北部。

短柄雪胆
Hemsleya delavayi（Gagnep.）C. Jeffrey ex C. Y. Wu et C. L. Chen
分布：四川西南部、云南中部和西部。

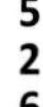

长果雪胆

Hemsleya dolichocarpa W. J. Chang

分布：四川中部和西南部。

椭圆果雪胆

Hemsleya ellipsoidea L. T. Shen et W. J. Chang

分布：四川（峨眉山）。

峨眉雪胆

Hemsleya emeiensis L. D. Shen & W. J. Chang

分布：四川（峨眉山）。

巨花雪胆

Hemsleya gigantha W. J. Chang

分布：四川西南部。

丽江雪胆

Hemsleya lijiangensis A. M. Lu ex C. Y. Wu et C. L. Chen

分布：云南西北部。

罗锅底

Hemsleya macrosperma C. Y. Wu ex C. Y. Wu et C. L. Chen

别名：大籽雪胆（广西、四川）

分布：四川西南部、云南中部和东北部。

民族药：傣药、彝药。

帽果雪胆

Hemsleya mitrata C. Y. Wu et C. L. Chen

分布：云南西南部。

藤三七雪胆

Hemsleya panacis-scandens C. Y. Wu et C. L. Chen

分布：云南东南部。

盘龙七

Hemsleya panlongqi A. M. Lu et W. J. Chang

分布：四川南部。

彭县雪胆

Hemsleya pengxianensis W. J. Chang

分布：重庆、四川。

蛇莲

Hemsleya sphaerocarpa Kuang et A. M. Lu

分布：广西东部和东北部，贵州南部和东南部，湖南南部，云南中西部、东南部和西南部。

民族药：水药、侗药。

罗汉果

Siraitia grosvenorii（Swingle）C. Jeffrey ex A. M. Lu et Z. Y. Zhang

别名：光果木鳖（中国高等植物图鉴）、拉汗果、假苦瓜（广西药用植物名录）

分布：广东、广西、贵州、湖南南部、江西。

民族药：苗药、侗药、苗药、瑶药、壮药、阿昌药。

川赤瓟

Thladiantha davidii Franch.

分布：贵州、四川西部。

民族药：彝药。

齿叶赤瓟

Thladiantha dentata Cogn.

别名：猫儿瓜、龙须尖（四川南川）

分布：贵州、湖北西部、湖南、四川。

皱果赤瓟

Thladiantha henryi Hemsl.

异名：*Thladiantha henryi* var. *verrucosa* (Cogn.) A. M. Lu et Z. Y. Zhang

别名：喙赤瓟

分布：湖北西部、湖南西部、陕西南部、四川东部。

民族药：傈僳药。

长叶赤瓟

Thladiantha longifolia Cogn. ex Oliv.

分布：广西、贵州、湖北、湖南、四川。

民族药：哈尼药。

鄂赤瓟

Thladiantha oliveri Cogn. ex Mottet

别名：苦瓜蔓（陕西）、水葡萄（甘肃）、野瓜、苦瓜蒌、光赤瓟（湖北）、野苦瓜藤（四川）

分布：甘肃、贵州、湖北西北部、陕西南部、四川东部和南部。

民族药：瑶药、苗药。

短柄赤瓟

Thladiantha sessilifolia Hand.-Mazz.

别名：野黄瓜（四川）

分布：四川西南部、云南。

刚毛赤瓟

Thladiantha setispina A. M. Lu et Z. Y. Zhang

分布：四川西部、西藏东部。

长毛赤瓟

Thladiantha villosula Cogn.

别名：白斑王瓜（湖北）

分布：甘肃、贵州、河南南部、湖北西部、陕西南部、四川。

民族药：傣药。

裂苞栝楼

Trichosanthes fissibracteata C. Y. Wu ex C. Y. Cheng et Yueh

分布：广西西南部、云南东南部。

湘桂栝楼

Trichosanthes hylonoma Hand.-Mazz.

别名：圆子栝楼（广东中药名录）、雷山栝楼（贵州中药名录）

分布：广西东北部、贵州东南部、湖南南部。

井冈栝楼

Trichosanthes jinggangshanica Yueh

别名：井冈山栝楼

分布：江西西南部。

两广栝楼

Trichosanthes reticulinervis C. Y. Wu ex S. K. Chen

别名：毛瓜蒌（广西金秀）

分布：广东、广西。

中华栝楼

Trichosanthes rosthornii Harms

别名：华中栝楼、尖果栝楼（湖北）、川贵栝楼（四川）、双边栝楼（中国植物志）、日本栝楼（中药大辞典）

分布：安徽南部、广东北部、广西、贵州、江西东北部、四川、云南。

丝毛栝楼

Trichosanthes sericeifolia C. Y. Cheng et Yueh

分布：广西西部、贵州西南部、云南东南部。

137 桔梗科 Campanulaceae

短花盘沙参

Adenophora brevidiscifera Hong

分布：四川西南部（盐源）。

丝裂沙参

Adenophora capillaris Hemsl.

别名：泡参（湖北、贵州）、线齿沙参（四川）、毛鸡脚（贵州）、龙胆草（中国植物志）

分布：重庆、贵州、河北、河南西部、湖北西部、内蒙古东南部、陕西、山东、山西、四川、云南西部。

天蓝沙参

Adenophora coelestis Diels

分布：四川西南部、云南。

民族药：彝药。

狭长花沙参

Adenophora elata Nannf.

分布：河北西部、内蒙古东南部（卓资）、山西（五台山）。

鄂西沙参

Adenophora hubeiensis Hong

分布：湖北西部（神农架）。

甘孜沙参

Adenophora jasionifolia Franch.

别名：保科参（云南丽江）、阿墩沙参、小钟沙参（中国植物志）

分布：四川西部、西藏东部（贡觉、江达）、云南西北部（德钦、中甸）。

川藏沙参

Adenophora liliifolioides Pax et Hoffm.

别名：陆维多杰咸巴（藏语）

分布：甘肃东南部（临洮、夏河）、陕西（秦岭）、四川西北部、西藏东北部。

湖北沙参

Adenophora longipedicellata Hong

分布：重庆（奉节、南川）、贵州（习水）、湖北西部（来凤）、四川中西部。

小花沙参

Adenophora micrantha Hong

分布：内蒙古东部。

民族药：蒙药。

台湾沙参

Adenophora morrisonensis Hayata

分布：台湾。

宁夏沙参

Adenophora ningxianica Hong

分布：甘肃（兰州）、内蒙古（伊克昭盟、千里山）、宁夏（贺兰山）。

民族药：蒙药。

秦岭沙参

Adenophora petiolata Pax et K. Hoffm.

异名：*Adenophora petiolata* subsp. *petioleta* Pax et K. Hoffm.

分布：安徽南部、重庆、福建西部、甘肃、广东、广西、贵州、河北南部、河南西部、湖北、湖南、江苏、江西、陕西、山西、四川、浙江。

松叶沙参

Adenophora pinifolia Kitagawa

分布：辽宁（大房、大连、黑山）。

多毛沙参

Adenophora rupincola Hemsl.

分布：湖北西部、湖南西北部（慈利）、江西、四川。

中华沙参

Adenophora sinensis A. DC.

分布：安徽南部（祁门）、福建（建宁）、广东北部（连南）、湖南（湘英山）、江西。

荠苨

Adenophora trachelioides Maxim.

别名：梅参（浙江）、杏参（本草图经）、杏叶沙参、白面根（救荒本草）、甜桔梗（本草纲目）、心叶沙参、杏叶菜、老母鸡肉（中国植物志）

分布：安徽、河北、江苏、辽宁、内蒙古、山东、浙江。

聚叶沙参

Adenophora wilsonii Nannf.

别名：妇奶参（湖北）

分布：重庆（城口）、甘肃（康县、文县）、贵州（仁怀）、湖北西部（鹤峰、神农架）、陕西（南郑）、四川（峨眉山、剑阁、天泉）。

雾灵沙参

Adenophora wulingshanica Hong

异名：*Adenophora wulingshenica* D. Y. Hong

分布：北京东北部（密云）。

球果牧根草

Asyneuma chinense Hong

别名：止咳草、咳嗽草、土沙参（广西）、鸡肉参、喉节草（云南）

分布：广西（阳朔）、贵州、湖北西部、四川西南部、云南。

民族药：哈尼药、彝药、阿昌药。

流石风铃草

Campanula crenulata Franch.

别名：补肺参（云南丽江）

分布：四川西南部（木里）、云南西北部。

银背叶党参

Codonopsis argentea Tsoong

别名：银背党参

分布：贵州（梵净山）。

管钟党参

Codonopsis bulleyana Forrest ex Diels

分布：四川西南部、西藏东南部、云南北部。

灰毛党参

Codonopsis canescens Nannf.

分布：青海南部（囊谦、玉树）、四川西北部、西藏东部（贡觉、江达、芒康）。

光叶党参

Codonopsis cardiophylla Diels ex Kom.

别名：小人参（贵州梵净山）、臭参、高山党参（云南）、大头党参（全国中草药汇编）

分布：湖北西部、陕西南部（佛坪、华县、渭南）、山西南部（垣曲）。

绿钟党参

Codonopsis chlorocodon C. Y. Wu

分布：四川西部、云南西北部（德钦）。

三角叶党参

Codonopsis deltoidea Chipp

别名：土党参、泡参（四川）、白党参（云南）

分布：四川西部（峨眉山）。

贡山党参

Codonopsis gombalana C. Y. Wu

分布：云南西北部（贡山）。

松叶鸡蛋参

Codonopsis graminifolia H. Léveillé

异名：*Codonopsis convolvulacea* var. *pinifolia*（Hand.-Mazz.）Nannf.

分布：贵州西部（威宁）、四川西南部、云南北部。

民族药：藏药。

川鄂党参

Codonopsis henryi Oliv.

别名：阿家蓼（贵州苗语）

分布：重庆、湖北西部、四川北部。

毛叶鸡蛋参

Codonopsis hirsuta（Handel-Mazzetti）D. Y. Hong & L. M. Ma

异名：*Codonopsis convolvulacea* var. *hirsuta*（Hand.-Mazz.）Nannf.

别名：兰花参、土党参、獭头参（云南保山）

分布：四川西南部（会理、木里、盐源）、云南西北部（丽江）。

珠鸡斑党参

Codonopsis meleagris Diels

别名：珠鸡斑鸡蛋参

分布：云南西北部（丽江）。

小花党参

Codonopsis micrantha Chipp

别名：野党参（湖南）、细条党参、党参（四川）、臭党参、理党参（云南）、土党参（植物名实图考）

分布：四川西南部、云南北部。

球花党参

Codonopsis subglobosa W. W. Smith

别名：甘孜党、蛇头党、南路蛇头党（四川）、臭参（云南丽江）

分布：四川西部、西藏东部、云南西北部（德钦、丽江）。

民族药：白药。

抽葶党参

Codonopsis subscaposa Kom.

别名：党参、野党参、康南党（四川）

分布：四川西部、云南西北部（中甸）。

秦岭党参

Codonopsis tsinlingensis Pax & K. Hoffmann

异名：*Codonopsis tsinglingensis* Pax et Hoffm.

别名：大头党参（陕西眉县）

分布：陕西（太白山）。

管花党参

Codonopsis tubulosa Kom.

别名：西昌党参、白党、甜党（四川）、牛尾党参（云南永胜）、理党参（云南大理）

分布：贵州西部（纳雍、盘县）、四川南部、云南（大理、兰坪、蒙自）。
民族药：傈僳药、景颇药。

绿花党参

Codonopsis viridiflora Maxim.
异名：*Codonopsis bicolor* Nannf.
别名：二色党参
分布：甘肃东南部和南部（靖远）、青海东部（湟源）、陕西（太白山）、四川西部、西藏东部（江达）、云南西北部（德钦）。

束花蓝钟花

Cyananthus fasciculatus Marq.
分布：四川西部、云南北部。

美丽蓝钟花

Cyananthus formosus Diels
别名：中甸蓝钟花、奶浆果（云南）
分布：四川西南部（木里）、云南西北部（鹤庆、丽江、中甸）。
民族药：藏药。

丽江蓝钟花

Cyananthus lichiangensis W. W. Smith
分布：四川西南部、西藏、云南北部（德钦、丽江、镇雄）。
民族药：藏药。

长花蓝钟花

Cyananthus longiflorus Franch.
异名：*Cyananthus argenteus* Marq.
别名：总花蓝钟花、马鬃参、补草根、小白棉、银叶蓝钟花（云南）
分布：云南西部。

苞叶山梗菜

Lobelia foliiformis T. J. Zhang & D. Y. Hong
分布：云南大理。

线萼山梗菜

Lobelia melliana E. Wimm.
别名：大种半边莲（福建、江西）、韶关大将军、东南山梗菜（中国植物志）
分布：福建、广东、湖北（巴东、秭归）、湖南（宜章）、江苏（苏州）、江西西部和南部、浙江（龙泉）。
民族药：拉祜药、畲药。

大理山梗菜

Lobelia taliensis Diels
别名：大理大将军、红雪柳（云南）、紫燕草（中药大辞典）
分布：湖南、云南西北部（大理、鹤庆、漾濞）。
民族药：佤药、傈僳族。

138 菊科 Compositae

纤枝兔儿风

Ainsliaea gracilis Franch.
别名：纤细兔儿风、相思草（广西桂平）
分布：重庆、广东、广西、贵州、湖北、湖南、江西、四川。

粗齿兔儿风

Ainsliaea grossedentata Franch.
别名：灯盏七、一柱香（湖北）、灯台草、青菜果（贵州）
分布：重庆、广西北部、贵州、湖北、湖南西部、江西西部、四川。

红脉兔儿风

Ainsliaea rubrinervis Chang

别名：青兔儿风、走马胎（四川、贵州）、罗汗草、土兔儿风、血筋草（四川中药志）

分布：四川。

华南兔儿风

Ainsliaea walkeri Hook. f.

别名：狭叶兔儿风

分布：福建西南部、广东南部、广西南部。

栎叶亚菊

Ajania quercifolia（W. W. Smith）Ling et C. Shih

分布：四川、云南。

分枝亚菊

Ajania ramosa（Chang）C. Shih

分布：湖北、陕西、四川、西藏。

柳叶亚菊

Ajania salicifolia（Mattf.）Poljak.

别名：藏花儿、艾菊（青海）

分布：甘肃、青海、陕西、四川。

黄腺香青

Anaphalis aureopunctata Lingelsh et Borza

别名：香蒿（湖北）

分布：甘肃南部、广东北部、广西北部、贵州、河南西部、湖北西部、湖南西南部、江西西北部、青海东部、陕西南部、山西南部、四川、云南。

二色香青

Anaphalis bicolor（Franch.）Diels

别名：三轮蒿、白头蒿（全国中草药汇编）

分布：甘肃东部和西部、青海、四川西部和西南部、西藏东部、云南西部和北部。

民族药：藏药。

粘毛香青

Anaphalis bulleyana（Jeffrey）C. C. Chang

别名：风蒿（贵州）、五香草、香青、香附草（云南）、昆明香青（四川中药名录）

分布：贵州、四川西部、云南北部和西北部。

民族药：白药。

淡黄香青

Anaphalis flavescens Hand.-Mazz.

别名：铜钱花（四川西部）、清明菜（四川康定）

分布：甘肃、青海、陕西、四川西部、西藏东部和南部。

纤枝香青

Anaphalis gracilis Hand.-Mazz.

分布：四川西部和西北部、云南西北部。

铃铃香青

Anaphalis hancockii Maxim.

别名：铃铃香（河北）、铜钱花（四川）、稀毛香青（全国中草药汇编）

分布：甘肃西部和西南部、河北西部和北部、青海东部（大通、海源）、陕西南部（太白山）、山西西部和北部、四川西部和西北部（德格、小金）、西藏东部（鲁郎）。

民族药：蒙药。

宽翅香青

Anaphalis latialata Ling et Y. L. Chen

分布：甘肃西部、青海东部、四川西部、云南。

蜀西香青

Anaphalis souliei Diels

分布：四川西部。

萌条香青

Anaphalis surculosa（Hand.-Mazz.）Hand.-Mazz.

别名：五香花（云南丽江）

分布：四川西部和西北部、云南西北部（德钦）。

四川香青

Anaphalis szechuanensis Ling et Y. L. Chen

分布：四川西部（康定、理县、太宁）。

民族药：藏药。

错那蒿

Artemisia conaensis Ling et Y. R. Ling

分布：西藏东部。

侧蒿

Artemisia deversa Diels

分布：甘肃东南部、湖北西部、陕西南部、四川东北部。

峨眉蒿

Artemisia emeiensis Y. R. Ling

分布：四川中部。

狭裂白蒿

Artemisia kanashiroi Kitam.

分布：甘肃东部、河北西部、内蒙古南部、宁夏、青海东北部、陕西北部、山西。

民族药：藏药。

小亮苞蒿

Artemisia mairei Lévl.

别名：东川蒿（云南种子植物名录）

分布：云南。

东北牡蒿

Artemisia manshurica（Kom.）Kom.

异名：*Artemisia japonica* var. *manshurica* Kom.

分布：河北北部、黑龙江南部、吉林、辽宁、内蒙古。

民族药：蒙药。

粘毛蒿

Artemisia mattfeldii Pamp.

分布：甘肃西南部、贵州西北部、湖北西部、青海南部、四川西部、西藏东部、云南西部。

民族药：藏药。

黑沙蒿

Artemisia ordosica Krasch.

别名：哈拉 - 沙巴嘎（蒙语）、油蒿（内蒙古中草药）、鄂尔多斯蒿（中国沙漠地区药用植物）

分布：河北北部、内蒙古、山西北部；甘肃中部和西部、宁夏、陕西北部和新疆栽培。

纤梗蒿

Artemisia pewzowii C. Winkl.

分布：青海、新疆、西藏。

民族药：藏药。

秦岭蒿

Artemisia qinlingensis Ling et Y. R. Ling

分布：甘肃东部、河南西南部、陕西南部。

粗茎蒿

Artemisia robusta（Pamp.）Ling et Y. R. Ling

别名：粗壮蒿

分布：四川西部、西藏、云南西北部。

民族药：傈僳药。

球花蒿

Artemisia smithii Mattf.

分布：甘肃南部、青海东部、四川西北部。

民族药：藏药。

甘青蒿

Artemisia tangutica Pamp.

分布：甘肃中部和西南部、湖北西部、青海、四川西部、西藏东部、云南。

辽东蒿

Artemisia verbenacea（Komar.）Kitagawa

分布：甘肃、黑龙江、吉林、辽宁、内蒙古南部、宁夏、青海、陕西、山西、四川。

藏龙蒿

Artemisia waltonii J. R. Drumm. ex Pamp.

分布：青海南部、四川西部、西藏、云南西部。

民族药：藏药。

异叶三脉紫菀

Aster ageratoides var. *heterophyllus* Maxim.

别名：异叶紫菀、玉米托子花（河北）

分布：甘肃南部、河北、湖北西北部、陕西、山西、四川、云南北部。

卵叶三脉紫菀

Aster ageratoides var. *oophyllus* Ling

别名：卵叶紫菀、山白菊

分布：湖北、陕西、四川、云南。

翼柄紫菀

Aster alatipes Hemsl.

别名：伏花、九灵光（湖北）、柴胡、大柴胡、红柴胡（中国植物志）

分布：安徽、河南、湖北西北部、陕西南部、四川。

耳叶紫菀

Aster auriculatus Franch.

别名：毛叶子、散药（贵州）、银线菊（云南）

分布：甘肃、广西、贵州、湖北、四川、西藏（察隅）、云南。

白舌紫菀

Aster baccharoides（Benth.）Steetz

分布：福建、广东、广西东部、湖南、江西、浙江。

巴塘紫菀

Aster batangensis Bur. et Franch.

分布：四川西部和西南部、西藏东部、云南西北部。

青藏狗娃花

Aster boweri Hemsley J. Linn.

异名：*Heteropappus bowerii*（Hemsl.）Griers.

别名：粗毛阿尔泰狗娃花

分布：甘肃西部、青海、新疆、西藏、云南。

民族药：藏药。

狭苞紫菀

Aster farreri W. W. Smith et J. F. Jeffr.

别名：漏庆（青海藏语）、线叶紫菀（青海中药名录）

分布：甘肃东南部、河北北部、青海东部、山西、四川西部。

山马兰

Aster lautureanus（Debeaux）Franch.

异名：*Kalimeris lautureana*（Debx.）Kitam.

别名：山鸡儿肠（东北植物检索表）

分布：甘肃、河北、黑龙江、河南、江苏、吉林、辽宁、宁夏、陕西、山东、山西、浙江。

短冠东风菜

Aster marchandii H.Lév.

异名：*Doellingeria marchandii*（Lévl.）Ling

别名：白花菜（广西恭城）

分布：福建、广东、广西、贵州、湖北、江西、四川、浙江。

民族药：纳西药、彝药。

石生紫菀

Aster oreophilus Farrer

别名：菊花暗消、野冬菊、肋痛草（云南）

分布：四川西南部、西藏、云南北部和西北部。

琴叶紫菀

Aster panduratus Nees ex Walper

别名：大风草、鱼鳅串（贵州）、福氏紫菀、岗边菊（全国中草药汇编）

分布：福建、广东、广西、贵州、湖北西部、湖南、江苏、江西、四川西部、浙江。

裸菀

Aster piccolii J. D. Hooker

异名：*Miyamayomena piccolii*（Hook. f.）Kitam., *Gymnaster piccolii*（Hook. f.）Kitam.

别名：裸菊、白虎草（云南）

分布：甘肃、贵州、河南、陕西、山西、四川。

灰枝紫菀

Aster poliothamnus Diels

别名：漏枪（青海藏语）、灰木紫菀（青海）

分布：甘肃南部、青海东部、陕西、四川西部、西藏东部。

民族药：藏药。

短舌紫菀

Aster sampsonii（Hance）Hemsl.

别名：接骨草（广西宁明）、小儿还魂草（贵州）、黑根紫菀（全国中草药汇编）、桑氏紫菀（广州植物志）

分布：广东、广西、湖南。

狗舌草紫菀

Aster senecioides Franch.

别名：狗舌紫菀

分布：四川西南部、云南北部和西北部。

民族药：彝药。

毡毛马兰

Aster shimadae（Kitamura）Nemoto

异名：*Kalimeris shimadai*（Kitam.）Kitam.

别名：岛田鸡儿肠（江苏南部种子植物手册）

分布：安徽、福建、甘肃、河南、湖北、湖南、江苏、江西、陕西、山东、山西、四川、台湾、浙江。

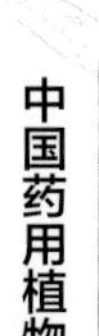

甘川紫菀

Aster smithianus Hand.-Mazz.

分布：甘肃南部、四川西部、云南西北部。

民族药：藏药。

圆耳紫菀

Aster sphaerotus Ling

分布：广西西部。

德钦紫菀

Aster techinensis Ling

分布：云南西北部（德钦）。

民族药：藏药。

东俄洛紫菀

Aster tongolensis Franch.

分布：甘肃南部、青海、四川西北部和西南部、西藏、云南西北部。

民族药：藏药。

察瓦龙紫菀

Aster tsarungensis（Griers.）Ling

别名：滇藏紫菀

分布：四川西部、西藏东南部、云南西北部。

民族药：藏药。

陀螺紫菀

Aster turbinatus S. Moore

别名：一支香（安徽、浙江）、单头紫菀（安徽）、百根条（浙江）

分布：安徽、福建、江苏、江西、浙江。

云南紫菀

Aster yunnanensis Franch.

分布：甘肃、青海、四川、西藏东部和南部、云南。

民族药：藏药。

台北艾纳香

Blumea formosana Kitam.

分布：福建、广东、广西、湖南、江西、台湾。

高原天名精

Carpesium lipskyi Winkl.

别名：贡布美多露米、高山天名精（中药大辞典）

分布：甘肃、青海、山西、四川、云南。

长叶天名精

Carpesium longifolium Chen et C. M. Hu

别名：乌金野烟、野烟、烟管草（湖北）

分布：甘肃、贵州、湖北、陕西、四川。

小花金挖耳

Carpesium minus Hemsl.

异名：*Carpesium minum* Hemsl.

别名：散血草（湖北）、茄叶细辛（广西全州）、止血药、小金挖耳（贵州中药名录）

分布：湖北、湖南、江西、四川、云南。

四川天名精

Carpesium szechuanense Chen et C. M. Hu

分布：湖北、四川、云南。

委陵菊

Chrysanthemum potentilloides Hand.-Mazz.

异名：*Dendranthema potentilloides*（Hand.-Mazz.）Shih

分布：陕西、山西。

灰蓟

Cirsium botryodes Petrak

异名：*Cirsium griseum*（Rydb.）Cockerell

分布：贵州西部、湖南西部、四川南部、云南。

民族药：白药、彝药、傈僳药。

两面蓟

Cirsium chlorolepis Petrak ex Hand.-Mazz.

别名：两面刺、青刺蓟、滇大蓟、白马刺（全国中草药汇编）、大蓟（滇南本草）

分布：贵州西南部、云南。

魁蓟

Cirsium leo Nakai et Kitagawa

分布：甘肃、河北、河南、宁夏、陕西、山西、四川。

总序蓟

Cirsium racemiforme Ling et C. Shih

分布：福建西部、广西东北部、贵州西南部、湖南西南部、江西东北部、云南东南部。

块蓟

Cirsium viridifolium（Handel-Mazzetti）C. Shih

异名：*Cirsium salicifolium*（Kitag.）Shih

分布：河北、吉林、内蒙古。

岩穴藤菊

Cissampelopsis spelaeicola（Vant.）C. Jeffrey et Y. L. Chen

别名：岩穴大叶千里光、庐山藤（广西环江）

分布：广西、贵州、四川、云南。

狭叶垂头菊

Cremanthodium angustifolium W. W. Smith

分布：四川西南部、西藏东南部、云南西北部。

民族药：藏药。

褐毛垂头菊

Cremanthodium brunneopilosum S. W. Liu

别名：尕七尔哇（藏语）

分布：甘肃西南部、青海西部、四川西北部、西藏东北部。

柴胡叶垂头菊

Cremanthodium bupleurifolium W. W. Smith

分布：四川西南部、西藏东南部、云南西北部。

民族药：藏药。

香客来垂头菊

Cremanthodium cyclaminanthum Hand.-Mazz.

别名：仙客来垂头菊

分布：四川西南部、云南西北部。

向日垂头菊

Cremanthodium helianthus（Franch.）W. W. Smith

分布：四川西南部、云南西北部。

民族药：藏药。

条叶垂头菊

Cremanthodium lineare Maxim.

别名：线叶垂头菊、热肖（藏语）

分布：甘肃西南部、青海、四川西北部、西藏东部。

民族药：藏药。

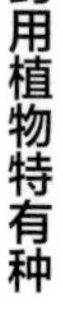

壮观垂头菊

Cremanthodium nobile（Franch.）Diels ex Lévl.

分布：四川西南部、西藏东南部、云南西北部。

箭叶垂头菊

Cremanthodium sagittifolium Ling & Y. L.Chen ex S.W.Liu

分布：云南东北部。

膜苞垂头菊

Cremanthodium stenactinium Diels ex H. Limpr.

分布：四川西北部、西藏东北部。

民族药：藏药。

狭舌垂头菊

Cremanthodium stenoglossum Ling et S. W. Liu

别名：线舌垂头菊

分布：青海西部、四川西北部。

心叶假还阳参

Crepidiastrum humifusum（Dunn）Sennikov

异名：*Paraixeris humifusa*（Dunn）C. Shih

别名：平卧苦荬菜、蔓生苦荬菜（湖北）

分布：重庆东部（巫山）、湖北西部（巴东、神农架）、四川、云南东北部。

芜菁还阳参

Crepis napifera（Franch.）Babcock

别名：丽江一支箭、肉根还阳参（全国中草药汇编）

分布：贵州、四川、云南。

民族药：傈僳药、白药、普米药、苗药、彝药。

万丈深

Crepis phoenix Dunn

别名：奶浆参、还阳参、竹叶参、奶浆柴胡（全国中草药汇编）、竹叶青、岔子菜、小粘连（云南中草药）

分布：云南。

民族药：拉祜药、景颇药、傣药。

重羽菊

Diplazoptilon picridifolium（Handel-Mazzetti）Y. Ling

别名：青木香（云南）

分布：西藏东南部、云南西北部。

厚叶川木香

Dolomiaea berardioidea（Franch.）C. Shih

别名：阿巴（云南纳西族语）、青木香、木香（云南中草药选）

分布：云南西北部（大理、丽江、漾濞）。

膜缘川木香

Dolomiaea forrestii（Diels）C. Shih

异名：*Dolomiaea denticulata*（Ling）C. Shih

别名：越隽川木香、越西木香（四川）、压巴（云南）

分布：四川西南部、西藏东南部、云南西北部。

川木香

Dolomiaea souliei（Franch.）C. Shih

异名：*Vladimiria souliei*（Franch.）Ling

分布：四川西部、西藏东部、云南西北部。

民族药：藏药、蒙药、阿昌药。

灰毛川木香

Dolomiaea souliei var. *cinerea*（Y. Ling）Q. Yuan

异名：*Dolomiaea souliei* var. *mirabilis*（Anth.）C. Shih

分布：四川西部、西藏东部、云南西北部。

民族药：蒙药。

西藏川木香

Dolomiaea wardii（Hand.-Mazz.）Ling

分布：西藏东南部。

狭舌多郎菊

Doronicum stenoglossum Maxim.

别名：多榔菊

分布：甘肃、青海、四川西部和西北部、西藏、云南西北部。

翼茎羊耳菊

Duhaldea pterocaula（Franchet）Anderberg

异名：*Inula pterocaula* Franch.

别名：大黑洋参、石如意大黑药、大黑根（云南）、翼茎旋覆花（中药大辞典）

分布：四川西南部、云南。

民族药：普米药、彝药。

华东蓝刺头

Echinops grijsii Hance

别名：漏芦（江苏盱眙、镇江、清江）、大蓟根、升麻根（江苏盱眙）、土防风（广西钟山）

分布：安徽、福建、广西、河南、湖北、江苏、江西、辽宁南部、山东、台湾、浙江。

短葶飞蓬

Erigeron breviscapus（Vant.）Hand.-Mazz.

别名：野菠菜、细药（贵州）、灯盏细辛（贵州、云南）、地顶草、地朝阳（云南）、灯盏花（滇南本草）

分布：广西、贵州、湖南、四川、西藏东部和南部、云南。

民族药：苗药、壮药、藏药、白药、彝药、傈僳药、景颇药、德昂药。

熊胆草

Eschenbachia blinii（H. Léveillé）Brouillet

异名：*Conyza blinii* Lévl.

别名：苦蒿尖、苦龙胆（滇南本草）、苦蒿、矮脚苦蒿、苦艾（中国植物志）、鱼胆草（云南中草药选）、龙胆草（四川中草药通讯）

分布：贵州、四川、云南。

民族药：彝药、佤药、傈僳药。

南川泽兰

Eupatorium nanchuanense Ling et C. Shih

分布：重庆（南川）、云南（大关）。

花佩菊

Faberia sinensis Hemsl.

分布：四川、云南。

钝苞火石花

Gerbera tanantii Franch.

别名：一支箭

分布：云南。

民族药：拉祜药。

川滇女蒿

Hippolytia delavayi（Franch. ex W. W. Smith）C. Shih

别名：孩儿参、土参、珠儿参（云南滨

川）、止咳菊（云南丽江）、菊花参（滇南本草）
分布：四川、云南。
民族药：白药、纳西药。

水朝阳旋覆花
Inula helianthus-aquatilis C. Y. Wu ex Y. Ling
别名：旋覆花（贵州）、水朝阳花、水葵花、野葵花（云南）、水朝阳草（植物名实图考）
分布：云南（西部、西北部、北部、东部）、四川（西部、西南部、南部）、甘肃南部、贵州西部。
民族药：傈僳药。

湖北旋覆花
Inula hupehensis（Ling）Ling
别名：金佛草（湖北）
分布：湖北、四川。

台湾翅果菊
Lactuca formosana Maxim.
异名：*Pterocypsela formosana*（Maxim.）C. Shih
别名：九刀参、八楞木、乳浆草（江苏）、台湾莴苣（全国中草药汇编）
分布：安徽、福建、广东、广西、贵州、河南、湖北、湖南、江苏、江西、宁夏、陕西、四川、台湾、云南、浙江。

艾叶火绒草
Leontopodium artemisiifolium（Lévl.）Beauv.
分布：四川、云南北部。

美头火绒草
Leontopodium calocephalum（Franch.）P. Beauv.
分布：甘肃、青海、四川、云南。

坚杆火绒草
Leontopodium franchetii Beauverd
分布：四川西部、云南西北部。

香芸火绒草
Leontopodium haplophylloides Hand.-Mazz.
分布：甘肃、青海、四川西部。

华火绒草
Leontopodium sinense Hemsl.
别名：中华火绒草
分布：贵州、湖北西部、四川、西藏东南部、云南。
民族药：彝药。

川西火绒草
Leontopodium wilsonii Beauv.
分布：甘肃南部、四川。

刚毛橐吾
Ligularia achyrotricha（Diels）Ling
别名：褐毛橐吾、一碗水（陕西）、马蹄草（中国高等植物图鉴）
分布：陕西南部（秦岭）。
民族药：藏药。

网脉橐吾
Ligularia dictyoneura（Franch.）Hand.-Mazz.
分布：四川西南部、西藏、云南西北部。
民族药：白药、普米药。

大黄橐吾

Ligularia duciformis (C. Winkl.) Hand.-Mazz.

别名：大黄（四川松潘）

分布：甘肃南部、宁夏（泾源）、陕西、四川北部至西南部、云南西北部。

民族药：藏药。

矢叶橐吾

Ligularia fargesii (Franch.) Diels

别名：巴山橐吾、铁铲头（湖北）

分布：重庆、湖北西部、陕西南部、四川东部。

隐舌橐吾

Ligularia franchetiana (Lévl.) Hand.-Mazz.

分布：四川西南部、云南东北部和西北部。

干崖子橐吾

Ligularia kanaitzensis (Franch.) Hand.-Mazz.

分布：四川北部、云南西部和西北部。

洱源橐吾

Ligularia lankongensis (Franch.) Hand.-Mazz.

分布：四川、云南东北部至西北部。

牛蒡叶橐吾

Ligularia lapathifolia (Franch.) Hand.-Mazz.

别名：大马蹄香、大独叶草、化血丹、发罗海（云南）

分布：四川西南部、云南西北部。

民族药：彝药。

宽戟橐吾

Ligularia latihastata (W. W. Smith) Hand.-Mazz.

分布：四川西南部（木里）、云南西北部。

贵州橐吾

Ligularia leveillei (Vaniot) Hand. -Mazz.

别名：接骨丹、马蹄当归（贵州）

分布：贵州中部。

莲叶橐吾

Ligularia nelumbifolia (Bur. et Franch.) Hand.-Mazz.

别名：一碗水（陕西）

分布：甘肃南部、湖北西部、四川西部和西南部、云南东北部至西北部。

宽舌橐吾

Ligularia platyglossa (Franch.) Hand.-Mazz.

分布：云南东北部和西北部。

侧茎橐吾

Ligularia pleurocaulis (Franch.) Hand.-Mazz.

别名：侧茎垂头菊

分布：四川西部和西南部、西藏、云南西北部。

褐毛橐吾

Ligularia purdomii (Turrill) Chittenden

别名：青海橐吾

分布：甘肃西南部、青海东南部、四川西北部。

东俄洛橐吾

Ligularia tongolensis (Franch.) Hand.-

Mazz.

分布：四川西部和西南部、西藏东南部、云南西北部。

苍山橐吾

Ligularia tsangchanensis（Franch.）Hand.-Mazz.

别名：尖叶橐吾（全国中草药汇编）

分布：四川西南部、西藏东南部、云南西北部。

离舌橐吾

Ligularia veitchiana（Hemsl.）Greenm.

别名：水荷叶、白紫菀（湖北）

分布：甘肃西南部、贵州、河南、湖北西部、陕西南部、四川、云南西北部。

棉毛橐吾

Ligularia vellerea（Franch.）Hand.- Mazz.

别名：绵毛橐吾

分布：四川西南部、云南西北部。

川鄂橐吾

Ligularia wilsoniana（Hemsl.）Greenm.

分布：湖北西部、四川东部。

黄毛橐吾

Ligularia xanthotricha（Grüning）Ling

分布：甘肃（洮河）、河北、山西。

刺疙瘩

Olgaea tangutica Iljin

别名：青海鳍蓟（中国高等植物图鉴）

分布：甘肃、河北、内蒙古、宁夏、青海、陕西、山西。

太行菊

Opisthopappus taihangensis（Ling）C. Shih

别名：野菊花（河南济源）

分布：河北、河南、山西。

林生假福王草

Paraprenanthes diversifolia（Vaniot）N. Kilian

异名：*Paraprenanthes sylvicola* C. Shih

分布：重庆、福建、广东、广西、贵州、湖北、湖南、江西、陕西、四川、云南、浙江。

兔儿风蟹甲草

Parasenecio ainsliaeiflorus（Franchet）Y. L. Chen

别名：小八里麻、蜘蛛草（中药大辞典）

分布：贵州、湖北西部、湖南、四川。

两似蟹甲草

Parasenecio ambiguus（Ling）Y. L. Chen

异名：*Cacalia ambigua* Y. Ling

别名：登云鞋（陕西华山）

分布：河北、河南、陕西、山西。

珠芽蟹甲草

Parasenecio bulbiferoides（Hand.-Mazz.）Y. L. Chen

异名：*Cacalia bulbiferoides* Handel-Mazzetti

别名：拟球蟹甲草、大老虎草（湖北）

分布：湖北西部、湖南（衡山）、陕西（汉中）。

三角叶蟹甲草

Parasenecio deltophyllus（Maxim.）Y. L.

Chen
异名：*Cacalia deltophylla*（Maximowicz）Mattfeld ex Rehder & Kobuski
分布：甘肃、青海、四川北部。

披针叶蟹甲草

Parasenecio lancifolius（Franch.）Y. L. Chen
异名：*Cacalia hastata* subsp. *lancifolia*（Franchet）H. Koyama
别名：线叶山尖子、牛菜草、蝙蝠草（湖北）
分布：重庆、湖北西部、四川东部。

阔柄蟹甲草

Parasenecio latipes（Franch.）Y. L. Chen
分布：四川西部和西南部、云南西北部。

白头蟹甲草

Parasenecio leucocephalus（Franch.）Y. L. Chen
异名：*Cacalia leucocephala*（Franchet）Handel-Mazzetti
别名：泡桐七（湖北）
分布：重庆（城口、巫山）、湖北西部。

天目山蟹甲草

Parasenecio matsudae（Kitamura）Y. L. Chen
别名：矢族叶蟹甲草
分布：安徽、浙江（天目山）。

耳翼蟹甲草

Parasenecio otopteryx（Hand.-Mazz.）Y. L. Chen
异名：*Cacalia otopteryx* Handel-Mazzetti
分布：河南、湖北、陕西、四川。

蜂斗菜状蟹甲草

Parasenecio petasitoides（Lévl.）Y. L. Chen
异名：*Cacalia farfarefolia* subsp. *petasitoides*（H. Leveille）H. Koyama.
别名：蝙蝠草
分布：贵州、四川。

深山蟹甲草

Parasenecio profundorum（Dunn）Y. L. Chen
异名：*Cacalia profundorum*（Dunn）Handel-Mazzetti
别名：泡桐七（湖北）
分布：重庆、湖北西部、四川东部。

蛛毛蟹甲草

Parasenecio roborowskii（Maxim.）Y. L. Chen
异名：*Cacalia roborowskii*（Maximowicz）Y. Ling
分布：甘肃、青海、陕西、四川、云南东部。

矢镞叶蟹甲草

Parasenecio rubescens（S. Moore）Y. L. Chen
分布：安徽、福建、湖南、江西。

盐丰蟹甲草

Parasenecio tenianus（Hand.-Mazz.）Y. L. Chen
异名：*Cacalia teniana* Handel-Mazzetti
分布：云南。
民族药：彝药。

两色帚菊

Pertya discolor Rehd.

分布：甘肃、宁夏、青海、山西、四川。

滇苦菜

Picris divaricata Vant.

分布：西藏、云南。

黄毛毛连菜

Picris ohwiana Kitamura

异名：*Picris hieracioides* subsp. *fuscipilosa* Hand. - Mazz.

别名：褐毛毛连菜

分布：台湾（大观山、南湖大山）。

金仙草

Pulicaria chrysantha（Diels）Ling

别名：金花蚤草（中国高等植物图鉴）

分布：四川。

破血丹

Saussurea acrophila Diels

别名：光叶风毛菊

分布：陕西南部。

翼柄风毛菊

Saussurea alatipes Hemsl.

别名：翅风毛菊、岩牛蒡子（湖北）

分布：重庆北部和东北部、湖北西部。

沙生风毛菊

Saussurea arenaria Maxim.

别名：杂迟哇昌卡（藏语）

分布：甘肃、青海、西藏东部。

民族药：藏药。

异色风毛菊

Saussurea brunneopilosa Hand.-Mazz.

异名：*Saussurea eopygmaea* Hand.-Mazz.

别名：矮丛风毛菊

分布：甘肃、青海。

民族药：藏药。

大坪风毛菊

Saussurea chetchozensis Franch.

异名：*Saussurea lanuginosa* Vaniot

别名：绵毛风毛菊

分布：贵州、四川、云南。

民族药：纳西药。

心叶风毛菊

Saussurea cordifolia Hemsl.

别名：山牛蒡（湖北）

分布：安徽、重庆、贵州、河南、湖北、湖南、陕西、四川、浙江。

民族药：藏药、苗药、侗药。

长梗风毛菊

Saussurea dolichopoda Diels

分布：甘肃、贵州、河南、湖北、陕西、四川、云南西北部。

川西风毛菊

Saussurea dzeurensis Franch.

分布：甘肃、青海、四川西部。

柳叶菜风毛菊

Saussurea epilobioides Maxim.

别名：柳兰叶凤毛菊、柳叶风毛菊、叶格相（藏语）

分布：甘肃、宁夏、青海、四川西部。

民族药：藏药。

棉头风毛菊

Saussurea eriocephala Franch.

别名：毛头雪莲花、雪兔子（云南）

分布：四川西南部、云南西北部。

民族药：纳西药。

红柄雪莲

Saussurea erubescens Lipsch.

别名：变红风毛菊

分布：甘肃、青海、四川西北部、西藏。

球花雪莲

Saussurea globosa Chen

别名：球花风毛菊

分布：四川西部、云南西北部。

禾叶风毛菊

Saussurea graminea Dunn

别名：那林 - 哈拉特日干那（蒙语）、占车（藏语）

分布：甘肃、内蒙古、宁夏、青海、四川西部、西藏、云南西北部

民族药：藏药、彝药、蒙药。

紫苞雪莲

Saussurea iodostegia Hance

分布：甘肃、河北、河南、内蒙古、宁夏、陕西、山西。

拉萨雪兔子

Saussurea kingii J. R. Drumm. ex C. E. C. Fisch.

别名：拉萨风毛菊

分布：西藏。

民族药：藏药。

光果风毛菊

Saussurea leiocarpa Hand. - Mazz.

分布：四川西部、西藏、云南西北部。

薄苞风毛菊

Saussurea leptolepis Hand. -Mazz.

异名：*Saussurea inconspicus* Hand.-Mazz.

别名：毛苞雪莲

分布：四川西部。

羽裂雪兔子

Saussurea leucoma Diels

别名：雪兔子、白毛雪兔子

分布：四川西南部、西藏东南部、云南西北部。

民族药：纳西药。

川陕风毛菊

Saussurea licentiana Hand.-Mazz.

分布：甘肃、湖北、陕西、四川。

长叶雪莲

Saussurea longifolia Franch.

别名：长叶风毛菊

分布：青海、四川西南部、西藏东南部、云南西北部。

大耳叶风毛菊

Saussurea macrota Franch.

分布：重庆北部、甘肃、湖北西部、宁夏、陕西、四川。

尖头风毛菊

Saussurea malitiosa Maxim.

别名：柴达木风毛菊

分布：甘肃西部、青海。

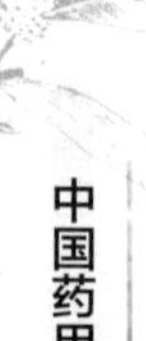

小风毛菊

Saussurea minuta C. Winkl.

异名：*Saussurea lancifolia* Hand.-Mazz.

别名：披针叶风毛菊

分布：甘肃、青海、四川西部。

民族药：藏药。

耳叶风毛菊

Saussurea neofranchetii Lipsch.

分布：四川西部、云南西北部。

钝苞雪莲

Saussurea nigrescens Maxim.

别名：紫苞风毛菊、黑紫风毛菊（中药大辞典）

分布：甘肃、河南西部、青海、陕西。

少花风毛菊

Saussurea oligantha Franch.

分布：重庆、甘肃、河南、湖北、陕西、四川、西藏东南部、云南西北部。

褐花雪莲

Saussurea phaeantha Maxim.

别名：褐毛风毛菊

分布：甘肃、青海、四川西部、西藏东南部、云南西北部。

松林风毛菊

Saussurea pinetorum Hand.-Mazz.

分布：重庆东北部、四川西部、云南西北部。

多头风毛菊

Saussurea polycephala Hand.-Mazz.

分布：湖北、四川。

革叶风毛菊

Saussurea poochlamys Hand.-Mazz.

分布：四川西南和西部、云南西北部。

杨叶风毛菊

Saussurea populifolia Hemsl.

分布：重庆、甘肃、河南、湖北、陕西、四川、西藏东南部、云南西北部。

美丽风毛菊

Saussurea pulchra Lipsch.

异名：*Saussurea superba* f. *pygmaea* Anthony

分布：甘肃、青海。

民族药：藏药。

槲叶雪兔子

Saussurea quercifolia W. W. Sm.

别名：槲叶雪莲花

分布：青海、四川西部、西藏中东部和东南部、云南西北部。

民族药：蒙药、藏药。

鸢尾叶风毛菊

Saussurea romuleifolia Franch.

别名：蛇眼草、粉草、大麻草、蛇箭、雨过天晴（云南）、线叶风毛菊（中药大辞典）

分布：四川西部、西藏东南部、云南西北部。

民族药：傈僳药、纳西药。

横断山风毛菊

Saussurea superba J. Anthony

别名：华丽风毛菊、美丽风毛菊、矮美丽风毛菊、化丽风毛菊

分布：甘肃、青海、四川西部、西藏、云

南西北部。
民族药：傣药、纳西药、藏药。

林生风毛菊

Saussurea sylvatica Maxim.
分布：甘肃、河北、青海、陕西、山西、四川。

唐古特雪莲

Saussurea tangutica Maxim.
异名：*Saussurea obvallata* var. *orientalis* Diels
别名：东方风毛菊
分布：甘肃、青海、四川西北部、西藏。
民族药：藏药。

草甸雪兔子

Saussurea thoroldii Hemsl.
别名：草甸风毛菊
分布：甘肃、青海、新疆南部、西藏。

毡毛雪莲

Saussurea velutina W. W. Sm.
别名：毡毛风毛菊、黄绒风毛菊（云南种子植物名录）
分布：四川西南部、西藏东南部、云南西北部。

羌塘雪兔子

Saussurea wellbyi Hemsl.
分布：青海、四川西部、新疆南部、西藏。

东北鸦葱

Scorzonera manshurica Nakai
别名：曼吉音 - 哈比斯干那（蒙语）
分布：黑龙江、吉林、辽宁、内蒙古。

糙叶千里光

Senecio asperifolius Franch.
分布：贵州、四川、云南。

峨眉千里光

Senecio faberi Hemsl.
别名：密花千里光
分布：贵州、陕西、四川。

田野千里光

Senecio oryzetorum Diels
分布：云南西北部。

闽粤千里光

Senecio stauntonii DC.
分布：广东、广西、湖南。

小针裂叶绢蒿

Seriphidium amoenum（Poljak.）Poljak.
分布：新疆北部。

东北蛔蒿

Seriphidium finitum（Kitagawa）Ling et Y. R. Ling
异名：*Artemisia finita* Kitag.
别名：北蛔蒿、塔尔斯图 - 哈木巴 - 沙里尔日（蒙语）
分布：内蒙古东部。
民族药：藏药、蒙药。

虾须草

Sheareria nana S. Moore
别名：沙小菊（钟氏考订名称）、绿绿草、草麻黄（中药大辞典）
分布：安徽、广东、贵州、湖北、湖南、江苏、江西、陕西、四川、云南、浙江。

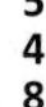

双花华蟹甲

Sinacalia davidii（Franch.）Koyama

别名：双舌华蟹甲草、双舌蟹甲草（中国高等植物图鉴）

分布：陕西、四川、西藏、云南。

华蟹甲

Sinacalia tangutica（Maxim.）B. Nord.

异名：*Cacalia tangutica*（Maxim.）Hand.-Mazz.

别名：羽裂华蟹甲草、水萝卜（陕西洋县）、水葫芦七（陕西中草药）、猪肚子、唐古特蟹甲草（中药大辞典）

分布：甘肃、河北、河南、湖北、湖南、宁夏、青海、陕西、山西、四川。

民族药：土家药。

黔西蒲儿根

Sinosenecio bodinieri（Vant.）B. Nord.

别名：滇黔蒲儿根

分布：贵州。

川鄂蒲儿根

Sinosenecio dryas（Dunn）C. Jeffrey et Y. L. Chen

别名：锦葵叶华千里光、岩葵（湖北）

分布：重庆东部、湖北西部。

毛柄蒲儿根

Sinosenecio eriopodus（Cumm.）C. Jeffrey et Y. L. Chen

别名：直梗华千里光、一面锣、狗耳朵（湖北）

分布：重庆东部、湖北西部、湖南西北部、四川中部。

广西蒲儿根

Sinosenecio guangxiensis C. Jeffrey et Y. L. Chen

别名：广西华千里光、走马须（广西灵川）、白背青（广西阳朔）

分布：广西、湖南西南部。

单头蒲儿根

Sinosenecio hederifolius（Dunn）B. Nord.

别名：单头华千里光、猪耳朵、大寒草（湖北）

分布：重庆东北部、甘肃东南部、湖北西部、陕西西南部、四川东北部。

革叶蒲儿根

Sinosenecio subcoriaceus C. Jeffrey et Y. L. Chen

分布：重庆。

合头菊

Syncalathium kawaguchii（Kitam.）Ling

分布：青海、西藏。

滇东合耳菊

Synotis duclouxii（Dunn）C. Jeffrey et Y. L. Chen

别名：血当归

分布：云南。

民族药：彝药。

红缨合耳菊

Synotis erythropappa（Bur. et Franch.）C. Jeffrey et Y. L. Chen

异名：*Senecio dianthus* Franch.

别名：一扫光、双花尾药千里光、榆古兴噶尔布（藏语）、双花千里光（中国高等植物图鉴）

分布：湖北西部、四川、西藏东南部、云南。

民族药：哈尼药、景颇药、阿昌药、德昂药、藏药。

川西合耳菊

Synotis solidaginea（Hand.-Mazz.）C. Jeffrey & Y. L. Chen

异名：*Senecio solidagineus* Hand.-Mazz.

别名：川西千里光

分布：四川、西藏、云南。

民族药：藏药。

白花蒲公英

Taraxacum albiflos Kirschner & Štěpánek

异名：*Taraxacum leucanthum*（Ledeb.）Ledeb.

别名：亚洲蒲公英、戟叶蒲公英（中国高等植物图鉴）

分布：新疆南部。

芥叶蒲公英

Taraxacum brassicaefolium Kitagawa

别名：得米格力格 - 巴格巴盖 - 其其格（蒙语）

分布：黑龙江、吉林、辽宁、内蒙古、河北。

丽花蒲公英

Taraxacum calanthodium Dahlst.

别名：大头蒲公英

分布：甘肃南部、青海、四川西北部、西藏。

光苞蒲公英

Taraxacum lamprolepis Kitagawa

分布：吉林。

川甘蒲公英

Taraxacum lugubre Dahlst.

分布：四川。

阴山蒲公英

Taraxacum yinshanicum Z. Xu & H. C. Fu

异名：*Taraxacum antungense* Kitagawa

分布：内蒙古。

橙舌狗舌草

Tephroseris rufa（Hand.-Mazz.）B. Nord.

别名：红舌狗舌草、阿夏塞卷（藏语）

分布：甘肃、河北、青海、陕西、四川西北部、西藏东北部。

广西斑鸠菊

Vernonia chingiana Hand.-Mazz.

别名：棠菊（广西）、大阳关（广西忻城）

分布：广西。

南漳斑鸠菊

Vernonia nantcianensis（Pamp.）Hand.-Mazz.

别名：狗仔草（湖北）

分布：湖北西部、四川。

黄缨菊

Xanthopappus subacaulis C. Winkl.

别名：马刺盖、九头妖（甘肃、青海）、黄冠菊（中国种子植物科属辞典）

分布：甘肃、内蒙古西部、宁夏、青海、四川、云南西北部。

民族药：藏药、蒙药。

红果黄鹌菜

Youngia erythrocarpa（Vant.）Babcock et Stebbins

分布：安徽、重庆、福建、甘肃、贵州、湖北、湖南、江苏、江西、陕西、四川、浙江。

川西黄鹌菜

Youngia prattii（Babcock）Babcock & Stebbins

别名：黄苦麻草（湖北）

分布：河南、湖北、山西、四川。

139 天南星科 Araceae

南蛇棒

Amorphophallus dunnii Tutcher

别名：蛇春头、蛇蒜头（广东）、七角莲、土南星（广西）、岩芋、大头芋（海南植物志）、蛇枪头（全国中草药汇编）

分布：广东、广西。

密毛磨芋

Amorphophallus hirtus N. E. Br.

异名：*Amorphophallus niimurai* Yamamoto

别名：白毛魔芋

分布：台湾。

旱生南星

Arisaema aridum H. Li

别名：旱生魔芋

分布：云南西北部。

民族药：藏药。

长耳南星

Arisaema auriculatum Buchet

别名：半夏（四川）、大耳南星（中国高等植物图鉴）

分布：湖南西北部、四川、云南。

灯台莲

Arisaema bockii Engler

异名：*Arisaema sikokianum* var. *serratum*（Makino）Hand.-Mazz., *Arisaema sikokianum* Franch. et Sav.

别名：大叶天南星（江西）、山苞米（河南）、绿南星（湖北）、齿叶南星（湖北、湖南）、蛇根头（广西）

分布：安徽、福建、广东、广西、贵州、河南、湖北、湖南、江苏、江西、浙江。

民族药：苗药。

金江南星

Arisaema calcareum H. Li

别名：红根南星、红根、长虫包谷、小独角莲、见血飞、山磨芋、野磨芋（云南）

分布：云南。

民族药：景颇药、阿昌药、苗药。

白苞南星

Arisaema candidissimum W. W. Smith

别名：白南星（四川）

分布：四川、西藏、云南。

缘毛南星

Arisaema ciliatum H. Li

分布：四川（宝兴、贡嘎山）、云南西北部（丽江、中甸）。

棒头南星

Arisaema clavatum Buchet

分布：重庆、贵州北部、湖北西部、四川。

螃蟹七

Arisaema fargesii Buchet

别名：天南星、虎掌南星（甘肃、湖北）、白南星（湖北）、红南星（四川）

分布：重庆、甘肃南部、湖北西部、湖南、四川、西藏东部、云南西北部（贡山）。

湘南星

Arisaema hunanense Hand.-Mazz.

分布：重庆、广东、湖北、湖南、四川东部。

丽江南星

Arisaema lichiangense W. W. Smith

分布：四川西南部、云南西北部。

花南星

Arisaema lobatum Engl.

别名：浅裂南星、绿南星、蛇芋头（湖北、四川）、花包谷、红包谷（四川）、虎芋（贵州）、金半夏（云南）

分布：安徽、重庆、甘肃、广西、贵州、河北、河南、湖北、湖南、江苏、江西、山西、四川、云南、浙江。

民族药：苗药。

画笔南星

Arisaema penicillatum N. E. Brown

别名：蛇钻头、花伞柄、蛇姜头、蛇香头、广东土南星（全国中草药汇编）、三叶天南星（海南植物志）

分布：广东、广西、海南、台湾。

银南星

Arisaema saxatile Buchet

别名：岩生南星、麻芋子、半夏（四川、云南）、地球半夏、银半夏（云南）、高鞘南星（中国高等植物图鉴）

分布：四川、云南。

民族药：彝药。

云台南星

Arisaema silvestrii Pamp.

异名：*Arisaema du-bois-reymondiae* Engl.

别名：细齿天南星、江南南星（上海）、江苏天南星（陕西、安徽、福建、贵州）

分布：安徽、福建、广东、贵州、河南、湖北、湖南、江苏、江西、山西、浙江。

瑶山南星

Arisaema sinii Krause

别名：独角莲（广西）、三角条（贵州）

分布：广西、贵州、湖南、四川、云南。

隐序南星

Arisaema wardii Marq. et Airy Shaw

分布：青海东部、山西南部、西藏南部、云南西部。

滴水珠

Pinellia cordata N. E. Brown

别名：石半夏、水半夏（浙江、江西、广东）、一粒珠、独叶一支花（浙江、江西）、石里开（江西）、心叶半夏（四川）

分布：安徽、福建、广东、广西、贵州、湖北、湖南、江西、浙江。

民族药：阿昌药、彝药、土家药。

石蜘蛛

Pinellia integrifolia N. E. Brown

别名：一面锣、白铃子（四川）

分布：重庆、湖北（宜昌）、四川东南部（叙永）。

虎掌

Pinellia pedatisecta Schott

别名：掌叶半夏（通称）、狗爪半夏（湖北、四川、云南）、滇半夏（广西）、虎

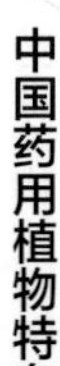

掌南星（四川）、独脚莲、独角莲（南京民间药草）
分布：安徽、福建、广西、贵州、河北、河南、湖北、湖南、江苏、陕西、山东、山西、四川、云南东北部、浙江。

盾叶半夏
Pinellia peltata Pei
分布：福建、浙江。

大半夏
Pinellia polyphylla S. L. Hu
分布：四川。

独角莲
Sauromatum giganteum（Engler）Cusimano & Hetterscheid
异名：*Typhonium giganteum* Engl
别名：白附子（通称）、禹白附（东北及河北）、红南星、麻芋子（陕西、甘肃）、鸡心白附（西藏）
分布：安徽、甘肃、河北、河南、吉林、辽宁、山东、山西、四川、西藏南部；广东、广西、吉林和云南有栽培。
民族药：阿昌药、藏药。

湖南犁头尖
Typhonium hunanense H. Li & Z. Q. Liu
别名：地金连、夏无影、地花生（湖南）
分布：湖南。

140 露兜树科 Pandanaceae

露兜草
Pandanus austrosinensis T. L. Wu
分布：广东、广西、海南西南部（尖峰岭）。

141 水鳖科 Hydrocharitaceae

海菜花
Ottelia acuminata（Gagnep.）Dandy
别名：水菜花、水茄子、海茄子（贵州）、海菜、龙爪菜（植物名实图考）、蓼叶海菜花（中国高等植物图鉴）
分布：广东、广西、贵州、海南、四川、云南。

142 禾本科 Gramineae

射毛悬竹
Ampelocalamus actinotrichus（Merr. & Chun）S. L. Chen T. H. Wen & G. Y. Sheng
分布：海南。

慈竹
Bambusa emeiensis L. C. Chia & H. L. Fung
异名：*Neosinocalamus affinis*（Rendle）Keng
分布：贵州、湖南西部、四川、云南。

多叶隐子草
Cleistogenes polyphylla Keng
分布：河北、黑龙江、河南、吉林、辽宁、内蒙古、陕西、山东、山西。

吊丝竹
Dendrocalamus minor（McClure）Chia et H. L. Fung
别名：乌药竹（通称）
分布：广东、广西、贵州。

钙生披碱草
Elymus calcicola（Keng）S. L. Chen
异名：*Roegneria calcicola* Keng

分布：贵州、四川、云南。

秋披碱草

Elymus serotinus（Keng）Á. Löve ex B. Rong Lu

异名：*Roegneria serotine* Keng

别名：秋鹅观草

分布：河南、青海、陕西。

华西箭竹

Fargesia nitida（Mitford）Keng f. ex Yi

分布：甘肃东部和南部、青海东部、四川西部。

民族药：彝药。

箭竹

Fargesia spathacea Franch.

别名：拐棍竹（中国高等植物图鉴）、华桔竹（种子植物名称）

分布：湖北西部、四川东部。

阔叶箬竹

Indocalamus latifolius（Keng）McClure

分布：安徽、河南、湖北、江苏、陕西、山西。

箬竹

Indocalamus tessellatus（Munro）Keng f.

分布：湖南、浙江。

鄂西箬竹

Indocalamus wilsonii（Rendle）C. S. Chao & C. D. Chu

异名：*Indocalamus wilsoni*（Rendle）C. S. Chao et C. D. Chu

分布：贵州、湖北、四川。

水竹

Phyllostachys heteroclada Oliver

异名：*Phyllostachys heteroclada* f. solida（S. L. Chen）Z. P. Wang et Z. H. Yu

别名：实心竹

分布：安徽、福建、甘肃、广东、广西、贵州、河南、湖北、湖南、江苏、江西、陕西、四川、云南、浙江。

安吉金竹

Phyllostachys parvifolia C. D. Chu et H. Y. Chou

分布：安徽，浙江有栽培。

苦竹

Pleioblastus amarus（Keng）Keng f.

分布：安徽、福建、贵州、湖北、湖南、江苏、江西、四川、云南、浙江。

光箨苦竹

Pleioblastus hsienchuensis var. *subglabratus*（S. Y. Chen）C. S. Chao & G. Y. Yang

异名：*Sinobambusa seminude* T. H. Wen

分布：浙江。

短穗竹

Semiarundinaria densiflora（Rendle）T. H. Wen

异名：*Brachystachyum densiflorum*（Rendle）Keng

分布：安徽、广东、湖北、江苏、江西、浙江。

箭叶大油芒

Spodiopogon sagittifolius Rendle

分布：云南。

民族药：彝药。

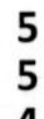

143 莎草科 Cyperaceae

中华薹草

Carex chinensis Retz.

分布：福建、广东、贵州、湖南、江西、陕西、四川、云南、浙江。

无喙囊薹草

Carex davidii Franch.

别名：长芒苔草

分布：安徽、甘肃、湖北、陕西、四川、浙江。

宝兴薹草

Carex moupinensis Franch.

分布：贵州、湖北、四川、云南。

硬果薹草

Carex sclerocarpa Franch.

分布：安徽、湖南、四川。

唐进薹草

Carex tangiana Ohwi

别名：东陵苔草

分布：甘肃、河北、黑龙江、河南、吉林、辽宁、陕西、山西。

细枝藨草

Scirpus filipes C. B. Clarke

别名：细辐射枝藨草

分布：福建、广东、广西。

144 棕榈科 Palmae

大喙省藤

Calamus macrorrhynchus Burret

别名：白藤（广西）、喙尖黄藤（云南种子植物名录）

分布：广东、广西、湖南南部、江西南部。

龙棕

Trachycarpus nanus Beccari

异名：*Trachycarpus nana* Becc.

别名：龙棕、倒提壶、地棕花（云南）

分布：云南。

145 鸭跖草科 Commelinaceae

大果水竹叶

Murdannia macrocarpa D. Y. Hong

分布：广东南部（台山县）、云南西部和南部（西双版纳、镇康县）。

146 灯心草科 Juncaceae

多花灯心草

Juncus modicus N. E. Brown

分布：甘肃、贵州、河南、湖北、陕西、四川、西藏。

长柱灯心草

Juncus przewalskii Buchen.

别名：北方灯心草（云南种子植物名录）

分布：甘肃、青海、陕西、四川、西藏、云南。

147 百部科 Stemonaceae

云南百部

Stemona mairei（Lévl.）Krause

别名：狭叶百部、线叶百部（云南）

分布：四川、云南北部。

细花百部

Stemona parviflora C. H. Wright

别名：小花百部（海南植物志）、大百部（新华本草纲要）

分布：海南。

148 百合科 Liliaceae

高山粉条儿菜

Aletris alpestris Diels

别名：一支箭（贵州）、高山肺筋草（秦岭植物志）

分布：贵州、陕西、四川、云南东北部（彝良县）。

灰鞘粉条儿菜

Aletris cinerascens Wang et Tang

分布：广西、云南中西部（景东县）。

疏花粉条儿菜

Aletris laxiflora Bur. et Franch.

分布：贵州、四川、西藏东部（波密县）。

狭瓣粉条儿菜

Aletris stenoloba Franch.

别名：驱蛔草、一窝蛆、肺筋草（湖北）、狭叶粉条儿菜（云南种子植物名录）

分布：甘肃、广东、广西、贵州、湖北、陕西、四川、云南。

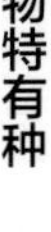

折被韭

Allium chrysocephalum Regel

分布：甘肃、青海、四川西北部。

梭沙韭

Allium forrestii Diels

分布：四川西南部、西藏东部、云南西北部。

民族药：藏药。

玉簪叶山葱

Allium funckiifolium Handel-Mazzetti

异名：*Allium funckiaefolium* Hand.- Mazz.

别名：玉簪叶韭、岩蒜（湖北）、天韭（陕西中草药）、天蒜、鹿耳韭（中药大辞典）

分布：湖北西部、四川东部。

峨眉韭

Allium omeiense Z. Y. Zhu

分布：四川中部（峨眉山、洪雅县）。

卵叶山葱

Allium ovalifolium Hand.-Mazz.

别名：卵叶韭、天蒜、天韭（湖北）、鹿耳韭（中国植物志）

分布：甘肃东南部、贵州东北部、湖北西部、青海东部、陕西南部、四川、云南西北部。

天蒜

Allium paepalanthoides Airy Shaw

分布：河南西部、内蒙古南部（阴山）、陕西南部、山西、四川。

多叶韭

Allium plurifoliatum Rendle

分布：安徽东南部、甘肃、湖北西北部、陕西、四川。

野黄韭

Allium rude J. M. Xu

分布：甘肃南部、青海东南部、四川西部、西藏东部。

民族药：藏药。

山文竹

Asparagus acicularis Wang et S. C. Chen

别名：天冬（江西、广西）、假天冬、千条蜈蚣赶条蛇（江西）

分布：广东、广西、湖北、湖南、江西。

甘肃天门冬

Asparagus kansuensis Wang et Tang

分布：甘肃南部。

长花天冬

Asparagus longiflorus Franchet

分布：甘肃、河北、河南、青海、陕西、山东、山西。

民族药：藏药。

密齿天门冬

Asparagus meioclados Lévl.

别名：小天冬、天冬（全国中草药汇编）、小茎叶天门冬（中药大辞典）

分布：贵州、四川、云南。

民族药：彝药。

多刺天门冬

Asparagus myriacanthus Wang et S. C. Chen

分布：西藏东南部、云南西北部。

民族药：藏药。

滇南天门冬

Asparagus subscandens Wang et S. C. Chen

别名：天门冬、土天冬、小茎叶天冬（云南）

分布：云南南部。

西藏天门冬

Asparagus tibeticus Wang et S. C. Chen

分布：西藏。

细枝天门冬

Asparagus trichoclados（Wang et Tang）Wang et S. C. Chen

别名：儿多母苦

分布：云南。

民族药：哈尼药。

丛生蜘蛛抱蛋

Aspidistra caespitosa Pei

分布：四川。

长药蜘蛛抱蛋

Aspidistra dolichanthera X. X. Chen

分布：广西西南部（龙州县）。

乐山蜘蛛抱蛋

Aspidistra leshanensis K. Y. Lang & Z. Y. Zhu

分布：四川中南部（乐山市）。

长梗蜘蛛抱蛋

Aspidistra longipedunculata D. Fang

分布：广西西南部（龙州县、宁明县）。

长瓣蜘蛛抱蛋

Aspidistra longipetala S. Z. Huang

分布：广西中部（柳城、武鸣县）。

九龙盘

Aspidistra lurida Ker Gawler

别名：赶山鞭（江西、云南）、蜈蚣草、龙盘七（湖南）、花棕叶、棕巴叶（全国中草药汇编）

分布：广东、广西中北部（柳城）、贵州中南部（贵定）。
民族药：瑶药、土家药、苗药。

小花蜘蛛抱蛋
Aspidistra minutiflora Stapf
别名：毛知母（广西）
分布：广东北部（仁化）、广西、贵州、海南（保亭）、香港、湖南西南部（新宁）。

糙果蜘蛛抱蛋
Aspidistra muricata How ex K. Y. Lang
分布：广西西部和中北部（罗城、那坡）。

峨眉蜘蛛抱蛋
Aspidistra omeiensis Z. Y. Zhu & J. L. Zhang
别名：赶山鞭（四川）
分布：四川。

广西蜘蛛抱蛋
Aspidistra retusa K. Y. Lang & S. Z. Huang
分布：广西东北部(金秀、临桂县、阳朔)。

四川蜘蛛抱蛋
Aspidistra sichuanensis K. Y. Lang & Z. Y. Zhu
分布：广西（金秀、那坡、兴安）、贵州（安龙、遵义）、湖南西部（永顺、芷江）、四川、云南（昆明市）。

粽粑叶
Aspidistra zongbayi K. Y. Lang & Z. Y. Zhu
别名：棕子叶（四川）
分布：四川。

开口箭
Campylandra chinensis（Baker）M. N. Tamura et al.
异名：*Tupistra chinensis* Baker
别名：竹根七、牛尾七（陕西、江西、云南）、开喉箭（湖北、四川）、老蛇莲（广西）、心不干（中药大辞典）
分布：安徽、福建、广东、广西、河南、湖北、湖南、江西、陕西、四川、台湾、云南。
民族药：傣药、彝药、瑶药、壮药、拉祜药、哈尼药、侗药、苗药、傣药、布依药。

筒花开口箭
Campylandra delavayi（Franchet）M. N. Tamura et al.
异名：*Tupistra delavayi* Franch.
分布：广西、贵州、湖北、湖南、四川、云南。
民族药：白药。

峨眉开口箭
Campylandra emeiensis（Z. Y. Zhu）M. N. Tamura et al.
分布：四川中部（峨眉山）。

剑叶开口箭
Campylandra ensifolia（F. T. Wang & T. Tang）M. N. Tamura et al.
异名：*Tupistra ensifolia* Wang et Tang
分布：云南。
民族药：白药、傣药。

碟花开口箭
Campylandra tui（F. T. Wang & T. Tang）M. N. Tamura et al.

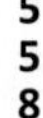

异名：*Tupistra tui*（Wang et Tang）Wang et Liang
分布：四川西部和南部。

荞麦叶大百合
Cardiocrinum cathayanum（Wilson）Stearn
别名：百合莲（江西）、号筒花、大百合（湖北）、水百合（贵州民间草药）、荞麦叶贝母、喇叭、山丹（中药大辞典）
分布：安徽、福建、河南、湖北、湖南、江苏、江西、浙江。

白丝草
Chionographis chinensis Krause
别名：中国白丝草、白花菜（广西）
分布：福建、广东、广西东北部、湖南。

散斑竹根七
Disporopsis aspersa（Hua）Engler
别名：黄鳝七、竹根七（湖北）、玉竹（广西）、大玉竹（四川）、小玉竹（云南）、散斑假万寿竹（中国高等植物图鉴）
分布：广西、湖北、湖南、四川、云南。
民族药：傣药、土家药。

深裂竹根七
Disporopsis pernyi（Hua）Diels
别名：深裂肖万寿竹、竹根七（江西、湖北）、黄脚鸡、玉竹（贵州草药）、竹根假万寿竹（中国高等植物图鉴）、剑叶假万寿竹（中药大辞典）
分布：广东、广西、贵州、湖南、江西、四川、台湾、云南、浙江。
民族药：苗药、瑶药、水药。

短蕊万寿竹
Disporum bodinieri（Lévl. et Vaniot.）Wang et Y. C. Tang
别名：长蕊万寿竹、短蕊万寿竹、万寿竹、竹凌霄、牛尾参、玉竹参（湖北）
分布：贵州、湖南、四川、西藏、云南。
民族药：瑶药、傈僳药。

大花万寿竹
Disporum megalanthum Wang et Tang
别名：山竹花、白龙须（湖北）
分布：甘肃、湖北、陕西、四川。

鹭鸶兰
Diuranthera major Hemsl.
别名：鹭鸶草、土洋参（四川）、野敝冬、书带草（滇南本草）、长生草（植物名实图考）
分布：贵州、四川、云南。

小鹭鸶兰
Diuranthera minor（C. H. Wright）Hemsl.
别名：小鹭鸶草、天生草、山韭菜、漏芦、蛇咬药（云南中草药）
分布：贵州、四川、云南。

独尾草
Eremurus chinensis Fedtsch.
别名：龙须草（四川）
分布：甘肃南部、四川、西藏、云南。

安徽贝母
Fritillaria anhuiensis S. C. Chen et S. F. Yin
分布：安徽、河南。

粗茎贝母
Fritillaria crassicaulis S. C. Chen
异名：*Fritillaria omeiensis* S. C. Chen
别名：峨眉贝母

分布：四川西南部、云南西北部。

米贝母

Fritillaria davidii Franch.

别名：米百合（四川宝兴）

分布：四川西部。

高山贝母

Fritillaria fusca Turrill

分布：西藏南部。

天目贝母

Fritillaria monantha Migo

异名：*Fritillaria hupehensis* Hsiao et K. C. Hsia

别名：湖北贝母、贝母、窝贝（湖北）、奉节贝母（四川）、窍贝、极贝（中国植物志）

分布：安徽、河南、湖北、江西、四川、浙江。

甘肃贝母

Fritillaria przewalskii Maxim. ex Batalin.

别名：岷贝（甘肃）、西北贝母（中国植物志）

分布：甘肃南部、青海东部、四川。

民族药：藏药。

华西贝母

Fritillaria sichuanica S. C. Chen

异名：*Fritillaria cirrhosa* var. *ecirrhosa* Franch.

别名：康定贝母

分布：甘肃南部、青海南部、四川西部。

太白贝母

Fritillaria taipaiensis P. Y. Li

别名：太贝（陕西）、尖贝、野贝母（湖北）

分布：甘肃、湖北、陕西、四川。

托里贝母

Fritillaria tortifolia X. Z. Duan & X. J. Zheng

分布：新疆西北部。

暗紫贝母

Fritillaria unibracteata Hsiao et K. C. Hsia

别名：松贝、冲松贝（中国植物志）、乌花贝母（中药志）

分布：甘肃南部、青海东南部、四川西北部。

民族药：藏药、蒙药。

裕民贝母

Fritillaria yuminensis X. Z. Duan

分布：新疆西北部。

榆中贝母

Fritillaria yuzhongensis G. D. Yu et Y. S. Zhou

异名：*Fritillaria taipaiensis* var. *ningxiaensis* Y. K. Yang & J. K. Wu

别名：宁夏贝母、贝母、灯笼草（宁夏）

分布：甘肃、河南、宁夏、陕西、山西。

西南萱草

Hemerocallis forrestii Diels

分布：四川西南部、云南西北部。

民族药：壮药、藏药。

矮萱草

Hemerocallis nana Forrest et W. W. Smith

分布：云南西北部。

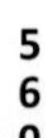

折叶萱草

Hemerocallis plicata Stapf

别名：褶叶萱草、黄花菜、连珠炮、下奶药（昆明民间常用草药）、野皮菜、鸡脚参、凤尾一枝蒿（云南中草药）

分布：四川、云南。

民族药：彝药。

金佛山异黄精

Heteropolygonatum ginfushanicum（F. T. Wang & T. Tang）M. N. Tamura et al.

异名：*Smilacina ginfoshanica* Wang et Tang

别名：金佛山鹿药

分布：贵州东北部（江口）、湖北西南部（利川县）、重庆（金佛山、石柱县）。

云南肖菝葜

Heterosmilax yunnanensis Gagnep.

别名：短柱肖菝葜

分布：云南西部（宾川）。

绿花百合

Lilium fargesii Franch.

分布：湖北、陕西、四川、云南。

宜昌百合

Lilium leucanthum（Baker）Baker

分布：甘肃南部、湖北、四川。

糙茎百合

Lilium longiflorum var. *scabrum* Masamune

异名：*Lilium longiflorum* Thunb.

别名：麝香百合、岩百合、红岩百合（中药大辞典）

分布：台湾。

尖被百合

Lilium lophophorum（Bur. et Franch.）Franch.

分布：四川、西藏、云南。

乳头百合

Lilium papilliferum Franch.

分布：陕西、四川、云南。

民族药：白药。

南川百合

Lilium rosthornii Diels

别名：湖北百合

分布：贵州、湖北、四川。

蒜头百合

Lilium sempervivoideum Lévl.

分布：四川、云南。

大理百合

Lilium taliense Franch.

分布：四川、西藏、云南。

卓巴百合

Lilium wardii Stapf ex Stearn

分布：贵州、四川、西藏东南部。

民族药：藏药。

甘肃山麦冬

Liriope kansuensis（Batal.）C. H. Wright

别名：麦葱子（四川）

分布：安徽、福建、甘肃、广东、贵州、河北、河南、湖北、江苏、江西、陕西、山西、四川、台湾、浙江。

丽江鹿药

Maianthemum lichiangense（W. W. Smith）

LaFrankie

异名：*Smilacina lichiangensis*（W. W. Sm.）W. W. Sm.

分布：甘肃南部、山西南部（秦岭）、四川、云南西北部。

合瓣鹿药

Maianthemum tubiferum（Batalin）La Frankie

异名：*Smilacina tubifera* Batalin

分布：甘肃、湖北、青海、陕西、四川。

钝叶沿阶草

Ophiopogon amblyphyllus Wang et Dai

分布：四川南部、云南西北部。

短药沿阶草

Ophiopogon angustifoliatus（F. T. Wang & T. Tang）S. C. Chen

异名：*Ophiopogon bockianus* Diels var. *angustifoliatus* Wang et Tang

分布：广西、贵州、湖北、湖南、四川、云南西北部（维西）。

长茎沿阶草

Ophiopogon chingii Wang et Tang

别名：韭叶柴胡、山韭菜（广西）、野麦冬、铁丝草（四川）

分布：广东、广西、贵州、海南、四川、云南。

厚叶沿阶草

Ophiopogon corifolius Wang et Dai

分布：广西、贵州西南部。

异药沿阶草

Ophiopogon heterandrus Wang et Dai

别名：舒筋草（湖北）

分布：广西、贵州、湖北、湖南、四川。

西南沿阶草

Ophiopogon mairei Lévl.

别名：麦冬（湖北）、野麦冬（四川）

分布：贵州、湖北、四川、云南。

锥序沿阶草

Ophiopogon paniculatus Z. Y. Zhu

分布：四川。

疏花沿阶草

Ophiopogon sparsiflorus Wang et Dai

分布：广东西南部、广西。

狭叶沿阶草

Ophiopogon stenophyllus（Merr.）Rodrig.

分布：广东、广西、海南、江西南部、云南东南部。

林生沿阶草

Ophiopogon sylvicola Wang et Tang

分布：贵州北部、四川南部。

四川沿阶草

Ophiopogon szechuanensis Wang et Tang

分布：四川、云南。

簇叶沿阶草

Ophiopogon tsaii Wang et Tang

分布：云南南部。

阴生沿阶草

Ophiopogon umbraticola Hance

分布：广东北部、贵州东北部（梵净山）、江西、四川东南部（金佛山）。

姜状沿阶草

Ophiopogon zingiberaceus Wang et Dai

分布：四川南部、云南北部和东南部。

巴山重楼

Paris bashanensis Wang et Tang

别名：露水珠、独龙钻山（湖北）

分布：湖北西部、四川。

凌云重楼

Paris cronquistii（Takhtajan）H. Li

分布：广西西南部、贵州、四川、云南东南部。

海南重楼

Paris dunniana H. Léveillé

分布：贵州、海南、云南。

禄劝花叶重楼

Paris luquanensis H. Li

分布：云南中北部。

毛重楼

Paris mairei H. Léveillé

异名：*Paris pubescens*（Hand.-Mzt.）Wang et Tang

别名：毛脉蚤休（中药大辞典）

分布：贵州、四川西部、云南北部。

长苞球子草

Peliosanthes ophiopogonoides Wang et Tang

别名：毛标七

分布：云南东南部（屏边县）。

匍匐球子草

Peliosanthes sinica Wang et Tang

别名：老鼠竹（广西）

分布：广西南部、云南南部。

短筒黄精

Polygonatum altelobatum Hayata

分布：台湾。

互卷黄精

Polygonatum alternicirrhosum Hand.-Mazz.

分布：四川西南部。

多花黄精

Polygonatum cyrtonema Hua

别名：囊丝黄精、姜形黄精（通称）、南黄精（江西、广东、广西）、白及黄精（浙江）、长叶黄精（中药志）、黄精（植物名实图考）

分布：安徽、福建、广东、广西、贵州、河南、湖北、湖南、江苏、江西、陕西南部（秦岭）、四川、浙江。

民族药：藏药、侗药、壮药、蒙药、瑶药、土家药。

长梗黄精

Polygonatum filipes Merr. ex C. Jeffrey et McEwan

分布：安徽、福建、广东、广西、湖南、江苏、江西、浙江。

距药黄精

Polygonatum franchetii Hua

分布：湖北、湖南、陕西、四川。

细根茎黄精

Polygonatum gracile P. Y. Li

分布：甘肃、陕西、山西。

粗毛黄精

Polygonatum hirtellum Hand.-Mazz.

分布：甘肃南部、陕西南部（秦岭）、四川。

热河黄精

Polygonatum macropodum Turczaninow

分布：河北、辽宁、内蒙古、山东、山西。

大苞黄精

Polygonatum megaphyllum P. Y. Li

分布：甘肃、河北、陕西、山西、四川。

节根黄精

Polygonatum nodosum Hua

分布：甘肃、广西、湖北、陕西南部（秦岭）、四川、云南。

湖北黄精

Polygonatum zanlanscianense Pamp.

分布：甘肃、广西、贵州、河南、湖北、湖南、江苏、江西、陕西、四川、浙江。

柔毛菝葜

Smilax chingii Wang et Tang

分布：福建、广东、广西、贵州、湖北、湖南、江西、四川、云南。

银叶菝葜

Smilax cocculoides Warb.

分布：广东、广西、贵州、湖北、湖南、四川、云南。

托柄菝葜

Smilax discotis Warb.

别名：土萆薢（陕西）、金刚刺（湖北）、土茯苓、长柄菝葜（四川）、金刚豆藤（贵州）、短柄菝葜（贵州草药）

分布：甘肃、贵州、河南、湖北、湖南、陕西、四川、云南。

民族药：基诺药、傈僳药。

黑果菝葜

Smilax glaucochina Warb.

分布：安徽、甘肃、广东、广西、贵州、河南、湖北、湖南、江苏、江西、陕西、山西、四川、台湾、浙江。

民族药：彝药。

粉背菝葜

Smilax hypoglauca Benth.

分布：福建、广东、贵州、江西、云南。

缘毛菝葜

Smilax kwangsiensis Wang et Tang

分布：广东西南部、广西南部。

马钱叶菝葜

Smilax lunglingensis Wang et Tang

分布：云南。

无刺菝葜

Smilax mairei Lévl.

分布：西藏、云南。

民族药：彝药。

小叶菝葜

Smilax microphylla C. H. Wright

别名：乌鱼刺、地茯苓藤（全国中草药汇编）

分布：甘肃南部、贵州、湖北、湖南、陕西南部、四川、云南。

矮菝葜

Smilax nana Wang

分布：云南西部（漾濞）。

黑叶菝葜

Smilax nigrescens Wang et Tang ex P. Y. Li

分布：甘肃、贵州、湖北、湖南、陕西、四川、云南。

武当菝葜

Smilax outanscianensis Pamp.

分布：湖北、江西、四川。

红果菝葜

Smilax polycolea Warb.

分布：广西、贵州、湖北、湖南、四川。

短梗菝葜

Smilax scobinicaulis C. H. Wright

别名：威灵仙（河北、陕西）、金刚刺、金刚藤（陕西、四川）、红萆薢（湖北）、铁丝威灵仙、黑刺菝葜（中药志）

分布：甘肃、贵州、河北、河南、湖北、湖南、江西、陕西、山西、云南。

民族药：土家药、傈僳药。

糙柄菝葜

Smilax trachypoda Norton

分布：甘肃、河南、湖北、陕西、四川。

白穗花

Speirantha gardenii（Hook.）Baill.

分布：安徽、江苏、江西、浙江。

扭柄花

Streptopus obtusatus Fassett

别名：算盘七、曲柄算盘七（陕西）、钝叶算盘七（云南）

分布：甘肃、湖北西部、陕西、四川、云南。

小花扭柄花

Streptopus parviflorus Franch.

别名：高山竹林梢（四川）、小花算盘七（云南）

分布：四川西南部、云南西北部。

叉柱岩菖蒲

Tofieldia divergens Bur. et Franch.

别名：九节莲（四川）、云南岩菖蒲（云南）、复生草、扁竹兰、扁竹参（全国中草药汇编）

分布：贵州西部、四川西南部、云南。

民族药：彝药、纳西药。

岩菖蒲

Tofieldia thibetica Franch.

分布：贵州、四川中东部、云南东北部。

台湾油点草

Tricyrtis formosana Baker

分布：台湾。

毛叶藜芦

Veratrum grandiflorum（Maxim.）Loes. f.

分布：湖北、湖南、江西、四川、云南、浙江。

民族药：维药。

牯岭藜芦

Veratrum schindleri（Baker）Loes. f.

别名：黑紫藜芦

分布：安徽、福建、广东、广西、河南、湖北、湖南、江苏、江西、浙江。

大理藜芦

Veratrum taliense Loes.

分布：四川西南部、云南。

民族药：苗药、白药。

小果丫蕊花

Ypsilandra cavaleriei Lévl. et Vant.

分布：广东西北部、广西、贵州、湖南南部。

丫蕊花

Ypsilandra thibetica Franch.

别名：百合三七、峨眉石凤丹、随身丹（四川）

分布：广西东北部、湖南南部、四川。

149 石蒜科 Amaryllidaceae

短葶仙茅

Curculigo breviscapa S. C. Chen

别名：大莎草（广西南宁）

分布：广东、广西。

安徽石蒜

Lycoris anhuiensis Y. Hsu et Q. J. Fan

分布：安徽、江苏。

广西石蒜

Lycoris guangxiensis Y. Hsu et Q. J. Fan

分布：广西。

江苏石蒜

Lycoris houdyshelii Traub

分布：江苏、浙江。

长筒石蒜

Lycoris longituba Y. Hsu et Q. J. Fan

分布：江苏。

玫瑰石蒜

Lycoris rosea Traub et Moldenke

分布：江苏、浙江。

换锦花

Lycoris sprengeri Comes ex Baker

分布：安徽、湖北、江苏、浙江。

150 薯蓣科 Dioscoreaceae

丽叶薯蓣

Dioscorea aspersa Prain et Burkill

分布：贵州西部、云南东部。

板砖薯蓣

Dioscorea banzhuana Pei et C. T. Ting

分布：云南东南部（蒙自）。

大青薯

Dioscorea benthamii Prain et Burkill

分布：福建西部、广东、广西、台湾。

异叶薯蓣

Dioscorea biformifolia Pei et C. T. Ting

别名：野山药（贵州）

分布：云南。

高山薯蓣

Dioscorea delavayi Franchet

异名：*Dioscorea henryi*（Prain et Burkill）C. T. Ting

别名：滇白药子（贵州）

分布：贵州北部、四川西部、云南。

七叶薯蓣

Dioscorea esquirolii Prain et Burkill

别名：七叶薯、白参（广西）、血参、七爪金龙（云南）

分布：广西中部和西部、贵州南部（罗甸）、云南西北部和东南部（富宁县、剑川）。

山薯

Dioscorea fordii Prain et Burkill

别名：秤根薯（福建）

分布：福建、广东、广西、湖南南部、浙江南部。

民族药：哈尼药。

福州薯蓣

Dioscorea futschauensis Uline ex R. Knuth

别名：猴子薯（浙江）、土萆薢、猴骨草（福建）

分布：福建、广东北部、广西东北部（全州县）、湖南、浙江南部。

民族药：苗药。

马肠薯蓣

Dioscorea simulans Prain et Burkill

分布：广东北部、广西、湖南南部。

小花盾叶薯蓣

Dioscorea sinoparviflora C. T. Ting et al.

异名：*Dioscorea parviflora* C. T. Ting

别名：苦良姜、老虎姜（云南）

分布：云南。

绵萆薢

Dioscorea spongiosa J. Q. Xi et al.

异名：*Dioscorea septemloba* Thunb.

别名：畚箕斗、狗粪棵（浙江）、山畚箕（江西）、大萆薢（福建、湖南）

分布：福建、广东北部、广西东部、湖北西南部、湖南、江西、浙江。

绵萆薢

Dioscorea spongiosa J. Q. Xi et al.

分布：福建、广东、广西东部、湖北西南部、湖南、江西、浙江。

毛胶薯蓣

Dioscorea subcalva Prain et Burkill

别名：粘狗苕（贵州）、粘山药、黄山药（云南）、牛尾参（滇南本草）

分布：广西、贵州、湖南、四川、云南。

151 鸢尾科 Iridaceae

单苞鸢尾

Iris anguifuga Y. T. Zhao ex X. J. Xue

别名：避蛇参、春不见（湖北）、仇人不见面（广西）

分布：安徽、广西、湖北。

扁竹兰

Iris confusa Sealy

别名：扁竹根、扁竹（四川、云南）、都拉鸢尾（全国中草药汇编）、兰花扁竹（云南中草药选）

分布：广西、贵州、四川、云南。

长葶鸢尾

Iris delavayi Mich.

分布：贵州、四川、西藏、云南。

薄叶鸢尾

Iris leptophylla Lingelsheim

异名：*Iris sichuanensis* Y. T. Zhao

别名：四川鸢尾
分布：甘肃、四川。
民族药：藏药。

青海鸢尾
Iris qinghainica Y. T. Zhao
分布：甘肃西南部、青海东北部。

小花鸢尾
Iris speculatrix Hance
别名：野兰花（湖北）、八棱麻、红丝毛草（四川）、石菖蒲（贵州）、九节地菖蒲、山菖蒲（全国中草药汇编）
分布：安徽、福建、广东、广西、贵州、海南、湖北、湖南、江苏、江西、青海、陕西、山西、四川、西藏、云南、浙江。
民族药：苗药。

北陵鸢尾
Iris typhifolia Kitagawa
别名：香蒲叶鸢尾（东北植物检索表）
分布：吉林西部、辽宁、内蒙古。

黄花鸢尾
Iris wilsonii C. H. Wright
别名：开口箭（湖北）
分布：甘肃、湖北、陕西、四川、云南。
民族药：彝药。

152 芭蕉科 Musaceae

象头蕉
Ensete wilsonii（Tutcher）Cheesman
异名：*Musa wilsonii* Tutcher
别名：树头芭蕉、野芭蕉（云南）、桂谷（傣语）、苦阿泡、苦阿窝（云南哈尼语）
分布：云南。
民族药：傣药、佤药、哈尼药。

台湾芭蕉
Musa formosana（Wall.）Hayata
分布：台湾。

兰屿芭蕉
Musa insularimontana Hayata
分布：台湾（兰屿对面东南部海岸）。

兰花蕉
Orchidantha chinensis T. L. Wu
分布：广东、广西南部。

153 姜科 Zingiberaceae

竹叶山姜
Alpinia bambusifolia C. F. Liang et D. Fang
分布：广西、贵州。

小花山姜
Alpinia brevis T. L. Wu et S. J. Chen
分布：广东、广西、云南。

香姜
Alpinia coriandriodora D. Fang
分布：广西。
民族药：傣药、壮药。

狭叶山姜
Alpinia graminifolia D. Fang et G. Y. Lo
分布：广西。

长柄山姜
Alpinia kwangsiensis T. L. Wu et S. J. Chen
别名：大豆蔻（广西武鸣）
分布：广东、广西、贵州、云南。

那坡山姜

Alpinia napoensis H. Dong & G. J. Xu

分布：广西。

柱穗山姜

Alpinia pinnanensis T. L. Wu et S. J. Chen

别名：土白蔻（广西上林）

分布：广西。

多花山姜

Alpinia polyantha D. Fang

别名：土白蔻（广西龙州）

分布：广西、云南。

矮山姜

Alpinia psilogyna D. Fang

别名：产后姜

分布：广西西部（德宝）。

花叶山姜

Alpinia pumila Hook. f.

别名：野姜黄（广东）、竹节风（广西）

分布：广东、广西、湖南、云南。

四川山姜

Alpinia sichuanensis Z. Y. Zhu

分布：四川中部（峨眉山）。

密苞山姜

Alpinia stachyodes Hance

别名：箭杆风一支箭（四川）、假砂仁（贵州）

分布：广东、广西、贵州、江西、云南。

球穗山姜

Alpinia strobiliformis T. L. Wu et S. J. Chen

别名：野姜（广西那坡）

分布：广西、云南。

三叶豆蔻

Amomum austrosinense D. Fang

别名：土砂仁（广西贺县）、公天锥（广西富川）

分布：广东、广西。

长花豆蔻

Amomum dolichanthum D. Fang

别名：哥卡（广西龙州）

分布：广西西南部（龙州县）。

广西豆蔻

Amomum kwangsiense D. Fang et X. X. Chen

别名：广西砂仁、砂仁、土草果（广西）

分布：广西、贵州。

红壳砂仁

Amomum neoaurantiacum T. L. Wu et al.

异名：*Amomum aurantiacum* H. T. Tsai et S. W. Zhao

别名：红砂仁、红壳砂（云南）

分布：云南。

民族药：傣药。

腐花豆蔻

Amomum putrescens D. Fang

分布：广西南部（东兴县）。

红花砂仁

Amomum scarlatinum H. T. Tsai et P. S. Chen

分布：云南。

草果

Amomum tsaoko Crevost et Lem.

分布：云南。

民族药：傣药、佤药、壮药、哈尼药、藏药、蒙药、彝药。

德保豆蔻

Amomum tuberculatum D. Fang

分布：广西。

黄花大苞姜

Caulokaempferia coenobialis（Hance）K. Larsen

别名：石竹花（广西上林）

分布：广东、广西。

细莪术

Curcuma exigua N. Liu

分布：四川西南部（米易县）。

广西莪术

Curcuma kwangsiensis S. G. Lee et C. F. Liang

别名：莪术（广西）、毛莪术、桂莪术（中药志）

分布：广东、广西、四川、云南。

民族药：苗药、瑶药、仫佬药、蒙药。

川郁金

Curcuma sichuanensis X. X. Chen

别名：土文术（四川）、川莪术、白丝郁金（中药志）

分布：四川、云西南部（景洪）。

茴香砂仁

Etlingera yunnanensis（T. L. Wu et S. J. Chen）R. M. Sm.

异名：*Achasma yunnanense* T. L. Wu et Senjen

别名：麻亮不（傣语）

分布：云南南部。

民族药：基诺药。

峨眉舞花姜

Globba emeiensis Z. Y. Zhu

分布：四川中部。

矮姜花

Hedychium brevicaule D. Fang

别名：那坡姜花、野山姜（广西）

分布：广西西部（那坡县）。

广西姜花

Hedychium kwangsiense T. L. Wu et S. J. Chen

别名：卡现（广西龙州）

分布：广西。

田林姜花

Hedychium tienlinense D. Fang

分布：广东、广西、云南南部。

大豆蔻

Hornstedtia hainanensis T. L. Wu et S. J. Chen

别名：西藏大豆蔻、烂包头（广西防城）

分布：广东、海南。

民族药：藏药。

偏穗姜

Plagiostachys austrosinensis T. L. Wu et S. J. Chen

别名：山姜（广西金秀）

分布：广东、广西。

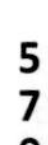

苞叶姜

Pyrgophyllum yunnanense（Gagnepain）T. L. Wu & Z. Y. Chen

异名：*Caulokaempferia yunnanensis*（Gagn.）R. M. Smith

别名：大苞姜、姜三七（云南）

分布：四川、云南。

早花象牙参

Roscoea cautleyoides Gagnep.

异名：*Roscoea yunnanensis* Loes.

别名：滇象牙参、云南象牙参、象牙参、五兄弟（云南药用植物名录）

分布：四川、云南。

大花象牙参

Roscoea humeana I. B. Balfour & W. W. Smith

异名：*Roscoea purpurea* Smith

分布：四川、云南。

川东姜

Zingiber atrorubens Gagnep.

分布：广西、四川东部。

匙苞姜

Zingiber cochleariforme D. Fang

别名：野阳荷（广西田林）

分布：广西西北部（隆林）。

细根姜

Zingiber leptorrhizum D. Fang

别名：软姜（广西贺县）

分布：广西东部。

乌姜

Zingiber lingyunense D. Fang

分布：广西西北部。

光果姜

Zingiber nudicarpum D. Fang

别名：野姜（广西龙州）

分布：广西。

阳荷

Zingiber striolatum Diels

别名：山阳荷、野生姜（湖北）、野姜（中国植物志）、阴藿（植物名实图考）

分布：广东、广西、贵州、海南、湖北、湖南、江西、四川。

民族药：傣药、彝药。

团聚姜

Zingiber tuanjuum Z. Y. Zhu

别名：莲花姜（四川）

分布：四川中部。

154 兰科 Orchidaceae

四裂无柱兰

Amitostigma basifoliatum（Finet）Schltr.

分布：福建、广东、广西、贵州、海南、湖南、江西、台湾、浙江。

一花无柱兰

Amitostigma monanthum（Finet）Schltr.

分布：甘肃、陕西南部、四川西部和西北部、西藏东南部、云南西北部。

大花无柱兰

Amitostigma pinguicula（H. G. Reichenbach & S. Moore）Schlechter

异名：*Amitostigma pinguiculum*（Rchb. f. et S. Moore）Schltr.

分布：浙江东北部。

峨眉金线兰

Anoectochilus emeiensis K. Y. Lang

别名：蛇皮兰（四川）

分布：四川中南部。

广东石豆兰

Bulbophyllum kwangtungense Schltr.

别名：岩枣（浙江）、扣子兰（广西）、石枣子（四川）

分布：福建北部、广东、广西中部北部、贵州、湖北、湖南西南部、江西、云南南部、浙江。

民族药：土家药、苗药。

钩距虾脊兰

Calanthe graciliflora Hayata

别名：一蔸棕（湖南）

分布：安徽、福建、广东、广西、贵州、湖北、湖南、江西、四川西南部、台湾、云南东南部、浙江。

独花兰

Changnienia amoena S. S. Chien

别名：山慈菇（湖北）、半边锣、长年兰（四川）

分布：安徽、湖北、湖南、江苏南部、江西、陕西、四川、浙江。

无苞杓兰

Cypripedium bardolphianum W. W. Smith et Farrer

分布：甘肃南部、四川西部、西藏东南部。

毛瓣杓兰

Cypripedium fargesii Franch.

别名：马蹄兰、飞蛾七、花叶两块瓦（四川）

分布：重庆北部、甘肃南部、湖北西部、四川西部。

大叶杓兰

Cypripedium fasciolatum Franch.

别名：蜈公七、灯笼花、鸡嗉子（四川）

分布：重庆、湖北西部、四川西南部。

黄花杓兰

Cypripedium flavum P. F. Hunt et Summerh.

分布：甘肃南部、湖北西部（房县）、四川、西藏东南部、云南西北部。

民族药：藏药。

毛杓兰

Cypripedium franchetii E. H. Wilson

别名：兰竹参（陕西）、龙舌箭（湖北）

分布：重庆、甘肃南部、河南西部、湖北西部、陕西南部、山西南部、四川西北部。

民族药：藏药。

绿花杓兰

Cypripedium henryi Rolfe

别名：野竹兰（湖北）、灯盏七、九根毛（四川）

分布：甘肃、贵州、湖北西部、陕西南部、山西南部、四川、云南西北部至东南部。

斑叶杓兰

Cypripedium margaritaceum Franch.

别名：兰花双叶草、花叶两块瓦（云南）

分布：四川西南部、云南西北部。

民族药：阿昌药、德昂药。

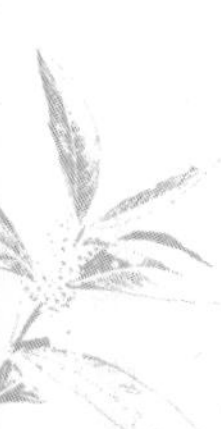

曲茎石斛

Dendrobium flexicaule Z. H. Tsi、S. C. Chen et L. C. Xu

分布：河南、湖北（神农架）、湖南东部（衡山）、四川中南部（甘洛县）。

矩唇石斛

Dendrobium linawianum Rchb. f.

分布：广西东部（金秀）、台湾。

罗河石斛

Dendrobium lohohense T. Tang et F. T. Wang

别名：出芽草（广西）、黄竹丫、马鞭草（贵州）

分布：重庆、广东北部、广西东南部、贵州西部、湖北西部、湖南、云南东南部。

台湾盆距兰

Gastrochilus formosanus（Hayata）Hayata

别名：蜈蚣金钗（湖北）

分布：福建北部、湖北西部、陕西南部、台湾。

莲座叶斑叶兰

Goodyera brachystegia Hand.-Mazz.

别名：短苞斑叶兰、岩蒜、石花（四川、云南）

分布：贵州西南部、云南中部和东北部。

花格斑叶兰

Goodyera kwangtungensis C. L. Tso

分布：广东、台湾。

短距手参

Gymnadenia crassinervis Finet

别名：佛手参（四川）

分布：四川西部、西藏东部和南部、云南西北部。

峨眉手参

Gymnadenia emeiensis K. Y. Lang

别名：佛手参（四川）

分布：四川西南部。

长距玉凤花

Habenaria davidii Franch.

别名：对对参、鸡肾参、肾阳草（云南）

分布：贵州、湖北、湖南、四川、西藏东部和南部、云南中部和西北部。

民族药：白药。

厚瓣玉凤花

Habenaria delavayi Finet

别名：鸡肾参、鸡肾草、鸡肾子（四川）

分布：贵州、四川西部、云南西北部至东南部。

民族药：傈僳药、纳西药、土家药。

小巧玉凤花

Habenaria diplonema Schltr.

分布：福建北部、四川西南部、云南西北部。

线瓣玉凤花

Habenaria fordii Rolfe

分布：广东、广西、云南南部。

粉叶玉凤花

Habenaria glaucifolia Bur. et Franch.

别名：疝气药、双叶兰、鸡肾草（四川）

分布：甘肃南部、贵州、陕西南部、四川西部、西藏东南部、云南西北部至东南部。

民族药：藏药。

棒距玉凤花

Habenaria mairei Schltr.

别名：川滇玉凤花

分布：四川西部、西藏东南部、云南北部。

四川玉凤花

Habenaria szechuanica Schltr.

分布：陕西南部（太白山）、四川西北部、云南西北部。

西藏玉凤花

Habenaria tibetica Schltr. ex Limpricht

分布：甘肃南部、青海东北部、四川西部、西藏东南部、云南西北部。

扇唇舌喙兰

Hemipilia flabellata Bur. et Franch.

别名：一面锣（四川）、无柄一叶兰（贵州）、独叶一枝花（云南）

分布：贵州西北部、四川西南部、云南中部和西北部。

民族药：傈僳药。

短距舌喙兰

Hemipilia limprichtii Schltr. ex Limpricht

分布：贵州中部、云南中部和西北部。

槽舌兰

Holcoglossum quasipinifolium（Hayata）Schltr.

别名：叶绿冬青（四川）

分布：台湾。

瘦房兰

Ischnogyne mandarinorum（Kraenzl.）Schltr.

别名：石海椒、石枣子（四川）

分布：重庆、甘肃南部、贵州西部、湖北西部、山西南部、四川。

福建羊耳蒜

Liparis dunnii Rolfe

别名：大唇羊耳蒜、毛慈姑、岩芋（浙江）

分布：福建西部和北部。

小羊耳蒜

Liparis fargesii Finet

别名：小石枣子（陕西）、石米（四川、贵州）

分布：甘肃南部、贵州、湖北西部、湖南、陕西南部、四川西部和北部、云南中部。

长苞羊耳蒜

Liparis inaperta Finet

分布：福建北部、广西中部和北部、贵州中部和东部、江西、四川西南部、浙江。

纤叶钗子股

Luisia hancockii Rolfe

别名：牛角兰、寄生兰、鹿角草、吊竹（浙江）

分布：福建、湖北、浙江。

大花对叶兰

Neottia wardii（Rolfe）Szlachetko

异名：*Listera grandiflora* Rolfe

别名：半颗珠、小叶对口兰（湖北）

分布：湖北西部、四川西部和北部、西藏东南部、云南西北部。

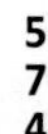

大花兜被兰

Neottianthe camptoceras（Rolfe）Schltr.

别名：老鸦蒜、石兰花、鸡心七、红冰粉子（四川）

分布：四川西部和西南部。

短梗山兰

Oreorchis erythrochrysea Hand.-Mazz.

异名：*Oreorchis foliosa*（Lindl.）Lindl.

别名：小山兰、连珠白及（云南）、山慈菇、小白及（西藏）

分布：四川西南部、西藏东南部、云南西北部和西南部。

长叶山兰

Oreorchis fargesii Finet

别名：山慈菇（四川）

分布：福建北部、甘肃南部、湖北、湖南、陕西南部、四川、台湾、云南东部、浙江。

条叶阔蕊兰

Peristylus bulleyi（Rolfe）K. Y. Lang

异名：*Herminium bulleyi*（Rolfe）Tang & F.T.Wang

别名：条叶角盘兰

分布：四川西部和西南部、云南北部和西北部。

民族药：瑶药、苗药。

一掌参

Peristylus forceps Finet

分布：甘肃南部、贵州、湖北西部、四川、西藏东南部、云南。

少花鹤顶兰

Phaius delavayi（Finet）P. J. Cribb & Perner

异名：*Calanthe delavayi* Finet

别名：少花虾脊兰、九子连环草、肉连环（四川）

分布：甘肃南部、四川东南部和西部、西藏东南部、云南西南部。

细叶石仙桃

Pholidota cantonensis Rolfe

别名：双叶岩珠（浙江）、果上叶（广西）

分布：福建北部、广东、广西、湖南、江西、台湾、浙江。

马齿苹兰

Pinalia szetschuanica（Schlechter）S. C. Chen & J. J. Wood

异名：*Eria szetschuanica* Schltr.

别名：马齿毛兰

分布：广东、湖北西部、湖南、四川、云南。

丽江舌唇兰

Platanthera likiangensis T. Tang et F. T. Wang

分布：云南西北部（丽江、维西）。

独蒜兰

Pleione bulbocodioides（Franch.）Rolfe

别名：冰球子（四川）

分布：安徽、福建北部、甘肃南部、广东北部、广西北部、贵州、湖北、湖南、陕西南部、四川、西藏东南部、云南中部和西北部。

民族药：苗药、蒙药。

药用植物彩图精选

01 十大功劳

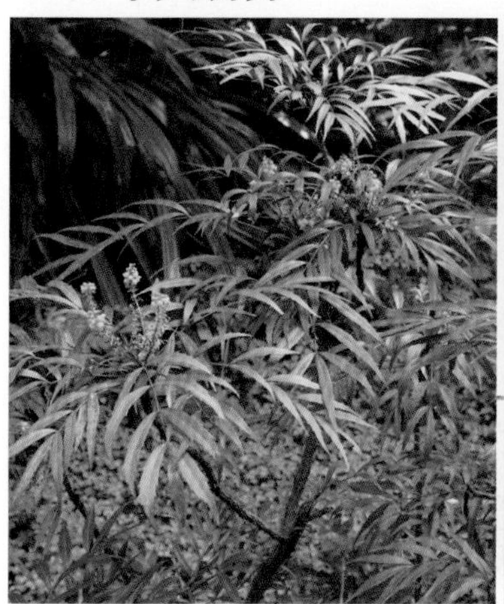
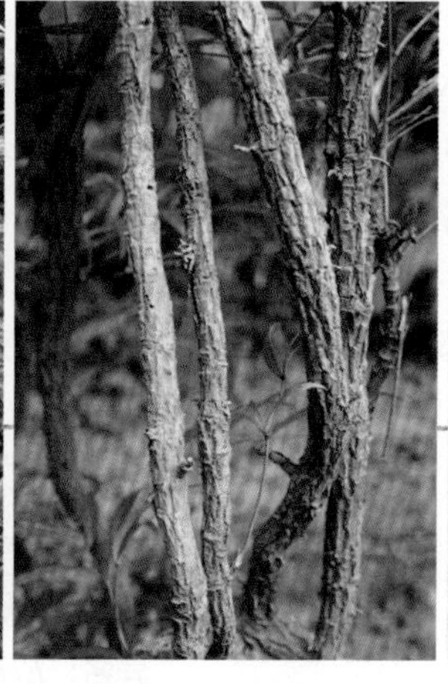
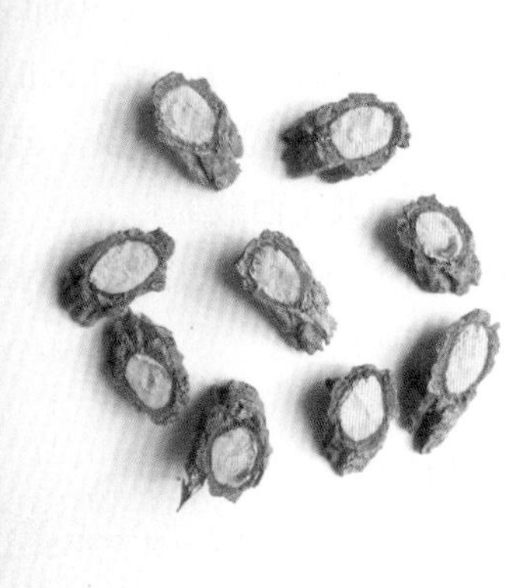

02 八角莲

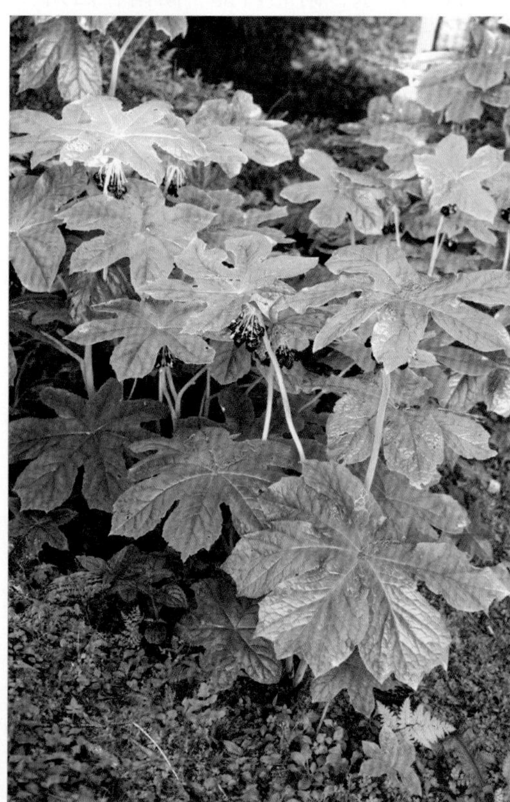
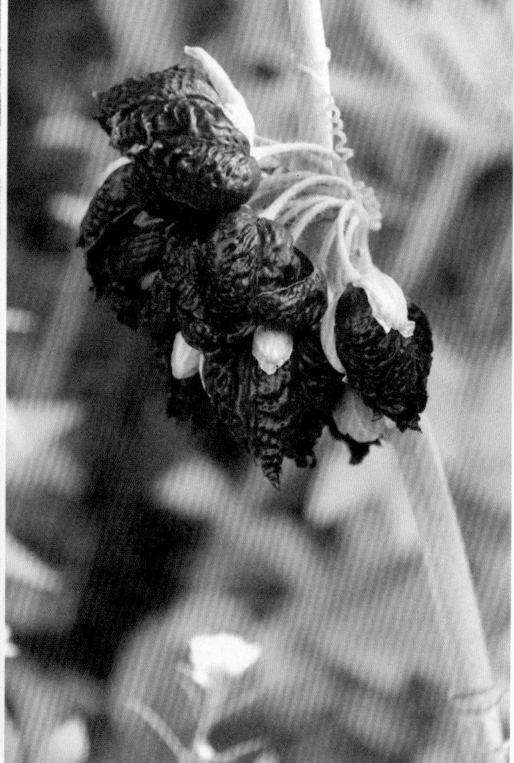

03 土沉香

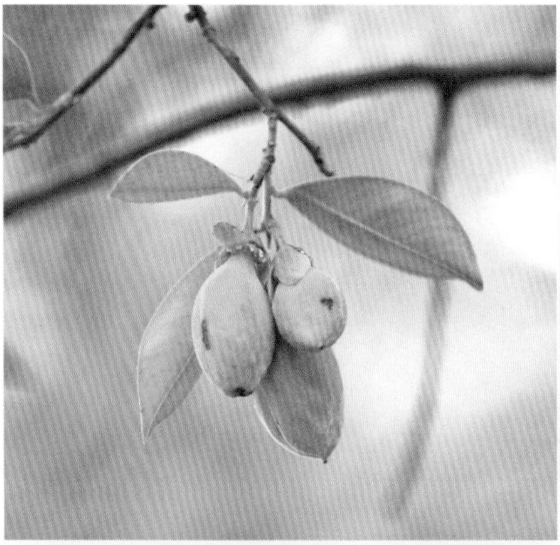

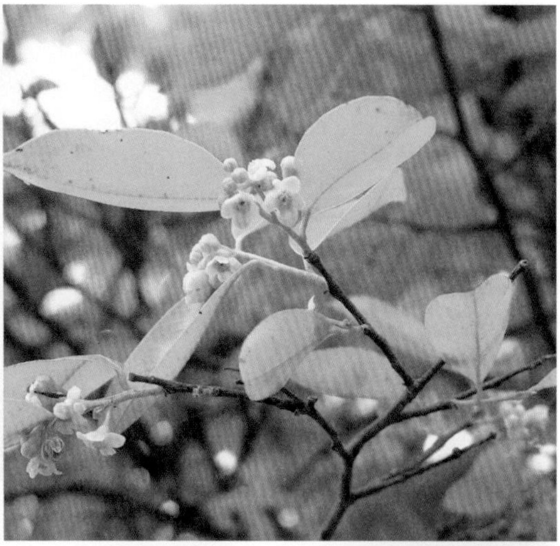

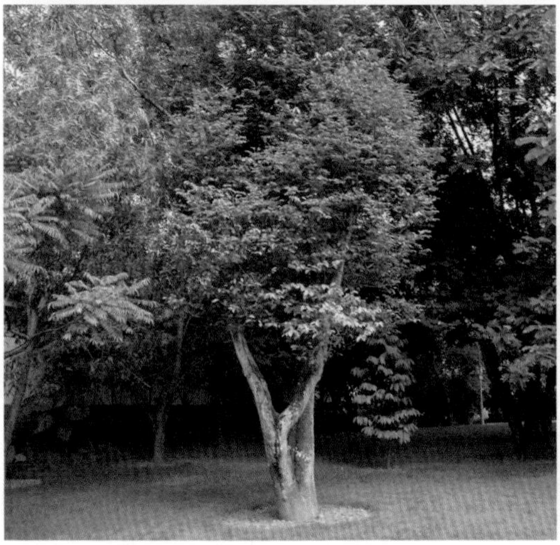

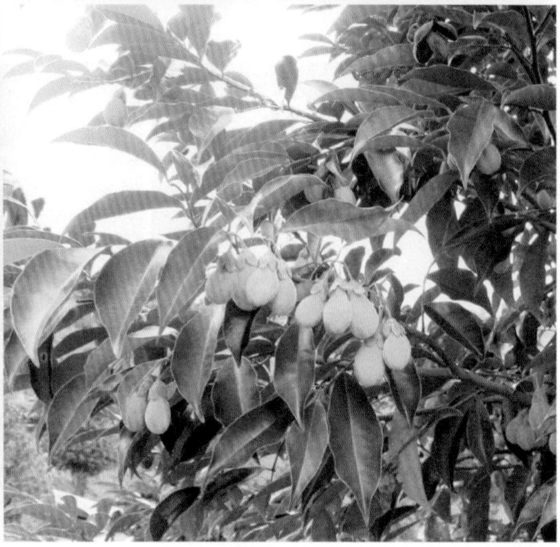

04 川木香

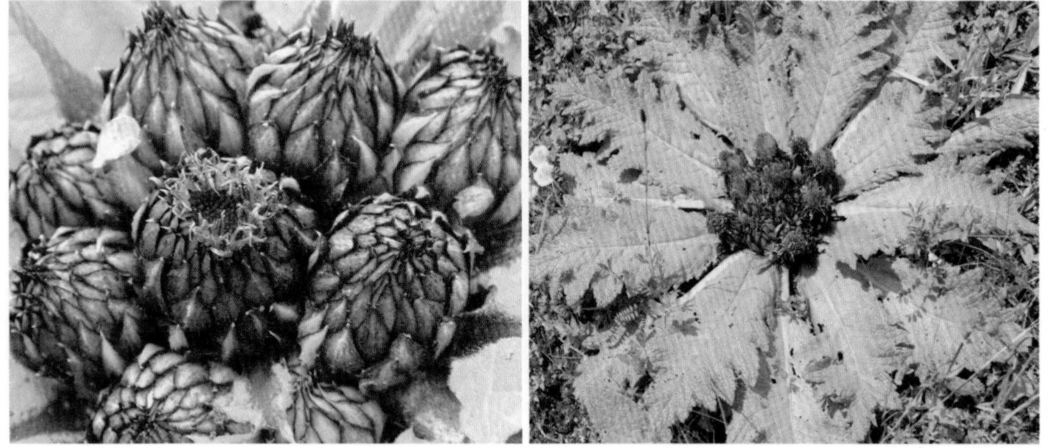

05 川西獐牙菜

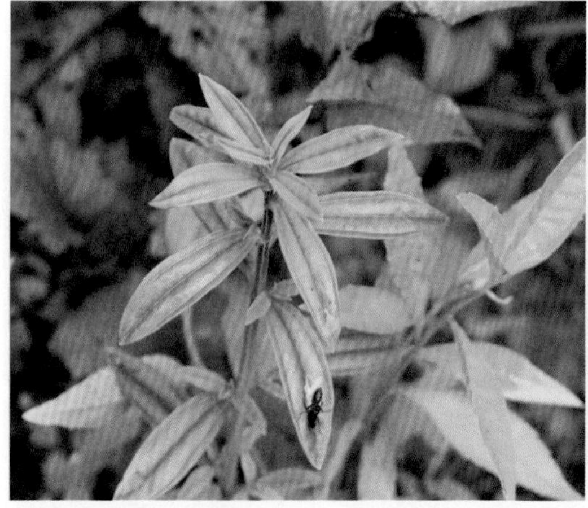
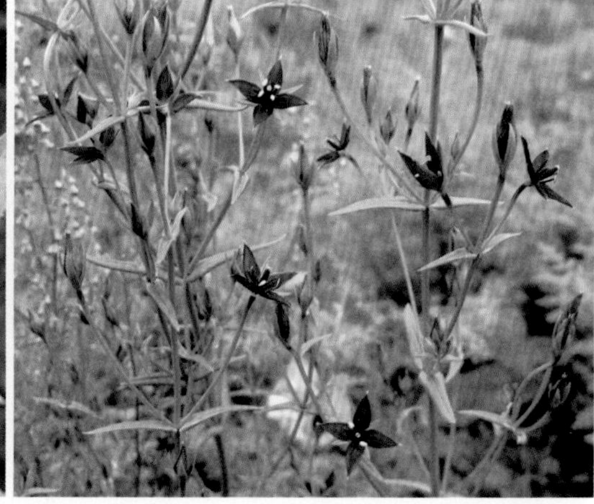

06 川明参

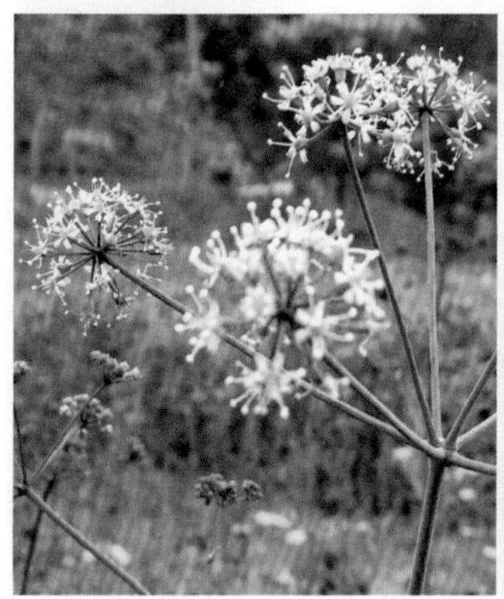
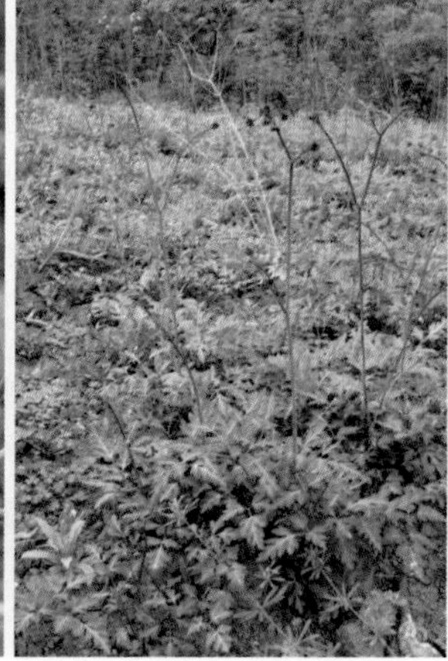
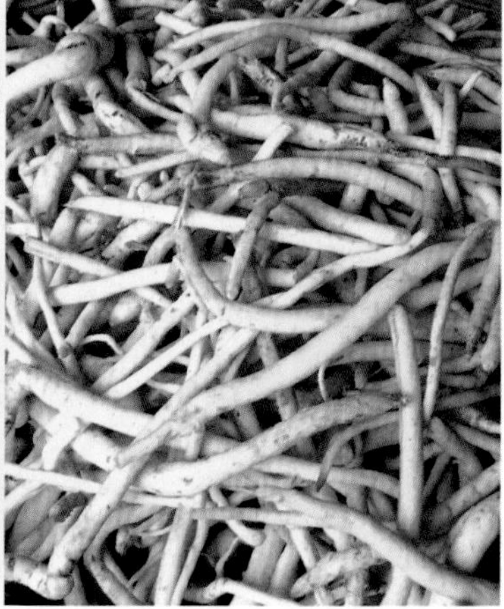

07 川桂

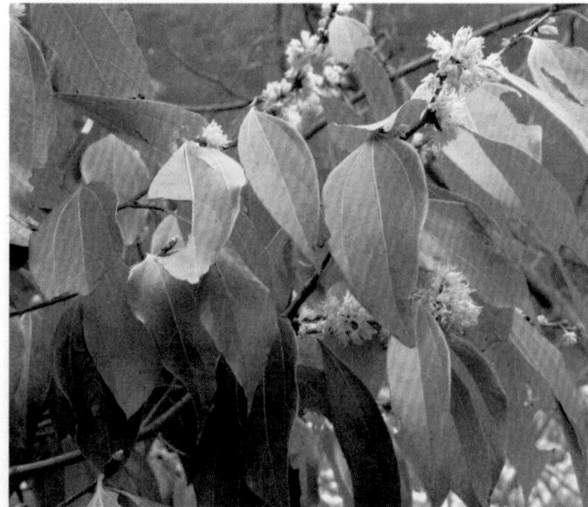
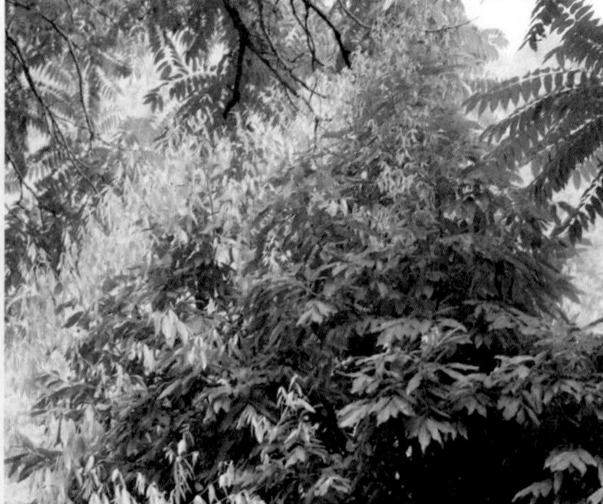

08 广东紫珠

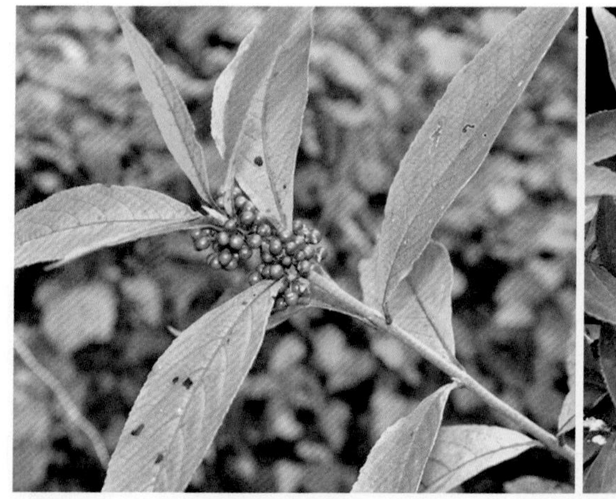

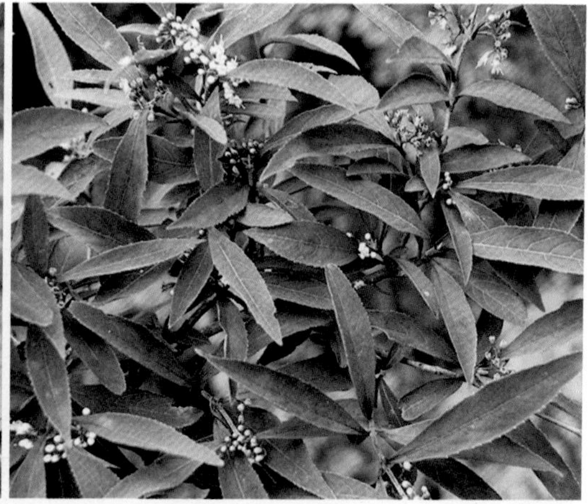

09 广西马兜铃

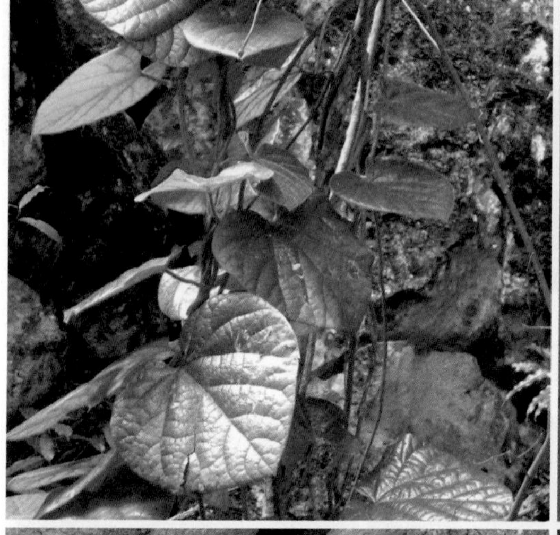

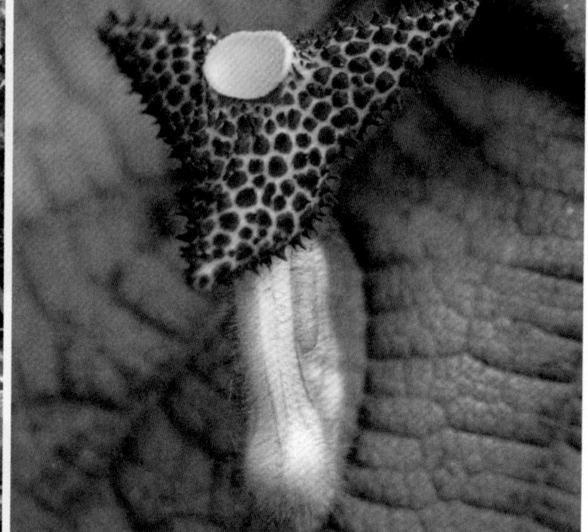

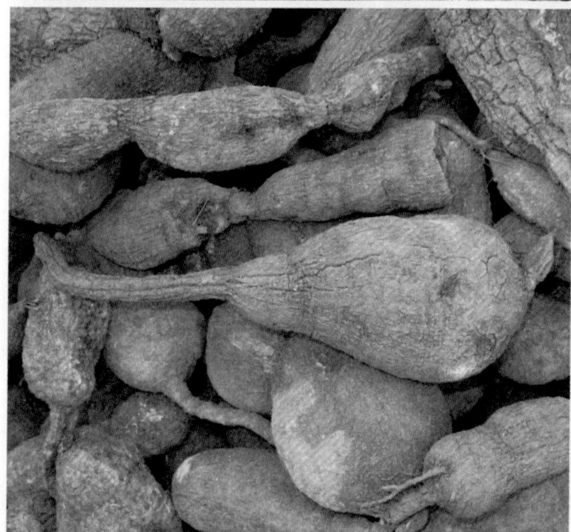

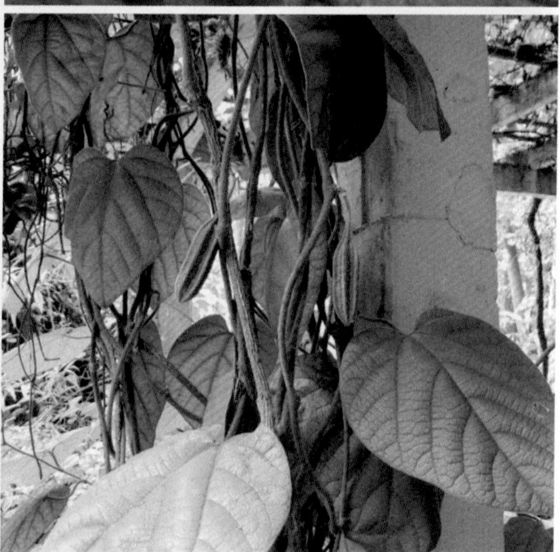

10 广西莪术

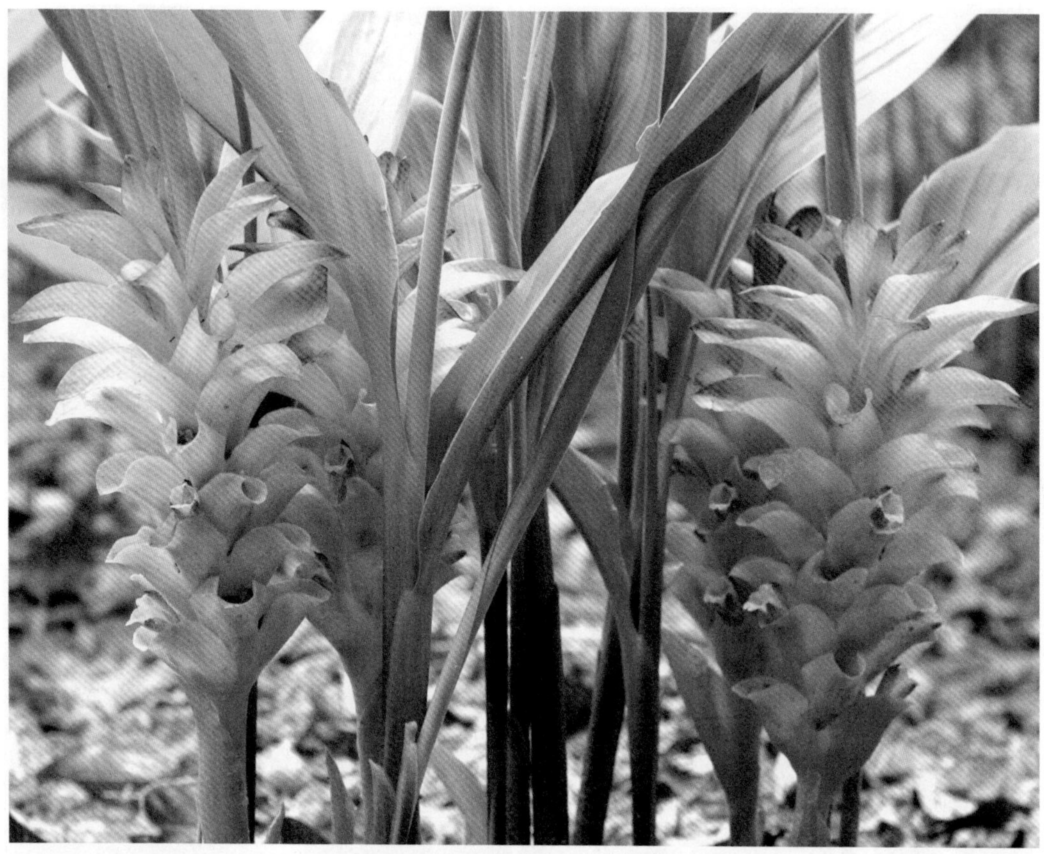

11 马尾松

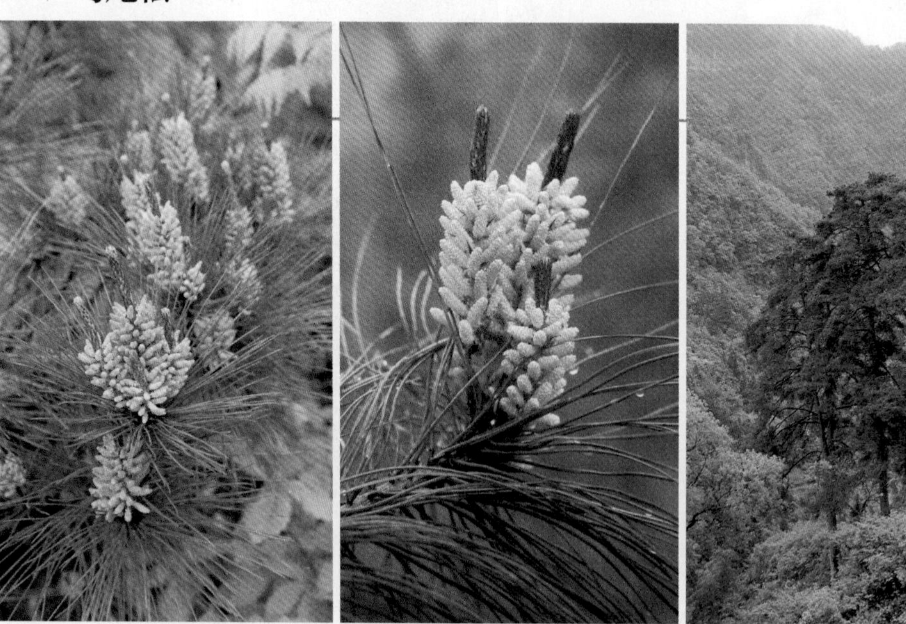

12 开口箭

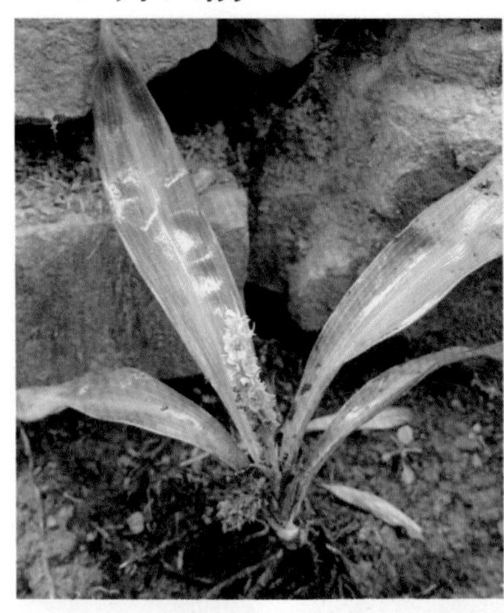
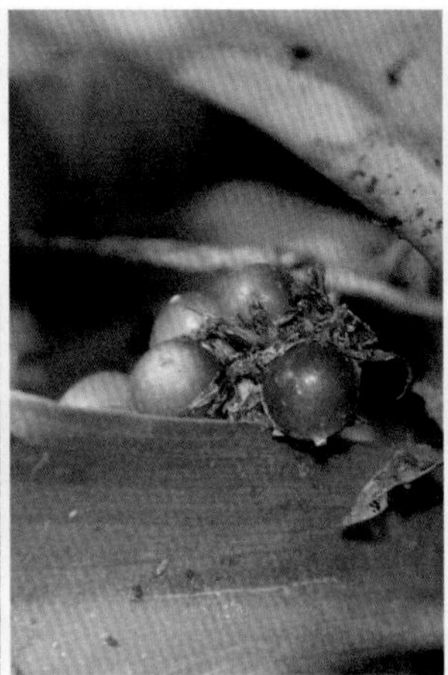
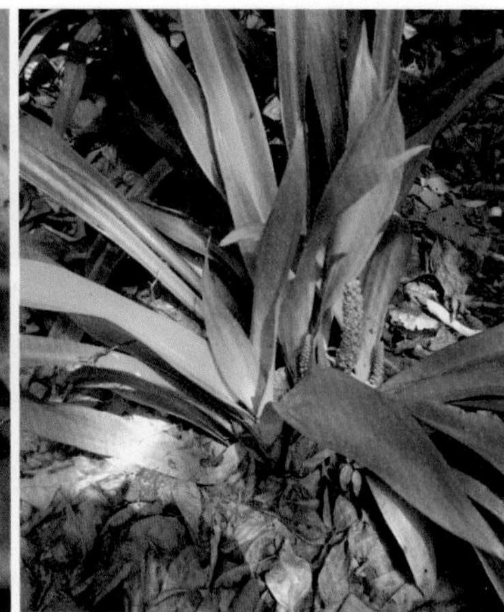

13 云南山楂

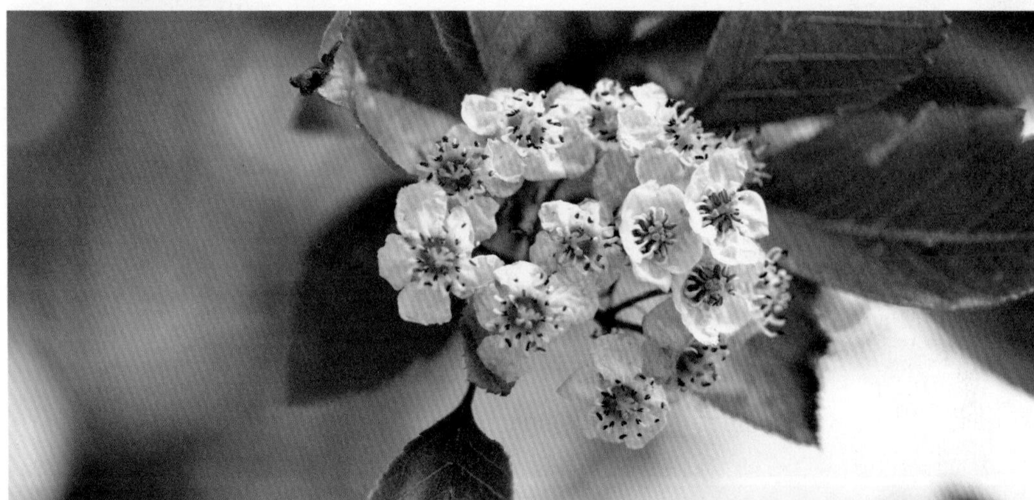
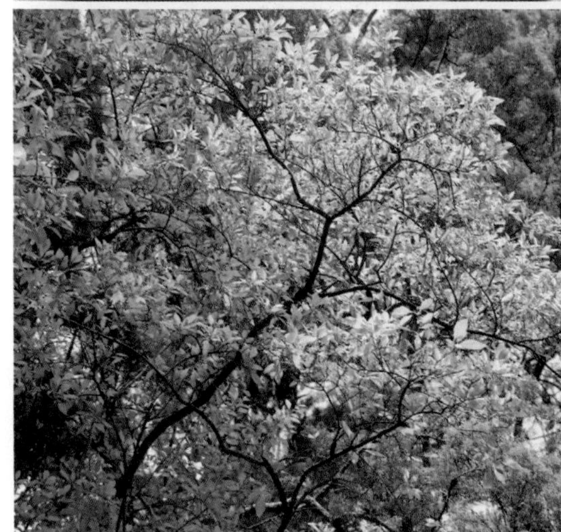
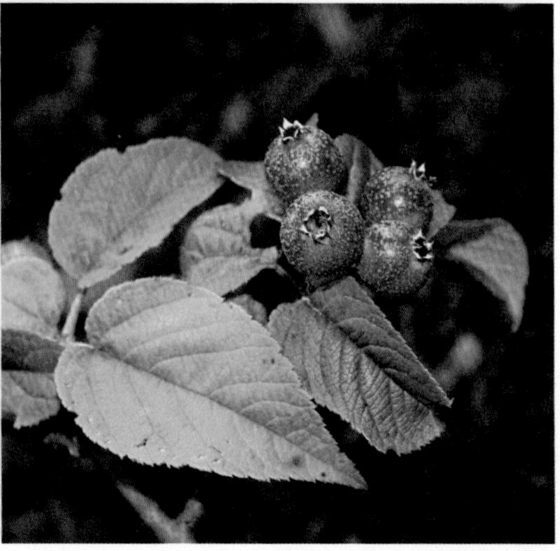

14 云南含笑

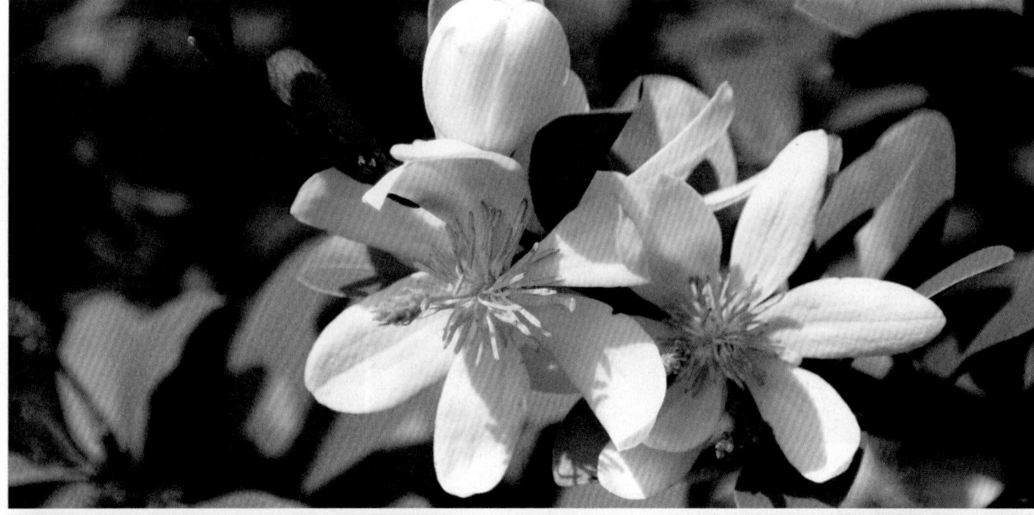

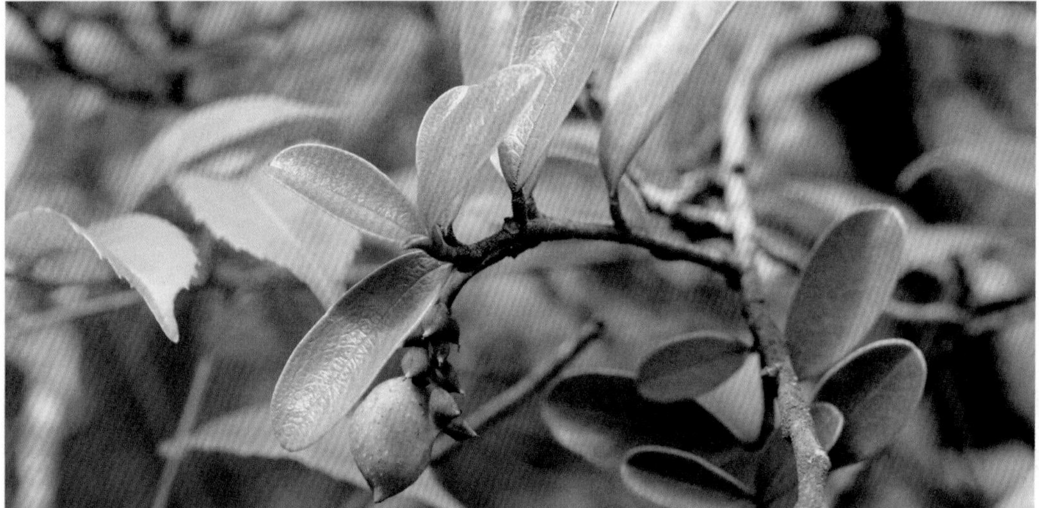

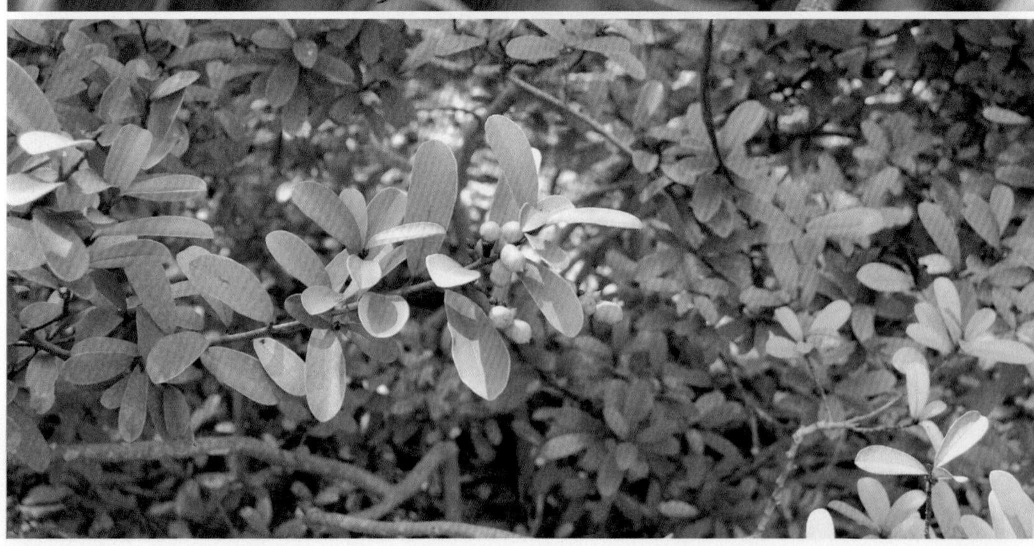

15 中华栝楼

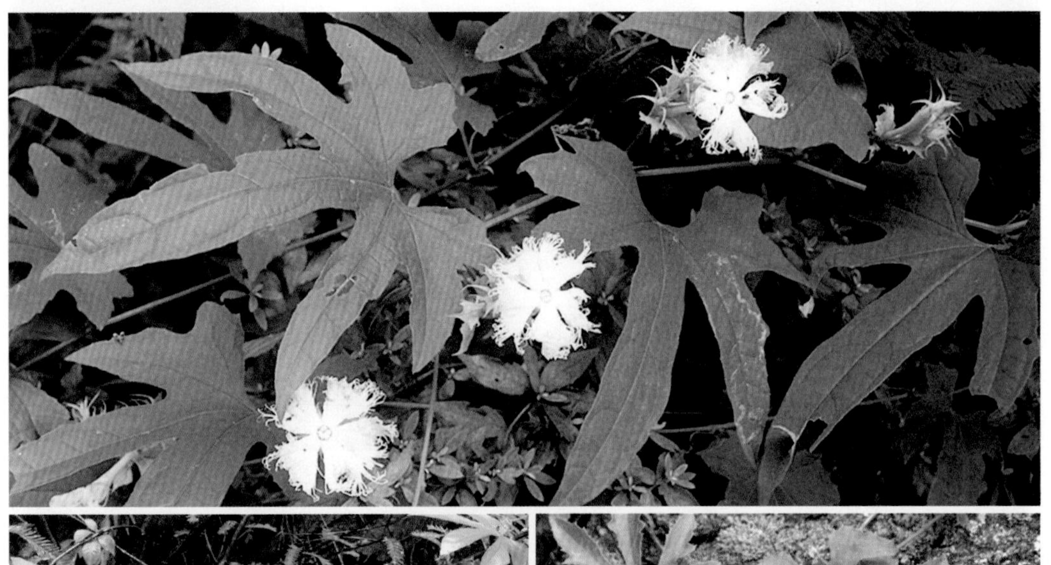

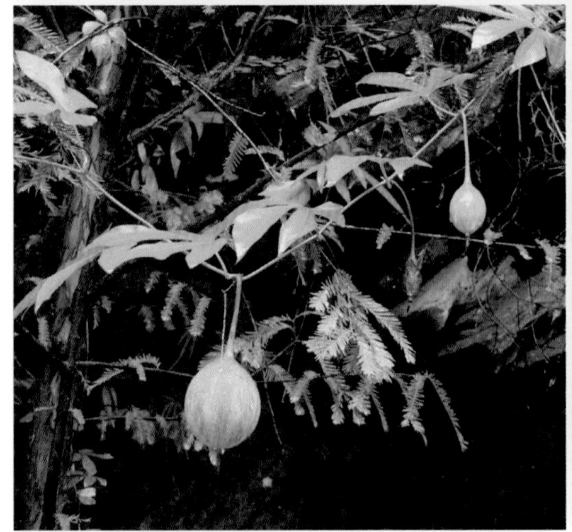

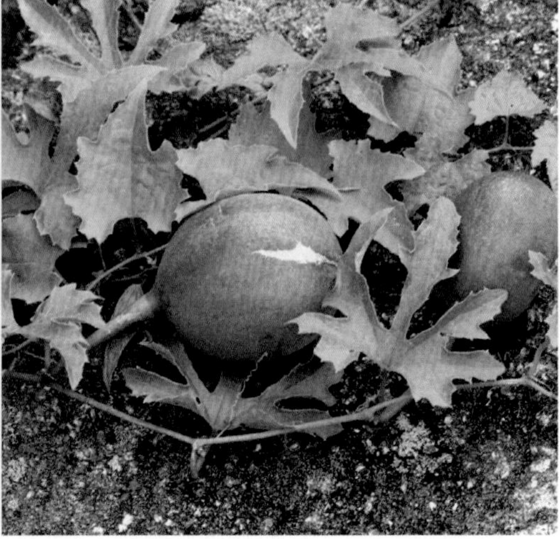

16 玉兰

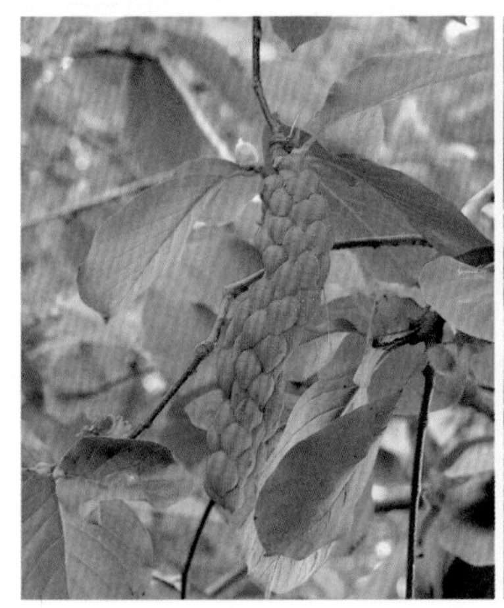

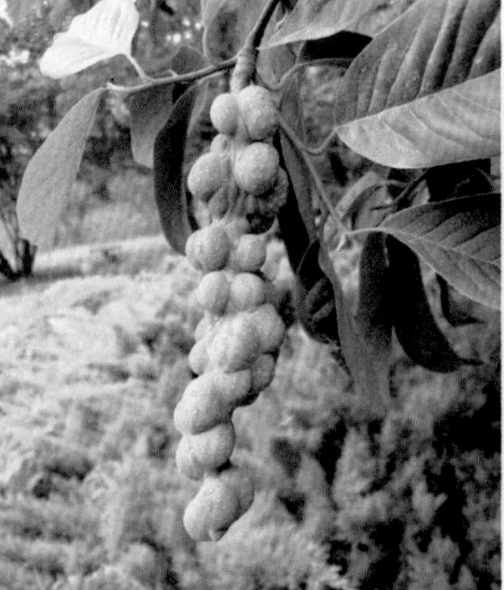

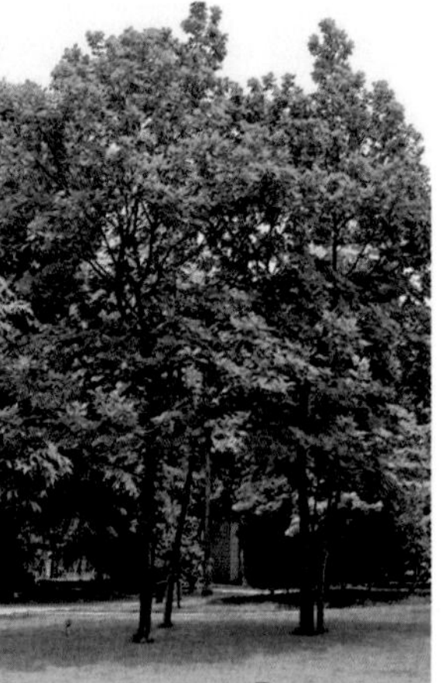

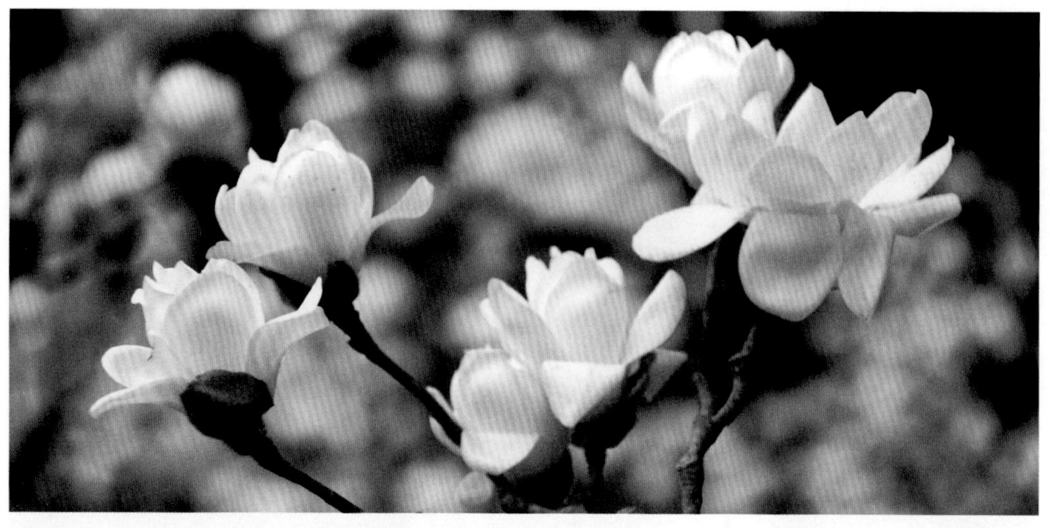

17 | 甘西鼠尾草

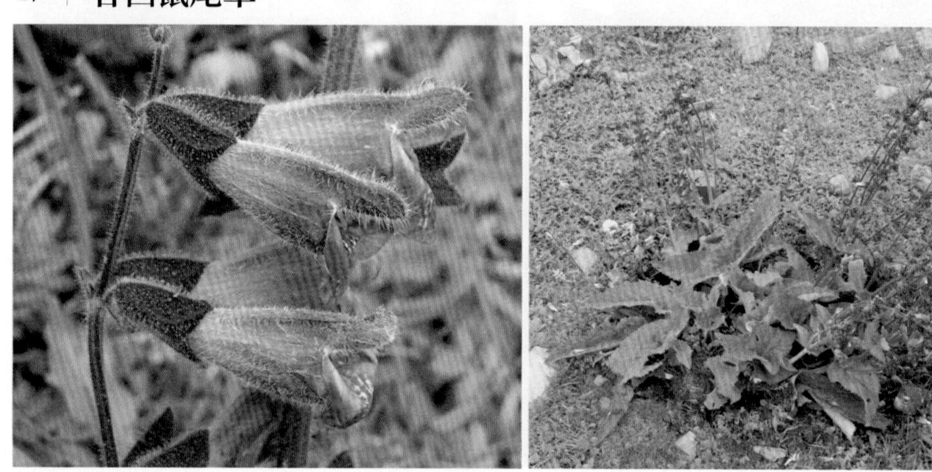

18 | 甘青报春

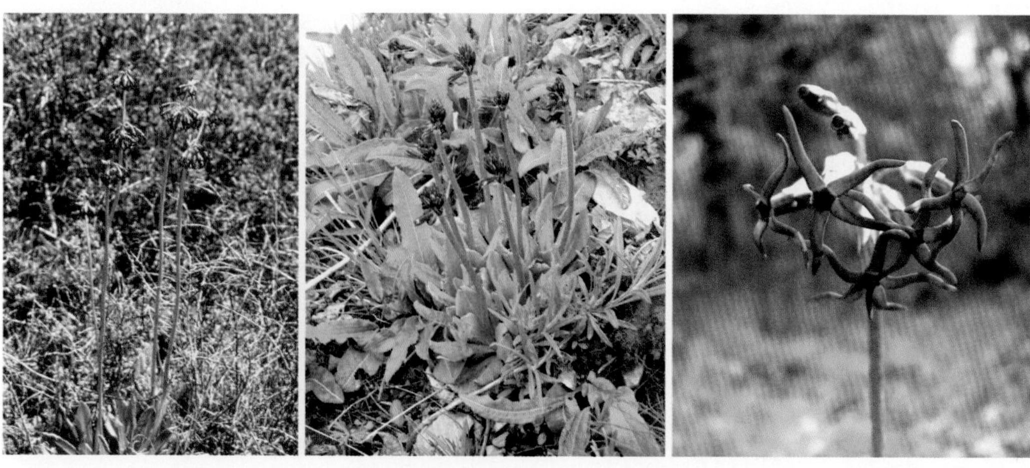

19 甘肃大戟

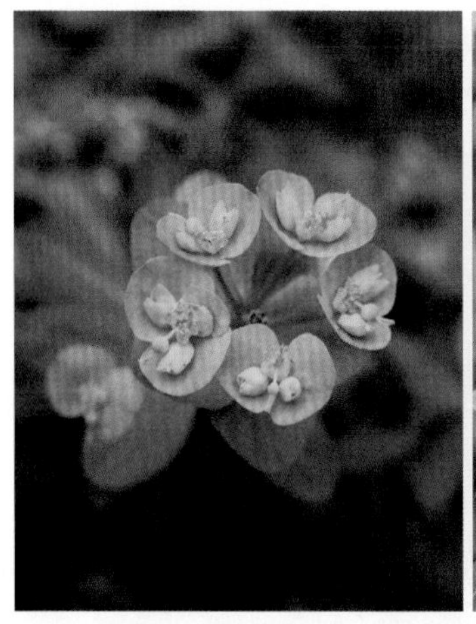
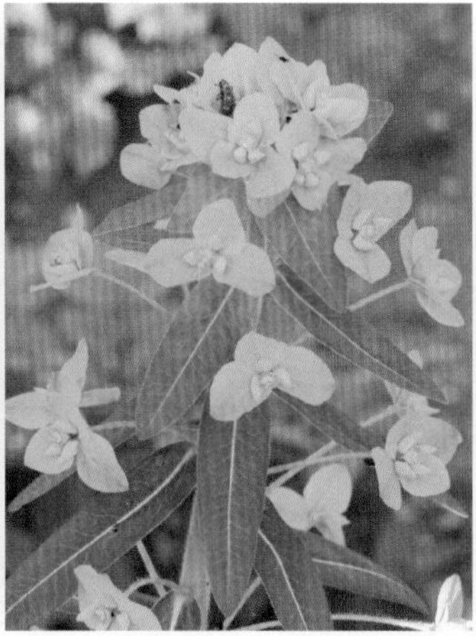
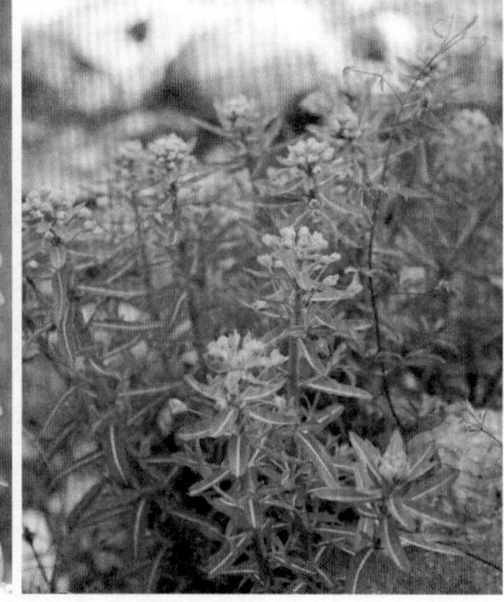

20 甘肃小檗

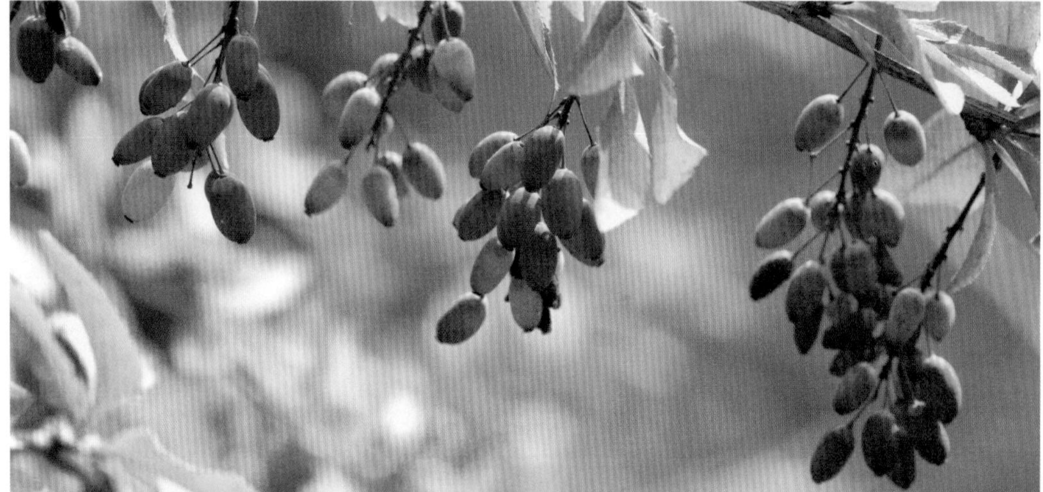
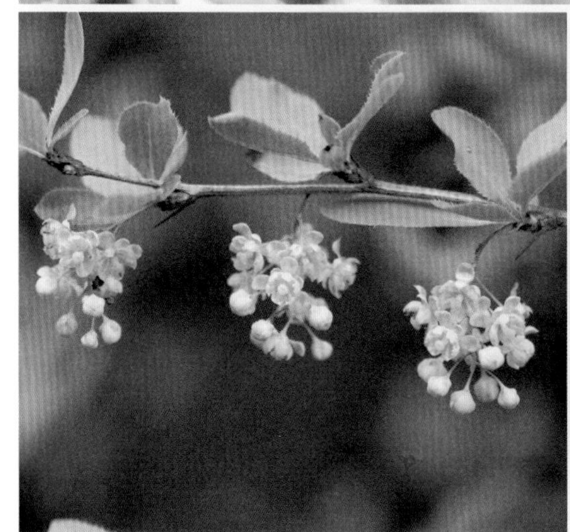
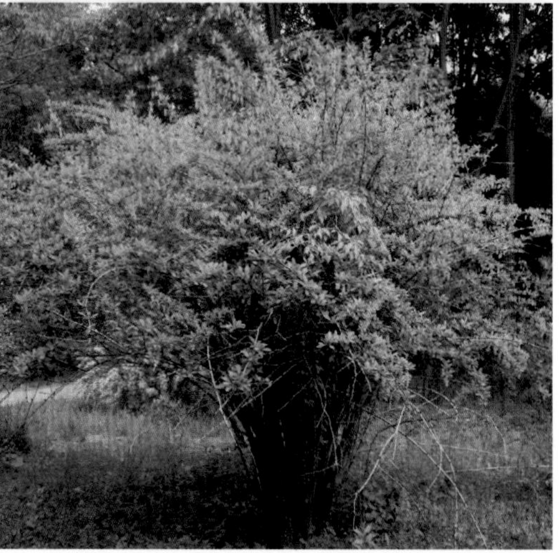

021 甘遂

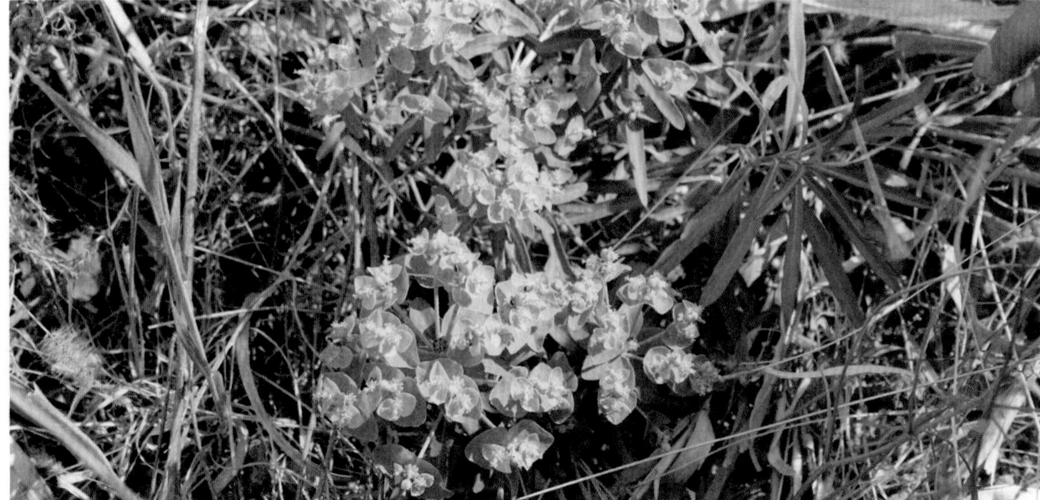

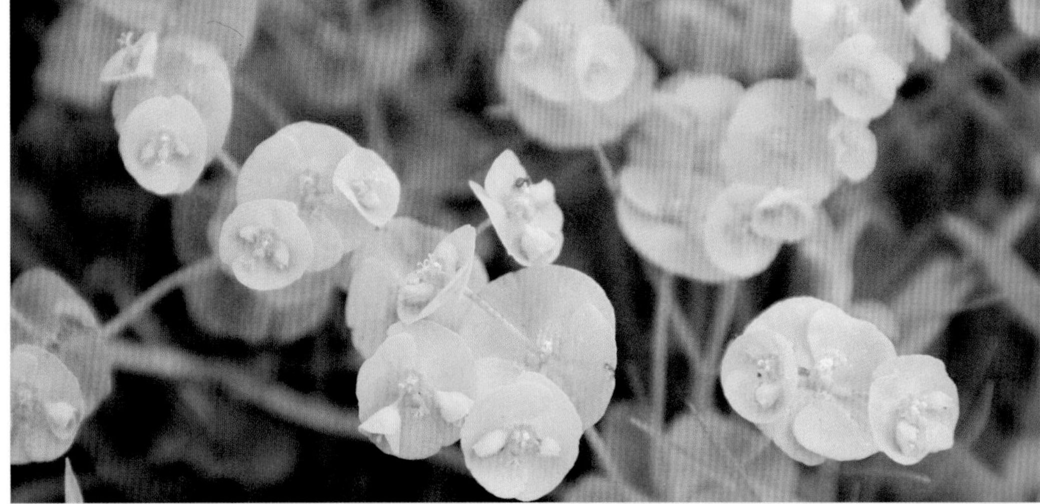

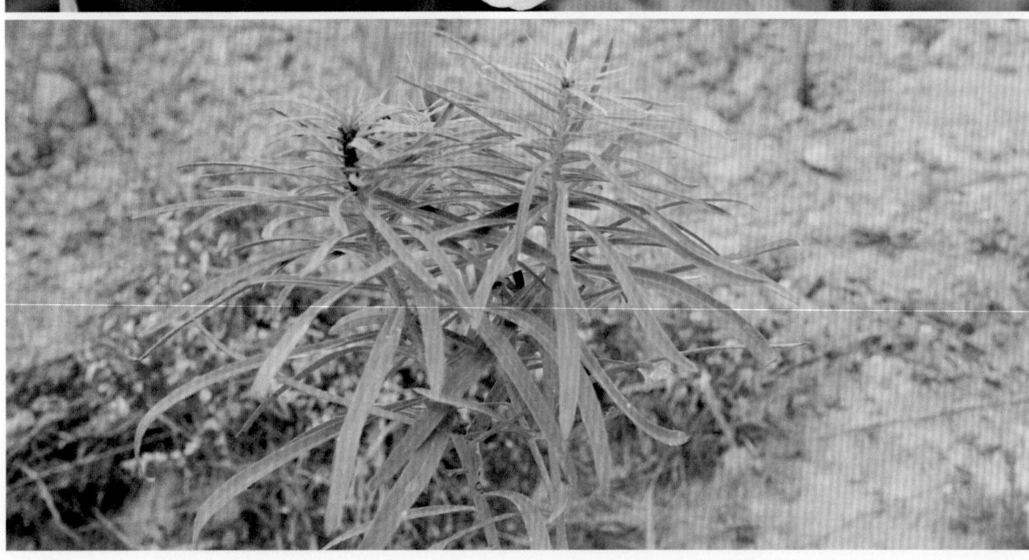

022 白术

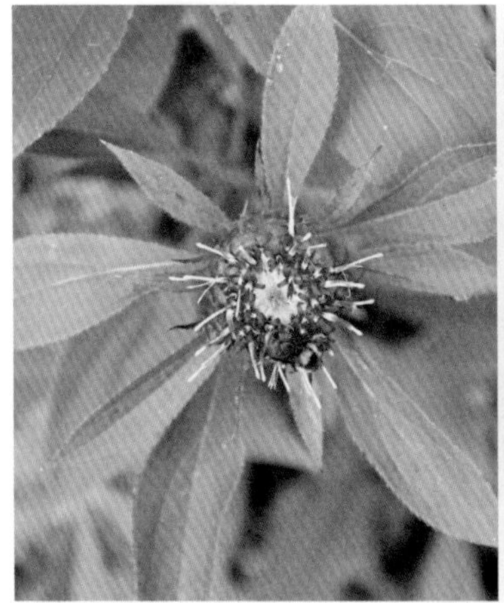

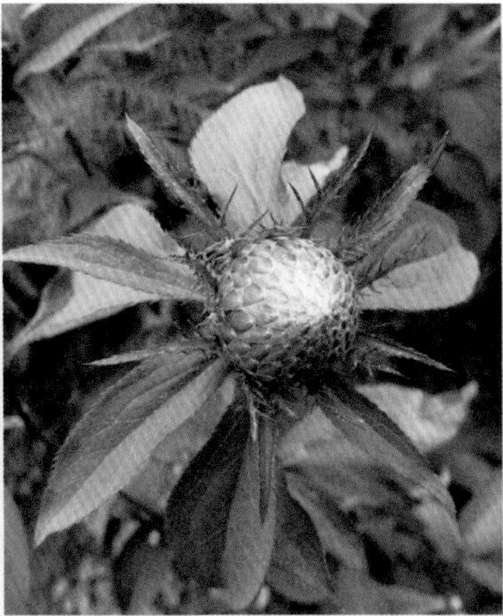

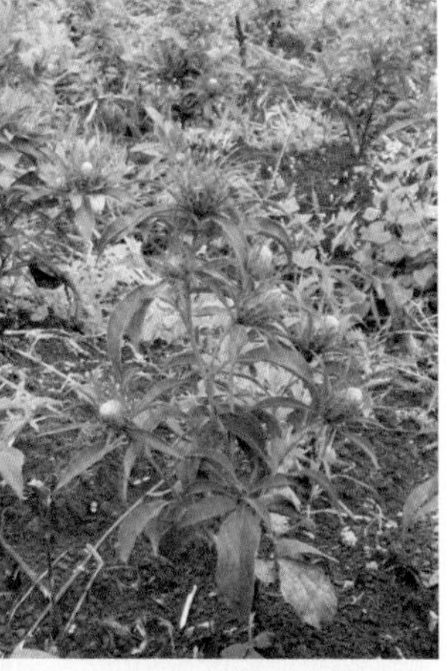

023 白刺

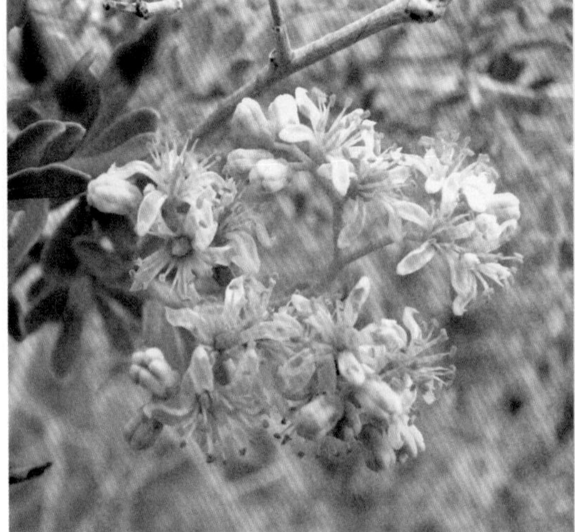

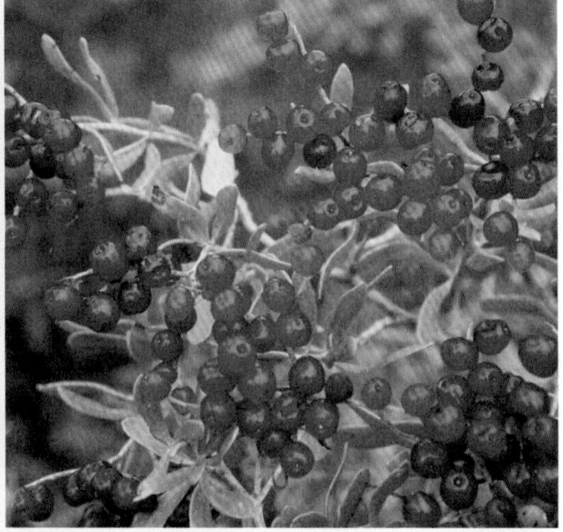

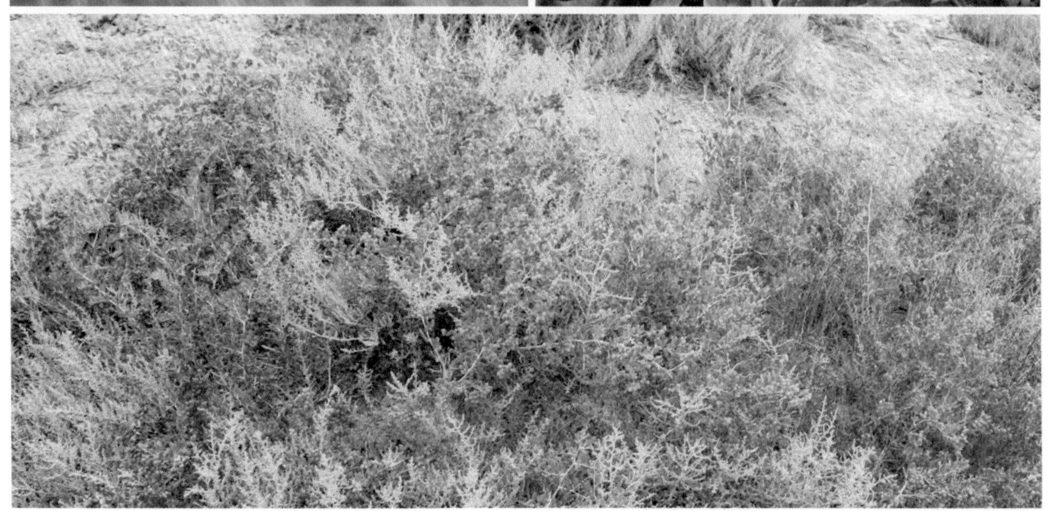

24 地枫皮

25 地黄

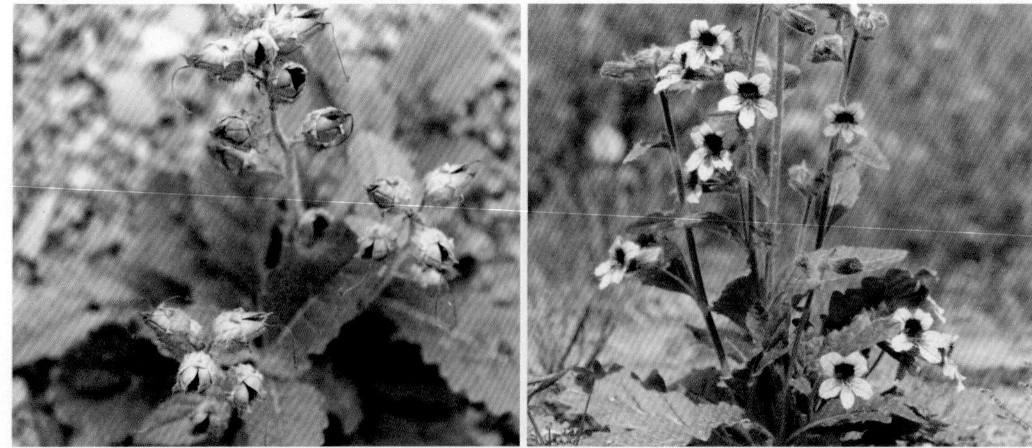

26 西南鬼灯檠

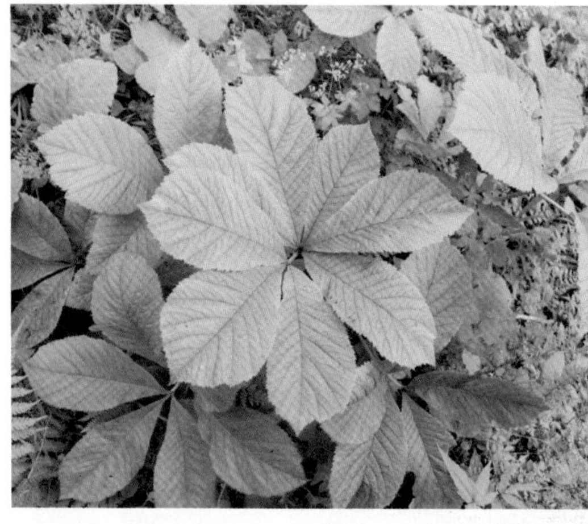
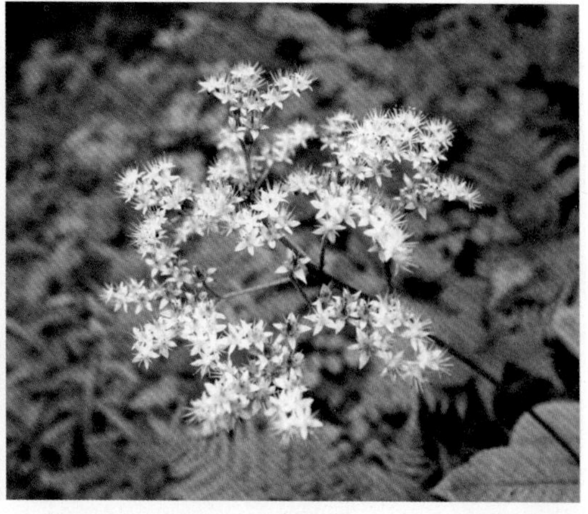

27 西藏木瓜

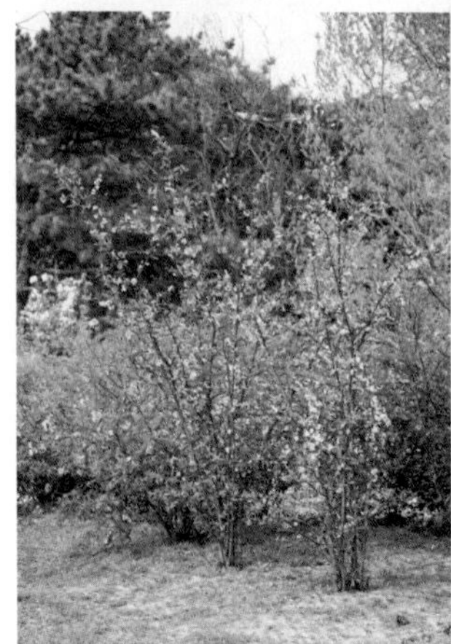
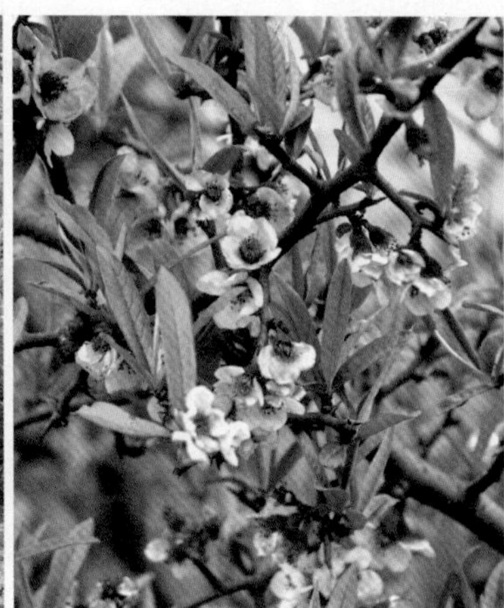
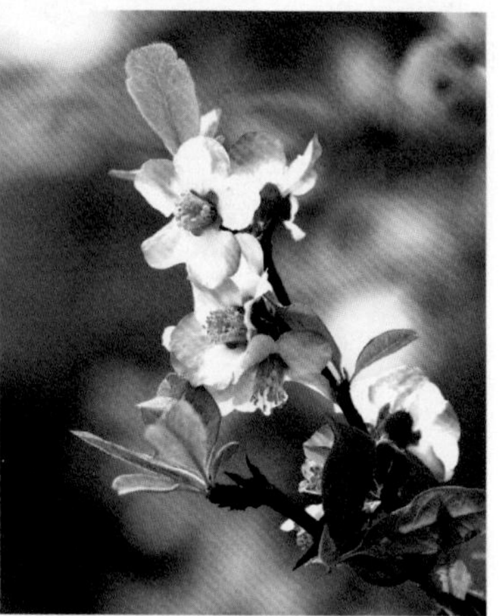

28 吐鲁番锦鸡儿

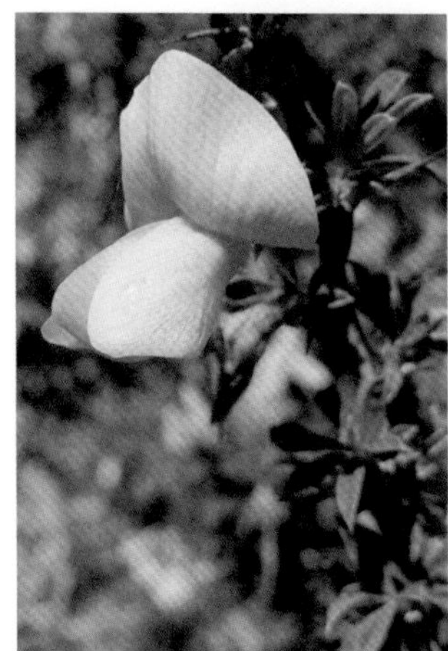
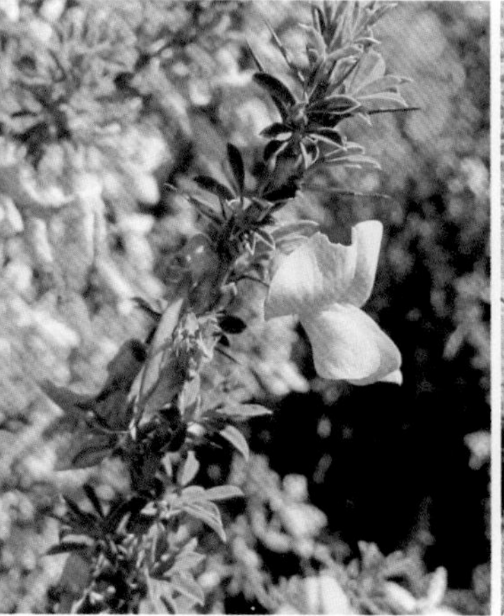
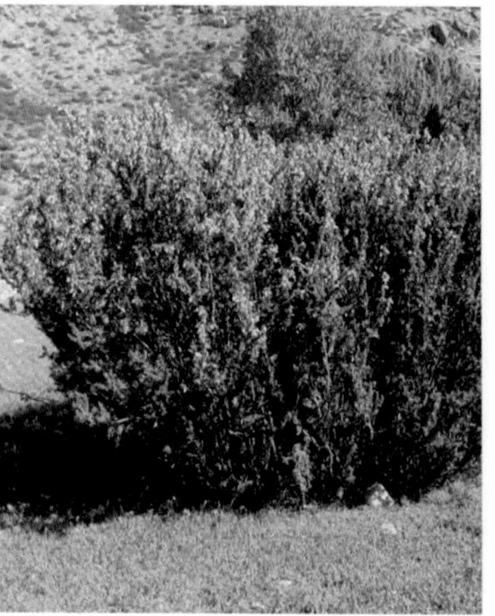

29 伏毛铁棒锤

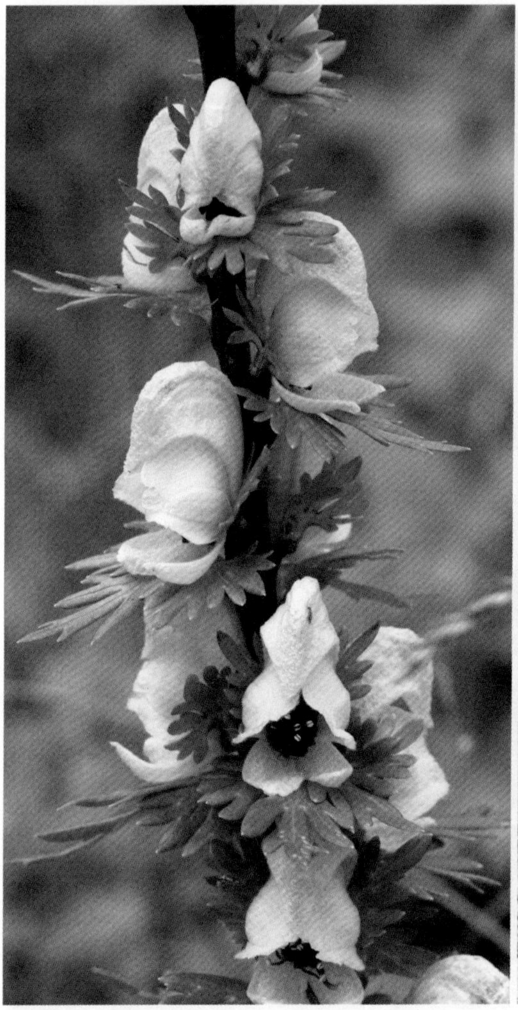

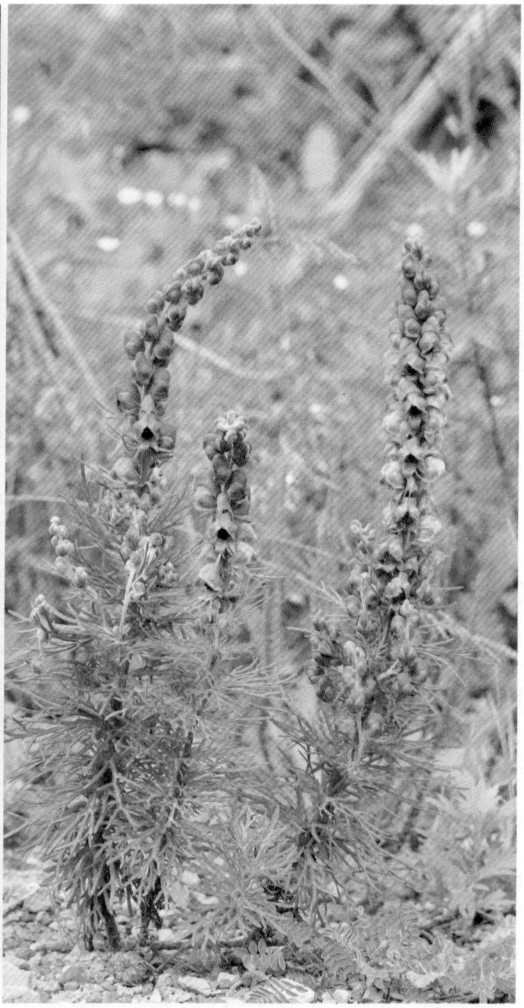

30 延胡索

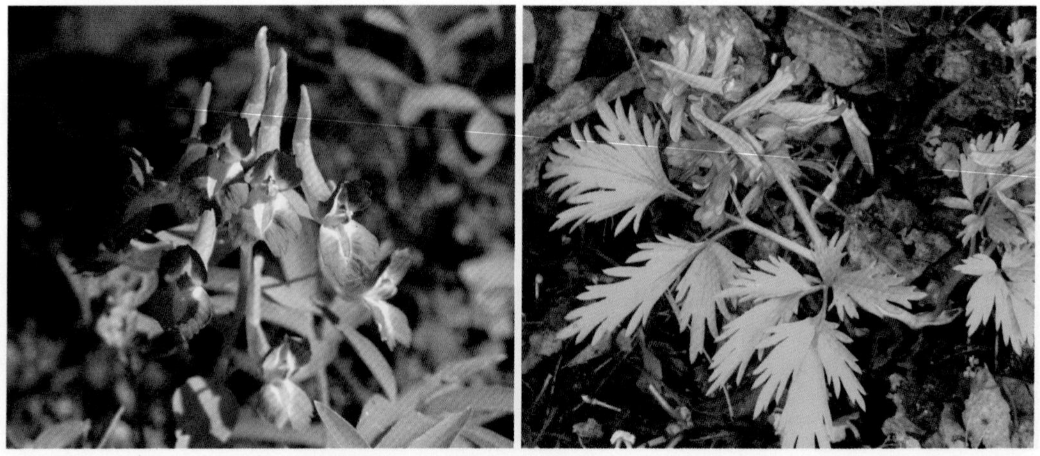

031 华中五味子

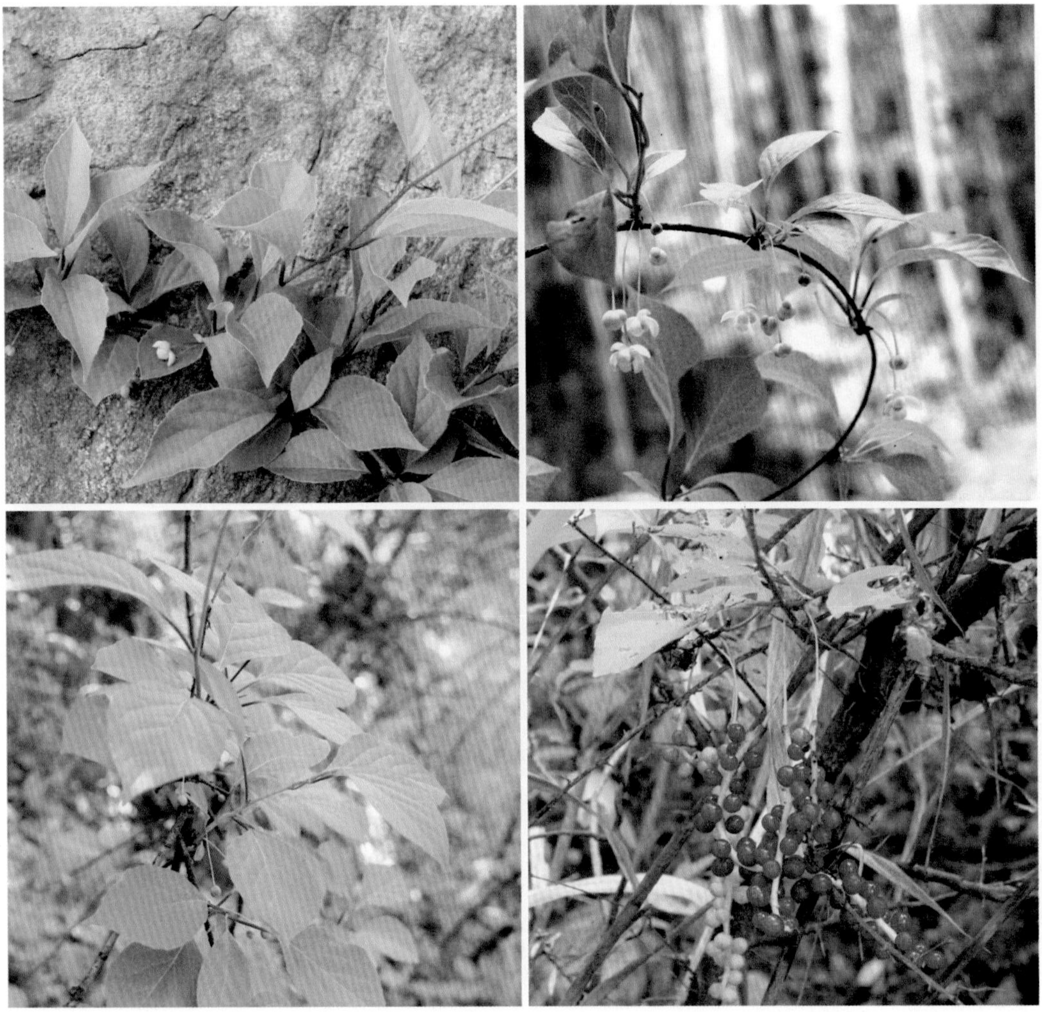

32 多花黄精

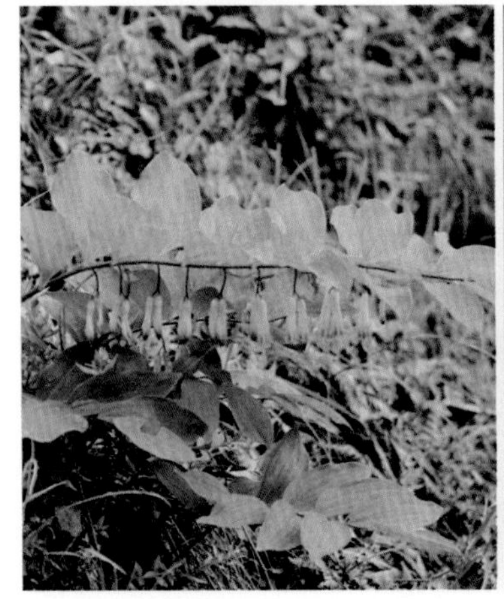

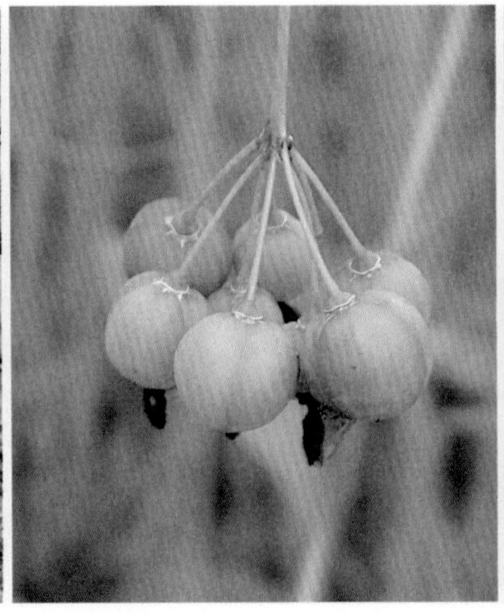

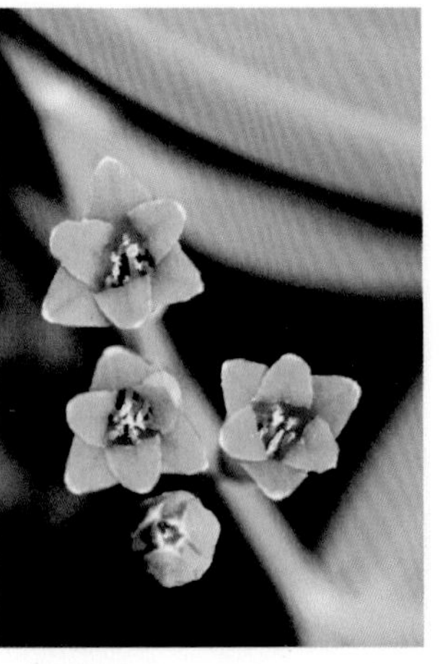

33 多序岩黄耆

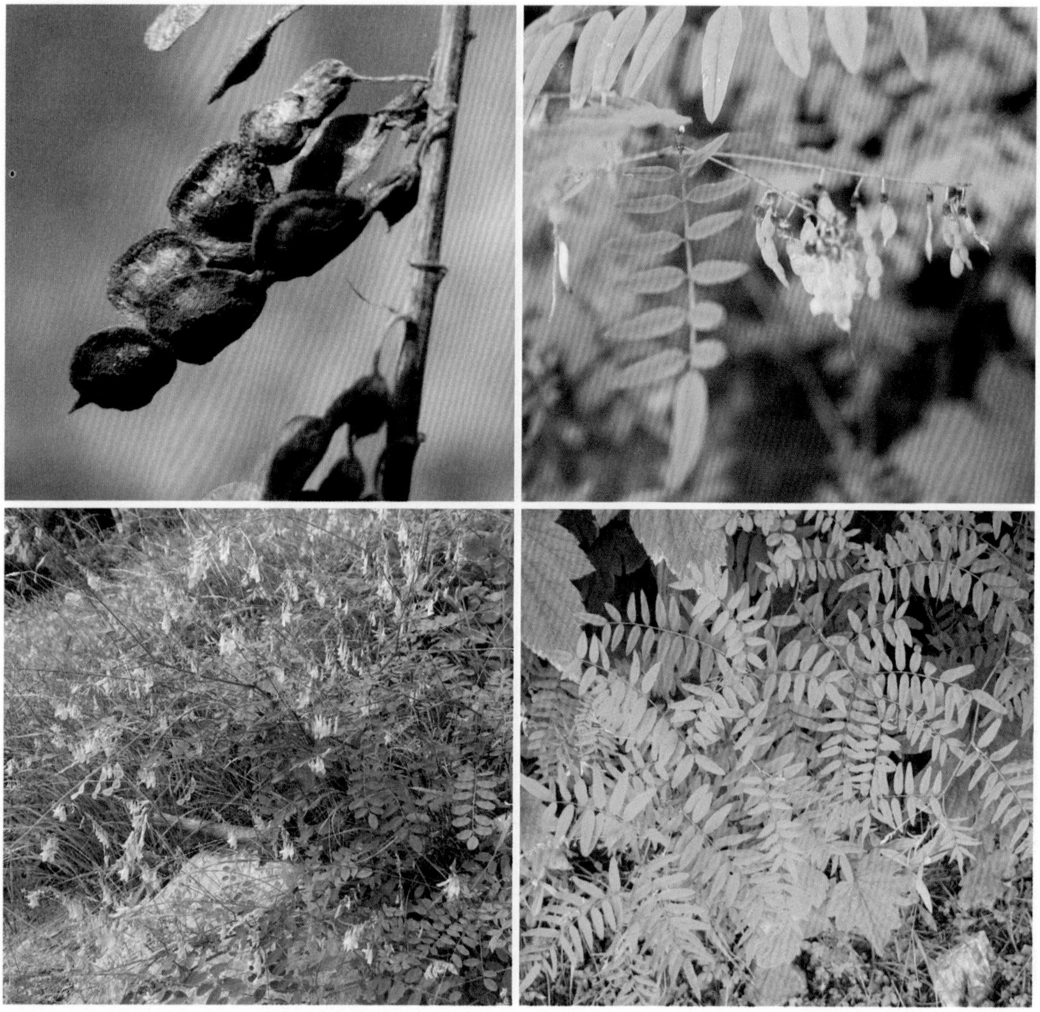

34 羊踯躅

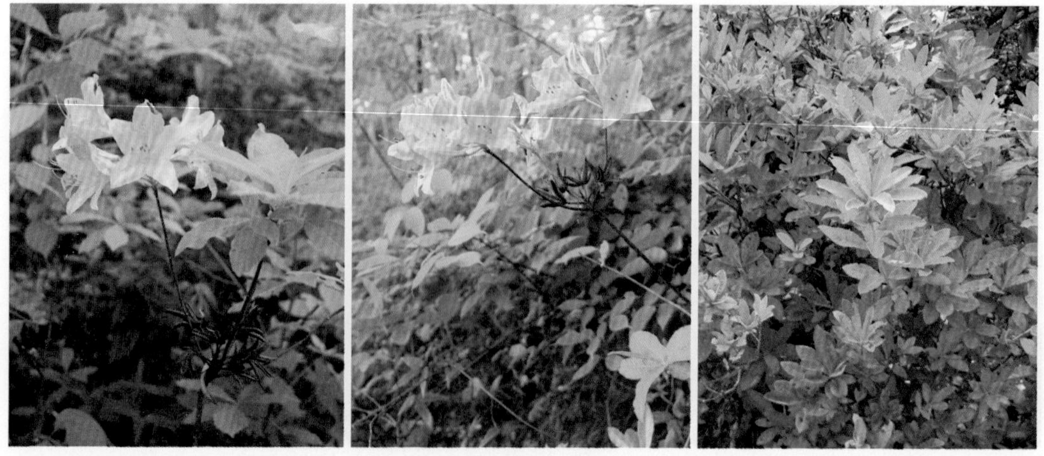

35 米槁

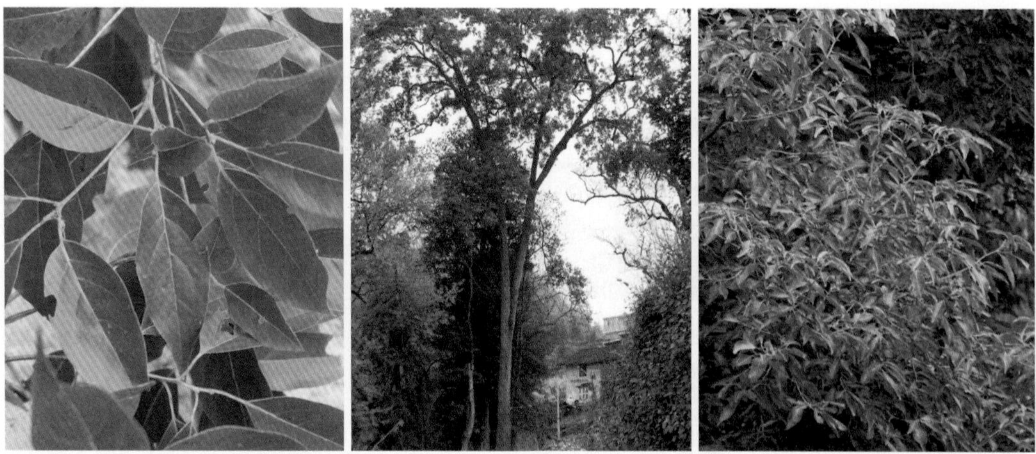

36 杜仲

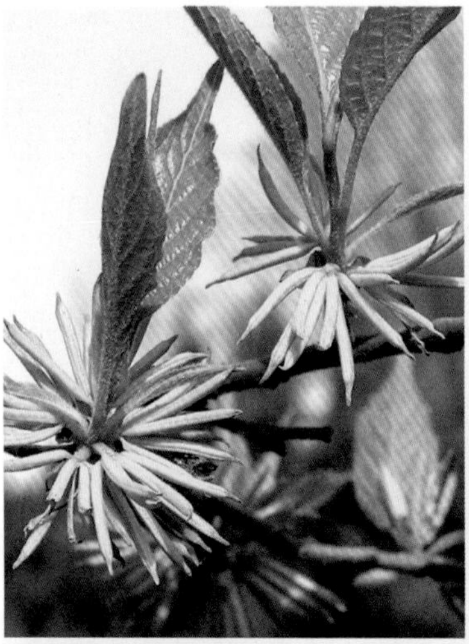

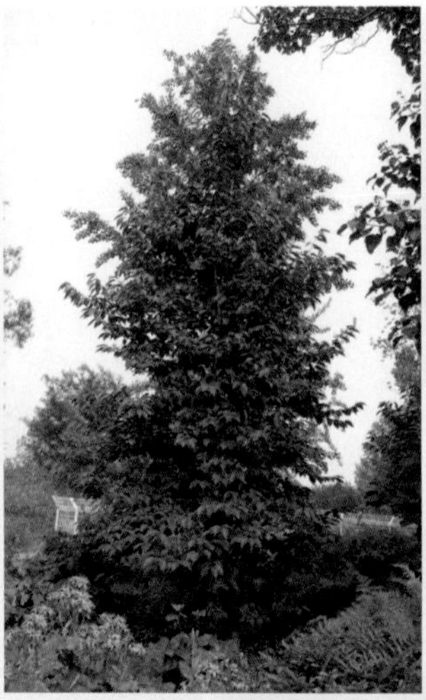

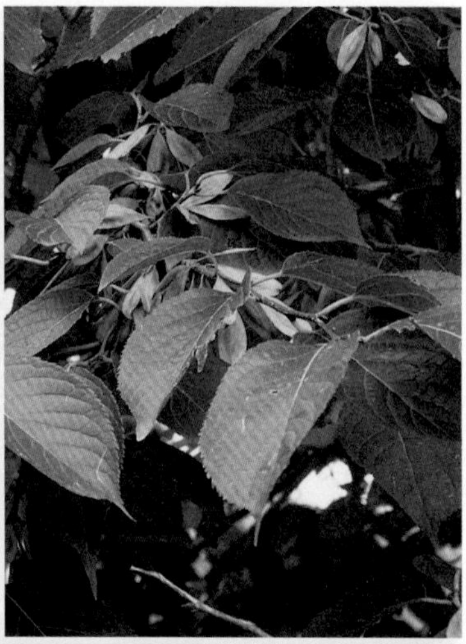

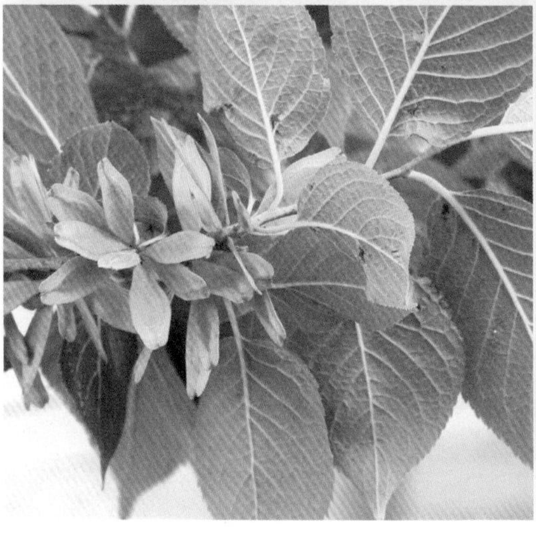

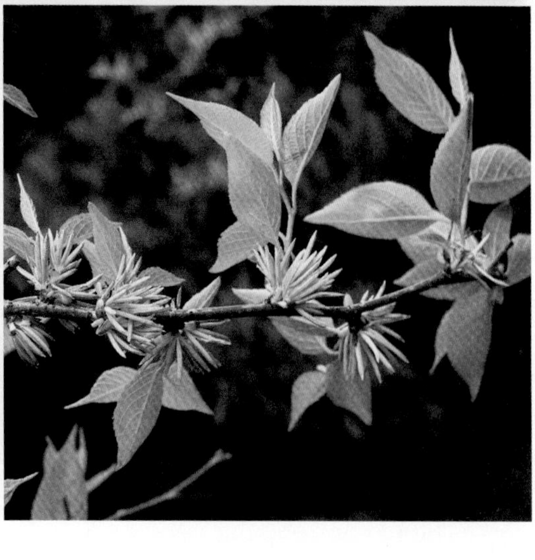

37 羌活

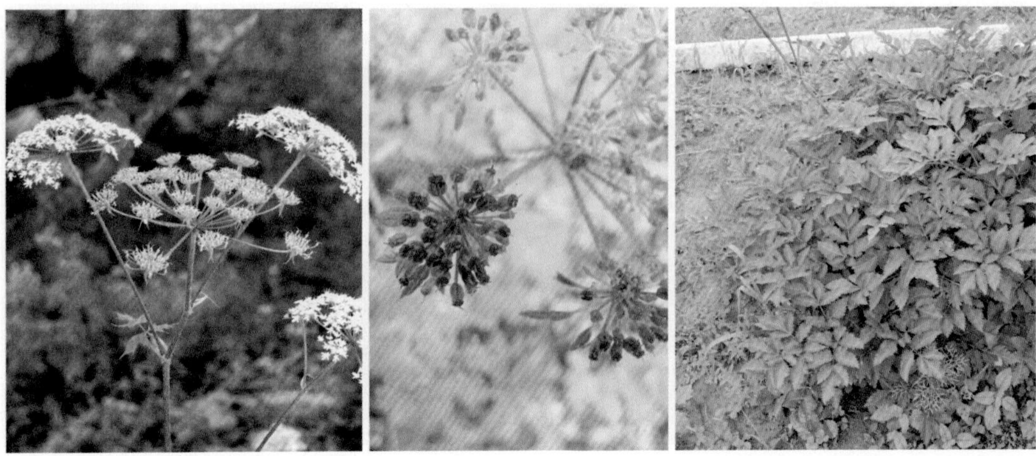

38 沙苁蓉

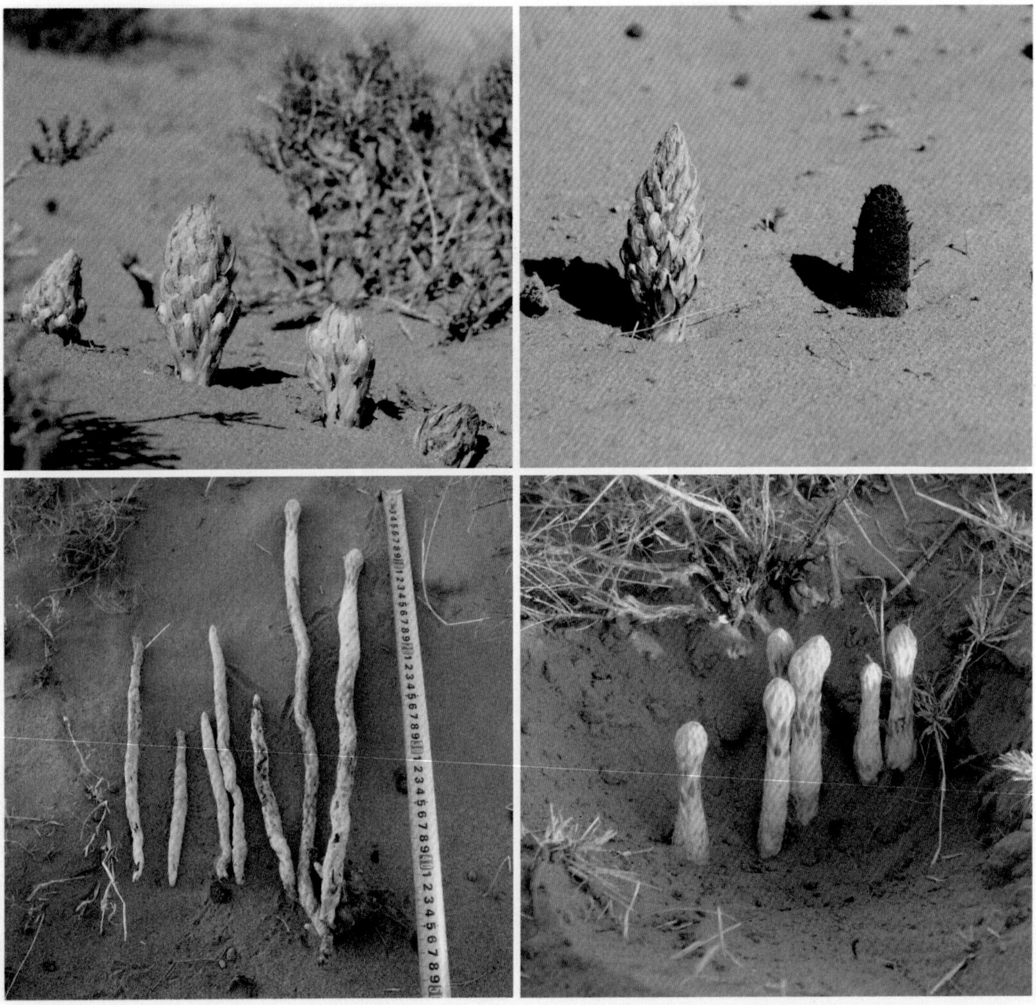

39 灵香草

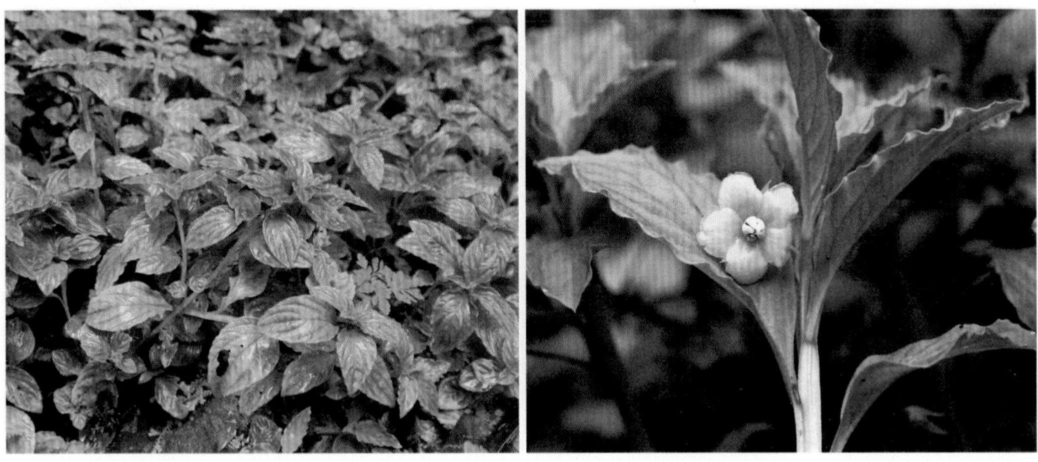

40 青羊参

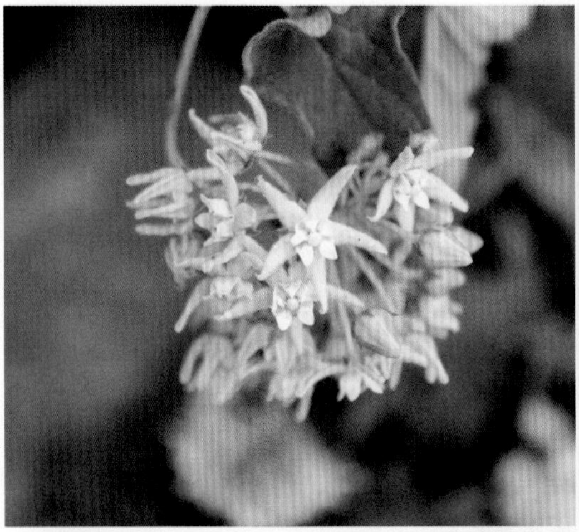

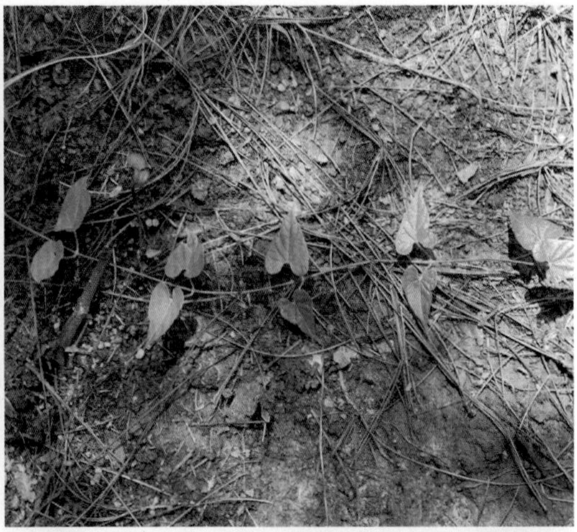

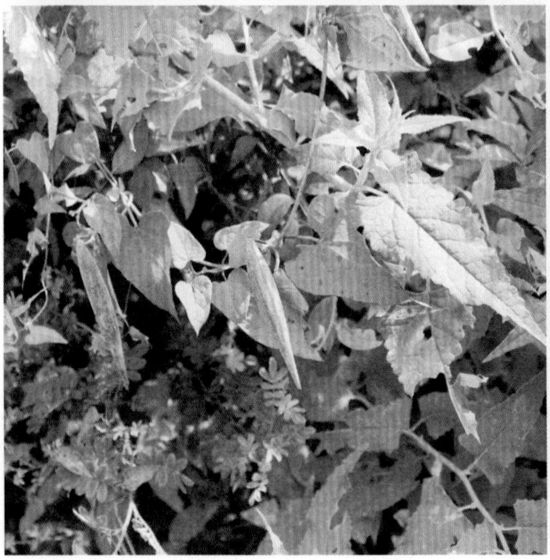

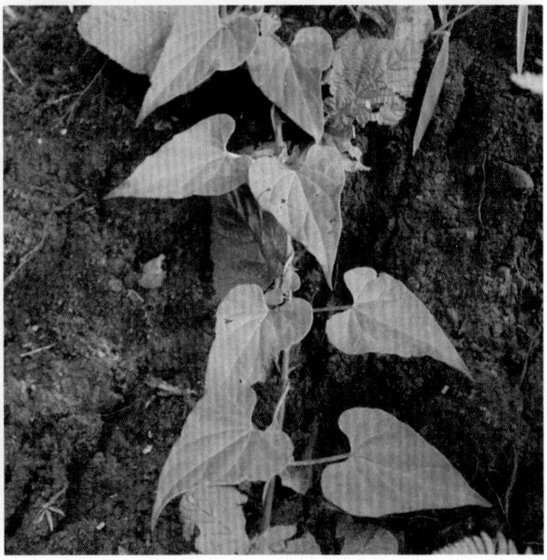

41 明党参

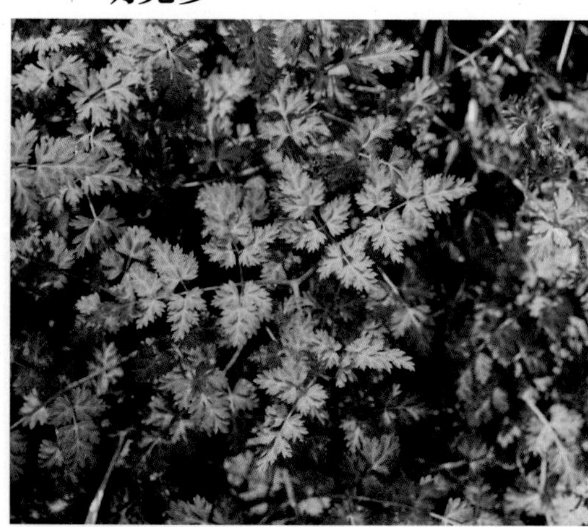

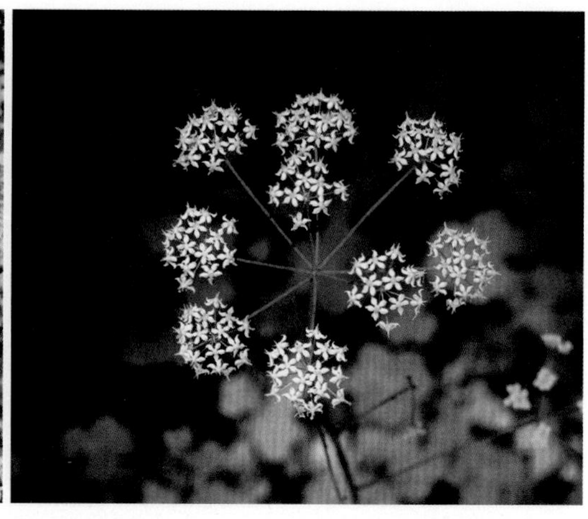

42 罗汉果

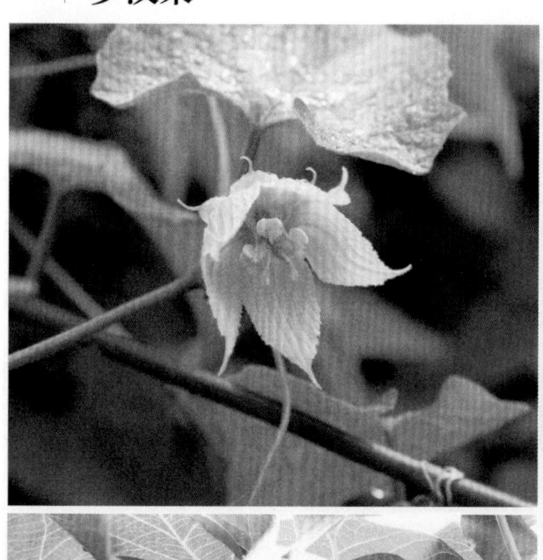

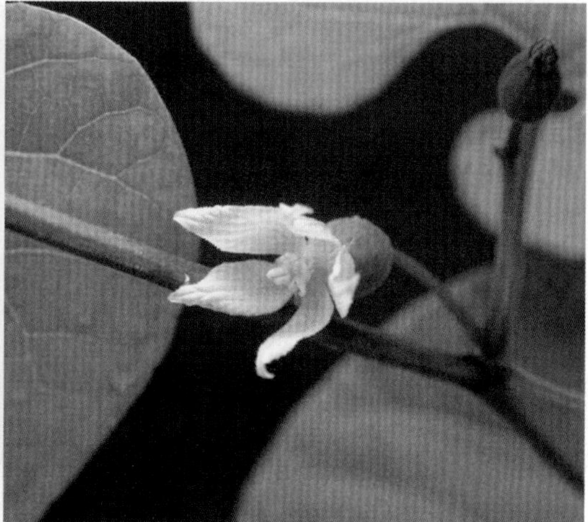

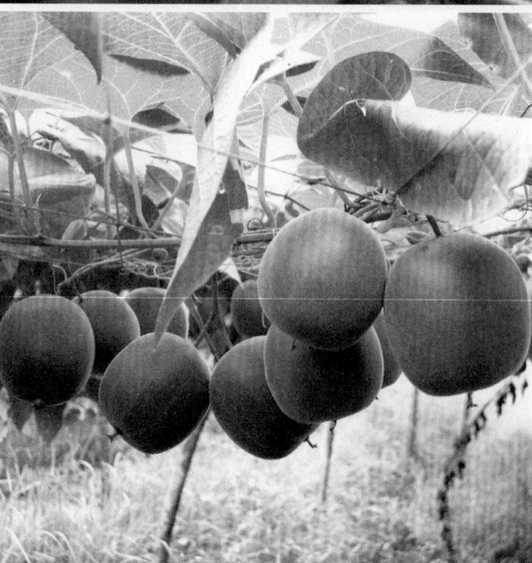

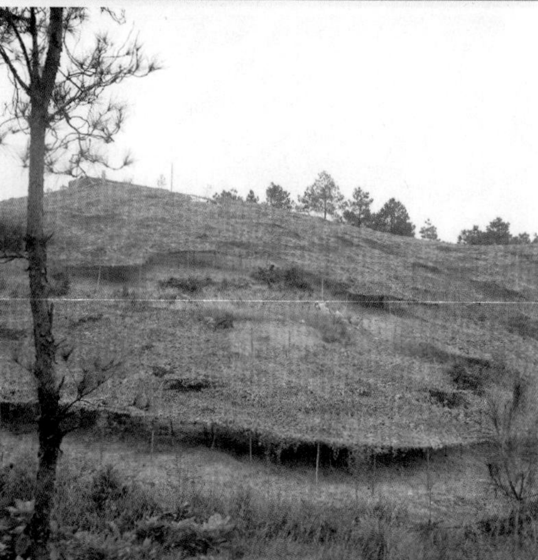

43 金钱松

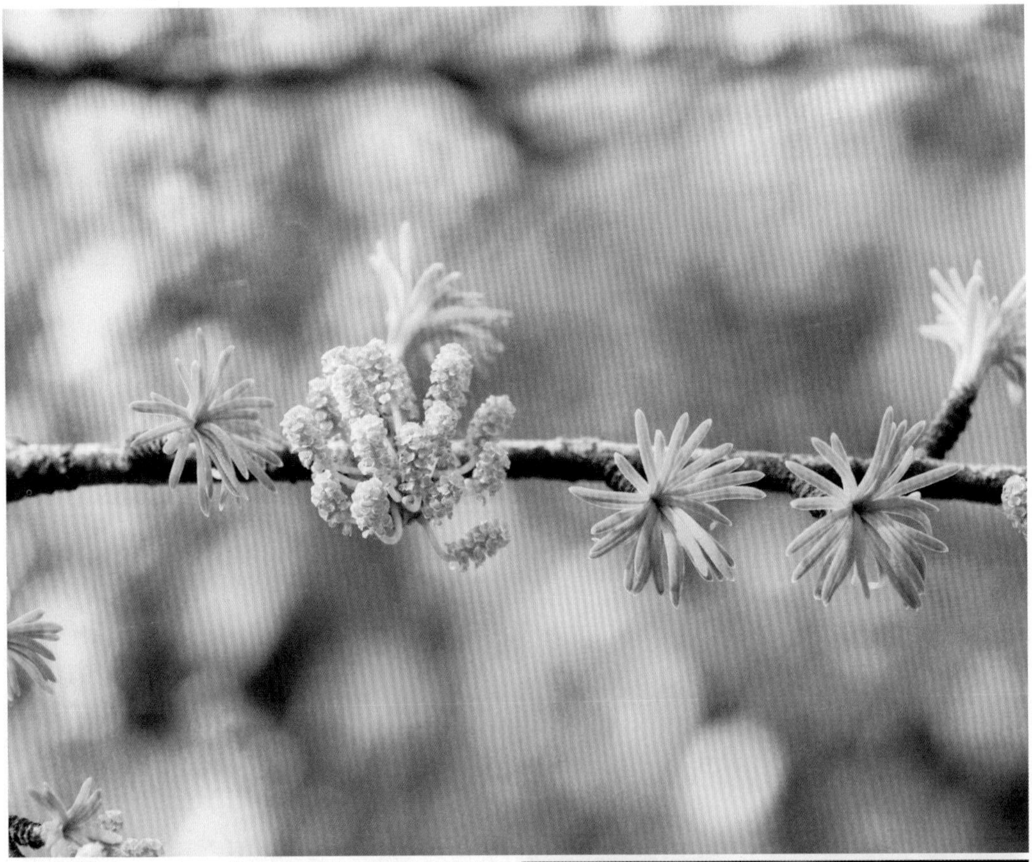

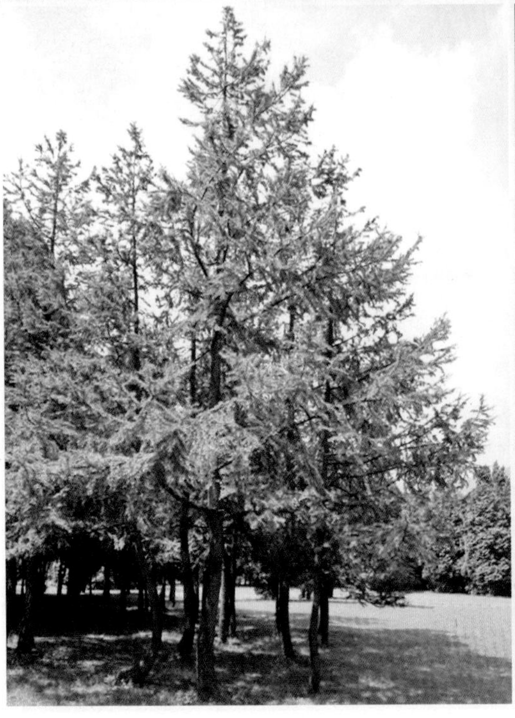

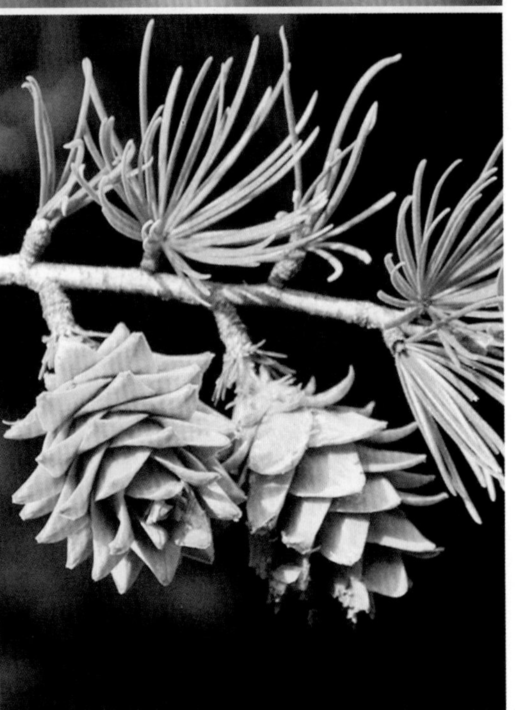

44 金铁锁

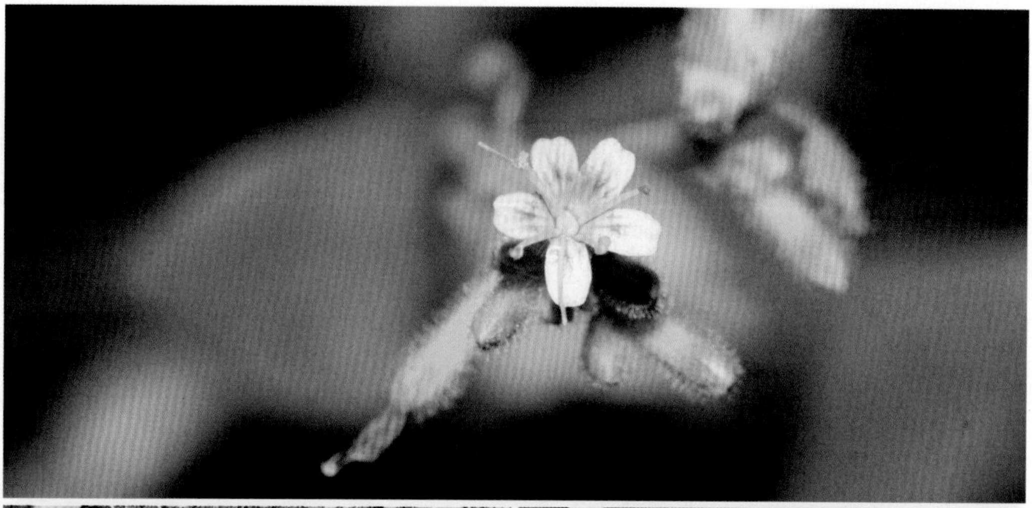

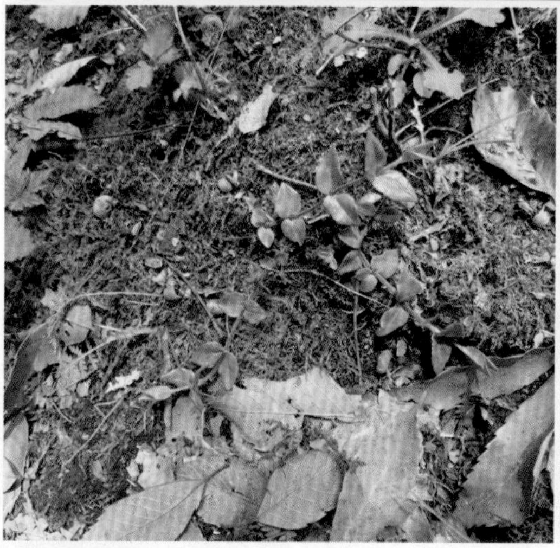

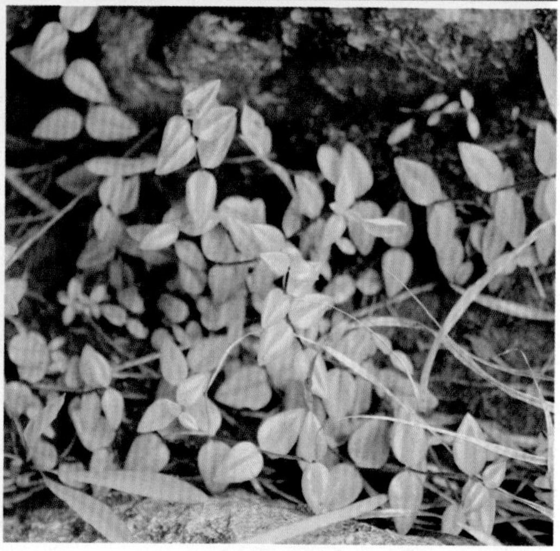

45 变色白前

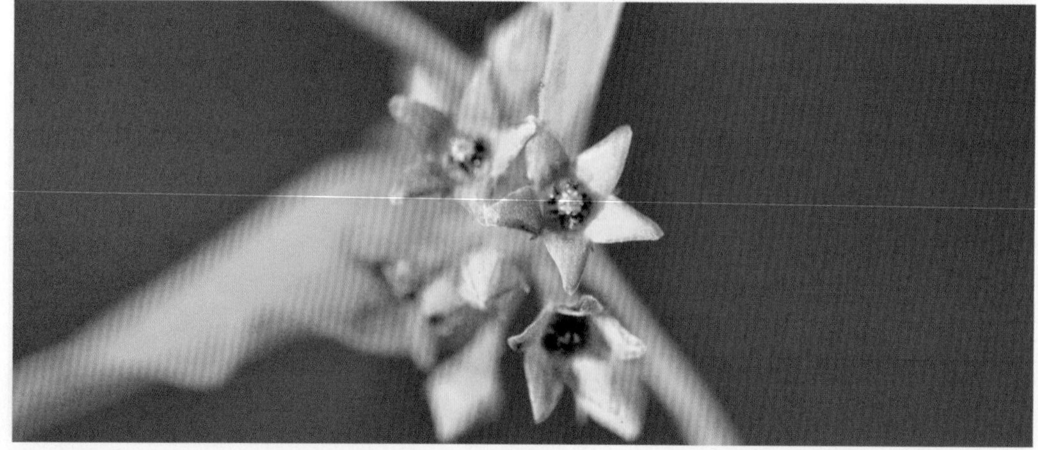

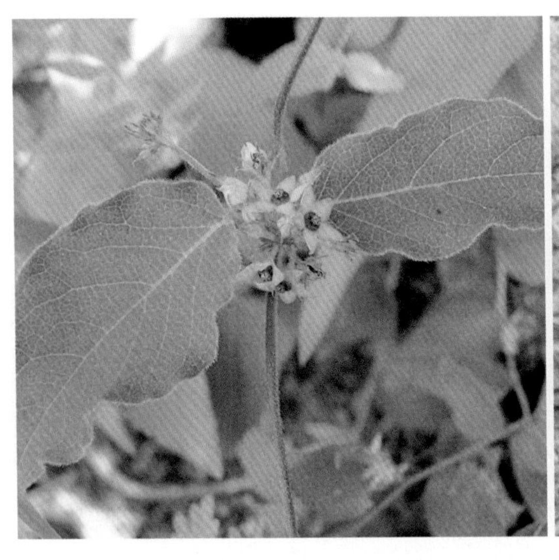

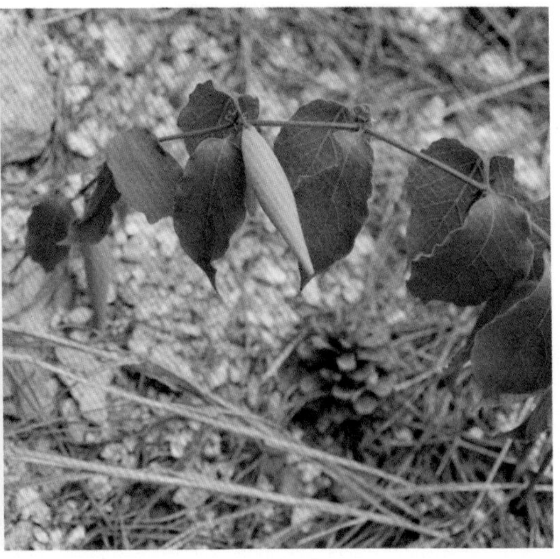

46 降香黄檀

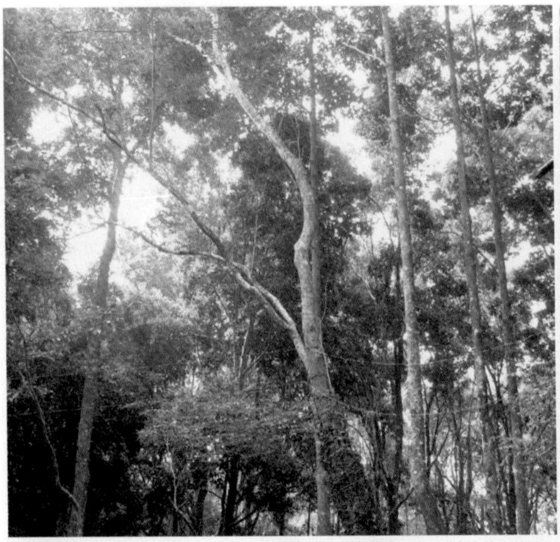

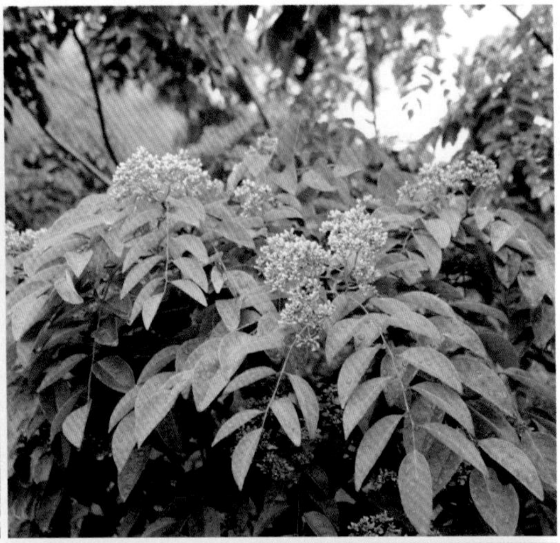

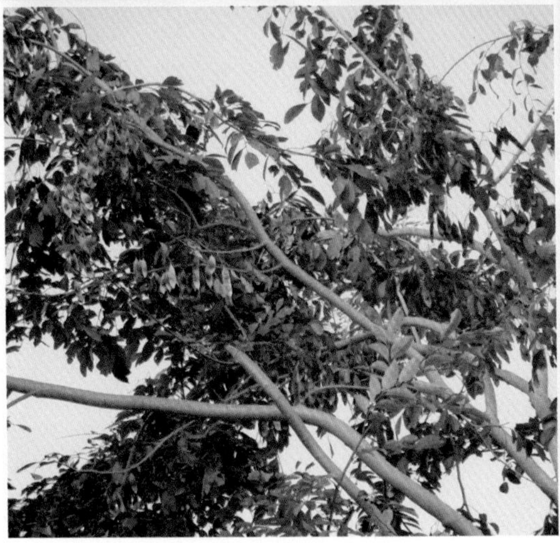

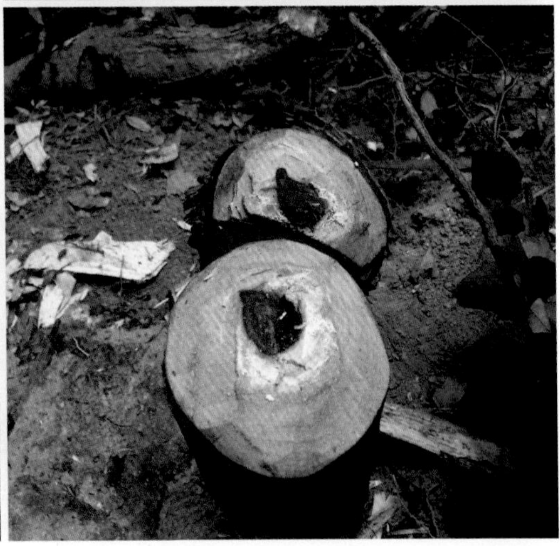

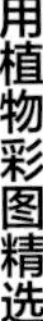

47 | 柽柳

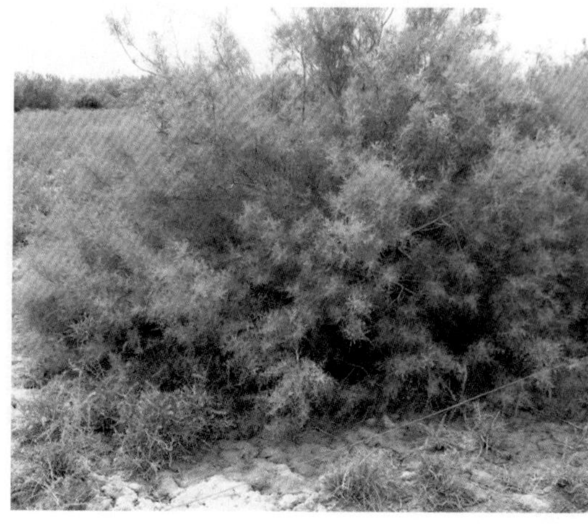

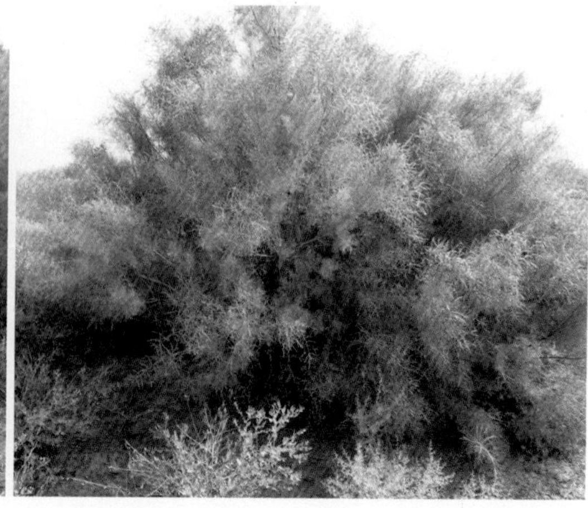

48 | 厚朴

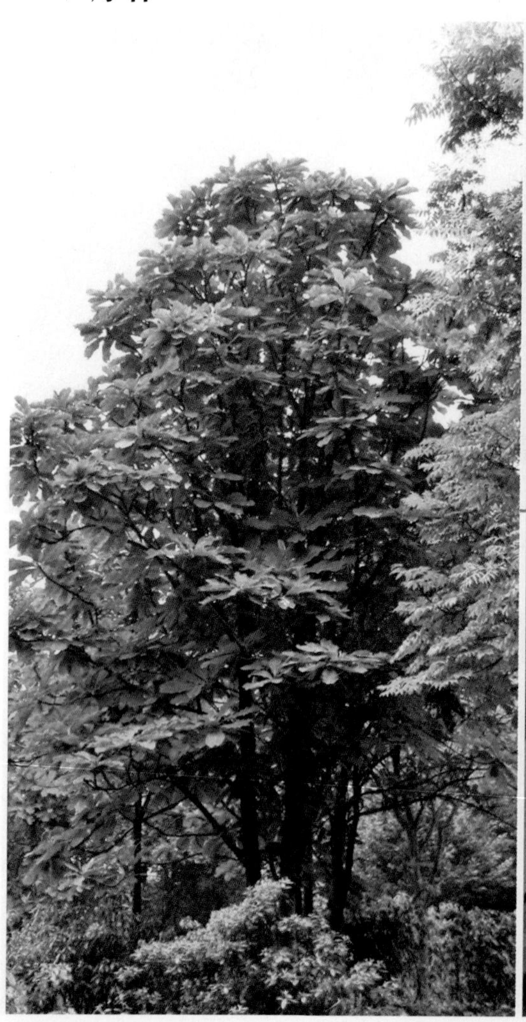

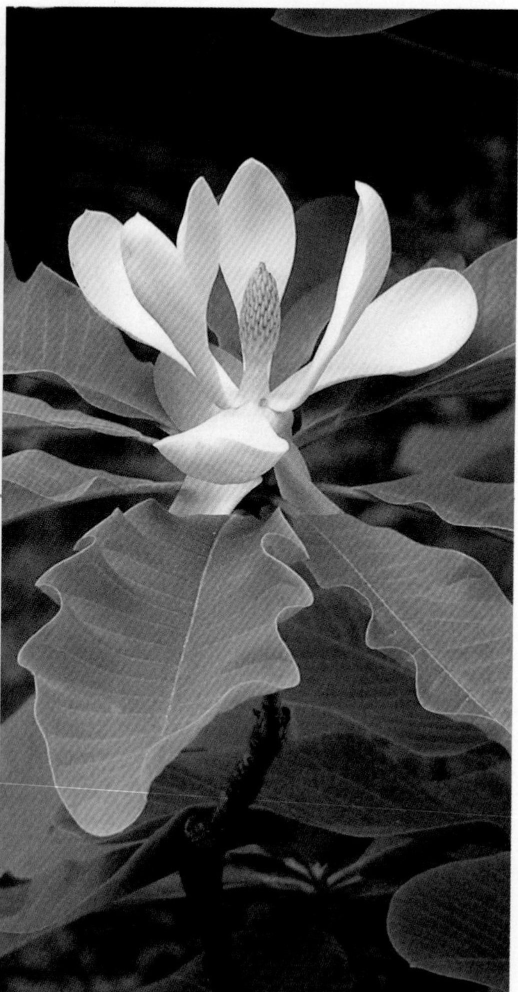

49 独蒜兰

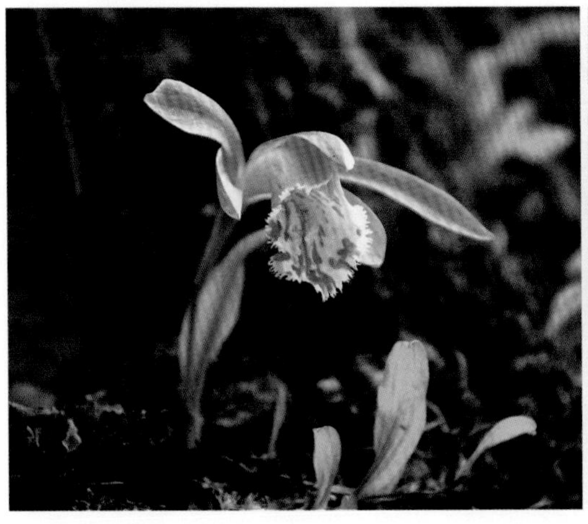
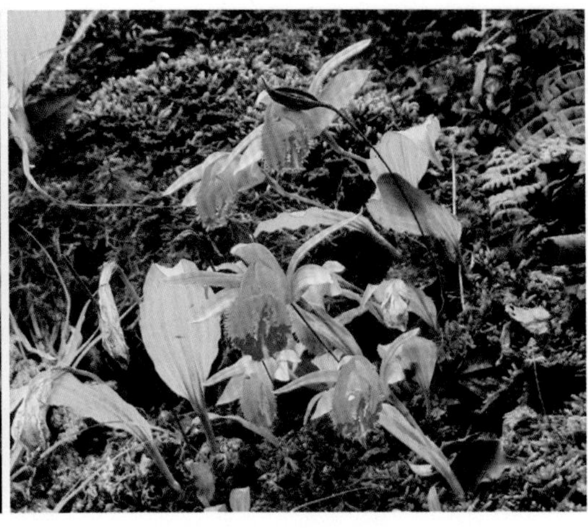

50 前胡

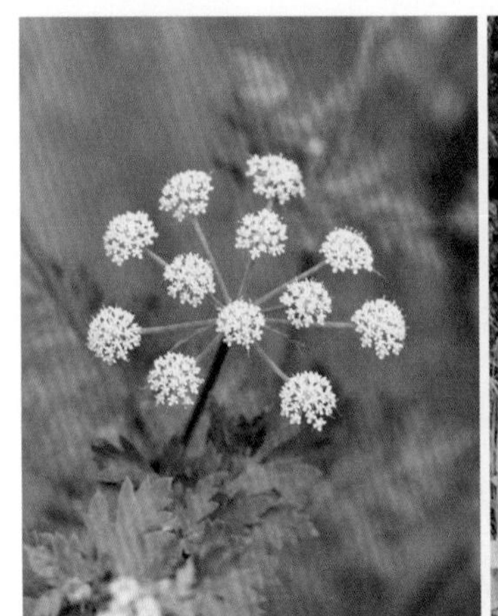
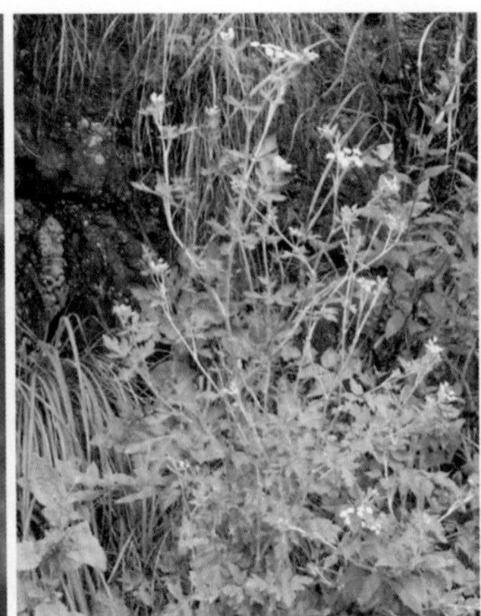
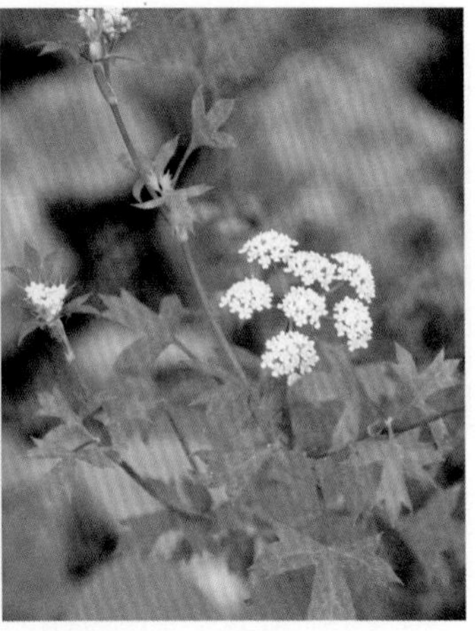

51 柴首

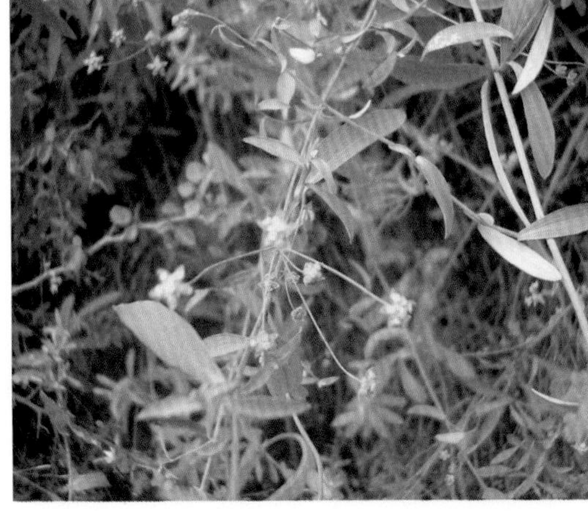
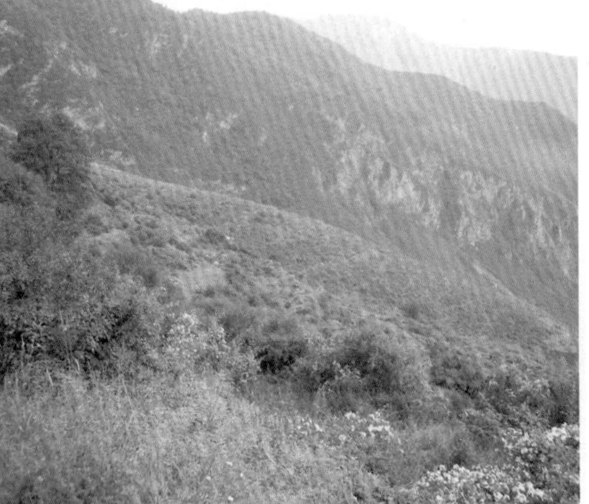

52 粉防己

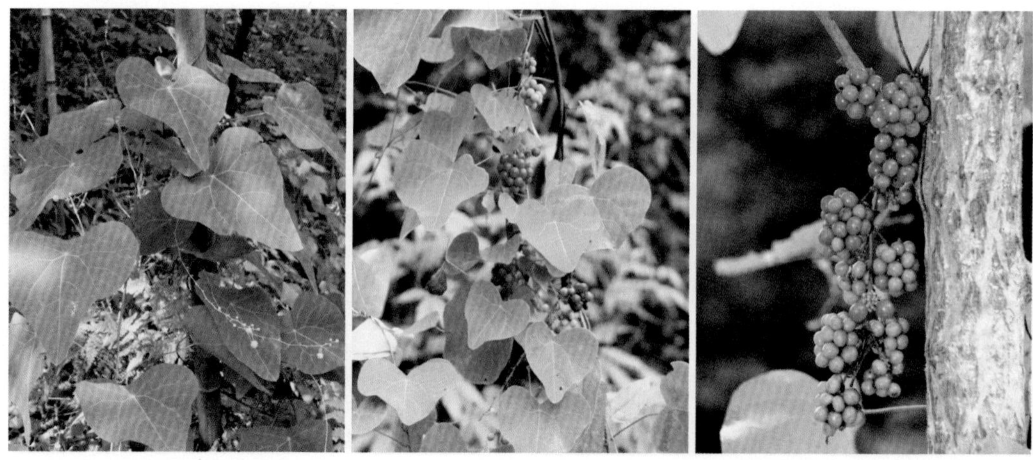

53 桑寄生

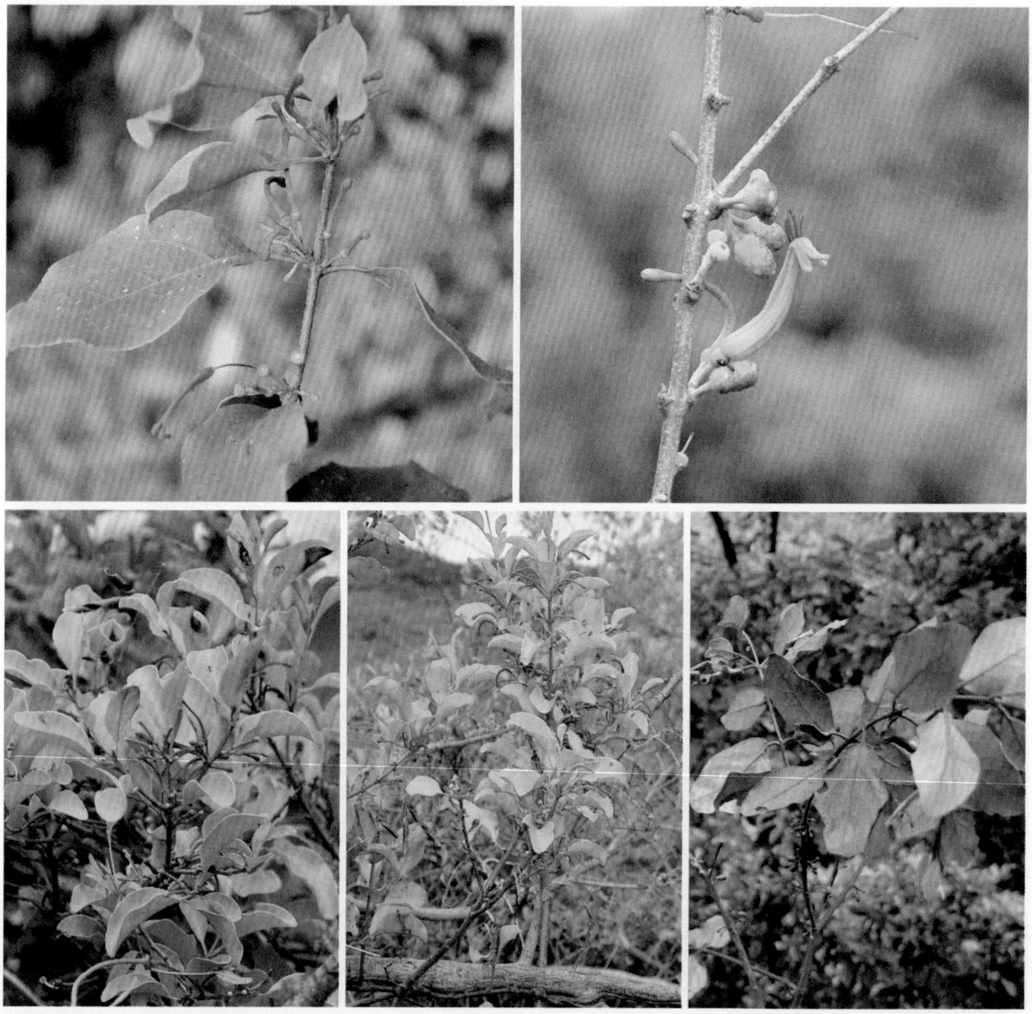

54 | 黄草乌

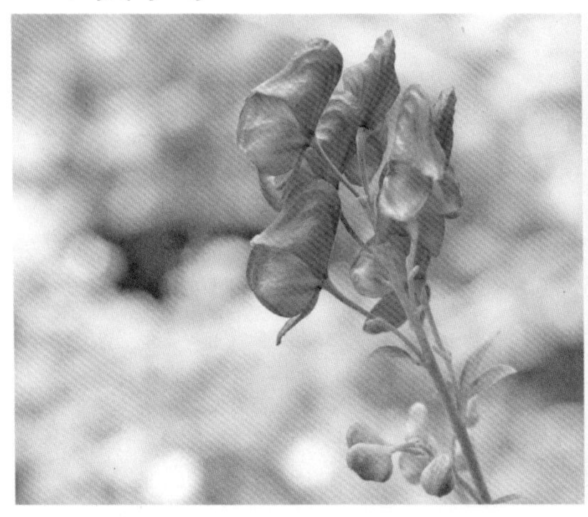

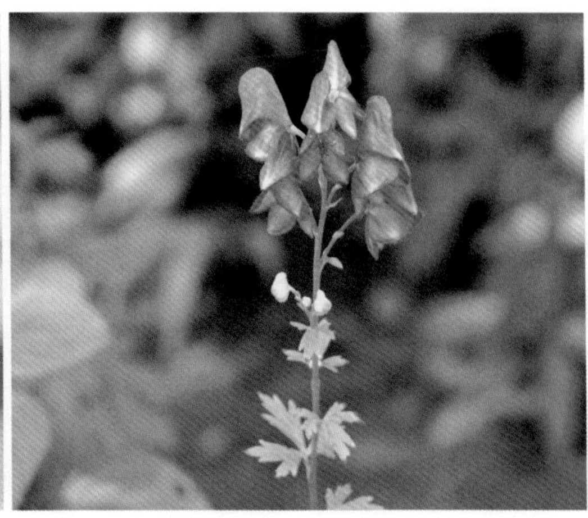

55 | 匙叶小檗

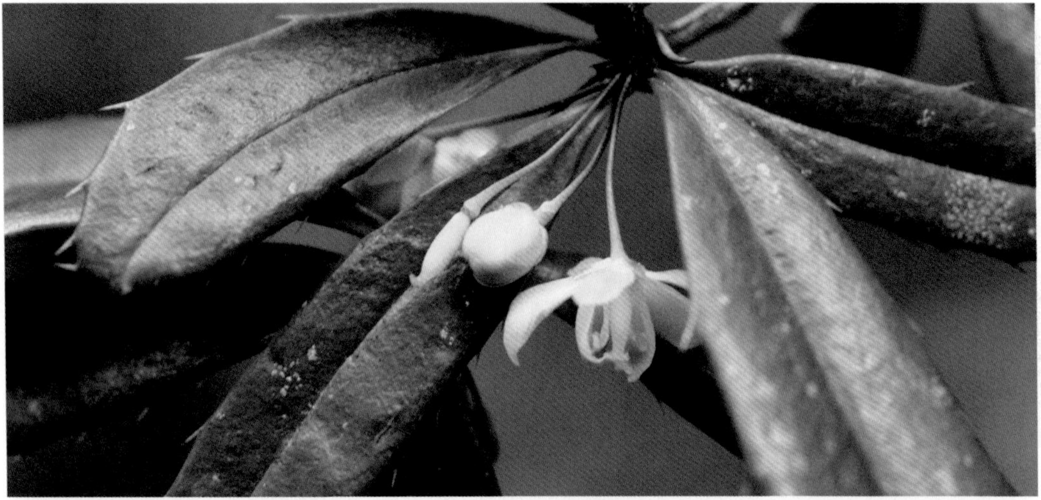

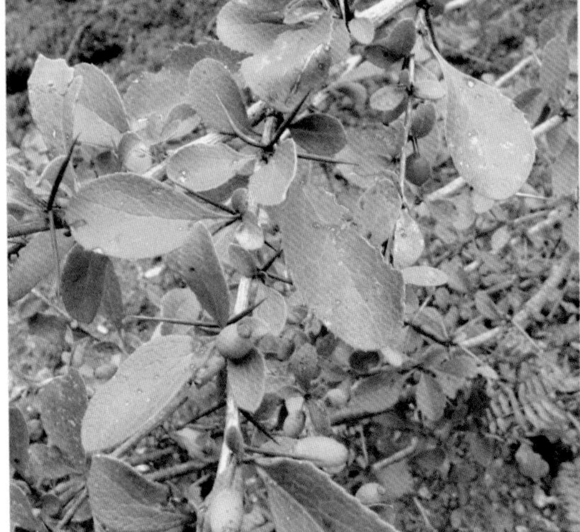

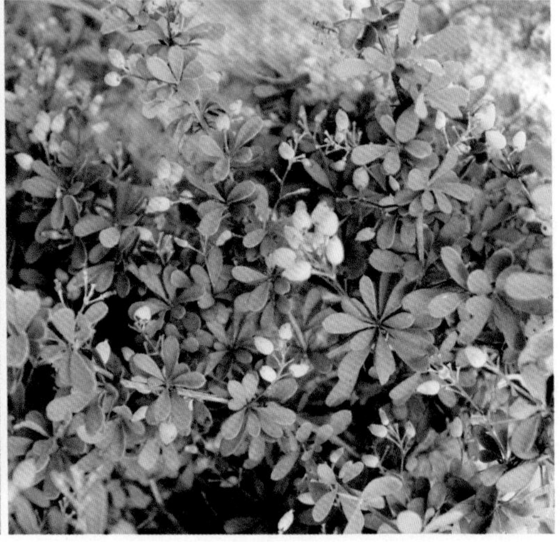

56 假贝母

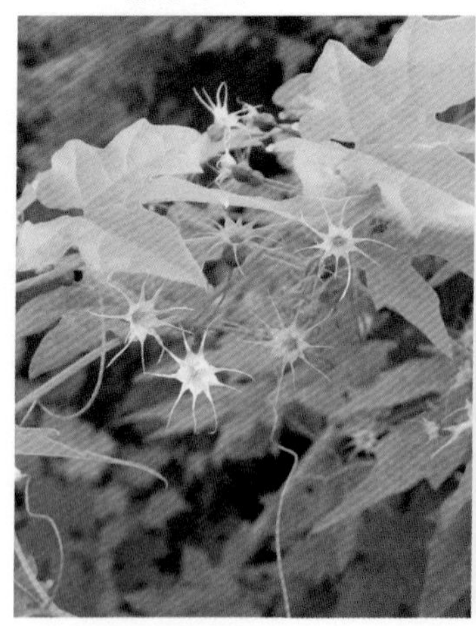
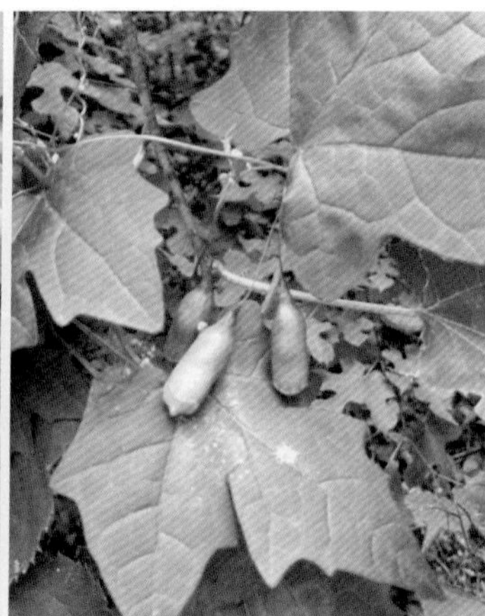
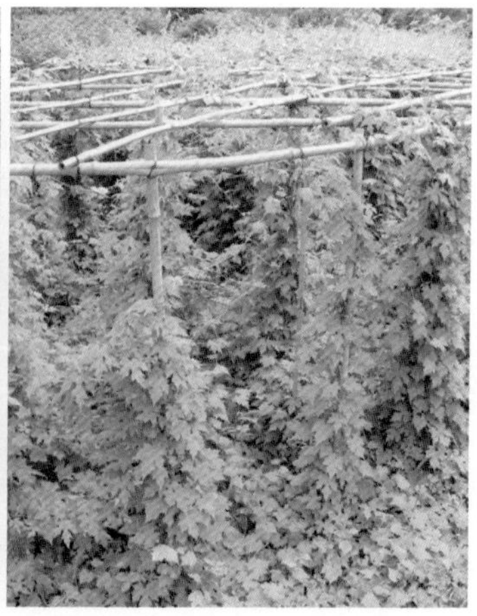

57 鹿蹄草

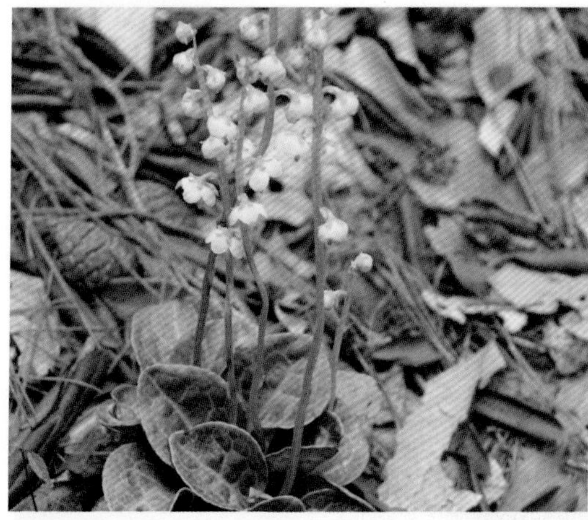
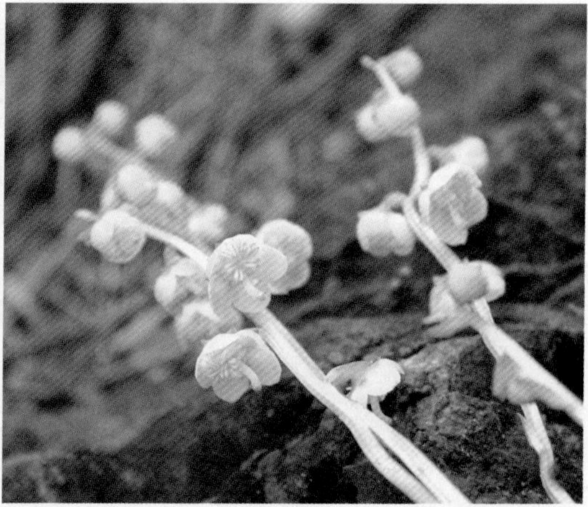

58 淮通

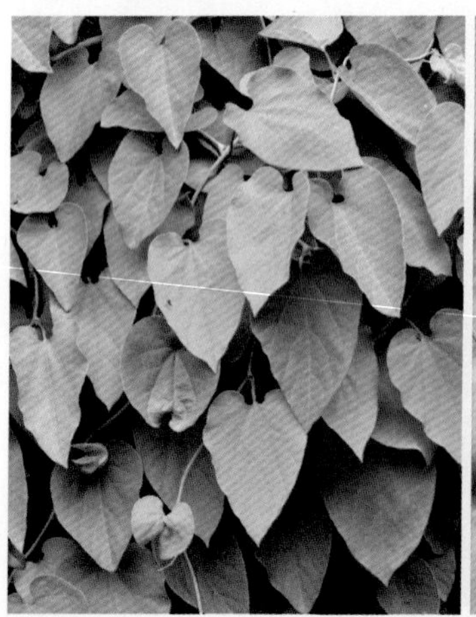
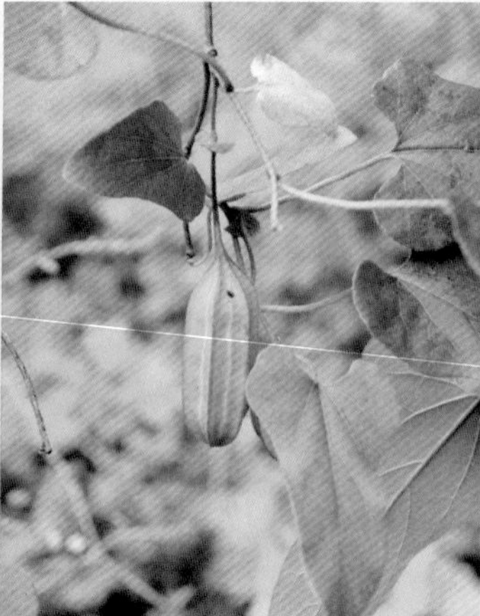
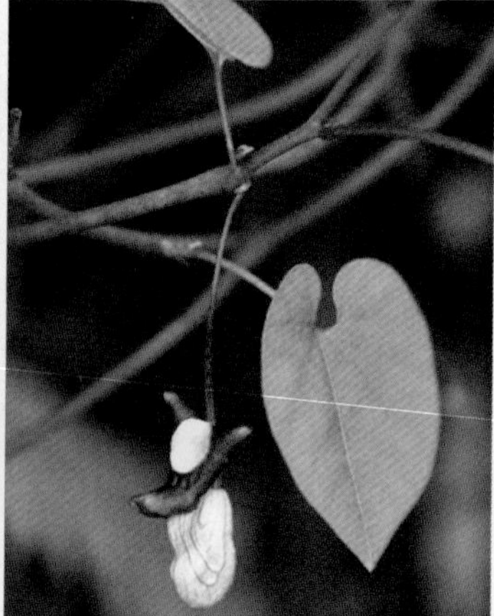

59 淫羊藿

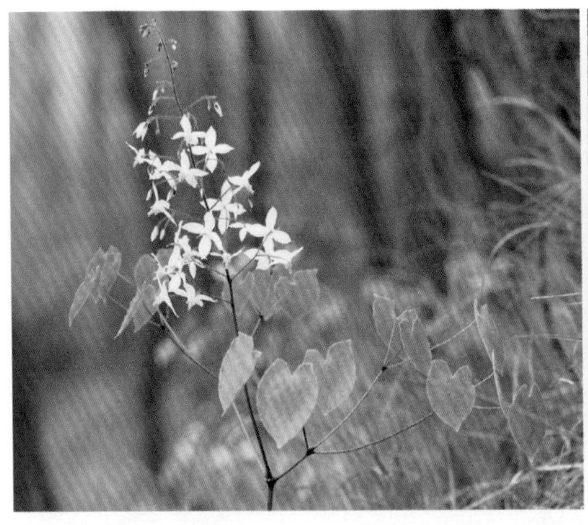
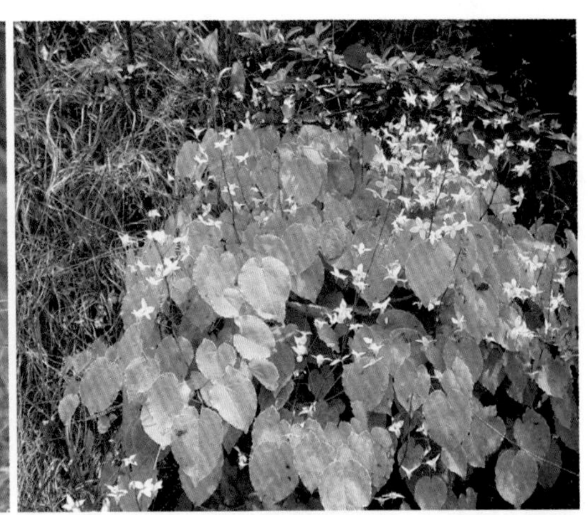

60 宿柱梣

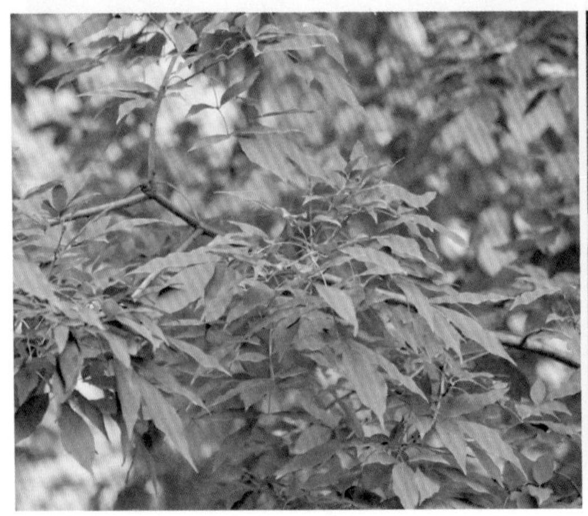
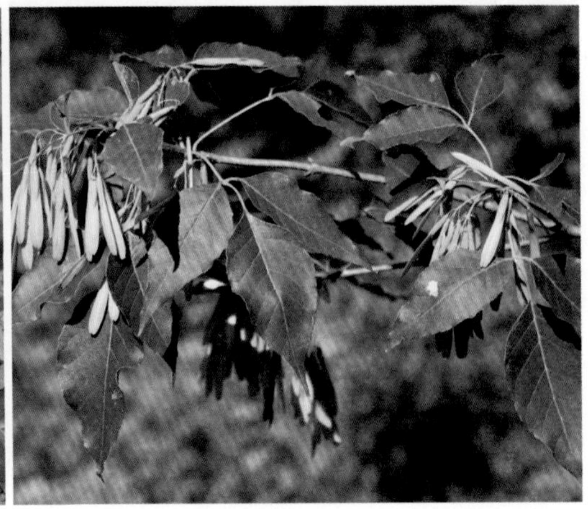

61 密齿天门冬

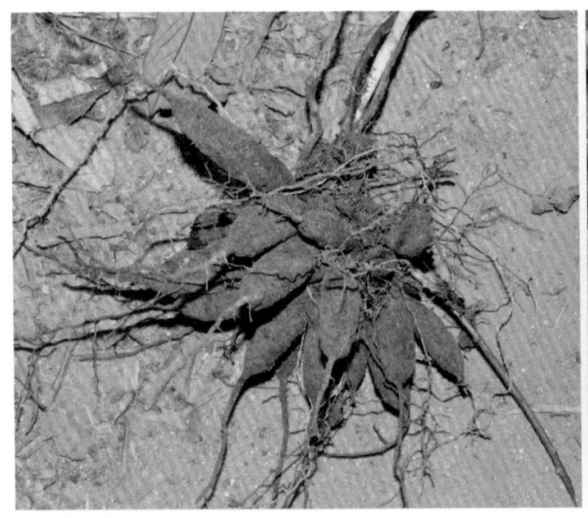
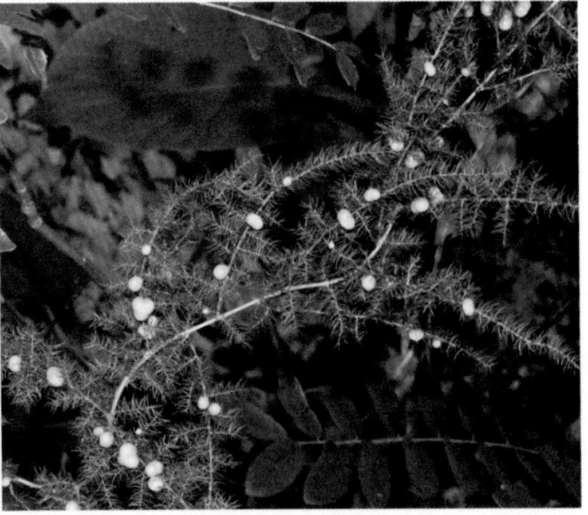

62 紫参

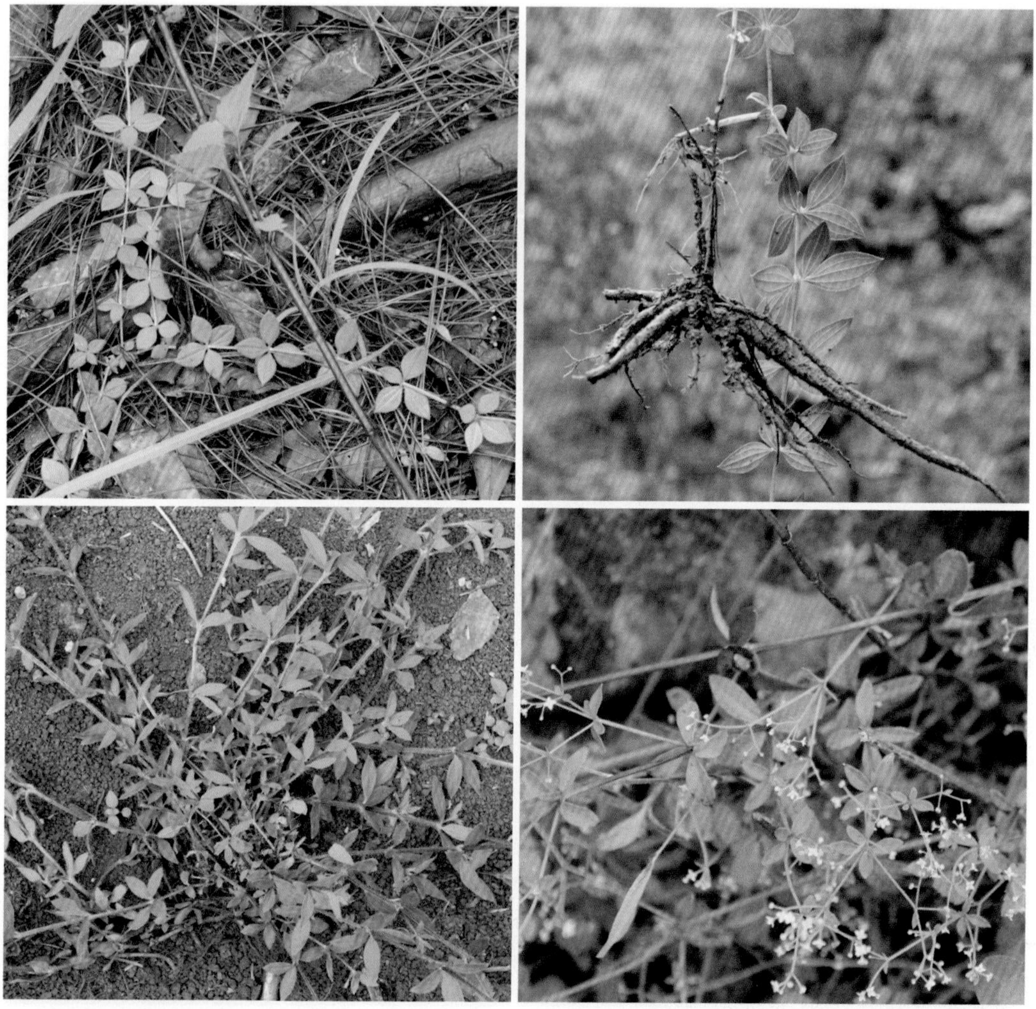

63 黑沙蒿

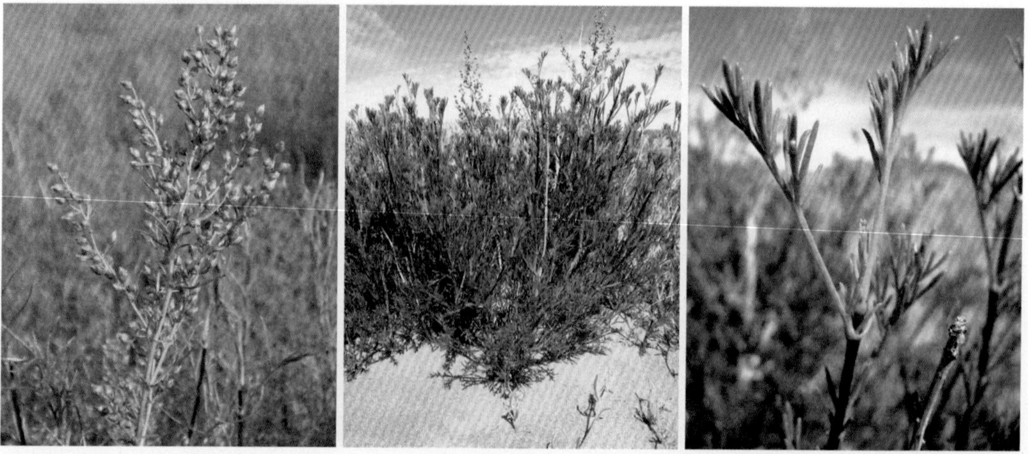

64 锐尖山香圆

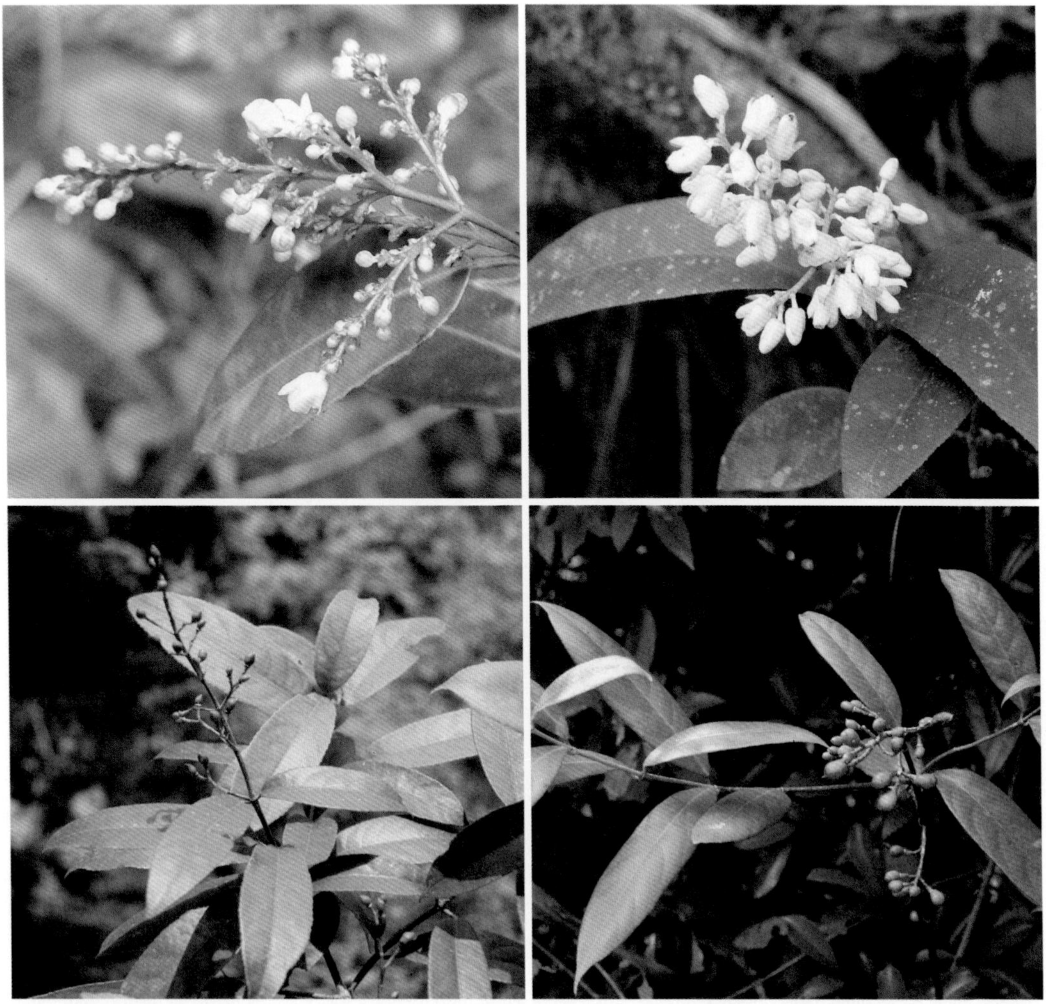

65 短距手参

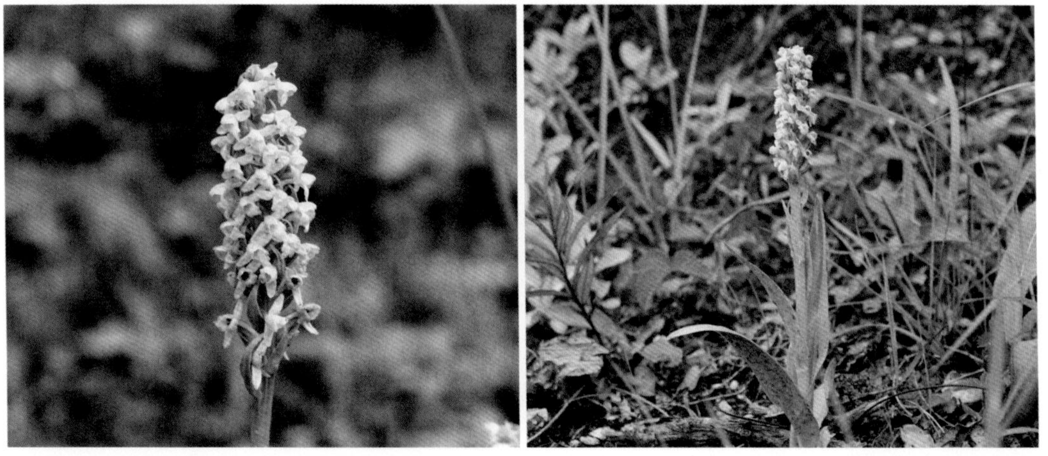

66 短葶飞蓬

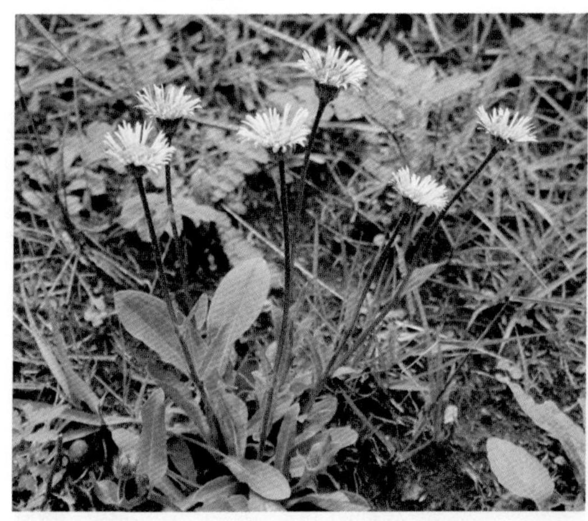
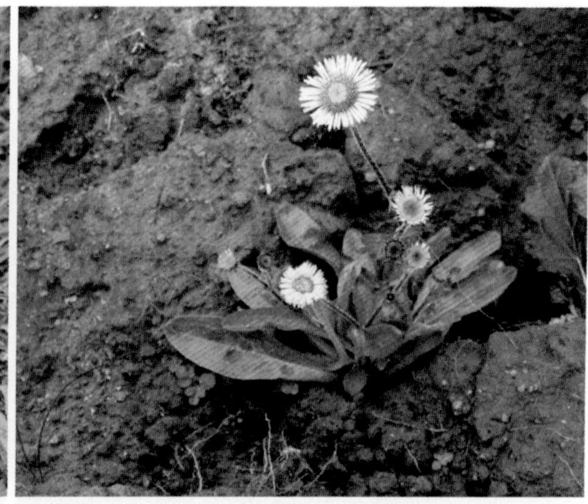

67 短筒兔耳草

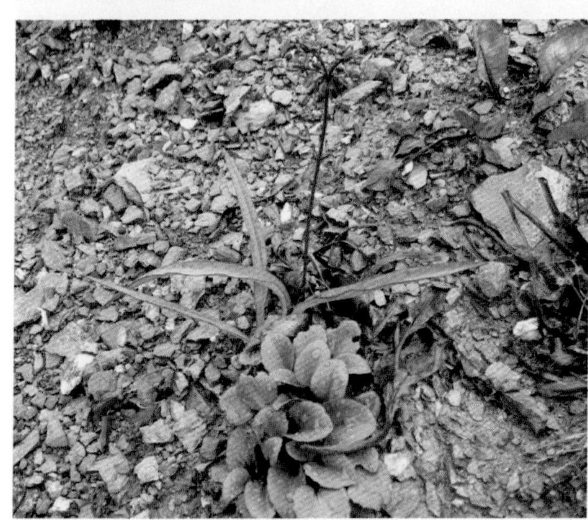
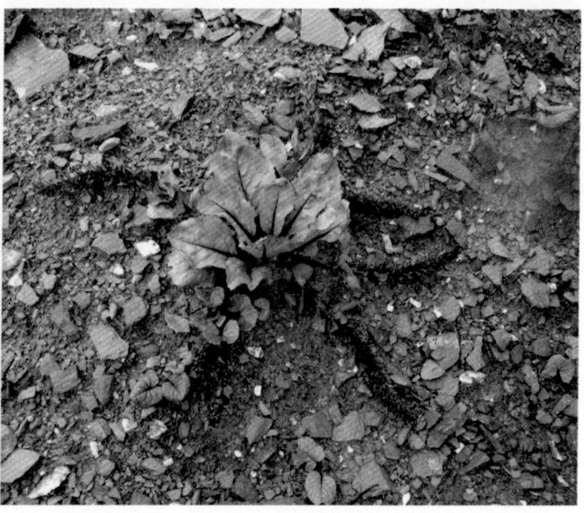

68 暗紫贝母

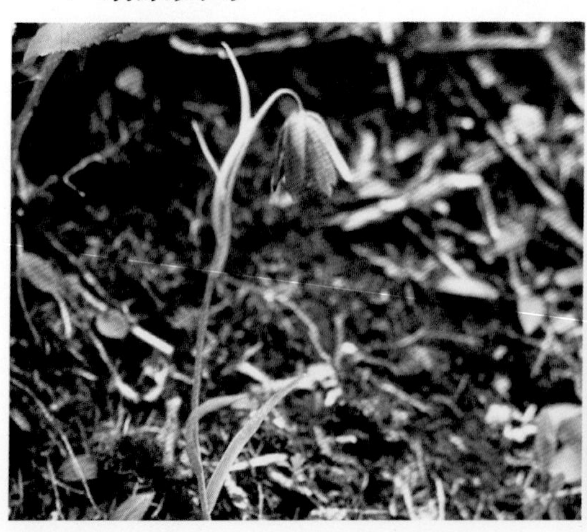
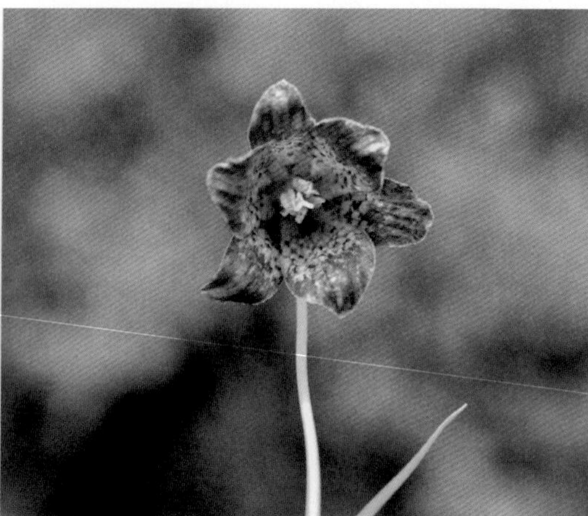

69 新疆阿魏

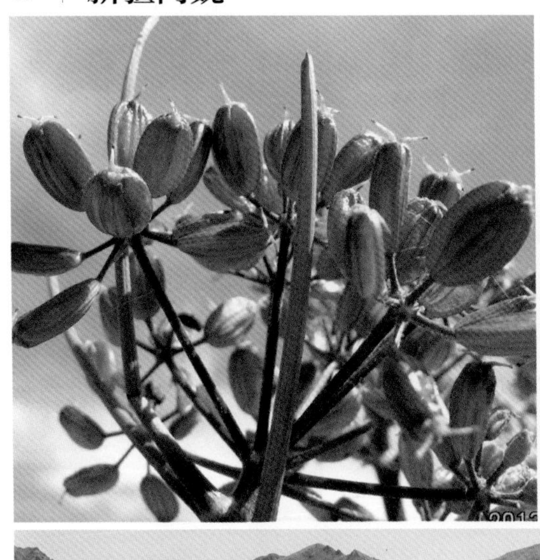

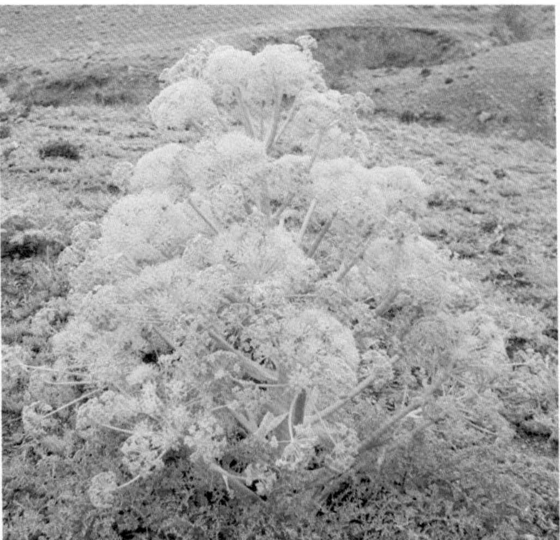

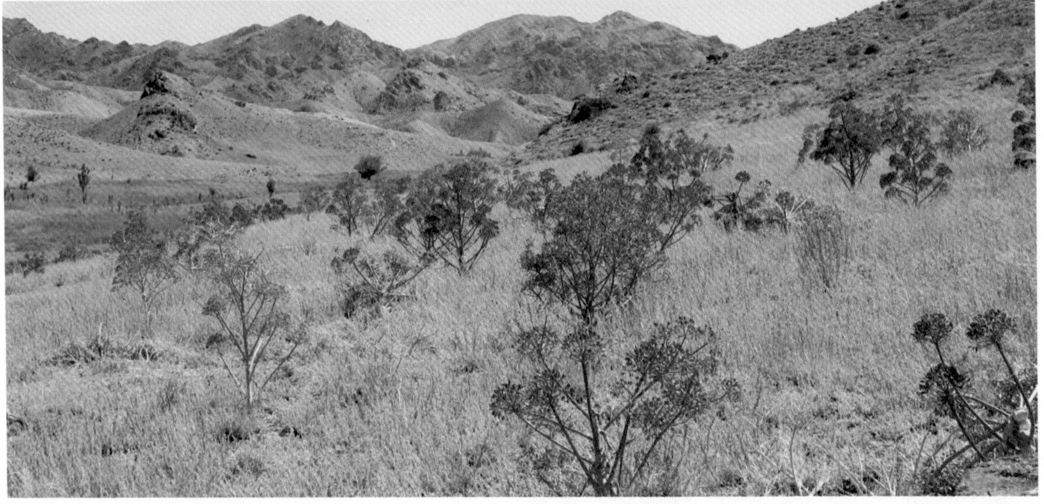

70 滇南美登木

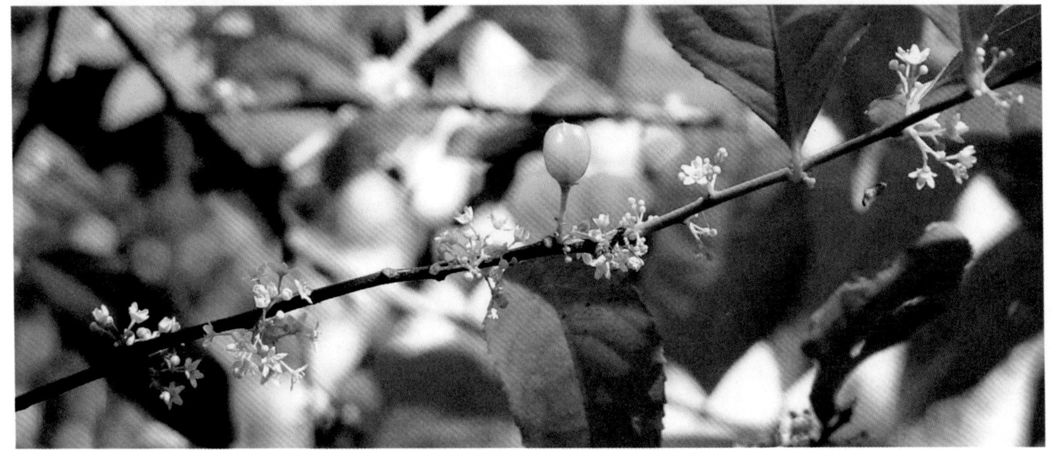

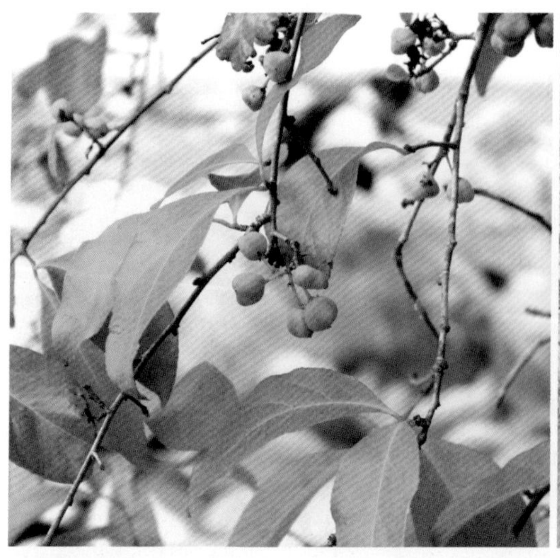
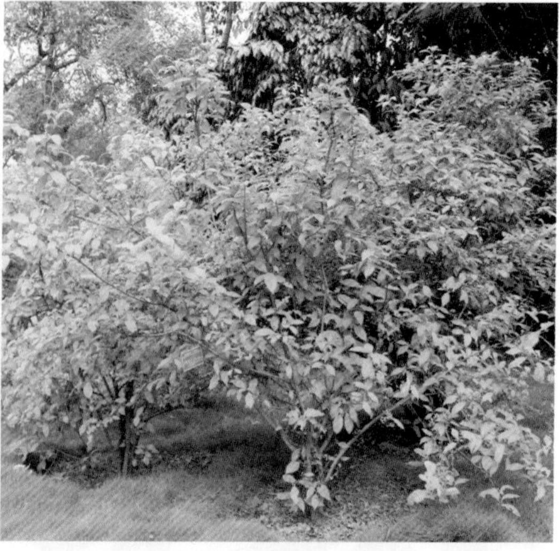

71 滇黄芩

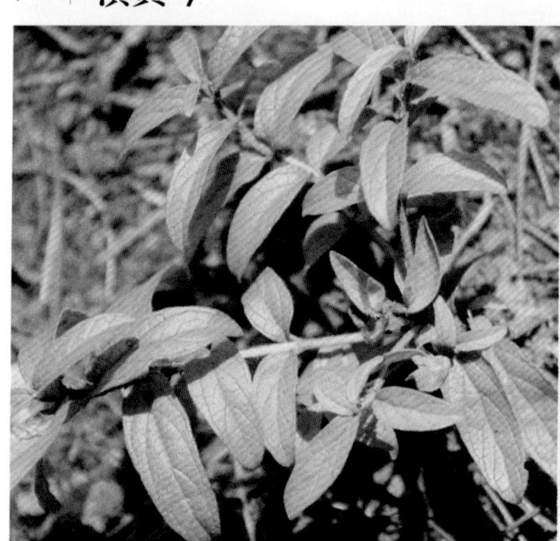
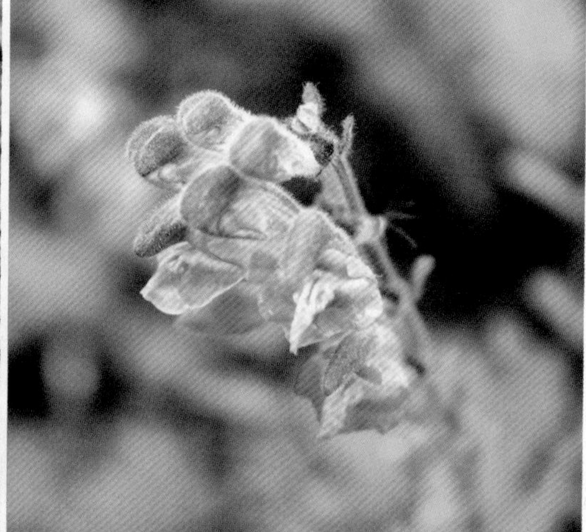
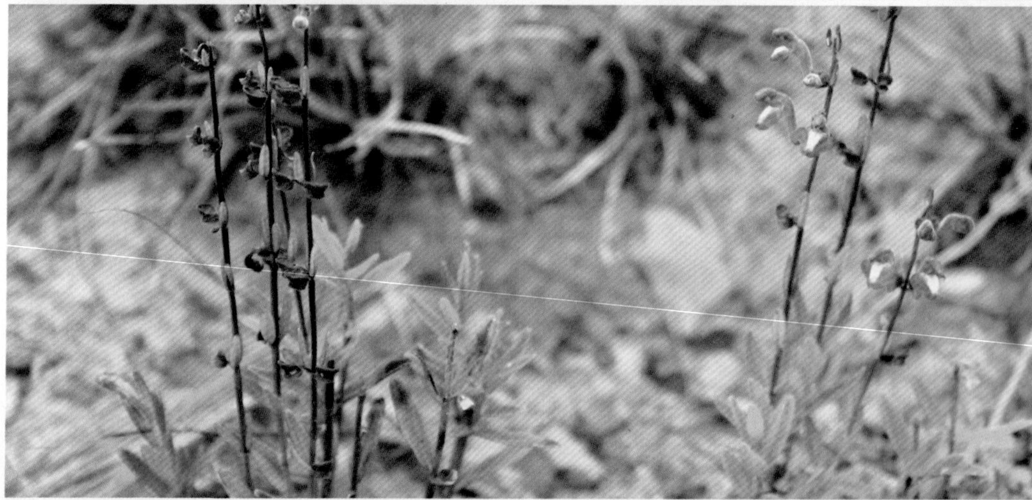

72 福州薯蓣

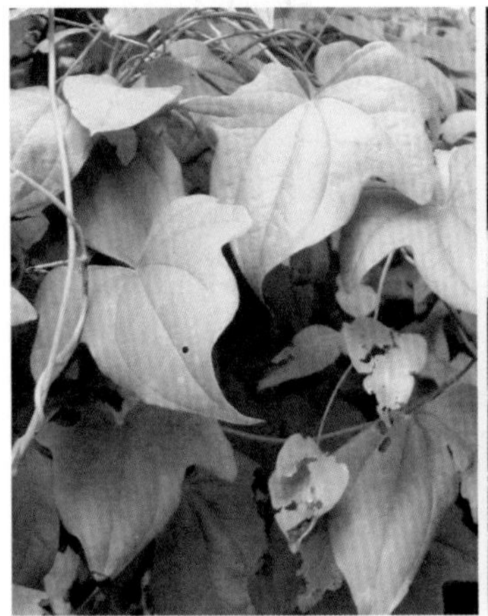
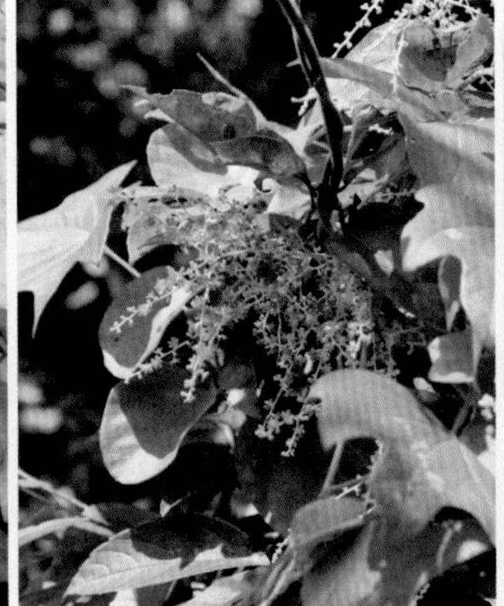
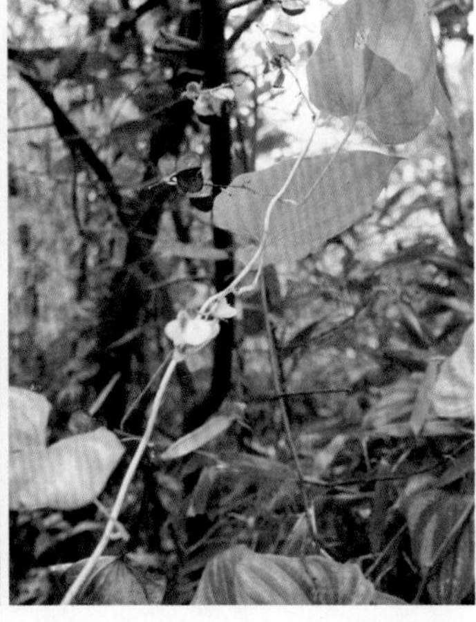

73 榧树

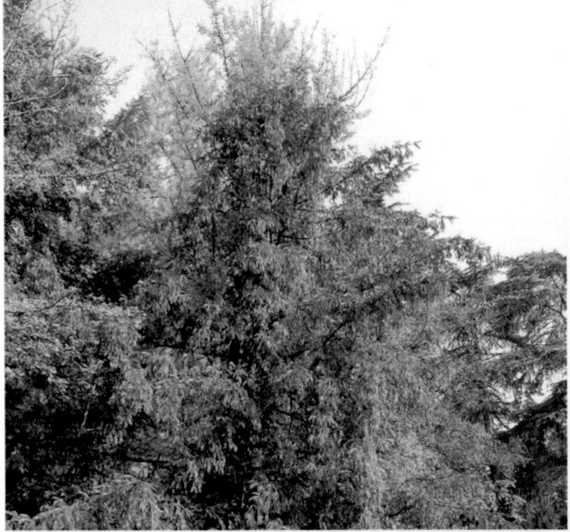
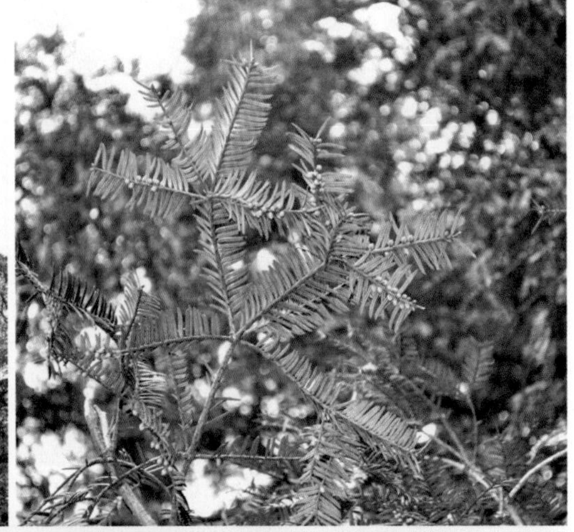
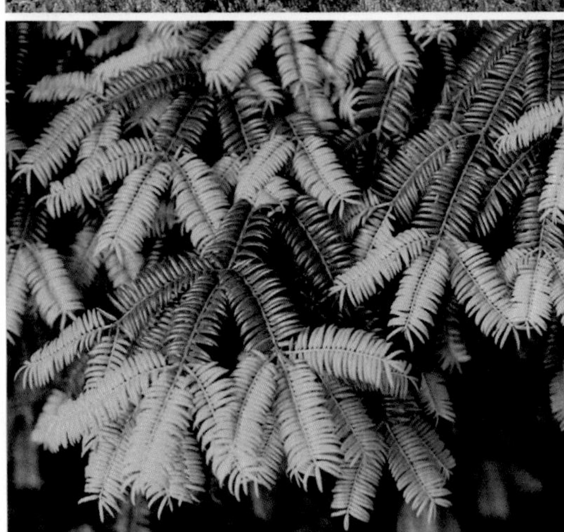
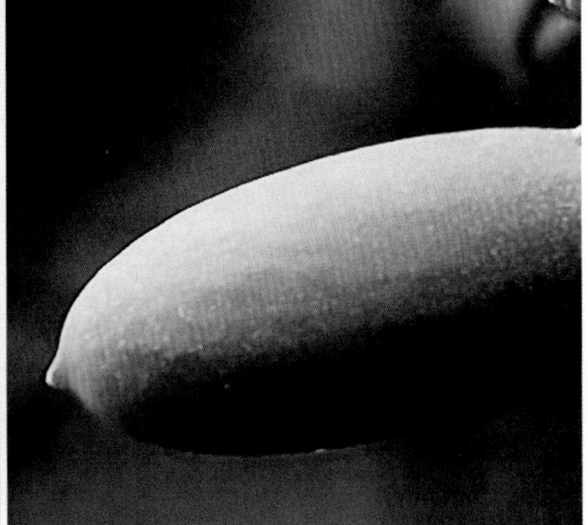

74 漏斗泡囊草

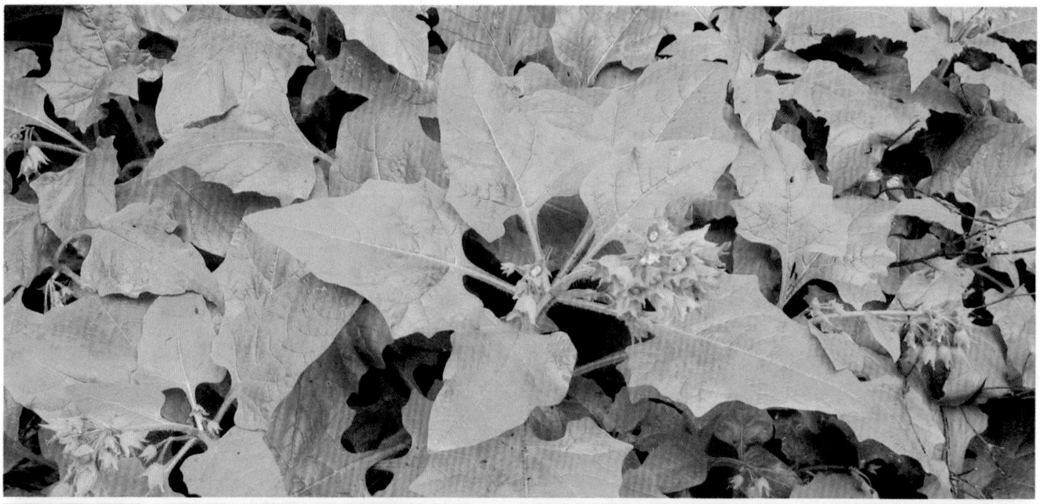

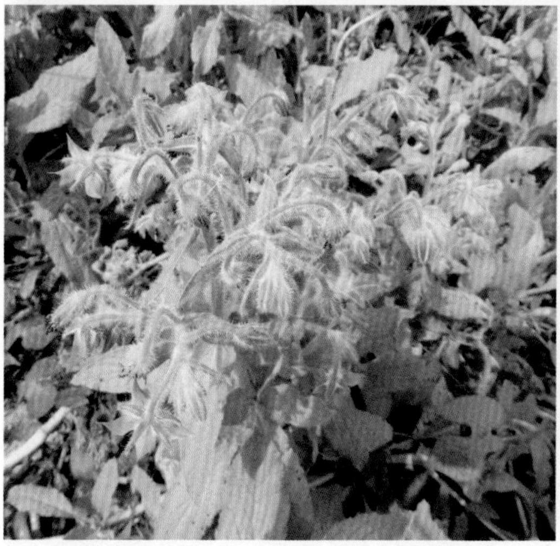

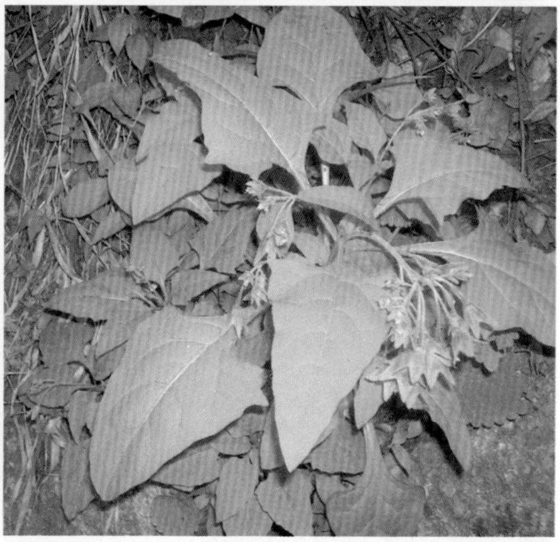

75 蓖齿虎耳草

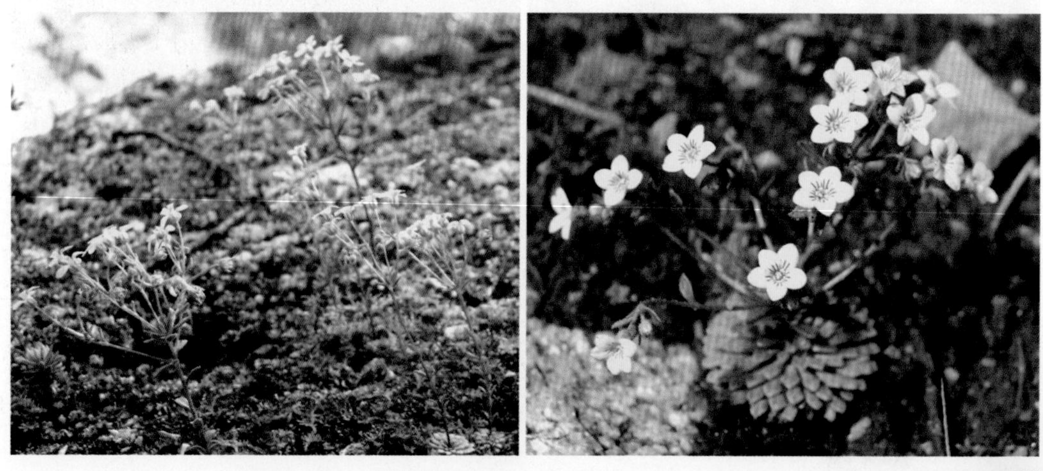